U0920885

中国中医药年鉴

周谷城题

国家中医药管理局　主办
中国中医药出版社　承办

《中国中医药年鉴》编委会　编

中国中医药出版社
二〇〇四年·北京

图书在版编目（CIP）数据

中国中医药年鉴．2004/《中国中医药年鉴》编委会编．—北京：中国中医药出版社，2005.5

ISBN 7-80156-710-2

Ⅰ．中… Ⅱ．中… Ⅲ．中国医药学－2004－年鉴 Ⅳ．R2－54

中国版本图书馆 CIP 数据核字（2004）第 142739 号

责任编辑：杨　钢　刘敬伟

中国中医药出版社出版

发行者：中国中医药出版社

（北京市朝阳区北三环东路 28 号易亨大厦　电话:64405750　邮编:100013）

（邮购联系电话：84042153　64065413）

印刷者：三河市宏达印刷有限公司

经销者：新华书店总店北京发行所

开　本：880×1230 毫米　16 开

字　数：1134 千字

印　张：24.125　彩插 7.375

版　次：2005 年 5 月第 1 版

印　次：2005 年 5 月第 1 次印刷

册　数：1000

书　号：ISBN 7-80156-710-2/R·710

定　价：85.00 元

如有质量问题，请与出版社出版部调换。

HTTP：//WWW.CPTCM.COM

京工商广临字朝 2002－17 号

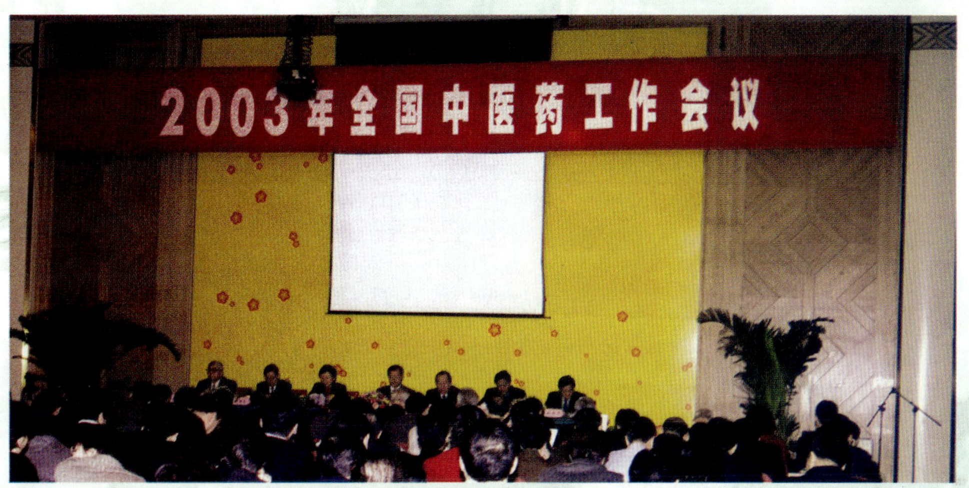

2003年1月13日～14日，国家中医药管理局召开2003年全国中医药工作会议

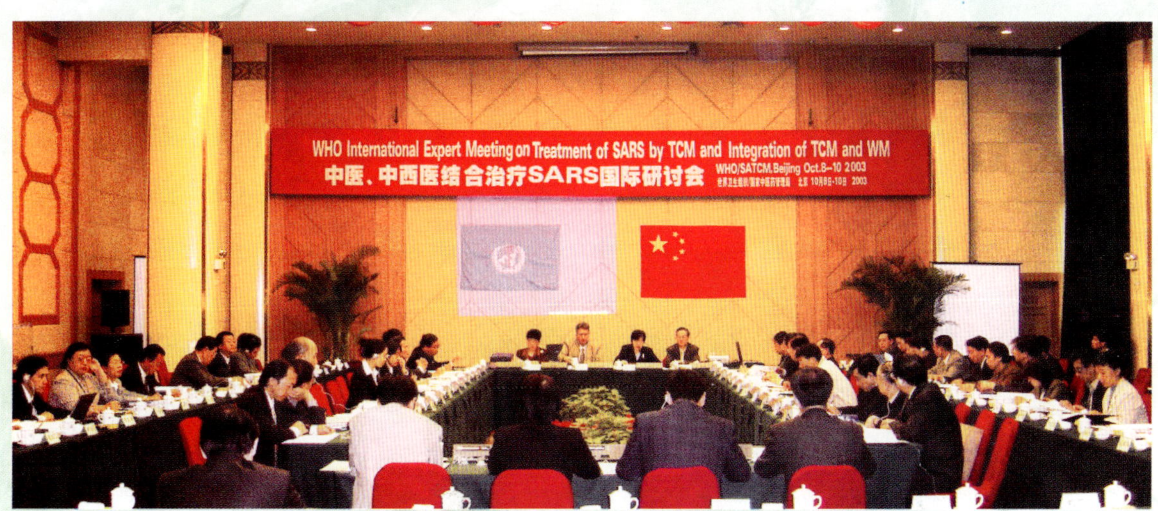

2003年10月8日～10日，世界卫生组织与国家中医药管理局在京联合举办了中医、中西医结合治疗SARS国际研讨会

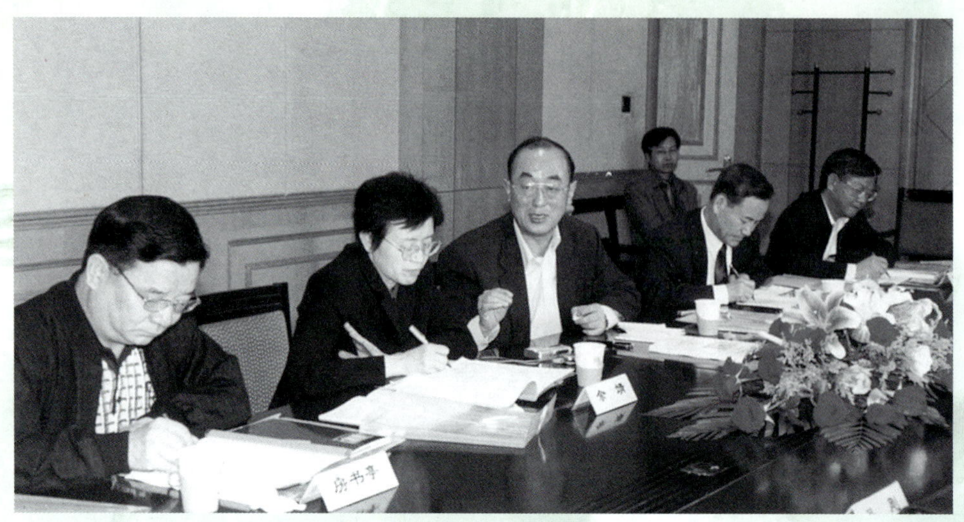

2003年5月18日，卫生部常务副部长高强、卫生部副部长兼国家中医药管理局局长佘靖到中国中医研究院参加中医药防治非典型肺炎工作会议，并对中医药防治非典型肺炎科研情况进行调研

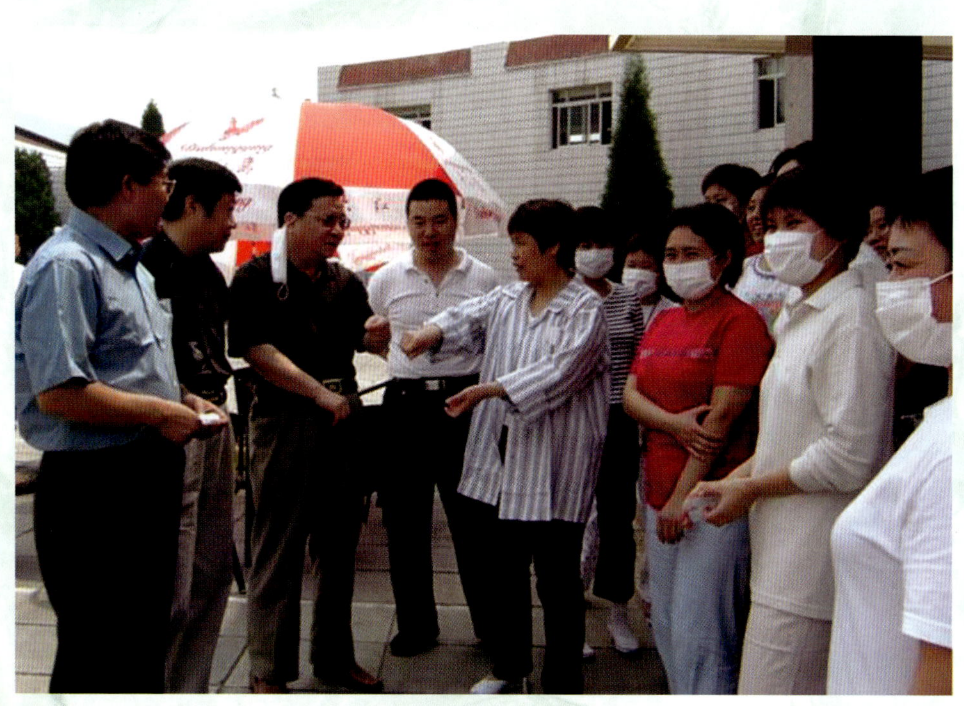

2003年6月，国家中医药管理局副局长房书亭一行专程看望西苑医院抗非典医疗人员

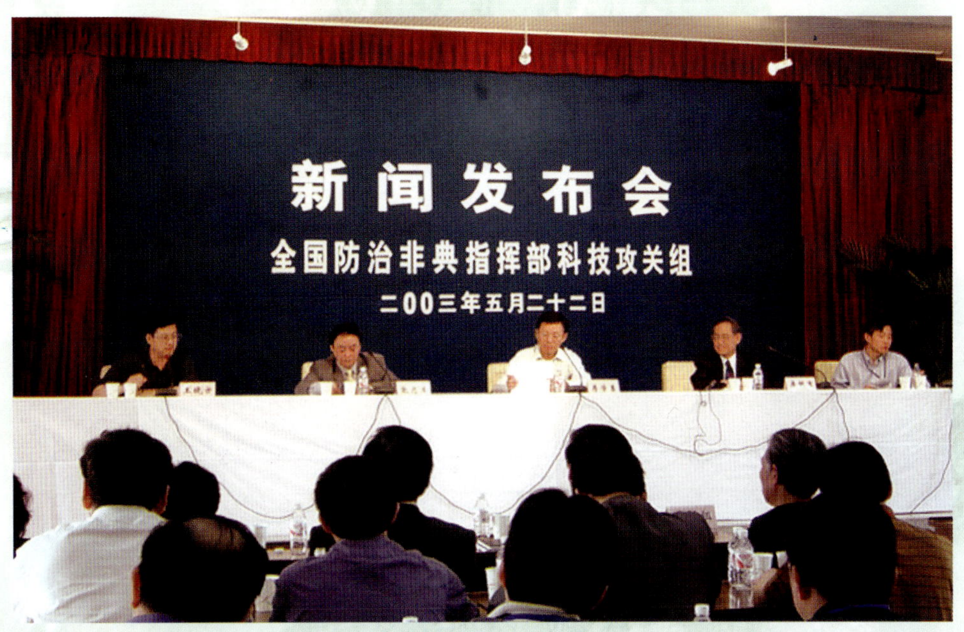

2003年5月22日，国家中医药管理局召开全国防治非典指挥部科技攻关组新闻发布会

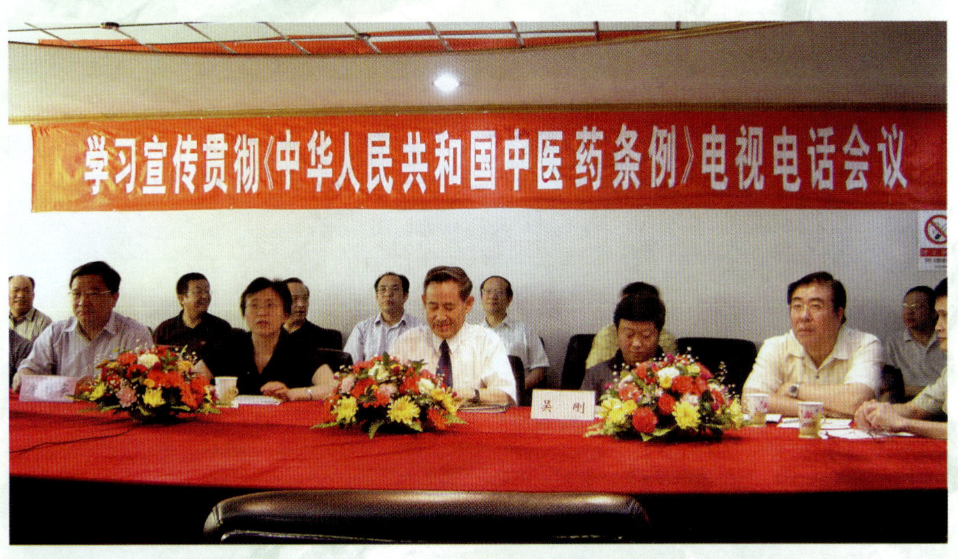

2003年7月9日，国家中医药管理局召开学习贯彻《中华人民共和国中医药条例》电视电话会议，卫生部副部长兼国家中医药管理局局长佘靖、国家中医药管理局副局长李振吉、房书亭参加了会议

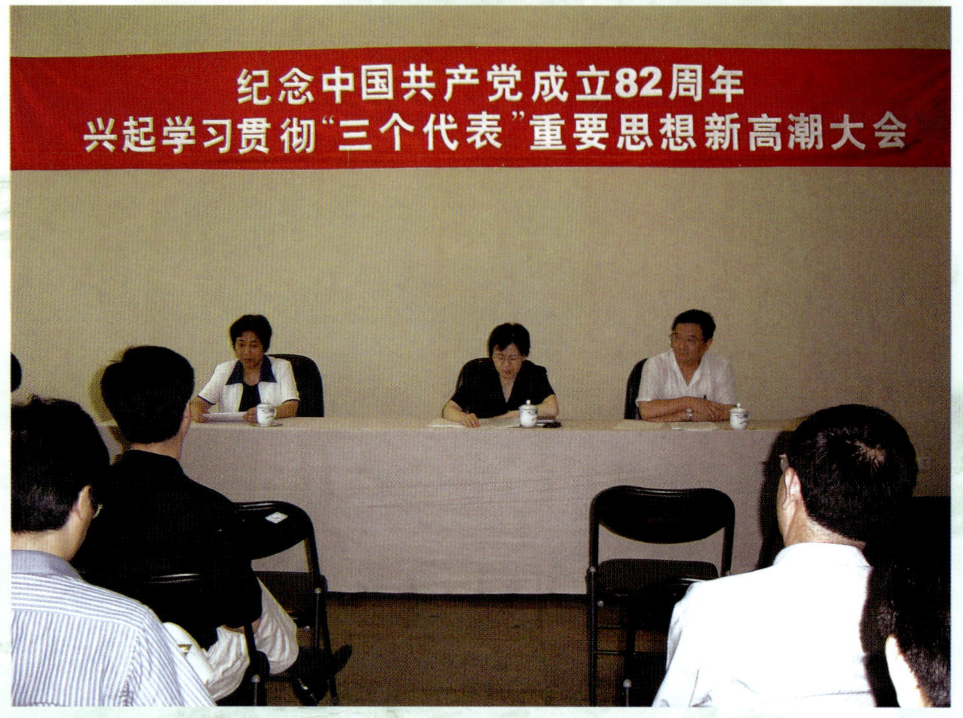

2003年6月26日，国家中医药管理局召开“纪念中国共产党成立82周年，兴起学习贯彻‘三个代表’重要思想新高潮大会”。卫生部副部长兼国家中医药管理局局长佘靖、国家中医药管理局副局长房书亭参加了大会

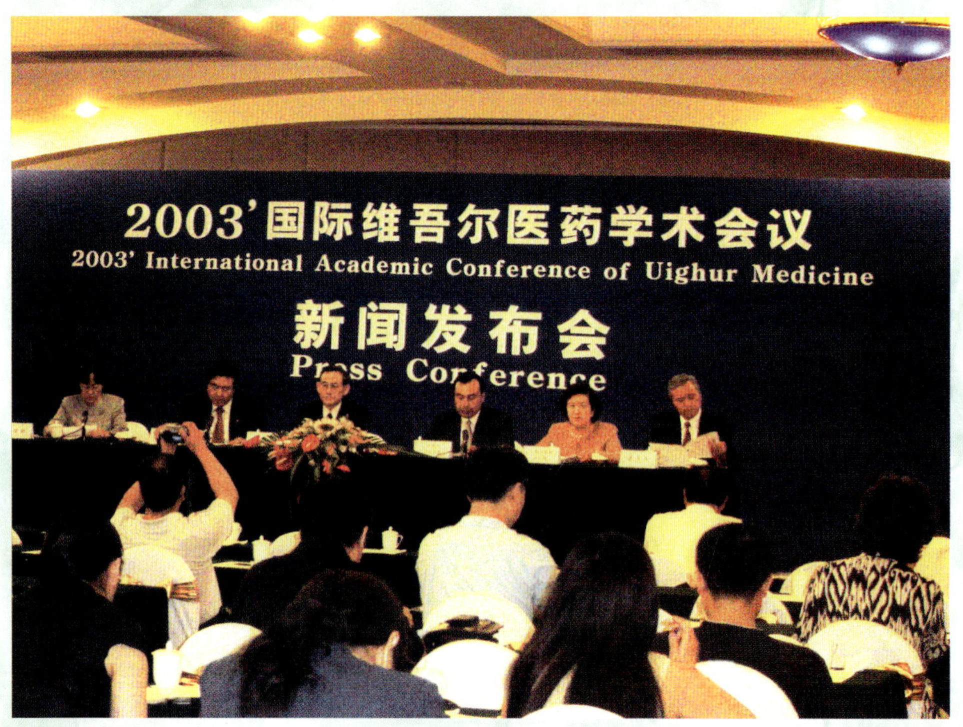

2003年7月11日，国家中医药管理局在京召开2003年国际维吾尔医药学术会议新闻发布会

《中国中医药年鉴》（2004）编委会

《中国中医药年鉴》（2004）

编写说明

《中国中医药年鉴》是由国家中医药管理局主办，综合反映中国中医药工作各方面情况、进展、成就的史料性工具书。《中国中医药年鉴》前身为《中医药年鉴》，1989年更名为《中国中医药年鉴》，自1983年起已连续出版20卷。本卷为2004卷（总第21卷），收编内容截至2003年底。

本卷分为14个部分：1. 重要会议报告；2. 政策法规；3.2003年重点工作；4. 工作进展；5. 国家中医药管理局直属机构；6. 地方中医药；7. 中药工作；8. 解放军中医药；9. 中医药院校；10. 学术团体与社会团体；11. 机构与干部；12. 大事记；13. 中医药统计；14. 附录。

工作进展部分下设7个专栏：（1）医政管理；（2）科研管理；（3）教育管理；（4）规划财务管理；（5）国际交流与合作；（6）健康教育与新闻出版；（7）行风建设。

统计部分数据系由国家中医药管理局办公室发布（不包括香港、澳门特别行政区及台湾省数据）。

《中国中医药年鉴》编辑部

2004年6月

目 录

重要会议报告

政 策 法 规

(一) 法规

(二) 规范文件

2003年重点工作

(一)《中华人民共和国中医药条例》实施情况

(二) 抗击“非典”

工 作 进 展

（一）医政管理

（二）科研管理

（三）教育管理

（四）规划财务管理

（五）国际交流与合作

（六）健康教育与新闻出版

（七）行风建设

国家中医药管理局直属机构

地 方 中 医 药

中药工作

解放军中医药

中医药院校

学术团体与群众团体

（一）总部设在中国的中医药国际组织

（二）全国性学术团体与社会团体

机构与干部

（一）中医药管理机构

（二）中医药界人物

大　事　记

中医药统计

中医教育

中医药科研

中医事业费

附　录

（一）地方性学术团体与社会团体

（二）香港、澳门特别行政区和台湾省中医药

（三）国外中医药

重要会议报告

重要会议报告

卫生部部长张文康在2003年全国中医药工作会议上的讲话

（2003年1月13日）

同志们：

新年伊始，2003年全国中医药工作会议今天在这里举行，我代表卫生部党组，并以我个人的名义，对会议的召开表示热烈的祝贺。离开国家中医药管理局四年多来，参加一年一度的中医药工作会议，与全国中医药界的新老朋友见面，总是感到非常高兴。在此，请允许我向参加会议的全体同志，并通过你们向全国中医药战线的同志们表示诚挚的问候。

在刚刚过去的2002年里，中医药行业高举邓小平理论伟大旗帜，认真学习并努力实践“三个代表”重要思想，认真落实江泽民同志关于中医药工作的重要指示，以贯彻《关于农村卫生改革与发展的指导意见》和《关于城镇医药卫生体制改革的指导意见》为中心，切实做好农村中医药工作，进一步深化中医医疗机构改革，以提高中医药防病治病能力为核心，加快科技进步和优秀中医临床人才培养，扎扎实实地推动中医药事业发展，各方面取得了新的成绩，可喜可贺，应当充分肯定。

刚才，佘靖同志代表国家中医药管理局所作的报告，在总结去年中医药工作的基础上，结合五年来中医药工作实践，概括提出的几条经验体会，对做好今后的中医药工作具有很好的指导意义。回顾五年来走过的历程，我们坚持中西医并重方针，注重发挥中医药在我国卫生事业中的特色优势，中医药在为人民提供医疗保健服务方面做出了积极贡献。我们正确处理继承和创新的关系，既要认真继承中医药的特色和优势，又要勇于创新，实现中医药现代化。在深化认识、总结经验的基础上，国家中医药管理局提出了《关于进一步做好中医药继承发展工作的意见》。以提高中医药学术水平和防病治病能力为核心，全面开展以中医药特色专科为重点的内涵建设，大力加强中医药科学研究，着力强化中医药重点学科建设，采取多种有效措施培养各级各类中医药人才，取得一系列新成果、新成效。对于要勇于创新，实现中医药现代化，中医药行业逐步统一了思想认识，并进行了广泛的实践，取得了显著成绩，不久前，国务院办公厅转发了科技部、卫生部、国家中医药管理局等提出的《中药现代化发展纲要》，目前国家中医药管理局也正在加强中医现代化的战略研究，促进中医、中药的整体协调发展。在医药卫生体制改革过程中，我们始终高度重视从中医药实际出发，切实体现并认真落实了保护、扶持和发展中医药的各项政策，中医药行业的各项改革不断深入，中医医疗机构适应市场经济和卫生体制改革的能力得到增强，中医药资源配置更趋优化，利用效益有较大提高。1999年卫生部、国家中医药管理局联合下发《关于切实加强农村中医药工作的意见》后，农村中医药工作全面深入，县级中医医院基础设施建设和内涵建设进一步加强，农村中医药人才培养力度加大，乡镇卫生院和村卫生室的中医药服务能力明显提高，农村中医药适宜技术的筛选和推广普遍开展，全国农村中医工作先进县建设继续稳步推进，中医药在农村卫生服务中日益发挥重要作用，受到群众普遍欢迎。我们继续加强了民族医药工作，民族医药学得到进一步继承、发掘、整理和提高。促进中西医结合是党的中医药政策的一个组成部分。我们注意大力促进中西医结合，中西医结合医疗、教育和科研等工作获得积极进展。按照《中医药对外交流与合作十年规划》，我们进一步加强了与各国政府、民间以及国际组织间的中医医疗、教育、科技等交流与合作，积极推动中医药更广泛地走向世界。2000年北京国际传统医药大会和2002年中－非传统医药论坛等一些国际性中医药会议的成功举办，有力地扩大了中医药的国际影响。中医药法制建设迈出较大步伐，五年间先后有18个省、自治区、直辖市制订了地方性中医药法规，经过多年努力，《中华人民共和国中医药条例》目前也已正式报送国务院。中医药行业的精神文明建设取得丰硕成果，广东省中医医院成为全国卫生行业作风建设的模范。佘靖同志的报告还对今年的中医药工作作了部署，重点突出，措施得力，有大局意识。

余靖同志的报告贯彻了党的“十六大”精神，体现了以“三个代表”重要思想统领中医药的改革与发展，与时俱进，开拓创新，我完全同意。下面，我结合整个卫生事业的改革与发展，就2003年的中医药工作再讲几点意见，供同志们参考。

一、认清形势，坚定信心，加快中医药事业的发展

党的十六大提出了全面建设小康社会，开创中国特色社会主义事业新局面的奋斗目标。这次大会确立的全面建设小康社会的目标是中国特色社会主义经济、政治、文化全面发展的目标。在全面建设小康社会的具体目标中，包括了提高全民族健康素质、形成比较完善的医疗卫生体系。这充分体现了党对人民健康和卫生发展的高度重视，体现了“三个代表”的客观要求，符合人民的愿望和现代化建设的要求，意义十分重大。形成比较完善的医疗卫生体系，这对包括中医药事业在内的我国卫生事业，既提供了新的发展机遇，也提出了新的更高要求。

当前，我们正在加紧研究，尽快提出到2020年卫生事业的发展目标。江泽民同志明确指出，“中西医并重，共同发展，互相补充，可以为人民群众提供更加完善有效的医疗保健服务”。中医药是我国重要的卫生资源，并以其独具的特色和优势在实现我国卫生事业发展目标、建立比较完善的医疗卫生体系、提高全民族的健康素质中具有十分重要的作用。同时，通过发展中医药的医疗保健服务，可以促进中药产业的发展，直接为我国经济发展做出贡献。可以说，中医药大有可为。因此，我们要坚定信心，紧紧抓住机遇，进一步加快中医药事业的发展。

中医药事业是我国卫生事业不可缺少的重要组成部分。与卫生事业一样，中医药事业的健康发展，首先要解放思想，不断深化改革。随着我国经济体制改革的全面深入，针对卫生事业发展中深层次的体制性、机制性和结构性矛盾日益突出的问题，从1998年开始，“三项改革”及农村卫生改革不断推进，明确了改革的指导思想和目标任务，逐步形成了改革的基本政策框架，改革取得了阶段性成效。但我们也要清醒地看到，实现改革目标的制约因素还没有完全消除，计划经济体制下形成的利益格局还没有彻底打破，医疗卫生机构主动改革的环境和氛围还没有全面形成，长期影响中医药事业发展的一些困难和问题还没有得到根本解决。这些困难和问题是前进中的困难、发展中的问题，我们必须通过进一步深化改革加以解决，这是加快中医药事业发展的必然途径。要深化改革，必须解放思想，必须坚决地破除一切妨碍中医药事业发展的思想观念，只要符合社会主义市场经济体制的要求，符合改革的总体目标，有利于中医药事业的发展，就可以大胆实践，敢于突破，在实践中不断总结，不断前进。

中医药事业的健康发展，要与时俱进，开拓创新，在认真继承的基础上不断推进中医药现代化。中医药几千年的历史是一部继承与创新循环不息的历史。当今世界科学技术的迅速发展、人们健康需求的不断提高、医学模式和疾病谱的深刻变化等等，要求中医药事业的发展必须符合时代需要，体现时代特征。从这个意义上讲，推进中医药现代化，也就成为加快中医药事业发展的必然要求。推进中医药现代化是一个长期的历史过程，要坚定目标，积极探索。要在把握中医药主体特征的基础上，积极利用现代科学技术，敢为人先，勇于创新。要紧紧抓住提高中医药防病治病能力和学术水平这一核心，注重实践，发挥优势。要坚持加强国际交流与合作，开阔视野，博采众长。

二、把握全局，突出重点，在农村卫生工作中切实发挥中医药的作用

去年10月，中共中央、国务院做出了《关于进一步加强农村卫生工作的决定》，阐明了农村卫生工作在农村经济和社会发展中的地位和作用，确定了农村卫生工作的指导思想和目标，明确了加快农村卫生事业发展和保护增进农民健康的一系列政策措施，是推进新时期农村卫生工作的纲领性文件。为了全面贯彻落实中央的《决定》，在党的“十六大”前夕，国务院召开了全国农村卫生工作会议，江泽民同志致信会议并对农村卫生工作做出重要指示，国务院副总理李岚清、温家宝出席会议并讲话。这些都充分体现了党中央、国务院对农村卫生工作的高度重视，对农民健康的高度关注。

实现农村卫生工作目标是一项十分艰巨的任务。这是历史赋予我们的使命，是党和国家赋予我们的责任。我们要认真贯彻落实中央《决定》，切实把工作的着眼点、着力点和工作重点放到农村，从指导思想、工作部署和资源配置等各个方面，高度重视农村卫生工作。农村中医药工作是我国农村卫生工作的重要组成部分，发展农村中医药，对于实现我国农村卫生工作目标具有重要的意义，符合我国国情。中央《关于进一步加强农村卫生工作的决定》中，明确提出要充分发挥中医药在农村卫生服务中的优势与作用。各级卫生和中医药行政管理部门，要从认真实践“三个代表”重要思想、全面建设小康社会的高度，充分认识农村中医药工作在农村卫生以及农村经济和社会发展中的地位和作用，进一步增强做好农村中医药工作的紧迫感和责任感。

在农村卫生服务中充分发挥中医药的作用，首先是各级卫生和中医药行政管理部门要积极主动地加强与有关部门沟通协调，将中央《决定》及其配套文件中确定的有关政策措施及工作指标，根据当地的农村中医药工作实际，加以全面的落实和具体的明确，为农村中医药的发展创造良好的环境和条件。各级卫生行政部门要从农村中医药工作的特点出发，将中医药工作与其他各项农村卫生工作一起统筹规划、同步实施，一并督促检查。各级中医药行政管理部门要切实担负起职责，认真总结多年来农村中医药工作的经验，全面完成中央《决定》提出的要求，加快农村中医药的发展，促进农村卫生工作目标的实现。在农村卫生服务中充分发挥中医药的作用，要进一步加强县级中医医院建设。在结合当地经济和社会发展水平，制定好县级中医医院的基本设施配置标准基础上，加快房屋设备的改造和建设；以提高县级中医医院的中医药服务水平为核心，切实加强内涵建设；县级中医医院在加强自身建设的同时，应积极利用农村卫生服务网络，加强与乡村卫生机构的业务技术合作，真正成为农村中医药的医疗、预防、保健的业务指导中心。在农村卫生服务中充分发挥中医药的作用，要不断提高农村中医药队伍的业务水平和整体素质。做好农村中医药人才培养的规划，合理配置中医医学教育资源，调整教育层次和专业结构，改革培养模式和教学内容，强化面向农村的中医药人才培养，同时鼓励已经取得执业资格的在职中医药人员参加学历教育，从而逐步提高农村中医药人员的学历层次，培养一批农村中医骨干；建立健全终身教育制度，加强农村中医药人员的在职培训，不断巩固和更新知识，提高实际工作能力；加强农村临床医疗服务人员，特别是乡村医生中医药知识与技能的系统化培训。在农村卫生服务中充分发挥中医药的作用，要切实做好农村中医药适宜技术的推广工作。建立和完善技术推广的制度和机制，加强适宜技术的筛选，探索推广的方式和方法，使推广工作真正取得实效。当然，我们还要做好中药的种植、供应、使用等一系列工作。

三、依法行政，严格管理，不断提高中医药服务水平

加强行政管理，关键是要提高各级中医药行政管理部门的管理能力。首先要提高依法行政水平，学习掌握有关法律法规，特别是卫生、中医药管理方面的有关内容，并在中医药工作中严格执行。要加快中医药法规建设，加强行业技术标准和规范的制定，不断完善，形成体系，这既是中医药行政管理部门的职责，也是依法行政的基础。要认真学习现代科学管理知识以及其他相关知识，掌握并运用现代科学管理方法及手段，不断提高行政管理效率。要切实转变工作作风，加强调查研究，坚持实事求是的思想路线，大胆探索，勇于实践。

要规范社会中医医疗服务秩序。各级中医药行政管理部门要认真履行职责，按照有关法律、法规，严格执行中医药专业技术人员、中医医疗机构的准入制度，并逐步完善中医临床诊疗技术的准入制度。要继续整顿中医医疗服务市场秩序，对那些假借中医旗号行欺骗群众之实的非法医疗活动，要予以严厉打击，对机构该取缔的要坚决取缔，对人员该吊销执业许可证的要坚决吊销，决不能姑息养奸；要在进一步严格审批中医医疗广告的同时，加大对广告的监督检查，对那些夸大宣传等违法违规的广告要坚决予以查处。这既是保证人民群众就医安全的要求，也是保障中医药事业健康发展的要求。

要规范中医医疗服务行为。在中医医疗执业活动中，各医疗机构及其医务人员要严格执行国家的法律法规，严格遵守诊疗护理规范、常规，严格遵守职业道德规范。要通过完善各项规章制度，建立医疗质量监控组织机构，加强对医务人员的培训教育，以病人为中心，进一步规范服务行为，以确保医疗安全，提高医疗质量，控制医疗费用，改进工作作风，提高工作绩效。各级中医药行政管理部门要通过对中医医疗服务质量的监管，公布服务数量、质量、价格、费用等信息，促进中医医疗服务行为的规范、服务质量的提高。

同志们，党的“十六大”已经确立了全面建设小康社会的奋斗目标，包括中医药工作者在内的全体卫生工作者肩负着神圣的使命和艰巨的任务。让我们共同努力，与时俱进，开拓创新，进一步加快中医药事业的发展，为提高全民族的健康素质，全面建设小康社会做出应有的贡献。

农历新年即将来临，在这里我给大家拜个早年，祝同志们新年愉快，万事如意！

谢谢大家！

全面贯彻“三个代表”重要思想为开创中医药事业新局面而奋斗

——卫生部副部长兼国家中医药管理局局长佘靖在2003年全国中医药工作会议上的讲话

（2003年1月13日）

同志们：

2003年全国中医药工作会议今天开幕了。这次会议的主要任务是：以邓小平理论和“三个代表”重要思想为指导，学习贯彻党的“十六大”精神，总结2002年中医药工作及五年来的体会，落实《中共中央国务院关于进一步加强农村卫生工作的决定》，紧紧围绕全面建设小康社会目标，研究部署今年中医药工作。下面，我代表国家中医药管理局讲几点意见。

一、2002年中医药工作和过去五年的体会

2002年是我们党和国家历史上具有重大意义的一年，中医药行业在“三个代表”重要思想指导下，按照去年全国中医药工作会议的总体要求，开拓创新，与时俱进，各项工作取得了新的进展。

（一）农村中医药工作得到加强。

去年，中医药行业认真贯彻落实国务院办公厅转发的《关于农村卫生改革与发展的指导意见》，及时学习《中共中央国务院关于进一步加强农村卫生工作的决定》及全国农村卫生工作会议精神，进一步提高了对农村中医药工作重要性的认识，切实加强了农村中医药工作。

农村中医药服务网络建设继续加强。县级中医医院努力发挥龙头作用，积极开展与乡、村卫生机构的中医药业务合作，涌现出一批中医药特色优势明显、基础设施较好、管理水平较高的医院。乡镇卫生院的中医药业务建设得到重视，湖南省开展了乡镇卫生院中医兴院示范单位评选活动，河南、甘肃等省制定了乡镇卫生院中医科建设标准。村卫生室的中医药服务能力进一步提高。

农村中医药人才培养力度加大。西部地区国家级贫困县中医医院的人才培养计划开始实施。许多地方开展了农村卫生技术人员的中医药知识与技能培训，山东省制定实施了《关于加强农村中医药人才培养的意见》，计划用5年时间，培训一批县、乡中医骨干及乡村医生。在人才培养和培训工作中，各地更加重视中医药适宜技术的推广，广东省实施了“双十计划”，筛选推广了20项适宜技术；河北省组织了“春雨工程”，重点推广中西医结合防治肝病的知识与技能，培训乡村医生2000多名。我局与国家民委联合举办了首届全国民族医药特色疗法总结展示推广活动，共有19个省（区、市）、15个少数民族的165个项目参加。组织开展了对山西、吉林等6省农村中医药队伍状况的调查，着手制订新阶段农村中医药人才培养规划。

农村中医工作先进县建设成效显著。目前共有全国农村中医工作先进县（市、区）83个、建设单位101个。省级先进县建设不断取得进展，湖北、广东、四川等省还积极开展了中医工作先进乡镇建设。通过农村中医工作先进县建设，探索了农村中医药工作的有效途径与方法，调动了地方政府和有关部门重视做好农村中医药工作的积极性，促进了农村卫生工作的发展。

（二）中医医疗体制改革不断深化。

随着“三项改革”的深入，中医药行业对改革的认识不断提高，改革主动性进一步增强，结合中医药工作实际，认真落实各项改革任务和要求。通过加强与有关部门协调，与医改相关的中医药政策日臻落实。

在区域卫生规划中，许多省（区、市）加强了中医药资源的优化配置，中医药资源的总量有了一定程度的增长，结构与布局得到进一步调整。个体、私营等营利性中医医疗机构发展较快，一些民办中医医院初具规模，初步形成了多种所有制中医医疗机构共同发展的局面。一些地方积极推进办医形式多样化，江苏等省出台了发展民办医疗卫生服务机构（包括中医医疗机构）的政策，鼓励医疗机构之间公平有序竞争，以促进医疗服务质量提高。

中医药融入社区卫生服务取得进展。卫生部会同我局等11个部门联合印发了《关于加快发展城市社区卫生服务的意见》，强调要充分发挥中医药在社区卫生服务中的特色和优势。浙江省制定了社区卫生服务中发挥中医药作用的意见，北京、天津、上海等地开展了中医药服务示范社区建设。许多中医医疗机构积极主动开展社区卫生服务，拓宽服务领域，提高服务质量。

中医医疗机构管理体制与内部运行机制改革继续推进。各地在所有权与经营权分离、股份制改造、成立医疗集团等方面进行了尝试。全国县级以上中医医院参加了药品集中招标采购，采购品种和数量进一步扩大，药品收入比例有所降低，根据对63家中医医院医疗质量监测情况推算，2002年上半年与2001年同期相比下降了2.2个百分点。“病人选医生”、“住院费用一日清单制”普遍开展，后勤服务社会化步伐加快，一些省市调整了中医医疗服务价格。医院内涵建设力度加大，国家中医药管理局中医、中西医结合、民族医重点专科（专病）项目建设已全面展开，多数省（区、市）以及部分地、市也开展了地方重点专科（专病）建设。我局会同国务院扶贫办实施的“天使工程”对750多名西部地区的中医医院院长进行了培训。为加强中西医结合工作，我局组织起草了《关于进一步加强中西医结合工作的指导意见（讨论稿）》，召开了全国部分中西医结合医院院长座谈会，对中西医结合医院的建设与发展问题进行了研讨。

人事制度改革稳步进行。按照中组部、人事部、卫生部《关于卫生事业单位人事制度改革的实施意见》，专业技术职务评聘分开试点工作顺利开展，聘用制在许多单位开始实施，按需设岗、按岗择人、双向选择和竞争上岗的人事管理机制逐步形成，重实绩、重贡献、向优秀人才和关键岗位倾斜的分配激励机制逐步推行。中医、中西医结合中级专业技术职务资格考试在全国范围内实施。

（三）中医药科技和人才培养工作取得成效。

正确处理中医药继承与发展的关系，在统一认识，反复调研的基础上，我局制订了《关于进一步加强中医药继承发展工作的意见》，进一步明确了中医药继承发展工作的指导思想，提出了当前和今后一个时期的重点任务和相关措施。根据国家和行业发展需求，积极进行了中医药科研思路的调整。紧紧围绕提高中医药防病治病能力这个中心，中医药基础研究进一步着眼于理论创新，中医临床研究直接为提高临床诊疗水平服务，中药应用研究注重了方法学及相关标准规范的研究。

中医药学术继承研究得到加强。我局开展的“中医临床诊疗技术整理与研究”在全国范围内实施，3年共立项141个课题，内容基本覆盖临床各科疾病；为挖掘民族医药的理论、技术和知识，我局启动了“民族医药文献整理与研究”专项，共立项21个课题，项目涉及9个民族医药的内容；反映我国历代中医药文献概况的《中国医籍大辞典》编撰完成。

积极推动中医药现代化。科技部、经贸委与我局共同制定的《医药科学技术政策》，明确了“大力加强中药创新研究，加速中药现代化”的发展方向；科技部和我局等8个部门共同提出的《中药现代化发展纲要》已由国务院办公厅转发，这是我国第一部中药现代化发展的纲领性文件，明确了中药现代化发展的指导思想、基本原则、战略目标、重点任务和主要措施；在我局的积极配合下，国家计委“现代中药产业化”专项顺利实施，目前已批准立项95个项目，总投资88.26亿元，其中国家投入5.1亿元，通过扶持“大品种”、培养“大企业”，加速了中药现代化生产改造进程，使一批高新技术实现了产业化。此外，我局与科技部、国务院发展研究中心共同开展了《中药国际化战略研究》；为促进中医、中药现代化协调发展，我局已开始论证《中医现代化发展战略研究》。

中医药重点科研项目进展顺利，不断取得新的成果。“中医药现代化研究与产业化开发”、“方剂关键科学问题的基础研究”等国家重点科研项目按计划进行并取得阶段性成果。“中药血清药物化学研究方法的建立与实施”、“中西医结合治疗拇外翻及相关畸形”、“益肾化浊法治疗老年期血管性痴呆的研究”3个项目通过国家科技进步二等奖评审，“人工牛黄体外制备技术”通过国家技术发明二等奖评审。

全面推进中医药继续教育。我局召开了全国中医药继续教育工作会议，制定了《中医药继续教育“十五”计划》，颁布了《中医药继续教育规定》，对中医药技术人员接受继续教育提出了明确要求。各地相应成立了中医药继续教育委员会等组织。去年共完成国家级中医药继续教育项目282项，培训人数达16900多人次，比2001年增长了53%；各地也相应遴选开展了一批优秀继续教育项目。在总结第一、第二批老中医药专家学术经验继承工作的基础上，我局与人事部、卫生部制定了《全国老中医药专家学术经验继承工作管理暂行规定》，开展了第三批全国老中医药专家学术经验继承工作，确定了586名指导老师、942名学术继承人，要求学术继承人在全面继承指导老师学术思想和独特诊疗经验的基础上，增强创新意识，提高临床科研能力。

积极指导中医药院校教育改革。从行业对中医药人才的需求出发，推动中医药院校调整类型结构、层次结构和专业结构。扩大高层次教育规模，中医药研究生招生比2001年增加了35%；13所高等中医药院校开办了七年制本硕一体的中医学专业，并分设了中西医结合等专业方向；非医学专业本科毕业生攻读中医学科学博士学位试点招生和管理逐步规范。积极推动中医药高等职业教育与专科教育，3所中等专业学校升格为中医药高职或高专学校。开展《中医学专业本科毕业生中医药知识与技能基本标准》研究；与教育部共同制定新世纪中医药教材规划，组织编写各层次、各专业中医药教材102种、民族医教材70多种。利用现代技术和手段，组织制作中医课程教学软件，引导院校强化中医药基本功训练。

继续加强中医药学科建设。30个学科被教育部确定为国家级重点学科，局级重点学科建设进展顺利，各学科按照建设目标和任务，完成了数据库等基础性建设工作，加速了中医药学科梯队建设和中青年学科带头人、拔尖人才的培养。

（四）中医药对外交流与合作继续扩大。

在提高中医药对外交流水平、巩固境外中医医疗合作、推进中外联合办学的基础上，去年我局召开了中医药国际科技合作工作会议，提出了《中医药国际科技合作指导意见》。与世界卫生组织联合举办了中－非传统医药论坛，通过了《中－非传统医药发展与合作行动纲领》，在国际医学界特别是传统医学领域产生了积极影响。

继续加强与世界卫生组织等的合作，参与了世界卫生组织传统医学发展战略的制定和中国－欧盟草药及中药贸易政策的谈判。认真执行与新加坡、俄罗斯、爱尔兰、挪威、南非等国家中医药合作协议或双边卫生协议中的中医药合作条款。

为扩大中医药对外交流与合作的民间渠道，经国务院批准，总部设在北京的“世界中医药学会联合会”正在积极筹备。随着我国加入世界贸易组织，一些地方政府对中医药的国际交流与合作给予了高度关注，在对外交流与合作项目中重视安排中医药内容。去年，中医药国际学术交流活跃，第二届世界中西医结合大会、张仲景国际中医药学术大会、中医药现代化国际科技大会暨新技术新产品展览会等在我国成功举办，进一步扩大了中医药的国际影响。

去年，在做好中医药国际交流与合作的同时，继续加强了内地与香港、澳门特别行政区和台湾地区的中医药交流与合作，我局和卫生部一道与香港、澳门特别行政区卫生管理部门建立了联席会议制度，进一步提升了交流与合作的层次。

（五）中医药法制与行业作风建设进一步推进。

我局加强了与有关方面的协调工作，努力促进《中华人民共和国中医药条例》的出台。去年又有湖北、陕西、宁夏、青海4省（区）出台了中医条例，至此，全国已有23个省（区、市）出台了地方性中医药法规。内蒙古、上海、江苏、重庆等省（区、市）加强了对实施地方中医条例的监督检查。中医药“四五”普法工作积极展开。按照行政审批制度改革的统一部署，完成了第一批中医药行政审批项目的清理整顿工作。

以打击非法行医、清理医疗广告为重点，各地进一步加强了对中医医疗服务市场的整顿。严格执行《执业医师法》，蒙医、藏医、维医执业医师资格考试实现了标准化，加强了对中医执业医师的准入管理。各级中医药行政管理部门认真组织学习《医疗事故处理条例》及其配套文件，要求各地中医医院严格工作程序，积极防范医疗事故，保证医疗安全。加强了对中医医疗质量的监管，增加了全国中医医院医疗服务质量监测点，吉林、安徽、山东、湖南、重庆等省（市）开展了中医医院医疗服务质量大检查。

坚持“两手抓、两手都要硬”的方针，加强行业精神文明建设。结合学习贯彻《执业医师法》、《药品管理法》和《公民道德建设实施纲要》，加强了法制观念、职业道德、职业纪律、职业责任教育。继续宣传学习广东省中医院先进经验，强化“以病人为中心”的服务理念，抓好医德医风建设。认真纠正行业不正之风，坚持从源头治理、标本兼治、纠建并举，完善各项监督制约机制，建立健全各项规章制度，坚决制止收受回扣等消极腐败现象，严格治理“大处方”、“开单提成”问题，中医药行业作风进一步好转。

过去一年的成绩是在党中央、国务院的正确领导下，在社会各界的大力支持下，广大中医药工作者共同奋斗的结果，也是在近五年来的实践基础上取得的。五年来，我们高举邓小平理论伟大旗帜，努力实践“三个代表”重要思想，认真贯彻卫生工作方针和中医药政策，坚持解放思想、实事求是、与时俱进的思想路线，按照建立社会主义市场经济体制的要求，不断深化改革，加强内涵建设，推动中医药事业健康持续发展，中医药工作氛围越来越好。通过五年的实践，我们有以下几点体会。

一是更新观念，把握大局，在满足群众需求中求发展。五年来，我们不断增强大局意识，坚持从我国社会主义初级阶段的基本国情出发，使中医药事业的发展与社会主义市场经济体制的要求相适应，与国民经济和社会发展相协调，服从服务于卫生改革与发展的整体目标。坚持为人民服务的宗旨，以群众需求为导向，合理配置和充分利用中医药资源，注重质量效益，不断提高服务质量。

二是转变职能，依法行政，努力提高管理水平。五年来，随着社会主义市场经济体制的发展，按照政府机构改革的要求，我们积极转变职能，转变工作作风和工作方式，综合运用法律、经济、行政、信息等手段，加强宏观调控，强化准入和监管，加快中医药法制化、规范化建设步伐，注重中医药事业发展战略、规划和政策研究，积极利用现代管理方法和手段，努力提高工作效率和管理水平。

三是坚定信心，积极探索，不断深化改革。五年来，我国社会主义市场经济体制逐步完善，医药卫生领域的各项改革全面推进，中医药事业发展的内外环境已经发生深刻的变化，既有良好机遇，也面临许多新的问题和困难。我们从维护人民群众的根本利益出发，知难而进，不失时机地推进改革。在改革中全面贯彻落实党和国家的中医药方针政策，结合中医药工作的特点和实际，既进行理论思考，也进行实践探索，把大胆探索和科学求实的态度结合起来，通过改革增强中医药事业发展的活力，解决前进中遇到的各种问题。

四是依靠科教，继承创新，提高防病治病能力和学术水平。五年来，我们努力提高中医药防病治病能力和学术水平，夯实中医药事业持续发展的基础。认真处理好继承与发展的关系，注重发挥中医药的特色和优势，加强优秀中医临床人才培养，突出学科和专科建设，加快理论创新和技术创新，不断推进中医药现代化。

五是增强团结，注重协调，形成良好的工作氛围。五年来，我们高举团结的旗帜，不断增强行业内部的团结，共同应对前进道路上的困难和挑战。加强与其他行业的协作，动员和吸引社会各界的力量参与中医药工作。积极与各有关管理部门沟通协调，以达成共识，理解、支持中医药事业发展。

以上这些体会是五年来我们在中医药工作实践中形成的共识。在新的形势下，我们要全面贯彻“三个代表”重要思想，在实践中不断加以总结提高，以便更好地指导中医药工作。

同志们，我们虽然取得了一定成绩，但仍要看到，中医药事业的发展与广大人民群众多层次、多样化的医疗保健需求还不相适应，中医药资源利用不充分和总量不足并存，农村中医药工作的基础还比较薄弱；中医药改革与发展总体进展还不平衡，体制性、机制性、结构性等一些深层次的问题仍较突出，改革中有关中医药倾斜政策在一些地方还没有得到全面贯彻落实；中医药特色和优势还未充分发挥，科技创新能力还比较弱，专业技术人员的素质需进一步提高；法制化、规范化建设有待进一步加强。这些都需要我们在今后的工作中予以高度重视，认真加以解决。

二、以“三个代表”重要思想统领中医药工作

党的“十六大”是我们党在新世纪新阶段召开的一次极为重要的大会。这次大会，把“三个代表”重要思想同马克思列宁主义、毛泽东思想和邓小平理论一道确立为我们党的指导思想。学习贯彻“十六大”精神，我们要紧紧抓住“三个代表”重要思想这个灵魂，深刻领会其科学内涵和精神实质，不断增强全面贯彻“三个代表”重要思想的自觉性和坚定性，以“三个代表”重要思想统领中医药工作，开创中医药事业新局面，更好地为人民健康服务，为社会主义现代化建设服务。

（一）以“三个代表”重要思想统领中医药工作，必须坚持与时俱进。

“十六大”报告指出，贯彻“三个代表”重要思想，关键在坚持与时俱进。以“三个代表”重要思想统领中医药工作，要紧紧抓住这个关键。在中医药工作中坚持与时俱进，就是要了解和认清时代的特征和变化，使中医药的发展体现时代性，把握规律性，富于创造性，与时代一起发展，一起前进，根据时代的变化而不断获得新的内涵、新的动力。

坚持与时俱进，必须进一步解放思想，更新观念。我国已经进入全面建设小康社会、加快推进社会主义现代化建设的新阶段。面对新的形势、新的任务、新的要求，我们要进一步解放思想，更新观念，自觉地把思想认识从那些不合时宜的观念、做法和体制中解放出来，一切妨碍发展的思想观念都要坚决冲破，一切束缚发展的做法和规定都要坚决改变，一切影响发展的体制弊端都要坚决革除。观念的变革是最深层次的变革，思想解放了，才会有新的行动，新的创造；才能始终保持昂扬向上、锐意创新、开拓进取、自强奋进的精神状态；才能勇于探索，敢于攻坚，以与时俱进的精神推进中医药各项工作。回顾过去，中医药改革开放的进程，就是一个不断打破旧观念、树立新观念的过程。继往开来，观念创新的过程不仅没有完结，而且更加迫切，我们只有进一步解放思想、实事求是、与时俱进，才能不断为中医药改革与发展提供强大动力，开创中医药事业的新局面。

坚持与时俱进，必须不断推进中医药工作创新。中医药工作要根据客观情况的变化，不断研究新情况，解决新问题，在实践中探索前进，不断进行工作创新。发展要有新思路，要以社会需求为导向，对中医药资源进行结构调整；以农村为重点，进一步发挥中医药在农村卫生工作中的重要作用；拓宽服务领域，充分发挥中医药在预防、康复、保健中的作用；紧紧围绕提高中医药防病治病能力和学术水平这个核心，努力推进中医药现代化。改革要有新突破，要进一步转变政府职能，明确政府发展中医药事业的责任，加强宏观调控，发挥市场机制作用，有效配置中医药资源，创造公平的竞争环境，在办好公有制中医药机构的同时，鼓励、支持和引导非公有制中医药机构的发展，形成公立中医药机构为主导、多元化中医药服务有序竞争的格局；推进公立中医医院管理体制和运行机制的改革。开放要有新局面，要抓住中国加入世界贸易组织的机遇，进一步加大对外开放的力度；积极吸引外资和引进先进的技术、设备与管理，优化中医药资源结构，提升中医药服务水平；积极参与国际间中医药合作，在更大范围、更广领域和更高层次上进一步扩大中医药在境外医疗、教育、科研等领域的交流与合作。各项工作要有新举措，各级中医药行政管理部门、中医药机构都要围绕全面建设小康社会的目标，针对本地区中医药事业发展和本部门、本单位中医药工作中存在的矛盾和问题，加强研究，提出对策，不断推动中医药工作上新台阶。

坚持与时俱进，必须不断推动中医药学术创新。创新是中医药学发展的不竭动力。中医药学数千年的发展史就是一部不断创新的历史。当前，科学技术日新月异，社会经济不断发展，人民生活水平日益提高，中医药要适应社会发展变化，在新的历史条件下永葆生机活力，就必须不断进行学术创新，积极吸收现代科学的新成果，为我所用，丰富和发展自己。要遵循中医药自身发展规律，在继承的基础上努力创新，提倡和鼓励原始性创新和自主性创新，提倡和鼓励采用传统和现代两种方法开展创新。要重视基础研究的创新，力争形成新思路、新观点、新学说、新理论；大胆进行临床研究的创新，力争形成新方案、新方法、新设备、新药物。

（二）以“三个代表”重要思想统领中医药工作，必须加快中医药全面发展。

“十六大”报告强调，贯彻“三个代表”重要思想，必须把发展作为党执政兴国的第一要务，不断开创现代化建设的新局面。二十一世纪头二十年是我国可以大有作为的重要战略机遇期，也是中医药发展的大好时期。以“三个代表”重要思想统领中医药工作，我们必须紧紧把握这个历史机遇，牢牢抓住发展这个主题。

加快中医药事业全面发展，必须与经济社会发展相适应。我国正处于并将长期处于社会主义初级阶段。我国的基本国情决定了卫生事业发展必须与经济社会发展相协调，人民健康的保障水平必须与经济发展相适应。中医药作为我国重要的社会卫生资源，其发展也必须符合我国国情和社会经济发展水平。当前，由于我国经济发展水平还比较低，国家对中医药事业的投入有限，我们既要争取各级政府对中医药的投入，又要积极拓宽筹资渠道，广泛动员社会各方面力量支持发展中医药事业，更重要的是充分利用好现有的中医药资源，不断挖掘内部潜力，提高质量效益。要从我国人民群众特别是广大农民对医药费用的承受能力还很有限的实际出发，充分发挥中医药诊疗手段简便、成本相对低廉的优势，让广大群众享受到价廉质优的中医医疗保健服务。另一方面，我们还应看到，随着我国人民生活水平不断提高，群众对医疗保健的需求越来越呈现多层次和多样化，中医药要主动适应这种新形势，更好地满足人民群众的需求。

加快中医药事业全面发展，必须坚持中西医并重。中西医并重是我国卫生工作方针之一，是发展中医药事业的重要保证。中医药学符合当今医学科学的发展趋势，其科学内涵符合人类健康观念变化的要求，越来越受到人们的重视，有着广阔的发展空间。中医药学以其独有的特色和优势，与现代医学互相补充，互相促进，可以为人民群众提供更加完善有效的医疗保健服务。中医药事业与卫生事业是局部与整体的关系，中医药事业的发展要符合卫生事业发展的整体要求，服务于卫生改革与发展的总体目标。卫生事业要把中医药事业纳入整体规划，坚持把发展中医药事业作为卫生事业的战略重点之一，充分发挥中医药的作用。在工作上，中医、西医、中西医结合工作者要加强团结，相互支持，相互配合，共同为人民的健康服务。在学术上，要相互学习，取长补短，发挥各自的优势，共同为促进我国医学科学进步做出贡献。

加快中医药事业全面发展，必须进一步加强内涵建设。目前，中医药工作虽然取得了一定的成绩，但困扰中医药发展的一些内在问题依然没有得到根本解决。面对全面建设小康社会的要求，我们要树立新的发展观，要从强调规模数量的发展思路，转向强调结构调整、注重资源合理配置、改善资源利用效益、提高服务质量的改革发展之路上来。必须下大力量加强内涵建设，通过多种途径，采用多种方法，运用多种手段，不断提高中医药防病治病能力和学术水平，增强中医药机构自身的发展能力和竞争能力，巩固现有成果，使有限的中医药资源发挥出最大的效益，不断满足人民群众对中医药的服务需求，推动中医药事业持续、快速、健康发展。

加快中医药事业全面发展，必须不断深化各项改革。随着社会主义市场经济体制的建立和卫生改革的不断深入，中医药发展中存在的深层次矛盾和问题越加突出，要解决这些问题，关键在于改革。改革是中医药事业发展的动力，必须坚定不移地加以推进，用改革的办法解决发展中的问题。要克服畏难情绪，进一步解放思想，坚定信心，大胆实践，只要符合社会主义市场经济体制的要求，有利于促进中医药事业的发展，有利于调动行业广大职工的积极性，有利于满足人民群众对中医药的需求，就可以大胆探索，在实践中总结经验，把改革不断引向深入。

（三）以“三个代表”重要思想统领中医药工作，必须紧紧围绕全面建设小康社会的奋斗目标。

十六大在全面建设小康社会的奋斗目标中提出，要“提高全民族的健康素质”、“形成比较完善的医疗卫生体系”，这充分体现了党对人民健康和卫生发展的高度重视，体现了“三个代表”重要思想的客观要求，符合人民群众的根本利益。以“三个代表”重要思想统领中医药工作，必须紧紧围绕“十六大”提出的目标，加快中医药发展。

围绕全面建设小康社会的目标，要进一步完善中医药服务网络。中医药服务网络是我国医疗卫生体系的重要组成部分，是全面建设小康社会的有效保障。中医药学具有完整的理论体系和丰富的实践经验，其个体化的诊疗方法以及“整体观”、“治未病”的学术思想，符合医学科学的发展要求，在提高人民健康素质和生活质量方面显示了良好的前景。目前，我国的中医药服务网络建设虽然取得了一定成效，但中医药资源总量以及中医药服务的领域和功能，与全面建设小康社会的要求尚有较大差距。我们必须从提高全民族健康素质的战略高度出发，在新的医疗卫生服务体系中找准位置，一方面办好公立中医医疗机构，同时要发展民办中医医疗机构，建立和完善适应新形势的社会化中医药服务网络；另一方面不断拓展服务领域，完善服务功能，充分发挥中医药在预防、医疗、养生、保健、康复、健康教育等方面的作用，逐步满足人民群众对中医药服务的多层次、多样化需求。

围绕全面建设小康社会的目标，要充分发挥中医药在农村卫生工作中的优势与作用。提高农民的健康水平，保障农村经济社会的发展，是全面建设小康社会的关键。中医药在农村具有广泛而深厚的群众基础，在防治农村常见病、多发病方面具有明显优势，是我国农村卫生工作的重要组成部分。我们必须认真贯彻落实《中共中央国务院关于进一步加强农村卫生工作的决定》，综合利用农村中医药资源，坚持一网多用，以人才培养为重点，积极推广农村中医药适宜技术，更好地发挥中医药在农村初级卫生保健和新型农村合作医疗制度中的作用，不断满足广大农民对中医药的需求。西部地区拥有丰富的中医药及民族医药资源，要认真发掘、整理、总结、提高，使其更好地为促进西部地区经济发展和提高西部地区人民健康水平服务。

围绕全面建设小康社会的目标，要加快推进中医药现代化。现代化是社会发展的必然趋势，是不以人们意志为转移的客观规律。随着我国经济的发展和社会的进步，人民群众更加关注生活质量和健康水平，对中医药提出了新的更高的要求。实现中医药现代化，既是全面建设小康社会的客观需要，也是加快中医药事业发展的必然选择。中医药现代化是一个不断实践和发展的历史过程，到本世纪中叶基本实现中医药现代化还需要进行长时期的艰苦奋斗。我们要采取整体规划、分步实施的发展战略，在推进中药现代化的同时，高度重视中医现代化，实现中医、中药的相互促进、协调发展。加快推进中医药现代化，要以提高中医药学术水平和防病治病能力为核心，充分发挥教育在推进中医药现代化发展中的先导性作用，在认真继承中医药优势和特色的基础上，积极吸取现代科学技术，不断丰富和发展中医药理论和实践。

围绕全面建设小康社会的目标，要努力提高中医药对国民经济发展的贡献率。全面建设小康社会，最根本的是坚持以经济建设为中心。中医药是我国重要的卫生资源，通过有效保障和不断增进人民群众健康，直接为发展社会生产力服务；同时，中药也是我国重要的经济资源，中药产业化的形成和不断扩大，不仅可以更好地满足人民群众的中医药医疗保健需求，而且可以对经济发展起到积极的促进作用，是国民经济中具有较强发展优势和广阔市场前景的战略性产业。我们要充分发挥科学技术对促进中药产业发展的重要作用，加大科技投入，加快中医药科技进步，加速科技成果向现实生产力转化，加强科技与经济的结合，促进中药产业发展，努力实现中药产业现代化，为国民经济建设增添新的活力。

总之，以“三个代表”重要思想统领中医药工作是我们今后一个时期做好中医药工作的总纲。我们要进一步加强学习，提高认识，加深理解，认真贯彻。

三、2003 年的主要工作

今年中医药工作的总体要求是：认真贯彻“十六大”精神，以“三个代表”重要思想为指导，紧紧围绕全面建设小康社会目标，以落实《中共中央国务院关于进一步加强农村卫生工作的决定》为重点，切实加强农村中医药工作；继续贯彻《关于城镇医药卫生体制改革的指导意见》，进一步深化中医医疗机构改革；以提高中医药防病治病能力为核心，加快科技创新和优秀中医临床人才培养，与时俱进，艰苦奋斗，努力开创中医药事业发展的新局面。

围绕上述总体要求，今年要着重抓好以下几项工作。

（一）贯彻落实《中共中央国务院关于进一步加强农村卫生工作的决定》，充分发挥中医药在农村卫生工作中的作用。

贯彻落实《决定》，按照中央的要求切实做好农村中医药工作是我们今后一个时期的重要任务。

首先，要进一步组织认真学习《决定》，深刻领会精神实质，准确把握政策。我局要继续加强与有关部门的沟通协调，在《决定》的相关配套文件中体现中医药工作的特点，明确有关政策措施。在认真总结经验、广泛调查研究的基础上，我们组织起草了《关于进一步加强农村中医药工作的意见（征求意见稿）》，提交这次会议讨论征求意见，修改后下发执行。各省级中医药行政管理部门要深入做好调查研究，积极参与本省（区、市）实施意见和规划的研究制定工作，使中央《决定》及其配套文件中对中医药工作的要求和政策措施能够结合本地实际得到全面落实。

第二，认真落实《中国农村初级卫生保健发展纲要（2001～2010年）》确定的中医药工作目标。农村初级卫生保健是农村卫生工作的龙头，在总结第一个十年农村初级保健工作经验的基础上，新的《纲要》提出了中医药工作的主要任务，明确了中医药部门的职责，具体指标中也列入了中医药工作的内容。当前，各省级中医药行政管理部门要切实履行《纲要》所赋予的职责，认真做好《纲要》的实施工作。

第三，加强农村中医药服务网络建设。继续加强县级中医医院建设，各省级中医药行政管理部门要积极配合省级人民政府，切实制定好县级中医医院的基本设施配置标准。各地要积极采取措施，抓紧进行县级中医医院房屋设备的改造和建设；要发挥县级中医医院的农村中医药业务指导中心作用，积极推进与乡村卫生机构开展中医药业务技术合作。根据乡镇卫生院改革与服务功能调整的总体要求，要在继续加强乡镇卫生院中医科建设的基础上，扩大中医药服务领域，使中医药在预防、保健等多方面的优势特色得到发挥。村卫生室要积极应用中医药诊疗技术，特别是简、便、验、廉、安全有效的中医药方法防治疾病。乡村中医药技术人员要因地制宜利用当地资源，自种、自采、自用中草药，降低农民医疗费用。各地中医药行政管理部门要对此加强管理，保证医疗安全。

在加强农村中医药服务网络建设中，要充分发挥市场机制的作用，鼓励社会及个人在农村投资兴办中医医疗机构，鼓励中医执业医师到农村个体开业，鼓励城市中医医疗机构到农村办医或向下延伸服务。要打破所有制限制，营造各类中医医疗机构平等参与竞争的环境，对符合条件的民办中医医疗机构应一视同仁，政策上给予鼓励。

第四，加强农村中医药队伍建设。要从实际出发，制定3～5年的农村中医药人才培训规划。充分利用现有中医药教育资源，通过成人教育等途径，开展农村中医药人员在职培训，使农村现有中医药人员的学历层次、业务水平和整体素质有较大提高。到 2005 年，全国乡（镇）卫生院临床中医医疗服务人员要具备中医执业助理医师及以上执业资格，其他中医药卫生技术人员要具备初级以上专业技术资格；到2010年，力争使具备中医执业助理医师以上执业资格的乡村医生占具备执业助理医师及以上执业资格乡村医生的30%。加快制定《中医药职业教育与高专教育改革与发展的若干意见》，以国家级和省局级重点中医药学校为依托，积极探索和开办初中起点的5年制或高中起点的3年制高职高专教育，为农村培养高层次实用型人才。

第五，大力筛选推广农村中医药适宜技术。各省级以及地（市）级中医药行政管理部门要对安全有效、简便易学、成本低廉、适合本地区农村使用的中医药技术做好筛选工作。要建立和完善中医药适宜技术推广的制度和机制，注重推广工作实效。

第六，贯彻实施卫生部、国家中医药管理局等7部委《关于城市卫生支援农村卫生工作的意见》，全面落实城市支援农村工作。我局将与卫生部一起，在原有省际合作的基础上，协调有关省（区、市），动员组织东、中部地区的大中型中医医院，采取“一帮一”的形式对口支援西部地区县级中医医院，组织局属局管中医医院到西部开展巡回医疗。各省级中医药行政管理部门也要组织辖区内地市级以上中医医院对口支援本地区的农村医疗机构，积极开展本省（区、市）的中医巡回医疗，深入边远贫困地区提供医疗服务。开展对口支援和巡回医疗要务求实效，不搞形式主义，要形成制度，使这项工作经常化、制度化。

（二）继续深化中医医疗体制改革，进一步提高服务质量。

从1999年至今，“三项改革”同步推进，取得了重要进展，但仍然面临一些困难和问题，与改革的目标还有一定差距。因此，不断适应医改的新形势、新要求，深化中医医疗机构改革，是今年中医药工作的重要任务。要继续推进中医医院管理体制和运行机制改革，按照所有权与经营权分离的原则，探索建立公立中医医疗机构出资人制度和法人治理结构，强化国有资产管理，扩大医院自主权，从而建立权责清晰、监管有力、富有生机的公立中医医疗机构管理体制。不断完善中医医院补偿机制，全面落实国家制定的财政补助和税收政策，调整好中医医疗服务价格，在合理确定中医医院药品收入比例的基础上，继续降低药品收入比例。中医医院要继续扩大集中招标采购的药品数量及品种，严格规范药品集中招标采购活动，并进一步规范中药材、中药饮片的采购。

进一步提高医疗服务质量。中医医疗机构要加强医院内部管理，建立医疗质量监控体系，完善规章制度，严格执行医疗护理规范、常规。加强单病种质量管理，发挥中医药特色和优势，不断优化诊疗方案，提高临床疗效，控制医疗费用。要“以病人为中心”，改进服务流程，改善服务态度。在继续实行住院费用清单制的基础上，建立医疗服务价格公示制度及门诊与住院费用查询制度，接受社会监督。各级中医药行政管理部门要进一步加强对中医医疗服务质量的监督检查，加大向社会公示中医医院医疗信息的力度。

加快发展社区卫生服务中的中医药服务。积极贯彻落实《关于加快发展城市社区卫生服务的意见》，研究提出《关于在社区卫生服务中发挥中医药作用的意见》，加紧制定社区卫生服务中中医药服务的评价标准，加强全科医生（中医类）的培养，加强社区卫生服务人员的中医药知识与技能培训，实施全国中医药服务示范社区建设计划。城市中医医院特别是大中城市的区级中医医院，要进一步探索开展社区卫生服务的方式。按照“开门”办社区卫生服务的精神，将社区中医诊所、中医门诊部纳入社区卫生服务网络，更好地发挥中医药在社区卫生服务中的优势和作用。

（三）加快科技进步和人才培养，不断提高中医药防病治病能力。

加快推进中医药科技体制和运行机制改革。要按照国家关于科技体制改革的总体要求，结合中医药行业实际，积极推进中医药科技管理体制和科研机构内部运行机制改革。加强对中医药科研特点和规律的研究，探索能够有效促进中医药科技发展和学术水平提高的新机制，充分调动科技人员的积极性，增强中医药科技创新能力，促进多出成果、多出人才，出大成果、出优秀人才。加强中医药科技信息、实验动物、科学仪器等支撑条件的建设。

切实做好科研项目的监管。充分发挥专家作用，以国家需求为目标，把好项目的立项关。完善中医药科研课题的分级管理机制，坚持滚动管理的原则，积极发挥地方中医药行政管理部门的作用，做好科研项目的过程管理。要根据新的形势，针对课题的不同特点，完善课题总结验收及鉴定管理办法，规范科研成果管理，做好成果转化和推广工作。

抓好重大项目的论证与实施。要进一步引导广大科技人员更新观念，调整思路，紧紧围绕国家需求和中医药工作的中心任务开展科研。在中医基础理论和临床研究、中药研究等方面，筛选论证一批重大项目，组织多学科人员，集中力量联合攻关，针对艾滋病、肿瘤、肝炎、心脑血管疾病等危害人民健康的重大疾病的防治加强科学研究。

继续推进中医药现代化。实现中医药现代化就是要在认真继承的基础上不断创新。要进一步研究中医药特色和优势，准确把握学术内涵和发展规律，继续做好中医药文献及临床诊疗技术等的整理与研究。为贯彻落实《中药现代化发展纲要》，我局将制定实施意见，各级中医药行政管理部门要按照《纲要》确定的指导思想和原则，围绕《纲要》提出的目标和任务，从本地区、本部门的实际出发，积极关心、参与和支持中药现代化的发展，认真研究提出推动中药现代化的实施方案。要抓紧开展中医现代化发展战略研究，以明确内涵、目标、途径、措施，为科学决策提供重要依据。

全面实施《中医药继续教育“十五”计划》，加强优秀中医临床人才培养。要进一步贯彻落实全国中医药继续教育工作会议精神，把优秀中医临床人才培养作为一项重要工作抓紧抓好。认真做好第三批全国老中医药专家学术经验继承工作，精心组织，加强管理，确保质量。启动“优秀中医临床人才研修项目”，在“十五”期间遴选200名中青年临床学科带头人和学术骨干，采取中医经典理论研修与名师指导相结合的方法，培养和造就新一代中医临床专家。要指导中医药高等院校深化教育教学改革，加强本科人才的中医基本功训练，坚持早临床、多临床、反复临床，提高毕业生临床动手能力。继续推进临床研究生教育改革，研究制定《中医临床研究生培养方案》，强化中医临床思维能力、疾病防治能力和临床科研创新能力训练。积极做好住院医师规范化培训与中医临床专业学位授予相衔接的政策研究，疏通专业学位授予渠道。

加强对高等中医药院校的业务指导。继续配合教育行政管理部门，促进中医药院校教学改革的深化，重点加强临床教学。各附属医院、教学医院和实习医院，要高度重视临床教学工作，加强临床师资队伍建设，不断提高教学水平和带教能力。建立严格的临床教学管理制度，逐步改善临床教学条件，确保临床教学质量。认真总结推广21世纪高等中医药教学内容和课程体系改革研究成果。组织制定《本科中医学专业毕业生中医药知识和技能基本标准》，加强对人才培养质量的宏观监控。继续抓好中医药学科建设工作，建立评价指标体系，加大督查力度，确保重点学科建设成效。

为配合国家西部大开发战略，我局将实施西部地区中医药重点扶持学科建设项目，重点对民族医药和西部地区一些中医药优势学科进行扶持，以支持西部地区中医药与民族医药事业的发展。

(四)扩大中医药对外交流与合作。

全面落实《中医药对外交流与合作十年规划》和中医药国际科技合作工作会议精神，以科技合作为纽带，开展全方位、多层次、宽领域的国际合作，大力引进国外的新知识、新技术和先进的管理经验。加强世界贸易组织规则及各国有关法律、法规的学习研究，继续做好扩大中医药国际贸易的对策研究。召开全国中医药对外交流与合作经验交流会，突出重点，示范带动，加强协调与引导，全面提高中医药对外开放水平。

发挥政府间交流与合作的主导作用，认真抓好双边合作项目的实施，扩大合作领域。今年将组织欧亚地区政府传统医药论坛，争取与更多国家政府签署中医药合作协议。加强与有关部委协调，积极参加与其他国家和地区在传统医药政策、法规等方面的对话与谈判。

认真做好世界中医药学会联合会成立的各项筹备工作，建立并完善以世界针灸学会联合会、世界中医药学会联合会、海外中医药院校同学会等学术团体为主的民间交流渠道。在加强中医药科技国际交流与合作的基础上，继续加快发展境外联合办学和联合办医。积极创造条件，加强外向型队伍建设。

(五)进一步加强中医药宣传工作，加大行业法规、行业作风建设力度。

为全面加强中医药宣传工作，我局将在今年上半年召开全国中医药宣传工作会议。中医药宣传工作要紧紧围绕中医药工作中心，及时有效地开展多层面、多形式的宣传活动，力争在宣传的广度、深度和力度上有较大提高。要进一步加强对中医药宣传的管理，坚持正确的舆论导向，加强对外宣传，扩大国际影响。

继续大力推进中医药法制建设。我们正加紧工作，争取《中华人民共和国中医药条例》早日出台。已将中医（药）条例列入当地立法计划的省（区、市）要加快步伐，已经出台中医（药）条例的要抓好实施工作。继续加强行业技术标准和规范化建设。认真做好“四五”普法工作，重点是卫生及中医药相关法律法规的学习和宣传。继续转变政府职能，转变工作作风和工作方式，加强依法行政。全面规范中医医疗市场秩序，密切与有关部门的配合与协作，认真履行工作职责，严厉打击各种形式的非法中医医疗活动，严肃查处违法违规中医医疗广告。加强宏观调控，继续组织宏观战略研究，深入开展政策研究。加强对中医药学术团体的管理和指导，充分发挥他们在事业发展和行业管理中的作用。

按照“三个代表”重要思想的要求，进一步加强行业精神文明建设。坚持“谁主管、谁负责”的原则，把行业作风建设与业务管理紧密结合起来，做到一级抓一级，强化责任制，完善规章制度。继续抓好职业道德、职业理想和为人民服务宗旨的教育，大力表彰先进，积极推广好的典型。坚决纠正行业不正之风，要严肃查处收受药品回扣、开单提成、大处方等违纪违法案件，让反面典型起到警示教育作用。积极探索市场经济条件下加强行业作风建设的新思路、新办法，不断创造新经验。

在新形势下，要进一步加强中西医结合与民族医药工作。要认真研究中西医结合和民族医药的特点和发展要求，在“三项改革”、农村中医药工作、重点专科（专病）建设、人才培养、科学技术研究、法律法规实施等各项工作中，积极推动中西医结合和民族医药的发展。各级中医药行政管理部门应当根据本地区实际，在具体工作中有所侧重。今年，要重点抓好《关于进一步加强中西医结合工作的指导意见》的出台及贯彻落实，启动重点中西医结合医院建设计划。进一步加快民族医药文献的整理研究，加强全国民族医重点专科（专病）项目建设。在民族地区的农村中医药工作中，继续做好民族医药技术的挖掘、整理与推广工作。

同志们，2003年是贯彻落实党的“十六大”精神、全面建设小康社会的第一年。党的“十六大”指明了我们胜利前进的方向，开启了新的伟大进军的征程。让我们紧密团结在以胡锦涛同志为总书记的党中央周围，高举邓小平理论伟大旗帜，以“三个代表”重要思想为指导，认真贯彻落实“十六大”精神，团结一心，奋发图强，开拓进取，与时俱进，加快中医药改革与发展，努力开创中医药事业新局面，为全面建设小康社会做出应有的贡献！

国家中医药管理局副局长李振吉在2003年全国中医药工作会议上的总结讲话

（2003年1月14日）

同志们：

2003年全国中医药工作会议在与会代表的共同努力下，圆满完成了会议的各项议程，今天就要结束了。现在，我就会议情况进行总结，并就2003年有关中医药工作部署再作一些说明。

这次会议是在全国人民深入学习贯彻“十六大”精神、国家经济建设及其他各项事业蓬勃发展的大好形势下召开的一次重要会议。会议期间，卫生部张文康部长、朱庆生副部长、中纪委驻卫生部纪检组张凤楼组长出席会议，表明卫生部党组对中医药工作十分重视。张文康部长就当前卫生工作新形势及有关中医药工作发表了重要讲话，他强调指出，要深化改革，必须解放思想，必须坚决地破除一切妨碍中医药事业发展的思想观念，只要符合社会主义市场经济体制的要求，符合改革的总体目标，有利于中医药事业的发展，就可以大胆实践，敢于突破，在实践中不断总结，不断前进。佘靖副部长兼局长代表国家中医药管理局作了题为《全面贯彻“三个代表”重要思想为开创中医药事业新局面而奋斗》的工作报告，全面回顾了2002年中医药工作的进展情况，认真总结了五年来中医药事业发展的工作体会，深入分析了新形势下中医药事业发展思路，并就2003年中医药工作作了整体部署。

与会代表就张文康部长的讲话及佘靖副部长兼局长的工作报告进行了认真的学习和讨论。大家一致认为，本次会议日程紧凑，主题明确，工作报告实事求是，重点突出，反映了中医药事业发展的实际情况，从理论的高度阐明了中医药事业在新世纪新阶段的发展思路，对2003年的工作部署明确，针对性强，具有重要的指导意义。两位领导的讲话使大家进一步统一了思想、认清了形势、明确了方向，更加坚定了中医药事业改革与发展的信心。

在分组讨论中，大家精神饱满，以高度的责任感和使命感，畅所欲言，各抒己见，结合各地中医药工作现状，回顾了过去一年的工作情况，相互交流了工作经验和成功做法，对今年的中医药工作提出了许多建设性的意见和建议。大家认为，以国务院体改办转发的《关于农村卫生改革与发展的指导意见》为基础，进一步贯彻落实《中共中央、国务院关于进一步加强农村卫生工作的决定》，必将有力地推动农村中医药事业的各项改革，在中医医疗机构建设、人才培养、适宜技术推广等方面得到更快发展，进一步提高农村中医药服务水平，使中医药在农村卫生工作中发挥更大作用；城镇医改正处于关键时期，各项工作发展势头良好，但仍需在一些体制性、结构性、机制性问题上进一步加大改革力度；中医药科技、教育、法制化与规范化建设以及行风建设等方面工作也都取得了令人满意的进展。代表们普遍认为，新的一年，中医药工作任务繁重，面临的实际困难很多，但只要我们认真贯彻落实中央有关卫生及中医药的方针政策，解放思想，开拓创新，把握中医药事业发展的特点和内在规律，以不断满足人民群众对中医药的需求为目的，深化中医药事业各项改革，就一定能够克服暂时的困难，促进中医药事业的更快发展。

关于2003年的中医药工作，佘靖副部长兼局长已在工作报告中作了全面部署。有关部门和单位要紧紧围绕今年中医药工作的总体要求，结合实际，狠抓落实，努力做好今年的中医药工作。结合会议讨论情况，我就今年的中医药工作再讲几点意见。

一、关于农村中医药工作

农村中医药工作是今年中医药工作的重中之重，主要任务是贯彻落实全国农村卫生工作会议和《中共中央、国务院关于进一步加强农村卫生工作的决定》（以下简称《决定》）精神。经过努力，在《决定》和相关配套文件中，中医药的有关政策得到了全面具体的体现，“发挥中医药在农村卫生服务中的优势与作用”作为专门一条写入《决定》。为配合《决定》和相关配套文件的实施，我局拟定了《关于进一步加强农村中医药工作的意见（征求意见稿）》（以下简称《意见》），已提交本次会议进行了讨论。会后，我们将根据与会代表提出的意见和建议，对《意见》做进一步的修改后尽快印发。各级中医药行政管理部门要根据《意见》的有关要求，认真学习全国农村卫生工作会议和《决定》精神，全面领会其精神实质，特别是要准确把握有关中医药的方针政策，配合当地政府做好

《决定》的实施工作，确保有关中医药政策的贯彻落实。

近年来，各地在加强农村中医药工作方面创造和积累了许多新的经验，要不断总结，推陈出新，继续加强县级中医医院和乡镇卫生院中医科建设，鼓励村卫生室积极应用中医药诊疗技术，促进农村中医药事业的发展。这里我着重谈一谈在新的形势下民办中医医疗机构的发展问题。《决定》在建设社会化农村卫生服务网络中指出，“农村卫生服务网络由政府、集体、社会、个人举办的医疗卫生机构组成”，这就明确了新时期农村卫生服务网络不只是政府独家办，要鼓励集体、社会、个人举办，换言之，民办医疗机构是农村卫生服务网络的重要组成部分。这个定位，为民办中医医疗机构的发展创造了前所未有的良好机遇，对发挥中医药在农村卫生服务中的优势与作用、对整个中医药事业的发展意义重大。要从适应社会主义市场经济体制和发展社会生产力的客观要求出发，解放思想，更新观念，深化农村卫生体制改革，打破部门和所有制界限，统筹规划、合理配置、综合利用农村卫生资源，建立起以公有制为主导、多种所有制形式共同发展的农村卫生服务网络。要营造公平竞争的环境，按机构性质采取减免税收等优惠政策，保护和扶持农村民办中医医疗机构的发展，满足农民多样化的中医医疗保健需求。要充分发挥市场机制作用，多渠道吸引社会资金，发展民办中医医疗机构。同时，要积极鼓励支持城市中医医疗机构和中医药人员到农村办医或向下延伸服务。近年来，农村民办中医医疗机构有了一定发展，特别是其中一些民办中医医疗机构是以特色诊疗方法为基础发展起来的，已经成为满足人民群众对中医药服务多层次、多样化需求的重要力量，对于进一步强化中医药服务网络建设也起到了一定作用。民办中医医疗机构普遍有着浓厚的中医药特色优势、突出的临床疗效、质优价廉的服务和灵活的经营机制，并涌现出一批优秀中医药人才，这些正是民办中医医疗机构不断发展壮大的原因所在。因此，各级中医药行政管理部门要顺应形势发展的要求，认真研究有关的方针政策，从本地实际情况出发，根据当地区域卫生规划和《医疗机构管理条例》的有关要求审批包括民办中医医疗机构在内的各级各类中医医疗机构。要切实帮助他们解决实际问题，例如：业务水平提高问题、职称晋升问题以及税收政策的协调等。要进一步加强依法监督管理，规范其服务行为，不断提高服务质量，促进农村民办中医医疗机构的健康有序发展。

加大农村中医药人才培养力度，努力提高其业务素质和技术水平，是做好农村中医药工作的重要环节。省级中医药行政管理部门要积极配合教育行政部门，根据本地区社会经济发展和中医药教育资源现状，制定切实可行的中医药人才培养规划。到2005年，全国乡（镇）卫生院临床中医医疗服务人员要具备中医执业助理医师及以上执业资格，其他中医药卫生技术人员要具备初级及以上的专业技术资格；到2010年，力争使具备中医执业助理医师及以上执业资格的乡村医生占具备执业助理医师及以上执业资格的乡村医生的30%左右，并培养一批农村中医骨干。指导有条件的中等中医药学校创建高等职业和高等专科学校，在去年已有3所成功创建的基础上，力争今年有进一步发展。争取在条件成熟的地区开办五年制农村中医大专班，采取中专、大专连读的方式，面向农村培养中医药专业技术人员，同时，要制定严格的政策措施，确保学生毕业后能够回到农村，为农民服务。

会议期间，代表们对农村中医药队伍建设提出了许多好的意见和建议，会后，我们将根据代表们提出的意见和建议，对农村中医药人才培养规划中的有关内容作深入细致的研究，特别是对农村中医药人员的学历要求作进一步的论证。

二、关于中医医疗机构改革

今年城镇医改工作任务仍然十分繁重，要对改革的形势和任务有充分的认识。改革将是一个长期的过程，一些旧的条条框框被打破，还会出现新的情况、新的问题，甚至会出现新的条条框框，阻碍改革的发展。这就需要我们树立改革的坚定信念，坚持不懈，善于发现问题，善于解决问题，同时，要避免在改革过程中出现的理想化、简单化和功利化倾向，从中医药改革与发展的实际出发，深入调研，积极探索，大胆实践，扎扎实实地推进中医医疗机构各项改革。各级中医药行政管理部门要认真学习，提高认识，密切关注医改形势的发展，加强与有关部门的沟通与协调，继续抓好中央方针政策在本地区的贯彻落实，特别是要抓好有关中医药政策的落实，使中医药政策在本地区医改工作中得到充分体现，为中医医疗机构改革与发展创造良好的政策环境。

会议期间，与会代表就中医医疗机构管理体制改革进行了热烈的讨论，大家一致认为，医疗机构管理体制改革是医疗卫生体制改革中的难点，也是关键，是社会主义市场经济发展的必然要求。总体上看，目前还没有比较成熟的经验。因此，我们更要早做研究，早做准备，争取主动。各地中医药行政管理部门要努力把握医疗服务市场发展规律，明确政府对发展中医药事业应尽的责任，探索如何发挥市场机制作用，鼓励竞争，形成以公有制中医医疗机构为主体，多种所有制中医医疗机构共同发展的格局。各地要根据本地区实际情况，对举办民办中医医疗机构，适当放宽区域卫生规划方面的限制，同时，要根据有关政策法规，依法加强管理。要对公有制中医医疗机构体制性、结构性、机制性问题及所有制情况做深入的研究分析，在条件相对成熟的地区，通过试点，积极探索医院管理体制和运行机制改革，在人事分配制度、后勤服务社会化等方面做更进一步的尝试，不断加强各级各类中医医疗机构、人员、技术准入管理，把中医医疗机构改革引向深入。

加强中医医疗机构内部管理，完善医院规章制度建设，强化中医医疗护理工作程序和规范建设，努力提高医疗服务水平和质量。继续在中医医疗机构推广“病人选医生”、“住院费用清单”制度，根据《医疗机构实行价格公示的规定》，进一步规范中医医疗机构价格公示行为，增加药品、医用材料和医疗服务价格的透明度，改进服务流程，提高工作效率，真正体现“以病人为中心”的服务理念。根据国家有关规定，进一步规范药品集中招标采购工作，继续扩大参加药品集中招标采购的医疗机构数量、采购药品品种，严格规范药品集中招标采购活动。中药材、中药饮片虽然不在药品集中招标采购的范围内，但各地中医药行政管理部门要规范中医医疗机构的采购行为，确保中药材、中药饮片的质量。配合有关部门继续完善医疗机构补偿机制，落实国家制定的财政补助和税收政策，同时，各地中医药行政管理部门要与物价等部门积极协调，调整不合理的中医医疗服务价格，利用价格机制，鼓励开展有中医药特色优势的医疗服务。

佘靖副部长兼局长在工作报告中对今年中医药参与社区卫生服务工作作了全面部署。各地中医药行政管理部门要充分认识社区卫生服务在卫生工作中的重要性，根据卫生部、国家中医药管理局等11个部委《关于加快发展城市社区卫生服务的意见》精神，贯彻落实我局下发的《在社区卫生服务中充分发挥中医药作用的意见》（我局将对该《意见》做进一步修改后下发），根据本地区实际情况，认真研究、部署，积极探索在社区卫生服务中充分发挥中医药作用的机制和途径，引导和鼓励中医医疗机构，特别是大中城市的区级中医医疗机构通过转换服务功能，改变服务方式和服务模式，深入社区开展服务，满足社区居民对中医药的需求。

三、关于中医药科技教育工作

今年，要继续深化中医药科技体制改革，特别是要继续推进中医药科研院所科技管理体制和内部运行机制改革，不断探索科研机构符合社会主义市场经济规律的、富有创新性的管理体制和高效、科学的内部运行机制，促进其多出成果、出好成果。

我们强调中医药科技工作要进一步明确中医药科技工作的目标、思路和方法，其目的就是要明确方向、理清思路、提高效率、降低成本。科技工作要紧紧围绕提高中医药防病治病能力和中医药学术水平这个核心而展开。中医基础研究要以形成新思路、新观点、新学说、新理论为目标，以现代科学技术方法和传统的方法为手段，争取在影响中医药学术发展、影响中医药临床疗效的重大理论上有所突破。中医临床研究以形成新方法、新方案、新设备、新药物为目标，建立并完善符合中医临床特点的临床疗效评价体系，形成科学的临床科学研究设计方案。中药的研究要以研究方法的创新、中药生产共性技术创新、紧缺植物与濒危动物代用品研究、中药标准研究作为重点。

各地要认真学习贯彻《关于进一步加强中医药继承发展工作的意见》，充分认识中医药继承发展的重要意义，并结合本地实际，制定具体实施方案，做好中医药继承发展工作。要切实加强中医临床研究，继承发挥中医药特色优势，做好《中医临床诊疗技术整理与研究》等项目的实施。积极参与艾滋病、心脑血管疾病、肝炎、糖尿病等重大疾病防治工作，组织论证一批具有明显中医药治疗特色优势的重大项目，并给予重点扶植。加强项目监管，做好项目的总结验收，特别是要加强对973项目、“十五”攻关项目、国家科技基础性工作和社会公益研究重点项目、局重点专项、重点课题的管理工作。加强中医药科研三级实验室的规范化、标准化管理和重点研究室的水平评估工作，以评促建，使实验室、研究室建设更加科学化、规范化。今年将启动重点研究室的评估工作，进一步提高中医药科研研究室组织实施重大科研项目的设计能力与研究水平。探索建立中医药科技成果推广的新机制，注意发挥中介机构的作用，根据市场需求培养选择推广项目，采取各种形式，加强对成果的转化和推广。“中华中医药学会科学技术奖”将于今年开展奖励工作，这是政府职能转变的重要体现，对于促进中医药科技进步有着非常重要的意义。各地中医药行政管理部门要指导做好此项工作，在大家的共同努力下，使“中华中医药学会科学技术奖”成为中医药界最高水平的科学技术奖。

中医药现代化是1996年党中央、国务院在全国卫生工作会议上正式提出来的，并写入了《关于卫生改革与发展的决定》中。随后，我局会同科技部，首先启动了中药现代化发展战略研究，形成了中药现代化产业化行动计划，并纳入科技部“九五”攻关计划重中之重项目。1999年，我局与国家计委共同完成了现代中药产业化关键问题的研究，促成了国家计委现代中药产业化专项的立项与实施。2000年，我局与科技部共同完成了中医现代化科技发展战略研究，同时与国务院发展研究中心共同启动了中药现代化产业化推进战略研究，于2001年结题后，以课题组名义向国务院提出了22条建议，促成了《中药现代化发展纲要》的出台。在此期间，我局还组织了中医药在西部大开发中的作用和地位的研究、增创中药新优势知识产权保护研究。这些软课题的研究，从宏观战略上勾画了中药发展的思路与目标，推动了中医药事业的发展。去年11月份，国务院办公厅转发了我局等八部委制定的《中药现代化发展纲要（2002年～2010年）》，充分肯定中药产业已经成为我国国民经济和社会发展中的一项具有较强发展优势和广阔市场前景的战略性产业。《纲要》进一步明确了新时期中药现代化发展的指导思想、基本原则和战略目标，提出了从现在起到2010年的重点任务和主要措施。中医药行业要紧紧抓住这个难得的发展机遇，坚持

“继承创新、跨越发展”的方针，依靠科技进步和技术创新，推进中药现代化发展。为贯彻落实《纲要》，我局将研究制定实施意见。中医现代化是中药现代化的基础，没有中医现代化，中药现代化就会迷失方向。因此，在推进中药现代化进程的同时，要高度重视中医现代化的发展。今年要进一步加强《中医现代化发展战略研究》的论证，适时启动实施，以妥善处理好中药现代化战略研究与中医现代化战略研究的战略衔接关系，实现中医中药的相互促进、协调发展。

继续贯彻全国中医药继续教育工作会议精神，全面落实《中医药继续教育“十五”计划》，不断完善中医药继续教育运行机制，逐步建立适应中医药事业发展要求的继续教育项目管理和质量评价体系。要筛选一批国家级优秀中医药继续教育项目，建立一批国家级中医药继续教育培训基地，以基地为基础，以项目为载体，不断完善中医药继续教育网络。要加强对第三批全国老中医药专家学术经验继承工作的监督、管理，使其更加规范化、制度化，各地中医药行政管理部门要根据有关规定，制定相应的政策措施，保证学术继承人的学习质量。同时，各地、各单位要确保配套经费的足额、按时到位，使第三批全国老中医药专家学术继承工作得以顺利实施。

中医临床优秀人才的培养是一项系统工程，是我们目前中医药各类人才培养的重点，涉及到办医模式、执业医师制度、医学教育制度、住院医师培训和继续教育制度等，要认真总结中医临床优秀人才成长的规律，采取相应的措施，为中医临床优秀人才培养创造宽松的政策环境。当前要着重抓好熟读经典、临床实践、跟师学习、研修提高等关键环节。我局组织的经典著作课件的制作、中医临床专业研究生培养方案的制定、住院医师规范化培训、第三批老中医药专家学术经验继承工作和今年将启动的优秀中医临床人才研修项目都是为了培养造就新一代名中医，希望各地认真组织落实，并结合本地实际情况，创造性地开展工作，争取涌现出更多的中医临床优秀人才。

应老中医药专家提出的中医经典理论“大温课”的建议，我局委托二十一世纪网络教育中心，组织全国优秀教师，制作了四部经典精讲课件。这些课件的制作完成和逐步推广，将进一步发挥现代远程教育的资源共享和不受地域限制的优势，使低成本、高质效、多层面、广覆盖的中医药现代远程教育成为现实，对于提高行业在职从业人员和中医药院校本科生中医药理论水平和临床能力将起到积极的作用。今年还将陆续开展中医基础、中医诊断、中药、方剂四门课程课件的制作工作。

中医药重点学科建设是我局的重点建设项目之一，今年我局将适时开展重点学科的中期评估工作，对24门学科的78个学科建设点建设情况进行综合考评，并对其建设发展方向提出相应的意见和建议，各地要认真做好准备，配合做好评估工作。今年上半年，将启动西部地区中医药重点扶持学科建设项目，我局将会同有关省、区、市研究具体方案。高等中医药院校在中医药事业发展中发挥着举足轻重的作用。因此，要继续加强对高等中医药院校的业务指导，深化中医药院校教育教学改革。今年，我局将制定出台中医药临床研究生培养方案，从深层次改革中医药临床研究生培养思路和方法。继续抓好中医药和民族医药教材建设，使中医药、民族医药教材体系更加规范化、系统化。

四、关于加强中西医结合、民族医药及西部大开发工作

为进一步加强中西医结合工作，发挥其在我国卫生事业和中医药事业中的重要作用，更好地为人民健康服务，为社会主义现代化建设服务，我局在深入调研、广泛论证的基础上，起草了《关于进一步加强中西医结合工作的指导意见》（以下简称《指导意见》），待做进一步修改后下发。促进中西医结合是党的中医药政策的一个组成部分，《指导意见》将进一步明确中西医结合工作的指导思想、基本原则和发展目标，强调以机构建设为基础，以人才培养为重点，以探索中西医结合点为科研主线，以提高临床疗效为目的，积极探索，开拓创新，将中医学术和西医学术相互补充，促进中西医结合，为人类健康服务。《指导意见》将就机构建设、人才培养、科学研究以及对外交流与合作提出具体实施意见。为配合《指导意见》的贯彻实施，我局将于今年启动重点中西医结合医院建设项目，在全国遴选10家左右基础设施健全、学术水平较高、临床疗效好、人才结构合理、管理方法科学的具有示范作用的中西医结合医院进行重点建设，充分发挥其示范带动和辐射作用。各地中医药行政管理部门要高度重视中西医结合工作，结合《指导意见》有关精神，制定相应的实施方案，把《指导意见》有关政策措施真正落到实处。

继续做好民族医重点专科（专病）建设工作，《国家中医药管理局局级民族医重点专科（专病）建设管理方法及建设目标要求（讨论稿）》已起草完毕，并计划于今年上半年召开全国民族医重点专科（专病）建设工作座谈会，交流民族医重点专科（专病）建设工作经验，研究分析存在的问题及相关对策，检查项目进展情况，布置下一阶段的建设工作。进一步加强对民族医药工作的调研，摸清民族医药发展状况，适时出台《关于进一步加强民族医药工作，为实施西部大开发战略服务的意见》。

为配合国家西部大开发战略，促进东西部地区中医药事业协调发展，我局于去年启动了《国家中医药管理局中医药西部大开发技术支持项目计划》，重点加强西部地区中医药人才培养和专科（专病）建设。目前人才培养配套经费已经到位，今年计划安排西部地区中医医院专科（专病）建设专项资金，有关地方中医药行政管理部门要按照《计划》要求组织落实，进一步提高西部地区中医医院内涵建设水平，切实推进西部地区中医药事业发展。贯彻全国第三次卫生援藏工作会议精神，根据《国家中医药管理局、西藏自治区卫生厅援藏项目协议书》的有关内容，组织落实中医药援藏的各项具体事宜，促进藏医药的发展。

五、关于中医药对外交流与合作

继续做好双边政府间的交流与合作工作，保持对已有基础的东南亚、东北亚、北美、大洋洲等地区的中医药交流合作的良好局面，开拓南美洲、欧洲、中西亚、非洲地区中医药交流渠道。继续加强与世界卫生组织（WHO）的交流与合作，积极推动WHO传统医学全球发展战略，全面参与WHO有关世界传统医学战略和规划的制定和实施，充分利用我国加入WTO后带来的有利因素，借助WHO及有关国际组织的交流和传播渠道，在世界范围内更广泛地推广和宣传中医药。进一步完善WHO项目日常管理运行机制，做好2002/2003年度WHO传统医学支持项目的监督管理工作，高质量完成项目计划，为今后与WHO开展更广泛的合作奠定良好的基础。

世界中医药学会联合会将于今年在我国成立，有关成立申请已获国务院批准，其他前期筹备工作进展顺利。世界中医药学会联合会的成立是国际间中医药民间交流与合作的一件大事，必将进一步促进世界各国中医药行业协会、学术团体的交流与沟通，巩固和扩大中医药民间交流与合作。世界中医药学会联合会筹备及成立工作牵涉面广，复杂程度高，有关部门和单位要充分考虑各方面因素，严格按照有关外事工作程序办事，多请示，多汇报，多沟通，确保各项工作的顺利进行。

进一步加强对中医药外事工作的宏观管理，提高管理水平，强化服务意识。今年，我局将召开全国中医药对外交流与合作经验交流会，总结近年来取得的成绩，发现培育一批典型，找出差距和不足，明确下一阶段的工作目标，使中医药对外交流与合作工作得到进一步加强。

六、关于依法治业与以德治业

《中华人民共和国中医药条例》有望于年内出台，各地中医药行政管理部门要及早准备，制定周密的工作方案，待《中华人民共和国中医药条例》出台后，做好学习贯彻工作。已颁布了地方性中医药法规的省市，要继续抓好贯彻落实工作，配合地方人大及时检查监督实施情况。

要充分重视宣传工作在中医药事业发展中的重要作用。新闻媒体、出版社对中医药工作的宣传报道，综合体现了中医药行业的整体形象。今年的中医药宣传工作要以中医药行业深入学习贯彻党的十六大精神、为全面建设小康社会做贡献为主线，针对农村中医药工作、城镇医改、教育、科技体制改革等重点和难点问题，发现、培育典型，开展深入细致的宣传报道，为中医药事业发展营造良好的舆论氛围。全国中医药宣传工作会议将于今年上半年召开，有关部门要抓紧工作，继续做好会议的前期准备工作。

坚持“两手抓，两手都要硬”，高度重视行业精神文明建设，弘扬中医药优良传统道德，牢固树立为人民服务的宗旨，大力倡导爱国主义、集体主义和艰苦创业精神，发扬“救死扶伤、忠于职守，爱岗敬业、满腔热情，开拓进取、精益求精，乐于奉献、文明行医”的风尚，不断提高中医药行业全体职工的思想道德素质和业务素质。今年，纠正药品购销中的不正之风仍然是国务院纠风办纠风专项治理重点工作之一，有关部门和地方各级中医药行政管理部门要根据有关精神，采取行之有效的措施，加强对中医医疗机构药品购销的监督管理，力争从源头上预防和治理腐败的产生。为进一步整顿和规范医疗服务市场秩序，卫生部、公安部、国家中医药管理局等单位决定，从去年12月25日起开展为期1个月的以整顿和规范医疗市场秩序，打击非法行医违法犯罪活动为主要内容的专项治理。各地中医药行政管理部门要与卫生、公安部门密切配合，对存在违法违规经营活动的中医医疗机构要依法严厉查处，对查获的行为人要追究法律责任，确保人民群众过上一个欢乐祥和的春节。

七、关于转变工作作风，提高工作水平

党的“十六大”提出了全面建设小康社会的奋斗目标，中医药工作面临着新的更高要求。我们要认真学习，勇于实践，大胆探索，善于总结，努力提高做好中医药工作的能力和水平。一是要把握中医药工作的方向和主动权。要认真分析中医药发展面临的形势，特别是农村、城镇医改等卫生事业各项改革的形势及其对中医药工作的影响，抓紧研究新情况、新问题，围绕中医药工作中带有全局性、前瞻性的重大问题组织若干专题开展深入的政策研究，探讨中医药事业发展的客观规律和特点，妥善解决中医药工作中存在的突出矛盾和问题。二是要加强调查研究，结合实际创造性地开展工作。由于经济发展水平的差异，各地中医药发展情况有很大差别。各级中医药行政管理部门要进一步加强调查研究，从本地实际情况出发，制定科学合理的政策措施，最大限度地调动中医药工作者的积极性，努力挖掘发展潜力，使本地的中医药特色优势得到充分发挥。三是要进一步提高依法行政水平，探索开展中医药行政执法和执法监督的有效途径。结合“四五”普法工作，加强对卫生法律、法规的普法教育，进一步提高中医药管理人员和业务人员的法制观念和法律意识。四是完善电子政务，提高管理水平和办事效率。要进一步加强国家中医药管理局网站建设，扩大信息量，加快更新速度，增强政策透明度，做到政务公开。进一步完善全国中医药电子邮件信息系统，提高信息交流效率。各地中医药行政管理部门要积极参与本地电子政务建设，逐步加大中医药信息量，提高中医药工作效率。

同志们，2003年的中医药工作任务繁重，面对前进道路上的困难和挑战，我们要进一步增强忧患意识和紧迫感，认真学习领会胡锦涛同志在西柏坡学习考察时发表的重要讲话精神，牢记我国的基本国情和我们党的庄严使命，树立为党和人民艰苦奋斗的思想，牢记全心全意为人民服务的宗旨，始终不渝地为最广大人民谋利益，以昂扬向上的精神状态，围绕中心，把握全局，妥善处理好中医药与卫生及国家社会经济等方面的关系，采取有效措施，千方百计加快中医药事业的发展。

卫生部副部长兼国家中医药管理局局长佘靖在全国学习宣传贯彻《中华人民共和国中医药条例》电视电话会议上的讲话

（2003年1月13日）

同志们：

《中华人民共和国中医药条例》已于2003年4月7日由温家宝总理签署的第374号国务院令正式颁布，将从2003年10月1日起实施。这是中医药界盼望已久的一件大喜事，国家中医药管理局6月5日发出了《关于学习宣传贯彻＜中华人民共和国中医药条例＞的通知》，要求在全国范围内迅速开展学习宣传贯彻《中华人民共和国中医药条例》工作。今天召开全国电视电话会议的任务是：统一部署《中华人民共和国中医药条例》的学习宣传贯彻，明确近期的主要工作，提出具体要求，在全行业兴起学习贯彻《中华人民共和国中医药条例》的高潮，促进中医药的改革与发展，为人民群众提供更加完善有效的医疗保健服务。

下面我着重讲3个问题。

一、充分认识《中华人民共和国中医药条例》颁布施行的重大意义

（一）《中华人民共和国中医药条例》的颁布，是贯彻“三个代表”重要思想，保障最广大人民根本利益的具体体现。

中医药是我国医学科学的特色，也是我国优秀文化的重要组成部分。具有完整的理论体系、丰富的临床经验、浩瀚的文献及多种独特的诊疗方法，几千年来为中华民族的繁衍昌盛做出了不朽贡献。新中国成立后，中医药事业取得了令人瞩目的成绩，在我国医疗卫生事业中发挥着越来越重要的作用。中医药以其收费低、疗效好、副作用小等特点，深受广大人民群众的喜爱。人民的健康需要中医药，但是，在发展的过程中也存在着传统医学的继承与发展后劲不足，传统医学与现代医学的结合、互补乏力和中医药管理手段薄弱的问题；存在着不法人员以中医治疗为幌子，通过虚假广告欺骗患者和消费者，败坏中医药名誉的现象。这些影响到人民群众的根本利益。坚持推进中医药事业健康持续地发展，是建设中国特色社会主义的要求，符合最广大人民的根本利益。作为我国专门的中医药行政法规，《中华人民共和国中医药条例》牢牢把握住贯彻落实“三个代表”重要思想的根本出发点和落脚点，把实现好、维护好、发展好最广大人民的根本利益作为立法宗旨。《中华人民共和国中医药条例》强调要采取措施扶持中医药事业的发展，要加强对中医药的规范化管理；要处理好中医药继承与发展的关系，保持和发扬中医药特色与优势；要积极利用现代科学技术，推进中医药现代化。这些原则规范和保障措施，其基本着眼点就是坚持代表最广大人民的根本利益。《中华人民共和国中医药条例》从国家行政法规这个环节，落实立党为公、执政为民的要求，体现最广大人民的根本利益，把握贯彻落实“三个代表”重要思想的根本出发点和落脚点，从而为推进中医药事业的发展，保证了“三个代表”重要思想始终作为统领中医药事业全局、贯穿中医药各项工作的根本指针。

（二）《中华人民共和国中医药条例》的颁布，是坚持“依法治国”基本方略，完善我国社会主义法制建设，完善卫生法律体系的迫切需要和重要内容。

党和国家历来重视中医药事业的发展。改革开放以来，中医药法制建设取得了长足的进展，但是，与中医药事业发展的要求相比，仍然有差距。进入新世纪，面对新形势、新任务和新要求，中医药事业迫切需要一部专门指导和规范中医药的法律法规。《中华人民共和国中医药条例》的出台，有利于统一人们的思想认识，有利于推动全社会关心和支持中医药事业，有利于实现由依靠行政手段管理到依靠法律手段管理的转变、促进全行业走上依法治业的法制化轨道。《中华人民共和国中医药条例》的颁布施行，进一步充实了卫生法律体系，推动了社会主义法制建设进程，使我国的卫生法制体系日臻完备。

（三）《中华人民共和国中医药条例》的颁布，反映了新时期、新形势对中医药工作的新要求。

党的“十六大”确定了全面建设小康社会的宏伟蓝图，进入新世纪的头二十年，是我国社会主义现代化事业一个必须紧紧抓住并且可以大有作为的重要战略机遇期。新时期、新形势对中医药工作提出了新的要求。一是提高人民健康素质是全面实现小康社会宏伟目标的重要内容。中医药作为重要的卫生资源，要为保障人民健康，实现全面建设小康社会作出应有的贡献，就需要我们始终坚持解放思想、实事求是、与时俱进，不断深化改革，促进中医药事业和学术的发展。二是随着人类健康观念的改变、疾病谱的变化以及医学模式的转变，随着现代科学技术的发展，既给中医药的发展提供了机遇，也带来了新的挑战，要求中医药工作必须坚持与时俱进，理论上要有新的发展，实践上要有新的创造。三是随着我国社会主义市场经济体制的建立发展，以及中国加入世界贸易组织后面临新形势的客观需要，要求尽快转变政府职能，转变工作作风和工作方式；中医药的管理工作要加强宏观调控，依法管理，强化准入和监管；注重发展战略、规划和政策研究，实行科学民主决策，提高管理水平。《中华人民共和国中医药条例》的颁布施行，为保障实现上述要求、正确应对面临的问题与挑战，提供了有效的法制保障依据。

二、《中华人民共和国中医药条例》的基本内容

《中华人民共和国中医药条例》的颁布，将党和国家的中医药工作的政策用国务院行政法规的形式固定下来；《中华人民共和国中医药条例》的基本宗旨，一是采取措施扶持中医药事业的发展，二是加强对中医药的规范化管理。条例明确了各级中医药行政管理部门的职责；规范了中医医疗、教育、科研和对外交流与合作等方面的行为；确立了相应的保障措施。主要有以下几个方面：.

（一）规定了一系列保障措施。

进一步确立中医药的地位与作用，明确国家保护、扶持、发展中医药事业，实行中西医并重的方针。

1. 为了保障中医药事业的投入，条例规定县级以上地方人民政府应当根据中医药事业发展的需要以及本地区国民经济和社会发展状况，逐步增加对中医药事业的投入，扶持中医药事业的发展。

2. 为了扶持中医医疗机构的发展，条例规定：“非营利性中医医疗机构，依照国家有关规定享受财政补贴、税收减免等优惠政策。”

3. 将中医药服务纳入医保体系，规定县级以上地方人民政府劳动保障行政部门确定的城镇职工基本医疗保险定点医疗机构，应当包括符合条件的中医医疗机构。

4. 为了保护和可持续利用中药材资源，条例规定国家保护野生中药材资源，扶持濒危动植物中药材人工代用品的研究和开发利用。县级以上地方人民政府应当加强中药材的合理开发和利用，鼓励建立中药材种植、培育基地，促进短缺中药材的开发、生产。

（二）保持和发扬中医药特色和优势。

保持和发扬中医药特色和优势是继承和发展中医药的关键之一。针对目前在一些中医药教育、科研机构、中医医疗机构中比较普遍存在的“中医西化”现象，条例对中医药教育机构的设置标准、中医医疗机构从事医疗服务、中医药从业人员从事中医药服务、中医药人才的培养、有关中医药科研、中医药评审或者鉴定活动应当遵循中医药发展规律问题做了规定。

1. 关于中医药教育，条例规定设立各类中医药教育机构，应当符合国家规定的设置标准，并建立符合国家规定标准的临床教学基地。

2. 中医医疗机构从事医疗服务活动时，应当充分发挥中医药特色和优势，遵循中医药自身发展规律，运用传统理论和方法，结合现代科学技术手段，发挥中医药在防治疾病、保健、康复中的作用，为群众提供价格合理、质量优良的中医药服务。

3. 条例对老中医药专家学术经验和技术专长继承工作予以肯定，坚持开展中医药专家学术经验和技术专长的继承工作。规定了指导老师和继承人应当具备的条件。

4. 中医药科学研究应当注重运用传统方法和现代方法开展中医药基础理论研究和临床研究，运用中医药理论和现代科学技术开展对常见病、多发病和疑难病的防治研究。

5. 条例规定与中医药有关的评审或者鉴定活动，应当体现中医药特色，遵循中医药自身的发展规律。中医药专业技术职务任职资格的评审，中医医疗、教育、科研机构的评审、评估，中医药科研课题的立项和成果鉴定，应当成立专门的中医药评审、鉴定组织或者由中医药专家参加评审、鉴定。

总之，条例强调了发展中医药事业要遵循继承与创新相结合的原则，保持和发扬中医药特色和优势，积极利用现代科学技术，促进中医药理论和实践的发展，推动中医药现代化。

（三）加强中医药规范化管理。

针对中医药管理手段薄弱的情况，条例对中医医疗机构、中医药从业人员、医疗广告等规范化管理作出了明确规定。

1. 条例规定开办中医医疗机构，应当符合国务院卫生行政部门制定的中医医疗机构设置标准和当地区域卫生规划，并按照《医疗机构管理条例》的规定办理审批手续，取得医疗机构执业许可证后，方可从事中医医疗活动。

2. 条例规定中医药从业人员，应当依照有关卫生管理的法律、行政法规、部门规章的规定通过资格考试，并经注册取得执业证书后，方可从事中医药服务活动。以师承方式学习中医药学的人员以及确有专长的人员，应当按照国务院卫生行政部门的规定，通过执业医师或者执业助理医师资格考核考试，并经注册取得医师执业证书后，方可从事中医医疗活动。

3. 条例规定发布中医医疗广告，医疗机构应当按照规定向所在地省、自治区、直辖市人民政府负责中医药管理的部门申请并报送有关材料。未取得中医医疗广告批准文号的，不得发布中医医疗广告。

（四）明确了各部门的职责。

在总则中明确了县级以上各级

人民政府应当将中医药事业纳入国民经济和社会发展计划，使中医药事业与经济、社会协调发展。县级以上地方人民政府在制定区域卫生规划时，应当根据本地社会、经济发展状况和居民医疗需求，统筹安排中医医疗机构的设置和布局，完善城乡中医药服务网络。

国务院中医药管理部门负责全国中医药管理工作。国务院有关部门在各自的职责范围内负责与中医药有关的工作。

县级以上地方人民政府负责中医药管理的部门负责本行政区域内的中医药管理工作。县级以上地方人民政府有关部门在各自的职责范围内负责与中医药有关的工作。

（五）中西医结合与民族医药。

国家鼓励中西医相互学习、相互补充、共同提高，推动两种医学体系的有机结合，中医药工作包括了中西医结合，条例指出“本条例所称中医医疗机构，是指依法取得医疗机构执业许可证的中医、中西医结合的医院、门诊部和诊所”。民族医药具有独立的理论体系和诊疗方法，国家支持、保护、扶持、发展民族医药事业，条例规定：“民族医药的管理参照本条例执行”。

《中华人民共和国中医药条例》的颁布执行，使支持扶植中医药事业发展、加强规范化管理有了法律依据。我们要认真学习，全面贯彻落实。

三、近期工作安排与要求

学习宣传贯彻《中华人民共和国中医药条例》，是全行业的一项长期任务，要按照《中华人民共和国中医药条例》的规定，规范行业行为，加强管理，不断促进事业发展。当前，要抓住《中华人民共和国中医药条例》的颁布至施行前这段时间，认真做好《中华人民共和国中医药条例》各项准备工作，兴起学习宣传贯彻实施《中华人民共和国中医药条例》的高潮。

（一）要认真组织学习《中华人民共和国中医药条例》。

各地中医药管理部门要认真组织干部和广大中医药工作者学习《中华人民共和国中医药条例》，提高对条例颁布重要意义的认识，把握条例的指导思想，掌握条例的原则规定和规范要求，明确履行条例规定应当承担的职责和义务。学习可采取专题讨论、研讨交流、专家讲座、普法学习班、知识竞赛等多种形式。

1. 管理部门和领导干部要带头学习条例，要切实领会其精神实质，明确管理部门的职责，明确领导干部的岗位职责，努力提高理论水平和自身素质；要不断增强科学判断形势、总揽全局、指导实践的能力，要提高科学决策、依法行政的能力。

2. 学习《中华人民共和国中医药条例》要加强计划性和针对性，要对学习重点、学习进度和学习效果的检查作出具体安排。在安排计划和组织学习时，注意把学习《中华人民共和国中医药条例》与“四五”普法教育和相关法律法规的学习结合起来，要根据当地实际情况有针对性组织学习。

3. 学习要理论联系实际。要在领会精神实质和指导实践两方面都取得新的成效，要用条例的要求去指导实践、规范行为、解决问题、推动工作。

（二）要深入宣传《中华人民共和国中医药条例》。

1. 要将宣传《中华人民共和国中医药条例》纳入下半年中医药宣传工作的重点。《中华人民共和国中医药条例》是我国专门的中医药行政法规，它的颁布施行是中医药界乃至整个卫生界的一件大事。要宣传《中华人民共和国中医药条例》颁布的重大意义、指导思想和基本内容；宣传各地学习贯彻条例的情况；宣传改革开放以来中医药事业发展的新成就；宣传新形势下深化中医药改革的新思路；宣传推进中医药现代化的新举措；宣传规范加强中医药事业管理的新经验。宣传《中华人民共和国中医药条例》要与宣传党的中医药方针政策相结合，与展示中医药工作成绩、树立行业良好形象相结合，与普及中医药科学知识相结合。

2. 宣传《中华人民共和国中医药条例》应注重营造有利于中医药事业发展的三个氛围。一是得到各级政府和领导高度重视、政府相关部门切实支持的工作氛围；二是引导舆论深切关注、公众日益关心的社会氛围；三是形成自觉学习条例、贯彻条例，按照条例依法决策、依法行政、依法管理的行业自律氛围。

3. 宣传《中华人民共和国中医药条例》要动员全社会广泛参与，充分发挥行业内外不同媒体的积极性，坚持热烈、求实、有序、协调的原则。宣传形式可多种多样，要结合实际情况与特点，坚持因地制宜，讲求实效，不要走过场搞形式主义。

（三）要全面贯彻《中华人民共和国中医药条例》。

各级中医药管理部门要全面正确履行条例规定的职责和义务，提高依法决策、依法行政、依法管理的自觉性，以适应新形势的需要。

1. 贯彻《中华人民共和国中医药条例》，要紧密结合工作实际，坚持以《中华人民共和国中医药条例》为准绳，按照条例的要求，认真对照，找出存在的问题和差距，并积极研究对策，有针对性地予以改进和提高。

2. 国家中医药管理局正着手研究制定《中华人民共和国中医药条例》的配套文件，下半年将出台一部分。各地要在学习贯彻条例的同时，总结实施地方中医药条例的情况，加强调查研究，将国务院行政法规和地方法规的贯彻执行有机结合起来，妥善处理好各环节的衔接工作，要根据本地实际情况提出落实措施。

（四）加强领导，精心组织。

各地中医药管理部门加强领导，结合本地实际，精心组织《中华人民共和国中医药条例》的学习宣传贯彻工作。

1. 要把此项工作列入重要议事日程，制定切实可行的工作计划，狠抓落实。提高全行业的素质，增强学习宣传贯彻《中华人民共和国中医药条例》的自觉性，促进中医药事业的发展。

2. 要加强对学习宣传贯彻情况的检查，及时交流经验，对遇到新问题、新情况要认真分析研究，正确对待，及时总结上报。

3. 加强协调和沟通，要保障学习宣传贯彻《中华人民共和国中医药条例》的顺利进行，必须十分重视上下之间、部门之间和行业内外的沟通与协调。各地中医药管理部门要主动接受当地人大监督；积极向政府、各职能部门和政协汇报，取得理解和支持。要加强与新闻媒体和社会各界的联系，主动宣传《中华人民共和国中医药条例》的重大意义，争取社会各界的关心和支持。

同志们，在党中央、国务院的正确领导下，全国人民万众一心，众志成城，依靠法制，科学防治，取得了抗击“非典”的阶段性重大胜利。当前，全国各条战线正在一手抓防治工作这件大事不放松，一手抓经济建设这个中心不动摇。《中华人民共和国中医药条例》是本届政府颁布的第一部行政法规，我们一定要抓住有利时机，积极开展学习，宣传贯彻《中华人民共和国中医药条例》工作。我相信，通过大家的努力，我们一定能够真正实现依法管理和依法发展中医药事业，使中医药为保障人民健康做出新的贡献。

谢谢大家。

政策法规

政　策　法　规

（一）法规

中华人民共和国国务院令

第 374 号

《中华人民共和国中医药条例》已经 2003 年 4 月 2 日国务院第 3 次常务会议通过，现予公布，自 2003 年 10 月 1 日起施行。

总　理　温家宝

2003 年 4 月 7 日

中华人民共和国中医药条例

第一章　总　　则

第一条　为了继承和发展中医药学，保障和促进中医药事业的发展，保护人体健康，制定本条例。

第二条　在中华人民共和国境内从事中医医疗、预防、保健、康复服务和中医药教育、科研、对外交流以及中医药事业管理活动的单位或者个人，应当遵守本条例。

中药的研制、生产、经营、使用和监督管理依照《中华人民共和国药品管理法》执行。

第三条　国家保护、扶持、发展中医药事业，实行中西医并重的方针，鼓励中西医相互学习、相互补充、共同提高，推动中医、西医两种医学体系的有机结合，全面发展我国中医药事业。

第四条　发展中医药事业应当遵循继承与创新相结合的原则，保持和发扬中医药特色和优势，积极利用现代科学技术，促进中医药理论和实践的发展，推进中医药现代化。

第五条　县级以上各级人民政府应当将中医药事业纳入国民经济和社会发展计划，使中医药事业与经济、社会协调发展。

县级以上地方人民政府在制定区域卫生规划时，应当根据本地区社会、经济发展状况和居民医疗需求，统筹安排中医医疗机构的设置和布局，完善城乡中医服务网络。

第六条　国务院中医药管理部门负责全国中医药管理工作。国务院有关部门在各自的职责范围内负责与中医药有关的工作。

县级以上地方人民政府负责中医药管理的部门负责本行政区域内的中医药管理工作。县级以上地方人民政府有关部门在各自的职责范围内负责与中医药有关的工作。

第七条　对在继承和发展中医药事业中做出显著贡献和在边远地区从事中医药工作做出突出成绩的单位和个人，县级以上各级人民政府应当给予奖励。

第二章　中医医疗机构与从业人员

第八条　开办中医医疗机构，应当符合国务院卫生行政部门制定的中医医疗机构设置标准和当地区域卫生规划，并按照《医疗机构管理条例》的规定办理审批手续，取得医疗机构执业许可证后，方可从事中医医疗活动。

第九条　中医医疗机构从事医疗服务活动，应当充分发挥中医药特色和优势，遵循中医药自身发展规律，运用传统理论和方法，结合现代科学技术手段，发挥中医药在防治疾病、保健、康复中的作用，为群众提供价格合理、质量优良的中医药服务。

第十条　依法设立的社区卫生服务中心（站）、乡镇卫生院等城乡基层卫生服务机构，应当能够提供中医医疗服务。

第十一条 中医从业人员，应当依照有关卫生管理的法律、行政法规、部门规章的规定通过资格考试，并经注册取得执业证书后，方可从事中医服务活动。

以师承方式学习中医学的人员以及确有专长的人员，应当按照国务院卫生行政部门的规定，通过执业医师或者执业助理医师资格考核考试，并经注册取得医师执业证书后，方可从事中医医疗活动。

第十二条 中医从业人员应当遵守相应的中医诊断治疗原则、医疗技术标准和技术操作规范。

全科医师和乡村医生应当具备中医药基本知识以及运用中医诊疗知识、技术处理常见病和多发病的基本技能。

第十三条 发布中医医疗广告，医疗机构应当按照规定向所在地省、自治区、直辖市人民政府负责中医药管理的部门申请并报送有关材料。省、自治区、直辖市人民政府负责中医药管理的部门应当自收到有关材料之日起10个工作日内进行审查，并作出是否核发中医医疗广告批准文号的决定。对符合规定要求的，发给中医医疗广告批准文号。未取得中医医疗广告批准文号的，不得发布中医医疗广告。

发布的中医医疗广告，其内容应当与审查批准发布的内容一致。

第三章 中医药教育与科研

第十四条 国家采取措施发展中医药教育事业。

各类中医药教育机构应当加强中医药基础理论教学，重视中医药基础理论与中医药临床实践相结合，推进素质教育。

第十五条 设立各类中医药教育机构，应当符合国家规定的设置标准，并建立符合国家规定标准的临床教学基地。

中医药教育机构的设置标准，由国务院卫生行政部门会同国务院教育行政部门制定；中医药教育机构临床教学基地标准，由国务院卫生行政部门制定。

第十六条 国家鼓励开展中医药专家学术经验和技术专长继承工作，培养高层次的中医临床人才和中药技术人才。

第十七条 承担中医药专家学术经验和技术专长继承工作的指导老师应当具备下列条件：

（一）具有较高学术水平和丰富的实践经验、技术专长和良好的职业品德；

（二）从事中医药专业工作30年以上并担任高级专业技术职务10年以上。

第十八条 中医药专家学术经验和技术专长继承工作的继承人应当具备下列条件：

（一）具有大学本科以上学历和良好的职业品德；

（二）受聘于医疗卫生机构或者医学教育、科研机构从事中医药工作，并担任中级以上专业技术职务。

第十九条 中医药专家学术经验和技术专长继承工作的指导老师以及继承人的管理办法，由国务院中医药管理部门会同有关部门制定。

第二十条 省、自治区、直辖市人民政府负责中医药管理的部门应当依据国家有关规定，完善本地区中医药人员继续教育制度，制定中医药人员培训规划。

县级以上地方人民政府负责中医药管理的部门应当按照中医药人员培训规划的要求，对城乡基层卫生服务人员进行中医药基本知识和基本技能的培训。

医疗机构应当为中医药技术人员接受继续教育创造条件。

第二十一条 国家发展中医药科学技术，将其纳入科学技术发展规划，加强重点中医药科研机构建设。

县级以上地方人民政府应当充分利用中医药资源，重视中医药科学研究和技术开发，采取措施开发、推广、应用中医药技术成果，促进中医药科学技术发展。

第二十二条 中医药科学研究应当注重运用传统方法和现代方法开展中医药基础理论研究和临床研究，运用中医药理论和现代科学技术开展对常见病、多发病和疑难病的防治研究。

中医药科研机构、高等院校、医疗机构应当加强中医药科研的协作攻关和中医药科技成果的推广应用，培养中医药学科带头人和中青年技术骨干。

第二十三条 捐献对中医药科学技术发展有重大意义的中医诊疗方法和中医药文献、秘方、验方的，参照《国家科学技术奖励条例》的规定给予奖励。

第二十四条 国家支持中医药的对外交流与合作，推进中医药的国际传播。

重大中医药科研成果的推广、转让、对外交流，中外合作研究中医药技术，应当经省级以上人民政府负责中医药管理的部门批准，防止重大中医药资源流失。

属于国家科学技术秘密的中医药科研成果，确需转让、对外交流的，应当符合有关保守国家秘密的法律、行政法规和部门规章的规定。

第四章 保障措施

第二十五条 县级以上地方人民政府应当根据中医药事业发展的需要以及本地区国民经济和社会发展状况，逐步增加对中医药事业的投入，扶持中医药事业的发展。

任何单位和个人不得将中医药事业经费挪作他用。

国家鼓励境内外组织和个人通过捐资、投资等方式扶持中医药事业发展。

第二十六条 非营利性中医医疗机构，依照国家有关规定享受财政补贴、税收减免等优惠政策。

第二十七条 县级以上地方人民政府劳动保障行政部门确定的城镇职工基本医疗保险定点医疗机构，应当包括符合条件的中医医疗机构。

获得定点资格的中医医疗机构，应当按照规定向参保人员提供基本医疗服务。

第二十八条 县级以上各级人民政府应当采取措施加强对中医药文献的收集、整理、研究和保护工作。

有关单位和中医医疗机构应当加强重要中医药文献资料的管理、保护和利用。

第二十九条 国家保护野生中药材资源，扶持濒危动植物中药材人工代用品的研究和开发利用。

县级以上地方人民政府应当加强中药材的合理开发和利用，鼓励建立中药材种植、培育基地，促进短缺中药材的开发、生产。

第三十条 与中医药有关的评审或者鉴定活动，应当体现中医药特色，遵循中医药自身的发展规律。

中医药专业技术职务任职资格的评审，中医医疗、教育、科研机构的评审、评估，中医药科研课题的立项和成果鉴定，应当成立专门的中医药评审、鉴定组织或者由中医药专家参加评审、鉴定。

第五章 法律责任

第三十一条 负责中医药管理的部门的工作人员在中医药管理工作中违反本条例的规定，利用职务上的便利收受他人财物或者获取其他利益，滥用职权，玩忽职守，或者发现违法行为不予查处，造成严重后果，构成犯罪的，依法追究刑事责任；尚不够刑事处罚的，依法给予降级或者撤职的行政处分。

第三十二条 中医医疗机构违反本条例的规定，有下列情形之一的，由县级以上地方人民政府负责中医药管理的部门责令限期改正；逾期不改正的，责令停业整顿，直至由原审批机关吊销其医疗机构执业许可证、取消其城镇职工基本医疗保险定点医疗机构资格，并对负有责任的主管人员和其他直接责任人员依法给予纪律处分：

（一）不符合中医医疗机构设置标准的；

（二）获得城镇职工基本医疗保险定点医疗机构资格，未按照规定向参保人员提供基本医疗服务的。

第三十三条 未经批准擅自开办中医医疗机构或者未按照规定通过执业医师或者执业助理医师资格考试取得执业许可，从事中医医疗活动的，依照《中华人民共和国执业医师法》和《医疗机构管理条例》的有关规定给予处罚。

第三十四条 中医药教育机构违反本条例的规定，有下列情形之一的，由县级以上地方人民政府负责中医药管理的部门责令限期改正；逾期不改正的，由原审批机关予以撤销：

（一）不符合规定的设置标准的；

（二）没有建立符合规定标准的临床教学基地的。

第三十五条 违反本条例规定，造成重大中医药资源流失和国家科学技术秘密泄露，情节严重，构成犯罪的，依法追究刑事责任；尚不够刑事处罚的，由县级以上地方人民政府负责中医药管理的部门责令改正，对负有责任的主管人员和其他直接责任人员依法给予纪律处分。

第三十六条 违反本条例规定，损毁或者破坏中医药文献的，由县级以上地方人民政府负责中医药管理的部门责令改正，对负有责任的主管人员和其他直接责任人员依法给予纪律处分；损毁或者破坏属于国家保护文物的中医药文献，情节严重，构成犯罪的，依法追究刑事责任。

第三十七条 篡改经批准的中医医疗广告内容的，由原审批部门撤销广告批准文号，1年内不受理该中医医疗机构的广告审批申请。

负责中医药管理的部门撤销中医医疗广告批准文号后，应当自作出行政处理决定之日起5个工作日内通知广告监督管理机关。广告监督管理机关应当自收到负责中医药管理的部门通知之日起15个工作日内，依照《中华人民共和国广告法》的有关规定查处。

第六章 附 则

第三十八条 本条例所称中医医疗机构，是指依法取得医疗机构执业许可证的中医、中西医结合的医院、门诊部和诊所。

民族医药的管理参照本条例执行。

第三十九条 本条例自2003年10月1日起施行。

中华人民共和国国务院令

（第386号）

《乡村医生从业管理条例》已经2003年7月30日国务院第16次常务会议通过，现予公布，自2004年1月1日起施行。

总　理　温家宝

2003年8月5日

乡村医生从业管理条例

第一章　总　则

第一条　为了提高乡村医生的职业道德和业务素质，加强乡村医生从业管理，保护乡村医生的合法权益，保障村民获得初级卫生保健服务，根据《中华人民共和国执业医师法》（以下称执业医师法）的规定，制定本条例。

第二条　本条例适用于尚未取得执业医师资格或者执业助理医师资格，经注册在村医疗卫生机构从事预防、保健和一般医疗服务的乡村医生。

村医疗卫生机构中的执业医师或者执业助理医师，依照执业医师法的规定管理，不适用本条例。

第三条　国务院卫生行政主管部门负责全国乡村医生的管理工作。

县级以上地方人民政府卫生行政主管部门负责本行政区域内乡村医生的管理工作。

第四条　国家对在农村预防、保健、医疗服务和突发事件应急处理工作中做出突出成绩的乡村医生，给予奖励。

第五条　地方各级人民政府应当加强乡村医生的培训工作，采取多种形式对乡村医生进行培训。

第六条　具有学历教育资格的医学教育机构，应当按照国家有关规定开展适应农村需要的医学学历教育，定向为农村培养适用的卫生人员。

国家鼓励乡村医生学习中医药基本知识，运用中医药技能防治疾病。

第七条　国家鼓励乡村医生通过医学教育取得医学专业学历；鼓励符合条件的乡村医生申请参加国家医师资格考试。

第八条　国家鼓励取得执业医师资格或者执业助理医师资格的人员，开办村医疗卫生机构，或者在村医疗卫生机构向村民提供预防、保健和医疗服务。

第二章　执业注册

第九条　国家实行乡村医生执业注册制度。

县级人民政府卫生行政主管部门负责乡村医生执业注册工作。

第十条　本条例公布前的乡村医生，取得县级以上地方人民政府卫生行政主管部门颁发的乡村医生证书，并符合下列条件之一的，可以向县级人民政府卫生行政主管部门申请乡村医生执业注册，取得乡村医生执业证书后，继续在村医疗卫生机构执业：

（一）已经取得中等以上医学专业学历的；

（二）在村医疗卫生机构连续工作20年以上的；

（三）按照省、自治区、直辖市人民政府卫生行政主管部门制定的培训规划，接受培训取得合格证书的。

第十一条　对具有县级以上地方人民政府卫生行政主管部门颁发的乡村医生证书，但不符合本条例第十条规定条件的乡村医生，县级人民政府卫生行政主管部门应当进行有关预防、保健和一般医疗服务基本知识的培训，并根据省、自治区、直辖市人民政府卫生行政主管部门确定的考试内容、考试范围进行考试。

前款所指的乡村医生经培训并考试合格的，可以申请乡村医生执业注册；经培训但考试不合格的，县级人民政府卫生行政主管部门应当组织对其再次培训和考试。不参加再次培训或者再次考试仍不合格的，不得申请乡村医生执业注册。

本条所指的培训、考试，应当在本条例施行后5个月内完成。

第十二条　本条例公布之日起进入村医疗卫生机构从事预防、保健和医疗服务的人员，应当具备执业医师资格或者执业助理医师资格。

不具备前款规定条件的地区，根据实际需要，可以允许具有中等医学专业学历的人员，或者经培训达到中等医学专业水平的其他人员申请执业注册，进入村医疗卫生机构执业。具体办法由省、自治区、直辖市人民政府制定。

第十三条　符合本条例规定申请在村医疗卫生机构执业的人员，应当持村医疗卫生机构出具的拟聘用证明和相关学历证明、证书，向村医疗卫生机构所在地的县级人民政府卫生行政主管部门申请执业注册。

县级人民政府卫生行政主管部门应当自受理申请之日起15日内完成审核工作，对符合本条例规定条件的，准予执业注册，发给乡村医生执业证书；对不符合本条例规定条件的，不予注册，并书面说明理由。

第十四条　乡村医生有下列情形之一的，不予注册：

（一）不具有完全民事行为能力的；

（二）受刑事处罚，自刑罚执行完毕之日起至申请执业注册之日止不满2年的；

（三）受吊销乡村医生执业证书行政处罚，自处罚决定之日起至申请执业注册之日止不满2年的。

第十五条　乡村医生经注册取得执业证书后，方可在聘用其执业的村医疗卫生机构从事预防、保健和一般医疗服务。

未经注册取得乡村医生执业证书的，不得执业。

第十六条　乡村医生执业证书有效期为5年。

乡村医生执业证书有效期满需要继续执业的，应当在有效期满前3

个月申请再注册。

县级人民政府卫生行政主管部门应当自受理申请之日起15日内进行审核，对符合省、自治区、直辖市人民政府卫生行政主管部门规定条件的，准予再注册，换发乡村医生执业证书；对不符合条件的，不予再注册，由发证部门收回原乡村医生执业证书。

第十七条 乡村医生应当在聘用其执业的村医疗卫生机构执业；变更执业的村医疗卫生机构的，应当依照本条例第十三条规定的程序办理变更注册手续。

第十八条 乡村医生有下列情形之一的，由原注册的卫生行政主管部门注销执业注册，收回乡村医生执业证书：

（一）死亡或者被宣告失踪的；

（二）受刑事处罚的；

（三）中止执业活动满2年的；

（四）考核不合格，逾期未提出再次考核申请或者经再次考核仍不合格的。

第十九条 县级人民政府卫生行政主管部门应当将准予执业注册、再注册和注销注册的人员名单向其执业的村医疗卫生机构所在地的村民公告，并由设区的市级人民政府卫生行政主管部门汇总，报省、自治区、直辖市人民政府卫生行政主管部门备案。

第二十条 县级人民政府卫生行政主管部门办理乡村医生执业注册、再注册、注销注册，应当依据法定权限、条件和程序，遵循便民原则，提高办事效率。

第二十一条 村民和乡村医生发现违法办理乡村医生执业注册、再注册、注销注册的，可以向有关人民政府卫生行政主管部门反映；有关人民政府卫生行政主管部门对反映的情况应当及时核实，调查处理，并将调查处理结果予以公布。

第二十二条 上级人民政府卫生行政主管部门应当加强对下级人民政府卫生行政主管部门办理乡村医生执业注册、再注册、注销注册的监督检查，及时纠正违法行为。

第三章 执业规则

第二十三条 乡村医生在执业活动中享有下列权利：

（一）进行一般医学处置，出具相应的医学证明；

（二）参与医学经验交流，参加专业学术团体；

（三）参加业务培训和教育；

（四）在执业活动中，人格尊严、人身安全不受侵犯；

（五）获取报酬；

（六）对当地的预防、保健、医疗工作和卫生行政主管部门的工作提出意见和建议。

第二十四条 乡村医生在执业活动中应当履行下列义务：

（一）遵守法律、法规、规章和诊疗护理技术规范、常规；

（二）树立敬业精神，遵守职业道德，履行乡村医生职责，为村民健康服务；

（三）关心、爱护、尊重患者，保护患者的隐私；

（四）努力钻研业务，更新知识，提高专业技术水平；

（五）向村民宣传卫生保健知识，对患者进行健康教育。

第二十五条 乡村医生应当协助有关部门做好初级卫生保健服务工作；按照规定及时报告传染病疫情和中毒事件，如实填写并上报有关卫生统计报表，妥善保管有关资料。

第二十六条 乡村医生在执业活动中，不得重复使用一次性医疗器械和卫生材料。对使用过的一次性医疗器械和卫生材料，应当按照规定处置。

第二十七条 乡村医生应当如实向患者或者其家属介绍病情，对超出一般医疗服务范围或者限于医疗条件和技术水平不能诊治的病人，应当及时转诊；情况紧急不能转诊的，应当先行抢救并及时向有抢救条件的医疗卫生机构求助。

第二十八条 乡村医生不得出具与执业范围无关或者与执业范围不相符的医学证明，不得进行实验性临床医疗活动。

第二十九条 省、自治区、直辖市人民政府卫生行政主管部门应当按照乡村医生一般医疗服务范围，制定乡村医生基本用药目录。乡村医生应当在乡村医生基本用药目录规定的范围内用药。

第三十条 县级人民政府对乡村医生开展国家规定的预防、保健等公共卫生服务，应当按照有关规定予以补助。

第四章 培训与考核

第三十一条 省、自治区、直辖市人民政府组织制定乡村医生培训规划，保证乡村医生至少每2年接受一次培训。县级人民政府根据培训规划制定本地区乡村医生培训计划。

对承担国家规定的预防、保健等公共卫生服务的乡村医生，其培训所需经费列入县级财政预算。对边远贫困地区，设区的市级以上地方人民政府应当给予适当经费支持。

国家鼓励社会组织和个人支持乡村医生培训工作。

第三十二条 县级人民政府卫生行政主管部门根据乡村医生培训计划，负责组织乡村医生的培训工作。

乡、镇人民政府以及村民委员会应当为乡村医生开展工作和学习提供条件，保证乡村医生接受培训和继续教育。

第三十三条 乡村医生应当按照培训规划的要求至少每2年接受一次培训，更新医学知识，提高业务水平。

第三十四条 县级人民政府卫生行政主管部门负责组织本地区乡村医生的考核工作；对乡村医生的考核，每2年组织一次。

对乡村医生的考核应当客观、公正，充分听取乡村医生执业的村医疗卫生机构、乡村医生本人、所在村村民委员会和村民的意见。

第三十五条 县级人民政府卫生行政主管部门负责检查乡村医生执业情况，收集村民对乡村医生业务水平、工作质量的评价和建议，接受村民对乡村医生的投诉，并进行汇总、分析。汇总、分析结果与乡村医生接受培训的情况作为对乡村医生进行考核的主要内容。

第三十六条 乡村医生经考核合格的，可以继续执业；经考核不合格的，在6个月之内可以申请进行再次考核。逾期未提出再次考核申请或者经再次考核仍不合格的乡村医生，原注册部门应当注销其执业注册，并收回乡村医生执业证书。

第三十七条 有关人民政府卫生行政主管部门对村民和乡村医生提出的意见、建议和投诉，应当及时调查处理，并将调查处理结果告知村民或者乡村医生。

第五章 法律责任

第三十八条 乡村医生在执业活动中，违反本条例规定，有下列行为之一的，由县级人民政府卫生行政主管部门责令限期改正，给予警告；逾期不改正的，责令暂停3个月以上6个月以下执业活动；情节严重的，由原发证部门暂扣乡村医生执业证书：

（一）执业活动超出规定的执业范围，或者未按照规定进行转诊的；

（二）违反规定使用乡村医生基本用药目录以外的处方药品的；

（三）违反规定出具医学证明，或者伪造卫生统计资料的；

（四）发现传染病疫情、中毒事件不按规定报告的。

第三十九条 乡村医生在执业活动中，违反规定进行实验性临床医疗活动，或者重复使用一次性医疗器械和卫生材料的，由县级人民政府卫生行政主管部门责令停止违法行为，给予警告，可以并处1000元以下的罚款；情节严重的，由原发证部门暂扣或者吊销乡村医生执业证书。

第四十条 乡村医生变更执业的村医疗卫生机构，未办理变更执业注册手续的，由县级人民政府卫生行政主管部门给予警告，责令限期办理变更注册手续。

第四十一条 以不正当手段取得乡村医生执业证书的，由发证部门收缴乡村医生执业证书；造成患者人身损害的，依法承担民事赔偿责任；构成犯罪的，依法追究刑事责任。

第四十二条 未经注册在村医疗卫生机构从事医疗活动的，由县级以上地方人民政府卫生行政主管部门予以取缔，没收其违法所得以及药品、医疗器械，违法所得5000元以上的，并处违法所得1倍以上3倍以下的罚款；没有违法所得或者违法所得不足5000元的，并处1000元以上3000元以下的罚款；造成患者人身损害的，依法承担民事赔偿责任；构成犯罪的，依法追究刑事责任。

第四十三条 县级人民政府卫生行政主管部门未按照乡村医生培训规划、计划组织乡村医生培训的，由本级人民政府或者上一级人民政府卫生行政主管部门责令改正；情节严重的，对直接负责的主管人员和其他直接责任人员依法给予行政处分。

第四十四条 县级人民政府卫生行政主管部门，对不符合本条例规定条件的人员发给乡村医生执业证书，或者对符合条件的人员不发给乡村医生执业证书的，由本级人民政府或者上一级人民政府卫生行政主管部门责令改正，收回或者补发乡村医生执业证书，并对直接负责的主管人员和其他直接责任人员依法给予行政处分。

第四十五条 县级人民政府卫生行政主管部门对乡村医生执业注册或者再注册申请，未在规定时间内完成审核工作的，或者未按照规定将准予执业注册、再注册和注销注册的人员名单向村民予以公告的，由本级人民政府或者上一级人民政府卫生行政主管部门责令限期改正；逾期不改正的，对直接负责的主管人员和其他直接责任人员依法给予行政处分。

第四十六条 卫生行政主管部门对村民和乡村医生反映的办理乡村医生执业注册、再注册、注销注册的违法活动未及时核实、调查处理或者未公布调查处理结果的，由本级人民政府或者上一级人民政府卫生行政主管部门责令限期改正；逾期不改正的，对直接负责的主管人员和其他直接责任人员依法给予行政处分。

第四十七条 寻衅滋事、阻碍乡村医生依法执业，侮辱、诽谤、威胁、殴打乡村医生，构成违反治安管理行为的，由公安机关依法予以处罚；构成犯罪的，依法追究刑事责任。

第六章 附 则

第四十八条 乡村医生执业证书格式由国务院卫生行政主管部门规定。

第四十九条 本条例自2004年1月1日起施行。

（二）规范文件

医疗气功知识与技能考试暂行办法

国家中医药管理局

第一章 总 则

第一条 为规范医疗气功知识与技能考试（以下简称“医疗气功考试”）管理，根据《医疗气功管理暂行规定》的有关规定制定本办法。

第二条 医疗气功考试是评价申请者是否具备从事医疗气功活动所必需的基本专业知识与技能的考试。

第三条 医疗气功考试包括理论知识综合笔试和实践技能考试两个方面。具体的考试方式、内容、方案、合格线等由国家中医药管理局医疗气功考试委员会（以下简称“医疗气功考试委员会”）制定。

第四条 医疗气功考试实行全国统一考试，原则上每两年举行一次。考试时间由医疗气功考试委员会确定，提前6个月向社会公告。

第二章 组织管理

第五条 医疗气功考试委员会负责全国医疗气功考试工作。委员会下设办公室。

医疗气功考试委员会根据考生情况设置考点，设置考点的省、自治区、直辖市中医药管理部门成立医疗气功考试办公室，具体负责医疗气功考试的各项工作。

第六条 省级医疗气功考试办公室受医疗气功考试委员会委托，负责考点的具体设置、职能行使及其组织管理。考点的设置和管理标准参照卫生部制定的《医师资格考试考点设置标准和工作制度》执行。

第七条 国家中医药管理局中医师资格认证中心在医疗气功考试委员会领导下，具体负责医疗气功考试的技术性工作，其职责包括：

（一）组织拟定、印发考试大纲和命题组卷工作；

（二）组织制订考务管理规定；

（三）承担考生报名信息处理、制卷、发送试卷、回收答题卡等考务工作，必要时复核考生报名资格；

（四）组织评定考试成绩，向考生所在地省级中医药管理部门提供考生成绩单及《医疗气功技能合格证书》；

（五）提交考试结果统计分析报告；

（六）向医疗气功考试委员会报告考试工作；

（七）指导省级医疗气功考试办公室的业务工作；

（八）组织命题专家和考官的培训工作；

（九）承担国家中医药管理局和医疗气功考试委员会交办的其他工作。

第八条 省级医疗气功考试办公室的职责是：

（一）制定本考点医疗气功考试考务管理具体措施；

（二）负责本考点的医疗气功考试考务管理；

（三）接收报名信息、试卷、答题卡、成绩单等考试资料；向国家中医药管理局中医师资格认证中心寄送报名信息、答题卡等考试资料；

（四）按统一要求处理考生信息；

（五）处理、上报发生在本考点的与医疗气功考试工作有关的重大问题。

第三章 报 考

第九条 取得中医执业医师资格或中医执业助理医师资格，具有医疗气功专业知识与技能者，均可申请参加医疗气功考试。

第十条 申请参加医疗气功考试的人员，应当在公告规定的期限内到所在地省、自治区、直辖市中医药管理部门报名，并提交下列材料。

（一）两寸免冠正面半身照片两张；

（二）本人身份证明；

（三）中医执业医师或中医执业助理医师资格证书；

（四）医师执业证书；

（五）报考所需的其他材料。

各省级中医药管理部门核实考生提供的报名材料，审核考生报名资格。

第十一条 经审查符合报考条件的，由国家中医药管理局中医师资格认证中心发给《准考证》，并收取报名费。

报名后不参加考试的，取消本次考试资格，收取的报名费不予退还。

第四章 考 试

第十二条 综合笔试试卷（包括备用卷）和标准答案，启动前应当严格保密；发给考生的试卷使用后应予销毁。

第十三条 国家中医药管理局中医师资格认证中心向考点提供综合笔试试卷和答题卡、实践技能考试试题，并监督考点组织实施考试。

第十四条 实践技能考试考官由医疗气功考试委员会聘任。根据考生情况，医疗气功考试委员会在各考点设立若干考试小组。每个考试小组由3人以上单数组成，其中1名为主考官，由医疗气功考试委员会指定。考官应当具备下列条件之一：

（一）取得中医执业医师资格并从事医疗气功临床工作满三年；

（二）从事与医疗气功有关的教学和培训工作满五年。

主考官须具备主治医师以上专业技术职务并从事医疗气功临床工作满五年。

第十五条 实践技能考试中，考官应当严格按照医疗气功考试委员会颁布的实践技能考试大纲、操作方案、评审细则等进行考试。考试小组进行评议时如意见分歧，应当少数服从多数，并由主考官签署考试结果，但少数人的意见应当写入评议笔录。评议笔录由考试小组的全体考官签名。

第十六条 实践技能考试实行回避制度。考官有下列情形之一的，必须自行回避；应试者也有权以口头或书面方式申请考官回避，是否回避，需经省级医疗气功考试办公室批准。

（一）是应试者的近亲属；

（二）与应试者有直接的利害关系；

（三）与应试者有其他关系，可能影响考试公正的。

组织实践技能考试的工作人员有上述情形之一者，也应自行回避。

第十七条 医疗气功考试理论知识综合笔试和实践技能考试在同一考点一次完成。

理论知识综合笔试和实践技能考试均合格者方可取得国家中医药管理局统一印制的《医疗气功技能合格证书》。

第五章 附则

第十八条 对违反本办法的参照卫生部制定的《医师资格考试暂行办法》规定执行。

第十九条 本办法自2003年10月1日起实施。

国家中医药管理局中医药标准制定程序规定

第一章 总 则

第一条 为了加强中医药标准制定工作的管理，规范中医药标准制定程序，根据《中华人民共和国标准化法》、《中华人民共和国标准化法实施条例》等法律法规，制定本规定。

第二条 本规定所称中医药标准是指根据国家有关法律法规以及中医药工作实际需要，制定的国家标准、行业标准以及其他标准。

第三条 国家中医药管理局中医药标准管理部门（以下简称局标准管理部门）负责受理中医药标准项目建议，拟订中医药标准项目计划，督促有关部门组织实施，以及组织中医药标准审查等相关工作。

第四条 局标准管理部门组织有关专家成立中医药标准专家咨询组（以下简称专家组），专家组负责中医药标准制定咨询、论证等工作，提出相关咨询意见及建议。

第二章 中医药标准立项

第五条 局各部门根据中医药事业发展情况和工作实际需要，于每年12月底前向局标准管理部门书面提出下一年度制定中医药标准的立项建议。

第六条 地方中医药管理部门、有关医疗科研教育机构、学术团体及专家可向局标准管理部门书面提出中医药标准制定立项建议。

第七条 立项建议包括以下内容：

（一）标准的名称、制定的重要性和必要性；

（二）拟解决的主要问题；

（三）标准的主要内容；

（四）起草负责人、组织实施方案、完成时间及经费预算；

（五）其他需要说明的事项。

第八条 局标准管理部门对所收到的立项建议，组织专家组召开会议，进行立项论证。

第九条 立项论证时，应当优先考虑和有关法律法规相衔接的或者对中医药发展影响较大的项目，以及正在操作进行完善中的项目。

第十条 局标准管理部门在专家组立项论证意见的基础上，拟订局中医药标准项目计划草案，报局务会议审议批准。

第十一条 局中医药标准项目计划中拟申报国家标准计划的项目，应当经局务会议批准后，由局标准管理部门按规定报送国务院标准化行政主管部门。

第三章 中医药标准起草

第十二条 经批准立项的中医药标准项目由计划确定的承担部门组织有关专家、医疗科研教育机构或学术团体起草。

第十三条 中医药标准的起草过程中，应当通过召开会议或者发函等形式，广泛征求意见。

第十四条 起草部门应当根据

各方面的意见修改标准征求意见稿，形成标准送审稿，按时报送局标准管理部门审查。

第十五条 起草部门报送标准送审稿时，应当一并报送标准编制说明。

标准编制说明包括以下内容：

（一）工作简况；

（二）编制原则和主要内容；

（三）与有关现行法律法规、标准的关系；

（四）重大分歧意见的处理经过和依据；

（五）其他应当说明的事项。

第四章 中医药标准审查

第十六条 局标准管理部门负责组织专家组对标准送审稿进行审查。

审查内容包括：

（一）内容是否符合实际需要，能否实现立项目的；

（二）是否符合有关标准编制技术规范要求；

（三）与相关法律法规及相关标准的衔接情况；

（四）能否科学合理有针对性地解决实际存在的重要问题；

（五）重大分歧意见处理情况；

（六）其他有关审查要求。

第十七条 审查可采用会议审查或函审方式。

审查意见应当以会议纪要、函审结论形式，如实反映各方面的意见。

第十八条 起草部门应当根据审查意见修改标准送审稿，形成标准报批稿。

第五章 中医药标准批准与发布

第十九条 起草部门应当将标准报批稿及标准编制说明报局务会议审议。

第二十条 局务会议审议时，由起草部门作主要说明，局标准管理部门简要介绍审查情况。

第二十一条 中医药行业标准报批稿经局务会议审议通过后，按照规定程序编号、发布，并报送国务院标准化行政主管部门备案。

第二十二条 中医药国家标准报批稿经局务会议审议通过后，由局标准管理部门按照规定报送国务院标准化行政主管部门统一审批、编号、发布。

第六章 附 则

第二十三条 已经实施的中医药标准需要修订的，应当列入中医药标准项目计划，参照本规定的程序修订。

第二十四条 中医药标准的出版发行按照国家有关规定执行。

第二十五条 本规定由国家中医药管理局负责解释。

第二十六条 本规定自发布之日起施行。

社区卫生服务中心中医药服务管理基本规范

卫生部、国家中医药管理局

一、总则

（一）为加强中医药社区卫生服务规范化管理，充分发挥中医药在社区卫生服务中的作用，根据《中华人民共和国中医药条例》，制定本规范。

（二）本规范适用于依法设立的社区卫生服务中心。社区卫生服务中心民族医药服务管理，以及其他社区卫生服务机构中医药服务管理，可参照执行。

（三）县级以上地方人民政府负责中医药管理的部门负责对本行政区域内社区卫生服务中心中医药服务进行监督管理，并安排专人负责。

县级以上地方人民政府负责中医药管理的部门应当将中医药服务纳入区域卫生规划和社区卫生服务发展规划，合理配置和利用中医药的资源，发挥中医药在社区卫生服务中的优势和作用。

二、中医药业务建设

（四）社区卫生服务中心应当将提供中医药服务作为其业务工作的重要内容，并配置开展中医药服务工作所需的基本设施和体现中医特色的诊疗设备。

（五）有条件的社区卫生服务中心可设置中医科，开设中药房，或者开设中医特色专科（专病）。

三、人员配备和人才培养

（六）社区卫生服务中心应当配备类别、层次和数量适宜的中医药专业技术人员。

中医药专业技术人员，应当依照有关卫生管理的法律、行政法规、部门规章的规定取得执业资格，并经注册取得执业证书后，方可从事中医药服务活动。

中医执业医师应当占执业医师总数中的一定比例，具体比例由省级中医药管理部门制定。社区卫生服务中心应当至少有1名中级以上职称的中医专业技术人员。

（七）50%以上的临床执业医师接受过省级中医药管理部门认可的相关中医药知识与技能培训；中医执业医师应当接受全科医师岗位培训。

建立鼓励二三级中医医疗机构有关在职及退休中医人员到社区卫生服务中心兼职服务的制度。

四、中医药服务基本内容

（八）预防。

1. 充分发挥中医药特色和优势，积极参与传染病的预防工作；

2. 开展 2 种以上常见病、多发病、慢性病中医药防治一体化的服务，运用中医理论与技术，参与健康指导和行为干预；

3. 居民健康档案中体现中医内容。

（九）医疗。

1. 提供基本的中医医疗服务，在门诊、病房、出诊、家庭病床等工作中运用中医理论辨证论治处理社区的常见病、多发病、慢性病；

2. 根据“简、便、验、廉”的原则，运用包括中药、针灸、推拿、火罐、敷贴、刮痧、熏洗、穴位注射、热熨等在内的 4 种以上的中医药治疗方法；

3. 提供中成药和中药饮片品种数量应当满足开展中医药服务需要。中成药品种应当在 50 种以上，中药饮片应当在 250 种以上。

（十）保健。

1. 制定有中医药内容的适合社区老年人、妇女、儿童等重点人群以及亚健康人群的保健方案，并组织实施；

2. 开展具有中医特色的养生保健工作。

（十一）康复。

运用中医药方法结合现代理疗手段，开展中医康复医疗服务。

（十二）健康教育。

运用多种形式，宣传中医药防病、保健知识，能够提供有中医药内容的健康教育。

（十三）计划生育咨询以及技术指导。

运用中医药知识开展优生优育、生殖保健和孕产妇保健的咨询及指导。

（十四）提供中医药服务应当严格遵守国家有关中医诊断治疗原则、医疗技术标准和技术操作规范。

乡镇卫生院中医药服务管理基本规范

卫生部、国家中医药管理局

一、总　　则

（一）为加强乡镇卫生院中医药服务规范化管理，发挥中医药在农村卫生工作中的优势与作用，根据《中华人民共和国中医药条例》，制定本规范。

（二）本规范适用于依法设立的乡镇卫生院。乡镇卫生院民族医药服务管理，以及其他基层乡镇卫生机构中医药服务管理，参照执行。

（三）县级以上地方人民政府负责中医药管理的部门负责对本行政区域内乡镇卫生院中医药服务进行监督管理，并安排专人负责。

省、自治区、直辖市人民政府负责中医药管理的部门应当结合行政区域内实际，制定切实发挥中医药在农村优势与作用的具体政策措施和乡镇卫生院中医科基本设施配置标准，确定乡镇卫生院中医药业务工作的具体指标值。省、自治区、直辖市卫生行政部门应当把中医药服务项目纳入新型农村合作医疗的支付范围。

二、中医科建设

（四）乡镇卫生院应当将提供中医药服务作为其业务工作的重要内容，设置中医科，开设中药房，有相应的专用医疗用房。房屋面积、环境等达到省级中医药管理部门规定的要求和标准。

（五）有条件的乡镇卫生院可根据本地区疾病谱、中医药专业技术条件等情况开设相应的特色专科（专病），设置中药炮制室、煎药室。

三、中医药人员配备和人才培养

（六）乡镇卫生院应当建立稳定的中医药专业技术人员队伍。

中医药专业技术人员，应当依照有关法律法规取得执业资格，并经注册取得执业证书后，方可从事中医药服务活动。

中医执业助理医师和中医执业医师应占执业助理医师和执业医师总数的一定比例，具体比例由省、自治区、直辖市卫生行政部门制定。

（七）应当开展多种形式的岗位培训、在职教育和学术交流，提高中医药专业技术人员学历层次和实际工作能力。

中医药专业技术人员每五年参加进修学习的时间为 3 ~ 6 个月以上。

鼓励农村临床医疗服务人员兼学中医，并应用中医药诊疗技术为农民服务；加强农村临床医疗服务人员的中医药知识与技能的培训。

四、中医药服务基本内容

（八）医疗服务

1. 提供基本的中医医疗服务，在门诊、病房、出诊、家庭病床等工作中运用中医理论辨证论治处理常见病、多发病、慢性病；

2. 根据“简、便、验、廉”的原则，运用包括中药、针灸、推拿、火罐、敷贴、刮痧、熏洗、穴位注射、热熨等在内的 5 种以上中医药适宜技术；

3. 运用中医药方法结合现代理疗手段，开展中医康复医疗服务；

4. 提供中成药和中药饮片品种数量应当满足开展中医药服务需要。中成药品种应当在 80 种以上，中药饮片应当在 250 种以上。经济欠发达地区，可适当调整。

（九）预防保健

1. 充分发挥中医药特色和优势，

积极参与辖区内传染病的预防工作；

2. 开展2种以上常见病、多发病、慢性病中医药防治一体化的服务，运用中医理论和技术，参与健康指导和行为干预；

3. 制定有中医药内容的适合辖区内老年人、妇女、儿童等重点人群以及亚健康人群的保健方案，并组织实施。有条件的，应开展具有中医特色的养生保健；

4. 运用中医药知识开展优生优育、生殖保健和孕产妇保健的咨询及指导；

5. 运用多种形式，宣传中医药防病、保健知识，能够提供有中医药内容的健康教育。

（十）提供中医药服务应当严格遵守国家有关中医诊断治疗原则、医疗技术标准和技术操作规范。

五、加强村卫生室的中医药业务管理和指导

（十一）乡镇卫生院应开展对村卫生室的中医药技术指导、业务管理和对乡村医生的培训，使每个村至少有一名中医或能中会西的乡村医生；并指导乡村中医药技术人员积极利用当地中医药资源，自种、自采、自用中草药。

开展乡村卫生服务管理一体化的地区，乡镇卫生院应当承担村卫生室中成药和中药饮片统一代购工作，保证中药质量和用药安全。

（十二）县级以上地方人民政府负责中医药管理的部门应当将村卫生室的中医药业务工作列入乡镇卫生院综合目标考核内容。

中医医院信息化建设基本规范（试行）

国家中医药管理局

第一章 总 则

第一条 信息化是中医医院现代化的基础与前提。为了加强与推进中医医院信息化建设，规范中医医院信息工作，提高中医医院信息化水平，特制定本规范。

第二条 中医医院信息化建设的目标是：适应我国全面建设小康社会和医药卫生改革发展的形势，以病人为中心，综合运用现代信息技术（计算机、网络、通讯等），充分体现中医药特点，提高医疗质量和市场竞争能力，满足患者与医院管理的多种需求，促进中医医院持续快速稳定发展。中医医院信息化建设应遵循“整体规划、合理投入、小步快走”的原则积极实施。

第三条 中医医院要高度重视信息化建设。成立由主管领导和相关科室组成的信息化建设领导小组，将信息化工作列入医院建设的总体目标，并制定长期规划和年度工作计划。

第四条 中医医院要加大对信息化建设的经费投入，主要用于设备购置、软件开发、系统维护和人员培训。要配备适应工作需要的信息专业人员，信息科计算机人员内应有信息专业本科以上学历的人员。建立医院信息管理制度，加强医院内部信息资源整合，优化配置，提高效率，避免重复投资和浪费。

第五条 中医医院在信息化建设中必须严格遵守国家和地方的有关法律法规和管理制度，执行卫生部、国家中医药管理局等相关部委制定的有关行业标准。国家中医药管理局将分卷颁布《中医医院信息化建设相关标准》。

本规范适用于中医医院、中西医结合医院、中医医院信息系统软件开发商、中医医院信息系统建设监理单位。民族医医院可参照本规范执行。

第二章 硬件设施

第六条 硬件配置基本原则。

医院信息系统的硬件设施主要指：中心机房、网络设备、服务器、客户端等。可靠性和稳定性是硬件配置的重要指标。

一、符合国家和行业的标准。

二、整体设计、统筹规划、考虑后续业务的扩充性。

三、有适当的备用库存，以备应急。

四、硬件维护尽量本地化，及时排除故障。

五、服务器、网络设备、客户端有良好的互联协作性。

六、适应中医医院的实际应用需求和软件系统的发展，保证医院信息系统软件的正常运行。

七、有良好的通讯设备，为信息系统的正常运行提供保障。

八、建立完整的设备档案和技术文档。

第七条 中心机房配置。

中心机房是医院信息系统数据交换、处理、存贮的中心。

一、房屋空间、装修符合国家和行业的标准。

二、选择位置应安全可靠，原则上选在网络系统的物理中心。

三、做好防静电、防水、防火、防尘、防盗、防鼠、防雷击等安全防范工作，保持恒温、恒湿。

四、安装通讯设备（如：电话、对讲机、移动电话等设备），保证内、外的联系畅通。

五、有可靠的供电设施，包括双路供电、自备发电机以及UPS（不间断电源）供电系统。

六、建立机房值班制度，保证及时发现并排除故障。

第八条 网络配置。

网络系统是医院信息沟通与共享的基础设施。

一、布线系统。

1. 应符合 TIA/EIA568 国际标准以及相关的国家标准。

2. 设计应包含医院内的主要建筑物以及所有与信息业务相关的楼宇，组建建筑群、设备间、干线、水平和工作区等子系统，构成完整的网络系统。

3. 建筑群子系统、干线子系统要使用光纤，水平子系统线缆使用超五类双绞线或更高档次的产品，以保证整体系统实现高速连接。

4. 应有一定的线路备份，特别是关键部位应该设置应急线路。

5. 工程竣工时应提供工程技术文档、线路图、信息点位置图、测试报告、验收报告等，要按标准进行性能测试和工程验收。

6. 布线的设计与施工单位必须具备相关资质。

二、网络连接设备的配置。

网络连接设备主要有交换机、路由器、集线器等。

1. 搭配参数要符合国家和行业的标准。

2. 选型要适合医院信息系统的特点。

3. 有相对的先进性。

4. 要考虑到医院信息系统未来一定阶段发展需求，提供足够的带宽。

5. 支持与医院外部网络的连接，满足医疗保险、远程医疗等的需要，支持社区咨询、网上预约、查询等功能。

第九条 服务器配置。

服务器是医院信息系统的核心设备。

一、具有高度的灵活性、可靠性和可维护性。

二、有足够的内存和存储空间，实现安全可靠的数据访问。

三、有良好的备份和恢复机制。

第十条 客户端配置。

客户端是医院数据采集和报表打印输出的前端。

一、能够处理图形界面的应用程序。

二、视需要配置打印机。

三、适应软件系统的需要，保证 3 年内的使用要求。

四、硬件维护要求本地化，有适当的备用库存。

第三章 软件系统

第十一条 本规范所列的软件系统有：门诊医生工作站、住院医生工作站、住院护士工作站、门急诊挂号系统、门急诊划价与收费管理系统、住院病人入出转管理系统、住院收费管理系统、药品管理系统、病历管理系统、院长综合查询系统、医疗统计系统等。

医技系统、物资管理系统、设备管理系统、经济核算管理系统、病人咨询服务系统可参照卫生部制定的《医院信息系统基本功能规范》相关条款实施。

医院财务管理信息，按财政部和卫生部有关规定，提供合理的数据接口，与财政部门认证的财务软件进行数据交换。

第十二条 软件系统必须符合国家、地方有关法律法规的要求。

第十三条 软件系统开发商资质的评价。包括：营业执照、样板工程、与之相关的专业技术认证书、施工技术队伍资质、经营场所以及软件著作权等。

第十四条 软件系统的工程技术文档：

一、总体设计报告书。

二、需求分析说明书 。

三、概要设计说明书。

四、详细设计说明书 。

五、数据字典 。

六、数据结构与流程。

七、测试设计方案（包括技术测试方案和业务功能测试方案）。

八、工程进度与管理。

九、工程监理报告。

十、测试报告书。

十一、操作使用说明书。

十二、系统维护手册。

十三、验收技术指标清单。

第十五条 《门诊医生工作站》是用于医生接诊病人、开展中西医各种诊疗活动的计算机应用程序，包括：分诊接诊、门诊电子病历（含医嘱）、与诊疗费用信息接口、各类辅助检查信息接口和临床辅助信息接口。

一、基本功能。

1. 根据病人就诊卡号、挂号编号、病案号等，建立或提取病人姓名、性别、年龄、费用类别等基本信息。

2. 医生信息：科室、姓名、职称、诊疗时间等。

3. 诊疗相关信息：主诉、现病史、既往史、体征、辅助检查等“望、闻、问、切”中医临床信息和“视、触、叩、听”等西医临床信息。

支持医生电子呼号接诊、初诊与复诊病情记录、辅助检查、中医病证诊断、西医诊断、中医治法治则、中医或西医处方用药、治疗类别、治疗处置、卫生材料、手术、收入院等诊疗活动的信息管理。

4. 提供医院、科室、医生常用中西医门诊病历书写模板、项目字典、医嘱模板及相应编辑功能。

5. 可调用合理用药信息：常规用法及剂量、费用、功能及适应证、不良反应及禁忌证等，必须提供中药、西药合理用药的相关信息。提供处方的自动监测和咨询功能：药品剂量、药品相互作用、配伍禁忌、适应证等。

6. 费用信息：医嘱及相关收费项目名称、规格、价格、费用类别、数量、金额，以及处方费用，包括药品、治疗、辅助检查分类费用和总费用的情况等。并须提供医疗保险费用管理参考性信息。

7. 自动审核录入医嘱的完整性，一经医生确认不得更改。同时提供医嘱补增、作废及痕迹示踪等功能。

8. 提供打印功能，如病历、处方、辅助检查申请单等，打印结果由相关医师签字生效。

9. 支持医生查询相关资料：历次就诊信息、辅助检查结果，并可提供比较功能。

10. 医嘱均应提供备注栏，可供医师输入相关注意事项。

11. 能将诊疗项目及产生的计费

信息及时地传输到划价收费处。

12. 提供医生权限管理，如部门、等级、手术和处方范围等。

13. 可供有关部门查询辅助检查、诊断、药品处方、治疗处置、手术、收住院等诊疗信息，以及相关的费用信息，使医嘱指令顺利执行。

二、运行要求 。

1. 门诊医生工作站不能代替医生做出决策，也不应该限制医生的决策行为。

2. 门诊医生工作站产生的各种医嘱信息是门诊药房、门诊治疗、辅助检查、门诊收费等系统的基本数据来源，在联网运行中，要求数据准确可靠，速度快，保密性强，要求具有软、硬件应急方案。发生故障时，应急方案的启动时间应少于5～10分钟。现阶段，必须考虑门诊医生工作站与手写处方并存的实际情况，灵活处理好医生工作站的应用程度。

第十六条 《住院医生工作站》是协助医生完成病房日常医疗工作的计算机应用程序，主要任务是处理诊断、处方、辅助检查、治疗处置、手术、护理、卫生材料以及会诊、转科、出院等信息。

一、基本功能。

1. 自动获取或提供如下信息：

(1) 病人的基本信息：姓名、性别、年龄、住院病历号、病区、床号、入院中医和西医诊断、入院病情、护理等级、费用情况等。

(2) 医生信息：同第十五条“医生信息”。

(3) 诊疗相关信息：主诉、现病史、既往史、诊疗史、体格检查、中医四诊信息等。

(4) 可调用合理用药信息：同第十五条“可调用合理用药信息”。

(5) 费用信息：同第十五条“费用信息”。

2. 提供住院病历及医嘱处理功能：病程记录、辅助检查、西药处方、中成药处方、饮片处方、治疗处置、卫生材料、手术、护理、会诊、转科、出院等。

3. 提供医院、科室、医生常用临床项目字典，中药处方与协定处方模板、医嘱组套、模板及相应编辑功能，并能提供对特殊方药的保密措施。

4. 提供处方的自动监测和咨询功能：药品剂量、药品相互作用、配伍禁忌、适应证等。提供与第三方的处方审核软件调用的接口。

5. 提供长期和临时医嘱处理功能，包括医嘱的开立、停止和作废。

6. 支持医生查询相关资料：历次门诊、住院信息，辅助检查结果，并提供比较功能。提供医嘱执行情况、病床使用情况、中药处方、患者费用明细等查询。

7. 支持医生按照国际疾病分类标准、中医病证分类与代码、中医临床诊疗术语下达诊断；支持疾病编码、拼音、汉字等多重检索。

8. 自动审核录入医嘱的完整性，提供对所有医嘱进行审核确认功能，根据确认后的医嘱自动定时产生用药信息和医嘱执行单，记录医生姓名及时间，一经确认不得更改。

9. 医嘱均应提供备注功能，可供医师输入相关注意事项。

10. 支持所有医嘱和辅助检查申请单打印功能，符合有关医疗文件的格式要求，必须提供医生、操作员签字栏，打印结果由处方医生签字生效。提供医嘱的续打功能。

11. 提供医生权限管理，如部门、等级、功能等。

12. 自动核算各项费用，支持医疗保险费用管理。

13. 自动向有关部门传送辅助检查、诊断、处方、治疗处置、手术、转科、出院等诊疗信息，以及相关的费用信息，保证医嘱指令顺利执行。

二、运行要求。

1. 住院医生工作站不能代替医生做出决策，也不应该限制医生的决策行为。

2. 医嘱须经护士核对后方可传送到药房、辅助检查、手术等相关科室的系统中生效执行。

3. 网络故障及危重病人抢救等紧急情况口头医嘱事后须及时审核补录入，并记录授权医生姓名或代号及操作员姓名或代号。

4. 在住院医生工作站产生的各种医嘱信息是住院药房、辅助检查、门诊收费等系统的基本数据来源，在联网运行中，要求数据准确可靠，速度快，保密性强。

5. 在尚未建立数字签名及其认证体系之前，系统应具备续打病历与病程记录的功能，并提供续打内容的页数。

第十七条 《住院护士工作站》是协助病房护士对住院患者完成日常护理工作的计算机应用程序。主要任务是协助护士核对并处理医生下达的长期和临时医嘱，对医嘱执行情况进行管理。同时协助护士完成护理及病区床位管理等日常工作。

门诊护士工作站可参照住院护士工作站的有关内容执行。

一、基本功能。

1. 床位管理。

病区床位使用情况一览表（显示床号、病历号、患者身份［医疗保险患者显示］、姓名、性别、年龄、诊断、病情［显示病危、病重］、护理等级、陪护、饮食等情况）。

2. 医嘱处理。

(1) 医嘱录入。

(2) 核对医嘱（新开立、停止、作废），查询、打印病区医嘱核对处理情况。

(3) 打印长期及临时医嘱单（具备续打功能），重整长期医嘱。

(4) 打印、查询病区对药单（领药单），支持对中药饮片处方分类打印。

(5) 打印、查询病区长期、临时医嘱治疗单（口服、注射、输液、推拿、针灸、辅助治疗等），支持治疗单分类维护。打印、查询输液记录卡及瓶签。

(6) 长期及临时医嘱执行确认。

(7) 填写药品皮试结果。

(8) 打印、查询辅助检查结果报告单。

(9) 医嘱记录查询。

(10) 打印病历首页。

3. 护理文书。

(1) 一般护理文书。

包括体温单、长期和临时医嘱单、护理记录单、手术护理记录单、特殊记录单。

(2) 中医整体护理表格。

包括入院评估单、护理诊断项目表、健康教育指导表、出院指导表。

4. 费用管理。

(1) 护士站收费（一次性材料、治疗费等），具备模板功能。

(2) 停止及作废医嘱退费申请。

(3) 病区（病人）退费情况一览表。

(4) 住院费用清单（含每日费用清单）查询打印。

(5) 病区一次性卫生材料消耗量查询，卫生材料申请单打印。

(6) 查询病区欠费病人清单，打印催缴通知单。

5. 护理管理。

护理工作量统计表、护士排班表、护士长工作手册（护理计划、护理质量检查表、护理业务查房记录表、护理技术操作考核记录、中医护理技术运用、工休会记录表、护理人员动态记录表、参加科主任查房记录表）。

二、运行要求。

1. 护士工作站的各种信息应来自入院登记、医生工作站和住院收费等多个系统，同时提供直接录入。护士工作站产生的信息应反馈到医生工作站、药房、住院收费、辅助检查等系统。

2. 医嘱经护士核对后方可生效，记入医嘱单，并将有关的医嘱信息传输到相应的执行部门。未经护士核对的医嘱，医生可以直接取消，不记入医嘱单。

3. 系统应提示需要续打医嘱单的病人清单，并提醒续打长期或临时医嘱单的页数。系统应提供指定页码的补打印功能，保证患者的长期、临时医嘱单的完整性。打印的长期、临时医嘱单必须由医生签署全名方可生效。

4. 护士站医嘱打印，应提供单个病人或按病区打印等多种选择。

5. 护士站计费时，应提示目前已收的费用，避免重复收费。

6. 护士站打印病人辅助检查申请单时，应提醒目前已打印的申请单，避免重复。

7. 护士填写的药品皮试结果必须在长期、临时医嘱单上反映出来。护士的每一项操作一旦确认，不允许修改，系统记录的操作时间以服务器为准。

8. 网络运行：数据和信息准确可靠，速度快。

第十八条 《药品管理系统》是用于协助医院完成对药品管理的计算机应用程序，主要任务是对药库、制剂、门诊药房、住院药房、中药房、药品价格、药品会计核算等信息进行管理。

一、基本功能。

1. 药品库房管理功能。

(1) 录入或自动获取药品名称、规格、批号、价格、生产厂家、供货商、包装单位、发药单位等药品信息以及医疗保险类别和处方药标志等。

(2) 具有自动生成采购计划及采购单功能。

(3) 提供药品入库、出库、调价、调拨、盘点、报损丢失、退药等功能。

(4) 提供特殊药品入出库管理功能（如赠送、实验药品等）。

(5) 提供药品库存的日结、月结、年结功能，并能校对账目与库存的平衡关系。

(6) 可生成各种药品的入出库明细、盘点明细、调价明细、调拨明细、报损明细、退药明细以及前述各项的汇总数据。

(7) 可追踪各个药品的明细流水账，可随时查验任一品种的库存，变化入、出、存明细信息。

(8) 自动接收科室领药单功能。

(9) 提供药品的核算功能，可统计分析各药房的消耗、库存。

(10) 可自动调整各种单据的输出内容和格式，并有操作员签字栏。

(11) 提供药品字典库维护功能（如品种、价格、单位、计量、特殊标志等），支持一药多名操作，判断识别，实现统一规范药品名称。

(12) 提供药品的有效期管理，可自动报警和统计过期药品的品种数和金额，并有库存量提示功能。

(13) 对毒麻药品、精神药品的种类及贵重药品、院内制剂、进口药品、自费药品等均有特定的判断识别。

(14) 支持药品批次管理。

(15) 支持药品的多级管理。

2. 门诊药房管理功能。

(1) 可自动获取药品名称、规格、批号、价格、生产厂家、药品来源、药品剂型、药品属性、药品类别、医疗保险编码、领药人、开处方医生和门诊患者等基本信息。

(2) 提供对门诊患者的处方执行划价功能。

(3) 提供对门诊收费的药品明细执行发药核对确认、消减库存的功能，并统计日处方量和各类别的处方量。

(4) 可实现为住院患者划价、记账和按医嘱执行发药。

(5) 为门诊收费设置包装数、低限报警值、控制药品及药品别名等功能。

(6) 门诊收费的药品金额和药房的发药金额执行对账。

(7) 可自动生成药品进药计划申请单，并发往药库。

(8) 提供对药库发到本药房的药品的出库单进行入库确认。

(9) 提供本药房药品的调拨、盘点、报损、调换和退药功能。

(10) 具有药房药品的日结、月结和年结算功能，并自动比较会计账及实物账的平衡关系。

(11) 可随时查询某日和任意时间段的入库药品消耗，以及任一药品的入、出、存明细账。

(12) 药品有效期管理及毒麻药品等的管理同药品库房管理中的第12、13条。

(13) 支持多个门诊药房管理。

(14) 支持药品批次管理。

(15) 支持二级审核发药。

3. 住院药房管理功能。

(1) 可自动获取药品名称、规格、批号、价格、生产厂家、药品来源、药品剂型、属性、类别和用药患者等基本信息。

(2) 具有分别按患者的临时和长期医嘱执行确认上账功能，并自动生成针剂、片剂、输液、毒麻和其他类型的摆药单和统领单，同时追踪各药品的库存及患者的押金等，打印中药饮片处方单，并实现对特殊医嘱、隔日医嘱等的处理。

(3) 提供科室、病房基数药管理与核算统计分析功能。

(4) 提供查询和打印药品的出库明细功能。

(5) 本药房管理中的库存管理同门诊药房管理中的第7、8、9、10条。

(6) 药品有效期管理及毒麻药品等的管理同药品库房管理中的第12、13条。

(7) 支持多个住院药房管理。

(8) 支持药品批次处理。

4. 中药房管理功能。

除具有上述药房管理功能外，应满足：

(1) 按照中医处方的特点进行摆药。

(2) 按照中医处方的特点提供处方的味数、剂数、总重量及急煎方的处理功能。

(3) 按照中药销售特点进行相应的销售单位与销售单价的处理。

(4) 提供中医经典处方、科研处方、协定处方等具有中医特色的维护模板。

(5) 提供中医处方的十八反、十九畏的模板。

(6) 有中药配伍禁忌和有毒中药用法字典。

(7) 提供中医药知识产权的保护功能。

5. 药品会计核算及药品价格管理功能。

(1) 药品从采购到发放给病人有进价、零售价以及设置折扣率和加成率参数，这两种价格应由专人负责，根据物价部门的现行调价文件实现全院统一调价，提供自动调价确认和手动调价确认两种方式。

(2) 要记录调价的明细、时间及调价原因，并记录调价的盈亏等信息，传送到药品会计和财务会计。

(3) 提供药品会计账目、药品库管账目及与财务系统的接口，实现数据共享。按会计制度规定，提供自动报账和手工报账核算功能。

(4) 药品会计账务处理实现计算进出药品库房和药房处方等的销售额与药品的收款额核对，做到账物相符，并统计全院库房和药房的合计库存金额、消耗金额以及购入成本等信息，计算出各月的实际综合加成率。

(5) 药品会计统计分析报表应实现对月、季、年进行准确可靠的统计，为“定额管理、加速周转、保证供应”提供依据。

(6) 提供医院各科室药品消耗统计核算功能。

(7) 打印功能：对药品会计需要的账簿、报表进行打印和输出。

6. 制剂管理功能。

(1) 制剂库房管理，包括原辅料、包装材料的入出库、盘点、领用、报废、消耗、销售等的管理。

(2) 制剂的半成品、成品管理，包括半成品和成品的入库、出库、销售、报废、盘点等的管理。

(3) 制剂的财务账目及报表分析，包括月收支报表、月发出成品统计表、原辅料出入库明细表、原辅料与卫生材料及包装材料月消耗统计表、部门领用清单等。

(4) 提供制剂的成本核算，并能自动生成记账凭证。

(5) 提供各种单据和报表的打印功能，如入出库单等。

(6) 提供各种质控信息管理功能：包括原辅料入库质量检查、制剂产品卫生学检验、成品检验等。

(7) 提供计划、采购、应付款和付款的管理。

(8) 提供各种标准定额的管理：包括工时定额、产量定额、水电气的消耗定额等。

(9) 提供制剂生产过程、生产工序的管理。

二、运行要求。

发药窗口与库存管理一体化。整个药剂科药物流、财务流管理一体化。门诊药房与门诊收费处，住院药房与护士工作站和住院收费处、药品会计与财务处之间实现信息一体化连贯处理。

第十九条 《门急诊挂号系统》是用于医院门诊、急诊挂号处工作的计算机应用程序，包括出诊排班表、初诊病人登记、现场挂号、预约挂号、门诊病历与挂号票管理、挂号综合查询与报表等基本功能。

一、基本功能。

1. 基本信息维护功能：包括建立、修改、删除有关医院工作环境参数、诊别、时间、科室名称及代号、出诊人员名单、挂号类别及费额、号类字典、医疗合同单位和医疗保险机构等信息。

2. 出诊排班表功能：日常排班表的建立、修改和查询，当日出诊情况表的维护（包括停诊、加诊、出诊时间调整）等功能。

3. 初诊病人登记功能：对病人填写的基本信息登记表内容录入、修改、查询或发放诊疗卡等功能。

4. 挂号处理功能。

(1) 支持多途径挂号方式：如现场挂号、网络挂号、电话挂号、自动挂号（触摸、语音、柜员）等。

(2) 支持多费别挂号类型：如自费、公费、医疗保险、特约、老年优惠等多种身份的病人挂号。

(3) 支持多种支付方式：如现金、支票、各类机构发放的储值信息卡等多种收费方式。

(4) 根据病人请求，快速提供诊别、科室、号别、医生，生成挂号信息，打印挂号单。

(5) 具有换号与退号处理功能：必须满足病人换号、退号要求，并保证与挂号相关信息及费用的准确性。

(6) 挂号信息可及时传送到被指定医生的医生工作站或相应的分诊工作站。

5. 挂号综合查询与报表功能：依据设定的起止时间、科室、医生、病人、挂号现状、各种方式挂号、退号情况等查询条件，检索出明细结果，并能产生包括费用在内的统计结果与报表，达到以下管理目的：

(1) 门诊病历管理功能。

门诊病历申请功能：根据门诊病人信息，申请提取病历，提供病历查询、回收、注销等功能。

(2) 门急诊挂号收费核算功能：利用查询条件的默认设定方式，即时完成会计科目、收费项目和科室核算等。

(3) 门急诊病人统计功能：能实现按科室、门诊工作量等多种业务统计与报表的功能。

(4) 诊疗卡、病历的发放记录及其费用的统计报表功能。

二、运行要求。

1. 系统响应速度能够满足门诊挂号要求。

2. 系统应设置使用权限、操作员授权等功能，增加系统安全性。

第二十条 《门急诊划价与收费管理系统》是用于处理医院门急诊划价和收费的计算机应用程序，包括门急诊划价、收费、退费、打印报销凭证、结账、统计等功能。

一、基本功能。

1. 初始化功能：包括医院科室代码字典、医生姓名及编码字典、收费科目字典、药品名称规格字典、收费类别、病人交费类别以及病人身份、合同医疗单位等有关字典。

2. 划价功能：支持划价收费一体化或分别处理功能，推荐有条件的医院使用划价收费一体化方案，以方便病人。支持中医医院建立中药饮片处方、协定处方模板进行划价。

3. 收费处理功能。

(1) 支持从网络系统中自动获取或直接录入患者收费信息：包括患者姓名、病历号、费别、合同医疗单位、结算类别、医疗类别、诊断、医生编码、开处方科室名称、药品/诊疗项目名称、数量等收费有关信息，系统自动划价，输入所收费用，系统自动找零。支持手工收费和IC卡收费。有条件的医院应支持银行金融卡结算。支持减免患者费用的功能。

(2) 处理退费功能：必须按现行会计制度和有关规定严格管理退费过程，程序必须使用冲账方式退费，保留操作全过程的记录，大型医院应使用执行科室确认监督机制。

4. 门急诊收费报销凭证打印功能：必须按财政和卫生行政部门规定格式打印报销凭证，保留存根，计算机生成的凭证序号必须连续，不得出现重号。

5. 结算功能。

(1) 日结处理功能：必须完成日收费科目汇总，科目明细汇总，科室核算统计汇总。

(2) 月结处理功能：必须完成月收费科目汇总，科室核算统计汇总。

(3) 全院门急诊收费月、季、年报表处理功能。能进行中医治疗项目、中药费用汇总。

6. 统计查询功能。

(1) 患者收据及费用明细查询。

(2) 收费员工作量统计。

(3) 病人基本信息维护。

(4) 收款员发票查询。

(5) 作废发票查询。

7. 报表打印输出功能。

打印日汇总表、日收费明细表、日收费存根、日科室核算表、全院月收入汇总表、全院月科室核算表、合同医疗单位月费用统计汇总表、全院门诊月、季、年收费核算分析报表。门诊发票重打。

8. 管理核查：严格发票号管理，建立完善的登记制度，建议同时使用发票号和机器生成号管理发票。退费必须核对原始票据和存根。建立发票存根抽查制度，由主管人员签字或在有条件的医院执行收费退费分开制度。

二、运行要求。

1. 要求系统响应速度满足门急诊划价收费要求。

2. 系统收费录入与结算、统计结果必须一致。

3. 费用录入提交成功后方可打印发票。

4. 门急诊划价收费系统可靠性要求高，大型医院要求建设软硬件冗余和备份系统，一般要求故障恢复时间在5~10分钟之内。

第二十一条 急诊留观病人临床信息管理可采用住院系统管理模式，同时遵循《中医、中西医结合病历书写基本规范（试行）》编制相应的信息录入模板。费用管理可参考门诊费用管理系统模式。

第二十二条 《住院病人入出转管理系统》是用于住院患者登记管理的计算机应用程序，包括入院登记、床位管理、住院预交金管理、住院病历管理等功能。

一、基本功能。

1. 入院管理。

(1) 预约入院登记。

(2) 建立病历首页信息，完成部分病历首页录入。

(3) 提供病历首页打印功能。

(4) 支持医疗保险及其他身份的患者按有关规定程序办理入院登记。

2. 预交金管理。

(1) 交纳预交金管理，打印预交金收据凭证。

(2) 预交金日结并打印清单。

(3) 按照不同方式统计预交金并打印清单。

(4) 按照不同方式查询预交金并打印清单。

3. 住院病历管理功能（中医、中西医结合和西医病历）。

(1) 为首次住院病人建立住院病历。

(2) 病历号维护功能。

(3) 检索病历号。

4. 出院管理。

(1) 出院登记。

(2) 出院召回。

(3) 出入院统计。

5. 查询统计。

(1) 空床查询、统计：对各部门的空床信息进行查询统计，打印清单。

(2) 病人查询：查询患者的住院信息、打印清单。

6. 床位管理功能。

(1) 具有增加、删除、定义床位属性功能。

(2) 处理病人选床、转床、转科功能。

(3) 打印床位日报表。

二、运行要求。

1. 病人信息按国家中医药管理局统一的病历首页项目录入。

2. 支持医疗保险等不同身份的患者就医。

第二十三条 《住院收费管理

系统》是用于住院病人费用管理的计算机应用程序，包括住院病人结算、费用录入、打印收费细目和发票、住院预交金管理、欠费管理等功能。

一、基本功能。

1. 病人费用管理。

(1) 读取医嘱并计算费用。

(2) 病人费用录入：具有单项费用录入和全项费用录入功能选择，可以从检查、诊察、治疗、药房、病房费用发生处录入或集中费用单据由收费处录入。

(3) 病人结账：具备病人住院期间的结算和出院总结算，以及病人出院后再召回病人功能。

(4) 住院病人预交金使用最低限额警告功能。

(5) 病人费用查询：提供病人/家属查询自己的各种费用使用情况。

(6) 病人欠费和退费管理功能。

(7) 能充分体现中药、针灸等中医处方的特殊计费处理功能。

2. 划价收费功能：包括对药品和诊疗项目自动划价收费。

3. 住院财务管理。

(1) 日结账：包括当日病人预交金、入院病人预交费、在院病人各项费用、出院病人结账和退款等统计汇总。

(2) 旬、月、季、年结账：包括住院病人预交金、出院病人结账等账务处理。

(3) 住院财务分析：应具有住院收费财务管理的月、季、年度和不同年、季、月度的收费经济分析评价功能。

4. 住院收费科室工作量统计。

(1) 月科室工作量统计：完成月科室、病房、药房、检查治疗科室工作量统计和费用汇总工作。

(2) 年科室工作量统计：完成年度全院、科室、病房、药房、检查治疗科室工作量统计、费用汇总功能。

5. 查询统计功能：包括药品与诊疗项目（名称、用量、使用者名称、单价等）查询、科室收入统计、患者住院信息查询、病人查询、结算查询和住院发票查询。

6. 打印输出功能。

(1) 打印各种统计查询内容。

(2) 打印病人报销凭证和住院费用清单。住院费用清单需要满足有关部门的要求。

(3) 打印日结账汇总表；打印日结账明细表；打印月、旬结账报表。

(4) 打印科室核算月统计报表。

(5) 打印病人预交金清单；打印病人欠款清单。

(6) 打印月、季、年收费统计报表。

二、运行要求。

1. 收费录入：无论从何处、何种方式录入病人费用，应保留录入者痕迹。费用修改必须有原始单据为依据，以补充原始单据录入进行更正。

2. 安全管理：处理数据应准确无误、保密性强。

3. 满足医疗保险对收费和打印票据的要求。

4. 打印住院预交金收据、汇总单。

5. 严格住院费的日期管理，预交金、结账单、退款单日期不得改动。

6. 严格退款管理，必须核对预交金、结账单、退款单，方可办理退款。

7. 严格发票管理，建立严格的领取和交还发票管理制度，建立机器核对制度。

8. 严格交款管理，财务部门需要使用计算机复核交款单。

9. 支持财务部门定期复核在院病人预交金。

第二十四条 《病历管理系统》是中医医院用于病历信息及病历科室业务管理的计算机应用程序，包括病历首页管理，信息查询与检索，多种索引管理，病历的借阅、追踪、质量控制和病人随诊管理。

一、基本功能。

1. 病历首页管理的基本内容：病人基本信息、住院信息、诊断信息（中医、西医双重诊断）、手术信息、过敏信息、患者费用、治疗结果、医院感染和病历质量等。

(1) 有灵活多样的检索方式，包括首页内容查询、病案号查询、未归档病历查询。对病历号查询要支持病人姓名的模糊查询。

(2) 对检索结果要有多种显示或输出形式，包括病历首页；病人姓名、疾病、中医病证、手术等索引卡片；入院病人、出院病人、死亡病人、传染病和肿瘤等登记簿。

(3) 依据有关标准处理一病多名问题。

(4) 具有基本统计功能，包括中医病证和西医疾病的统计分析、中医治疗率和中医病种等中医特色分析、科室统计、医生统计、病人情况分析（如职业、来源地）等。

2. 病历借阅基本功能：借阅和预约登记、出库处理、在借查询、打印应还者名单和借阅情况分析。

3. 病历追踪。

(1) 出库登记，包括门诊病历、住院病历和科研病历的出库登记。

(2) 能够处理门诊、住院病历分开的情况。

4. 病案质量控制。

(1) 打印错误修改通知单。

(2) 质量分析。

(3) 打印按医生、科室的统计报表。

5. 病人随诊管理。

随诊病人设定、随诊信件管理、打印随诊卡片、问卷管理（打印、回收确定、存档）。

二、运行要求。

1. 病人基本情况是全院的基本数据，必须在全院范围内共享，同时要能够读取其他分系统的数据。

2. 据录入灵活方便、提供多种必要的提示信息。

3. 数权限设置：对非使用人员加以限制。

4. 输入后的数据不得修改，任何操作都应留有痕迹。

第二十五条 《院长综合查询系统》是为医院领导掌握医院运行状况而提供数据查询和分析的计算机应用程序。

一、基本功能。

1. 临床医疗（含护理）统计分析信息。

2. 中医药特色信息分析。

3. 医院财务统计分析，收支和科室核算情况。

4. 药品进出库信息，药品会计核算和统计情况。

5. 重要仪器设备使用效率信息。

6. 后勤物资供应情况和经济核算。

7. 教学、科研工作信息。

8. 人事管理基本信息。

9. 门诊挂号统计、收费分项结算、科室核算及门诊月报。

10. 住院收费分项核算、各科月核算、患者费用查询、病人分类统计。

11. 医院社会及经济效益年报信息。

12. 医院工作指标、医技报表、疫情报表、医疗保险工作量与费用信息。

二、运行要求。

1. 采用多媒体技术，以图像、图形、图表、数据、文字或语音综合形式表达信息。

2. 设置权限管理，保证信息安全。

第二十六条 《医疗统计系统》是用于医疗统计分析工作的计算机应用程序。

一、基本功能。

通过各分系统，网络能够自动采集门诊、住院、医技信息，完成医疗效率统计和医疗质量统计。系统对收费分系统、药品管理分系统、消耗品管理分系统留有网络接口。

1. 数据收集包括：门诊病人（包括社区服务）、急诊、住院病人和医技科室工作量统计数据。

2. 提供门、急诊日报表、月报表、季报表、半年报表和年报表。

3. 提供病房日报表、月报表、季报表、半年报表和年报表。

4. 门诊挂号统计。

5. 病人分类统计报表。

6. 对卫生行政管理部门的报表：医院医疗工作月报表、医院住院病人疾病分类报表、损伤和中毒小计的外部原因分类表、中医疾病分类报表、卫生行政管理部门规定的其他法定报表。

7. 统计综合分析。

(1) 门诊工作情况。

(2) 病房（病区）工作情况。

(3) 中医特色与中医药治疗率

(4) 出院病人分病种统计。

(5) 手术与麻醉情况。

(6) 医技科室工作量统计。

(7) 医院工作指标。

(8) 医院的社会、经济效益统计。

二、运行要求。

1. 数据录入：既能从网络工作站录入数据亦能人工收集数据集中录入。

2. 数据处理：一次性录入数据，自动生成日报、月报、季报、半年报以及各类统计分析报表。

3. 系统标准性：系统中的中华人民共和国行政区划代码、组织机构分类代码、疾病分类代码、医院科室代码、职业分类代码、家庭关系代码、婚姻状况代码、出生地、国籍、民族代码等基础维护严格采用卫生部颁布的中国统计调查制度中的统计分类标准字典。

4. 查询显示数据：查询显示多种组合的数据信息。

5. 修改更正数据：对未存档数据允许修改。

6. 输出打印：输出打印统计分析多种图形、报表内容和格式。

第二十七条 HIS（医院信息系统）的外部接口包括：医疗保险接口、社区卫生服务接口、远程医疗接口、安全用药接口、PACS（医学影像系统）接口、LIS（检验信息系统）接口等。

第二十八条 图书、情报、科技、统计、办公系统、人事、劳资、工资等信息系统可自行开发或购置，为保证医院系统的整体性，这些系统必须与 HIS 留有接口。

第四章 运行与维护

第二十九条 网络操作系统。

一、服务器的网络操作系统应能满足医院的业务要求和用户数要求。

二、系统参数的配置能够满足工作性能要求。

三、设置必要的用户和用户组，加强各部门工作人员的网络操作权限的控制。

四、建立网络操作系统的管理档案，记录日志，记录服务器的命名、域、地址、用户、权限以及各主要配置参数。

五、加强系统的版本号管理，保证系统的升级。

第三十条 数据库的管理。

一、数据库由系统管理员负责，集中管理。管理员口令专人负责，在最小的范围内使用，记录存档，口令要定期修改，超级管理员口令原则上只允许在服务器上使用，不允许在网络中心管理终端之外的计算机上使用。

二、数据库设置不同的用户和用户组，每个用户组要设置数据库各用户表的访问权限，用户通过账号和密码登录系统，操作均在数据库中保留有日志，保证系统操作的安全性。数据库中要设置使用角色，限制各使用用户的范围。

三、要对重要保密数据进行加密处理后再存入机内，对存贮磁性介质或其他介质的文件和数据，系统必须提供相关的保护措施。

四、数据库、数据库日志安排定期备份与恢复，数据备份可以用磁带或硬盘以及光盘等介质备份。备份文件应异地存放，保证数据的安全性。

第三十一条 客户机管理。

一、安装好操作系统和数据库客户端软件。

二、有条件的单位可以安装硬盘保护卡，防止误操作删除系统文件。

三、建立各部门操作和设备的管理规程，各部门安排专人负责客户端设备的日常管理工作。

第三十二条 应用软件的安装和调试。

一、应用软件应安装到服务器。

二、设置和修改应用系统的工作参数，满足不同部门工作业务要求。

三、设置应用系统的用户权限，定期修改操作口令，保证系统的登录和操作的安全。

四、执行应用程序，测试数据

的准确性、可靠性和完整性。

五、调整好所有票据格式和专用报表格式。

第三十三条 基础数据的准备。

一、按照各项标准建立数据字典，并及时更新。

二、基础数据应满足医院业务流程、管理和统计的要求，由各有关职能部门负责整理和维护。

第三十四条 系统的试运行。

一、初次使用应用系统的医院，在试运行阶段，应手工系统与机器系统双轨并行，每天要核对信息的准确性，发现问题及时解决，经过一段时间的运行，计算机信息与手工信息一致则停止手工系统，正式运行应用系统。

二、更换已有应用系统的医院，在试运行前要把原系统的数据准确、完整地导入到新的系统中。

第三十五条 数据的质量控制。

一、建立数据质量控制的管理机制，确定质量管理的专门负责人。

二、根据系统的功能要求，对软件系统工作流程和数据结构以及数据流程进行检查核对，特别是对数据的更新和存盘操作流程进行检查。

三、对数据的更新进行数据核对，定期检查数据的完整性，对应用系统中可能出现的各种故障进行重点测试，发现问题及时更正，并对系统的容错方式提出解决方案，确保数据的一致性。

四、系统在经过一定时间的运行之后，如果需要更新程序并且更改了数据存盘流程，则必须经过严格测试，然后跟踪存储的数据，直到保证数据的准确和完整为止。

第三十六条 信息资源的共享与利用。

一、数据要高度共享，提供全方位的查询与分析决策功能，并与办公自动化系统衔接，实现网络化管理。

二、根据医院的需求，进行数据更深层次的加工、利用、分析和开发。

第三十七条 系统的维护。

一、与开发商签订系统维护协议，建立快速有效的沟通体系，及时准确地定位并解决发生的问题。

二、建立应用程序备份和管理机制，定期监测数据使用空间、数据导出和整理工作。

三、保证系统的运行速度，定期检查数据的索引，不断对程序进行优化和修改，保证运行效率。

四、更新程序要严格测试并做好记录，要求在非工作繁忙的时间进行（节假日或晚上），对原应用程序要妥善保管，一旦新程序出现问题，及时恢复原系统。更新后的程序至少有一个工作日的跟踪时间。

五、建立服务器、网络系统、应用软件、数据库、操作流程以及数据的工作日志和更改档案，并定期由主管领导审核。

六、服务器硬件至少每年保养维护一次，清理硬盘数据（包括文件系统和数据库系统），清理灰尘，检查电源系统、UPS 系统以及其他附属设备（如空调系统、接地防雷击系统、绝缘系统等）。

第三十八条 系统的升级与扩展。

一、结合医院的实际，不断升级与扩展业务模块，使系统更加完善和实用。

二、根据实用性的原则和医院实际情况，升级与扩展医院网络系统和硬件设施。

三、确保系统在升级和扩展中对历史数据的向下兼容，要建立完整的数据迁移方案，在经过审核和测试通过的前提下进行。

第五章 系统安全

第三十九条 成立医院信息安全工作小组，设立专职信息安全员，专人负责，定期召开信息安全工作会议。

第四十条 制定医院信息安全策略，明确信息安全的目标、涉及的范围、采取的方法和应对措施。

第四十一条 医院重要信息原则上永久保存。对冗余、中间数据保存三年。在更新、维护与升级时必须保证信息的连续性，对原有信息应按新的格式进行转换、迁移。历史信息的销毁必须经医院安全工作小组书面同意。信息存储介质保存在具有防火和防潮的铁皮柜内，并采取防磁措施，异地存放。有条件的单位可采用异地同步存储的方式。

第四十二条 依据国家“三网一库”的建设原则，医院内部网络与外部网络必须严格进行边界控制，采取物理隔离、授权访问等限制措施。数据需要与外部交换时，必须在指定的工作站上利用存储中介媒质（磁盘、光盘等）来完成，并注意存储中介媒质信息的事后销毁。对专用业务网的安全管理应根据各种业务的实际情况，落实有效的管理措施。加强网络安全管理，防止内网被非法入侵以及医疗信息外泄。

第四十三条 医院内部各客户端不宜配备软驱、光驱、可移动存储设备等数据交换接口或设备。

第四十四条 系统保证全天 24 小时不间断安全运行。内部数据整理、系统升级等行为必须安排在夜间或业务停顿时进行，并做好周密的预案，尽量缩短停机时间。

第四十五条 医院必须配备查杀毒软件，并定期升级。指定专人负责计算机病毒的防范和清除工作，发现问题立即上报，及时清除，防止扩散。

第四十六条 服务器超级用户密码仅限信息主管或相应人员掌握，并定期更换。客户端接入医院信息系统时，必须以授权用户方式，采用密码登录。部分重要信息应采用抗抵赖的身份认证技术。重要敏感数据应采用数据加密技术进行加密存储。鼓励进行数据加密传输。

第四十七条 医院重点应用场所与中心机房之间应布设不同走向的备用线路，网络主要设备应有一定数量的备品，主服务器必须采用双机系统，对应用软件及其他重要数据必须另外进行备份。

第四十八条 建立日志制度。每日记录网络、机房及其内各主要设备的运行情况，审查系统运行日志。有条件的医院可由信息管理人员对部分重点系统进行监控，对特殊应用部门的操作进行信息审计。

第四十九条 医院内部网络上的所有设备的安装、调试、维修必须由专业人员负责，严禁私拆、私装、移动任何设备。设备安装应符合消防安全工作条例及其他相关法规和标准。

第五十条 对涉及医院重要信息的信息管理人员，医院应与其签订保密协议。信息管理人员不得擅自修改、删除既有信息。系统只能提供有痕迹的更正功能。非相关人员限制进入中心机房。

第五十一条 从事涉及具体财、物的人员，如财务、收费、仓库保管员等不得兼任信息管理员工作；信息管理人员不得兼任财务、收费、仓库保管员等工作。

第五十二条 妥善保管各种技术文档，并根据系统变化不断修订补充。

第五十三条 未经信息安全小组同意，信息管理及相关部门工作人员不得复制、公开、散发、利用医院信息。对涉及病人隐私的信息应采取特别管理措施，必须限制信息的查阅和复制。严禁利用病人个人信息从事赢利性活动。

第五十四条 系统集成商、设备提供商、软件开发商、服务提供商、合作开发人员等第三方人员的活动必须由医院进行有效监督。未经医院同意，第三方人员不得修改系统设置、更改数据或进入实际工作数据库。公开过的密码于事后必须及时重新修改或设置。

第五十五条 医院应根据实际情况建立健全日常维护工作制度，明确信息管理人员职责，明确处置突发事件的人员和办法。

第五十六条 信息安全等级划分。

按对医院业务的影响程度，信息系统可分为：

一类：门急诊挂号、收费、发药系统，系统停顿不应超过 15 分钟。

二类：出入院收费系统、医生、护士工作站等，系统停顿不应超过 1 小时。

三类：财务、仓库、医技等系统，系统停顿不应超过 2 小时。

四类：其他系统。

对一、二类信息，必须重点保证信息系统的安全运行。

按信息的保密程度，信息系统可分为：

一类：系统设置、密码、住院电子病历、门诊诊断医嘱、病人检验结果等。

二类：财务、收费、办公信息等。

三类：统计分析、仓库管理信息等。

四类：其他信息。

对保密的一、二类信息，必须保证信息保管的安全，按医院的有关规定使用信息。

第五十七条 制定信息安全事故处理办法。发生严重的信息安全事故后，信息中心主任必须组织专业人员及时查明原因，分清责任，并向主管院领导汇报，对于医院内部的人为事故或恶意破坏，应根据医院有关规定进行处理。

第五十八条 制定系统管理应急方案。在发生故障时，在规定时间内暂时无法解决的，经医院信息安全小组同意，启动应急方案。在影响病人正常就医时，应及时做好解释疏导工作，同时向地方主管部门通报备案。

第五十九条 加强安全防护与消防管理，制定有关制度与操作规程。安排专人接受培训并按规章负责实施与落实。

第六十条 重视互联网信息安全管理。实行“谁上网、谁负责”的原则。严禁传播非法信息。

第六章 培训与岗位要求

第六十一条 人员培训。

人员培训是信息系统实施的重要环节，针对不同岗位的工作要求，采取相应的培训措施。

一、管理人员培训。

进行管理观念、管理模式的更新培训，并掌握相关部门的系统流程和操作，适应系统管理的要求。

二、网络管理人员培训。

进行专业技术方面的综合布线、网络知识、数据库、开发工具软件编程、网络数据维护、网络安全、相应软件系统的操作培训。同时要进行医院信息系统流程及最新信息动向的培训。由于信息知识更新快，专业技术培训应每年每人至少安排一次，累计时间为一周至一月。

三、岗位操作人员培训。

根据应用系统的需要分期、分批进行培训。主要内容：计算机基础知识，本部门应用软件的操作培训以及系统需要的相关内容的培训。当应用软件更新时则应适当进行补充培训。

第六十二条 岗位要求。

各岗位的人员职责可结合本院信息化建设的实际情况分别制定，总体要求：

一、管理人员 。

1. 负责制定本院信息系统建设总体规划，并组织实施。

2. 制定培训计划，并组织培训。

3. 能够使用查询系统，依据信息系统提供的数据结果，达到辅助决策分析、提高管理水平的目的。

4. 熟悉了解系统的操作、安全、运行的要求，加强系统管理和监督。

二、网络管理人员 。

1. 负责制定本院信息系统实施的具体技术方案。

2. 组织建立医院的计算机网络、服务器、客户机等硬件系统。

3. 安装系统软件和各种应用软件及配合使用部门准备系统的初始数据。

4. 培训操作人员。

5. 完成系统的数据备份，管理、维护计算机网络和信息系统的安全正常运行。

6. 为操作人员提供咨询服务，及时解决应用中出现的问题。

7. 建立信息管理系统的技术档案。

三、操作人员。

1. 负责本部门计算机系统的初始数据准备（包括原始资料准备、整理、录入），要求数据资料按有关标准规范录入。

2. 按岗位软件工作流程进行熟练操作，数据录入必须及时、准确、可靠、完整。

3. 配合网络技术人员维护好本部门计算机及软件系统，完善软件功能。

4. 定期、及时检查数据的准确情况，并将问题向网络技术部门或上一级领导反映。

第六十三条 人员考核。

考核操作人员对系统流程及操作技能的掌握程度。可采用笔试、模拟或现场考核方法对操作人员进行统一考核，成绩合格者方可上岗。

对网络管理人员的考核，主要以组织培训的有关单位进行培训考核为主，考核方式由培训方确定。

考试、考核结果纳入医护与网络管理人员职称晋升和在职职工继续教育的教育学分。

第七章 检查与评估

第六十四条 本规范为评审各中医医院信息化水平的基本依据。各级中医药行政管理部门应逐步将医院信息化建设纳入到中医医院的评审标准中，不断提高中医医院的信息化水平。

第六十五条 质量评价按照以下内容进行。

一、应用效果以应用医院信息系统前后的量化指标，工作效率从加快信息传递速度、减少手工作业环节、节约操作时间等方面的量化数据来评价。

二、管理效率从系统为领导提供了动态、环节管理手段和决策分析来评价。

三、社会效益从树立医院形象、提高医务人员整体素质、方便病人就医、收费价格透明且无乱收费，应用医院信息管理系统在当地医院有一定影响等方面来评价。

四、经济效益从医疗收入与支出指标、患者费用负担、医疗费用指标、减少漏费欠费和人情费、严格执行物价和物资管理等，通过控制“跑、冒、滴、漏”，开展成本核算，增收节支来综合评价。

五、医疗质量从严格规范业务流程、医疗文书、基础医疗工作等方面的量化数据来评价。

六、系统是否运行平稳、顺畅、安全，各子系统的应用效果是否达到功能要求，是否实现了数据共享。软件功能在医疗、教学、科研和管理等方面是否发挥了重要作用，分析评价资料是否齐全。

七、软件支持的计算机管理功能是否得到了充分的发挥，是否废止了手工信息处理方式。

八、各项信息录入、处理、传输、存储、输出等过程是否准确、规范、可靠、完整、系统、安全。

九、网络系统的建设是否达到了第二章中规定的建设配置要求。

十、软件系统的功能是否符合本规范第三章的中医医院信息系统软件的功能要求，以及中医院的特殊性需求和要求。

十一、医院各级领导是否都能熟练操作使用相关软件，特别是主管院长对整个系统的流程是否熟悉，对医院信息系统的统计数据是否充分利用。

十二、医、药、护、技、管人员是否都能熟练使用本部门应用软件，掌握相关软件各项功能，熟悉本软件有关的工作流程，掌握一般错误的处理方法。

十三、各种重要系统管理，是否都建立了明确的操作规程；有严格的数据备份制度、措施和手段，能保证任何情况下数据不丢失。

十四、各项操作是否准确、规范；系统运行是否稳定，没有重大数据质量问题；网络系统管理是否得当；规章制度是否健全、完善，有检查、监控能力。

十五、数据字典是否规范、完整和准确。

十六、硬件系统、软件系统的安全方案是否完备。

第八章 附 则

第六十六条 本规范由国家中医药管理局负责解释。

第六十七条 本规范自发布之日起试行。

国家中医药管理局关于进一步加强中西医结合工作的指导意见

国家中医药管理局

中西医结合是在我国既有中医又有西医的历史条件下产生的，是中国特色社会主义卫生事业的重要组成部分，在我国人民的医疗卫生保健中发挥着重要作用。中西医结合充分吸收两种医学特长，并使之相互沟通、相互融合、相互促进、相互补充，对继承发展中医药学，实现中医药现代化，促进我国医学和世界医学的进步具有重要意义。

新中国成立以来，党和政府非常重视中西医结合工作，制定了一系列方针政策，促进我国中西医结合事业的发展。1997 年，《中共中央、国务院关于卫生改革与发展的决定》明确提出“中西医要加强团结，互相学习，取长补短，共同提高，促进中西医结合”。2003年10月1日实施的《中华人民共和国中医药条例》进一步规定“推动中医、西医两种医学体系的有机结合，全面发展我国中医药事业”。到目前，我国中西医结合机构建设取得长足进展，中西医结合人才培养体系正在形成，中西医结合学术研究水平不断提高，出现了一批在国内外具有广泛影响的研究成果，中西医结合学术活动日益活跃，国际交流与合作更加广泛。但是，我们也应看到，中西医结合工作还存在不少困难和问题，主要表现在，对发展中西医结合事业的认识还需进一步提高，中西医结合优势和特色发挥的还不够充分，人才培养体系还不够健全，理论、临床及方法学研究尚需进一步深入。

为进一步加强中西医结合工作，解决存在的困难和问题，特提出以下意见。

一、中西医结合工作的指导思想和主要任务

（一）中西医结合工作的指导思想是：认真贯彻党的中西医结合方针政策，积极利用现代科学技术，充分吸收中医、西医两种医学特长，发掘、整理、研究、阐释中医药学的经验真知和理论精华，以提高临床疗效和学术水平为核心，以基地建设为基础，以人才培养为重点，以研究中西医结合点为主线，积极探索，开拓创新，促进中西医结合不断发展，更好地为人类健康服务。

（二）当前及今后一个时期中西医结合工作的主要任务是：积极吸收和利用中医药及现代医学的理论、技术和方法，通过多学科的交叉、渗透与融合，深入探索中西医的结合点；广泛开展中西医结合临床研究，特别是针对目前严重危害人类健康的重大疾病和疑难疾病，提出中西医结合防治的新理论、新方案和新方法；加强中西医结合基础研究，揭示中西医结合防病治病原理，促进中西医结合学术创新；培养和造就一支适应社会和学科发展需要高素质的中西医结合人才队伍；建设一批特色突出、优势显著、设施配套、功能齐全、管理科学的中西医结合医疗、科研基地；完善中西医结合技术标准规范，整体提高中西医结合学术水平和防病治病能力。

二、加强中西医结合医疗基地建设，形成自身特色和优势

（三）进一步优化中西医结合医疗资源配置。各地在制定区域卫生规划和调整卫生资源过程中，应进一步明确中西医结合医疗机构的功能定位。省级中西医结合医院应当成为区域性医疗中心之一，尚未建立省级中西医结合医院的地方，要积极创造条件建立（或改建）一所省级中西医结合医院。加强综合医院中西医结合科、中西医结合专科医院建设。鼓励和支持符合条件的综合医院或专科医院向中西医结合医院方向发展。鼓励和支持中西医结合医疗机构间，以及与其他医疗机构间的合作、联合，实现优势互补、资源共享，发挥规模效益。

中西医结合医疗机构、科室要以系统掌握中医、西医两种医学知识与技能的中西医结合人员为主体，设置及装备条件要逐步达到国家规定的要求。有条件的中西医结合医院应设立研究机构，加强临床研究。国家中医药管理局确定的全国重点中西医结合医院建设单位，要认真做好建设工作，完成建设任务，充分发挥示范带动作用，推动中西医结合医院整体水平的提高。

（四）进一步加强中西医结合医疗机构、科室内涵建设，逐步形成自身特色与优势。中西医结合医疗机构、科室要全面开展中西医结合诊疗工作。综合性中西医结合医院要在完善综合服务功能的同时，逐步形成若干中西医结合优势学科或技术中心；专科性中西医结合医院、科室要突出重点，逐步形成特色与优势。要强化中西医结合单病种的质量管理，巩固已取得的成果，积极做好成果推广工作。

重视和加强中西医结合专科建设。重点加强已有的27个国家中医药管理局“十五”重点中西医结合专科项目建设，巩固各级中西医结合专科项目建设成果，在全国逐步形成专业覆盖面广、地区分布合理、专科优势互补、运行机制良好、规模效益明显的中西医结合优势专科基地，发挥其在技术指导、人员培训和成果推广等方面作用，使其成为全国中西医结合医疗及临床科研技术中心。

（五）进一步深化改革，强化中西医结合医疗机构管理。中西医结合医疗机构要积极探索建立适应新形势要求的管理体制和内部运行机制，深入开展人事分配制度、后勤服务社会化等方面改革。进一步强化科学管理，加强对医务人员的培训，积极利用现代科学管理手段，不断提高科学管理水平。要以病人为中心，进一步规范服务行为，加强行业作风建设，确保医疗安全，控制医疗费用，提高工作绩效，不断提高医疗质量和服务水平。

政府举办的中西医结合医院特别是二级以上中西医结合医院，要在农村、社区卫生服务中充分发挥人员培训、技术指导和双向转诊的作用，以满足不同层次的医疗保健需求。

（六）充分发挥中西医结合在防治突发公共卫生事件中的作用。中西医结合是防治突发公共卫生事件的重要力量，具有特色和优势。有条件的地区争取在突发公共卫生事件医疗救治体系建设中，开展中西医结合传染病医院建设，使其成为中西医结合防治传染病等突发公共卫生事件的临床基地、研究基地及人员培训基地；鼓励在地级以上传染病医院设立中西医结合科和中西医结合病房，保证传染病患者能直接得到中西医结合治疗；中西医结合医院急诊科室应积极开展中西医结合防治传染病等突发公共卫生事件的研究，加强应对突发公共卫生事件的条件建设，不断提高运用中西医结合方法防治突发公共卫生事件的应急救治能力。

三、加强人才培养，建设高素质中西医结合队伍

（七）充分利用现有中医药和卫

生教育资源，加强中西医结合继续教育。各地应采取多种形式，有计划、有组织地开展西医学习中医的系统培训工作。要充分利用中医和中西医结合医疗机构、高等医学院校，举办不同层次的西医学习中医培训班、研究班，鼓励西医人员离职学习中医，使各级中西医结合医疗机构中的中西医结合医生比例达到国家规定的标准。国家级重点学科、重点专科是中西医结合专科人才培训中心，应承担高层次中西医结合人才的培养培训任务；各省级中西医结合重点学科、专科要积极创造条件，承担起本地区中西医结合骨干人才的培训工作。

积极举办国家级中西医结合继续教育项目。不断完善中西医结合执业医师考试、专业技术职务任职资格考试的内容、标准，鼓励和吸引更多有志于中西医结合事业的人员充实到中西医结合队伍中去。

在中西医结合人才队伍建设中，要培养中西医结合人员坚持实践第一的精神，开拓进取，勇于创新，积极探索中西医结合的最佳途径。中西医结合人员应加强与中医及其他专业技术人员的团结合作，互相尊重，互相学习，促进多学科的相互融合，不断提高中西医结合的学术水平和创新能力。

（八）加强与国家有关部门的协调，促进和完善中西医结合学历教育，扩大高层次中西医结合人才培养规模。积极配合国家有关部门，继续办好7年制中医学专业中西医结合方向，争取开办长学制中西医结合专业教育，适当增加中西医结合博士研究生和硕士研究生学位授权点的数量，根据需要力争在3年内使中西医结合研究生的招生数量有较大增加。鼓励有条件的高等医学院校和中医、中西医结合医院联合举办中西医结合研究生班。

积极配合国家有关部门做好中西医结合教材编写和师资队伍建设工作，根据不同层次中西医结合人才的培养要求和培训目标，组织高水平的中西医结合专家编写好教学大纲、教材和教学用书。有计划地开展中西医结合师资培训工作，不断提高师资队伍素质。

（九）进一步加强中西医结合学科带头人和学科骨干的培养。要充分发挥老一辈中西医结合专家的“传、帮、带”作用，促进年轻一代学科带头人脱颖而出。鼓励老中西医结合专家通过师承形式培养学术继承人，加速中西医结合临床人才的成长。到“十五”期末，国家有计划地培养中西医结合学科带头人25名、技术骨干200名和高级管理人才100名。

（十）各地要培养和造就一支应对突发公共卫生事件的中西医结合医疗救治专业技术队伍，有计划地选拔一批具有较好中医理论和临床基础的中西医结合专业技术人员，开展中西医结合防治突发公共卫生事件的知识培训，提高中西医结合专业技术人员在突发公共卫生事件中的应急反应能力和救治水平，更好地发挥中西医结合应对突发公共卫生事件的重要作用。

四、加快中西医结合科技进步，促进中西医结合学术创新

（十一）积极利用现代科学的理论、技术和方法，继承发展祖国传统医学的特色和优势，以临床研究为重点，以提高中西医结合学术水平为核心，基础研究与临床研究相结合，通过多学科的交叉、渗透与融合，深入探索中西医的结合点，揭示中西医结合防病治病原理，进一步完善中西医结合的研究思路、方法，促进中西医结合学术创新。

（十二）中西医结合临床研究的重点是提高防病治病能力。要在总结中西医结合优势病种诊疗经验的基础上，进一步规范诊断标准，优化治疗方案，完善疗效评价体系，使局部的诊疗优势成为整体优势；要选准优势病种，探索新方法、新技术、新方案和新药物，不断有所突破。要加强中西医结合防治传染病等突发公共卫生事件的研究。以27个国家重点中西医结合专科为基础，有计划开展单病种中西医结合临床诊疗研究，探索中西医结合最佳诊疗方案。要进行中西医结合临床诊疗规律的系统研究，逐步形成中西医结合临床医学的理论框架和诊疗体系。

中西医结合基础研究要面向临床，重点是揭示中西医结合防治疾病的作用规律和疗效机理，为疾病的防治提供新的思路与方法。要深入开展中医“证”与“治则治法”的现代研究、中药方剂配伍规律及方药效用物质基础的研究以及中医诊断客观化的现代研究等，推动中西医结合在理论上的创新与突破。

（十三）深化中西医结合科技体制改革，加强中西医结合科研机构建设。保持科研队伍的相对稳定，抓好重点研究室的规划和建设，为研究工作提供必要的组织保障与物质保障。鼓励中西医结合研究机构、医疗机构与大专院校、科研单位、生产单位的技术合作，增强科技发展的活力与后劲。

（十四）加强中西医结合科学研究的管理。科研项目的管理要实行课题制，重大攻关项目要突出首席专家的作用。对已经完成的科研项目，要及时总结，进行技术推广。有条件的研究机构应成立中西医结合科研工作的设计、评价中心，以承担区域性技术咨询与评估工作。鼓励按照GCP的标准，开展大样本、多中心、高标准的临床科研协作攻关。

各地应积极推广技术成熟的中西医结合诊疗方法，认真总结老一辈中西医结合专家的学术思想和典型经验，同时，注意跟踪国际上医学和生命科学发展的新动态，引进先进的技术和设备，为中西医结合研究工作提供新的借鉴。

五、加强中西医结合标准化、规范化、信息化建设，扩大对外交流与合作

（十五）加强中西医结合规范化、标准化建设。在总结中西医结合优势病种经验的基础上，参考国际上的做法，加强组织协调，建立和完善具有中西医结合特点的诊断标准、治疗方案和疗效评价体系。进一步完善中西医结合医疗机构建设标准。研究各层次中西医结合人才培养目标，促进中西医结合人才培养质量的不断提高。

（十六）推进中西医结合信息化进程。加快信息技术在中西医结合领域的广泛应用，鼓励中西医结合信息技术、设备的研制与开发，加强中西医结合基础数据库建设，构建中西医结合信息网络，为中西医结合医疗、教学、科研、产业开发、对外交流提供信息支持。

（十七）多层次、多渠道开展中西医结合对外交流与合作。各级中医药行政管理部门要重视建立国家和地区间的学术交流与技术合作的正常渠道，鼓励各中西医结合医疗、研究机构与国外学术机构建立比较固定的合作关系，加强中西医结合人员交流，促进设立中西医结合对外科技合作项目。通过举办各种类型的国际学术会议，交流科研成果，扩大中西医结合在世界范围的影响。

六、加强组织领导，促进中西医结合事业健康发展

（十八）各级中医药行政管理部门要进一步提高认识，统一思想，把中西医结合作为本部门重要工作职责，加强对中西医结合工作的领导，安排具体人员负责此项工作。应按照本指导意见提出的要求，结合本地实际情况，在制定和实施中医药工作方案时，充实完善中西医结合工作内容，并制定具体的工作规划。要加强监督检查，保证中西医结合各项工作的落实。

（十九）加强中西医结合政策研究，为中西医结合发展创造良好的政策环境。各地应根据本地区实际情况，积极争取有利于中西医结合发展的相关政策，对西医人员离职、在职学习中医，在职称晋升、待遇等方面应有相应的政策保障。进一步加强对各级各类医疗、科研机构中的中西医结合工作的业务指导。充分发挥中西医结合学术团体在引导学术发展、促进学术交流、规范行业行为等方面的积极作用。

（二十）加强对中西医结合的投入，为中西医结合发展创造必要的物质条件。各地在争取政府增加投入的同时，积极拓宽筹资渠道，广泛动员和筹集社会各方面的资金，发展中西医结合事业。鼓励企事业单位、社会团体和个人自愿捐资，支持中西医结合事业发展。各级中西医结合机构要本着勤俭办事业的原则，健全规章制度，加强经济管理，不断提高效益。

国家中医药管理局关于学习宣传贯彻《中华人民共和国中医药条例》的通知

国中医药发［2003］29号

各省、自治区、直辖市卫生厅局、中医药管理局，局各直属单位：

《中华人民共和国中医药条例》(以下简称《中医药条例》) 已于2003年4月7日由温家宝总理签署的第374号国务院令正式颁布，自2003年10月1日起施行。《中医药条例》的颁布施行是中医药事业乃至整个卫生事业的一件大事。在全国范围内认真做好《中医药条例》的学习、宣传和贯彻工作，对于推动中医药事业的发展具有深远影响。现将开展此项工作的有关要求通知如下：

一、充分认识《中医药条例》颁布施行的重大意义

《中医药条例》是我国第一部专门的中医药行政法规。《中医药条例》的颁布施行，是贯彻“三个代表”重要思想，弘扬祖国优秀文化，反映我国广大人民根本利益的具体体现；是坚持“依法治国”基本方略，完善我国社会主义法制建设，完善卫生法律体系的重要内容；是进一步确立中医药在社会关系中的地位和作用，促进中医药事业健康、持续、稳定发展的法制保障。

二、认真学习，深刻领会《中医药条例》的精神实质

各级中医药管理部门和中医药机构要把《中医药条例》的学习作为一项重要任务抓紧抓好。学习《中医药条例》，要牢牢把握《中医药条例》的两个基本指导思想，一是采取措施扶持中医药事业发展，二是加强对中医药的规范化管理。学习《中医药条例》要有组织、有计划地进行，要对学习材料、学习内容、学习进度和学习效果的检查做出具体安排。要结合实际，突出重点，全面理解《中医药条例》在医疗、教育、科研和对外交流与合作等方面的原则规定和规范要求；要注意把《中医药条例》的学习与“四五”普法教育和防治“非典”的有关法律法规的学习相结合。

三、宣传《中医药条例》，营造良好的舆论氛围

各级中医药管理部门要积极主动开展《中医药条例》的宣传活动，将《中医药条例》的精神实质及重大意义向当地党委和政府汇报，争取他们的理解和支持；要根据中医药工作的实际情况，充分发挥广播、电视、报纸、网络等各类新闻媒体的作用，利用座谈会、专题讲座、知识竞赛、系列报道等各种形式，面向社会进行广泛宣传，营造与中医药工作相适应的社会舆论环境；《中医药条例》的宣传要与党和国家的中医药方针政策的宣传相结合，要与展示中医药工作成绩、树立部门良好形象相结合，要与普及中医药科学知识，提高人民健康意识相结合。

四、贯彻落实《中医药条例》，保障中医药事业健康发展

《中医药条例》的贯彻落实涉及面广、政策性强、工作量大，需要调动各方面的力量积极参与。各级中医药管理部门应结合当地中医药工作实际，统一思想，提高认识，认真研究制定具体的《中医药条例》的贯彻落实方案；要主动与当地政府和有关部门协调和沟通，结合实际情况，采取有效措施，保障和扶持中医药事业的发展；要加强管理，规范中医药从业人员的行为，依法管理各项中医药工作；要以《中医药条例》为准绳，认真对照检查，找出存在的问题和差距，积极研究对策，有针对性地加以改进和提高。

五、加强领导，结合实际，认真做好《中医药条例》的学习、宣传和贯彻工作

学习、宣传和贯彻《中医药条例》是当前及今后一个时期的重要任务，各级中医药管理部门要高度重视，加强领导，指定专人负责，使各项工作落到实处；要结合当地有关中医药的法规，本着有利于中医药事业发展的原则，做好《中医药条例》的学习、宣传和贯彻工作；要周密组织和安排，加强监督和检查，及时总结经验，对于出现的新情况、新问题要认真研究，并及时上报。

《中医药条例》的学习、宣传和贯彻工作是一个长期的任务，也是一个系统工程，各级中医药管理部门要高度重视，精心谋划，统筹安排，因地制宜，认真组织实施。各省（区、市）中医药管理部门要制定切实可行的工作计划，并于今年7月15日前将工作计划以书面形式报我局。

卫生部、国家中医药管理局关于进一步加强农村中医药工作的意见

国中医药发［2003］35号

各省、自治区、直辖市及计划单列市卫生厅局、中医药管理局，新疆生产建设兵团卫生局：

为了贯彻落实中共中央、国务院《关于进一步加强农村卫生工作的决定》（中发〔2002〕13号）（以下简称《决定》），进一步加强农村中医药工作，现提出以下意见。

一、农村中医药工作的指导思想和目标

（一）农村中医药工作的指导思想。以党的“十六大”精神和“三个代表”重要思想为指导，认真贯彻落实《决定》，坚持以农村为重点，预防为主，中西医并重，依靠科技与教育，动员全社会参与，为人民健康服务，为社会主义现代化建设服务的新时期卫生工作方针，进一步深化改革，主动适应社会主义市场经济体制和农村社会、经济发展的要求，按照国家农村卫生工作的总体部署，充分发挥中医药的特色和优势，不断满足广大农民对中医药的需求，为提高农民的健康水平和生活质量，加快农村经济发展和社会进步做出新的更大贡献。

（二）农村中医药工作的目标。到2010年，农村中医药服务功能进一步完善，农村中医药服务水平有较大提高，形成一支具有较高专业素质的农村中医药服务队伍，基本满足广大农民不同层次的中医药需求，使中医药在农村卫生工作和缓解农民因病致贫、因病返贫问题中发挥更加重要的作用。

（三）农村中医药工作应遵循的原则。树立全局观念，农村中医药工作要服从和服务于农村经济建设和社会发展大局，紧紧围绕农村卫生工作的目标和任务，加快农村中医药事业的发展。

坚持“一网多用”，在农村卫生服务网络建设中，要充分利用中医药资源，不断拓宽中医药的服务领域，强化中医药服务功能。

坚持突出中医药特色，发挥中医药的优势和作用，用比较低廉的价格，为农民群众提供比较优质的中医药服务。

以人才培养为重点，科技进步为依靠，积极推广、应用农村中医药适宜技术，提高农村中医药队伍整体素质、技术水平和服务质量。

坚持全面规划，加强领导；增加投入，突出重点；城乡结合，东西部结合；因地制宜，分类指导；点面结合，整体推进；改革创新，稳步发展。

二、全面落实初级卫生保健工作中的中医药各项任务

（四）制定实施方案。省级卫生、中医药行政管理部门要按照《中国农村初级卫生保健发展纲要（2001～2010年）》（以下简称《纲要》）所赋予的职责，结合本地实际，制定切实发挥中医药在农村优势与作用的具体政策措施；确定《纲要》指标体系中有关中医药的具体指标值，并上报国家中医药管理局备案；提出在农村卫生技术人员中加强中医药知识和技能培训，推广农村中医药适宜技术，规范中医

药服务的实施方案；在初级卫生保健工作中积极推进中医药各项任务的全面落实。

（五）加强分类指导和督导评估。在初级卫生保健工作中要坚持分类指导的原则，经济发达地区要不断加强中医药内涵建设，进一步提高中医药服务水平；经济欠发达地区要结合西部大开发和扶贫计划，扶持贫困地区农村中医药事业的发展，充分发挥中医药资源优势和在防治地方病、常见病等方面的作用。要建立初级卫生保健中医药分级监测和评估制度，将初级卫生保健有关中医药统计指标纳入常规统计和调查，及时、准确反映实施情况，为决策提供科学依据。国家中医药管理局及地方各级卫生、中医药行政管理部门对全国及各地农村初级卫生保健中的中医药工作的实施实行定期和不定期的监测评估。

三、加强农村中医药机构和服务功能建设

（六）认真做好建设标准的制定工作。省级卫生、中医药行政管理部门要积极配合省级人民政府，根据县级中医医院、乡（镇）卫生院、村卫生室的改革与服务功能调整的总体要求，结合当地经济和社会发展水平以及当地中医药实际情况，做好县级中医医院基本设施配置标准、乡（镇）卫生院中医科基本设施配置标准以及村卫生室中医药业务建设标准的制定工作。

（七）加强县级中医医院建设。到2010年，基本完成县级中医医院房屋设备的改造和建设任务，达到县级中医医院的建设标准。政府举办的县级中医医院是农村中医医疗、预防、保健的业务指导中心，承担农村中医预防保健、基本医疗、基层转诊以及中医药适宜技术推广、基层中医药人员的培训及业务指导等职责。县级中医医院要注重发挥中医药特色和优势，加强中医专科（专病）建设，提高诊疗能力和科学管理水平；要充分利用现有的农村卫生服务网络，开展与乡村卫生机构纵向的中医药业务技术合作；要积极做好接收培训、技术下乡、巡回医疗、推广中医药适宜技术和科研成果等工作；要做好县级卫生（中医药）行政管理部门委托的有关基层中医药业务管理工作。

（八）加强乡（镇）卫生院中医科建设。按照乡（镇）卫生院中医科基本设施配置标准完成乡（镇）卫生院中医科的基础设施建设。乡（镇）卫生院要扩大中医药服务领域，使中医药技术服务参与到医疗、预防、保健的全过程；有条件的乡（镇）卫生院，特别是中心卫生院，要根据当地的常见病、多发病，突出中医药专科（专病）特色并逐步形成优势；通过乡村卫生服务管理一体化，加强对村卫生室的中医药业务管理和指导。

（九）加强村卫生室中医药业务建设。村卫生室要有开展中医药服务的基本设施，要积极应用中医药诊疗技术，特别是简便价廉、安全有效的中医药疗法防治疾病；至少要有一名中医或能中会西的乡村医生。乡村中医药技术人员要向群众宣传中医药科普知识，积极利用当地中医药资源，自采、自种、自用中草药，切实降低医疗成本，让广大农民受益。

（十）鼓励多形式办医。要打破所有制限制，发挥市场机制的作用，多渠道吸引社会资金，发展民办中医医疗机构。鼓励社会、个人在农村地区投资举办中医医疗机构，鼓励中医执业医师在农村个体开业。各级卫生、中医药行政管理部门要加强对民办中医医疗机构的业务指导和监督管理，营造各类中医医疗机构平等参与竞争的环境，对符合条件的民办中医医疗机构应一视同仁，政策上给予鼓励。

四、大力推广农村中医药适宜技术

（十一）推广农村中医药适宜技术工作思路。农村中医药适宜技术推广工作的基本思路是：根据本地区农民需求和中医药发展的实际情况，针对农村多发病、常见病和农村卫生机构和人员的条件，由省级以及市（地）级卫生、中医药行政管理部门组织筛选那些安全有效、成本低廉、简便易学、适合本地区农村使用的中医药技术和方法，通过组织编写教材、实用技术手册和办班培训等多种渠道和形式，加以推广应用。

（十二）加大农村中医药适宜技术推广力度。县级中医医院要利用在人才、技术、设备等方面的优势，积极承担中医药适宜技术的推广工作，充分发挥其对乡村中医药业务的带动、指导作用，要将经筛选的适宜技术有计划地向乡村医生进行推广，确保他们学得会，用得上。乡（镇）卫生院要注重适宜的中医药新技术、新方法、新产品的推广工作，并与中医科建设相结合。村卫生室要将学习和使用中医药适宜技术作为业务建设的重要工作，抓好抓实。

各级卫生、中医药行政管理部门要加强对农村中医药适宜技术推广工作的领导，积极探索、建立农村中医药适宜技术推广的新机制，调动技术持有者和使用者的积极性。推广工作要注重实效，要将农村中医药适宜技术的临床应用情况、在当地的普及情况、农村卫生技术人员中医药服务技能提高情况以及农民医药费用降低情况等，作为农村中医药适宜技术推广工作的评判标准。要加强农村中医药适宜技术推广的制度建设，将适宜技术推广工作与县级中医医院评审、乡（镇）卫生院中医科建设及乡村医生的培训考核结合起来。

国家中医药管理局将进一步加强对农村中医药适宜技术推广工作的指导，及时总结和推广先进典型经验，全面推动全国农村中医药适宜技术推广工作。

五、提高农村卫生技术人员的中医药业务素质

（十三）明确农村中医药人才培养目标。到2005年，全国乡（镇）卫生院临床中医医疗服务人员要具备中医执业助理医师及以上执业资格，其他中医药卫生技术人员要具备初级及以上的专业技术资格。到2010年，全国大多数以中医药知识结构为主的乡村医生要具备中医执业助理医师及以上执业资格；中医执业助理医师及以上执业资格的村级医务人员应占执业助理医师及以上执业资格村级医务人员一定比例，具体比例由各省、自治区、直辖市根据实际情况自行确定。要采取切实措施，加快培养一批农村中医骨干。

（十四）做好农村中医药人才培养规划。省级卫生、中医药行政管理部门要积极配合教育部门，按照本地区经济和社会发展需要及教育资源现状，制定3～5年的农村中医药人才培养规划。积极支持具备条件的中等中医药学校（含民族医学校）在合理布局并有利于农村中医药人才培养的原则下，申办医学高等专科学校，提高办学层次，为农村培养高等中医药专科人才；争取在条件成熟的地区开办五年制农村中医大专班，采取中专、大专连读的方式，面向农村培养中医药专业技术人员，并制定严格的政策措施，确保学生毕业后能够回到农村，为农民服务。在医学教育层次和专业结构调整的同时，在中等医学专业中可保留中医类专业（乡村医生方向），以适应本地区农村对中医药人才的需求。

（十五）完善农村中医药人员在职教育制度。逐步建立健全农村中医药终身教育制度，使农村中医药人员不断巩固和更新知识，提高实际工作能力。各级卫生、中医药行政管理部门应充分重视，制定具体措施，认真落实。县级中医医院要发挥培训职能，承担乡、村两级中医药人员的培训任务，有计划地开展培训工作，为农村中医药人员接受培训提供必要的条件。同时，建立农村中医药人员定期进修学习制度，在县级以下卫生机构工作的农村中医药人员，每五年参加进修学习的时间为3～6个月。在有条件的县级及县级以上中医医疗机构或具备条件的中心卫生院要承担培训农村基层中医医师的任务，对高、中等学校中医学专业毕业生进行以提高临床能力为主的培训。

鼓励农村临床医疗服务人员兼学中医并应用中医药诊疗技术为农民服务，加强农村临床医疗服务人员的中医药知识与技能的培训。各级卫生、中医药行政管理部门要为农村卫生技术人员中医药知识与技能的培训提供必要的条件以及有关优惠政策，制定培训计划、编写配套教材、加强师资培训、提供补助经费等。县级卫生（中医药）行政管理部门在定期组织的乡村卫生技术人员进修学习中，中医药的内容要占有一定的比例。

（十六）加强农村在职中医药人员的学历教育。充分利用现有中医药教育资源，鼓励农村在职中医药人员参加成人高等教育和现代远程中医药教育试点举办的中医类、中药类专业的学历教育；鼓励已经取得执业资格的农村在职中医药人员按照专业对口原则参加相关中医药类专业学历教育自学考试；鼓励有条件的乡村医生接受中医药学历教育。力争使农村现有中医药人员的学历层次、业务水平和整体素质有较大提高。

六、依法加强农村中医药的监督管理

（十七）强化农村中医监督管理。各级卫生、中医药行政管理部门要按照《中华人民共和国执业医师法》、《医疗机构管理条例》等国家有关法律法规，加强农村中医药工作的行业管理，强化农村中医医疗机构、中医药从业人员、中医药技术应用等方面的准入管理。加强农村中医药服务质量的评估和监管，制定中医药医疗服务规范，完善有关规章制度，重点对医疗操作规范、合理用药进行监督检查。杜绝不具备执业资格的人员个体开业，严厉打击打着中医旗号的各种非法行医活动。在加强监管的同时，也要认真做好普法教育工作，提高农村中医医疗机构和中医药人员的法治意识。

在进一步完善乡村卫生服务管理一体化过程中，要强化乡（镇）卫生院对村卫生室的中医药业务管理和指导，加强对村卫生室中医药技术应用、中医药服务质量的监管，促进村卫生室中医药服务能力的提高。

（十八）加强农村医疗机构中药的使用管理。加强对乡（镇）卫生院中药采购的监督管理，逐步推行农村卫生机构中药药品集中采购，严禁假劣中药进入乡（镇）卫生院。村卫生室使用的中成药和中药饮片应由乡（镇）卫生院通过乡村卫生服务管理一体化统一代购，保证中药的质量安全。

乡村医生使用中成药和中药饮片，要严格执行《药品管理法》和其他有关法律法规，确保人民群众用药安全。对乡村中医药技术人员自种、自采、自用中草药要加强管理，规范服务行为。

七、重视做好贫困地区的中医药工作和民族医药工作

（十九）做好贫困地区中医药工作。要加强对贫困地区的中医药及民族医药的发展政策和战略研究，在中医的重点专科（专病）建设、重点学科建设等项目实施中要强化对贫困地区的带动作用。国家中医药管理局组织开展经济发达地区与贫困地区的对口帮扶协作，经济发达地区的省级卫生、中医药行政管理部门要指导本地区的中医医疗机构开展对西部地区的“一帮一”的对口支援工作，采取捐赠医疗设备、人员培训、技术指导、巡回医疗、双向转诊、学科建设、合作管理等方式，支援西部县级政府举办的中医、中西医结合、民族医医疗机构的建设，提高受援单位中医医疗机构的服务能力和管理水平；支援单位与受援单位要以签订协议书的形式确定对口支援关系，在协议书中要明确目标、任务、方式、时间，明确双方的责任和权利。省级卫生、中医药行政管理部门要组织辖区内市（地）级以上中医医院，对口支援本地区的农村中医医疗机构，要从市（地）级以上中医医院抽调医务人员，开展本省（自治区、直辖市）的中医巡回医疗，深入边远贫困地区提供医疗服务。

市（地）级以上政府举办的中医医疗机构的医生在晋升主治医师

或副主任医师之前，必须到县级政府举办的中医医疗机构或乡（镇）卫生院累计服务一年，服务方式可采取定期轮换或参加巡回医疗服务等形式。

（二十）重视做好民族医药工作。各级卫生、中医药行政管理部门要加强民族医药工作，在做好民族地区的农村卫生工作中发挥其应有的作用。要切实加强民族医重点专科（专病）的建设，提高乡村民族医药人员的素质，继续做好名老民族医药专家学术经验继承工作，鼓励中医药、西医药人员学习民族医药。继续做好民间单方、验方的挖掘、整理工作，积极有效地推广民族医药技术。

八、积极开展农村中医工作先进县建设

（二十一）加快全国农村中医工作先进县建设步伐。各地要按照国家中医药管理局《关于进一步加强全国农村中医工作先进县（市、区）建设工作的通知》和《全国农村中医工作先进县（市、区）建设标准及评审细则》，积极开展建设工作。省级卫生、中医药行政管理部门要选择农村中医药工作较好的县（市、区），积极开展省级创建活动，争取使省级农村中医工作先进县（市、区）达到各省（自治区、直辖市）县级行政区划15%左右。鼓励有条件的市（地）积极争创全国或省级农村中医工作先进市（地）。

（二十二）充分发挥农村中医工作先进县示范带动作用。要认真总结农村中医工作先进县建设经验，巩固建设成果，提高建设水平。要将农村中医工作先进县建设中取得的成功经验规范化，作为全国或全省农村中医药工作的目标和要求，并加以推广，以全面推动农村中医药工作。

九、加强组织领导，为农村中医药发展提供良好的政策保障

（二十三）高度重视农村中医药工作。各地要从实践“三个代表”重要思想的高度，充分认识加强农村中医药工作的重要意义，切实加强对农村中医药工作的领导。省级卫生、中医药行政管理部门要把农村中医药工作列入本地区卫生发展的总体规划，积极协调相关部门认真落实《决定》及配套文件中提出的发展农村中医药的各项保障措施，保证农村中医药工作各项目标的实现。市（地）、县级卫生（中医药）行政管理部门要把改善农村中医药服务条件、提高农村中医药人员素质、提高乡村中医药服务比例，作为本地区中医药工作的重点任务抓紧抓好。经济发达地区在完成《决定》及配套文件中提出的各项发展目标和任务的基础上，要根据本地区经济发展水平和农民需要，加快农村中医药事业发展，提高农民健康水平。

（二十四）充分发挥中医药在新型合作医疗制度中的作用。在建立新型合作医疗制度中，要制定有关政策，鼓励农村卫生技术人员积极应用中医药，特别是各种非药物疗法；引导农民自觉接受中医药的诊疗，以充分发挥中医药诊疗成本相对低廉的优势，促进农民健康保障；在选择新型农村合作医疗的服务机构中，要把符合条件的农村中医医疗机构作为合作医疗的服务机构，把中医药服务内容纳入合作医疗支付项目，完善并落实各种中医药的诊疗规范，加大监管力度，保证中医药服务质量，提高服务效率，控制医疗费用。

（二十五）逐步增加对农村中医药工作的投入。根据财政部等部门《关于农村卫生事业补助政策的若干意见》（财社〔2003〕14号），政府举办的县级中医、中西医结合、民族医医院基础设施建设投资要列入当地政府投资计划，逐年安排。各级卫生、中医药行政管理部门要将中医药服务纳入乡（镇）卫生院的经常性财政补助范围；在中央及省、市（地）、县级人民政府今后每年增加的卫生事业经费中也要安排一定的比例用于发展农村中医药事业。在国家的中医专款中继续安排农村中医工作专项资金，各地也要安排一定的农村中医药工作专项经费；要相对集中财力，逐步解决本地区农村中医药工作中的突出问题，并建立资金使用效益评估制度。

中药材生产质量管理规范认证管理办法（试行）

国家食品药品监督管理局

第一条　根据《药品管理法》及《药品管理法实施条例》的有关规定，为加强中药材生产的监督管理，规范《中药材生产质量管理规范（试行）》（英文名称为Good Agricultural Practice for Chinese Crude Drugs，简称中药材GAP）认证工作，制定本办法。

第二条　国家食品药品监督管理局负责全国中药材GAP认证工作；负责中药材GAP认证检查评定标准及相关文件的制定、修订工作；负责中药材GAP认证检查员的培训、考核和聘任等管理工作。

国家食品药品监督管理局药品认证管理中心（以下简称“局认证中心”）承担中药材GAP认证的具体工作。

第三条　省、自治区、直辖市食品药品监督管理局（药品监督管理局）负责本行政区域内中药材生产企业的GAP认证申报资料初审和通过中药材GAP认证企业的日常监督管理工作。

第四条 申请中药材GAP认证的中药材生产企业，其申报的品种至少完成一个生产周期。申报时需填写《中药材GAP认证申请表》(一式二份)，并向所在省、自治区、直辖市食品药品监督管理局（药品监督管理局）提交以下资料：

（一）《营业执照》(复印件)；

（二）申报品种的种植（养殖）历史和规模、产地生态环境、品种来源及鉴定、种质来源、野生资源分布情况和中药材动植物生长习性资料、良种繁育情况、适宜采收时间（采收年限、采收期）及确定依据、病虫害综合防治情况、中药材质量控制及评价情况等；

（三）中药材生产企业概况，包括组织形式并附组织机构图（注明各部门名称及职责)、运营机制、人员结构，企业负责人、生产和质量部门负责人背景资料（包括专业、学历和经历)、人员培训情况等；

（四）种植（养殖）流程图及关键技术控制点；

（五）种植（养殖）区域布置图（标明规模、产量、范围)；

（六）种植（养殖）地点选择依据及标准；

（七）产地生态环境检测报告（包括土壤、灌溉水、大气环境)、品种来源鉴定报告、法定及企业内控质量标准（包括质量标准依据及起草说明)、取样方法及质量检测报告书，历年来质量控制及检测情况；

（八）中药材生产管理、质量管理文件目录；

（九）企业实施中药材GAP自查情况总结资料。

第五条 省、自治区、直辖市食品药品监督管理局（药品监督管理局）应当自收到中药材GAP认证申报资料之日起40个工作日内提出初审意见。符合规定的，将初审意见及认证资料转报国家食品药品监督管理局。

第六条 国家食品药品监督管理局组织对初审合格的中药材GAP认证资料进行形式审查，必要时可请专家论证，审查工作时限为5个工作日（若需组织专家论证，可延长至30个工作日)。符合要求的予以受理并转局认证中心。

第七条 局认证中心在收到申请资料后30个工作日内提出技术审查意见，制定现场检查方案。检查方案的内容包括日程安排、检查项目、检查组成员及分工等，如需核实的问题应列入检查范围。现场检查时间一般安排在该品种的采收期，时间一般为3~5天，必要时可适当延长。

第八条 检查组成员的选派遵循本行政区域内回避原则，一般由3~5名检查员组成。根据检查工作需要，可临时聘任有关专家担任检查员。

第九条 省、自治区、直辖市食品药品监督管理局（药品监督管理局）可选派1名负责中药材生产监督管理的人员作为观察员，联络、协调检查有关事宜。

第十条 现场检查首次会议应确认检查品种，落实检查日程，宣布检查纪律和注意事项，确定企业的检查陪同人员。检查陪同人员必须是企业负责人或中药材生产、质量管理部门负责人，熟悉中药材生产全过程，并能够解答检查组提出的有关问题。

第十一条 检查组必须严格按照预定的现场检查方案对企业实施中药材GAP的情况进行检查。对检查发现的缺陷项目如实记录，必要时应予取证。检查中如需企业提供的资料，企业应及时提供。

第十二条 现场检查结束后，由检查组长组织检查组讨论做出综合评定意见，形成书面报告。综合评定期间，被检查企业人员应予回避。

第十三条 现场检查报告须检查组全体人员签字，并附缺陷项目、检查员记录、有异议问题的意见及相关证据资料。

第十四条 现场检查末次会议应现场宣布综合评定意见。被检查企业可安排有关人员参加。企业如对评定意见及检查发现的缺陷项目有不同意见，可作适当解释、说明。检查组对企业提出的合理意见应予采纳。

第十五条 检查中发现的缺陷项目，须经检查组全体人员和被检查企业负责人签字，双方各执一份。如有不能达成共识的问题，检查组须作好记录，经检查组全体成员和被检查企业负责人签字，双方各执一份。

第十六条 现场检查报告、缺陷项目表、每个检查员现场检查记录和原始评价及相关资料应在检查工作结束后5个工作日内报送局认证中心。

第十七条 局认证中心在收到现场检查报告后20个工作日内进行技术审核，符合规定的，报国家食品药品监督管理局审批。符合《中药材生产质量管理规范》的，颁发《中药材GAP证书》并予以公告。

第十八条 对经现场检查不符合中药材GAP认证标准的，不予通过中药材GAP认证，由局认证中心向被检查企业发认证不合格通知书。

第十九条 认证不合格企业再次申请中药材GAP认证的，以及取得中药材GAP证书后改变种植（养殖）区域（地点）或扩大规模等，应按本办法第四条规定办理。

第二十条 《中药材GAP证书》有效期一般为5年。生产企业应在《中药材GAP证书》有效期满前6个月，按本办法第四条的规定重新申请中药材GAP认证。

第二十一条 《中药材GAP证书》由国家食品药品监督管理局统一印制，应当载明证书编号、企业名称、法定代表人、企业负责人、注册地址、种植（养殖）区域（地点)、认证品种、种植（养殖）规模、发证机关、发证日期、有效期限等项目。

第二十二条 中药材GAP认证检查员须具备下列条件：

（一）遵纪守法、廉洁正派、坚持原则、实事求是；

（二）熟悉和掌握国家药品监督管理相关的法律、法规和方针政策；

（三）具有中药学相关专业大学以上学历或中级以上职称，并具有5年以上从事中药材研究、监督管理、生产质量管理相关工作实践经验；

（四）能够正确理解中药材GAP的原则，准确掌握中药GAP认证检查标准；

（五）身体状况能胜任现场检查工作，无传染性疾病；

（六）能服从选派，积极参加中药材GAP认证现场检查工作。

第二十三条 中药材GAP认证检查员应经所在单位推荐，填写《国家中药材GAP认证检查员推荐表》，由省级食品药品监督管理局（药品监督管理局）签署意见后报国家食品药品监督管理局进行资格认定。

第二十四条 国家食品药品监督管理局负责对中药材GAP认证检查员进行年审，不合格的予以解聘。

第二十五条 中药材GAP认证检查员受国家食品药品监督管理局的委派，承担对生产企业的中药材GAP认证现场检查、跟踪检查等项工作。

第二十六条 中药材GAP认证检查员必须加强自身修养和知识更新，不断提高中药材GAP认证检查的业务知识和政策水平。

第二十七条 中药材GAP认证检查员必须遵守中药材GAP认证检查员守则和现场检查纪律。对违反有关规定的，予以批评教育，情节严重的，取消中药材GAP认证检查员资格。

第二十八条 国家食品药品监督管理局负责组织对取得《中药材GAP证书》的企业，根据品种生长特点确定检查频次和重点进行跟踪检查。

第二十九条 在《中药材GAP证书》有效期内，省、自治区、直辖市食品药品监督管理局（药品监督管理局）负责每年对企业跟踪检查一次，跟踪检查情况应及时报国家食品药品监督管理局。

第三十条 取得《中药材GAP证书》的企业，如发生重大质量问题或者未按照中药材GAP组织生产的，国家食品药品监督管理局将予以警告，并责令改正；情节严重的，将吊销其《中药材GAP证书》。

第三十一条 取得《中药材GAP证书》的中药材生产企业，如发现申报过程采取弄虚作假骗取证书的，或以非认证企业生产的中药材冒充认证企业生产的中药材销售和使用等严重问题的，一经核实，国家食品药品监督管理局将吊销其《中药材GAP证书》。

第三十二条 中药材生产企业《中药材GAP证书》登记事项发生变更的，应在事项发生变更之日起30日内，向国家食品药品监督管理局申请办理变更手续，国家食品药品监督管理局应在15个工作日内作出相应变更。

第三十三条 中药材生产企业终止生产中药材或者关闭的，由国家食品药品监督管理局收回《中药材GAP证书》。

第三十四条 申请中药材GAP认证的中药材生产企业应按照有关规定缴纳认证费用。未按规定缴纳认证费用的，中止认证或收回《中药材GAP证书》。

第三十五条 本办法由国家食品药品监督管理局负责解释。

第三十六条 本办法自2003年11月1日起施行。

中药材GAP认证检查评定标准（试行）

国家食品药品监督管理局

1. 根据《中药材生产质量管理规范（试行）》（简称中药材GAP），制定本认证检查评定标准。

2. 中药材GAP认证检查项目共104项，其中关键项目（条款号前加“*”）19项，一般项目85项。

关键项目不合格则称为严重缺陷，一般项目不合格则称为一般缺陷。

3. 根据申请认证品种确定相应的检查项目。

4. 结果评定：

项目		结果
严重缺陷	一般缺陷	
0	≤20%	通过GAP认证

项目		结果
0	＞20%	不通过 GAP 认证
≥1 项	0	

条款	检查内容
0301	生产企业是否对申报品种制定了保护野生药材资源、生态环境和持续利用的实施方案。
*0401	生产企业是否按产地适宜性优化原则，因地制宜，合理布局，选定和建立生产区域，种植区域的环境生态条件是否与动植物生物学和生态学特性相对应。
0501	中药材产地空气是否符合国家大气环境质量二级标准。
*0502	中药材产地土壤是否符合国家土壤质量二级标准。
0503	应根据种植品种生产周期确定土壤质量检测周期，一般每 4 年检测一次。
*0504	中药材灌溉水是否符合国家农田灌溉水质量标准。
0505	应定期对灌溉水进行检测，至少每年检测一次。
*0506	药用动物饮用水是否符合生活饮用水质量标准。
0507	饮用水至少每年检测一次。
0601	药用动物养殖是否满足动物种群对生态因子的需求及与生活、繁殖等相适应的条件。
*0701	对养殖、栽培或野生采集的药用动植物，是否准确鉴定其物种（包括亚种、变种或品种、中文名及学名等）。
0801	种子种苗、菌种等繁殖材料是否制定检验及检疫制度，在生产、储运过程中是否进行检验及检疫，并出具报告书。
0802	是否有防止伪劣种子种苗、菌种等繁殖材料的交易与传播的管理制度和有效措施。
0803	是否根据具体品种情况制定药用植物种子种苗、菌种等繁殖材料的生产管理制度和操作规程。
0901	是否按动物习性进行药用动物的引种及驯化。
0902	在捕捉和运输动物时，是否有防止预防或避免动物机体和精神损伤的有效措施及方法。
0903	引种动物是否由检疫机构检疫，并出具检疫报告书。引种动物是否进行一定时间的隔离、观察。
*1001	是否进行中药材良种选育、配种工作，是否建立与生产规模相适应的良种繁育场所。
*1101	是否根据药用植物生长发育要求制定相应的种植规程。
1201	是否根据药用植物的营养特点及土壤的供肥能力，制定并实施施肥的标准操作规程（包括施肥种类、时间、方法和数量）。
1202	施用肥料的种类是否以有机肥为主。若需使用化学肥料，是否制定有限度使用的岗位操作法或标准操作规程。
1301	施用农家肥是否充分腐熟达到无害化卫生标准。
*1302	禁止施用城市生活垃圾、工业垃圾及医院垃圾和粪便。
1401	是否制定药用植物合理灌溉和排水的管理制度及标准操作规程，适时、合理灌溉和排水，保持土壤的良好通气条件。
1501	是否根据药用植物不同生长发育特性和不同药用部位，制定药用植物田间管理制度及标准操作规程，加强田间管理，及时采取打顶、摘蕾、整枝修剪、覆盖遮荫等栽培措施，调控植株生长发育，提高药材产量，保持质量稳定。
*1601	药用植物病虫害的防治是否采取综合防治策略。

条款	检 查 内 容
*1602	药用植物如必须施用农药时，是否按照《中华人民共和国农药管理条例》的规定，采用最小有效剂量并选用高效、低毒、低残留农药，以降低农药残留和重金属污染，保护生态环境。
*1701	是否根据药用动物生存环境、食性、行为特点及对环境的适应能力等，确定与药用动物相适应的养殖方式和方法。
1702	是否制定药用动物的养殖规程和管理制度。
1801	是否根据药用动物的季节活动、昼夜活动规律及不同生长周期和生理特点，科学配制饲料，制定药用动物定时定量投喂的标准操作规程。
1802	药用动物是否适时适量地补充精料、维生素、矿物质及其他必要的添加剂。
*1803	药用动物饲料不得添加激素、类激素等添加剂。
1804	药用动物饲料及添加剂应无污染。
1901	药用动物养殖是否根据季节、气温、通气等情况，确定给水的时间和次数。
1902	草食动物是否尽可能通过多食青绿多汁的饲料补充水分。
2001	是否根据药用动物栖息、行为等特性，建造具有一定空间的固定场所及必要的安全设施。
2101	药用动物养殖环境是否保持清洁卫生。
2102	是否建立消毒制度，并选用适当消毒剂对动物的生活场所、设备等进行定期消毒。
2103	是否建立对出入养殖场所人员的管理制度。
2201	是否建立药用动物疫病预防措施，定期接种疫苗。
2301	是否合理划分养殖区，对群饲药用动物要有适当密度。
2302	发现患病动物，是否及时隔离。
2303	传染病患动物是否及时处死后，火化或深埋。
2401	是否根据养殖计划和育种需要，确定动物群的组成与结构，适时周转。
*2501	禁止将中毒、感染疫病及不明原因死亡的药用动物加工成中药材。
2601	野生或半野生药用动植物的采集是否坚持“最大持续产量”原则，是否有计划地进行野生抚育、轮采与封育。
*2701	是否根据产品质量及植物单位面积产量或动物养殖数量，并参考传统采收经验等因素确定适宜的采收时间（包括采收期、采收年限）。
2702	是否根据产品质量及植物单位面积产量或动物养殖数量，并参考传统采收经验等因素确定适宜的采收方法。
2801	采收机械、器具是否保持清洁、无污染，是否存放在无虫鼠害和禽畜的清洁干燥场所。
2901	采收及初加工过程中是否排除非药用部分及异物，特别是杂草及有毒物质，剔除破损、腐烂变质的部分。
3001	药用部分采收后，是否按规定进行拣选、清洗、切制或修整等适宜的加工。
3002	需干燥的中药材采收后，是否及时采用适宜的方法和技术进行干燥，控制湿度和温度，保证中药材不受污染、有效成分不被破坏。
3101	鲜用中药材是否采用适宜的保鲜方法。如必须使用保鲜剂和防腐剂时，是否符合国家对食品添加剂的有关规定。
3201	加工场地周围环境是否有污染源，是否清洁、通风，是否有满足中药材加工的必要设施，是否有遮阳、防雨、防鼠、防尘、防虫、防禽畜措施。
3301	道地药材是否按传统方法进行初加工。如有改动，是否提供充分试验数据，证明其不影响中药材质量。
3401	包装是否按标准操作规程操作。

条款	检查内容
3402	包装前是否再次检查并清除劣质品及异物。
3403	包装是否有批包装记录，其内容应包括品名、规格、产地、批号、重量、包装工号、包装日期等。
3501	所使用的包装材料是否清洁、干燥、无污染、无破损，并符合中药材质量要求。
3601	在每件中药材包装上，是否注明品名、规格、产地、批号、包装日期、生产单位、采收日期、贮藏条件、注意事项，并附有质量合格的标志。
3701	易破碎的中药材是否装在坚固的箱盒内。
*3702	毒性中药材、按麻醉药品管理的中药材是否使用特殊包装，是否有明显的规定标记。
3801	中药材批量运输时，是否与其他有毒、有害、易串味物质混装。
3802	运载容器是否具有较好的通气性，并有防潮措施。
3901	是否制订仓储养护规程和管理制度。
3902	中药材仓库是否保持清洁和通风、干燥、避光、防霉变。温度、湿度是否符合储存要求并具有防鼠、虫、禽畜的措施。
3903	中药材仓库地面是否整洁、无缝隙、易清洁。
3904	中药材存放是否与墙壁、地面保持足够距离，是否有虫蛀、霉变、腐烂、泛油等现象发生，并定期检查。
3905	应用传统贮藏方法的同时，是否注意选用现代贮藏保管新技术、新设备。
*4001	生产企业是否设有质量管理部门，负责中药材生产全过程的监督管理和质量监控。
4002	是否配备与中药材生产规模、品种检验要求相适应的人员。
4003	是否配备与中药材生产规模、品种检验要求相适应的场所、仪器和设备
4101	质量管理部门是否履行环境监测、卫生管理的职责。
4102	质量管理部门是否履行对生产资料、包装材料及中药材的检验，并出具检验报告书。
4103	质量管理部门是否履行制订培训计划并监督实施的职责。
4104	质量管理部门是否履行制订和管理质量文件，并对生产、包装、检验、留样等各种原始记录进行管理的职责。
*4201	中药材包装前，质量检验部门是否对每批中药材按国家标准或经审核批准的中药材标准进行检验。
4202	检验项目至少包括中药材性状与鉴别、杂质、水分、灰分与酸不溶性灰分、浸出物、指标性成分或有效成分含量。
*4203	中药材农药残留量、微生物限度、重金属含量等是否符合国家标准和有关规定。
4204	是否制订有采样标准操作规程。
4205	是否设立留样观察室，并按规定进行留样。
4301	检验报告是否由检验人员、质量检验部门负责人签章并存档。
*4401	不合格的中药材不得出场和销售。
4501	生产企业的技术负责人是否有相关专业的大专以上学历，并有中药材生产实践经验。
4601	质量管理部门负责人是否有相关专业大专以上学历，并有中药材质量管理经验。
4701	从事中药材生产的人员是否具有基本的中药学、农学、林学或畜牧学常识，并经生产技术、安全及卫生学知识培训。
4702	从事田间工作的人员是否熟悉栽培技术，特别是准确掌握农药的施用及防护技术。
4703	从事养殖的人员是否熟悉养殖技术。

条款	检查内容
4801	从事加工、包装、检验、仓储管理人员是否定期进行健康检查，至少每年一次。患有传染病、皮肤病或外伤性疾病等的人员不得从事直接接触中药材的工作。
4802	是否配备专人负责环境卫生及个人卫生检查。
4901	对从事中药材生产的有关人员是否定期培训与考核。
5001	中药材产地是否设有厕所或盥洗室，排出物是否对环境及产品造成污染。
5101	生产和检验用的仪器、仪表、量具、衡器等其适用范围和精密度是否符合生产和检验的要求。
5102	检验用的仪器、仪表、量具、衡器等是否有明显的状态标志，并定期校验。
5201	生产管理、质量管理等标准操作规程是否完整合理。
5301	每种中药材的生产全过程均是否详细记录，必要时可附照片或图像。
5302	记录是否包括种子、菌种和繁殖材料的来源。
5303	记录是否包括药用植物的播种时间、数量及面积；育苗、移栽以及肥料的种类、施用时间、施用量、施用方法；农药（包括杀虫剂、杀菌剂及除莠剂）的种类、施用量、施用时间和方法等。
5304	记录是否包括药用动物养殖日志、周转计划、选配种记录、产仔或产卵记录、病例病志、死亡报告书、死亡登记表、检免疫统计表、饲料配合表、饲料消耗记录、谱系登记表、后裔鉴定表等。
5305	记录是否包括药用部分的采收时间、采收量、鲜重和加工、干燥、干燥减重、运输、贮藏等。
5306	记录是否包括气象资料及小气候等。
5307	记录是否包括中药材的质量评价（中药材性状及各项检测）。
5401	所有原始记录、生产计划及执行情况、合同及协议书等是否存档，至少保存至采收或初加工后5年。
5402	档案资料是否有专人保管。

2003年重点工作

2003 年重点工作

（一）《中华人民共和国中医药条例》实施情况

【学习宣传贯彻《中华人民共和国中医药条例》工作概述】

2003 年 4 月 7 日，温家宝总理签署第 374 号国务院令，《中华人民共和国中医药条例》正式颁布后，国家中医药管理局组织开展了一系列的学习宣传贯彻工作。

一、领导重视　精心组织

国家中医药管理局领导对《中华人民共和国中医药条例》的学习宣传贯彻工作给予了高度重视，佘靖副部长兼局长亲自主持召开局务会进行研究，各司办都提出了许多有益的建议和意见，确立了“热烈、求实、有序、协调”的宣传原则。国家中医药管理局人事与政策法规司成立了专门的工作小组，多次开会讨论研究，充分认识到做好《中华人民共和国中医药条例》的学习、宣传和贯彻工作，对于保障扶持中医药事业的发展和加强中医药规范化管理都具有重大而深远的意义，国家中医药管理局人事与政策法规司统一思想，提高认识，齐心协力，制定了学习宣传贯彻《中华人民共和国中医药条例》的实施计划，并反复修改，对各个环节都作了精心筹划和具体安排。组织召开了老中医药专家座谈会、离退休干部座谈会，邀请全国人大代表和全国政协委员及有关专家参加座谈会，探讨宣传贯彻《中华人民共和国中医药条例》对发展中医药事业，保障人民健康的重大作用，讨论如何采取措施扶持中医药事业发展，加强中医药规范化管理等问题，中西医结合学会、中国中医研究院也召开了各种形式的座谈会；购买了 5 万余册《中华人民共和国中医药条例》单行本发放到全国各省、自治区、直辖市中医药管理部门；为了把握正确的宣传导向，统一宣传口径，向全局干部职工广泛征集和征求意见，筛选确定了统一宣传用语 18 条，供各地宣传时参考使用；设计并制作了四种宣传招贴画，发送给全国各地中医药管理部门，要求在各级中医医疗、科研、教学机构及社区宣传栏等公共场所广为张贴，引起了社会各界的广泛关注；制作了两期以《中华人民共和国中医药条例》为主题的宣传展板，向国家中医药管理局机关同志进行宣传；积极组织协调，由国务院法制办牵头，和卫生部联合编写《中华人民共和国中医药条例》释义，经多次修改已正式投入印刷，为各地学习领会和宣传贯彻《中华人民共和国中医药条例》提供了资料。同时，组织有关专家完成了《中华人民共和国中医药条例》的英文翻译工作，《中华人民共和国中医药条例》英文版已正式出版，及时为国外人士研究和学习《中华人民共和国中医药条例》提供了参考资料；为了使局机关和直属单位的广大干部能够更深入地理解《中华人民共和国中医药条例》立法的指导思想，5 月 30 日，邀请国务院法制办宋瑞霖副司长来到国家中医药管理局进行了学习辅导讲座。周雷副司长在《中医药管理》杂志上发表题为《认真学习贯彻〈中医药条例〉促进中医药事业健康发展》的文章，在中医药行业引起了广泛关注，对全行业贯彻《中华人民共和国中医药条例》起到了很好的指导作用。专程赴北京中医药大学、上海市卫生局、天津市卫生局等地，指导《中华人民共和国中医药条例》的学习宣传贯彻工作，并在培训班上做专题辅导讲座，收到良好的效果。

为了更好地保障《中华人民共和国中医药条例》贯彻落实，依据《中华人民共和国中医药条例》的有关规定，结合工作实际，国家中医药管理局人事与政策法规司仔细梳理了国家中医药管理局已有的各项管理办法，确定了需制定和修订的规范性文件和技术标准。根据轻重缓急的不同，调整了今年的立法计划，人事与政策法规司积极与各司办协调，加快立法工作步伐，加紧制定与《中华人民共和国中医药条例》有关的立法项目。目前，《中医医疗广告审批管理办法》和《社区卫生服务中心与乡镇卫生院中医医疗服务规范》已经国家中医药管理局局务会讨论通过，正进一步与有关部门协商；《中医药教育机构临床教学标准》也在调研和起草中。另有一些相关的配套文件已开始调研或正在制定中。

二、利用传媒 营造声势

为了更好地面向社会广泛宣传《中华人民共和国中医药条例》，让社会各界都来关心和支持中医药事业的发展，国家中医药管理局人事与政策法规司加强与各大新闻媒体联系，积极为各大媒体提供有关中医药事业的成就、中医药立法工作情况等作为新闻资料，采取多种形式进行宣传，力求做到电台有声，电视有影，报纸有字，网络有形。5月6日，中央电视台新闻联播节目播发了《中华人民共和国中医药条例》颁布的新闻；5月7日，组织中央电视台记者就《中华人民共和国中医药条例》颁布施行的有关问题对佘靖副部长兼局长进行了采访，并在CCTV－1和新闻频道同时播出；5月6日，新华社以《〈中医药条例〉即将施行，我国中医药法制建设步伐加快》为题发了通稿；人民日报、法制日报、健康报、中国中医药报等十几家中央媒体和各地的多家媒体也发布了相关新闻，不仅使全国中医药工作者备受鼓舞，同时也引起了社会各界的广泛关注。

9月26日，人民日报在一版发表了《依法保障中医药事业健康发展》的评论员文章。在科教文卫版对《中华人民共和国中医药条例》进行了专版宣传，发表了佘靖副部长兼局长署名文章《依法保障中医药事业健康持续发展》。还组织法制办领导、有关专家、学者发表文章。这些报道不仅宣传了《中华人民共和国中医药条例》，还充分展示了中医药事业取得的辉煌成就，在社会各界产生了巨大反响。9月30日，健康报也在一版刊登了本报评论员文章，并在10月8日进行了专版宣传。中国中医药报在《中华人民共和国中医药条例》颁布后开设专栏进行宣传，以不同形式报道国家中医药管理局及各地学习宣传贯彻《中华人民共和国中医药条例》的工作，基本上期期都有关于《中华人民共和国中医药条例》的报道，在《中华人民共和国中医药条例》实施之际更是多次开设专版，加大力度进行宣传。这一系列的宣传活动为《中华人民共和国中医药条例》实施营造了良好的舆论氛围。

2003年8月，以《中国中医药报》和央视国际网站为载体开展了全国性的《中华人民共和国中医药条例》普法知识竞赛，共发出答卷30余万份，并于9月27日举行了颁奖仪式，对获奖者进行了表彰。这一活动集趣味性与知识性为一体，不仅普及了中医药知识，还收到了良好的社会效果。

三、上下齐心 步调一致

为了更好地组织各地做好《中华人民共和国中医药条例》的学习宣传贯彻工作，国家中医药管理局与各地中医药管理部门加强联系，积极沟通，指导和督促各地做好《中华人民共和国中医药条例》的学习宣传贯彻工作，下发了《国家中医药管理局关于学习宣传贯彻〈中华人民共和国中医药条例〉的通知》等相关文件，组织召开了全国学习宣传贯彻《中华人民共和国中医药条例》电视电话会议，要求各地根据本地区本部门的工作实际，高度重视，认真组织学习，制定切实可行的学习计划，充分发挥新闻媒体的宣传作用，利用座谈会、专题讲座、知识竞赛、庆祝晚会、义诊咨询、系列报道、城市宣传栏等形式广泛向社会进行宣传，营造与中医药工作相适应的社会舆论环境，推进中医药事业的全面发展。各地中医药管理部门高度重视，组织收听、收看了全国学习宣传贯彻《中华人民共和国中医药条例》电视电话会议，许多省市专门召开会议，制定下发了本省市加强学习宣传贯彻《中华人民共和国中医药条例》的意见，认真组织，精心策划，开展了形式多样的宣传贯彻活动。如：上海、海南、江西、云南、贵州、辽宁、陕西、山东、湖南、浙江、广东等地专门举办学习班，将《中华人民共和国中医药条例》的学习与“四五”普法教育和相关法律法规的学习结合起来，采取集中培训或轮训的方式，组织分管中医工作的领导、中医院院长、中医院校校长等参加学习。内蒙古、西藏、上海、天津、湖南、辽宁、云南、吉林、陕西、甘肃等地组织了由人大、政协、政府以及有关学会、中医医疗、科研等单位领导和专家参加的座谈会。广西、湖南、江苏、海南、浙江、陕西、甘肃、安徽、云南、黑龙江、辽宁、上海、天津等地组织开展了以宣传《中华人民共和国中医药条例》为主题的全区（省、市）的大型义诊活动，参加人数都在千人以上，并以此为契机，展示中医药成就，树立社会形象，普及中医药科技知识，提高人民健康意识。上海、天津、云南、江苏抓住《中华人民共和国中医药条例》颁布的良好机遇，对中医药发展情况进行调查，研究分析存在的问题，制定贯彻实施意见和管理办法等配套文件，加强对中医药的规范化管理。内蒙古、安徽、江西、天津等地根据《中华人民共和国中医药条例》的精神，加大对中医药事业的投入，并与人大代表共赴部分县市开展督查活动。

成都市创建了汇聚本地区著名中医专家的西部地区最大的中医名医馆，并在《成都晚报》上开设了每周一期“今中医”专版进行宣传。浙江省开展了“三进”（进农村、进社区、进企业）活动，散发《中华人民共和国中医药条例》单行本和健康宣教材料。江苏省将9月份确定为宣传活动月，与全省中医宣传日结合起来，充分发挥广播、电视、报纸、网络和各类新闻媒体的作用，开展了讲座、义诊、座谈会等丰富多彩的宣传活动。四川省举办了以《杏林春晖》为主题的《中华人民共和国中医药条例》实施庆祝文艺晚会，部分省、市中医药单位、成都中医药大学演出了主题鲜明、风格独特、质量上乘的文艺节目。节目将四川中医药历史、现代发展成就以插片的形式，与演出节目有机结合，突出个性化和时代气息，并制作VCD宣传碟广泛赠送，以扩大影响。深圳市在纪念世界传统医药日活动中将《中华人民共和国中医药条例》的宣传作为重点，结合百名中医大型咨询、义诊活动，在全市营造贯彻《中华人民共和国中医药条例》、促进中医药发展的良好社会氛围。山西省开展了学习《中华人民共和国中医药条例》宣传周的活动，提出了“弘扬国粹，振兴中华”等口号，开展形式多样、丰富多彩的宣传活动。山东省将 8、9、10 三个月作为全省《中华人民共和国中医药条例》宣传月，开展了丰富多彩的宣传活动，同时在全省范围内开展了《中华人民共和国中医药条例》知识的笔试答卷，并于世界传统医药日在山东电视台举办了知识竞赛，全省 17 个市和山东中医药大学等 4 个省（厅）直中医药机构参加了比赛，收到了良好的社会效果。吉林省也组织全省 9 个市、州及省直中医药单位代表队参加了全省学习宣传贯彻《中华人民共和国中医药条例》电视知识竞赛，并将竞赛内容刻录光盘下发各市、县（州），使广大群众更加了解《中华人民共和国中医药条例》。

四、巩固成果　扩大影响

《中华人民共和国中医药条例》的学习、宣传和贯彻工作是一个长期的任务，也是一个系统工程，在《中华人民共和国中医药条例》颁布和正式实施之际的集中宣传贯彻是此项工作的一个重要部分，但更重要的是在今后的工作中，扎扎实实地以《中华人民共和国中医药条例》为准绳，推动各项中医药工作不断前进，要认真继续做好以下几方面工作：

（一）要充分发挥新闻媒体作用。

要加强与各大新闻媒体联络协调，不断拓宽宣传渠道，将《中华人民共和国中医药条例》的宣传与中医药事业发展紧密结合起来，充分展示中医药工作者良好的精神面貌，从而得到社会各界的认同，让全社会都来关心和支持中医药事业。

（二）要宣传推荐各地的工作经验。

将基层单位学习宣传贯彻《中华人民共和国中医药条例》的先进事迹、先进人物进行大力宣传，鼓励先进，交流体会，总结经验，相互借鉴，共同提高，促进各地中医药管理部门更进一步做好《中华人民共和国中医药条例》的学习宣传贯彻工作。

（三）要加大海外宣传力度。

《中华人民共和国中医药条例》的颁布对海外传统医药的立法有一定的借鉴价值，要积极利用报纸、期刊、电视、电台、网络等多种媒介，加大宣传力度，扩大中医药在海外的影响，进一步推动中医药走向世界。

（四）要深入各地调研。

要组织专门的调研小组，全面了解各地在贯彻实施《中华人民共和国中医药条例》过程中遇到的困难和疑问，分析这些难点和情况出现的原因，研究解决问题的思路和办法，总结各地贯彻落实《中华人民共和国中医药条例》方面的经验和方法，加以推广。

（五）加强执法监督检查。

要依据《中华人民共和国中医药条例》的内容，加紧制定与《中华人民共和国中医药条例》贯彻实施有关的配套文件，加快中医药立法工作的步伐。同时，要加强对贯彻落实情况的督促和检查，要加强执法检查工作，要把《中华人民共和国中医药条例》规定的各项要求落到实处。建议与全国人大法制工作委员会、国务院法制办有关部门到各地进行督查，督促各地按照《中华人民共和国中医药条例》的有关规定做好贯彻落实工作，保障中医药事业健康持续发展。（欧阳波）

【《中华人民共和国中医药条例》相关配套文件制定情况】　根据《中华人民共和国中医药条例》第十条，国家中医药管理局与卫生部联合印发了《乡镇卫生院中医药服务管理基本规范》、《社区卫生服务中心中医药服务管理基本规范》。

根据《中华人民共和国中医药条例》第十三条，与国家工商行政管理总局、卫生部积极协调，起草了《中医医疗广告审查办法》，已经国家中医药管理局局务会审议通过，2003 年 9 月正式移交至国家工商行政管理总局办理。

（二）抗击“非典”

国家中医药管理局关于认真做好中医药防治非典型肺炎工作的通知

国中医药发［2003］13号

各省、自治区、直辖市卫生厅局，中医药管理局：

近期，我国部分地区发生了非典型肺炎疫情。在党中央、国务院的高度重视和一系列重大决策和部署下，中医药工作者同广大卫生工作者一起，发扬救死扶伤的人道主义精神，积极投入到防治非典型肺炎的工作中去，发挥中医药的作用和优势，探索中西医结合防治的方法和措施，做出了积极的贡献。当前，面对全国防治非典型肺炎的严峻形势，为进一步贯彻党中央、国务院的部署，落实全国防治非典型肺炎工作会议精神，继续做好中医药防治非典型肺炎工作，特通知如下：

一、各地中医药行政管理部门要充分认识做好防治非典型肺炎工作的重要性和紧迫性，把思想认识和行动统一到党中央和国务院的决策和部署上来，把防治非典型肺炎工作当作头等大事来抓。要在当地政府和卫生行政管理部门的统一领导下，根据防治工作的总体部署，积极投入到非典型肺炎防治工作中去，做到思想认识到位，责任落实到位，工作力度到位。要加强对中医药机构的组织、协调和指导，充分发挥中医药的特色和优势，发挥中西医结合在防治非典型肺炎工作中的作用。

二、我局组织专家制定的《非典型肺炎中医药防治技术方案（试行)》(以下简称《技术方案》)已经卫生部非典型肺炎领导小组印发，请各地在实际工作中参考应用，并可根据实际情况，因地制宜制定具体的技术方案。对于《技术方案》中所列的预防处方，要在中医执业医师指导下合理应用。对于按《技术方案》中的处方煎制成批量汤剂，分装成瓶装、袋装等用于群体用药的，要由医生选定处方，并严格执行国家食品药品监督管理局和我局等5部门联合制定的《关于加强防治非典型肺炎药品监督和管理工作的紧急通知》的有关要求，在指定的具有煎制条件的医疗机构或药厂进行煎制。要对中药防治非典型肺炎进行观察总结，做好中药不良反应的监测，监测情况及时报告当地药物不良反应监测部门和药监部门。

三、切实加强对中医医疗机构非典型肺炎防治工作的指导和监督检查。要认真组织中医医疗机构学习贯彻执行《中华人民共和国传染病防治法》，严格按照卫生部非典型肺炎防治领导小组的规定，坚持依法开展非典型肺炎防治工作。要积极组织中医药专家参与当地非典型肺炎的防治，做好中医药技术指导工作。要进一步加强对全体医护人员防治非典型肺炎及相关传染病专业知识的培训，添置必要的设备，加强对医护人员的防护，增强防范意识，提高救治水平，同时，要加强监督检查，确保各项措施落实到位。

四、积极开展中医药防治非典型肺炎的科学研究工作。充分利用地方中医医疗机构、高等院校、科研单位的优势资源，开展中西医结合治疗非典型肺炎的临床研究，组织力量联合攻关，不断提高中医药治疗的疗效和预防效果。要高度重视医务工作者和群众的献方献药，对于所提供的中药处方及其他药物和方法等，要认真对待，整理研究。

五、要加强中医药防治非典型肺炎工作的宣传，坚持“澄清事实、以正视听、引导舆论”的方针，把握正确舆论导向，普及中医药知识，使广大人民群众科学地认识疾病，消除恐慌心理。要注意总结积累中医药防治的做法和经验以及各种数据的收集。特别是前一时期防治非典型肺炎工作已有一定基础的省、市，要进行认真的回顾总结，并及时将有关情况报告我局，以便总结推广，更好地指导全国中医药防治非典型肺炎工作。

为加强对中医药防治非典型肺炎工作的指导，我局已成立中医药防治非典型肺炎工作小组。各地中医药防治非典型肺炎工作的有关情况请及时报告工作小组，联系电话：65914968。

国家中医药管理局关于加强农村中医药防治非典型肺炎工作的通知

国中医药发［2003］23号

各省、自治区、直辖市卫生厅局、中医药管理局：

为贯彻全国农村非典型肺炎防治工作会议精神，做好农村非典型肺炎防治工作，现就加强农村中医药防治非典型肺炎工作有关问题通知如下。

一、认真学习贯彻全国农村非典型肺炎防治工作会议精神，提高认识，统一思想

农村防治非典型肺炎是整个疫病防治的重要组成部分。农村防治工作，不仅关系农民健康和农村经济社会的发展，也直接关系全国疫病防治的成败。

广大中医药战线的全体干部职工，要高度重视农村非典型肺炎防治工作，充分认识农村非典型肺炎防治工作的重要性、紧迫性和艰巨性，把思想认识和行动统一到党中央、国务院的决策和部署上来，把学习贯彻全国农村非典型肺炎防治工作会议精神和贯彻落实《中共中央国务院关于进一步加强农村卫生工作的决定》精神紧密结合起来。克服麻痹思想和畏难情绪，紧紧抓住宝贵战机，牢牢把握防治工作的主动权，在各级党委、政府的领导下，加强与各部门的配合和协同作战，坚决打赢农村非典型肺炎防治的攻坚战。

二、加强组织协调，积极参与农村非典型肺炎防治工作

各地中医药行政管理部门要认真动员组织各级各类中医药机构，按照当地政府及卫生部门有关农村防治非典型肺炎工作的统一部署和安排，积极参与当地农村非典型肺炎防治工作。

凡被当地政府及卫生部门确定为农村治疗非典型肺炎定点医院或发热门诊的中医医疗机构，一方面要认真按照防治非典型肺炎工作有关要求，加强基础设施、医疗仪器设备等硬件条件的改善；另一方面，要动员全体干部职工积极投身到抗击“非典”的战斗中，加强防治知识与技能的培训工作，特别要强调医护人员自身防护知识与技能的培训，确保防治工作的顺利进行。

未被列入定点医院或发热门诊的中医医疗机构，也要在当地中医药行政管理部门的统一组织下，切实加强培训工作，积极组织中医药专家参与当地农村非典型肺炎的防治，做好中医药技术指导工作。

县中医院是农村中医药工作的龙头，也是农村中医药防治非典型肺炎的重点单位，要发挥其在中医药人才、技术等方面的优势，加强对乡、村两级中医药预防非典型肺炎工作的技术指导，引导广大农民合理运用中医药方法进行非典型肺炎的预防。

三、切实加强对农村中医药防治非典型肺炎工作的领导

各地中医药行政管理部门要积极参与当地农村非典型肺炎的防治工作，抓紧制订农村中医药防治非典型肺炎预案，组织成立中医药专家工作组，切实加强对中医药机构的组织、协调和指导，充分发挥中医药的特色和优势，积极探索中医、中西医结合防治非典型肺炎的方法。

各地中医药行政管理部门可在卫生部非典型肺炎防治领导小组印发的《非典型肺炎中医药防治技术方案（试行)》及其修订方案（以下简称《技术方案》）的基础上，结合本地实际情况，制定本地区中医药防治技术方案，印发给有关医疗单位参考使用，但其中的中药处方不得向社会公布。对于《技术方案》中所列的预防处方，一定要在中医执业医师指导下因时、因地、因人合理应用。要加强对广大农村居民进行中医药预防非典型肺炎科普知识的宣传，引导农民合理用药，科学预防“非典”。认真查处那些利用所谓“秘方”、“偏方”坑害农民的机构和人员，正确宣传药品不良反应知识，避免药品使用的盲目性、从众性，确保广大农民预防用药安全。对于按《技术方案》中的处方煎制成批量汤剂的，要由医生选定处方，并严格执行国家食品药品监督管理局和我局等五部门联合制定的《关于加强防治非典型肺炎药品监督和管理工作的紧急通知》的有关要求，在指定的具有煎制条件的医疗机构或药厂进行煎制。

各级中医药行政管理部门和中医医疗机构要及时对农村中医药防治非典型肺炎工作进行总结，同时要做好中药不良反应的监测。如出现不良反应要及时报告当地药监部门、中医药行政管理部门和药物不良反应监测部门。

中医是农村抗击非典型肺炎的一支重要力量，要充分利用中医药资源，发挥广大中医药人员的作用，积极运用中西医结合方法，团结协作，共同完成防治农村非典型肺炎的工作任务，确保广大农民群众身体健康和生命安全，确保农村经济发展和社会稳定。

2003～2004年度全国中医药系统防治传染性非典型肺炎工作方案

国家中医药管理局办公室

传染性非典型肺炎疫情暴发以来，广大中医药包括民族医药（下同）专业技术人员运用中医药的技术和方法，充分发挥中医药的特色和优势，在“非典”防治工作中发挥了重要作用。为应对可能再次发生的“非典”疫情，指导全国中医药系统科学、规范、有序地开展“非典”防治工作，在卫生部印发的《2003～2004年度全国卫生系统传染性非典型肺炎防治工作方案》的基础上，综合前一阶段的“非典”防治工作，结合中医药工作的实际情况，制定本方案。

一、中医药系统防治“非典”的指导原则与任务

（一）指导原则。

统一领导，分工负责；主动参与，早期介入；中西医结合，医研结合；加强宣传，科学引导；充分发挥中医药优势，提高“非典”防治疗效。

（二）任务。

通过本方案的实施，加强中医药机构与相关机构的组织协调，充分利用中医药资源，积极参与“非典”防治工作，提高中医医疗机构的应急救治能力，保障人民群众的身体健康。

二、发挥中医药在预防“非典”中的作用

（一）开展面向公众的中医药健康教育。在疫情的不同发展阶段，及时组织相应的中医药科普宣传活动，向社会公众普及中医药防治知识。同时要广泛推广中医传统健身方法，加强锻炼，增进公众身体健康。

（二）在总结中医药预防“非典”临床和科研工作的基础上，根据具体情况，拟定并推荐预防“非典”参考中药处方，引导公众科学合理地使用中医药方法预防“非典”。首先，要采取措施，引导公众在中医执业医师的指导下，因时、因地、因人选择中药预防处方，促进公众合理使用预防中药。其次，对于使用国家或各省推荐的中药预防处方煎制成批量汤剂，用于群体用药的，应由医师选定处方，到各地中医药管理部门指定的具有煎制条件的医疗机构或药厂进行煎制。第三，要进一步加强对预防中药的药物不良反应监测，确保用药安全。

三、加强“非典”中医药救治工作

（一）将中医药机构纳入“非典”救治体系中加强建设。

1. 在全国地级以上传染病医院中设立中医、中西医结合科和中医、中西医结合病区；在有条件的地区鼓励、倡导建立中西医结合传染病专科医院；在县级医疗机构传染病病区的建设中，鼓励、倡导建立中医、中西医结合传染病病区。

2. 在直辖市、省会城市和地级市，根据需要选择符合条件的中医、中西医结合医院的急诊科，纳入当地应对突发公共卫生事件急救网络建设中加以建设。

（二）修订完善《中医药防治SARS技术方案》。

1. 组织有关中医药专家，在前一阶段中医药防治“非典”临床和科研工作的基础上，进一步修订完善《中医药防治SARS技术方案》，将其纳入卫生部新修订的《传染性非典型肺炎防治技术方案》中，供各地在防治“非典”工作中参考使用。

2. 将国家中医药管理局组织专家在临床实践和科学研究的基础上拟定的《中医药防治SARS技术指南》，以中华中医药学会的名义印发各地，推荐使用，指导今后的“非典”防治工作。

3. 省级中医药管理部门也可结合本地区实际情况，以《中医药防治SARS技术方案》为基础，组织专家制订本地区的中医药防治“非典”技术方案。

（三）提高各级中医医院应对“非典”疫情的能力。

1. 被确定设立发热门诊的各级中医医院要严格按照建设规范，在规定时间内建设、改造发热门诊，补充必要的诊治设备，储备相关药品、防护物资等。

2. 各级各类中医医院要加强对医务人员的培训，提高医务人员的自我防护能力和水平，对院区做必要的改造，做好门（急）诊预检工作，防止发生院内交叉感染。

3. 加强各级各类中医医疗机构医院感染管理科的建设，培训专业技术骨干，认真落实医院感染管理的有关规定和措施，提高医院感染的管理水平，并按要求做好疫情监测报告。

（四）加强农村中医药防治“非典”工作。

1. 县中医医院要发挥其在中医药人才、技术方面的优势，加强对乡村中医药防治“非典”的技术指导。

2. 要加强对广大农民进行防治“非典”科普知识的宣传，引导农民合理用药，科学预防“非典”。

四、加强中医药救治“非典”专业队伍建设

（一）国家中医药管理局建立国家救治“非典”中医药专家库，根据不同情况选择专家，有针对性地指导中医药防治“非典”工作。

省级中医药管理部门和设区的市级中医药管理部门，要组建本地区的“非典”中医药救治专家组，其部分成员纳入当地的“非典”救治专家组，负责技术指导与培训工作。

各级各类中医医院要组建“非典”救治队伍，积极参加当地的“非典”救治工作。

（二）各地要加强对中医药专业技术人员的培训。在强化中医药基本知识与技能教育培训的基础上，加强对《传染病防治法》、《突发公共卫生事件应急条例》、《传染性非典型肺炎防治管理办法》等相关法律法规的学习，增强救治队伍应对突发公共卫生事件的能力，建立一支高质量的中医药专业救治队伍。各地要在2003年10月20日前，完成相关中医药行政人员、中医医疗机构专业技术人员的培训工作。

（三）各地中医药管理部门要参与当地“非典”救治队伍的组建和日常管理工作，在救治队伍中组织学习、推广应用中医药知识和技术，以充分发挥中医药的作用和优势。

五、提高中医药系统的应急能力

根据卫生部对“非典”事件的分级，各级中医药部门在配合卫生行政部门开展工作的同时，还要做好应急反应。

（一）一般事件的应急反应。

1．发生地中医药部门应急反应。

（1）发生地中医药管理部门要及时收集有关信息，向当地政府、省级中医药管理部门和国家中医药管理局报告，并迅速组织开展中医药防治工作，协助有关部门控制“非典”疫情。

（2）发生地中医医疗机构要做好门急诊预检、发热门诊接诊收治工作，控制院内感染，配合疾病预防控制机构开展流行病学调查和样品采集工作；同时，积极应用中医药方法防治“非典”。

2．省级中医药管理部门应急反应。

（1）发生地省级中医药管理部门在省级“非典”指挥部的统一领导下，负责指挥协调“非典”中医药救治专家组和专业救治队伍中的中医药专业技术人员参与救治工作；要求各级中医药部门即日起进入应急状态；并将本省（自治区、直辖市）中医药救治“非典”工作情况向国家中医药管理局及时上报。

（2）未发生疫情的省级中医药管理部门要加强组织协调工作，落实各项中医药预防措施。

3．国家中医药管理局应急反应。

（1）对各地中医药防治“非典”工作开展业务指导和监督检查。

（2）要求各地中医药管理部门加强对各级各类中医医疗机构的监督检查，确保各项防范措施落实到位。

（二）重大事件的应急反应。

1．省级中医药管理部门应急反应。

（1）在省级防治“非典”指挥部的统一领导下，发生地省级中医药管理部门除做好一般事件应急反应所规定的工作外，还要组织本地的中医药力量，研究部署中医药防治措施。在省级“非典”疫情处理预案启动时，要配合相关部门，完成省级防治“非典”指挥部布置的各项工作。

（2）未发生疫情的省级中医药管理部门除做好一般事件应急反应所规定的工作外，还要做好中医药救治“非典”的准备工作。

2．国家中医药管理局应急反应。

（1）指导帮助疫情地区开展中医药救治工作。

（2）组织国家应急中医药救治队伍和有关专家，迅速奔赴疫情地区，进行现场指导并直接参与疫情的处理。

（3）向未发生疫情省份的中医药管理部门及时通报情况，要求中医药管理部门做好本省“非典”疫情的防范和中医药救治“非典”的准备工作。

（三）特大突发事件的应急反应。

1．省级中医药管理部门应急反应。

在省级应急处理指挥部的统一领导下，做好本省中医药救治“非典”的各项工作。在省级应急预案启动时，要配合相关部门，完成省级应急处理指挥部布置的其他任务。

2．国家中医药管理局应急反应。

（1）协调、调动全国的中医药力量，积极开展“非典”的中医药救治工作。

（2）定期向各地通报中医药防治“非典”工作情况。

（3）在全国突发公共卫生事件应急预案启动时，要积极配合相关部门，认真完成国家应急处理指挥部布置的各项任务。

六、加强中医药防治传染性非典型肺炎的科研工作

（一）建立临床研究协作网络。

1．在国家中医药管理局的统一协调下，全国六大区分别建立科研协作组，充分利用现有的中医药科技资源，积极开展中医药防治传染性非典型肺炎的科研工作。

2．由牵头省市中医药管理部门组织成立中医药防治传染性非典型肺炎科研协作领导小组，负责所在区域的科研工作。在紧急疫情发生时，有关协作组按照一定程序迅速启动研究工作，发挥协调和辐射作用。

科研协作组牵头省市分别为：北京市（华北5省）、吉林省（东北3省）、上海市（华东6省1市）、广东省（中南5省1区）、四川省（西南3省1市）、陕西省（西北3省2区）。

3．各协作组要分别建立一线及二线科研专家队伍，并分别确定首席专家。一线队伍由中青年学科带头人或学术带头人牵头，医师、护士、临床信息采集人员及统计分析人员组成，负责实施统一的研究方案。二线队伍以当地擅长中医热病诊治的名老中医为主组成，负责临床研究的指导工作。

（二）开展科学研究。

1．开展临床研究，要坚持统一

设计方案、统一分析数据的原则，加强临床研究质量控制，科学、准确地评价中医、中西医结合疗效，并迅速推广临床治疗方案。

2. 协作组平时应密切关注并收集国内外有关研究信息，加强信息交流，为科学研究提供参考。

3. 根据实验条件适时开展中药预防“非典”的实验研究，为预防干预提供更加科学的依据，并在人群中开展预防干预的效果评价。

4. 在系统总结前一阶段中医、中西医结合治疗“非典”临床研究的基础上，对“非典”不同阶段相对固定的有效方药，进行安全性评价和药效学研究，以备发生“非典”紧急情况时为临床研究提供相对规范统一的观察药物或处方。

针对中医药防治 SARS 技术方案拟定推荐的中医药预防治疗汤剂，预先进行安全性评价。

（三）进行人员培训，做好科研保障。

1. 加强研究单位的科研条件建设，配置临床研究的必要硬件，以便在隔离状态下及时准确地传输临床一线的数据，保证临床研究的顺利实施。

2. 组织参与临床研究的科研人员进行临床实施方案和相关法律法规的培训。

3. 相关地区要做好科研药品的储备，确定中药制剂集中配送中心，统一制备、发送（包括辐射地区）中药制剂，确保科研用药的质量。

七、中医药防治“非典”工作的管理与监督

（一）加强中医药防治“非典”工作的组织管理。

1. 国家中医药管理局中医药防治“非典”工作小组在全国防治“非典”指挥部和指挥部防治组的统一领导下，负责组织、协调全国中医药系统防治“非典”工作。

在全国防治“非典”指挥部防治组内设立中医药工作组，同时国家中医药管理局还要派专人参加全国防治“非典”指挥部科技组、防治组、后勤保障组等部门的工作。

2. 省级中医药管理部门的主要负责同志参加当地的“非典”防治指挥机构，成立本省（自治区、直辖市）“中医药防治‘非典’工作小组”，并将该工作小组纳入本地的“非典”防治指挥机构中，成为其组成单位之一，负责指挥、协调本地区的中医药防治“非典”工作以及相关信息的收集、汇总和上报。

国家中医药管理局新闻办公室负责各地相关信息的收集、汇总、整理、分析工作，各省要将有关信息按要求及时报送国家中医药管理局新闻办公室。

各省中医药管理部门要总结中医药防治“非典”的经验、教训，并结合当地实际情况，充分论证，制定具有可操作性的“非典”防治工作方案。

省级以下负责中医药管理的部门，要参照以上精神，建立相应的工作机制。

（二）加大对中医药防治“非典”工作的监督检查力度。

1. 各级中医药管理部门依据有关法律法规和各自的“非典”防治工作方案，对其管辖的中医药管理部门以及中医医疗机构的工作情况进行监督检查。

2. 会同公安、工商、药监等部门，对社会上应用中医药方法防治“非典”的行为进行监督检查，对以中医药防治“非典”名义从事违反法律法规活动的行为进行严厉查处。

（三）做好社会各界为中医药防治“非典”献方献策的受理工作。

对于社会各界的献方献策行为，各级中医药管理部门要热情接待，认真处理。对献方献策的函件一律要进行登记，并回函致谢。在进行初步分类后，要组织专家进行研究论证，供临床和科研机构参考使用。

八、中医药防治“非典”的后勤保障及其他工作

（一）在中医药防治“非典”工作中，要进一步整合中医药资源，充分发挥中医药医疗、教学、科研机构及学术团体等中介组织的作用和优势，为“非典”防治提供高水平的中医药服务。

（二）各级中医药管理部门要及时向上级主管部门汇报中医药防治“非典”工作中取得的成绩和存在的问题，了解掌握其所属的中医医疗机构在“非典”防治工作中的困难，并给予妥善解决，积极与相关部门协调落实中医医疗机构防治“非典”工作所需的资金和物资。

（三）各级中医药宣传部门要利用各种新闻媒体，采取多种形式，大力宣传中医药系统在“非典”防治工作中的精神面貌和工作成绩，及时报道广大中医药工作者的先进典型和先进事迹，为中医药防治“非典”工作营造良好的舆论氛围。由国家中医药管理局管理的有关“非典”科研成果的发布，要报国家中医药管理局审定。

（四）国家中医药管理局中医药防治“非典”工作小组及时向全国防治“非典”指挥部后勤保障组提出建议，对防治“非典”中药饮片和中成药品种建立国家储备。

（五）广泛开展并加强与 WHO 等国际组织、有关国家政府以及港澳台地区间的中医药防治“非典”的学术交流与技术合作。

（六）各级中医药管理部门要对在防治“非典”工作中取得突出成绩的组织、个人进行表彰奖励。

非典型肺炎中医药防治技术方案（试行）

（国家中医药管理局组织专家制定，供各地参考）

在卫生部疾病控制司制定“非典型肺炎的防治方案（试行）”的同时，国家中医药管理局组织有关专家，在总结前一阶段中医药防治非典型肺炎经验的基础上，研究制定了非典型肺炎中医药防治技术方案（试行），供各地在非典型肺炎防治工作中参考。

非典型肺炎属于中医“温病”的范畴。病因为感受疫毒时邪，病位在肺。基本病机特点为：热毒痰瘀，壅阻肺络，热盛邪实，湿邪内蕴，耗气伤阴，甚则出现气急喘脱的危象。

一、预防

在实施“社区综合性预防措施（试行）”的基础上，为提高健康人群对非典型肺炎的抵抗力，建议参考使用以下中医预防措施。

（一）一般健康人群服用的中药处方。

1. 鲜芦根 20g　银花 15g　连翘 15g　蝉衣 10g　僵蚕 10g　薄荷 6g　生甘草 5g 。水煎代茶饮，连续服用 7～10 天。

2. 苍术 12g　白术 15g　黄芪 15g　防风 10g　藿香 12g　沙参 15g　银花 20g　贯众 12g。水煎服，1 日 2 次，连续服用 7～10 天。

3. 贯众 10g　银花 10g　连翘 10g　大青叶 10g　苏叶 10g　葛根 10g　藿香 10g　苍术 10g　太子参 15g　佩兰 10g。水煎服，1 日 2 次，连续服用 7～10 天。

（二）与非典型肺炎病例或疑似病例有接触的健康人群在医生指导下服用的中药处方。

生黄芪 15g　银花 15g　柴胡 10g　黄芩 10g　板蓝根 15g　贯众 15g　苍术 10g　生苡仁 15g　藿香 10g　防风 10　生甘草 5g。水煎服，1 日 2 次，连续服用 10～14 天。

二、治疗

在卫生部疾病控制司制定的“非典型肺炎病例或疑似病例的推荐治疗方案和出院诊断参考标准（试行）”等防治技术方案的基础上，为进一步提高非典型肺炎的临床疗效，建议医生根据实际情况，参考使用以下中医药治疗方法，对非典型肺炎病例或疑似病例按照中医辨证论治的原则，因地制宜，分期分证，进行个体化治疗。同时还要根据病情变化，适时调整治法治则，随证加减。

（一）早期。

早期患者以热毒袭肺、湿遏热阻为病机特征。临床上分为热毒袭肺、湿热阻遏、表寒里热夹湿三种证候类型。属热毒袭肺证者，宜清热宣肺，疏表通络，可选用银翘散合麻杏石甘汤加减；属湿热阻遏证者，宜宣化湿热，透邪外达，可选用三仁汤合升降散加减，如湿重热轻，亦可选用藿朴夏苓汤；属表寒里热夹湿证者，宜解表清里，宣肺化湿，可选用麻杏石甘汤合升降散加减。

（二）中期。

中期患者以疫毒侵肺，表里热炽，湿热蕴毒，邪阻少阳，疫毒炽盛，充斥表里为病机特征。临床上分为疫毒侵肺、表里热炽，湿热蕴毒，湿热郁阻少阳，热毒炽盛四种证候类型。属疫毒侵肺、表里热炽证者，宜清热解毒、泻肺降逆，可选用清肺解毒汤；属湿热蕴毒证者，宜化湿辟秽、清热解毒，可选用甘露消毒丹加减；属湿热郁阻少阳证者，宜清泄少阳、分消湿热，可选用蒿芩清胆汤加减；属热毒炽盛证者，宜清热凉血、泻火解毒，可选用清瘟败毒饮加减。

（三）极期。

极期患者以热毒壅盛，邪盛正虚，气阴两伤，内闭外脱为病机特征。临床上分为痰湿瘀毒、壅阻肺络，湿热壅肺、气阴两伤，邪盛正虚、内闭喘脱三种证候类型。属痰湿瘀毒、壅阻肺络证者，宜益气解毒、化痰利湿、凉血通络，可选用活血泻肺汤；属湿热壅肺、气阴两伤证者，宜清热利湿、补气养阴，可选用益肺化浊汤；属邪盛正虚、内闭喘脱证者，宜益气固脱、通闭开窍，可选用参附汤加减。

（四）恢复期。

恢复期患者以气阴两伤，肺脾两虚，湿热瘀毒未尽为病机特征。临床上分为气阴两伤、余邪未尽，肺脾两虚两种证候类型。属气阴两伤、余邪未尽证者，宜益气养阴、化湿通络，可选用李氏清暑益气汤加减；属肺脾两虚证者，宜益气健脾，可选用参苓白术散合葛根芩连汤加减。

关于表彰全国卫生系统抗击“非典”先进集体和先进个人的决定

卫生部　人事部　国家中医药管理局

卫人发［2003］207 号

各省、自治区、直辖市卫生厅局、人事厅局、中医药管理局，新疆生产建设兵团卫生局、人事局：

今年以来，我国一些地区相继发生了非典型肺炎疫情，严重威胁人民群众身体健康和生命安全。面对这场突如其来的疫情灾难，全国卫生系统的广大干部职工在党中央、国务院的坚强领导下，以“三个代表”重要思想为指导，与全国人民一道，认真贯彻落实中央的决策和部署，团结一致，忠于职守，不怕牺牲，勇往直前，同“非典”展开了艰苦卓绝的斗争，表现出良好的职业道德和崇高的思想品质，涌现出一大批可歌可泣的先进典型，为夺取抗击“非典”的阶段性重大胜利做出了突出贡献。为了表彰先进，弘扬正气，激励卫生系统广大干部职工在卫生改革与发展中奋发进取，建功立业，卫生部、人事部、国家中医药管理局决定，授予北京地坛医院等 100 个单位“全国卫生系统抗击‘非典’先进集体”称号，授予王力宇等 500 名同志“全国卫生系统抗击‘非典’先进个人”称号。

受表彰的先进集体和先进个人，是全国卫生系统在抗击“非典”斗争中涌现出来的优秀代表。他们以实际行动贯彻“三个代表”重要思想，不辜负党和人民的重托，不辱使命，是各级卫生部门、医疗卫生机构和卫生系统广大干部职工学习的楷模。全国卫生系统广大干部职工要以受表彰的先进集体和先进个人为榜样，学习他们认真贯彻“三个代表”重要思想，全心全意为人民服务的崇高品德；学习他们坚持把保护人民群众的身体健康和生命安全放在第一位，视疫情如命令，视病房如战场，视病人如亲人，舍小家顾大家的无私奉献的精神；学习他们关键时刻挺身而出，迎难而上，顽强拼搏，舍生忘死的牺牲精神；学习他们立足本职、恪尽职守、勇挑重担、忘我工作的敬业精神；学习他们尊重科学、依靠科学、临危不惧、沉着应对的求实精神，使之成为卫生战线广大干部职工的自觉行动。希望受表彰的先进集体和先进个人，谦虚谨慎，戒骄戒躁，珍惜荣誉，再接再厉，在今后工作中取得更大的成绩。

全国卫生系统广大干部职工要紧密地团结在以胡锦涛同志为总书记的党中央周围，全面贯彻落实党的“十六大”精神，兴起学习贯彻“三个代表”重要思想的新高潮，解放思想，开拓创新，实事求是，扎实工作，为开创我国卫生事业新局面做出更大的贡献。

附件：1. 全国卫生系统抗击“非典”先进集体名单（略）

2. 全国卫生系统抗击“非典”先进个人名单（略）

二〇〇三年七月二十四日

关于加强防治非典型肺炎药品监督和管理工作的紧急通知

国家食品药品监督管理局 国家发改委
卫生部 国家工商总局 国家中医药管理局
国食药监办［2003］20号

各省、自治区、直辖市药品监督管理局、计委、经贸委、物价局、卫生厅局、工商行政管理局、中医药管理局：

党中央、国务院对防治我国部分地区发生的非典型肺炎（下称“非典”）疫情高度重视，采取了积极有效的措施，并已取得了初步成效，局部地区的疫情已得到控制，但形势仍然严峻。2003年4月13日，国务院召开了“全国防治非典型肺炎工作会议”，对进一步做好“非典”的防治工作，进行了全面部署，要求各地区、各部门要各司其职、紧密配合，彻底地控制疫情的发展，并对加强防治“非典”用药问题提出了保证药品质量、防止哄抬药品用品价格、保证药品用品供应的明确要求。为贯彻落实国务院此次工作会议精神，进一步加强防治“非典”药品监督和管理工作，特通知如下：

一、加强防治“非典”药品的监督管理，全力保证药品质量

药品监督管理部门要认真做好防治“非典”用药和医疗器械相关产品的质量监督管理工作，要严格把好防治“非典”用药、用械的质量关。对卫生部门用于防治“非典”需要的药品，药品监督管理部门要严格把关，确保其质量。对市场中出现的以防治“非典”为名制售假劣药品、医疗器械等相关产品的违法行为，药品监督管理部门、工商行政管理机关应采取切实有效措施予以严厉打击，加大对市场的监督检查力度，全力保证防治“非典”过程中人民群众用药、用械等相关产品安全有效。配制用于治疗“非典”的医疗机构制剂必须经省（区、市）药品监督管理局批准，配制用于治疗“非典”的医疗机构制剂必须在具有《医疗机构制剂许可证》或者取得药品GMP认证证书的药品生产车间配制，并在本医疗机构内凭执业医师或者助理执业医师处方使用。如因紧急情况需进行调剂的，省内调剂的必须经所在地省级药品监督管理局批准；跨省调剂的，必须经国家食品药品监督管理局批准。医疗机构配制的制剂不得在市场上销售或变相销售。

卫生、药监部门在防治“非典”工作中，要密切注意国际、国内“非典”诊断和治疗技术的进展，对于防治“非典”有效的药物、医疗器械和诊断试剂，国家食品药品监督管理局将根据特事特办的原则，依照有关规定，尽快予以审批。各级医疗机构要以防治大局为重，对于“非典”病人要先救治，绝不能因为费用问题推诿病人，同时更要严格执行医疗服务价格政策。关于“非典”病人的医药费用支付问题，国家有关部门近日将予以明确。医疗机构运用中药预防治疗“非典”，应遵循中医理论进行辨证论治。对于使用卫生部非典型肺炎防治领导小组印发的《非典型肺炎中医药防治技术方案（试行）》（卫“非典”发［2003］1号）中的处方煎制成批量汤剂，分装成瓶装、袋装等用于群体用药的，各地卫生（中医药）行政部门一定指定具有煎制条件的医疗机构或药厂进行煎制，若用配方颗粒进行调配的，应使用国家食品药品监督管理局确定的配方颗粒试点生产企业生产的配方颗粒。其汤剂或组合型配方颗粒都应附有使用说明书，说明书应包括以下内容：处方组成、功能主治、用法用量、注意事项、贮藏、有效期、煎制单位等，确保汤剂的质量和使用安全。

药品生产、经营企业发布防治“非典”药品广告必须以国务院食品药品监督管理部门批准的说明书或证明文件为准，经省（区、市）药品监督管理局批准后，方可发布。保健食品广告不得宣传具有防治“非典”功能；消毒剂广告宣传必须在其说明书的范围之内。发布用于防治“非典”的方剂处方，必须经卫生部防治非典型肺炎领导小组审定同意后方可发布。对未经审查发布方剂处方广告的，按未经审查发布药品广告由工商行政管理部门查处。

二、加强防治“非典”药品价格监管，维护市场稳定

各级价格主管部门要进一步加强防治“非典”药品、医疗器械及卫生材料价格的监督管理。凡是实行政府指导价和政府定价的药品，要严格执行政府规定价格；属于市场调节价的药品，要运用调查、提醒、告诫、劝阻等方式，引导和规范市场价格行为；对价格异常波动涉及的范围较广、上涨幅度较大、影响正常的生产和流通、发展下去会造成严重后果的，应提请省级人民政府根据《价格法》第三十条的有关规定，采取限定差价率或者利润率、规定限价、实行提价申报制度和调价备案制度等干预措施，并按规定上报备案。要切实加强药品市场价格的监督检查，对违反政府价格规定的，特别是趁机囤积居奇、哄抬物价、扰乱市场秩序的不法经营者，要依法处理，从重处罚。要加强对药品、医疗器械和卫生材料市场价格的监测和分析预测，对可能引起市场价格异常波动的倾向性、苗头性问题，及时预警预报，并提出相应的对策建议。有关价格工作的具体要求按国家发改委电字［2003］8号规定执行。

三、进一步做好防治“非典”药品生产、储备和市场供应工作

各地经贸委及中央医药承储单位要按卫生部门提出的防治“非典”用药品种清单，对本地区的药品生产情况和本单位药品储备工作，立即进行一次全面检查。并根据卫生部门防治工作需要，对有关药品的生产能力、原料供应和储备药品的数量情况及时准确把握。要进一步完善与卫生部门的工作联系制度，密切跟踪临床用药品种和数量变化动态，同时加强对相关药品市场需求的监测分析。要会同有关部门，尽快制定工作预案，一旦出现药品紧缺迹象，要果断采取有效措施，迅速组织企业保质、保量生产并及时投放供应市场。

各地经贸委及中央医药承储单位要进一步建立健全领导责任制，明确责任部门和责任人，严格落实24小时昼夜值班制度。务必确保生产企业和储备职能部门通讯畅通；确保储备计划所列药品、医疗器械的品种、数量和质量；确保在紧急需要时，调得出，供得上，质量好，品种全；确保应急防治药品能够在24小时内调运送达。

加强非典型肺炎预防、治疗和控制工作，事关全局，责任重大，是各级人民政府当前的一项重要工作，也是全社会面临的一项重要任务。各级药品监督管理、发展计划、经贸、价格、卫生、工商、中医药等部门要充分认识做好非典型肺炎防治工作的重要性和紧迫性，把思想和行动统一到党中央、国务院的部署上来，认真贯彻落实国务院制定的各项措施。接此通知后，各地要积极组织落实，采取有效措施，积极稳妥地开展防治工作，力争在较短时间内取得防治实效，并加强沟通，互相配合，有关情况及时报上级主管部门。

关于对公众使用预防传染性非典型肺炎药品加强引导促进合理用药的通知

国家食品药品监督管理局　卫生部　国家中医药管理局

国食药监安［2003］38号

各省、自治区、直辖市药品监督管理局，卫生厅局，中医药管理局：

按照党中央、国务院关于传染性非典型肺炎（以下简称“非典”）防治工作的部署，国家食品药品监管局、发展改革委、卫生部等5部门发出了《关于加强防治非典型肺炎药品监督和管理工作的紧急通知》（国食药监办［2003］20号），国家食品药品监管局发出了《关于加强预防诊断治疗非典型肺炎药品和医疗器械监督管理的紧急通知》（国食药监办［2003］22号），各地有关部门积极配合，加强了预防诊断治疗“非典”药品的监督管理，对防治“非典”药品研究、生产、供应以及质量保证和价格控制等方面起到了积极的作用。为更好地保障广大人民群众的身体健康，加强预防“非典”药品使用的监督管理，现就有关问题通知如下：

一、严格处方药管理，确保用药安全

各级药品监督管理部门、卫生行政部门、中医药管理部门应切实加强处方药与非处方药分类管理工作。个人自行购买、使用非处方药预防“非典”，要根据自身状况和药品的适应证合理选择药物，严格按照药品说明书使用药品，并注意听取药学专业技术人员的意见。到零售药店购买中药饮片，应持有执业医师开具的处方。按处方药管理的预防“非典”药品，须凭执业医师处方购买，并在执业医师指导下使用，注射剂应按处方药严格管理。

各级药品监督管理部门要加强对防治“非典”药品广告或变相广告的检查。发布防治“非典”药品广告必须以国务院食品药品监督管理部门批准的说明书或证明文件为准，经省（区、市）药品监督管理局批准后，方可发布。未经审查发布的药品广告要及时移送工商行政管理部门依法查处。

二、加强对预防“非典”中药煎剂的规范管理，确保药品的质量和安全有效

对于使用卫生部推荐的中药预防处方煎制成批量汤剂，分装成瓶装、袋装等用于群体用药的，应由执业医师选定处方，各地卫生行政管理部门、中医药管理部门要按照《关于加强防治非典型肺炎药品监督和管理工作的紧急通知》的有关规定，指定具有煎制条件的医疗机构或药厂进行煎制，若用配方颗粒进行调配的，应使用国家食品药品监督管理局确定的配方颗粒试点生产企业生产的配方颗粒。其汤剂或组合型配方颗粒都必须附有使用说明书，说明书应包括以下内容：处方组成、功能主治、用法用量、注意事项、贮藏、有效期、煎制单位等，确保汤剂的质量和使用安全。零售药店经营防治“非典”汤剂或组合型配方颗粒，必须从指定的煎制单位和经批准的配方颗粒临床试用单位购进，凭执业医师处方销售。如有违反上述规定者，将依照有关规定追究领导及相关人员的责任。

三、加强对预防传染性非典型肺炎药品使用的指导，提高药品使用的科学性

各级药品监管部门、卫生行政部门、中医药管理部门，各级医疗预防机构、各药品生产经营单位，要遵循卫生部“非典”防治领导小组发布的《非典型肺炎中医药防治技术方案（试行）》和卫生部发布的《公众预防传染性非典型肺炎指导原则》的精神，对使用药物预防“非典”及时给予正确指导。

医疗机构运用中药预防“非典”，应按中医理论进行辨证论治。对于需要应用中药预防的，应由执业医师开具处方，凭处方配制，且不宜长期或大剂量服用，老人、儿童、孕妇及患有其他疾病者等要在执业医师指导下减量服用，或慎用、禁用。不要轻信所谓的秘方、偏方、验方，以免造成不必要的伤害。

各省、自治区、直辖市中医药管理部门可在卫生部“非典”防治领导小组印发的《非典型肺炎中医药防治技术方案（试行）》及其修订方案的基础上，结合本地实际情况，制定本地区中医药防治技术方案，印发给有关医疗单位参考使用，但其中的中药处方不得向社会公布。

四、加强对预防“非典”药品的不良反应监测，保障广大人民群众身体健康和生命安全

各地要按照国家食品药品监督管理局、卫生部《药品不良反应监测管理办法》和《关于加强预防诊断治疗非典型肺炎药品和医疗器械监督管理的紧急通知》的有关要求，进一步加强对预防“非典”药品不良反应的监测。发现不良反应应按要求及时报告，发现严重、群体性不良反应要立即向所在省、自治区、直辖市药品监督管理局、卫生厅局、中医药管理局、药品不良反应监测中心和当地“非典”防治领导小组报告，当地药品监管局、卫生厅局、中医药管理局要及时向国家食品药品监管局、卫生部和国家中医药管理局报告，并立即组织调查，调查结果及时上报。

各级药品监管部门、卫生行政部门、中医药管理部门、医疗机构应大力宣传药品不良反应知识，引导社会公众正确认识药品的疗效与副作用。

五、加强合理用药宣传和“非典”预防工作的指导，引导人民群众正确预防“非典”，理智对待“非典”的药物预防

各省、自治区、直辖市药品监督管理局、卫生厅局、中医药管理局要按照党中央、国务院的统一部署，组织和引导新闻媒体采取各种形式宣传“非典”防治及合理用药知识，增强宣传的科学性和普及性，指导群众正确对待、科学预防疾病，提高广大人民群众和社会各界对预防“非典”的认知水平，消除群众的盲从心理和恐惧心理。要积极指导广大人民群众通过保持良好的卫生习惯，正确的防护意识，增强体质，提高机体免疫力达到预防“非典”的目的。要按照卫生部发布的《公众预防传染性非典型肺炎指导原则》精神，对使用药品预防“非典”给予正确引导，指导广大人民群众合理用药，避免药品使用的盲目性、从众性，防止药品的乱用、滥用，减少不必要的药品不良反应和药源性疾病的发生。

加强“非典”防治工作，关系到广大人民群众身体健康和生命安全，关系到我国改革发展的大局，关系到我国的国家利益和国际形象，是各级政府当前的一项重要工作，也是全社会目前的一项重要任务，各级药品监管部门、卫生行政部门、中医药管理部门要加强沟通，相互配合，采取有效措施，对公众使用预防“非典”药品加强引导，促进合理用药，进一步保障人民群众的身体健康和生命安全。

【传染性非典型肺炎防治工作】“非典”疫情暴发以来，按照中央防治“非典”的统一部署，国家中医药管理局积极指导全国中医药行业参与防治“非典”工作，下发了《关于进一步加强中医药防治非典型肺炎工作的意见》、《关于加强农村中医药防治非典型肺炎工作的通知》等文件，积极落实各项防治措施，加强监管，规范中医药防治工作，完成了中医药防治“非典”的各项任务。

一、“非典”疫情期间开展的工作

各省中医药管理部门在当地政府的统一领导下，积极组织中医药力量参与防治“非典”工作。大部分省参加了省级防治“非典”指挥系统，有的省还专门成立了中医药防治“非典”工作领导小组和专家指导组。全国大部分中医医院设立了发热门诊，有的还被确定为定点医院。各地相互支援，相互协作，为全国抗击“非典”做出了积极的贡献。国家中医药管理局医政司与北京市中医管理局等单位密切合作，组织多批中医专业技术队伍进驻北京市 SARS 定点医院，并与总后卫生部协调东方医院对口技术支援小汤山医院工作。广东省中医院派专家支援香港特别行政区防治“非典”，也产生了积极的影响。

在总结广东省中医药防治“非典”初步经验的基础上，国家中医药管理局及时组织中医药专家制定《传染性非典型肺炎中医药防治技术方案（试行）》、《传染性非典型肺炎中医药防治技术方案（试行）预防部分》修订方案、《传染性非典型肺炎推荐中医药治疗方案》、《传染性非典型肺炎恢复期推荐中医药治疗方案》等技术方案。全国 13 个省（区、市）也积极制定了当地中医药防治“非典”技术方案。这些技术方案对指导中医药科学、规范地参与“非典”防治工作发挥了重要作用。

二、“非典”疫情控制后开展的工作

总结各地运用中医药治疗“非

典”的经验，进行中医药防治“非典”的临床总结和技术方案的修订工作，制定了详细的工作方案，确定了技术方案的基本框架和修订原则，于2003年10月20日印发了《传染性非典型肺炎（SARS）中医诊疗指南》。将《指南》中的辨证论治部分进行整理精简后，作为“中医药治疗部分”纳入了卫生部与国家中医药管理局联合印发的《传染性非典型肺炎（SARS）诊疗方案》中。

2003年8月，国家中医药管理局医政司与卫生部医政司共同举办了全国医政（含中医）管理干部及医院管理人员防治“非典”知识培训班和两期“非典”医疗救治省级师资培训班，培训了相关的中医药管理人员及专业技术人员100余人。

进行传染病防治执法检查。2003年10月，国家中医药管理局医政司与北京市中医管理局联合组成“北京地区中医医疗机构传染病防治执法检查小组”，对6家国家中医药管理局直属（管）医院和北京市属中医医院进行了传染病防治工作专项检查。

【受理人民群众抗“非典”献方献策工作】 2003年初，我国发生了非典型肺炎疫情，党中央、国务院领导全国人民“万众一心，众志成城，科学防治，战胜‘非典’”。广大医务人员不顾安危奔赴一线，社会各界捐款捐物，人民群众献方献策，体现了中华民族在面对突然降临灾难时，团结一致，御“敌”于外的强大凝聚力和不屈不挠的民族精神。中医中药的介入，显示出中医药在抗击“非典”中所发挥的重要作用。针对人民群众向国家踊跃献方献策的真诚举动，科技教育司承担了受理群众献方献策工作。

受理群众献方献策工作作为一项新任务、新课题，首先通过学习，提高认识，增强责任感。在抗击“非典”的非常时期，群众献方献策的行动，反映了人民群众为国分忧、为民解难的崇高品格和无私奉献精神，是爱国主义、民族凝聚力的集中表现，是对中医药事业的关心和支持。受理工作政策性强、涉及面广、情况复杂，必须加强组织和引导，以体现政府职能，必须尊重和保护群众的积极性，以科学态度认真对待、妥善处理。为此必须确定原则，措施到位，及时制定印发了《国家中医药管理局受理群众为中医药防治非典型肺炎献方献策管理办法（试行）》及《补充规定》，对受理工作应遵循的原则、管理机构、受理程序、处理办法以及知识产权保护等方面作出明确规定。同时，也要求各地中医药行政管理部门，结合实际，参照开展受理群众献方献策工作。为了加大宣传力度和方便群众，在《中国中医药报》、《健康报》发布了“献方献策通告”，设专人专线，24小时值班，并及时通报受理工作进展。按照受理工作的需要，先后设立了电话登记、来函登记、接待来访人员记录、重要信函登记表、回复登记本等具体工作措施。同时抓住两个重要环节：一是在初审基础上的专家论证，二是回复处理。为了能及时对群众献方进行梳理分析，先后召开专家论证评议会19次。在电话或信函回复时，既热情尊重，又坚持原则，既表示感谢，又说明受理结果。从反馈情况看，群众对回复处理基本满意，有的还专门来信来电予以表扬。

自4月24日始至7月7日，共收到献方献策、来信来函2610件。其中，来自国内的2513件，海外的97件；经党中央、全国人大、国务院、全国政协及卫生部等领导同志亲自批示转来的122件；其余2488件为群众直接邮寄或传真的信函（包括卫生部转来的665件，中国疾病控制中心转来的178件）。群众共献方2727个，另有自制药品106份、中医古籍4册。

献方献策群众总数为2610人，以中医药业内人士为主，计1650名，占63.2%。业内人士中有医生947名（其中全国名老中医专家近30名），占业内人士的57.3%。来信来函中有中药企事业单位47家。年龄最高者93岁，最小者16岁。

专程来国家中医药管理局面谈献方者共43人次，医生26名，其他人士17名。

先后接到群众来电咨询2300人次，日均60～70人次，最多达133人次，其中民间群众占50%以上。

献方处理的方式和结果首先是推荐参考。群众献方献策中的一部分来自临床医师，多依据“非典”病程发展中的不同证候表现，辨证施方。处方一般分初期、中期（危重期）、康复期三类。对其中较切于临床实用的处方、药物，或推荐优化临床方案时参考（138个处方），或推荐给国家科技攻关组作备选药物筛选时参考（84个处方）。其次是刊登发布。不少专家学者所献的方策，认为“非典”属中医瘟疫病类，故从温病病因病机、病证传变，中医药防治等方面以论文体例予以阐述，间附方药，将这部分内容向《中国中医药报》或“中医药在线网站—— SARS专栏”推荐，及时刊登发布交流（146件）。再次是收入献方献策资料库，以作进一步研究。至于药厂（公司）的献方与药品，大都希望申请为预防“非典”的专用制剂，所收31件均转国家食品药品监督管理局。群众捐献的106份自制药品或者草药，积极与捐献者联系，帮助他们研究开发。捐献的中医古书，也已移交有关科研单位。

（陈梦生）

【国家中医药管理局中西医结合治疗非典型肺炎临床研究特别专项取得重大成就】 从2002年11月开始，“非典”在全球32个国家和地区发生和蔓延，2003年4月～5月呈现高峰，“非典”对全球公共卫生防疫体系带来了巨大的冲击，人民健康受到严重威胁。国家中医药管理局以高度的科技敏感性，积极介入SARS临床科研攻关。

总体做法是统一领导、整合力量，科研服从救治，及时沟通调整；启动非常规工作程序，先启动研究，后走立项程序；统筹布局，突出重点，点面结合，不重复投入，强调科学的研究方案设计。总体目标是通过实践，形成一套优于单纯西医治疗 SARS 的中西医结合方案。总体思路是发挥中医药优势，以中西医结合临床研究为重点，中成药筛选研究为储备，并通过对预防处方的安全评价研究保障安全使用。明确攻关研究领域，一是 6 个中药预防处方的安全评价研究及抗 SARS 中成药筛选研究，一是中医药防治 SARS 临床研究。

4月 18 日设立并启动国家中医药管理局中西医结合治疗 SARS 临床研究特别专项。根据疫情变化，抓重点地区。第一、第二批重点在北京、广东、天津设立了 13 个临床研究课题，投入经费 216 万元。广东以回顾性研究为主，同时做小样本前瞻性研究；北京、天津均要求按照随机对照或同期对照原则，采用量化、有效指标，完善科研设计。第三批重点在内蒙古、山西、河北等重点疫情地区设立课题进行研究。

北京地区属“非典”疫情重中之重防治地区。国家中医药管理局与科技部、北京市中医管理局在北京地区共同建立统一规划、分批立项、统筹管理机制，成立了北京地区中医药防治 SARS 临床研究协调小组，负责协调三级立项课题研究工作，解决科研工作中出现的问题，组建了由全国名老中医组成的专家顾问组和老中青三代结合的专家指导组，帮助一线专家完善科研方案和方向，共同完成科学研究任务。疫情爆发期间，在北京地区，科技部、国家中医药管理局和北京市共立题 25 项，涉及 19 个牵头单位，参与研究人员 500 余人，投入经费超过 466 万元（科技部 100 万元、国家中医药管理局 216 万元、北京市中医管理局 200 万元），纳入临床研究病例 1500 例。

其他不少省（市、区）也及时启动了中医药防治“非典”科技攻关项目。上海市启动了“中西医结合治疗非典型肺炎的临床研究”、“抗 SARS 相关病毒中药活性成分筛选研究”等 13 项课题，投入经费 391.2 万元；江苏省启动了“清气凉营法及制剂治疗病毒感染性疾病的开发研究”等 4 项课题，投入经费超过 200 万元；内蒙古启动了“蒙西医结合治疗‘非典’的临床应用研究和疗效评价”等 4 项课题，投入经费 32.5 万元；天津市启动了“中医药治疗 SARS 的临床研究”等 3 项课题，投入经费 27 万元；山西省、湖北省、吉林省等许多省（市、区）也启动了一批科研项目。

以国家中医药管理局三批“非典”专项课题为基础，组织总结的中医药防治“非典”临床研究成果在 2003 年 10 月由国家中医药管理局和世界卫生组织联合召开的“中医、中西医结合治疗 SARS 国际研讨会”上得到了高度评价。

“非典”疫情基本得到控制后，针对部分“非典”患者出现骨坏死的情况，国家中医药管理局科技教育司多次召开论证和协调会，组织专家进行前瞻性设计，迅速启动了第四批“非典”专项课题——“中西医结合治疗 SARS 患者骨坏死临床研究”，发挥中医药治疗骨坏死的优势，并对其临床疗效进行科学评价，优选临床治疗方案进行推广。

（中医科技处）

【国家中医药管理局、世界卫生组织共同召开“中医、中西医结合治疗 SARS 国际研讨会”，系统评价中西医结合治疗 SARS 效果】 为了总结中西医结合治疗“非典”的经验，评价和分析其研究成果，为下一步开展中西医结合防治“非典”提供支撑，国家中医药管理局组织专家，系统总结“非典”专项课题研究成果，在大量病例观察报告的基础上形成 37 篇课题报告；通过专家论证，选出了 9 篇有代表性报告；在此基础上又组织专家组，起草了“中医、中西医结合治疗 SARS 临床报告”。

经充分周密准备，由世界卫生组织（WHO）和国家中医药管理局联合主办的“中医、中西医结合治疗 SARS 国际研讨会”于 2003 年 10 月 8 日在北京开幕。来自 WHO 的医学专家与我国中西医专家一道，对 2003 年上半年以来中医药参与防治 SARS 的临床经验进行回顾总结，并对中医药的优势进行评估。

出席本次会议的 WHO 代表有：WHO 基础药物及医学政策部传统医学协调员张小瑞、WHO 驻华代表 Dr. Henk Bekedam、WHO 西太区传统医学负责人 Dr. Seung Hoom Choi、WHO 传染病监测反应部全球预警反应 SARS 临床医学官员 Dr. Simon Nicolas MARDEL 等。卫生部副部长兼国家中医药管理局局长佘靖、副局长李振吉出席会议。

经过 3 天的讨论，与会专家一致认为中国的中医药临床和科研人员在极其危险和紧急的情况下，抢救了大量的 SARS 患者生命，同时开展了卓有成效的前瞻性临床研究，积累了丰富的研究资料。

与会专家认为中西医结合治疗 SARS 是安全的，其潜在效益主要体现在：减轻 SARS 病人的乏力、气短、呼吸急促等临床症状；可促进肺部炎症吸收；减低血氧饱和度（SaO_2）低下的风险，使异常波动的 SaO_2 趋于稳定；促进外周血淋巴细胞的恢复、提高 T 细胞亚群的水平；减少糖皮质激素和抗病毒药的用量及其副作用；减少谷丙转氨酶（ALT）、乳酸脱氢酶（LDH）和尿素氮（BUN）异常发生率，显示中西医结合治疗 SARS 是安全的；单纯的中医治疗组治疗费用较单纯西医治疗组低。

与会专家还注意到研究显示：单纯应用中医治疗的普通型病例，未使用抗病毒药、抗生素、糖皮质激素和免疫调节剂，全部好转出院；在年龄、基础疾病大致相同的情况下，中西医结合治疗组的死亡人数低于单纯西医治疗组；在有机会接触 SARS 病例医护人员服用中草药预防的调查中，未发现 SARS 感染病例，并改善了感冒症状和生活质量；中医治疗在 SARS 患者恢复期增强体力、改善症状以及肺部炎症等方面有一定效果。

与会专家认为在预防和恢复期治疗方面，迄今西医尚无针对性的治疗方法，中医有其独到之处。

与会专家建议：中医药应在中

医理论指导下尽可能早期、全程、合理使用；继续跟踪SARS病例，观察和比较各种疗法的远期效果；进一步完善临床研究方案设计，充分考虑SARS的临床特征和中医个体化诊疗模式，加强临床研究质量控制，减少偏倚；加强SARS发病规律的研究，优化治疗方案，提高中西医结合治疗效果。研究、开发有效中药，完善质量标准；加强卫生经济学研究，特别是预防效益的评估；充分利用中医药资源，将中医纳入公共卫生突发事件临床救治体系，建立研究网络，制订应急预案和研究预案，加强人员培训；中西医结合治疗SARS的经验可以作为其他国家防治急性传染病的参考。

与会专家一致呼吁，各国政府和医务工作者在积极开展临床救治的同时，首先应加强SARS的预防工作，采取有效的防护措施，控制医院内感染，减少传播。

世界卫生组织专家对中西医结合治疗“非典”的临床疗效做出了实事求是的评价，肯定了中医药治疗“非典”的有效性和安全性，将进一步促进世界各国对中医药的认识、了解和接受，对中医药事业的发展具有重大的现实意义和深远的历史意义。　　（中医科技处）

【“非典”临床用中成药的筛选】

2003年“非典”爆发期间，国家中医药管理局及时高效地组织开展了中医药防治非典型肺炎相关基础研究。在临床缺乏有效治疗和控制非典型肺炎方法和药物的情况下，国家中医药管理局科技教育司在4月上旬做出安排，从已批准上市的中成药中筛选在改善症状方面有较强针对性的药物，为临床一线医务人员提供优化用药参考。经研究筛选出针对非典型肺炎所表现的高热、炎性渗出、呼吸窘迫、多脏器损伤等临床突出症状和病理环节有效的8种中成药。这些药物在随后的临床救治过程中，得到更广泛的运用，对临床治疗发挥了积极作用。

（周杰）

【2003年中医药抗击“非典”大事记】

1月～4月　广东省中医院共收治非典型肺炎患者**112**例，其中大部分患者已痊愈出院。

2月初　一些中医药专家和医护人员深入临床一线，参与“非典”病人和疑似病人的诊治工作。邓铁涛、焦树德、路志正、任继学、颜德馨、周仲瑛、晁恩祥等一批全国著名的中医药专家对广东的中医药治疗“非典”方案进行了咨询、指导。

2月12日　中华中医药学会举行了专家座谈会，提出防治“非典”的思路和建议。路志正、焦树德、谢海洲、晁恩祥、姜良铎等著名中医药专家出席了座谈会。

4月4日　国家中医药管理局局长佘靖主持会议研究中医药防治“非典”工作，确定委托中华中医药学会组织专家研究防治方案。

4月7日　世界卫生组织专家詹姆斯博士对广东省中医院一分院进行考察，详细了解该院在防治非典型肺炎方面所做的工作，对该院所取得的成绩表示首肯与赞扬，并认为中医治疗“非典”的经验很重要。

4月7日　受国家中医药管理局党组委托，中华中医药学会组织召开“中医药防治‘非典’专家座谈会”，国家中医药管理局副局长房书亭，以及焦树德、路志正、孔光一、晁恩祥、周平安等中医专家参加会议。会议初步提出了中医药防治“非典”方案。

4月7日　国家中医药管理局党组开会，研究中医药防治“非典”工作，决定成立中医药防治“非典”工作小组，并研究了小组任务、组成、工作程序和分工等问题。

4月9日　国家中医药管理局成立中医药防治传染性非典型肺炎工作小组，领导、组织和协调全国中医药防治“非典”工作，并负责与卫生部联系有关工作。卫生部副部长兼国家中医药管理局局长佘靖任组长，国家中医药管理局副局长房书亭、办公室主任吴刚、医政司司长孙塑伦任副组长。

4月9日　国家中医药管理局国际合作司召开中国中医研究院外事负责人会议，传达布置中医药防治传染性非典型肺炎的有关涉外工作。

4月9日　国家中医药管理局中医药防治“非典”工作小组技术支持组召开第一次SARS项目论证会，明确中医药SARS攻关研究领域主要在四个方面：一是当时已公布的3个预防方药的安全评价（基础研究）；二是抗SARS中成药筛选；三是中医药防治SARS临床研究；四是重视献方献药，并进一步明确了以发挥中医药优势临床研究为重点，提出应当及早设立临床研究特别专项。

4月11日　卫生部、国家中医药管理局发布《非典型肺炎中医药防治技术方案（试行）》，供各地在实际工作中参照执行。

4月11日　国家中医药管理局副局长房书亭主持召开局直属（管）医院防治非典型肺炎工作会议。会议听取了广安门医院、西苑医院、望京医院、眼科医院、东直门医院以及东方医院防治非典型肺炎工作情况的汇报，强调各单位要充分重视非典型肺炎防治工作，将其作为重中之重，抓紧抓好。会议还对下一步工作作了部署。

4月13日　温家宝总理在全国非典型肺炎防治工作会议上发表重要讲话，指出“要采取中西医结合等有效方法，积极探索和提高治疗效果”。

4月14日　国家中医药管理局房书亭副局长一行到北京中医药大学东直门医院调研非典型肺炎防治工作，慰问一线医护人员。

4月18日　国家中医药管理局科技教育司组织召开“中医药防治‘非典’研究方案”专题会议，贺兴东司长主持会议。中国中医研究院及其信息研究所、中药研究所、西苑医院、广安门医院，北京中医药大学附属东直门医院，中日友好医院，广州中医药大学附属第一、第二医院等单位的专家共20余人参加会议。卫生部副部长兼国家中医药管理局局长佘靖、国家中医药管理局副局长房书亭出席会议并讲话。

4 月 23 日 卫生部、国家中医药管理局发布《非典型肺炎中医药防治技术方案（试行）预防部分修订方案》，要求各地在实际工作中参照执行。

4 月 24 日 国家中医药管理局下发《关于认真做好中医药防治非典型肺炎工作的通知》（国中医药发［2003］13 号），要求各地进一步贯彻党中央、国务院的部署，落实全国防治非典型肺炎工作会议精神，各地中医药行政管理部门和中医医疗机构在当地政府和卫生部门的统一领导下，根据防治工作的总体部署，积极参与防治非典型肺炎工作。

4 月 24 日 国家中医药管理局调整中医药防治非典型肺炎工作小组分工，决定设立综合组、防治组、技术支持组、宣传组及外事联络组。

4 月 25 日 国家中医药管理局分别召开局机关全体干部大会和直属单位党政主要负责人会议，卫生部副部长兼国家中医药管理局局长佘靖传达了国务委员华建敏同志 4 月 24 日下午在中央国家机关各部门党组（党委）书记会议上的讲话精神，分析了当前“非典”疫情及其对我国的影响，通报了中医药防治“非典”工作有关情况，并对局机关和直属单位继续做好防治“非典”工作进行了动员和部署。

4 月 28 日 卫生部副部长兼国家中医药管理局局长佘靖在中国中医研究院党委书记姚乃礼、院长曹洪欣等的陪同下，考察指导中国中医研究院和广安门医院“非典”防治工作，看望战斗在抗击“非典”第一线的医护人员，共同研究中医药防治“非典”的有关问题。

4 月 28 日 东直门医院被隔离。

4 月 29 日 国家中医药管理局副局长房书亭一行检查望京医院防治非典型肺炎工作。

4 月 30 日 国家中医药管理局对北京市中医管理局关于发布北京地区非典型肺炎中医药防治方案的请示作出批复，并同时抄送各省、自治区、直辖市卫生厅局、中医药管理局参照执行，对各地发布非典型肺炎中医药防治方案提出具体要求。

4 月 30 日 中医药医疗价值引起香港医学界重视。香港医院管理局借鉴内地抗“非典”经验，开始全面向医护人员提供中药冲剂，以减低医务人员在一线工作时的感染率。与此同时，香港医管局正通过特区政府请求中央政府委派内地中医中药专家到港，协助香港研究如何结合中医药防治非典型肺炎。

5 月 1 日 启动“防治‘非典’中药筛选”项目。该项目由中国中医研究院、北京中医药大学、中国医学科学院、军事医学科学院共同承担。

5 月 1 日 启动“预防‘非典’中药复方安全性、有效性评价的初步研究评价”课题，从实验研究的角度，为国家中医药管理局推荐的用于预防非典型肺炎的 6 个中药处方提供初步的安全性和有效性评价依据。该课题由中国中医研究院中药所承担。

5 月 2 日 国家中医药管理局防治“非典”工作小组技术支持组组织召开中西医结合治疗非典型肺炎临床研究特别专项第一批课题启动协调会，特别强调非常时期启动非常规工作程序，快速组织科研课题立项，先启动研究课题，后走立项程序。国家中医药管理局副局长房书亭出席会议，北京市中医管理局、北京市药品监管局等有关部门负责人和中国中医研究院、中日友好医院、东直门医院、东方医院、地坛医院、北京市中西医结合医院、广东省中医院、广州中医药大学第一附属医院等该项目承担单位的专家参加会议。

5 月 2 日 国家中医药管理局防治“非典”工作小组防治组召开会议，研究分析北京及周边四省区市中医药参与防治非典型肺炎的情况和问题。

5 月 2 日 国家中医药管理局防治“非典”工作小组防治组组织召开局直属（管）医院院长会议，研究加强发热门诊管理，预防院内交叉感染工作。会议听取了西苑医院、东方医院、望京医院和眼科医院近期工作情况汇报；通报了医院内交叉感染的有关情况，分析了各医院发热门诊的现状和问题。

5 月 5 日 国家中医药管理局副局长房书亭一行到广安门医院调查了解院内交叉感染的有关情况，研究落实医务人员防护措施。

5 月 5 日 国家中医药管理局中医药防治“非典”工作小组技术支持组成立中西医结合治疗“非典”临床研究特别专项专家顾问组、专家指导组。

5 月 6 日 胡锦涛总书记作出重要指示：请医疗组研究中西医结合的有效医疗方案。

5 月 6 日 召开“北京地区中医药防治 SARS 科技攻关协调小组”第一次协调会议。

5 月 6 日 为更好地保障广大人民群众的身体健康，加强预防“非典”药品使用的监督管理，国家食品药品监督管理局、卫生部、国家中医药管理局联合发出《关于对公众使用预防传染性非典型肺炎药品加强引导促进合理用药的通知》，要求各级药品监管部门、卫生行政部门、中医药管理部门要加强沟通，相互配合，采取有效措施，对公众使用预防“非典”药品加强引导，促进合理用药。

5 月 7 日 卫生部副部长兼国家中医药管理局局长佘靖主持召开国家中医药管理局局务会议，传达全国农村防治非典型肺炎防治工作电视电话会议精神，研究中医药积极参与、切实做好农村防治非典型肺炎的有关工作。

5 月 7 日 国家中医药管理局国际合作司有关负责同志到中国中医研究院代表局领导对中国中医研究院外事工作系统的同志们表示感谢和慰问，要求中国中医研究院领导和有关外事部门要高度重视外国留学生防治“非典”工作，积极落实局“非典”防治工作小组的有关要求，切实采取有力措施，保证外国留学生的健康和安全。

5月7日 国家中医药管理局分别向北京中医药大学东方医院和中国中医研究院望京医院追加**2003**年预算**500**万元，专项用于发放参加“非典”防治工作一线医务人员临时补助、购置急需防护设施和医疗设备以及为农民和城镇困难群众中“非典”患者实行免费医疗救治所垫付的医疗费。

5月8日 温家宝总理批示：在防治“非典”中，要充分发挥中医的作用，实行中西医的结合。

5月8日 国务院办公厅召开在北京知名中医药专家座谈会，吴仪副总理主持会议，并就中医药参与非典型肺炎防治工作发表重要讲话，强调“中医是抗击非典型肺炎的一支重要力量，要充分认识中医药的科学价值，积极利用中医药资源，发挥广大中医药医务人员的作用，中西医结合，共同完成防治非典型肺炎的使命”。

5月8日 国家中医药管理局印发《受理群众为中医药防治非典型肺炎献方献策管理办法》（国中医药发［2003］21号），要求各地参照此办法，规范受理群众为中医药防治“非典”献方献策工作程序，认真做好群众为中医药防治“非典”献方献策受理工作。

5月8日 河北省卫生厅下发《关于在非典型肺炎治疗中积极发挥中医药作用的通知》。

5月9日 “北京地区中医药防治SARS科技攻关协调小组”正式成立，国家中医药管理局科技教育司司长贺兴东、北京市中医管理局局长谢阳谷任组长。全面负责协调北京地区中医、中西医结合治疗SARS临床研究工作。

5月9日 国家中医药管理局下达中西医结合治疗SARS临床研究特别专项第一批8个课题计划及经费，涉及经费104万元。

5月10日 科技部正式下达“十五”863计划“非典型肺炎防治关键技术及产品研制”项目，由中国中医研究院牵头的“中西医结合治疗SARS临床研究”获立项。

5月10日 河北省卫生厅下发《关于传染性非典型肺炎诊疗工作有关问题的紧急通知》。

5月11日 卫生部办公厅、国家中医药管理局办公室发布新修订的《传染性非典型肺炎推荐中医药治疗方案》（卫发电［2003］52号），要求各地遵照执行。《方案》进一步明确了中医药治疗“非典”的基本原则，向医疗机构推荐了部分治疗“非典”的中药汤剂基本处方和中成药，提出了中医药治疗的注意事项。

5月11日 国家中医药领导小组防治组研究国家药品储备目录，并向有关部门提出储备建议。建议其储备中药饮片88种，中成药20种。

5月12日 国家中医药管理局下发《关于加强农村中医药防治“非典”工作的通知》（国中医药发［2003］23号），要求各地中医药行政管理部门认真学习贯彻全国农村非典型肺炎防治工作会议精神，提高认识，统一思想；加强组织协调，积极参与农村“非典”防治工作，切实加强对农村中医药防治“非典”工作的领导。

5月12日 国家中医药管理局向全国中医药战线全体护理工作者，特别是日夜奋战在抗击非典型肺炎斗争一线的护士同志们及其亲属发出慰问信，纪念“5·12国际护士节”。

5月12日 北京中医药大学东方医院派出专家进驻小汤山医院，给部分患者实施中医药治疗。

5月12日 吉林省防治工作领导小组发出通知，要求全省各市、州有关部门，针对本省“非典”救治情况实际，借鉴广东、北京等城市采用中西医结合防治“非典”的经验，充分发挥中医药特色及中西医结合在防治“非典”工作中的作用。

5月12日 广东省中医药局召开学习吴仪副总理讲话暨中医药防治“非典”科技攻关会议，学习吴仪副总理5月8日与在京知名中医药专家座谈时的重要讲话，研究布置广东省中医药防治非典型肺炎工作。

5月12日 广东省中医院二沙岛分院急诊科护士长叶欣（已殉职）等10名中国护士获得第39届弗洛伦斯·南丁格尔奖章。

5月14日 河北省卫生厅发出《关于在“非典”收治定点医院中进一步做好中医药医疗工作的紧急通知》，要求在传染性非典型肺炎集中收治定点医院中切实做好中医药、中西药结合治疗工作，尽可能提高“非典”患者治愈率，降低病死率。

5月18日 卫生部党组书记、常务副部长高强在卫生部副部长兼国家中医药管理局局长佘靖、国家中医药管理局副局长李振吉、房书亭等陪同下视察中国中医研究院，看望“中西医结合治疗SARS的临床研究”项目组的专家和研究人员。

5月18日 东直门医院解除隔离。

5月20日 国家中医药管理局转发中医药座谈会纪要，传达会议精神，要求各地结合本地区、本单位实际，狠抓落实，进一步做好中医药防治非典型肺炎各项工作。

5月20日 国家中医药管理局下发《关于进一步加强中医药防治非典型肺炎工作的意见》（国中医药发［2003］25号），要求各地全面贯彻落实中央领导指示精神，充分发挥中医药的优势和作用，进一步加强中医药防治“非典”工作。

5月20日 国家中医药管理局办公室转发《北京市关于中医药参与SARS医疗工作的意见》（国中医药办发［2003］7号），供各地在工作中参考。

5月20日 国家中医药管理局组织召开局直属（管）医院院长会议，要求各医院在加强传染性非典型肺炎预防控制的同时，尽快恢复医院正常医疗工作秩序。

5月20日 军事医学科学院流行病研究所测试认定：四川省中药研究所从中药材中提取成分研制出的“XYW”抗病毒注射液对“非典”病毒具有明显的抑制作用。第二军医大学基础部病理生理学教研室主任卢建教授领衔课题组，经过艰苦攻关，成功研制出抗“非典”

新药“猪肺表面活性物质及混悬液”。这一新药已通过国家食品药品监督管理局批准进入临床研究

5月22日 国家中医药管理局印发《〈受理群众为中医药防治非典型肺炎献方献策管理办法〉（试行）补充规定》（国中医药发［2003］26号）。

5月22日 东直门医院派出专家赴内蒙古巴彦淖尔盟支援“非典”防治工作。

5月23日 国家中医药管理局召开机关全体干部和直属单位党政领导干部大会，传达5月21日国务院第二次全体会议精神和温家宝总理在会上的重要讲话精神，总结前一阶段中医药防治“非典”工作，提出下一阶段工作要求。卫生部副部长兼国家中医药管理局局长佘靖主持会议，国家中医药管理局副局长李振吉、房书亭出席会议。

5月25日 中华中医药学会通过电视电话连线形式举办“海峡两岸中医药防治SARS研讨会”，邀请北京和广州的中医药专家与台湾专家就中医药防治“非典”的有关情况进行了研讨和交流。中华中医药学会秘书长李俊德和台湾海峡两岸人民服务中心主任曹原彰共同主持会议。

5月26日 全国防治非典型肺炎指挥部科技攻关组专家建议，将清开灵注射液作为中西医结合治疗非典型肺炎的基础用药，配合其他药物进行综合治疗。

5月27日 国家中医药管理局办公室印发《关于认真做好防治非典型肺炎工作文件材料收集归档工作的通知》（国中医药办发［2003］8号），对加强国家中医药管理局各部门及各直属单位防治非典型肺炎工作文件材料的收集归档工作提出了明确要求。

5月29日 国家中医药管理局与WHO亚太区驻北京办事处联合召开中医药防治SARS学术研讨会，讨论中日友好医院“中药治疗对SARS患者病程、预后及免疫应答反应的影响”课题在WHO立项的可能性。

5月29日 香港医院管理局成立中医治疗“非典”专家小组，统筹管理中医药治疗“非典”事宜。

5月30日 香港各中医药学会推选出的中医师和大学教授与西医联手会诊“非典”病人，这是香港中医药界第一次正式参与“非典”治疗。

6月3日 国家中医药管理局下达中西医结合治疗SARS临床研究特别专项第二批8个课题计划及经费，涉及经费112万元。

6月3日~4日 东盟与中日韩非典型肺炎高级研讨会在北京召开。国务院副总理兼卫生部部长吴仪出席会议，卫生部常务副部长高强分别在开幕式和闭幕式上讲话。中方专家就中西医防治非典型肺炎发言。国家中医药管理局选送的6篇学术论文参加了会议交流。

6月4日 国家中医药管理局发布《传染性非典型肺炎恢复期推荐中医药治疗方案》（国中医药办发［2003］9号），供各地参照执行。

6月5日 新华社以“古老中药在新时代的新发展”为主线，围绕中医药在治疗“非典”方面的理论创新、成果突破这一热点，进行了专题报道。

6月6日 国家中医药管理局中医药防治“非典”工作小组防治组组织召开“北京地区治疗SARS工作座谈会”。会议听取了各直属（管）医院参加“非典”治疗的一线医生、专家的工作汇报，布置了下一步做好“非典”临床经验总结的工作安排和工作要求。

6月12日 科技部副部长李学勇、卫生部副部长兼国家中医药管理局局长佘靖到中国中医研究院考察工作，看望防治“非典”国家科技攻关组和生物安全三级实验室的科技人员，并与中国中医研究院的领导及部分专家进行座谈。

6月12日 东直门医院正式复诊。

6月13日 国家中医药管理局与北京市中医管理局召开中西医结合治疗非典型肺炎临床研究特别专项立项课题、北京市中医管理局特别临床研究专项立项课题进展研讨会。国家中医药管理局副局长李振吉出席会议。

6月18日 经国家食品药品监督管理局批准，国家中药二类新药“痰热清”注射液在上海投产上市，这种中成药注射液同时也被上海市防范“非典”重要物资协调办公室列入上海市抗“非典”新产品试产项目。

6月20日 国家中医药管理局中医药防治“非典”工作小组防治组印发《关于认真做好传染性非典型肺炎出院病人中医治疗的通知》。

6月21日 世界卫生组织资助3万美元支持中医诊治SARS研究项目。

6月25日 在国务院新闻办公室举行的记者招待会上，全国防治非典型肺炎指挥部科技攻关组副组长、中国科学院副院长陈竺在回答记者的提问时说，中医治疗在SARS整体治疗方案中起到了非常积极的作用，起到了重要的支持和协同作用。中西医结合是这次SARS防治工作的特点之一，也是优点之一。

6月30日 中国科协主办、中国中西医结合学会承办的“华北五省市区及广东省中西医结合防治SARS学术座谈会”在北京召开。

6月30日 我国第一个用于治疗肺纤维化的中药复方鳖甲软肝片日前获准进入Ⅱ期临床。国家自然科学基金的这一重点研究课题证实，该中药治疗SARS疫毒未清、气阴两伤、瘀血阻络所致的肺间质纤维化，具有肯定的效果。

7月2日~3日 由国家中医药管理局主办，中国中医药学会、中国中西医结合学会、中国针灸学会协办，中国中医研究院承办的“全国中医药防治SARS学术研讨会”在北京举办。会议开幕式由国家中医药管理局副局长李振吉主持，卫生部副部长兼国家中医药管理局局长佘靖致开幕词，卫生部党组书记、常务副部长高强发表重要讲话，充分肯定中医药在防治SARS中的作用和贡献，要求继续加强中医药防治SARS的科学研究工作。会议共

收到全国各地（含香港）论文 160 余篇，大会安排报告论文 34 篇，交流论文 79 篇。300 余人参加了会议。

7 月 9 日　香港特区政府卫生福利及食物局局长杨永强表示，特区政府致力促进香港中医药的发展。

10 月 8 日　由世界卫生组织和国家中医药管理局联合主办的“中医、中西医结合治疗 SARS 国际研讨会”在北京开幕。世界卫生组织基本药物和药物政策司传统医学负责人张小瑞、传染病监测反应部全球预警反应“SARS”临床医学官员西蒙·马代尔、中国国家中医药管理局副局长李振吉等出席了新闻发布会。世界卫生组织驻华代表 Dr. Henk Bekedam 说，传统医学作为在全球医疗体系中一种非常有价值的研究领域一直为世界卫生组织所认可，中国将传统医学整合融入到中国医疗体系的做法，可以作为其他国家效仿的模板。与会专家一致认为中西医结合治疗 SARS 是安全的，其潜在效益主要体现在：减轻 SARS 病人的乏力、气短、呼吸急促等临床症状；可促进肺部炎症吸收；减低血氧饱和度（SaO_2）低下的风险，使异常波动的 SaO_2 趋于稳定；促进外周血淋巴细胞的恢复、提高 T 细胞亚群的水平；减少糖皮质激素和抗病毒药的用量及其副作用；减少谷丙转氨酶（ALT）、乳酸脱氢酶（LDH）和尿素氮（BUN）异常发生率，显示中西医结合治疗 SARS 是安全的；单纯的中医治疗组治疗费用较单纯西医治疗组低。

工作进展

工作进展

（一）医政管理

【概述】 2003年中医医政管理工作，以防治传染性非典型肺炎为重点，加强中医药应对突发公共卫生事件能力建设和农村中医药工作，强化对中医医疗机构的日常监管和内涵建设，推动中医药社区卫生服务，中西医结合与民族医药等工作取得了新的进展。

【加强对中医医疗机构的日常监管】 结合中医医疗机构实际情况，国家中医药管理局启动了中医医疗机构评审文件的起草工作，确定了评审的基本原则和思路。加强中医医院医疗质量监测工作。根据中医药管理部门对监测工作的需求，国家中医药管理局对中医医疗质量监测软件中的部分指标进行了调整，加强了医疗质量监测网的建设，及时向医院反馈有关医疗质量的信息，供医院管理者参考。召开了“十五”重点专科（专病）项目建设监测工作培训班和全国中医医院医疗质量监测工作经验交流会，培训了人员，提高了监测水平。

【进一步加强中医医疗机构内涵建设】 加强国家中医药管理局“十五”重点专科（专病）项目建设。组织召开了重点脑病专科建设工作座谈会和重点肝病专科协作组第二次工作会议，举办了中医脑病护理、康复培训班。

国家中医药管理局医政司与中国中医药科技开发交流中心、中医医院医疗质量监测中心在原来监测项目的基础上，开发了“国家中医药管理局重点专科专病监测软件”，为下一步要开展的专科专病中期评估，提供了一种新的思路和方法。重大疾病中医药防治。启动了脑病、心病、传染病、肝病、肿瘤、骨伤、多脏器衰竭等重大疾病的防治规划及诊疗指南编制工作。中医药防治艾滋病工作。认真履行国家艾滋病协调会议制度组成成员的职责，做好联络信息沟通等工作，与“国务院防治艾滋病性病协调会议办公室”联合召开了“中医药治疗艾滋病研讨会”，会议在总结经验的基础上，明确了中西医结合防治艾滋病的工作方法与重点。与司法部协调，在湖南劳教场所开展了“中医药治疗艾滋病关怀项目”。

举办全国名老中医临床经验高级讲习班。2003年9月、10月，在陕西、广东成功举办了两期（第四期和第五期）全国名老中医临床经验高级讲习班。共有邓铁涛、任继学等22位名老中医前往授课，有来自全国各地的350名学员参加了学习。

【农村和社区中医药工作】

一、认真贯彻落实《中共中央国务院关于进一步加强农村卫生工作的决定》，进一步加强农村中医药工作

根据《决定》及其相关配套文件的精神，国家中医药管理局印发了《卫生部、国家中医药管理局关于进一步加强农村中医药工作的意见》。

国家中医药管理局积极与新型农村合作医疗试点省中医管理部门协调，开展中医药参与新型农村合作医疗试点工作。组织召开由云南、湖北、浙江、吉林4个新型农村合作医疗试点省中医药管理部门负责同志参加的研讨会，总结在农村合作医疗中发挥中医药作用的经验，研究政策措施，提出工作思路。

落实农村初级卫生保健中的各项中医药任务。要求各地中医药管理部门按照《中国农村初级卫生保健发展纲要（2001～2010年）》制定在农村发挥中医药作用与优势的具体措施，确定指标体系中的中医药相关指标，通过指标体系的建立和落实，充分调动政府、卫生管理部门、农村医疗卫生机构及卫生技术人员发挥中医药作用的积极性，推动农村中医药工作的开展。继续加强农村中医工作先进县建设工作。坚持“总结经验，动态管理；总量控制，综合平衡；示范带动，以点促面”的农村中医工作先进县建设的工作思路，2003年共验收批准了5个省的10个县（市、区）为农村中医工作先进县（市、区），批准17个省（区、市）的23个县（市、区）为农村中医工作先进县建设单位，批准3个市（地）为农村中医工作先进市（地）建设单位。截止到2003年底，全国共有先进县96个，先进县建设单位115个。各省（区、市）的建设积极性很高，有的申报建设单位数量已接近该省（区、市）县级行政区总数的15%，有的还积极推动了省级农村中医工作先进县建设，先进县的典型示范作用明显加强。

农村中医药适宜技术推广工作取得新进展。提出农村中医药适宜技术推广思路，要求各地针对当地农村多发病、常见病与农村卫生机构和人员的条件，由省级以及市（地）级卫生、中医药管理部门组织筛选适合本地区农村使用的中医药技术和方法进行推广。山东、福建、浙江等地先后组织编写了成套的农村中医药适宜技术推广教材，并通过多种形式组织培训，效果很好。把适宜技术的传授作为培训工作的重点，这一思路在许多地方已经取得成功的经验。国家中医药管理局与卫生部联合印发了《乡镇卫生院中医药服务管理基本规范》，进一步规范乡镇卫生院提供的中医药服务。

二、进一步加强中医药社区卫生服务工作

卫生部、民政部、国家中医药管理局联合开展了“全国社区卫生服务示范区创建活动”，通过创建活动深入、有序地开展，进一步明确政府和社会责任，推动当地政府相关职能部门加强协调，引导社区卫生服务健康、持续发展。在总名额中，有中医药特色的全国社区卫生服务示范区占20%左右。国家中医药管理局医政司与卫生部基层卫生与妇幼保健司共同制定了《全国社区卫生服务示范区评估参考标准》、《全国社区卫生服务示范区中医药特色补充评估参考标准》，并举办了全国社区卫生服务示范区创建活动启动会和三次培训班。

国家中医药管理局与卫生部联合印发了《社区卫生服务中心中医药服务管理基本规范》，进一步规范了社区卫生服务机构提供的中医药服务。

【重点中西医结合医院建设和民族医工作】 开展国家中医药管理局重点中西医结合医院建设工作。国家中医药管理局从2003年开始开展国家中医药管理局重点中西医结合医院建设工作。确定了武汉市中西医结合医院、河北省沧州中西医结合医院、江苏省中西医结合医院、上海中医药大学附属岳阳中西医结合医院、南昌市中西医结合医院、天津市中西医结合医院、成都市中西医结合医院、湖南中医学院附属中西医结合医院、吉林省吉林中西医结合医院、福建省福州中西医结合医院、中国人民解放军第三〇二医院共11所医院为国家中医药管理局重点中西医结合医院建设单位。国家中医药管理局制定了《国家中医药管理局重点中西医结合医院建设工作管理办法》和《国家中医药管理局重点中西医结合医院建设工作目标与要求》。

进一步加强民族医重点专科（专病）建设。国家中医药管理局组织召开了国家中医药管理局民族医重点专科（专病）建设工作座谈会，研究在民族医重点专科（专病）建设中存在的问题及相关措施，部署下一阶段建设工作。

【实施《执业医师法》工作】 根据有关法律法规，对香港、澳门永久性居民参加国家中医医师资格考试相关事宜进行了规范。

从2003年起，中医类别中医、中西医结合医师资格实践技能考试实行全国统一命题。召开了全国民族医医师资格考试工作研讨会。

国家中医药管理局制定了《医疗气功知识与技能考试暂行办法》。

【组织“慈善医疗阳光救助工程”项目】 继续组织“慈善医疗阳光救助工程”项目。2003年该项目共向全国31个省（区、市）1000多家中医医院捐赠监护类、影像类等49种医疗设备4800多台（件），设备总值达5.7亿多元人民币。此外中华慈善总会还向全国各省、自治区、直辖市及计划单列市中医药管理部门捐赠了15辆救灾防病指挥车。

【实施“中国西部中医医院管理支持扶贫项目”】 国家中医药管理局继续与国务院扶贫办、中国扶贫基金会联合实施“中国西部中医医院管理支持扶贫项目”。成功举办了第六、第七期中医医院院长管理培训班，并及时在四川召开了项目现场会暨医院信息化建设培训班。与北京师范大学联合开办了“医院管理专业研究生班”，培养高层次的复合型专门人才。

（二）科研管理

【概述】

一、指导思想

学习贯彻党的“十六大”精神，以“三个代表”重要思想统领中医药科技管理工作。坚持以提高中医药防病治病能力和学术水平为中心，进一步明确中医药科技管理工作的目标、思路和方法，加强项目监督和规范管理，促进科技体制改革，推进中医药理论创新和中医药现代化，发挥中医药科技工作对临床和产业的推动作用。

二、工作重点

继续开展战略研究，推进中医药现代化。

加强规范管理，制定中医药科技管理相关规范文件。

加强重点项目的监管，保证预期目标的实现。

组织防治非典型肺炎科学研究。

落实《中药现代化发展纲要》，加强与有关部门协调沟通。

【“血瘀证与活血化瘀研究”项目获国家科技进步一等奖】 “血瘀症与活血化瘀研究”项目是中国中医研究院西苑医院自20世纪50年代以来充分发挥该院的特色和优势，以“冠心病”为研究重点和突破口，从中医理论、临床、现代科学基础及药物等方面对血瘀证与活血化瘀治法进行了深入系统的研究，经过40余年的努力，取得了重大进展，荣获2003年度国家科技进步一等奖。该项目的研究，曾先后得到国家中医药管理局、国家自然基金委的重点资助，相关内容从“七五”到“十五”连续4次被列入国家科技攻关计划。1996年，该项目曾获得国家中医药管理局科技进步一等奖。

由于本项目的研究，中医对冠心病的治疗效果有了显著提高，“活血化瘀”已成为中医治疗冠心病的主要法则之一，在全国得到广泛的推广应用，并创造了良好的经济效益。在研期间，项目组共发表论文

206篇，其中59篇被SCI收录；出版专著18部。培养博士后10名，研究生110名（其中博士30名，硕士80名）。

“血瘀证与活血化瘀研究”的创新点归纳起来主要有以下几方面：

1．首先提出以“活血化瘀”为主治疗冠心病，确立了中医治疗冠心病新的治疗法则。建立了血瘀证的诊断标准和冠心病心绞痛诊断及疗效评价标准，并被《中药新药临床研究指导原则》作为国家标准采纳，在全国推广应用。

2．显著提高了冠心病的疗效，并首创以“活血化瘀”防治介入治疗后冠脉再狭窄及心绞痛复发，使两者的复发率显著下降。

3．创立了多种血瘀证实验模型、实验方法，为进一步揭示血瘀证的现代科学内涵和活血化瘀的治疗规律及其作用机理提供了较为先进的技术平台。

4．深化了中医对冠心病病因病机的理论认识，对阐明“血瘀证”的现代科学内涵做出重要贡献，推动了“活血化瘀”在临床其他各科的运用。

“血瘀证与活血化瘀研究”项目不仅对中医治疗冠心病做出了重要的理论和学术贡献，而且还取得了显著的社会、经济效益，对中医药的现代化和国际化起到了一定的示范和推动作用。

临床疗效的提高，提高了患者的生存质量，保护了劳动力（目前全世界每年因冠心病而死亡的人数大约为1600万人，我国因此死亡的人数约为150万人）。据统计，对于稳定性心绞痛，运用现代医学方法治疗的费用是用中医活血化瘀方法治疗费用的3～4倍。相比之下，该疗法降低了治疗费用，减轻了患者的负担，同时为国家节约了医疗费用。

项目单位系列活血化瘀药物的研发，推动了中药产业的发展。据统计，项目组已开发新药30多个品种，已有10个品种生产上市，其中“精制冠心颗粒”等系列品种最有代表性。活血化瘀药物应用取得了良好的经济效益。

在当前推进中医药现代化过程中，如何围绕重大疾病的防治开展中医药研究，如何发挥中医临床优势，加强理论和基础研究及药物开发，如何运用现代方法研究中医药，该项目具有较强的示范意义。

该项目成果的推广应用，也引发了国际上活血化瘀研究的兴趣。日本、韩国及东南亚一些国家已相继成立了活血化瘀专业学术团体。“活血化瘀”已成为继针灸之后，中医药在国际上有较大影响的又一种治疗方法，对中医药走向世界起到了积极的推动作用。

（杨龙会　陆建伟）

【国家中医药管理局科技教育司举办“针刀疗法听证、鉴定会”】 国家中医药管理局科技教育司于2003年9月6日在北京举行“针刀疗法听证、鉴定会”，组织专家对针刀疗法进行系统的论证和评价。

多年来，国家中医药管理局始终把提高临床疗效和学术水平作为中医药科技工作的核心任务，着力推动临床研究，挖掘、整理、规范临床诊疗技术，切实使一批临床有效的治疗方法得到广泛地推广应用。这次大型听证、鉴定会就是在这样的背景下召开的。

在此次会议上，针刀发明人朱汉章教授首先报告了针刀疗法研究和应用概况，全面扼要地介绍了该项技术的理论基础、所形成的规范、特点和临床适应证、禁忌证及应用推广情况。全国10所医疗机构的专家、教授又分别介绍了自己应用针刀疗法的情况，从针刀疗法理论的科学性、实用性及在临床各科的应用情况作了比较全面的论证和阐述。随后专家委员会对针刀疗法进行了全面系统的评价。

此次的听证、鉴定会与以往一般的临床研究项目的鉴定不同。首先是对象不同，以往此类鉴定往往是针对某个项目或技术环节在某一种或一类疾病中的研究应用情况，而本次会议是对一个崭新的、临床适应证比较广泛的疗法的系统评价。因此既要遵循一般临床项目鉴定要求，请专家对其技术的创新性和学术价值等进行审查和评价，又要从政府的角度广泛地听取专家对针刀疗法规范性、临床疗效及安全性等方面的评价意见，为其今后的市场准入和规范管理提供科学依据，体现“听证”的作用。其次，会议的组织形式也与以往有所不同。不但请技术发明或主研人员报告项目情况，而且请应用者汇报应用情况，以便更全面客观地反映该疗法的疗效。第三，专家委员会组成不同。以往的鉴定会一般由7～15位专家组成，而由于针刀疗法是近十几年才逐渐在临床上被应用，还不像一般普通外科手术一样被业内人士广泛了解，所以会议邀请了来自全国27家三级甲等医院的29位从事骨科、针灸及相关学科临床工作并且经常运用针刀疗法治疗疾病或对针刀疗法研究、了解较多的正教授级专家组成专家委员会，以体现意见的广泛性、代表性和科学性。第四，结论不同。以往的鉴定一般是对研究水平做出评价意见，形成“通过”或“不通过”的结论，而本次会议则是对其理论基础、临床应用和推广前景等的全面评价，为政府的决策提供科学依据。这些都为以后类似的方法和诊疗技术的科学评价探索了一种新模式。

（杨龙会　陆建伟）

【中华中医药学会科学技术奖开始实施】 中华中医药学会科学技术奖由国家科学技术奖励办公室批准于2002年10月设立。中华中医药学会为实施该奖项，设立了专门的奖励办公室。该办公室在国家中医药管理局科技教育司、国家奖励办公室的有关部门的指导和各省、自治区、直辖市卫生厅局、中医药管理局、中医药学会的支持和协助下，顺利组织实施，完成了2003年度中华中医药学会科学技术奖的申报和审定工作。

此次评奖工作共受理各省、市、自治区和直辖市的中医药科研、医疗和教学等单位申报的科技成果项目215项。经组织专家委员会严格评审，共有58个项目获奖，其中一等奖7项，二等奖13项，三等奖38项。获奖项目覆盖了中医基础、临床、中药、针灸、医史文献和软科学研究等领域。（陆建伟）

（三）教育管理

【概述】

一、工作思路

以第三次全教会精神为指导，结合中医药教育的现状，继续贯彻“发展是主题，调整是主线，改革是动力，质量是根本，重心后移”这一中医药教育的指导思想，加强宏观战略研究，扎扎实实推进中医药教育改革和发展。

二、工作重点

面对突发疫情，受理献方献策，齐心共抗“非典”。

更新思想观念，调整工作重点，加强继续教育。

加强标准建设，规范教学制度，提高管理效益。

重视调查分析，加强课题研究，做好宏观指导。

适应社会需求，调整教育结构，加速人才培养。

强化经典学习，重视技能训练，推进素质教育。

【重点学科建设进一步加强】 2003年4月，国家中医药管理局在昆明召开了西部地区中医药重点学科研讨会并下发了《会议纪要》，正式启动了西部地区中医药重点学科申报、评审工作。西部12个省区共申报学科点30个，其中2个基础学科，28个临床应用学科。涉及23个不同单位。经形式审查，确定19个单位，23个学科点参加评审。

西部地区中医药重点学科布点原则：中医临床学科和中药学科，学科定点在二级学科，内蒙古、西藏、新疆原则上安排民族医药学科，其他省安排中医和中药学科。经专家认真评审确定了12个学科为入选学科。

通过西部地区重点学科建设，将改善西部地区中医药学科建设的基本条件，培养学科带头人，建设学科梯队，增强学科科研能力和人才培养能力，提升学科在区域中医药事业发展和经济建设中的作用。

在启动西部地区中医药重点学科的同时，为解决国家中医药管理局中医药重点学科建设的目标、内容、思路与方法以及与课程建设、与跨世纪人才培养、与学术梯队关系以及滚动建设和淘汰制管理等问题，科学地界定中医药学科的内涵，划分各学科领域，建立起科学、合理、规范的中医药学科群体结构。在国家中医药管理局局领导的直接指导下，科技教育司组织专家参照有关规定和要求，数易其稿，起草完成了《国家中医药管理局重点学科评估指标体系》。（周景玉）

【加强中医药教育有关标准工作的建设】 《中华人民共和国中医药条例》明确要求行业建立符合国家规定的各项标准，为加强对中医药教育的宏观调控力度提供了机遇。根据中医药教育近50年的实际情况，必须制定一系列中医药教育的标准和具体要求。

完成《中医学专业中医药理论知识与技能基本标准》工作。为加强对本科中医学专业教育质量的宏观调控，规范中医学本科人才的中医药知识与技能的基本要求，促进中医学本科教育的改革与发展。国家中医药管理局科技教育司组织有关专家制定了《中医学专业（本科）中医药理论知识与技能基本标准》。通过该《标准》的制定，进一步明确本科中医学专业人才培养目标和应具备的中医药知识与技能结构，对中医药主体课程和基础课程教学提出了要求，从而引导院校教育更好地培养适应中医药事业需要的合格人才。《标准》体现本科中医学专业人才的性质和定位，体现中医学术的特点，遵循中医教育规律，明确本科中医学专业人才的知识结构须以中医学知识与技能为核心。它的制订将有助于夯实本科中医学专业学生的专业主体知识与技能基础，有利于稳定和提高本科中医学专业教学质量。

完成《高等院校中医临床教学基地标准》制定。医学教育作为一门实践性很强的教育，后期临床教学实践是医学教育的关键环节，也是薄弱环节。针对目前对临床教学基地，尤其是对中医临床教学基地缺乏统一规范科学的标准和宏观指导，同时在高等中医院校临床教学基地建设上还存在着资源不足，中医临床教学基地建设方向性问题有待研究，管理体制不清，职责不明等问题，科技教育司通过课题立项，调研分析，专题论证，征求了不同方面的意见，数易其稿，现基本完成《高等院校中医临床教学基地标准》。该《标准》充分考虑适应社会发展对高等中医药教育改革的需求，同时也要考虑到中医临床教学基地建设的实际状况，尤其是欠发达地区及偏远地区的实际状况。既要加强行业标准的宏观指导，又不能制约高等中医院校临床教学基地建设的改革及发展。

完成《中华人民共和国国家标准·中医基础理论术语》初稿。中医学术语规范化、标准化是中医学学术体系建设的基础，而中医基础理论术语的规范化、标准化则是中医学术建设中的基础之基础。由辽宁中医学院牵头研究的《中华人民共和国国家标准·中医基础理论术语》从1999年底立项以来，认真按照国家标准要求进行了专家多次论证，现正在进一步修改中。启动《高等中医药教育机构设置标准》、《中医本科专业设置标准》、《中药本科专业设置标准》调研准备工作。

完成《国家中医药管理局重点学科评估指标体系》初稿。为解决中医药重点学科建设目标、内容、思路与方法以及与课程建设、与跨世纪人才培养、与学术梯队关系以及滚动建设和淘汰制管理等问题，科学地界定中医药学科的内涵，划分各学科领域，建立起科学、合理、规范的中医药学科群体结构。在国家中医药管理局领导的直接指导下，科技教育司组织专家参照有关规定和要求，数易其稿，起草完成《国家中医药管理局重点学科评估指标体系》。该《体系》围绕中医药学科建设七个方面的主要任务：本学科文献整理和研究的基础性工作，明确本学科的内涵和外延，提出本学科名词术语的标准化方案，确定人才培养目标中不同的教学内容，确定本学科学术发展的目标和研究方向，抓好重点学科建设的教材建设，应用性学科要实行产、学、研结合进行综合设计。充分体现四个层次（国家中医药管理局重点学科建设专家指导委员会、重点学科建设点所在单位、学术带头人、学科带头人）的管理。《体系》制定后，在局级各重点学科广泛征求意见，并以此为依据开展各学科自评和试评。

（陈梦生）

【实施“优秀中医临床人才研修项目”，开展培养对象遴选工作】为培养一批热爱中医药事业，全心全意为人民服务且医德高尚、理论深厚、医术精湛享有较高知名度的优秀中医临床人才，国家中医药管理局启动了“优秀中医临床人才研修项目”（以下简称“研修项目”）工作。该工作政策性强，工作量大，是一件全新的工作。目前已制定并下发了优秀中医临床人才研修项目实施方案，提出了培养目标、培养要求、推选程序以及管理与考核等相关要求，开展了培养对象的遴选工作。

本项目在全国共有426名主任医师报名，涉及中医内、外、妇、儿、针灸、骨伤等8个学科。经形式审查，具有考试资格的有393人，参加笔试346人，面试51人。

笔试在全国分六大考区组织进行，其目的是考察培养对象掌握四部古典医籍的程度及运用中医基本理论指导临床的能力。重点是对原文的背诵、理解、运用和创新。试题分为三类，标准化题要求水平高于本科水平，着重解决知识的面和广度；医案题要求为验案，为经典的案例；论述题着重考察考生对经典的理解和掌握及解决和分析问题的能力，考察考生的思路、表达能力及悟性。面试由全国著名老中医药专家和博士生导师共同组成专家组。面试分为必答题、抽答题和随机问答题。

本项目共录取200人，由笔试成绩前170名和面试成绩前30名组成（其中内科148人，外科8人，妇科13人，儿科14人，针灸8人，骨伤3人，眼科4人，耳鼻喉2人）。面试51人中，除入选和不及格外，其余15人作为立项不资助人员。

在国家中医药管理局领导具体指导下，在专家的努力和各省的配合下，“研修项目”的考试录取非常成功。在座谈会上，专家充分肯定该项目具有宏观导向意义，更加明确名医成长必须是“熟读经典，坚持临床”。本次考试从命题、印刷、监考到回收、阅卷等每一个步骤都严格按照国家考试的规定进行，专家评价认为考试组织合理，程序严密，难易适度，阅卷公平，录入公正，考生、评委比较满意。通过本次考试，对40~50岁这个年龄段的业务骨干的学术水平有了基本了解。为做好入选对象的培养工作，科技教育司成立了专家指导委员会及秘书组，并制定了《优秀中医临床人才培训大纲》。严格过程管理，坚持严进严出，真正为出名医、出经验探索出一条最高层次中医临床人才培养的成功之路。

（周景玉）

【加强农村中医药人才培养工作】农村是中医药发展的基地，也是培养中医药人才的沃土，为充分发挥中医药在我国农村的医疗保健作用，提高农村中医药工作者的临床医疗水平，科技教育司在农村中医药人才培养方面开展了许多工作。

一、开展了全国农村中医药人力资源现状与需求分析研究

通过调查分析，掌握全国农村中医药人力资源现状与需求：

1. 截止2001年底，全国农村中医人员总数为438621人。千人口中医数为0.543人。

2. 整体学历低，高级职称人员少，服务水平不高。

3. 农村居民中医医疗的现实需求对中医人员的需求数量为千人口0.588人，总数为47.42万。农村居民对中医人员的实际需要数量为千人口0.601人，总数为48.5万。两者之间差距约有10785名中医医生需要补充。

4. 农村居民中医医疗的潜在需求及自然减员对中医人员的需求数量为每年14362人。

5. 农村中医人力资源补充主要在乡镇卫生院和村卫生室。

6. 中医医疗服务需求受中医人员数量和素质影响较大。由于乡、村的中医人员下降，服务需求下降；由于中医人员素质不高，服务质量下降，同时又影响病源。

为此科技教育司确立了农村中医药人才的培养重点：

1. 培养输送一批：每年需新增中医药人员约2万人，培养重点应是专科层次，以补充乡、村两级卫生机构为主。

2. 培训提高一批：农村中医药队伍建设的重点宜放在在职中医药人员的教育培训上，重点解决乡、村二级中医药人员的学历提高问题。从2005年和2010年应达到目标测算，乡镇卫生院还有1.8万人需经培训取得执业助理医师资格；5.2万人需要提高专科学历，村卫生室约有14万人需经培训取得执业助理医师资格；7万人需要提高中专学历。

二、组织实施了试点省农村在职中医药人员的学历教育项目

培养对象主要为乡、村卫生机构的在职（在岗）中医药人员；培养层次主要为大专和中专；培养形式主要为远程教育、成人教育和学校教育；学习内容主要为中医药基本理论、基本知识和临床能力培养；实行弹性学制，学员可分阶段完成学业。

目前已有5省招生，并开始授课。

三、调整中医药教育资源体系结构，发展高职高专教育

根据农村对专科层次人才的需

求，扩大面向农村的专科层次培养规模，支持具备条件的中等学校申办中医药高等专科学校，同时加强与教育部沟通，上报“发展中医药高职高专教育的意见”函，推荐条件好的学校。目前已有3所学校独立升格，3所学校正待教育部评审。

（周景玉）

（四）规划财务管理

【概述】

一、工作思路

认真贯彻“十六大”精神，以“三个代表”重要思想为指导，进一步贯彻落实《中医药事业“十五”计划》，统筹规划，服务全局，实施重点项目，推进中医药事业全面协调持续快速发展。

二、工作重点

认真做好中医专项资金预算和拨付工作，保证重点项目的顺利实施；

多方筹措资金，全力支持做好中医药防治传染性非典型肺炎工作；

组织开展调查研究，为中医药行业提供信息服务；

加强对局直属单位财务、基建和国有资产的管理；

开展中医药行业彻卫生改革的政策研究，参与全国有关卫生改革政策的研究与制订；

组织开展中医药西部大开发工作和中医药对口支援工作。

【加强中医药政策研究，进一步做好有关专项的规划工作】 办公室在2001年～2002年期间，共组织实施了26项政策研究项目，其中完成16项。2003年在总结以往工作基础上，又组织开展了5项政策研究项目。总体来看，通过开展政策研究工作，认真总结开展中医药政策研究的经验教训，研究投入效益，对提高国家中医药管理局科学管理决策水平和人员素质方面起到了较好作用。一是改进政策研究任务书，增加要素设计，减少不必要的重复因素；二是加强对项目申报工作引导，改进服务工作，使各业务部门根据实际申报项目；三是减少项目数量，增加项目的“含金量”，确保有关研究经费及时到位。同时，办公室重视中医药调研工作，组织了赴甘肃省中医药工作调研，完成了中国中医医疗服务需求与利用研究项目。

为配合国家西部大开发战略，促进西部地区中医药事业协调发展，自2002年～2003年，启动实施了中医药西部大开发技术支持项目，项目涉及西部12省市的311个国家级贫困县中医院（含民族医医院），661个中医药专业技术人员，138个中医专科专病，有力地推进了西部地区中医药事业的发展。同时积极协调落实中医药援藏纳入卫生援藏有关工作，按照扶贫工作要求和《国家中医药管理局、西藏自治区卫生厅援藏项目协议》，认真做好西藏藏医药的对口支援工作。

为了促进中西医结合事业的发展，国家中医药管理局办公室先后多次召开有关专家、行政管理人员参加的论证会，赴外省开展了专项调研，对中西医结合医疗机构建设、人才培养、科学研究等方面进行了较为全面论述，正式印发《关于进一步加强中西医结合工作的指导意见》，对中西医结合工作起到指导作用。

加强统计信息工作。为了适应新形势对中医药行业统计信息的要求，开展了中医药行业统计信息工作相关制度和规范的研究工作，完成《2002年全国中医药统计摘编》改版和编制工作。为了适应全国卫生综合统计调查制度的变化，积极配合卫生部做好第三次国家卫生服务调查工作，开展了《中医药综合统计体系及相关制度》研究。同时，为推进中医医院信息化建设，召开了中医医院信息化建设研讨会，组织起草了《中医医疗机构信息化标准》，印发了《中医医院信息系统基本功能规范》，开展了有关中医药数据库、信息标准规范建设研究。

【继续参加国库管理制度改革试点，进一步加强资金的预算和管理工作】 积极做好国库集中拨付试点工作，大力推进国家中医药管理局局级预算管理体制改革，建立局国库集中收付的相应机构和管理制度，严格按项目支出预算管理，严格实行“收支两条线”制度，严格预算外资金管理，细化基本支出预算和项目支出预算，深化预算的专家咨询、项目论证工作，坚持专家评估论证，合理配置预算，充分发挥资金使用效益，建成项目预算评估专家库。

按照财政部批复国家中医药管理局2002年预算的要求，完成局直属（管）2002年预算单位、国有建设单位、企业类单位决算的编制、汇总、上报工作，受到财政部表扬。2003年，财政部批复主要经费预算：基本建设资金2879万元，比2002年预算增加850万元；科学事业费5145.4万元；中医事业费14251万元；政府机关经费545万元；外交支出417万元等。

抗“非典”期间，参加卫生部突发公共卫生事件应急建设项目，对农村卫生服务体系现场调研，及时提出《关于中医药防治“非典”2003年中医专款预算调整意见》，积极向财政部、国家发改委报告国家中医药管理局及其直属（管）单位防治“非典”情况，追加支援医院抗“非典”经费1000万元，补助医院2406万元，医院抗“非典”发热门诊改造费1000万元；接收抗“非典”捐款330万元，预算外200万元。

根据国家中医药管理局2003年财务与基建工作要点，重点加强了对直属（管）单位的财务和大项目预算经费的监管力度，对专项资金预算执行情况实行追踪问效检查，建立了专项资金、使用效果的评审制度；组织开展财会队伍的业务培训和继续教育工作，与审计署卫生药品审计局密切配合，进行了国家中医药管理局1999年～2002年预算执行情况的审计，进一步规范了会计财务工作。

规范国家中医药管理局本级财务管理制度，加强与局各部门和直属（管）预算单位的联系与协调，一方面进一步明确财务部门职责分工，一方面根据《预算法》的规定加强必要的财务监督，实行统一预算管理，提高财务运行的透明度，合理细化财务预算，建立财务数据项目库，实行科学的财务管理。

进一步加强对中医专款的管理，提高专款的使用效率和效益。2003年中医专款的使用主要集中在四个方面，包括提高防病治病能力、中医药人才培养、中医药科技进步以及农村中医药工作。到目前为止，中医专款地方部分已随有关项目划拨地方，中央部分根据已确定的项目正逐步落实。办公室在做好2003年中医专款项目预算基础上，部署了2004年中医专款预算思路框架。

积极参与中医药机构基本建设规划的论证工作，加强基建的项目管理、资金使用效益和工程质量管理，印发了《国家中医药管理局直属单位基本建设项目管理办法》，做好2002年基建项目结转2003年工作。经努力，2003年财政部追加中国中医研究院、东直门医院锅炉改造费132万元；中华中医药学会基建项目启动；中国中医药出版社书库项目正在执行。

（五）国际交流与合作

【概述】 2003年中医药对外交流与合作工作继续深入。与国外政府间的交流与合作得到进一步加强，国家中医药管理局领导分别率团重点访问了韩国、印度尼西亚、挪威、英国、比利时、丹麦、瑞士、俄罗斯、澳大利亚、埃及、坦桑尼亚、埃塞俄比亚等，与上述国家的卫生部就进一步开展中医药合作举行会谈，沟通情况，确定下一步开展交流与合作的重点领域。先后接待了乌克兰、蒙古、马来西亚卫生部代表团，韩国保健福祉部、医药厅、农业厅代表团，英国、越南、新加坡卫生部代表团以及来自五大洲的各类中医药学术机构和团体等代表团。与世界卫生组织共同举办“中医、中西医结合治疗SARS国际研讨会”，就中医药防治SARS进行了深入的科研合作，为共同制订《中医药防治SARS指南》提供科研依据；还与世界卫生组织西太区共同主办了WHO西太区传统医学政策和规划发展网络地区会议。与埃及卫生部在开罗首次举办“植物药应用与开发专题研讨会”。召开全国中医药对外交流与合作工作会议，制订“关于进一步贯彻落实《中医药对外交流与合作十年规划》的指导意见”等重要文件，全面部署新时期中医药对外交流与合作工作。支持召开世界中医药学会联合会成立大会，来自37个国家和地区的127名代表出席了大会。结合国家中医药管理局重点工作和各业务司事业发展需求，积极利用国家外专局对外培训项目资源，完成出国培训及考察团组共6个，即①赴美国“医药卫生管理与改革培训”项目；②赴澳大利亚“知识产权保护及其在不同国家的实施特点管理培训”项目；③赴澳大利亚医药学实验室管理培训项目；④赴比利时现代远程教育技术在医学教育领域中的应用培训项目；⑤赴英国现代化护理培训项目；⑥赴澳大利亚社区卫生医疗服务的培训项目。加强了对中医药在海外现状及政策研究，完成《入世对中医药事业的影响及对策》、《中医药国际科技合作现状研究》等课题研究。继续推进内地与台港澳地区的高层次和高水平合作，先后派代表分别出席在香港、澳门举办的“CEPA高官会议”、“第二届三地卫生行政高层联席会会议”以及各专题学术研讨会等。 （王笑频）

【中埃“植物药应用与开发专题研讨会”在埃及召开】 为扩大中国传统医药在国际上的影响，促进中医药与埃及植物药在政策管理、科研开发、临床应用等方面的交流与合作，2003年10月12日~15日国家中医药管理局与埃及卫生部在埃及首都开罗举办“植物药应用与开发专题研讨会”。

本次会议得到埃及政府部门的高度重视，开罗的新闻媒体对会议进行了大力宣传报道。埃及人口与健康卫生部部长默哈默德·埃尔丁、阿拉伯埃及共和国医药信息中心主任加米拉博士、阿拉伯埃及共和国医药和药材公司董事长兼执行董事阿卜杜·邵基、埃及心脏医生联合会主席扎卡利亚·加德等有关部门高层人士、专家出席了会议；埃及医生工会、埃及药协会会员制药企业代表近200人出席了会议。中方来自全国9个省市卫生部门、大专院校、科研院所、医疗机构专家代表共15人出席了会议。中国驻埃及新任大使吴思科到会，我国新华社、中央电视台驻当地记者也参加了开幕式。吴思科大使在开幕式上讲话，他特别强调：两国作为世贸组织成员国，都面临因药品的知识产权保护而引起部分药品成本升高的问题，对此，两国要在开发自主知识产权的新药和能够替代常规药物等方面发展多方面的交流与合作。埃及卫生部部长表示：此次会议是两国友谊的表现，将产生积极的效果，埃及不会忘记中国在生物技术合作方面给予的帮助。他希望重视交流，期待更多的医学领域内的合作并取得双方受益的成果。

会上国家中医药管理局周雷副司长到会做了题为“中医药在中国卫生医疗保健体系中的地位作用及其在国际上的传播”的发言。邵基先生做了“埃及和其他国家植物药现状综述”。中埃双方专家交流了植物药研究的成果，如植物药有效成分及其作用机理研究方法、从天然植物中寻找发现药物的参考方法、植物药的安全性、药品中的植物合成药、中药材GAP及基地建设以及中成药对偏瘫、高脂血症、心绞痛等疾病的治疗作用等。

传统医药在埃及已开始得到政府部门的重视。埃及专家对中医药治疗疾病，尤其对肝病、糖尿病的治疗非常感兴趣。中埃两国都具有悠久的历史文明，有着丰富的药用植物资源和传统医学经验，都是发展中国家和人口大国，面临着建立和完善医疗卫生保健体系的问题，都有对传统医学继承与发展的愿望，所以在医学领域内尤其是植物药研究方面非常有合作前景。

【第六次中韩传统医学协调委员会会议2003年9月在汉城召开　中国与韩国续签传统医学合作备忘录】 根据中国与韩国之间关于卫生和传统医学领域的一系列合作协议和备忘录精神，第六次中韩传统医学协调委员会会议于2003年9月2日、3日在韩国首都汉城举行，佘靖副部长率团出席会议并代表中国卫生部和国家中医药管理局与韩国保健福祉部签署了第六次中韩传统医学协调委员会会议备忘录。

在中韩传统医学协调委员会会议上，中韩双方回顾了第五届协调委员会会议以来双方合作的进展情况，共同对中韩两国间业已形成的以政府为主导、学术机构和行业组织、企业等机构广泛参与的全方位合作局面表示满意，就下一个合作年度的主要合作内容，在5个方面进行了讨论：1. 加强两国在WHO会议上推动传统医学合作的联合行动；2. 中韩两国进一步开展在传统医学政策、法规以及传统医学科学研究、教育培训、医疗服务等方面的信息交流；3. 开发传统医学具有优势的疾病防治领域的学术研究合作；4. 增进民间传统医学学术团体、企业间交流与合作；5. 协商第七次中韩传统医学协调委员会会议的召开时间及主要议题等问题。经过友好协商，双方在以上各个方面都形成了一致意见，并确定2004年5月在北京召开第七次协调会。9月3日佘靖副部长和韩国保健福祉部次官姜允求代表两国正式签署了第六次中韩传统医学协调委员会会议备忘录。

签署仪式结束后，佘靖副部长礼节性地拜会了韩国保健福祉部部长金花中女士，双方进行了十分友好的会谈，共同表示两国应继续加强在传统医学方面的合作，佘靖副部长代表中国卫生部邀请金花中部长在方便时访问中国，金部长愉快地接受了邀请。

中韩两国由于共同的文化背景，有开展传统医学合作的深厚基础，自1993年以来，中韩两国签署了一系列卫生合作和传统医学合作协议或备忘录，1995年以来建立了一年一度的中韩传统医学协调委员会（部长级）会议制度，同时在每次部长级会谈后举办相关专题的传统医学学术研讨会，至今已持续五届。2001年第五届中韩传统医学协调委员会会议在北京召开，交流议题中增加了促进中韩草药企业交流与合作的内容，韩国保健福祉部的代表团组成中包括了数个韩国草药企业代表，在北京的委员会会议召开并签署协议后，还访问了四川成都，与当地有关药材种植和开发企业等进行了对口交流。除此之外，中韩两国政府一直在推动WHO发展传统医学方面进行了密切合作，在推动WHO总部颁布发展传统医学的规划以及WHO西太区办事处通过传统医学发展战略等方面韩国都是中国的有力支持者，共同为传统医学在国际上的传播和发展做出了贡献。在学术交流和民间交往领域，中韩两国也保持了密切的合作关系。此次中韩第六次传统医学协调委员会的顺利召开，必将进一步推动两国的传统医学交流，为两国间形成实质性合作成果创造条件。

（王笑频）

【中医药立法在英国伦敦召开】 2003年4月29日在英国伦敦召开了“中医药立法论坛”，原定由李振吉副局长率团参加，由于“非典”的影响未能成行。但李局长将发言稿传真至会上，由人代读，取得了良好的效果。该论坛召开的圆满、成功，对中医药在英国和欧盟的立法必将取得积极的促进作用。

【李振吉副局长率团出席印度尼西亚华佗中医药中心开幕式和学术研讨会】 应印度尼西亚华佗中医药中心邀请，李振吉副局长率代表团于2003年7月27日～8月1日访问了印度尼西亚，主要出席了华佗中医药中心开幕式和学术研讨会，并且访问了印度尼西亚卫生部等传统医学管理的主要机构，进一步促进了中国和印度尼西亚之间在传统医学领域的交流与合作。

【佘靖副部长率团出访韩日】 2003年9月1日～9月9日，佘靖副部长率中医药代表团出访韩国、日本。与韩国保健福祉部共同召开第六届中韩传统医学合作协调委员会会议，签署会议纪要，确定下一阶段中韩交流与合作的重点领域和内容，并且访问了韩医医疗、教育、科学研究的有关机构，会见了韩国传统医学领域的有关组织。在日本，佘靖副部长一行主要走访了日本厚生省、众议院等有关机构，与日本中医药普及协会、日本自然疗法研究会等重要中医药学术机构进行了实质性交流，还参观考察了日本东京医科大学及其附属医院，了解了日本医疗卫生改革和医院管理等方面的有关情况。访问达到了预期的目的，获得了很大的成功。

【房书亭副局长率团出席世界针联学术大会】 2003年9月11日～9月21日，房书亭副局长率团赴挪威出席世界针联学术大会，在会上做主题发言。访问期间还会见了挪威卫生部传统医学的有关负责人，并访问了有关机构。

【李振吉副局长率团出席欧洲中医药联合会第三届年会】 2003年9月28日～10月6日，欧洲中医药联合会（EURO－TCM）第三届年会暨学术大会在比利时布鲁塞尔召开，国家中医药管理局副局长李振吉一行4人代表团参加了会议，并顺访了奥地利维也纳李时珍中医大学和芬兰赫尔辛基大学生物中心，就《欧盟植物药注册程序指令》立法进展、在外中医教育的发展与合作等与有关方面进行了广泛的探讨。

欧洲中医药联合会是一个由欧美17个国家40个中医药学会共同发起组织的学术性组织，每年9月底10月初召开一次学术大会。本届会议是第三次年会。会议有近200名代表参加。同时举办了一个小型中医药展览会，有近20家来自欧洲不同国家的企业参展，展出的内容主要为草药、针灸器械等。草药多为台湾进口的单味药或经方的颗粒剂，也有欧洲本地加工的单味药或经方的液体草药产品；针灸器械有我国产的传统针灸器械和针灸治疗仪，也有国外公司研制的激光及其他形式的穴位治疗器具和仪器。

李振吉副局长在大会开幕式上致辞，并介绍了中医药在中国的合法地位和发展现状以及新近成立的世界中医药学会联合会情况。我国驻比利时科技参赞和一位比利时议员参加了开幕式。

会议期间，还举行了关于中药进口欧洲过程中存在的问题的座谈会，中国代表团一行与比利时及欧洲有关医药公司针对《欧盟植物药注册程序指令》，就中药进口欧洲过程中存在的问题和解决方案进行了专门的座谈和交流。

【房书亭副局长率团出访坦桑尼亚、埃塞俄比亚】 由房书亭副局长为团长的中国中医药代表团一行7人于2003年12月15日~12月26日对坦桑尼亚和埃塞俄比亚进行了访问，主要看望两国的中医组和医疗队专家，并听取了专家组对坦桑尼亚艾滋病项目有关情况和问题的汇报。与两国卫生部就传统医药的合作进行了广泛的交流和磋商，并与埃塞俄比亚卫生部初步达成了双方签署传统医药合作谅解备忘录的意向。

（六）健康教育与新闻出版

【健康教育工作概况】 2000年，卫生部、国家中医药管理局联合组织开展“健康家园——医学科普进万家10年大行动”，简称“健康家园”。

2003年“健康家园”工作开展情况如下：

一、工作展开区域

至2003年底，“健康家园”展开医学科普和健康教育工作的地域有：山西省、河北省、北京市、上海市、天津市、重庆市、广州市、大连市、哈尔滨市、南京市、济南市、郑州市、沈阳市、昆明市、西安市、武汉市、成都市、杭州市、长沙市、福州市、南昌市、青岛市、贵阳市、长春市、深圳市、兰州市。“健康家园”得到了当地卫生行政主管部门和健康教育机构的大力支持和协助，各地成立了“健康家园”组委会分会，由分会协助全国组委会组织安排本地“健康家园”各项工作的开展。在当地医院、社区、街道、学校和医院建立了宣传网络，形成了长期固定的健康教育阵地，为正在开展和将要开展的工作打下了坚实的基础。

二、“健康家园”定点宣传单位进一步扩大和巩固

投入巨资，为全国1000家定点宣传医院增添硬件设施。为了加强定点医院医学科普宣传工作的力度，组委会投入巨资，为1000家定点医院免费设置了大型宣传栏和资料展示架，摆放在各医院门诊大厅等显要位置。宣传栏定期更换医学科普张贴画；资料展示架摆放医学科普图书、手册、宣传单等，面向患者进行阅读、赠送。本项工作在2003年年初已经完成，宣传栏张贴了以“预防生活方式疾病知识宣传”为主题的系列宣传画。展示架展放了《健康教育丛书》等多种宣传品，全面丰富和提升了医院健康教育工作的内容和形式，对于医院健康教育和健康促进工作起到了推动作用。

开拓“健康家园”定点社区和定点药店。不断扩大宣传工作的区域和层面，在定点医院的基础上，把社区和药店作为健康教育工作进一步延伸的阵地。2003年在北京、上海、广州等重点城市发展“健康家园”定点宣传社区200个，在数十个省市确定“健康家园”定点宣传药店300家，分别开展了张贴宣传画、赠送发放健康教育处方、大型健康教育讲座等宣传活动，取得了良好的效果。

三、全国26个地区成立“健康家园”科普工作站

随着“健康家园”的广泛深入开展，加强整体工作的组织和管理，夯实中间环节，终端管理及时到位，是整体活动良性和持续开展的前提条件。全面展开“健康家园”工作的26个地区，在短短的2个月中，工作站成立即告完毕。“健康家园”科普工作站担负当地“健康家园”工作的组织、策划、管理和实施，配合当地卫生行政部门和健康教育机构，做好“健康家园”的各项工作。

四、《健康教育丛书》展销势头强劲

组委会组织著名医药学专家、教授及两院院士编辑出版《健康教育丛书》。本套丛书共78册，针对78种常见疾病，每病一册，专病专谈。丛书由张文康任主编，佘靖任副主编，编委由医学界元老和泰斗王永炎、石学敏、卢世壁、吴咸中、沈自尹、陈可冀、胡亚美、翁心植、程莘农、裘法祖组成。本套丛书集权威性、知识性、趣味性于一体，文字简练，深浅结合，雅俗共赏，是老百姓“买得起、看得懂、用的上”的大众医学科普读物。受到广大群众的欢迎和好评。本套丛书已多次再版和重印，发行、赠送约600万册，是“健康家园”医学科普宣传指定用书。

五、张贴医学科普宣传画

针对当前影响人民群众健康的常见病、流行病和生活方式性疾病，每一病种或每一健康问题为一主题，编印宣传画，宣传画以大众健康保健知识或某一种疾病的预防和治疗知识为内容，突出科学实用、新颖时尚、图文并茂，具有较强烈的视觉冲击力，使老百姓愿意看、看得懂、用得上。宣传画张贴在社区、街道、商场、医院、学校等处的显要位置，便于群众观看。

宣传画张贴情况：北京8个主题10万张，广州8个主题10万张，南京5个主题10万张，哈尔滨5个主题5万张，其他地区1个主题5000张。

六、发放健康教育处方

发放健康教育处方主要在各地定点医院进行，以常见病种为主题，每一主题由基本知识和日常保健两方面内容组成，着重于日常保健预防知识和技能的介绍。健康教育处方的发放保证针对性，即一种疾病的健康教育处方在相应科室对同种病人发放，从而使健康教育处方能够充分发挥其作用，真正为患者解决实际问题，成为患者防病治病的好帮手。

健康教育处方发行情况：北京8个主题80万张，天津6个主题20万张，哈尔滨6个主题20万张，济南5个主题40万张，上海5个主题50万张，广州5个主题50万张，成都5个主题20万张，沈阳5个主题20万张，武汉2个主题20万张，南京5个主题20万张。涉及发放健康教育处方的各地医院及社区卫生服务中心共计约800家。

七、社会宣传活动

各地“健康家园”科普工作站根据当地实际情况，联合当地政府、卫生管理部门、健康教育、医疗单位，在医院、社区、街道、广场等人口密集区域定期或不定期开展各种形式的宣传活动。主要宣传形式有：大型健康讲座、咨询、义诊、宣传日、宣传周等，配合丰富多彩的健康科普宣传品赠送和有奖竞猜、问答等方式，吸引群众积极参与，普及医学科普知识。北京、重庆、西安、石家庄定期大规模开展50余场，其余省市不定期举办约100场。

八、“健康家园”网站

网站管理和维护工作正常化。网站设家园首页、组织机构、活动方案、活动概况、定点医院、专家库、健康教育丛书、电视栏目、活动动态9个板块，涵盖了“健康家园”整体活动的全部内容，并作了详细的说明和介绍。网站作为“健康家园”交流和展示的窗口，将及时补充和更新，把“健康家园”各项活动及时介绍给社会各界。“健康家园”网址：www.healthyhome.com.cn

九、“健康家园”专家队伍

“健康家园”基础建设不断完善，逐步建立专家队伍，成立专家委员会，设立专家库。在全国范围医院、研究院所、大专院校聘请各学科的专家教授和健康教育专业人员，组建一只百人专家队伍，为整体活动提供专业、一流的指导和服务，也是对“健康家园”整体工作的支持和保证。随着整体工作的进行，目前已经聘用各方面专家教授30人。

【“302杯”2003中国医药科技十大新闻揭晓】　“‘302杯’2003年中国医药科技十大新闻评选”12月29日在北京揭晓，这是自1992年以来第12次评选中国医药科技十大新闻。

本次活动由卫生部、总后卫生部、科技部、国家食品药品监督管理局、国家中医药管理局、中国科协、中华医学会和健康报联合主办，解放军302医院协办，搜狐网站2003年应邀独家网络支持。据统计，两周内网上投票数为13452，总点击数约50万，单天点击的峰值为75684。评选活动总顾问、全国人大常委会副委员长韩启德向揭晓大会发来了贺信。评委会主任委员、卫生部副部长黄洁夫和国家食品药品监督管理局局长郑筱萸、总后卫生部副部长李建华分别在会上讲了话。卫生部副部长兼国家中医药管理局局长佘靖宣读了入选的“‘302杯’2003中国医药科技十大新闻”。它们是——

1.今（2003）春SARS突袭我国，国务院防治“非典”指挥部科技攻关组组织全国优势科研机构、医疗单位和企业联合攻关，在SARS病原学、临床诊断、中西医结合与血清治疗及动物模型、疫苗、生物防护装置等方面取得可喜进展。

2.我国航天医学研究在航天员选拔、航天环境适应性训练、心理训练及航天员医监医保全过程跟踪等方面取得系列成果，为我国首次载人航天提供了强有力的医学保障。

3.我国疾病相关基因研究获重要进展，有关论文发表在国际权威杂志上。国家人类基因组南方研究中心钩端螺旋体基因组研究成果刊登在《自然》杂志上；同济大学发现家族性房颤致病基因，论文发表在《科学》杂志上；复旦大学肝癌转移预测的研究成果发表在《自然医学》杂志上；中山大学附属第一医院捕获帕金森病关键基因，国家人类基因组南方研究中心检测了日本血吸虫不同发育阶段的基因片段，论文分别发表在《自然遗传学》上；中国医科院肿瘤所对食管癌、肺癌遗传易感基因的多态性研究系列成果发表在《癌症研究》上。

4.艾滋病防治科研成果显著。解放军302医院发现我国汉族人两个基因与白种人HIV抗性基因遗传突变频率和多态性方面有所不同；中科院昆明植物所成功研制世界上第一个通过严格科学验证的抗艾滋病中药制剂“复方SH”。

5.两种肿瘤基因药物获国家一类新药证书。深圳赛百诺基因技术有限公司用基因工程方法构建P53和腺病毒载体，主要用于头颈部肿瘤的基因治疗；第四军医大学生物技术中心将重组改构肿瘤坏死因子正式用于临床。

6.国际“人类蛋白质组计划”正式启动。目前有16个国家和地区的80多个实验室参加。我国科学家领衔其中的“人类肝脏蛋白质组计划”。

7.我国参与了全球最大的心血管病监测协作研究。研究覆盖我国16个省、区、市500万人群，首次提供了关于中国人群心血管病发病率、死亡率、危险因素、长期趋势的资料。

8.中科院上海神经科学研究所神经科学系列研究取得重大进展。其中大脑胶质细胞可能与学习记忆有关、大脑对视觉信号识别的模式、疼痛相关基因表达谱及神经递质传递和神经发育调控机制等成果，均在国际一流神经科学刊物上发表。

9.两项中医药获国家一类新药证书。华中科技大学同济医院为天然牛黄找到“替身”；中国药品生物制品检定所等单位联合研制的人工虎骨粉可替代天然虎骨。

10. 我军野战卫生装备研制实现跨越式发展。重点发展了火线救护装备、野战机动医疗、单兵作战卫生装备等九大系统，并装备了联合国维和部队。

【中国中医药报新闻采编部获“全国新闻界抗‘非典’宣传先进集体”称号】 7月23日，在中宣部和全国记协召开的“全国新闻界抗击‘非典’宣传工作表彰大会”上，中国中医药报新闻采编部由于在抗击“非典”新闻宣传工作中成绩突出，被授予“全国新闻界抗击‘非典’新闻宣传先进集体”的荣誉称号。该报记者刘智利采写的通讯《冲向抗击“非典”一线的中医战士》和陆静采写的消息《中医药专家进驻小汤山医院》被评为“全国新闻界抗击‘非典’优秀新闻作品”。这两篇作品以饱满的政治热情，生动地展示了广东省中医院和北京中医药大学附属东方医院的中医药医务工作者在抗“非典”一线奋力拼搏、忘我工作的无私奉献精神和感人事迹。

【《全科医师中医药诊疗实用手册》出版】 由浙江省卫生厅、浙江省中医药管理局组织编写的《全科医师中医药诊疗实用手册》(以下简称《手册》)已由中国科技出版社出版。

《手册》选择内、外、妇、儿、五官、皮肤、骨伤及肿瘤疾病共200多个病证，从诊断、治疗、防护三方面进行介绍，便于社区卫生服务工作者学习和掌握中医药防治疾病知识，更好地发挥中医药在社区卫生服务中的优势与作用。

该书在病种选择上，以广大城乡常见、中医防治有效果或特色鲜明者为主。对于疾病命名，不分中医、西医，以普遍认同者为准。疾病的诊断原则上采用国家中医药管理局发布的《中医病证诊断标准》，具有权威性。治疗部分以中医辨证论治为指导，分型讲述，罗列主要病症表现，给出代表方药，并注意中成药、单验方及外治法、食疗等内容的介绍。防护部分重点介绍有针对性的预防与护理措施，使更符合社区的需要。

《手册》已被用作全科医师岗位培训辅助教材，对各地全科医师规范化培训将发挥作用。

【《黄帝内经·素问》英译本陆续出版】 经过10年努力，由德国慕尼黑大学医史研究所所长文树德教授(Prof. Paul U. Unschuld)主持的《黄帝内经·素问》英译课题已全部完成，其英译本已由美国加利福尼亚大学出版社陆续出版。2003年出版的首册是《黄帝内经素问——中国古代医学典籍中的自然、知识和意象》(HUANG DI NEI JING SU WEN, Nature, Knowledge, Imagery In An Ancient Chinese Medical Text)，该册相当于整个译本的概论。书后附有《黄帝内经素问中的五运六气学说》(The Doctrine of Five Periods and Six Qi in the Huang Di nei jing su wen)，是为当代西方学者首次最系统的中医运气学说介绍。

《黄帝内经·素问》的翻译工作可以说是迄今西方规模最大的中医典籍翻译工程。在翻译过程中，参考的相关论文达3000多篇，并且历代数百种《黄帝内经·素问》相关著作中有见解的注解和阐释也一并翻译。文树德教授组织了强有力的中德学者联合翻译班子完成了该课题，中国中医研究院中国医史文献研究所郑金生研究员是中方的主要协作者。

【中西医结合临床医学专业教材编纂正式启动】 9月11日～13日，中国中西医结合学会和全国高等中医药教材建设研究会在湖南召开编委会，对《中西医结合医学导论》、《中西医结合内科学》、《中西医结合妇产科学》、《中西医结合耳鼻喉科学》、《中西医结合口腔科学》、《中西医结合急诊医学》、《中西医结合传染病学》、《中西医结合精神病学》8种教材的编纂进行研究规范。这标志着中西医结合临床医学五年制本科专业国家规划教材(第一版)编纂工作正式启动。

从1993年起，湖南、山东、湖北、浙江等15所中医学院以及泸州医学院、河北医科大学等医学院校，先后开办了五年制本科中西医结合临床医学专业。在10年的办学实践中，部分学校为满足教学需求，编纂了中西医结合临床系列教材，但各校在教学模式，特别是教学内容方面存在着很大的差异，在某种程度上影响了中西医结合临床医学专业的办学质量。

为了规范中西医结合临床医学专业的教学体系、教学内容，保证该专业的办学质量，2002年8月，国家中医药管理局组织部分中西医结合专家进行论证，确定由国家中医药管理局统一规划、宏观指导，中国中西医结合学会、全国高等中医药教材建设研究会具体负责，全国高等医学院校和中医药院校联合编纂中西医结合临床医学专业规划教材。2003年7月，国家中医药管理局在北京组织召开了教材的主编、副主编会议，研讨了规划教材总体编写原则和体例，初步审定了各教材的编写体例、目录、样稿和教学大纲，为教材的编写奠定了基础。

来自全国40余所高等医学院校、中医药院校的130余位专家参加了这次编委会。会议根据本次规划教材的编写原则与要求，正式审定了各教材的编写体例、目录、样稿和教学大纲，明确了分工和编写进度。会上，湖南中医学院中西医结合系和河北医科大学中西医结合学院还分别介绍了他们中西医结合临床医学专业本科教育的现状、思路和方法。

（七）行风建设

【概述】 中医药行业与广大人民群众的切身利益密切相关，加强中医药行业作风建设，是贯彻落实“三个代表”重要思想，坚持立党为公、执政为民的具体体现。要认真贯彻中纪委三次全会精神，加强教育，弘扬正气。结合行业特点，深入开展职业道德和优良传统作风教育，广泛开展法制宣传和职业纪律教育，大力弘扬广大中医药医务人员在抗击“非典”斗争中所表现出的高尚品质和道德情操。继续学习广东省中医医院行风建设的先进经验，牢固树立“以病人为中心”的理念，始终把人民群众健康权益放在第一位，使尊重病人、关心病人、服务病人、爱护病人，成为广大中医药医务人员的自觉行动。要加强监督检查，严肃行业纪律，坚决查处药品回扣、开单提成和索要、收受“红包”等违纪行为。要坚持从源头治理，建立和完善各项监督制约机制，规范医疗服务行为。按照“管行业必须管行风”的原则，把加强业务管理与行风建设工作紧密结合起来，全面落实纠风工作责任制。积极探索体制、机制、制度创新，建立对医疗行为和医疗服务质量的定期监督稽查制度。进一步规范药品集中招标采购和医疗服务收费行为。切实改善服务态度，提高服务质量，控制医药费用，减轻群众负担。

国家中医药管理局直属机构

国家中医药管理局直属机构

【中国中医研究院2003年工作概况】

2003年是全国人民学习贯彻“十六大”精神，全面建设小康社会的第一年。在这一年里，中国中医研究院在国家中医药管理局的领导下，同全国人民一道经受了抗击“非典”的严峻考验，通过深化改革，坚持发展，战胜各种困难，取得了优异的成绩和显著成果。

经过各级领导和科研人员的多年努力，该院科研工作取得了突破性进展，2003年度获国家科技进步一等奖、二等奖各1项；获中华中医药学会科学技术奖一等奖4项。

李连达研究员当选为中国工程院院士，进一步提升了中国中医研究院的学术地位。

各附属医院顽强奋战，不仅在抗击“非典”中作出突出贡献，而且圆满完成各项医疗任务，取得了历史上的最好成绩。全年医疗业务收入53349.6万元。

增设了中医学、中药学两个博士后流动站；召开了教育工作会议，结合科技体制改革、合理调整教育结构、加快人才培养，明确了方向、目标和任务。

一、主要业务工作

（一）科研工作。

紧紧围绕国家、社会需求及行业发展的关键问题，以重大项目和重点项目为依托，全面推动科研工作的发展。

1. 科研项目投标及立项工作。

全院共组织申报各级各类科研项目223项。其中申报国家级课题130项，部局级课题27项，北京市课题66项。申报各级“非典”专项23项。

2003年度获各类科研课题114项，同比增长16.33%；获资助经费4630.5万元，同比增长36.27%，达历史最高水平。此外还有待评项目40项。

2. 成果获奖及论文发表情况。

2003年，该院共获得国家级和省部级奖项共计15项（包括3项合作项目）。

根据国家科学技术奖励工作办公室公告，我院获2003年度国家科技进步奖一等奖1项、二等奖1项。

获2003年度中华中医药学会科学技术奖一等奖4项、二等奖2项。

根据北京市科学技术奖励工作办公室公布2003年北京市科学技术奖初评结果：该院获二等奖3项、三等奖4项。

评出中国中医研究院2003年度科技进步奖一等奖2项、二等奖7项、三等奖5项。

2003年获发明专利3项，申请专利3项，获新药证书1项，获新药临床研究批件2项。

据不完全统计，2003年度全院共发表学术论文665篇，出版学术著作68部。

3. 在研课题情况。

截止2003年12月底，该院共承担各级各类课题382项，在研经费16742.9万元。

重大项目进展情况：

科技部重大基础研究专项“方剂关键科学问题的基础研究”取得较大进展。2003年度在国际出版物上发表论文13篇，在国内出版物上发表论文124篇，其中SCI收录42篇；培养博士后5名，博士24名，硕士26名。

科技部“863”“非典”专项“中西医结合治疗SARS的临床研究”经过评价分析，证实中西医结合治疗SARS安全、有效，研究结果得到WHO专家的认可并引起国内外学术界的广泛重视。

科技部基础性工作专项“国内失传中医善本古籍的抢救回归与发掘研究”课题通过验收并获高度评价。

科技部基础性工作专项“针灸文物保护与针灸图库建设”不仅完成了合同书规定的任务，而且在针灸铜人研究方面取得了突破性进展。

科技部基础性工作专项“中医药基本名词术语规范化研究”取得显著成果。

科技部基础工作专项“中草药与民族药标本的收集、整理和保存”课题顺利通过验收。

北京市科委重大项目“中医药防治重大疾病临床个体诊疗评价体系的研究”通过中期评估并得到继续资助。

4. 重点学科与实验室建设。

加强重点学科建设，对13个局级重点学科进行了中期评估，进一步明确了各学科的建设任务和发展方向。

注重实验室建设，对三级实验室进行自查整改，同时努力提高动物实验人员的素质，进行了专业培训。2003年该院又有7个实验室通过国家中医药管理局组织的验收，共有14个实验室被批准为国家中医药管理局三级实验室。在抗击“非典”过程中，该院对原有的P3实验室进行改造，顺利通过了科技部组织的验收，迅速启动了中医药抗“非典”实验研究。

5. 学术活动。

针对中医药发展中的关键问题

和学科前沿，举办大型学术活动10余次、学术论坛2期。各二级院所举办各类学术会议及讲座150余次。活跃了该院的学术气氛，增强了该院的学术带头和辐射作用。

6. 有关数据。

课题立项情况表

<table>
<tr><th colspan="3">课题类别</th><th>项目数</th><th>资助金额（万元）</th></tr>
<tr><td colspan="3">合计</td><td>114</td><td>4630.5</td></tr>
<tr><td rowspan="7">国家级</td><td colspan="2">国家自然科学基金</td><td>28</td><td>754</td></tr>
<tr><td colspan="2">“863”SARS专项及攻关SARS课题</td><td>4</td><td>700</td></tr>
<tr><td colspan="2">科研院所基础、公益研究专项</td><td>5</td><td>570</td></tr>
<tr><td colspan="2">国家科技基础条件平台项目</td><td>9</td><td>785</td></tr>
<tr><td colspan="2">创新药物和中药现代化（第二、第三批）</td><td>24</td><td>953</td></tr>
<tr><td colspan="2">科研院所技术开发研究专项基金</td><td>1</td><td>150</td></tr>
<tr><td colspan="2">其他</td><td>2</td><td>20</td></tr>
<tr><td rowspan="3">部局级</td><td rowspan="2">国家中医药管理局</td><td>SARS专项</td><td>6</td><td>67.5</td></tr>
<tr><td>其他</td><td>12</td><td>254</td></tr>
<tr><td colspan="2">其他部委局</td><td>9</td><td>68</td></tr>
<tr><td rowspan="2">北京市</td><td colspan="2">SARS专项</td><td>6</td><td>255</td></tr>
<tr><td colspan="2">市科委</td><td>5</td><td>42</td></tr>
<tr><td colspan="3">WHO计划项目</td><td>1</td><td>10</td></tr>
<tr><td colspan="3">研究院SARS专项</td><td>2</td><td>2</td></tr>
</table>

在研课题情况表

<table>
<tr><th colspan="2">课题来源</th><th>项目数</th></tr>
<tr><td colspan="2">合计</td><td>382</td></tr>
<tr><td rowspan="9">国家级</td><td>国家自然科学基金</td><td>74</td></tr>
<tr><td>国家重点基础研究发展规划项目</td><td>1</td></tr>
<tr><td>“863”SARS专项</td><td>4</td></tr>
<tr><td>“十五”攻关项目</td><td>14</td></tr>
<tr><td>科研院所基础、公益研究专项基金</td><td>31</td></tr>
<tr><td>创新药物和中药现代化</td><td>30</td></tr>
<tr><td>科研院所技术开发研究专项基金</td><td>3</td></tr>
<tr><td>科技三项</td><td>4</td></tr>
<tr><td>其他项目</td><td>10</td></tr>
<tr><td colspan="2">国家中医药管理局</td><td>129</td></tr>
<tr><td colspan="2">其他部委局</td><td>16</td></tr>
<tr><td colspan="2">北京市科研项目</td><td>37</td></tr>
<tr><td colspan="2">WHO计划项目</td><td>3</td></tr>
<tr><td colspan="2">院级</td><td>26</td></tr>
</table>

7. 获奖成果。

获国家科技进步奖、中华中医药学会科学技术奖、北京市科学技术奖情况表

奖励名称	获奖等级	项目名称	获奖单位
国家科技进步奖（2项）	一等奖	血瘀证与活血化瘀的系统研究	西苑医院
	二等奖	栝楼属（Trichosanthes L.）植物的系统演化及其药材的分子鉴定研究	中药研究所
中华中医药学会科学技术奖（6项）	一等奖	双龙方与自体骨髓单个核细胞经心导管移植治疗冠心病的基础研究	西苑医院等
	一等奖	中国医学通史的研究与编撰	中国医史文献研究所等
	一等奖	复方丹参方药效物质及作用机理研究	中药研究所（第二完成单位）
	一等奖	中国中医医疗的需求与服务利用调查研究	中医药信息研究所（第二完成单位）
	二等奖	骨折愈合应力适应性的研究	骨伤科研究所等
	二等奖	中医经典文献系统整理与研究	中医古籍出版社（第三完成单位）
北京市科学技术奖（7项）	二等奖	骨折愈合应力适应性的研究	骨伤科研究所等
	二等奖	中药材道地性的系统研究——赤芍	中药研究所
	二等奖	芪术颗粒抗肝纤维化的临床与机理研究	广安门医院等
	三等奖	脑血疏口服液（新药）治疗出血性中风的研究	西苑医院等
	三等奖	安宫牛黄丸中朱砂和雄黄的药理作用特点与安全性评价	中药研究所等
	三等奖	地黄叶中治疗肾小球肾炎的活性成分研究	中药研究所等
	三等奖	中药通降颗粒治疗胃食管反流病的实验研究	广安门医院等

获中国中医研究院科技进步奖情况表

获奖等级	项目名称	获奖单位
一等奖（2项）	双龙方与自体骨髓单个核细胞经心导管移植治疗冠心病的基础研究	西苑医院
	国内失传中医善本古籍的抢救回归与发掘研究	中国医史文献研究所
二等奖（7项）	国家重点医药卫生文物收集、调研和保护	中国医史文献研究所
	骨折愈合应力适应性的研究	骨伤科研究所
	中药材道地性的系统研究——赤芍	中药研究所
	中医骨伤科古医籍的整理研究	骨伤科研究所
	心康口服液防治病毒性心肌炎的实验机理研究	广安门医院
	治疗高脂血症新药“清脂胶囊”的研究与开发	中药研究所
	地黄叶中治疗肾小球肾炎活性成分研究	中药研究所

获奖等级	项目名称	获奖单位
三等奖（5项）	川芎嗪预处理对心肌缺血再灌注损伤保护作用及作用机制的研究	中药研究所
	10种中药饮片（大黄、芫花、补骨脂、白前、制南星、炮天雄等）炮制规范化研究	中药研究所
	活血药单体对血小板与肿瘤细胞的促转移协同作用的影响	广安门医院
	中药通降颗粒治疗胃食管反流病的临床与实验研究	广安门医院
	椎间盘源性腰腿痛诊治规范化临床研究	骨伤科研究所

（二）医疗工作。

虽然受到“非典”疫情的严重影响，但该院附属医院在取得抗击“非典”的重大胜利之后，迅速进行调整，全面恢复正常的医疗工作，夺回了“非典”造成的损失，使全院医疗工作又上了一个新台阶。

主要医疗指标完成情况

主要医疗指标	2003年	2002年	同比
年门、急诊人次	1698897	1675433	↑1.4%
日均门、急诊人次	6580	6494	↑1.3%
出院病人数	19659	18826	↑4.4%
病床使用率（%）	89.9	93.3	↓3.4个百分点
病房治愈率（%）	57.8	42.8	↑15个百分点
平均住院日（天）	26	28	减少2天
平均每一诊疗人次医疗费用（元）	165.50	154.50	增加11元
出院者平均每天住院医疗费（元）	431.40	365.20	增加66.1元
药品收入占业务总收入的比例（%）	61.54	62.55	↓1.01个百分点
全年医疗业务收入（万元）	53349.6	47954.60	↑11.3%

1. 医疗质量和服务水平不断提高。

各附属医院深化内部改革，加强内涵建设，转变医疗观念，进一步完善各项“医改”措施；主动适应“医保”要求和医疗市场变化，充分发挥中医药优势，采取各种有效措施提高中医治疗率，以自身的特色优势和良好的医疗服务满足患者的中医药治疗需求。

2. 重点专科专病中心建设进一步加强。

该院现有9个国家中医药管理局“十五”重点建设专科，目前这些专科专病建设单位都在抓紧落实计划任务，并以专科专病建设带动医疗业务的发展。以上专科专病建设单位的门诊量、出院病人数和学术水平等都在医院处于领先地位。

3. 加强医疗机构管理。

为进一步发挥该院的整体优势，充分利用现有的医疗资源，该院重视并加强医疗机构的统筹协调发展和整体形象设计，加强统一管理。合理调整东直门医院门诊部的布局；编制了“中国中医研究院病历书写规范”和中医治疗率统计办法等。

4. 整顿医疗秩序。

根据卫生部、国家中医药管理局和公安部关于在全国范围内开展以整顿和规范医疗市场秩序、打击非法行医违法犯罪活动为主要内容的专项治理工作的决定，该院成立了清理整顿工作领导小组，制定了《中国中医研究院关于加强医疗管理整顿医疗秩序的决定》等相关文件，采取了一系列果断措施，对非法行医、非法销售药品和医疗器械、虚假医疗广告等行为进行清查，坚决打击假冒该院名义的非法医疗活动，维护了该院的声誉和合法权益，保证了该院医疗工作的健康发展。

（三）教育工作。

该院以高层次中医药人才培养为重点，继续扩大研究生教育，2003年招收研究生127名，其中博士生49名，硕士生78名；现有在校生336人，其中博士生137人，硕士生199人。

经过几年的努力，该院2003年取得了中医学、中药学两个学科的博士后流动站资格，使该院博士后流动站建设有了重大进步。年度进站博士后研究人员16人。

为贯彻落实全国人才工作会议精神，结合科技体制改革，完善中医药教育体系，该院召开了教育工作会议。会议就如何加强高层次中医药人才培养和创新队伍建设，整体提高全院职工素质等重要问题进行了深入讨论，制定了《中国中医研究院关于进一步加强教育工作的意见》。

全院共申报国家级继续教育项目51项，与往年相比有较大提高(2001年19项，2002年26项)。

(四)对外交流与合作。

2003年全院共接待国外、境外来访人员1432人次；派出参加国际会议、进行学术交流和从事科技、医疗活动130人次；接受国外、境外学员培训401人次；治疗国外患者165人次。

目前承担科技部组织的政府间国际合作项目：中泰科技合作项目、中埃政府间科技合作项目等正在顺利进行。与坦桑尼亚莫西比利国立医院签订了关于合作治疗AIDS第六阶段的谅解备忘录；与日本大正制药的合作取得新的进展；与香港东华三院全面开展了科研和医疗合作。

二、科技体制改革工作

该院科技体制改革工作进入了结构调整的关键时期。根据十六届三中全会精神，按照“职责明确、评价科学、开放有序、管理规范的原则建立现代科研院所制度”的要求，结合该院自身的实际情况，对学科结构进行了充分论证。

(一)根据新的形势和发展要求进一步调整完善科技体制改革方案。

通过学习贯彻十六届三中全会精神和抗击“非典”的科研医疗实践，该院对科技体制改革的目标任务有了更加深刻的认识，对中国中医研究院的战略定位、目标设计及科技力量布局和队伍建设等重大问题有了更加明确的发展思路。在此基础上，该院对科技体制改革方案作了进一步的调整和完善，对学科发展、机构设置、资源重组与实施步骤等具体内容和相关环节进行了适当调整，细化了改革措施。同时积极与科技部等主管部门沟通，争取得到更多的支持和政策倾斜。

为了做好改革的各项准备，开展了一系列调研论证工作，进行了人力资源、房产资源调查；多次召开专题工作会和座谈会，以多种形势与各研究所进行沟通，充分发挥各级领导和科技人员的积极性，为改革奠定更加坚实的基础和创造更加良好的氛围。

(二)完成基础所、中药所的学科和机构设置论证工作。

中医基础理论研究所和中药研究所是该院科技体制改革的试点单位。2002年两所的领导班子调整后，改革试点工作全面启动。围绕两个所的重点学科领域调整和优势学科遴选进行了认真细致的论证工作，制定了重点学科论证、遴选办法及相关程序。为了更好地解决适应国家、行业需求与发挥本所特色优势的关系，按照“有所为有所不为”的原则，经过充分酝酿，深入调研，广泛征求各方面专家和科研人员的意见，形成了基础所、中药所的学科设置框架。

(三)加强制度创新，完善改革配套措施。

根据改革的进度要求，制订了一系列改革配套文件。在人事制度改革方面，编制了“中国中医研究院实行全员聘用合同制暂行办法”、“科研机构岗位设置原则”、“科研机构人员遴选聘用办法”及“科研人员考核制度”等相关文件。在科研管理方面，编制了“重点学科遴选办法和论证程序”、“科技奖励办法”和“科研管理专项基金管理办法”等文件。

(四)加快科技产业的改革与调整。

形成了以组建中药产业集团为主体的产业发展思路，一方面加快“中药复方药物开发国家工程研究中心”建设，逐步建立中医药新药研发体系；另一方面推进现有院办产业的改革与发展。

该院与北京同仁堂等单位合作筹建的中研同仁堂中医药新药开发有限公司正式成立，使“中药复方药物开发国家工程研究中心”建设迈出了关键的一步。该院与香港华润集团合资经营的北京华神制药有限公司通过了GMP认证，召开了第八届董事会，明确了华神制药有限公司今后的发展目标与任务。

该院实验药厂的GMP改造工作进展顺利，已相继完成征地、规划设计等工作。为了加快院办产业的改制和重组，该院筹备召开产业工作会议，会议的准备工作基本完成。

三、防治SARS工作

面对“非典”疫情，该院发挥人才、学科等资源优势，在临床救治、科学研究等方面做了大量工作，多次召开论证会，把握中医药防治“非典”的研究方向、研究思路和顶层设计，科学地证实了中医药在“非典”治疗中的作用，在国内外引起广泛重视，得到了世界卫生组织的认可。

加强了该院应对突发卫生事件的能力建设，促进了该院各项工作的发展。全院干部职工、广大科研、医务人员以一切从国家和人民利益出发的崇高思想，顾全大局、无私奉献的牺牲精神，一往无前、无所畏惧的顽强斗志，团结友爱、互相帮助的高尚风格和排除万难去争取胜利的工作作风，为夺取抗击“非典”的胜利作出了应有的贡献。

【中国中医药报社2003年工作概况】

2003年在国家中医药管理局的直接领导下，在全行业的大力支持下，在全国各驻地记者站和报社全体员工的共同努力下，中国中医药报社的工作主要取得以下进展。

一、围绕中医药中心工作，充分发挥新闻宣传作用

坚持围绕党和国家以及医药卫生和中医药行业的重大事件及重要活动进行宣传报道，确保党和政府及医药卫生部门的有关方针政策和工作部署能够及时、准确地传递给行业内外的读者，对中医药行业出台的方针政策和重要活动重点突出报道。如2003年以来对2003年全国卫生和中医药工作会议、全国人大和政协会议、全国抗击“非典”工作、《中华人民共和国中医药条例》颁布实施、中华中医药学会换届、世界中医药学会联合会成立，以及由国家中医药管理局、卫生部召开的各种工作会议，中医药行业召开的全国性学术会议等，均重点做了大量新闻宣传报道。积极宣传中医药行业改革与发展取得的成就和最新动态；及时报道全国各地运用中医中药、中西医结合方法防治疾病的学术经验；面向社会和广大读者大力宣传中医药的特色和优势，宣传中医药养生保健防病科普知识，指导百姓正确选择就医与合理安全用药；弘扬中医药优秀传统文化，介绍古今医家的学术经验和医德医风，宣传中医药战线的先进模范人物和事迹，激发和凝聚中医药界的爱国热情；反映中医药行业专家学者和人民群众的意见和建议，发挥新闻舆论的正确导向和监督作用等，为促进我国医药卫生和中医药事业的改革与发展发挥了积极的新闻舆论宣传作用。

二、对 SARS 的宣传报道力度大、效果好

自 SARS 疫情发生以来，报社即及时确定了宣传报道重点。一是确保党中央、国务院以及医药卫生行政部门有关防治 SARS 方面的方针政策能够及时、准确地加以报道，做到重大新闻不漏报，对中医药行业出台的方针政策和重要活动重点突出报道；二是积极宣传中医药行业在抗击 SARS 斗争中的先进模范人物和事迹；三是突出宣传中医药在防治 SARS 方面的作用和优势，及时报道全国各地运用中医、中西医结合方法防治“非典”的经验和做法；四是面向百姓大力宣传中医药防治 SARS 的科普知识，引导百姓正确合理使用中药等。为此，本报于 3 月底以来，扩大版面、增加篇幅，加大了新闻宣传报道力度。

在 2003 年的抗击 SARS 的新闻宣传报道中，本报党员干部和职工发扬了奋力拼搏、无私奉献和爱岗敬业的精神，克服困难，坚守岗位，加班加点，忘我工作，先后亲临北京 20 多家医院、发热门诊、SARS 病房一线，报道了我国医药卫生和中医药行业在抗击 SARS 中涌现出的大量生动感人事迹和首都中医药医务人员踊跃请缨、奔赴抗击“非典”一线的动人场面，及时向行业和社会传递了大量党和政府抗击 SARS 的工作部署和方针政策，以及全国中医药界参与抗击 SARS 的信息。先后共刊发各类宣传报道 1000 余篇，投入 40 多万元编辑出版了 3 期《抗击 SARS 特刊》，增印 120 多万份向社会赠阅，充分展示了中医药新闻宣传工作的重要作用，赢得了社会各界的好评。

此间报社还主动加强与全国各记者站及中医药企事业单位的联系，对各地大量的来稿、来函、来电均一一作了认真处理；派记者专门负责与国家中医药管理局联系，及时沟通有关信息，对局领导和有关司室的重要活动负责组织采访报道；对在京参与抗击“非典”的中医医疗机构和有关单位，指定部门和专人分工负责，进行重点采访报道；自 5 月中旬以来还派专人负责向部局领导赠送当天报纸，使他们及时了解中医药抗击“非典”的进展情况和动态。

本报采编部门被中共中央宣传部和中国记协评为“全国新闻界抗击‘非典’先进集体”；本报两篇报道获“全国新闻界抗击‘非典’优秀新闻作品奖”；1 名同志被授予“首都抗击‘非典’先进个人”；15 名同志受到报社表彰和奖励。

三、努力提高报纸质量，积极推进改扩版工作

在理清办报思路和明确办报方向的前提下，继续对报纸的版面、内容和编辑方针进行结构性调整。从 2003 年 1 月 1 日起，本报从原每周 4 期、每期 4 版扩为每周 4 期、每期 8 版，缓解了由于版面少，信息量不足，新闻稿件刊发不及时等问题。报社在人员少、任务量翻一番的情况下，通过全社上下的共同努力，实现了报纸改扩版工作的平稳过渡。改扩版后报纸的读者定位更明确、版式更新颖、内容更丰富、报道更及时、编辑更规范，受到了读者的广泛好评。这对于加大中医药新闻宣传工作的力度，对于本报的生存和发展，对于改进本报以往的公众形象和扭转在医药类报刊中所处的弱势与被动局面，均具有十分重大的意义。

四、加强新闻资源建设，完善全国通联网络队伍

继续按照新闻出版总署的要求和由国家中医药管理局办公室转发的《关于加强中国中医药报记者站建设和管理的意见》，进一步加强对各记者站的建设和管理。督促各地按照要求对记者站的人员和功能进行完善和调整。目前全国共有 36 个记者站（其中 33 个已在当地新闻出版部门有注册登记备案），驻地记者 244 人（每个记者站平均 6.8 人）。他们在为报社采写新闻稿件、提供新闻线索、扩大报纸发行方面做了大量工作。2003 年以来来稿数量明显增多，对于不断提高报纸质量、稳定和扩大报纸发行均发挥了重要的作用。

根据《中共中央办公厅、国务院办公厅关于进一步治理党政部门报刊散滥和利用职权发行，减轻基层和农民负担的通知》（中办发［2003］19 号）和国家新闻出版总署《治理党政部门报刊散滥和利用职权发行实施细则》等文件精神，报社于 2003 年 9 月在南京召开了“2003 年《中国中医药报》全国通联工作暨第二届编委会筹备会议”，并及时传达了上述文件精神。2003 年 10 月经国务院治理整顿报刊领导小组和国家新闻出版总署批准，本报实行了管办分离，即由原来国家中医药管理局主管主办，变更为国家中医药管理局主管，中国中医药报社主办。11 月上旬又按照文件精神对本报编委会进行换届组成了第二届编委会，并对编委会章程作了补充和修改。为了进一步加强和完善全国中医药新闻宣传网络体系，本届编委会主要由全国中医药行业的部分专家、管理人员、医教研单位负责人和中医药新闻宣传工作者等组成，上届编委会中的中药企业代表已另列入本报理事会成员，本报主管部门的现职领导按规定未列入本届编委会名单。

五、深化人事与分配制度改革，增强内部活力

报社在管理上继续积极推进劳动人事与分配制度改革，实行了全员聘用制，不断建立和完善内部竞争、激励和约束机制。报社根据报纸改扩版方案提出的任务和要求，依据《国家中医药管理局直属事业单位聘用合同制暂行办法》以及国家有关法律、法规，制定了《中国中医药报社实行聘用合同制实施细则》，在全社实行了全员岗位聘任制，同时也相应制定了一系列管理制度和奖惩办法。重点对报社的内设机构、人事和分配制度进行了改革和调整。目前报社共设11个部门。报社对各部门负责人采取群众民主推荐，报社领导班子集体研究决定，试用半年后经业绩考核、群众评议，再予以正式聘用。对各部门工作人员由各部门主任代表报社与每位职工签订了岗位聘用合同书，明确了双方的责任和权益。在分配制度上明确了各个部门所承担的工作内容和任务、人员设置和岗位职责、工效津贴和奖惩办法等，不断修订、完善和明确报社的各项规章制度和管理办法，使所有的工作奖惩考核有据可依，有章可循。较好地调动了报社干部职工的积极性，激发和增强了内部活力，有效地保证了报社各项工作的顺利进行。

六、搞好发行广告经营工作，为壮大主业服务

报纸的读者群体和发行工作基本稳定。特别是2003年报纸改扩版后，在报纸定价相应提高的情况下，由于有全国广大读者尤其是中医药工作者对本报多年来的认同、信任和理解，有全国各地记者站的大力支持和配合，报社在努力提高报纸质量的同时，及时采取了一系列措施，基本实现了2003年报纸发行的预定目标，使本报2003年年初的订数没有出现大的波动，与去年年初相比虽略有下降，但随着改扩版后报纸内容的丰富和质量的提高，本年度报纸订阅数基本呈逐月增长的势头，下半年以来已基本达到去年同期水平。

由于受SARS疫情的影响，报社的广告经营收入一段时期相应减少。但是报社广告部的同志们，在“非典”时期工作一时一刻都没有放松。他们在外出活动受限的情况下，为了保证报社经费的正常运转，克服了种种困难，不仅为本报出版增印《抗击SARS特刊》筹集到40多万元资金，并且通过下半年的努力，基本上完成了报社下达的全年经济任务。

报纸发行和广告收入的稳定和增长为主业发展不断注入了活力，使报社的基础性建设（包括工作环境、办公设备等）进一步得到改善和加强，职工收入也有明显增长，为提高质量办好报纸奠定了基础。

七、报社党的工作得到加强

在抗击SARS的斗争中，报社作为中医药行业的重要新闻宣传机构，为了确保各项工作正常进行，3月26日报社党总支召集报社中层以上党员领导干部会议，专题研究了报社的抗SARS工作。成立了报社防治“非典”临时领导小组，明确了责任分工；建立了报社内部疫情报告制度，做到天天报、层层报，没情况也要实行“零报告”，特别对人员流动较大的报社广告部以及退休人员，均要求信息员每天打电话询问，及时了解情况；加强了门卫询查制度；对报社办公场所每日都进行消毒，并给每位职工发放了口罩和次氯酸钠消毒液，要求个人自觉主动做好防疫和消毒，以杜绝病毒在单位和职工家庭传播。报社和党总支还多次对全社职工进行“非典”防护宣传教育，并认真做好报社人员的思想政治工作，及时了解和掌握每位职工（包括退休人员）的身体和思想情况。“非典”期间报社未发生1例“非典”或“非典”疑似病例。

在防治“非典”的宣传工作中，报社党员干部以身作则，充分发挥先锋模范作用，全体职工精神振奋、齐心协力、团结合作，在2003年报纸扩版任务繁重的情况下，许多党员和编辑记者夜以继日、加班加点、不辞劳苦，深入医院采访一线医护人员，积极完成采访任务。有的为了赶上当天能及时发稿，不惜牺牲自己的休息时间和节假日，有许多积极分子和干部青年纷纷要求入党接受考验。

2003年以来，报社党员干部认真学习党和国家的方针政策，认真学习党的“十六大”和十六届三中全会文件精神，认真学习“三个代表”重要思想。中层以上党员干部还参加了国家中医药管理局举办的“三个代表”重要思想学习班。组织报社党员职工参观了“井冈山精神展览”。下半年国家中医药管理局党组对报社领导班子进行充实加强后，还进行了报社党总支、党支部和工会的换届选举。相信报社今后党的工作将会得到进一步的加强。

八、《中外健康文摘》复刊

由报社主办的原《康乐世界》杂志，在经过整顿后正式更名为《中外健康文摘》，2003年下半年以来，在国家中医药管理局的大力支持和帮助下，已完善了各种审批手续和杂志社的组建工作，并于2003年10、11月份分别出版了两期试刊，试投放市场进行了摸底调查。该杂志将于2004年1月1日起正式出刊，为周刊，4开，每期28版。由于起点高、难度大、投入多，市场竞争激烈，因此风险也比较大。杂志社的同志们工作非常努力，作了大量出刊前的筹备工作。报社在管理上希望通过对这本杂志的运作，能够走出一条市场化的路子来，能够起到与主报互相补充、相辅相成、相互拉动的作用。

【中国中医药出版社2003年工作概况】

一年来，在国家中医药管理局、国家新闻出版总署的直接领导和关怀下，在社会各界的支持与帮助下，经过中国中医药出版社全体员工的共同努力，全面超额完成了年初制定的各项任务计划，实现发稿7000万字，出版新书154种，重印图书

186种，发行码洋6000万元，回款2910万元，实现利润426万元。

一、继续全面深化改革，以改革促进发展

2003年是该社实行全面改革的第二年，全面实行全员聘任制、效益工资制、岗位责任制。在第一年的基础上，各项改革措施进一步规范，建立了合同制、聘期制、考核制。通过改革，全社职工的主人翁意识进一步增强，促进了2003年该社总体任务的全面实现。

（一）加强班子建设是保证改革顺利进行的关键。

2003年2月，在国家中医药管理局的关心和领导下，该社领导班子进行了充实和调整。这次班子的调整完全体现了党对干部的"四化"要求，班子平均年龄44岁，全部为研究生以上学历，其中两名具有博士学位。该社领导班子一贯重视作风建设，重视班子的团结和稳定，都能按照党的十五届六中全会审议通过的《中共中央关于加强和改进党的作风建设的决定》要求严格自律。新的领导班子成为了带领全体社员走改革发展道路的坚强核心。

（二）全面推进"三项制度"改革，使改革走向深入。

在2002年试行的基础上，2003年该社在人事制度、分配制度、社会保障制度方面迈出了坚实的步伐，全面实行全员聘任制、效益工资制、岗位责任制。年初，在社内确定中层岗位及任务以后，在全社实行了公开招聘，再由中层人员根据部门岗位任务聘任部门人员，并且层层签订《聘用合同书》。为了保证工作的连续性和相对稳定性，聘期定为两年。由于是实行竞聘上岗，社内任务计划的落实就有了较为可靠的保证。

分配制度上的效益工资制使广大社员切实感受到，只有企业得到了发展，个人的待遇才能得到保证和实现，个人利益的提高与企业效益的提高紧密联系在一起。经过大家的共同努力，在完成了年初总体任务的情况下，该社职工收入比2002年也有了较大提高。

在社会保障制度方面，该社根据国家有关规定，参加了北京市的基本医疗保险和失业保险。由于国家对事业单位人员养老保险规定不明确，该社由社里出资为每位社员办理了商业养老保险。

二、众志成城抗"非典"，聚精会神抓生产

该社党总支一班人在灾难面前临危不惧，充分发挥了基层党组织的战斗堡垒作用，党总支每位成员始终坚守工作岗位，这使广大职工得到了极大的鼓舞，消除了不必要的恐慌。正是由于该社党总支一班人以科学的态度，求实的精神努力实践"三个代表"重要思想，一切从群众利益出发，想群众之所想，带领全体社员同心同德，为最终战胜"非典"奠定了坚实的基础。

在"非典"时期，该社一手抓抗"非典"，保一方平安，一手抓经济建设，促进改革发展，没有因"非典"而影响一天的正常工作和生产。正是由于该社始终不渝地坚持了抓生产一刻不放松的指导思想，才使得全年目标的超额实现有了充分的保障。

困难当头，不忘使命。中国中医药出版社作为弘扬中医药文化的窗口，作为广大医药工作者的同仁，在这场灾难面前，根据其行业特点和优势，为战胜"非典"尽了该社的绵薄之力。积极配合国家中医药管理局，在极短的时间里，超常规运作，出版了《中医药专家谈SARS》，在大众防范"非典"知识上作了有针对性的介绍。还将该社自行开发生产的具有提高机体免疫力的保健品——宝本胶囊，无偿赠送给了国家中医药管理局抗"非典"前线部门及中央党校老师和学员，并且不顾个人安危，前往集中收治"非典"病人的佑安医院，向一线医护人员免费发放。

三、完成产品结构战略性调整，为实现跨越式发展作好充分准备

（一）进一步完善教材建设，实现该社提出的"三最"目标。

2003年，在2002年出齐46门中医本科教材的基础上，18门七年制教材已大部分到稿，正在编辑加工过程中。还正式启动了中西医结合专业16种、中医护理专业21种教材的编写。中药栽培与鉴定专业8门、管理学专业5门协编教材正在组织编写过程中。创新教材是中医药教学改革过程中的新生事物，虽然在学术上带有先进性、创新性和争鸣性，但因范围窄，使用量小，经济效益难以保证，许多主编难以找到愿意承担出版的出版社。正是该社的承诺使得许多作者积极与该社联系，已有14种创新教材已经和即将出版。

另外，与教材配套的习题集已出版了35种，研究生考试习题集12种也已出书。

（二）充分发掘资源优势，做好中医药继承工作。

作为中医药专业出版社，该社拥有的最大优势就是掌握最新的中医药发展动态，拥有最全面的中医药行业信息，经过了十多年的发展建立了一支高层次的作者队伍，上至工程院院士，下至基层一线的医疗、生产工作人员，更有广大的中医药行业专家。这些都是该社极为宝贵的资源，这就使该社在不同发展阶段都能实现不同种类图书根据市场需求的迅速出版。中医药学术继承工作是国家中医药管理局中心工作之一，该社也始终围绕这一中心，常抓不懈。作为该社品牌书并被列入国家"十五"重点选题图书的《百年百名中医临床家丛书》于2002年出版新书12种，现已达82种（总计112种）。由于这是一套可称为20世纪中医精华的丛书，从一面市就受到广大读者的喜爱，大部分品种已经重印五六次之多。为造就一代名医多提供优秀的历史经验，该社组织国内部分专家召开座谈会，正式启动了《唐宋金元名医全书大成》、《实用临床医部全录》的编写。

（三）加强与国外出版社的合作，探索出版新格局。

中医药走向世界必须文化先行，无论是引进来还是走出去，与国外出版社的合作是必不可少的。该社一直以出版中医专业书为主，要想做大医药图书市场，西医图书是很重要的。面对强手如林的西医专业出版社，只有主动出击才能赢得主动。西医的优势在国外，反映西医最前沿、最新成果的图书在外国出版社。因此，与国外出版社的版权贸易显得尤为重要。该社的思路是，选择专科而非大科的高起点原版书进行引进。该社已与德国、日本的两家出版社进行了初步接触，达成了在我国国内有较好市场的肿瘤、糖尿病、营养等方面原版书的引进意向，现正在做进一步的市场调研。该社试图通过这一探索，为该社建立出版新格局积累宝贵的经验。

四、强化发行龙头地位，实现两个效益的统一。

编辑是基础，出版是保障，发行是龙头，这是该社对各部门的基本定位。两个效益的实现，与龙头的作用至关重要。2003年，发行部实行了机制改革，设立了内勤、外勤两个科，使部门主任在具体事务上多了两个助手，能有更多精力投入到宏观管理上，而且增加了内勤力量，使内、外勤一一对应，保证了及时对账和发货出单。发行部还针对教材、考试用书的不同特点运用不同的发行渠道，细化市场，扩大了发行量，实现了两个效益的统一。

五、继续学习贯彻“三个代表”重要思想，把思想政治工作做到实处

在党中央发出掀起学习“三个代表”重要思想新高潮的号召后，该社党总支多次组织进行了学习，通过学习大家认识到，贯彻“三个代表”重要思想，就要凝聚起全体社员的力量，带领大家为实现该社提出的全面提前实现小康目标而努力。

【中华中医药学会2003年工作概况】

（见本书223~226）

【中国中医药科技开发交流中心2003年工作概况】

一、新药开发专项工作

第一批新药课题的管理工作：大部分立项课题都基本如期完成了阶段任务。有20个项目（其中立项支助项目12个，立项不资助项目8个）已全部完成临床前实验，取得了阶段性成果，并已整理好全套申报材料上报国家食品药品监督管理局。“商陆总苷胶囊”已完成Ⅰ期临床实验，正在进行Ⅱ期临床实验；已成功转让4个项目，其他项目转让正在洽谈中。组织专家对2个预试课题进行了论证。

第二批新药课题的申请、评审工作：共收到标书231份，经过项目办公室初审、专家委员会复审、决策委员会终审、项目办公会整理后，初步选定出51项课题；根据评审情况，与课题组及课题承担单位共签订任务书、合同书47份（其中资助课题29项，不资助课题18项）。

利用资源优势，广开渠道，积极抓经济效益，紧紧抓住新的《药品注册管理办法》颁布和国内企业迫切需要“短平快”项目认证GMP的契机，根据一些中药企业以小投入迅速获取收益的要求，为企业“量身定做”九类中药项目。受客户委托，进行了“肝力保”新药研究开发和专利申报工作，开展了“风湿壮骨胶囊”临床研究工作。组织召开了首届国家医药专项科技计划培训班。收集并整理了20多个新药可转让项目，其中已经有若干个项目研究单位委托我们进行该项目的转让。

二、科技成果推广工作

组织科技成果推广项目的多轮评审工作。起草了中医药科技成果推广项目管理手册，并进行了入选项目的新闻发布。将本年度的推广项目之一——石氏中风单元疗法导入了市场，举行了四期培训班，共有30家医院60多人参加了学习，在10多个省市推广了疗法并完成了70多万元的成果产品销售。探索性地建立了北京、唐山两个中风项目临床推广点，并取得了一定的反响。建立“中国中医药”网站并开通了“华佗网”和“全国肝病防治成果推广协作网”，均已投入了使用。组团参加了北京国际中医药博览会。尝试性地与他人合作进行了EMBA的招生工作。

三、重点中医专科建设工作

负责组织了重点中西医医院建设工作的专家评审，参与了中西医医院建设评审考核标准的设立，开展对建设单位的日常管理工作，成功组织协办在西安、广州两地举办的全国名老中医高级讲习班。

承担了科技部“常用中药材化学成分和有效成分”课题的研究组织工作。

四、开展国际交流合作

组织相关人员赴一些国家和地区进行学习和考察。

【中国传统医药国际交流中心2003年工作概况】

一、党建工作

在中国共产党建党82周年之际，“三个代表”重要思想理论研讨会在北京召开。在国家中医药管理局直属机关党委的统一安排部署下，该中心党支部安排了具体的学习计划和学习内容，通过各种学习形式，积极学习宣传贯彻“三个代表”重要思想精神，全体处级以上干部参加了国家中医药管理局组织的集中学习及辅导。中心全体同志表示要把理论学习同中心的工作实际相结合，发展要有新思路，改革要有新突破，开放要有新局面，各项工作要有新举措，与时俱进，开拓进取，不断发展。

圆满完成中心党员领导干部的民主生活会。会前中心支部组织大家广泛交换了意见，肯定了中心领导及党员处长和支委在党性党风方面和工作中、在廉洁自律方面等的成绩，同时也指出了不足。中心领导、党员处长及支委，根据群众所提意见，剖析了思想根源并提出了整改建议。增强了沟通，加强了团结。国家中医药管理局机关党委、人事与政策法规司、纪检室有关领导参加了中心领导的民主生活会并给予了指导，并对中心领导干部民主生活会的形式和效果给予了肯定。

按照国家中医药管理局机关党委的布置，截至2003年12月底，中心党支部共组织中心干部群众集中学习 6 次，并召开一次中心全体党员的专题民主生活会，还组织全体干部群众参加了对“三个代表”重要思想学习的知识竞赛。

二、“非典”防治期间的工作

在抗击非典型肺炎疫情斗争中，中心党支部带领全体党员和干部职工，顾全大局，坚守岗位，勤奋工作，做到了疫病防治与正常工作两不误。

在国家中医药管理局党组和机关党委的直接领导下，中心党支部把防治“非典”工作摆在各项工作的首位，充分认识到做好防治工作的重要性。自 4 月下旬开始，中心安排支部委员与处级以上干部 24 小时电话值班，要求大家每日测体温，按要求每天准点向国家中医药管理局有关部门通报疫情信息。为中心全体职工购买了针对防治“非典”的中草药、抗干扰素、体温计、口罩等药物器械。购置并发放消毒液、洗涤剂、消毒纸巾等消毒用品。并为每位职工上了含“非典”项目的基本医疗保险。

“非典”防治期间，在中心领导的带领下，大家坚守岗位，恪尽职守，没有因“非典”疫情而影响正常工作的开展。瑞士、俄罗斯中医诊所的日常工作联络、专家的更换、医疗器械的供应等均未因为“非典”而中断；“中埃植物药学术研讨会”因“非典”推迟后，中心不断与埃及卫生部、我国驻埃及使馆科技处、国家中医药管理局国际合作司和参加会议单位积极取得联系，为下一步开展工作做好充分准备；与澳大利亚悉尼中医药学术团体、西班牙萨拉哥萨大学、德国中小企业协会及外方代表就中医药的合作、交流、宣传等事宜进行联系和商谈。

三、国际交流与合作

为促进中医药与埃及、西班牙植物药在政策管理、科研开发、临床应用等方面的交流与合作，国家中医药管理局与埃及卫生部 2003 年 10 月在开罗首次举办“植物药应用与开发专题研讨会”，与西班牙全欧洲中医基金会进行中医药学术交流等，由中心承担全部活动的组织协调工作。埃方会议承办单位是阿拉伯埃及共和国医药信息中心。10 月 13 日会议当天，中国驻埃及新任大使吴思科到会，埃及人口与健康卫生部部长 Mr Mohamed Awad Tag El - Din（默哈默德·埃尔丁）、阿拉伯埃及共和国医药信息中心主任 Dr. Gamila Moussa（加米拉博士）、阿拉伯埃及共和国医药和药材公司董事长兼执行董事 Dr. Abd El - Fattah M Shawki（阿卜杜·邵基）以及埃及医生联合会主席 Dr. Hamdy El - Sayed（哈米德·萨耶德）、埃及药协会主席 Dr. Zakaria Gad（扎卡利亚·加德）等有关部门高层人士、专家出席。我国新华社、中央电视台记者也参加了开幕式。吴思科大使与埃及人口与健康卫生部部长分别致词。双方专家就共同关心的问题进行了积极的探讨、提问、答疑，气氛热烈，会议效果很好。邵基先生在会中两次讲到：他本人曾多次接待国内医药团体来访，我们中医药代表团是最好的，这次会议也是最为成功的一次学术交流。中方专家的发言引起埃方人员的极大兴趣，主要集中在中医药对一些疾病的治疗上，如肝病、糖尿病等。埃方代表中虽没有药政管理方面的政府官员，但通过对相关人员的发言（包括参观座谈）分析认为：传统医药在埃及所处的地位已开始得到政府部门的重视。埃方的制药业相对比较成熟，已建立较为完善的市场体系和工业标准，主要的制药企业具备一定规模，但由于缺少自有专利药品，加之政府实行了严格的价格控制，人均药品消费量较小。外来药品进入埃及市场，注册时间长、手续繁杂，且有“市场上已有的替代品种不超过 4 种”的重要前提条件；但如药品已在美国、澳大利亚、德国等 18 个国家之一注册并获销售许可，则可免检进入埃及市场。邵基先生也明确讲到：中国药品进入埃及市场的唯一办法是在埃及投资建厂。会后，中心已通过中国驻埃使馆收到埃及国家癌症研究所关于“黑孜然芹果在癌症辅助治疗中的应用”的项目报告，埃方对黑孜然芹果（也称黑仔粒）的药用特性予以关注，已进行了临床实验并完成阶段性工作，表示希望寻求国内对该项目有兴趣的科研机构开展合作，做更深入的研究并分享成果。

2003 年在瑞士诊所工作的中医专家和翻译共计 19 人。9 月 5 日 ~ 16 日，中心主任及瑞士诊所项目人员 3 人赴瑞士等国家，参观考察了中国传统医药国际股份公司新址 Chur 总部和中药配送中心。与瑞方就中医诊所质量管理、新点的筹建、存在的问题进行了认真细致的会谈并提出解决办法，同时对改进和规范选派大夫的程序、完善诊所的规章制度及诊所的未来发展取得共识。

莫斯科诊所正常运转并于 2003 年 10 月新建了第二个医疗点，进一步扩大影响，有关政府部门对派出的中医专家表示认可，首次赴俄工作的专家时间仅为 3 个月，再次赴俄工作的专家时间已延至 1 年并办理正式工作许可。2003 年共派出中医专家 4 人。俄方董事长波塔波娃女士 9 月来北京参加世界中医药学会联合会成立大会，并当选为监视会副主席。在此期间，双方就今后工作的发展作进一步磋商，她表示，待条件成熟时在俄罗斯成立中医药协会，以扩大中医药在俄的影响，促进中医药进入俄罗斯。为落实中俄卫生合作协议，根据统一安排，与俄罗斯联邦莫斯科商务交流社就筹备中俄双方分别举行成果展示会进行了多次联络与沟通，提出我方协议草案。该社总经理加夫里连科夫原定于 4 月 23 日访华。但因“非典”原因未能成行，项目重新启动后，加夫里连科夫 10 月访华，中心参加了其与卫生部、国家中医药管理局及驻华使馆相关人员的会谈，确定 2004 年 5 月份在俄举办中国中医药成果展览会。

受国家中医药管理局国际合作司委托落实世界卫生组织项目；安排越南传统医药考察团在四川的行程。经原国家经贸委介绍，与德国中小企业家协会委托的克劳斯莱策先生进行了多次会谈，为中德两国的医药企业搭建一个相互了解、合作、发展的平台，筹建组织双方企业互访，寻求商机，开展贸易及市场开发；经国家中医药管理局国际合作司介绍，中心与英国达尔文基金会代表就与英国皇家医学会共同举办中医药学术研讨会事宜进行了多次会谈。

四、国内项目

作为支持单位参加江西省樟树市人民政府主办的第三十四届樟树全国药交会，本次药交会药材（药品）参展数量达8700多个，其中新特药占40%。参加药交会使中心掌握了国内中药市场信息，为以后开展业务工作拓宽了渠道。

作为支持单位，参加广东省肇庆市人民政府和美国世界中医药学会针灸协会联合主办的于2003年10月在广东肇庆市举行的“2003国际中医药学论坛”。

为发掘、弘扬民间优秀的传统医药文化，造福国内外患者，组织著名专家对确有疗效的中药制剂和专科医院进行了评议和实地考察，在20家申请单位中，确定2家专科医院作为中心传统医药特色疗法国际交流协作单位（试点）。

五、新开发项目

澳大利亚维省立法承认中药的合法地位，为中医药进入澳大利亚市场提供了新途径，也成为中药进入国际市场的突破口。中心受南京金陵药业集团公司委托，申请办理澳大利亚TGA认证。双方意向明确，很快达成协议，目前该项目已完成申请资料的翻译校对工作，2004年澳大利亚药管局将派审核员对金陵药业做最后的检查验收。另有几家知名药业公司也与中心联系，希望委托申办认证事项。

加强中医药的对外宣传，中心与香港时代动力公司建立合作关系，利用其已成熟的网络系统建立中英双语中心网页，收集国内有规模、有实力、有特色的中医药企事业单位资料在网站进行免费宣传，扩大中心和有关单位在国际上的知名度和影响，搭建合作平台，寻求新的商机，开展多种形势的合作，并已取得初步效益。

开发中医药保健旅游项目，选择三亚市中医医院作为保健旅游的合作单位。

为促进中医药走向世界，根据俄方要求，挑选了一批在俄深受欢迎且疗效稳定、质量过硬的中成药与俄方合作，在俄罗斯办理申报注册手续。

【国家中医药管理局对台港澳中医药交流合作中心2003年工作概况】

一、努力实践“三个代表”重要思想，加强党支部组织建设

中心党支部按照国家中医药管理局党委的工作部署，认真组织全体职工学习贯彻“三个代表”重要思想，理论联系实际，以“三个代表”重要思想指导中心的工作，解决中心实际问题。通过学习贯彻“三个代表”重要思想，使中心全体职工在思想上有所提高，中心的工作切实得到改进。

中心党支部通过一年的工作和努力，逐步解决党支部建设中存在的问题，认真组织全体党员进行政策法规及党的知识学习，认真开展对入党积极分子的培养工作，加强党支部的核心作用、基层党组织的战斗堡垒作用及党员的先锋模范作用。

二、广泛交流与沟通，促进海峡两岸携手抗击“非典”

2003年上半年由于“非典”的影响，中心根据实际情况，对原计划中的工作做了及时、有效的调整，为进一步加强两岸同胞的感情，发挥中医药在“非典”中的独特作用，在宣传、沟通、交流以及学术方面做出巨大努力，并取得良好的成效。

5月上旬，中心致函台湾卫生署中医药委员会、台湾中医医药研究所、台湾台海关系研究发展协会、台湾中国医药学院、台湾李国鼎科技发展基金会、台北荣民总医院、香港卫生署、香港医院管理局、香港中医药学会、香港名医名方研究会等23个中医药团体以示慰问。

中心与台湾台海关系研究发展协会联系，将国家中医药管理局防治“非典”方案以及广东省、北京市有关治疗经验传真给对方。

与台湾台海关系研究发展协会、台湾中国医药学院、长庚医院、中医药研究所、李国鼎科技发展基金会、卫生署中医药委员会通电话联系交流两岸抗“非典”情况，并与台湾台海关系研究发展协会协商向台湾提供物资捐助、专家技术支援及商讨召开防治“非典”电视电话会议等。

为了进一步交流海峡两岸关于中西医结合治疗SARS的经验，中心受国务院台湾事务办公室、国家中医药管理局国际合作司的委托，组织海峡两岸31名医学专家于11月28日~29日在深圳举办了“海峡两岸中西医结合防治SARS学术交流会”。对在防治SARS的过程中总结出的经验、教训进行交流，并就中医药临床防SARS的疗效等专业问题进行了深入研讨，会议取得圆满成功。

三、精心筹划，积极开展学术交流

应台湾中药商业同业公会联合会邀请，中心于3月中旬组织全国各中药企业药学专业人员赴台参加“中药药品生产、临床试验研讨会”，鉴于台湾企业在上世纪80年代即实行了GMP认证，全团一行16人与台湾同行专家就此问题进行了广泛交流与研讨。

2月~6月，中心与香港名医名方研究会合作，组织北京中医药大学的专家、教授，在香港成功地举办了第一期“香港中医师培训班”，此次培训得到了参训学员的一致好评，为充分利用内地的著名专家、学者的教学科研优势在台、港、澳与祖国内地间进行中医师培训积累了成功的经验。

为使海峡两岸中医药往来渠道更加畅通、便利，更好地为中医药企业、医疗和科研机构作好政策法规指导及技术支持。中心于6月份组织成立了“海峡两岸暨港澳地区中医药协作组”，协作组一经成立，就得到了中医药界广泛的好评和积极的响应，目前已有20多家中医药单位报名参加协作组，各协作组间互通有无，互相交流经验，为海峡两岸中医药交流打下了坚实的基础。

由欧洲传统中医药注册组织主办的“第三届欧洲中医药国际大会”于10月份召开，中心组织中医药团12人参会，到会专家与欧洲中医药多家民间团体建立了联系并进行了广泛交流。

10月31日～11月10日，中心组织国内中医药专家、学者赴英国参加由全英中医药联合总会主办的“首届英国国际中医药大会”，参会代表约100多人，路志正、施杞等教授做了专题发言，学术水平较高，影响较大，同时也了解了英国中医药发展状况和前景，初步达成了合作意向。

11月28日～12月1日，中心在深圳市中国国际高新技术成果交易会展览中心成功地举办了“第二届中国国际中医药暨保健品交易会”。本次大会汇集了来自于国内外的相关中医药保健品企业、经销商等500余家。在交易会同期还举办了“中药业国际发展论坛”。此次大会效果显著，成交额巨大，对中医药文化走向世界及世界中医药的贸易往来起到了积极的推动作用。

四、中医药发展国际基金会成立，加速中医药在国际间的普及和推广

由中心协助香港中医药发展有限公司筹备成立的中医药发展国际基金会，经过近半年的联络与准备工作，于10月17日在香港举行了成立典礼并同时召开了首届董事局第三次全体会议，会议就2004年具体工作计划及基金会进一步筹款工作进行了详细部署和讨论。

中医药基金会的成立，为推动国际间中医药学术交流与合作，加速中医药在国际间的普及与推广，促进中国传统医药学实现标准化、现代化和国际化将产生深远的影响。

【国家中医药管理局中医师资格认证中心2003年工作概况】

一、思想作风建设方面取得了新的进展

通过深入贯彻学习党的“十六大”会议精神，认真实践“三个代表”的重要思想，中心工作人员的精神面貌发生了深刻变化。

进一步增强大局意识、服务意识、责任意识。通过学习，大家普遍认识到考试工作是一项具体的局部工作，对于中医教育、教学改革发挥着重要的导向作用，因此，考试工作必须服从服务于中医药事业发展的大局，以一切有利于国家利益、有利于中医药事业发展为根本前提和出发点，在中医药改革发展总体推进中搞好各项考试工作。考试的组织管理工作，特别是试题的水平、质量、难度等涉及到考生的切身利益，因此，其质量好坏直接关系到党和政府的形象。基于这种理性认识的不断提升，中心工作人员牢记自己肩负的责任，坚持全心全意为人民服务的宗旨，在人手少、头绪多、任务重的情况下，许多同志经常加班加点，超负荷工作，自觉服务于考试工作的大局。

2003年春天在“非典”爆发前，经过一个多月的艰苦奋战，基本上完成了中医类别医师资格考试及专业技术资格考试的命审题及组卷工作任务，从而为全年工作赢得了主动权。在“非典”流行期间，中心工作人员自觉坚守工作岗位，在“非典”疫情十分严重的情况下，如期圆满地完成了新加坡中医执业医师资格考试命审题工作任务，体现了中心工作人员良好的精神风貌。

二、2003年中医类医师资格考试基本情况

中心成立4年以来，圆满地完成了每年一次的全国中医师资格考试任务，实考试人员达到16.8万人。据统计，2003年中医类报名人数为68581人（其中医师22887人、助理医师45694人），是历年考试人数最多的一年。

实践技能考试是实践技能操作和临床思辨能力的综合技能测试，是执业医师考试的重要内容。2002年以前由各省（自治区、直辖市）命题并组织考试，这种考试形式存在着标准不一、难易度不同，甚至有一定的“地方保护”色彩的弊端。2003年是实践技能考试全国统一命题的第一年。中心为做好此项工作，投入了大量的人力、物力和财力。在分析过去4年各地实践技能考试情况的基础上，与西医临床专业进行比较后，调整了三站考试时间及内容。2003年的实践技能考试取得了良好的效果，各地一致反映，测试质量明显提高，考试内容方法更加科学、合理，体现了公平、公正、科学的原则。

三、中医药专业技术资格考试

为了进一步提高卫生专业人员队伍素质，向公众提供高质量的卫生服务，保障人民生命安全，建立客观、公正的人才评价机制，根据2002年考试的实际情况及存在的问题，从2003年开始，中心在国家中医药管理局人事与政策法规司的组织下，对《专业技术资格考试大纲（中医类）》进行了修订。2003年中医药分专业共开考19个专业，其中中医类11个专业，中西医结合类3个专业，中药学3个专业，中医护理2个专业。为了能够科学、客观、公正地评价中医药专业人员的技术水平和能力，中心按照两部的有关规定对中医药行业专业技术资格考试实行“五统一”（统一组织、统一考试时间、统一考试大纲、统一考试命题、统一合格标准）。在试题命、审过程中，组织专家严格按照《专业技术人员资格考试试题编、审规程》进行操作，确保试题内容和认知层次不超纲；试题知识结构分布合理；试题内容与相应资格考试的考试目标相符，层次区分明确，有适当的难度和区分度；试题的标准答案文字表述准确、简练、规范。为做好保密工作，每位与会专家及工作人员都签订了《保密协议》并严格按照协议执行。对试卷的质量，各考区、考点及中医药和卫生行政部门反映良好。通过这次考试，一方面为用人单位提供了客观的评价依据，另一方面对全国中医院校的教学改革和培养方向具有重要的导向作用。

四、国际水平考试

根据2003年全国中医药工作会议精神，继续落实《中医药对外交流与合作十年规划》，巩固与发展民间交流、合作渠道，在“立足国内，以内促外，依靠科教，医药并举，因地制宜，双向接轨”方针的指导下，努力作好国际水平考试和对外交流工作。

随着国际中医（各专业）水平考试的不断发展，对试题的数量和质量都有新的要求，为此，2003年开始，中心调整了考试题型，启用了新命制的A_2型题，从而保证了与国内医师资格考试题型的一致，顺利地完成了新旧题型之间的转换和衔接工作。在此基础上按新的考试题型初步建立起国际水平考试题库，并已启用。随着题型的变化，重新修订了国际水平考试《例卷》，中医韩文、针灸中文、针灸日文、针灸韩文、推拿中文、推拿日文、推拿韩文、骨伤中文的《例卷》已经相继出版发行，中医、针灸专业英文、法文《例卷》正在翻译之中。在2002年工作的基础上进一步修订、完善了各项国际中医专业人员水平考试的规章制度，从而为科学、规范考试提供依据和保障

为了进一步开拓国际市场，中心利用一切可以利用的机会和方式，接洽、商谈了10余个境外合作单位，并委托开设了7个境外培训点。同时，利用国际会议、互联网、大众媒体等加大了对外宣传的力度，以扩大国际考试对外影响。2003年首次在美国关岛进行了国际中医专业人员水平考试。

此外，根据《关于在香港特别行政区中医执业资格考试开展合作的会谈纪要》的有关内容，中心完成了香港特别行政区中医执业资格考试命审题工作任务。根据国家中医药管理局与新加坡卫生部的协议，中心2003年再次派员赴新加坡，完成了执业中医师考试的技术支持工作。

五、全国优秀中医临床人才研修项目选拔考试工作

在国家中医药管理局科技教育司的统一组织安排下，中心承担了“全国优秀中医临床人才研修项目选拔考试工作”的笔试、面试工作。参与了《考试大纲》的起草、试题的命制、巡考、阅卷、试卷成绩统计分析等项工作。由于组织工作周密、严谨，考试取得了圆满成功，为国家优秀中医临床人才的遴选做出了积极的贡献。这项工作的完成，说明经过几年的建设，认证中心作为专业性的考试机构已经具备了承担国家各种中医药类考试工作的能力。

六、基础建设工作稳步推进

根据国家中医药管理局领导的指示精神，为把中心建设成为国家级现代化的中医药权威考试机构，2003年中心继续加强内涵建设。一是通过在职进修、工作实践、出国执考、参加学术会议等不同形式培育队伍，使中心人员整体业务素质得到了进一步提高；二是进一步完善中心内部规章制度建设。根据几年来国际中医专业人员水平考试的实践经验，制订了一系列管理制度，形成约束机制，堵塞了可能出现的各种漏洞，管理水平得到进一步提升；三是继续加强和完善了“两库”建设。2003年在考试类别增加的基础之上，中心适时地增加了相应的专家，形成庞大的专家库，在专家队伍建设上形成了动态管理机制。同时通过几年的积累也具备了相当数量的可用试题，为今后建立计算机自动化题库奠定了更加坚实的基础；四是基地建设稳步推进。基地是考试命审题工作的基础，基地建设的好坏，将在很大程度上决定中心工作是否能够顺利进行，因此对基地的管理、监督及必要的投入是搞好考试工作的十分重要的环节。到2003年底，中心先后在上海、山东、南京、长春建立了命审题基地，进而为由集中命审题向日常分散命审题的机制转化奠定了初步的基础。

地方中医药

地方中医药

1．北京市

【北京市2003年中医药工作概况】

2003年是北京市中医工作为实现“十六大”提出的宏伟目标和任务开局的第一年，在市委、市政府的领导下，根据市卫生工委的工作部署，在局长的带领下，北京市中医管理局全局同志把“三个代表”的重要思想落实在具体工作中，牢固树立“执政为民，立党为公”的思想、改进工作作风，使全年中医管理各项工作与时俱进，开创了新局面。

一、加强领导，严密组织，统一协调，统筹安排，中医药抗击“非典”工作卓有成效

北京市2003年春天发生“非典”疫情以来，为了使中医药尽早和全面参与“非典”的防治工作，服务于全市“非典”防治工作的大局，该局坚决贯彻党中央、国务院、市委、市政府关于预防、控制和治疗非典型肺炎工作的一系列重大决策和部署。在国家中医药管理局的指导和支持下，自4月初开始，从组织机构建立到进入一线收集临床资料，从制定中医药预防和治疗方案到设计科研攻关课题，为中医药参与“非典”治疗打下了坚实的基础。特别是为贯彻落实吴仪副总理5月8日与在京知名中医药专家进行座谈时的重要讲话，在市委、市政府高度重视和全力支持下，该局对北京地区中医医院进行统一协调，整合了首都的中医药资源，使中医药资源得到了充分利用，为首都的“非典”防治工作做出了积极的贡献。

（一）加强领导，严密组织，为中医药参与“非典”防治工作创造条件。

在北京“非典”疫情发生后，为了充分发挥中医药在“非典”防治中的作用，该局高度重视，精心安排，及早准备，狠抓落实，建立并完善了组织机构。4月2日成立了北京地区防治“非典”中医药领导小组，4月4日成立了北京地区防治“非典”中医药专家协作小组。领导组织体系建立后，该局立即根据专家组的建议，及时组织召开了城区8所中医医院院长紧急会议，对中医医院设置的发热门诊提出了严格的要求，并紧急拨款进行发热门诊的改造。在4月7日和4月17日疫情初期，该局带领北京地区中医药专家协作小组的部分专家，赴北京佑安医院、北京地坛医院为“非典”患者进行了会诊。在获取临床第一手资料后，组织专家认真分析了“非典”患者的病案，根据北京地区的地域环境，在认真总结广东省使用中医药治疗“非典”经验的基础上，依据国家中医药管理局制定的《非典型肺炎中医药防治方案》的基本原则，及时制定了《北京地区非典型肺炎中医药预防方案（试行）》和《北京地区非典型肺炎中医药治疗方案》，并向社会发布。在当时“非典”疫情肆虐京城的严峻形势下，中医药预防方案的公布，为稳定群众情绪、缓解群众恐惧心理、维护首都社会安定起到了至关重要的作用。

市委、市政府高度重视中医药参与“非典”治疗工作，在北京防治非典型肺炎联合工作小组医疗组内设立了中医组。在北京市“非典”医疗救治中心的统一指挥下，制定下发了《关于中医药参与SARS医疗工作的意见》。9所中医医院与13所“非典”医院建立了对口技术协作和技术支持关系，并及时召开了有市领导参加的北京地区中西医结合防治“非典”联席会，加强了北京地区中医药参与“非典”治疗的工作。在三天之内全面落实了中医药对口技术支援“非典”定点医院的工作。9所中医医院共选派141名中医专家，组成中医治疗小组，参加了“非典”定点医院的救治工作。累计共有1726名“非典”患者服用了中药，7所中医医院主动担负起“非典”定点医院中医药治疗方案的施行和中药供应。同时，中医组为完善其功能，建立了中医药治疗信息催报制度和监督检查制度。

（二）以临床疗效为主导，认真做好中医药参与“非典”防治工作。

在完成中医药治疗“非典”方案制定工作后，该局认识到临床疗效的资料收集和统计是提高中医药救治能力和水平的关键。为此该局制定了6套（含预防、治疗、针灸、恢复期等）中医药参与“非典”防治方案，建立10类报表，汇总27套报表，完成16期工作简报，获得统计数据8641条。根据该局对北京地区中医医院参加“非典”救治临床工作的初步统计，从“非典”疫情初期，各级中医医院都相应建立起发热门诊，中国中医研究院广安门医院、西苑医院、望京医院、北京中医药大学东方医院、东直门医院、北京中医医院先后选派医疗队进入“非典”定点医院，共有838名医护人员参加了“非典”救治的临床一线工作，并涌现出了很多感人的先进事迹。特别是在中医药对口技术协作工作中，9所中医医院选派的医疗队和中医人员狠抓医疗质量，规范医疗行为，实现了“零”

感染目标，中医药直接参加“非典”治疗工作取得了显著成效。

（三）以科研为动力，防治“非典”联合攻关显成效。

根据“非典”疫情的发展，4月中旬，该局紧急启动了“北京市中医药防治‘非典’临床研究计划”，4月23日该计划被国家中医药管理局列为“中医药防治SARS的临床研究”特别专项。在此基础上，由中国中医研究院牵头向科技部申请，该计划被批准为“防治SARS特别行动计划”攻关项目。采取开放式立项形式，现已启动了三批共计19项课题，参加单位18个，其中市属卫生系统单位9所，中央单位7所，军队单位2所，涉及“非典”定点医院11所，整合北京地区科研病床400余张，各级立项部门投入经费600万元。

5月20日，科技部农村与社会发展司和国家防治“非典”总指挥部科技攻关组听取项目汇报后，决定将19项研究课题整体纳入国家“863”攻关项目。

该市中医药科技攻关工作启动时，确定了中医药治疗“非典”临床研究的总体目标是：降低病死率，提出一套规范的、优于单纯西医的中西医结合治疗方案。确立了“立足近期，兼顾中长，突出临床应用”的指导思想。在组织过程中重点抓了以下环节：一是政府主导，整合资源，统筹管理，联合攻关。二是充分接受广东的经验和教训，即：中医药治疗有效，但没有对照，说服力不强。因此，该局一开始就强调搞好顶层设计，力求科学、客观，使研究有前瞻性。三是临床与科研一体，加强信息交流。四是成立临床研究数据中心，用数据说明疗效。

由于临床与科研的早期同步介入，中西医结合治疗“非典”的优势较快地体现出来。5月22日，向北京联合工作小组做了汇报。之后，根据刘淇书记的指示，及时向吴仪副总理汇报了北京中医药防治“非典”的初步成效。

在2003年10月10日世界卫生组织（WHO）召开的中医、中西医结合防治“非典”国际研讨会上，充分肯定了使用中医药的安全性和潜在的效益，并建议向其他国家推荐尽早全程使用。

（四）服从大局，为抗击“非典”多做工作。

4月下旬，“非典”猖獗。该局在积极组织中医药抗击“非典”的同时，又奉命临时参加物资保障组的工作。办公室、计财、对外交流中心的同志又转战物资组，与经委、药监局的同志共同奋战一个月。

（五）积极建立应对突发公共卫生事件中医药应急机制，构建公共卫生体系中的中医药框架。

在北京地区的防治“非典”工作取得重大胜利后，该局在市委、市政府的领导下，按照市委卫生工委、市卫生局“非典”办公室的工作部署，紧紧围绕北京的2003年冬和2004年春防“非典”复发工作，深入调研，扎实工作，积极投入到公共卫生体系的建设，继续发挥着中医药的作用。

积极构建公共卫生体系的中医药框架。为了认真做好北京地区中医药应对突发公共卫生事件的工作，将中医药工作纳入科学化和规范化的轨道，更好地为人民健康与生命安全服务，为社会稳定和经济发展服务，该局在总结中医药参与北京SRAS防治工作经验的基础上，建立起了“北京市突发公共卫生事件中医药应急机制”，依据《传染病防治法》和《突发公共卫生事件应急条例》等有关的法律、法规，组织有关专家研究、制定应对突发公共卫生事件的应急防治技术方案和相关文件，提供中医药技术指导；统一指挥中医全行业参与突发公共卫生事件的应急处理，及时投入突发公共卫生事件的医疗救治工作；整合和调整中医医疗资源，有序地指导中医药人员参加对口支持医院的防治工作，使中医药防治专家组有效地开展工作；规范监督中医药技术方案的实施和落实情况，依法将中医药工作整体纳入北京市突发公共卫生事件应急体系。为了认真做好2003年冬和2004年春北京地区中医药防治应对突发公共卫生事件的工作，针对北京地区的实际情况和气候特点，该局组织北京地区有关中医药专家，查阅古今有关伤寒、温病和时病的专著，并最大限度地利用网络支持，在期刊网检索近10年79篇防治流感文献资料，在全面总结近10年流行性感冒的文献资料，借鉴循证医学采用统计归纳研究方法，其中对10254例流感病例涉及84种重点药物出现频次进行统计分析，在研究和探讨中医药对防治流行性感冒的经验基础上，制定了《北京地区预防流行性感冒中医药方案》，并印制了宣传手册，在全市范围内向社区群众发放。

认真总结中医药防治“非典”的经验，积极制定防治“非典”预案并认真加以落实。在市委、市政府的领导下，该局结合北京市中医药工作，认真总结推广中医药防治“非典”行之有效的经验，协同国家中医药管理局修订、完善中医药防治“非典”的临床诊疗指南工作，并在全市范围内转发了该临床指南。在此基础上，该局组织中医药专家先后多次研讨制定了《北京地区中医药防治“非典”的应急预案》。为了切实加强北京市中医医院防范“非典”复发的工作，保证中医医院防“非典”预案的落实，该局除完成北京市“非典”办交办的督查工作外，还多次组织防疫、院感等相关专家，对北京地区三级中医医院进行防控“非典”工作的检查。根据检查情况，有针对性地写出检查情况报告，反馈给有关医院并责令其拿出整改意见。

继续开展科研工作。组织鼓楼中医医院、望京医院、广安门医院利用荣获北京市科技进步二等奖的“马氏骨丸”进行SRAS后遗症的临床研究，并列为“首发基金”重大项目。多方筹集资金200万元，组织专家在友谊医院开展SRAS导致的肺损伤（肺纤维化）的中西医结合研究。组织专家对SRAS期间所有的中医药治疗方案进行总结、评价，并在此基础上开展了治疗方案的研究。经反复论证、修改，制定出了《北京地区中医药治疗SARS的指导方案》及《北京地区中医药治疗SARS指导原则》，经北京市防治SARS专家委员会审定，并下发到各有关单位。开展科普宣传，编写了43余万字的科普读物《中医药与传染病》；在科技周制作预防SARS展板展出；在北京中医药网上博物馆开设了“防治SARS专栏”；制作防治SARS软件5件进行网上宣教、培训。

二、认真贯彻落实《中华人民共和国中医药条例》、《北京市发展中医药条例》，加大监督执法力度

2003年《中华人民共和国中医药条例》正式颁布实施，在各级政府和社会各界的重视和支持下，卫生行政管理部门、全市中医机构以及广大中医药工作者，学习、宣传、贯彻落实《中华人民共和国中医药条例》工作不断深入，依法行政意识不断增强，进一步加强了首都中医工作的法制化建设，为推动首都中医事业的发展起到了积极的作用，切实使该市中医工作取得了卓有成效的进展。根据佘靖副部长兼局长在全国学习宣传贯彻《中华人民共和国中医药条例》电视电话会议的讲话和有关文件精神，为了大力推进北京市中医药工作，8月份，该局对北京地区中医机构学习宣传贯彻《中华人民共和国中医药条例》做了工作部署，下发了关于北京地区深入开展学习贯彻《中华人民共和国中医药条例》的通知，要求各区、县卫生行政部门、各单位根据本地区、本单位的实际情况，认真做好工作安排。

为配合《中华人民共和国中医药条例》的实施，该局将9月份作为宣传月，向各单位发放《中华人民共和国中医药条例》单行本2000余册和宣传画800余张。要求北京地区中医医疗机构要在宣传月活动中，在门诊、住院处悬挂横幅、张贴宣传画、采取墙报和黑板报等多种形式进行宣传。

9月至10月底，由该局局长带队，深入到平谷、密云、门头沟等区县宣传、落实《中华人民共和国中医药条例》，与区县的主管业务副区（县）长、卫生局局长及区县中医医院的主要领导进行了交流和座谈。

10月24日在北京国际会议中心召开了北京市宣传贯彻《中华人民共和国中医药条例》大会。来自全市中央单位、部队、厂矿、高校和市、区、县卫生行政部门及中医机构的代表500余人参加了会议。会议由北京市卫生工委副书记、市卫生局局长金大鹏主持。卫生部副部长兼国家中医药管理局局长佘靖以及市人大常委会副主任田麦久、副市长牛有成等市领导也到会并讲话。市委常委、市卫生工委书记尤兰田出席了会议。该局在部署今后一个时期的工作重点时强调要学习、宣传、贯彻《中华人民共和国中医药条例》，真正实现依法行政管理和发展中医药事业。

11月，大兴区卫生局与大兴中医医院专门为宣传《中华人民共和国中医药条例》举行了全区的中医药义诊，9名专家参加了诊疗活动，共有200多名群众参加了义诊。

三、转变政府职能，依法行政，认真做好北京市中医医疗市场的管理工作

严格审批工作的透明度，减少审批工作的随意性，全面推广中医政务公开制度和网上办公制度，2003年对中医医疗机构的审批、中医类别执业医师注册、中医医疗广告的核准全部通过政府网公开。加快政府办事效率，对中医医院设置审批由原定的45天缩短为20天，对中医医疗广告出证的时间由原来的15天缩短为10天。全员实行首问负责制，严禁推诿扯皮官僚作风，认真落实市政府要求的“无缺位”工作，最大限度地方便群众。

认真完成中医类别《医师执业证书》的发放工作，组织完成2003年中医类别人员考试工作。

资金实行项目管理。根据《北京市市级项目支出预算管理办法》，对2003年专项资金实行项目管理，规范项目申报，在编制预算时填制《项目申报书》，并将对部分项目进行跟踪调查，规范预算执行，提高财政资金利用率。对于政府采购项目，严格按《中华人民共和国政府采购法》规定程序办。

药品收支两条线管理。加强药品分开核算、分别管理工作，对医院药品的收入、支出进行定期考核，及时上缴和督促返还，实行两条线管理。

严厉打击非法行医，加大对各级各类中医医疗规范化服务行为的监督管理。第一季度在北京市各区县卫生局的配合下，对药品零售企业医疗活动进行检查，规范其医疗行为。为进一步规范药品零售企业中医医疗行为制定管理办法；在加强中医行业管理中，严格对中医医疗机构中医诊疗项目、中医人员、中医技术的准入和中医医疗广告进行审批，配合工商局查处非法广告73件。

该局对政务公开、政府上网工作高度重视。经过一年的努力，该局中医药信息网在政务信息公开、网上办公、网站建设、网络安全等方面均达到了市委、市政府的要求。

继续加强“北京地区中医医疗质量监测分中心”的建设，组织完成了全市监测医院的中医医疗质量监测系统的升级培训，撰写了上一年度的中医医院医疗质量监测分析报告，为全市中医医院的发展建设提供了信息资料。在此基础上，成立了北京地区中医医疗质量管理委员会，负责敦促各中医医疗机构的质量管理和医疗服务情况。

四、切实加强农村中医药工作，充分发挥中医药在农村卫生工作中的作用

以农村卫生工作为重点，紧紧围绕《中共中央国务院关于进一步加强农村卫生工作的决定》，认真贯彻落实北京市卫生局农村卫生工作会议精神，综合利用农村中医药资源，以人才培养为重点，积极推广农村中医药适宜技术，更好地发挥中医药在农村初级卫生保健和新型农村合作医疗制度中的作用，不断地满足广大农民对中医药的需求。

认真做好城市支援农村中医药

工作，充分发挥北京市中医专科专病携手网络工程的作用，切实帮助提高农村中医医疗机构学术水平和诊疗技术水平，缩小城区和农村医疗卫生工作的差距，满足广大农民对中医药的需求。2003年帮助建设中医专科8个，中医专病9个，专家出诊320人次，培训专科专病技术骨干70名。

深入农村调查研究，把创建全国农村中医工作先进县建设工作落到实处，积极做好北京市顺义区、房山区全国农村中医药工作先进县建设经验推广工作，经过努力北京市大兴区被国家中医药管理局批准为北京市第三家全国农村中医药先进县建设单位。

为了认真贯彻落实北京市农村卫生工作会议的精神，大力推进北京市农村中医药工作的开展，组织有关专家制定了《农村中医药实践技能培训大纲》、《北京市农村中医药适宜技术手册》，为10个远郊区县培训了约800名乡村医生，极大地提高了他们的中医药临床理论与实践技能水平。

五、加强中医医院的内涵建设，拓宽中医药服务领域

积极引导中医医院向质量优势特色上发展，加大力度扶持建设北京市中医医院20个重点专科（专病）的建设工作，为中医医院向中医优势学科定位探索经验。为加强对重点专科（专病）项目的管理，保证项目建设的顺利实施，组织有关专家对各专科专病建设单位进行评估考核，逐一落实工作实施情况。

进一步完善建设“北京地区中医专科专病网络携手工程”的网点建设。

为加强对示范中医科工作的管理，保证项目建设的顺利实施与评审，拟订了“北京市中医管理局示范中医工作项目建设管理办法”及检查标准。组织有关专家对全市已确定的综合医院示范中医科建设单位进行达标情况的评估、验收。

六、深化医药卫生体制改革，积极开展调查研究

组织完成了北京市中医医疗服务需求调研任务，通过对全市各级各类医院医疗服务情况和中医医疗服务与资源利用情况，以及对全市城乡25000人对医疗服务需求的问卷调研，草拟了《北京地区中医医疗需求与服务的调研报告》。通过大量的调研资料和数据为首都中医医疗资源配置和充分利用提供了科学依据。

七、稳步推进中医药进入社区卫生服务

在推动北京中医事业发展中，为了满足人民群众在社区享受到优质的中医医疗服务，该局拟订了“北京市加强中医药社区卫生服务的指导意见”，从组织保证、资金扶植、质量监督等方面，提出了具体意见，并在全市开展了中医药示范社区服务中心（站）的建设工作。为了把中医适宜的诊疗技术推广到社区，满足人民群众对中医医疗服务的需求，该局遴选了8个中医药示范社区卫生服务中心（站）建设单位。这项工作启动对中医药进入社会卫生服务提供了经验。

八、加大继续教育工作力度，加强组织建设、制度建设、教学管理和理论研究工作

为贯彻落实全国中医药继续教育工作会议精神，根据北京地区中医药工作具体情况，该局成立了“北京中医药继续教育委员会”，委员会由市人事局、市卫生局、市中医管理局和北京地区医疗、教育、科研、学术团体等单位的专家及管理人员共同组成。2003年2月召开了成立大会，会上通过了《北京市中医药继续教育委员会章程》，组建了“中医药继续教育工作办公室”专职机构；部署了北京市中医药继续教育2003～2005年工作计划。

在实施《北京市继续医学教育实施细则》的基础上，该局针对中医药继续教育工作中遇到的共性问题，先后下发了有关文件，完善相关的配套政策。本年度印发了《北京市中医药继续教育2003～2005年计划》、“关于在北京地区开展中医药现代远程继续教育的通知”、“关于变更2003年度中医药继续教育学分授予办法的通知”、“北京市中医药人才培养教学计划”等。编辑印发了《北京市中医药继续教育文件汇编》，收录了人事部、卫生部、国家中医药管理局、市人事局、市卫生局和该局有关继续教育的文件，为各级中医药管理人员进一步规范开展工作提供了政策依据。

人才培养专项计划顺利实施。继续推进了中医住院医师规范化培训，完成了本年度公共必修课、专业必修课的考核工作。继续实施了《北京市中医药人才培养计划》（简称“125计划”）。完成了“北京中医药人才培养计划”确定的年度考核工作。根据国家中医药管理局关于“优秀中医药临床人才研修计划”的要求，积极组织本市的申报工作，并受国家中医药管理局科技教育司的委托，完成了华北地区83名优秀中医药临床人才申报人的遴选考核工作。根据人事部、卫生部、国家中医药管理局的文件精神，开展了北京市国家级和市级老中医药专家学术经验继承工作。

积极开展远程教育。该局和国家中医药管理局21世纪中医药网络教育中心共同成立了“北京中心”，同时开通了“中华中医药在线——北京在线”。“北京中心”积极围绕首都经济发展，结合中医药事业发展规划，开展了有特点的继续教育培训活动。

积极举办各级中医药继续教育认可项目。（骆永玲）

2. 天津市

【天津市2003年中医药工作概况】

一、中医药在防治“非典”中发挥了重要作用

抗击“非典”期间，在市委、市政府的领导下，天津市卫生局成立了以张愈局长、张伯礼教授为顾问，林立军副局长为组长的天津市防治传染性非典型肺炎中医药工作小组，成立了以张伯礼、张大宁、林立军为总指挥的天津市中医抗击“非典”指挥部，成立了以张伯礼教授为组长的天津市非典型肺炎中医药治疗技术指导专家组，负责组织、协调全市中医药系统抗击非典型肺炎的各项工作。制定了《2003～2004年度天津市防治传染性非典型肺炎工作方案》、《天津市中医药防治“非典”技术方案》等指导性文件，对全市中医、中西医结合医疗机构全员进行“非典”知识培训3次，进行医疗队员防护知识培训9次，针对加强疫情报告管理工作，对中医、中西医结合医疗机构的院长和医务（预防）科长50余人进行了培训。在定点医院中建立了中医独立建制的中医病区，共有167人进入“红区”，中医参与治疗率为71.4%。在全国率先开展了传染性非典型肺炎中医症候学的研究，启动《SARS中医药的干预研究》。66项与SARS相关的科研课题在国家中医药管理局、市科委、市教委立项。积极做好预防工作，向社会发放了近50万付中药。开设了“非典”恢复期患者中医康复门诊、中医心理咨询门诊。加强了发热门诊和发热鉴别诊断处检查，保证工作落实到位。

二、贯彻《中华人民共和国中医药条例》，加快中医药农村和社区卫生服务

印发了《关于学习宣传贯彻〈中华人民共和国中医药条例〉的通知》，全面部署学习宣传贯彻《中华人民共和国中医药条例》的各项工作，举办了各种形式的培训班，将《中华人民共和国中医药条例》精神贯彻到中医、中西医结合工作的方方面面，促进中医药事业的发展。

认真落实《中国农村初级卫生保健发展纲要（2001～2010年）》中确定的中医药指标，进一步加强农村中医药服务功能，按照国家中医药管理局和卫生部联合下发的《乡镇卫生院中医药服务管理基本规范》的要求，加强农村中医药工作。继续巩固蓟县、宁河全国农村中医工作先进县的工作，指导、促进北辰区开展争创全国农村中医工作先进县工作。

充分发挥中医药在社区卫生服务中的作用，在现有的社区卫生服务体系中突出中医药特色，为社区居民提供快捷、方便的中医药服务。印发了《关于开展中医药社区卫生服务的通知》，对指导思想、工作目标、主要任务、保障措施及天津市中医药社区卫生服务示范站建设标准等提出了具体要求，制定了《天津市中医药社区卫生服务示范站建设标准》、《天津市中医药特色社区卫生服务示范区评估标准》，加强对中医药特色的社区卫生服务站进行检查、指导。

三、注重内涵建设，促进学科建设和医疗质量水平的提高

以学科建设为重点，做好16个中医、中西医结合专科专病基地的验收工作，各专科专病基地在突出中医特色、提高临床疗效、继承发展名老中医经验、学科建设、人才培养、科研水平、医德医风等方面取得了显著的社会和经济效益。南开医院中西医结合胆胰疾病、胃肠疾病专科基地在吴咸中院士等老一辈中西医结合专家指导下，探索中西医理论上的结合，注重运用现代科技手段进行中西医结合科学研究，不断进行学术交流和成果推广。南开医院被国家中医药管理局确定为11所全国重点中西医结合医院建设单位之一。

充分发挥中医质控中心的作用，对天津市23所中医、中西医结合医疗机构的护理、药剂、病案进行了抽查，检查结果表明中医医疗质量有了一定的提高，病案书写质量、消毒隔离、饮片质量均达到了国家标准。

四、继续实施“311人才培养计划”，全面推进素质教育

以提高天津市中医药人员全员技术水平为目标，针对不同人员层次开展多种形式的中医药教育，培养具有创新能力的高层次中医临床人才。经国家中医药考试中心组织专家严格考评，天津市有10名基础理论知识扎实、临床经验丰富的青年技术拔尖人才，从全国400名佼佼者中脱颖而出，被确立为国家中医药管理局临床研修项目人选。加强中级中医药人员知识的更新，先后举办了中西医结合临床常见病诊疗技术培训班和中医主治医师骨干培训班，对100名专科人员就西药药理、中西医结合急症基础知识、病理学、基因诊断与治疗、生物化学与临床、糖尿病的最新诊断与研究进展、心血管系统疾病的中西医结合诊疗技术等内容进行了培训。对30名第三批全国老中医药专家学术继承人进行了阶段考核和年度考核，学员均按照教学计划完成了跟师学习任务。完成了天津市2004年度中医药继续教育的评审，经过专家认真评审后确定省市级继续教育项目20项，报送国家级继续教育项目13项。完成了全国执业医师（中医类）考试组织工作，实践技能考试通过率75.71%，其中外籍及台港澳人员通过率57.63%；执业医师笔试通过率56.67%，其中中西医结合专业通过率100%，助理执业医师笔试通过率53.12%，其中中西医结合专业通过率50%。

五、重视科技管理，提高中医药科技工作水平

认真制定2003年中医、中西医结合基金课题招标指南，修订了中医、中西医结合课题评审标准。认真组织专家评审，2003年度中医、中西医结合科研课题共立项50项。对2000年度国家中医药管理局的立项课题执行情况，按要求组织了检查并及时将检查结果上报国家中医药管理局。积极申报国家中医药管理局中医诊疗技术项目10项，优秀回国人员科研专项资金项目4项。完成课题鉴定14项。

制定了《中医中西医结合研究所考核评估标准》，组织有关专家从专业水平、条件配备、管理水平三方面，对9个中医、中西医结合研究所进行了考核评估，天津中医学院中药研究中心、天津医院中西医结合骨病研究所、长征医院中西医结合皮肤病研究所、天津中医学院第一附属医院针灸研究所名列前茅。

中医药科技成果奖励工作取得新进展，由我国中西医结合奠基人、中国工程院院士吴咸中领衔，天津中西医结合急腹症研究所等单位共同完成的《通里攻下法在腹部外科疾病中的应用与基础研究》获2003

年国家科技进步二等奖。由天津中医学院张伯礼教授承担的《复方丹参方药效物质及作用机理研究》获中华中医药学会科学技术一等奖。由天津中医学院第一附属医院、中国工程院院士石学敏承担的《调神益智、平肝通络针法治疗老年期痴呆的研究》和天津中医学院马红梅承担的《关木通肾毒性研究》均获中华中医药学会科学技术二等奖，由天津中医学院第一附属医院马融承担的《熄风胶囊治疗小儿癫痫强直——阵挛型发作的研究》、黄文正承担的《疏利少阳标本兼治治疗慢性肾炎的临床及实验研究》均获中华中医药学会科学技术三等奖。

（王福菊）

3．河北省

【河北省2003年中医药工作概况】

一、中医药防治“非典”工作

河北省出现首例非典型肺炎疑似病例后，河北省中医药管理局号召广大中医药人员积极参战，开展“非典”相关知识培训，开通河北省中医药学会专家咨询电话，组织中医专家加入“非典”技术专家组，参与“非典”病人的会诊治疗，建立中医医院发热门诊。在卫生资源统一整合后，全省有9所中医院承担了发热门诊任务。针对疫情初来广大群众使用中药预防急切而又较为盲目、混乱的现象，及时对中医药预防“非典”工作进行了规范，明确了中药煎制的机构和条件。在卫生部《非典型肺炎中医药防治技术方案（试行）》的基础上，制定了《河北省临床应用参考》。全省各市统筹当地中医药资源，为“非典”治疗专家组充实中医力量，为“非典”定点医院选配中青年中医骨干，配送、煎制中药。全省11所中医院与7所“非典”定点医院建立了中医药对口支援关系。全省参与“非典”救治的中医药人员共100名（其中进入一线46人，二线会诊专家54人），在临床中较好地发挥了中西医结合的作用。全省215例临床诊断病例中，中医药参与治疗181例（其中127例使用了中药汤剂），参与率居华北地区首位。“非典”防治工作取得阶段性重大胜利后，河北省又积极部署2003冬季和2004年春季“非典”防治工作，严防反复。10月15日，河北省中医药管理局制定《2003～2004年度全省中医药系统防治传染性非典型肺炎工作方案》，之后又下发了《关于进一步做好“非典”防治工作的通知》，就正确认识和发挥中医药在防治急性传染病中的作用、积极开展“非典”等急性传染病的中医药研究、加强急救队伍建设、加强医院感染管理以及合理用药、科学预防等方面提出了具体要求。各级中医医院按照国家和省有关规定和要求，积极开展了“预防医院交叉感染，创建绿色安全医院”活动，积极遴选老、中、青中医临床技术骨干组成科研小组，开展“非典”等急性传染病的中医药研究。“河北省中西医结合治疗SARS临床疗效回顾性研究”课题在国家中医药管理局立项。

二、农村中医工作

认真落实全国和全省农村卫生工作会议精神，组织人员对农村中医工作现状进行调研，制定并下发了《河北省卫生厅关于加强农村中医药人才培养的意见》，组织人员完成《农村中医药适宜技术推广教材》初稿的编写。承德市被国家中医药管理局确定为“全国农村中医工作试点市（地级）建设单位”。玉田、迁安、献县、井陉、武安、容城6个县被命名为“河北省农村中医工作先进县”。

三、中医院建设

从加强中医专科专病建设入手，强调突出和发挥中医院的中医特色和优势，确定了25个中医专科为首批“河北省重点中医专科”。沧州中西医结合医院被国家中医药管理局确定为全国十家重点中西医结合医院建设单位之一。开展中医医疗机构检查考评活动，对33所中医医院的中医特色、专科专病建设、医疗质量、医院感染等方面进行了重点检查；召开河北省中医医院信息系统建设研讨会，推广了石家庄市中医院、行唐县中医院等加强信息系统建设的经验，促进了全省中医医疗机构的标准化、规范化管理和快速健康发展。

四、中医药师承工作

3月6日，河北省全国第三批老中医药专家学术经验继承工作拜师暨第二批出师大会召开，正式启动河北省全国第三批师承工作。副省长孙士彬、省卫生厅厅长王玉梅、省人事厅副厅长赵继春、国家中医药管理局科技教育司副司长王明来等到会并讲话。按照《河北省第三批全国老中医药专家学术经验继承工作实施细则》要求，对全国第三批师承工作实施情况进行了2次阶段考核。9月1日，河北省中医药管理局、河北省人事厅、河北省卫生厅联合启动“河北省第二批中医药专家学术经验继承工作”，制定了《河北省第二批中医药专家学术经验和技术专长继承工作管理办法》，在全省遴选40名中医药专家和61名学术继承人，结成对子，进行为期3年的学术经验继承教学活动。

五、优秀中医临床人才研修项目

在国家中医药管理局实施的“优秀中医临床人才研修项目”全国选拔考试中，河北省9名同志成绩优秀，被确定为培养对象，超出国家中医药管理局原定给河北省的6名培养指标，其中承德医学院贾春华摘取全国状元桂冠。

六、中医药培训工作

继续在全省中医医疗机构开展“全员读书学习活动”。9月22日～26日，举办了“河北省中医管理干部培训班”。对全省县级以上中医医院院长、各市卫生局中医科（处）长近100人进行了医院组织和人力资源管理、医院质量管理、医院信息化管理、医院安全管理、医院感染管理、管理心理学、突发公共卫生事件应急机制以及现代企业管理理念等知识培训，进一步提高了中医行政管理水平。12月3日～5日，举办了“全国名老中医药专家学术经验高级讲习班”，邀请任继学、朱良春、焦树德、路志正、贺普仁、陆广莘6位全国著名的中医界老前辈讲授他们宝贵的学术思想和临床经验，河北省全国第三批、省级第二批师承工作指导老师和学术继承人以及“全国优秀中医临床人才研修项目”培养对象等全省数百名中医药专业技术人员到场聆听，深受广大中医药工作者欢迎。

七、中医药专业和学科建设

出台了“河北省中等中医药教育主要专业设置评估指标体系”，组织专家对全省14所中等卫生（中医药）学校申报的22个中医药专业进行了实地评估认定，促进了专业内涵建设。2003年，河北医科大学中医学院中医诊断学被国务院学位委员会批准为“博士学位授权学科”，被河北省教育厅评为“河北省精品课程”。

八、中医科研管理

针对河北省中医药队伍科研意识较差、科研能力较低的问题，10月22日～24日召开了河北省中医药、中西医结合立项课题启动暨培训会，邀请国家中医药管理局、省科技厅有关领导以及全国著名的中医药科研设计专家对全省中医药科研骨干和科研管理人员进行了中医药科研选题、设计、统计、质量控制、论文撰写、新药开发、知识产权保护以及中医药科研管理方面的知识培训，中医药队伍的科研意识和水平逐步提高。2003年，河北省在国家中医药管理局立项课题12项，在河北省卫生厅立项中医药、中西医结合课题100项。河北省科技进步奖评审工作，首次单独设立中医药（含中西医结合）专业评审组，实现了中医药同行评议。全省有18项中医药、中西医结合成果被评为河北省科技进步三等奖，获奖数为历年最多。河北医科大学第二医院姚希贤教授的“活血化瘀中药——益肝康及拆方对肝纤维化治疗作用实验与临床研究”获中华中医药学会科学技术二等奖，河北医科大学李恩教授的“骨质疏松发病机理与补肾方药防治研究”获中华中医药学会科学技术三等奖。

九、宣传、贯彻《中华人民共和国中医药条例》

在《中华人民共和国中医药条例》颁布结合《河北省发展中医条例》颁布实施3周年之即，开展了一系列宣传、贯彻活动。配合河北省人大教科文卫工作委员会到沧州、衡水等5个市的10个县进行执法调研，进一步推动了两个《条例》的贯彻落实。（王培芝）

4．山西省

【山西省2003年中医药工作概况】

一、全力抗击“非典”

在2003年春夏“非典”流行期间，山西省积极组织中医药人员参与“非典”的防治，成立了由原明忠等49名老中医药专家组成的12个专家组，为临床一线工作人员提供业务指导。组建了102名中医师参与“非典”治疗专家队伍，并进行了岗前培训，分批进入临床一线。全省SARS确诊病例448例，中医药参与治疗251例，占全部的56.0%，其中使用汤药的159例。全省121所中医院中设置发热门诊的57所，这些发热门诊中参与工作的医护人员1137人，共接收确诊SARS病人45人，疑似病人41人。21所中医院对定点医院派出医疗队。“非典”期间，收集献方献策247篇，为社会提供防治“非典”专家处方3张，煎煮汤药累计300余万袋。

二、整顿中医机构工作秩序

中医医院是综合性医疗机构，按照医院工作制度和工作人员职责，规范化管理任务很重。2003年借鉴全国抗击“非典”的工作经验和教训，认真组织了全省中医医疗机构院内感染控制交叉检查。这次检查根据《传染病防治法》、《医院感染管理规范》、《消毒技术规范》等法律法规，制定了《山西省中医医院感染管理质量考评标准（试行）》，举办了全省中医医院院内感染控制交叉检查培训班，33人参加了培训。检查组分8个小组，在34天内，对全省117所中医院进行交叉检查。对检查中发现的共性问题、突出问题，专家组及时反馈给各单位，大大促进了中医医院的医疗质量控制工作。

三、积极宣传《中华人民共和国中医药条例》，为依法行政打下基础

《中华人民共和国中医药条例》的出台，明确了中医药事业的地位和作用，为中医药事业管理依法行政提供了法律依据。为了使社会各界了解《中华人民共和国中医药条例》。该省组织了全省范围的“《中华人民共和国中医药条例》宣传周”活动。共有7个地市分别组织了大型宣传活动，约25万人参加了这一活动。

四、做好农村中医药人才培养学历教育试点工作

作为全国6个试点省之一，山西省卫生厅中医管理局积极同该省教育厅协调，在认真调查全省农村中医药人员学历现状的基础上，找准问题，出台政策，积极推进农村中医药人才培养学历教育试点工作，全面落实《中共中央国务院关于进一步加强农村卫生工作的决定》中有关中医药的内容，并同该省教育厅共同下发了《山西省农村中医药人员学历教育项目计划》，明确提出“2004～2010年期间，选拔3000～4000名农村中医药人员进行培养，通过系统的中医药学历教育，取得中医药中专以上学历和中医执业助理医师以上资格，成为热爱中医药事业，掌握中医药基本理论、基础知识和基本技能，医德高尚，业务能力较强的农村中医药技术骨干”的工作目标。

五、开展乡村医生中医药知识培训工作

乡村医生中医药知识和技能培训是“十五”期间农村卫生工作的重要内容，为了解决培训的师资短缺、教材不足、学员积极性不高等困难，该省在运城市安国医院进行试点，启动“抗痨扶贫工程”，以运城市13个县为试点地区，为乡村医生无偿提供痰检、诊断技术和人力、物力、宣传资助。共举办培训班16个，派车40台次，师资128人次，授课64小时，培训乡村医生2200名。整个活动共发稿件20余篇，发放宣传单5万份，编印教材3000份。

六、中医药科学技术工作

国家中医药管理局对该省中医药防治SARS工作给予了高度重视和大力支持，经过多方协调，由省

中医药学会会长周然牵头承担了“山西省中医药、中西医结合治疗SARS临床疗效评价研究”这一国家级科研课题。为高质量、高效率地完成课题任务，该省充分发挥人力、技术资源优势，统筹调度，加强协作，组织了山西省人民医院、山西省医科大学附属第一医院、山西省医科大学第二附属医院、太原市中心医院及各地市近20家医疗单位的50多名中医、西医专家联合攻关。

七、其他工作

组织申报4项国家级中医临床诊疗技术整理与研究课题；通过严格审核，筛选5名全省优秀中医药青年专家参加了“国家中医药优秀人才培养研修项目”的考试，其中3人考试合格，顺利进岗。

加强科研管理，对山西省承担的12项国家级科研课题进展情况、经费使用情况进行了核查。

做好傅山医著的文献考证及校勘整理研究工作。傅山医学文献研究项目是山西省乃至全国中医药文献研究的重点工作之一，现已全面启动，主要由山西省中医药研究院基础所承担研究工作。围绕前期文献考证工作，进一步完善和确定了考证工作的具体方案及技术工作路线，经过艰苦努力，在文献考证方面发现“傅山批明赵府刊本《黄帝素问灵枢经》”等6条重要线索，新收集了与傅山医学考证相关的论文、图片150篇，整个研究工作进展顺利。

组织中医药现代化研究项目论证工作。当代科学技术迅猛发展，中医药现代化与现代科学技术的发展是分不开的。其中中医药现代化研究对中医药事业发展起着至关重要的作用。为此，该省专门组织了哲学、物理学、数学、生物学、统计学、计算机科学、西医学、中医学8个学科的20名省内知名专家，召开了2次中医药现代化研究项目论证会。专家们就运用现代科学的语言诠释中医药基础理论，发表了大量的建设性意见，初步形成了“中医药学专家提炼中医药理论，数学专家选择切入点建立数学模型，计算机科学专家建立数据库”的基本工作思路。

组织开展第三批师承带徒工作。全国第三批老中医药专家学术经验继承工作，山西省共确定14名指导老师和26名继承人。2003年3月28日，在太原召开了隆重的拜师大会，国家中医药管理局高级顾问、前副局长于生龙到会祝贺，国家级、省级8家媒体进行了宣传报道。

举办山西省全省县级中医医院心脑血管病继续教育培训班。为了认真贯彻落实《国家中医药继续教育管理办法》和《山西省中医药继续教育管理办法》，不断提高中医药临床诊疗技术水平，促进山西省中医专科建设与发展，举办了“全省县级中医医院心脑血管病继续教育培训班”，以中医、中西医结合治疗心脑血管病的理论与临床进展为核心内容，对县级中医医院从事治疗心脑血管病的临床医生进行了为期3天的培训，取得了良好的效果。

完成第五期国际针灸班的培训任务。此期培训班共有21个国家的56名学员参加了为期3个月的学习。截至目前该省已培训了60多个国家的270余名外籍学员。与以往相比，本期教学内容分中医基础、经络腧穴、针灸方法及临床治疗4个部分。同时，增加了示教课的课时数，扩大了示教课的内容。临床教学在以往观摩讲解的基础上，进行“每日一病”的集中讲解，大大增加了学员的学习兴趣，受到各国学员的一致好评。

继续做好执业医师资格考试工作。全省中医、中西医结合医师参加实践技能考试共2998人，通过2141人，通过率为71.4%。参考人员中执业医师1410人，执业助理医师1588人，通过率分别为72.5%和70.4%。2141人参加了全国统一的笔试考试。

继续开展中医医疗机构分级管理工作。按照卫生部、国家中医药管理局制定的《中医、中西医结合病历书写基本规范》的要求，经过专家反复研究，对《山西省中医医院分级管理办法及评分标准》的相关内容进行了调整，并对病历书写基本规范进行了补充说明。4月上旬组织了第二期全省中医医院分级管理培训班，邀请8位专家对37所中医院和7所民营医院院长及从事护理工作的81人进行了培训。11月底完成太原市中医医院等3所中医医疗机构的等级评审工作。

《山西中医》杂志在成功入选“中国中文核心期刊”、“中国生物医学核心期刊”、“全国中医药优秀期刊”后，2003年又入选“中国学术期刊综合评价数据库统计源期刊”，并再次被评为“山西省一级期刊”。

“针刺内关穴对钙通道的实验研究”、“脑主元神论的中医基础理论研究”获得国家自然基金课题立项，实现了该省国家自然基金课题零的突破。

此外，还按照国家和山西省的有关要求，在中医药信息化建设和全国中医药卫星电视网布点、中医药扶贫、中国中医药报驻地记者站、中医院基本建设规划与管理及中医药行业作风建设等方面做了大量的工作，取得了一定的成绩。

（刘　浚）

5. 内蒙古自治区

【内蒙古自治区2003年中蒙医药工作概况】

一、认真贯彻落实《中共中央国务院关于进一步加强农村卫生工作的决定》，进一步加强农村牧区中蒙医药工作，同时继续抓好“全国农村牧区中蒙医工作先进县”建设工作

2003年完成了鄂温克旗、达拉特旗2个旗县的先进县建设验收工作；同时指导和监督巴盟五原县、乌拉特前旗、磴口县、鄂尔多斯市准格尔旗、通辽市开鲁县、奈曼旗、阿盟左旗7个旗县的先进县建设工作。

二、认真宣传贯彻《中华人民共和国中医药条例》，积极推进贯彻落实《内蒙古自治区蒙医中医条例》的力度

《中华人民共和国中医药条例》于2003年4月7日颁布，10月1日正式实施，是我国中医药发展史上的一个新的里程碑。国家中医药管理局7月9日下午召开了电视电话会议，部署学习宣传贯彻《中华人民共和国中医药条例》。7月21日与内蒙古自治区人大常委会联合在呼和浩特市隆重召开全区“学习贯彻《中华人民共和国中医药条例》座谈会”。

三、加强中蒙医专科建设，巩固提高中蒙医专科建设成果，推广建设经验，发挥技术指导和辐射作用

2003年重点指导和扶持国家重点专科——内蒙古中蒙医院蒙医五疗科、中医心病专科建设；评选出自治区重点中蒙医专科专病项目，并部署建设工作。

四、积极组织实施国家中医药管理局西部扶持计划，通过申报国贫县专科专病项目，积极争取资金

在国家规定申报8个专科专病的基础上，经过争取，有16个旗县中蒙医专科专病项目被批准建设，每个项目建设经费10万元。

五、继续加强与北京建立的对口支援协作关系，学习和引进北京的专科建设经验，通过请进来、送出去的方式，培养一批自治区中蒙医重点专科专病学术带头人和业务骨干，促进自治区中蒙医专科专病建设

目前，已制定出分批分期培训计划，与北京中医管理局达成协议。

六、加强全区中蒙医机构的信息化建设，提高医疗质量和管理水平

搞好“三网一库”的建设，即：建立全区中蒙医医疗质量监测网，掌握中蒙医医院医疗质量和效率信息；建立中蒙医医疗机构成本核算网络，重视对医疗服务价格及成本构成要素的监测；建立全区中蒙医行政管理网络，提高行政管理工作的效率和水平。建成中蒙医药科研和管理基础数据库，积极开发利用信息资源，为中蒙医药事业发展提供支撑和条件。2003年给各盟市中蒙医科配备了电脑，加强了电子信息建设的基础设施，为中蒙医院信息化建设提供了保障。

七、以评审为契机，促进中蒙医医疗机构的建设和管理

认真总结中蒙医机构等级评审工作的经验，结合卫生机构改革和区域卫生规划，对全区中蒙医院进行了等级医院评审和复审工作。

八、继续抓好“放心药房”建设和验收工作

2003年结合医院等级评审工作，对全区中蒙医院“放心药房”建设进行了验收。

九、加强科研工作，努力提高中蒙医科研能力

加速中蒙医重点实验室建设步伐。经过努力，自治区中蒙医院实验室被国家中医药管理局批准为三级实验室。

十、加强蒙医药古籍文献的挖掘和整理研究工作，有计划、有步骤、系统地完成整理项目

2003年重点指导和监督自治区承担的国家中医药管理局民族医药文献整理课题，即《甘露四部》、《蒙药正典》、《脉诊概要》、《蒙医药文献学》、《医经八支》以及《二元要诀》等课题。

十一、大力推进中蒙医药继续教育，进一步完善中蒙医药继续教育和岗位培训制度

进行了每年一次的全区中蒙医继续教育统考工作，参加人数近3000人。同时组织有关专家编写了《全区中蒙医药继续教育读本》，现已完成组稿工作，进入印刷阶段。

十二、继续做好老中蒙医药专家学术经验继承工作

在圆满完成国家中医药管理局开展的第一期和第二期全国名老中蒙医带徒继承工作后，2003年又召开了第三批学术继承工作拜师大会，自治区8位名老中蒙医专家与13位学术继承人签订学术继承协议书，部署开展了第三批老中蒙医药专家学术继承工作。

十三、组织编修高等蒙医药本科教材工作

经过争取，由国家中医药管理局牵头，积极协调教育厅、内蒙古民族大学蒙医药学院、内蒙古医学院中蒙医系，精心组织，选用年富力强、责任心强的专家、教师组成编委会，开始蒙医药高等本科教材编写工作。并召开了第一次编委会会议，部署开展编写工作。

十四、完成蒙医执业医师资格考试的命题和组织工作

继续组织实施每年一次的中蒙医执业医师实践技能考试，并组织专家完成蒙医医师资格实践技能考试标准化命题工作，扩充和完善了蒙医执业医师标准化考试题库。

十五、加强学会、中国中医药报记者站和《内蒙古民族医药杂志》、《内蒙古中医药》和《蒙医药》的管理，加强宣传工作

中蒙医药学会各召开了一次学术交流会议，取得了较好的效果，会议通过邀请专家讲座、义诊等形式，活跃了学术气氛，加强了学术交流，促进了学术水平的提高。

调整整顿了报社记者站，加强专业杂志的管理和新闻宣传工作。

十六、防治“非典”工作

组织制定了《中蒙医应急规划》、《中蒙医应急建设方案》，下发了《关于全区中蒙医机构进一步动员积极做好防治SARS工作的通知》、《关于使用中蒙药防控非典型肺炎的紧急通知》，转发了《传染性非典型肺炎临床诊断标准（试行）》，并将《非典型肺炎临床诊疗省级师资培训班实录》（光盘）及时发给各盟市，要求中蒙医机构积极行动起来，组织医护人员学习非典型肺炎的治疗原则和预防措施，开展院内感染知识培训，调拨储备口罩等防护物资，清点库存中草药、蒙药，保证供应。建立中蒙医应急机制，制定应急预案，全面提高中蒙医机构应急能力。

针对“非典”疫情有可能复发的情况，积极做好应对工作。专门成立了防治“非典”中蒙医专家组，研究制定了《全区中蒙医防治“非典”工作预案》，明确了中蒙医参与“非典”防治工作的任务和工作方式。为充分发挥蒙医药的优势特色，组织蒙医药专家，紧急启动蒙医药科研课题，制定了《蒙医药治疗SARS临床疗效观察课题研究方案》，在防治工作取得阶段性胜利后，筛选了4个课题进行研究，并分别被国家中医药管理局和自治区科技厅

批准为防治“非典”专项课题，研究经费35万元。（石海燕）

6. 辽宁省

【辽宁省2003年中医药工作概况】

一、中医药在抗击“非典”斗争中发挥了应有的作用

2003年面对突如其来的“非典”疫情，广大医务工作者经过3个多月惊心动魄的日日夜夜，为保障人民健康，维护社会稳定做出了突出贡献。在这场没有硝烟的战争中，中医药队伍也经受了考验，在各级党委和政府的领导下，奋力拼搏、昼夜作战、团结协作、恪尽职守、无私奉献，在抗击“非典”斗争中做出了积极的贡献，谱写了实践“三个代表”重要思想的新篇章。从2003年4月以来，首先对省管中医医疗机构提出明确要求，严格执行属地化管理原则，服从上级卫生行政部门及当地政府的统一调遣和安排。辽宁中医学院附属医院按照沈阳市卫生局的要求，投资100余万元率先建立了能容纳30人的规范化发热病人观察室，成功地接收了辽宁大学几十名发热学生，在当时起到了控制病情、稳定人心的作用，赢得了当地卫生行政部门的好评，被沈阳市评为非典型肺炎防治工作先进集体，受到了沈阳市委、市政府的表彰。辽宁中医学院附属医院、第二附属医院在时间紧、任务重的情况下，组建发热门诊，派出专家组织会诊，在抗击“非典”斗争中起到了重要作用，被省人事厅、卫生厅授予“全省卫生系统抗击‘非典’先进集体”荣誉称号。全省中医界有金明秀等23人被授予“全省卫生系统抗击‘非典’先进个人”荣誉称号。该省名老中医李玉奇、李卓等中医药专家，不顾年事已高，积极查找文献，结合自己多年的临床实践，为防治“非典”献方献计。该省大部分中医院充分发挥中医药优势，积极组织人力、物力，日夜加班，赶制预防“非典”的批量汤剂，在较短时间内满足了群众预防用药的需求。该省在预防和治疗“非典”过程中，始终依据卫生部、国家中医药管理局推荐的中医药方法预防和治疗传染性非典型肺炎。4月11日卫生部非典型肺炎领导小组印发了《非典型肺炎中医药防治技术方案（试行）的通知》，方案中分为预防处方和治疗处方。4月23日卫生部非典型肺炎领导小组办公室印发了《非典型肺炎中医药防治技术方案（试行）——预防部分修订方案的通知》，在原预防处方基础上新增加了3个预防处方。5月11日卫生部办公厅、国家中医药管理局办公室印发新修订的《传染性非典型肺炎推荐中医药治疗方案的通知》，新修订的方案中治疗用药有中药汤剂、中成药和注射剂。上述文件都及时地转发到各市卫生局和卫生厅直属医疗机构，同时审批了4家药厂、21个中药制剂室生产群体预防用药的资格。中医药在抗击“非典”取得阶段性成果过程中发挥了应有的作用。

二、学习贯彻《中华人民共和国中医药条例》

《中华人民共和国中医药条例》，于2003年4月7日颁布，2003年10月1日施行。《中华人民共和国中医药条例》是我国第一部中医药行政法规，它的颁布施行是落实“三个代表”重要思想，继承发扬祖国优秀文化，反映广大人民群众根本利益的具体体现；是完善社会主义法制建设和卫生法律体系的重要内容，为中医药事业健康、持续、稳定发展提供了法律保障。为认真做好《中华人民共和国中医药条例》实施的准备工作，该省把全省学习、宣传、贯彻《中华人民共和国中医药条例》划分为3个时间段，同时确定9月28日为全省《中华人民共和国中医药条例》宣传日并提出具体要求。当天，各市、县（区、市）均在较繁华的区域设立了宣传点，开展了以《中华人民共和国中医药条例》为核心内容的多种形式的宣传活动，并聘请中医药专家进行现场义务和健康咨询，还向群众发放了各种宣传资料。沈阳市组织各县、区以属地化为原则，开展了《中华人民共和国中医药条例》宣传周活动，宣传周期间，组织中医药专家进社区举行义诊等活动，受益群众达3000余人。阜新市中医院采取集中和分散相结合方式组织职工学习《中华人民共和国中医药条例》，并举办了3次专题讲座，职工参与率100%，经过学习后，又对全院医疗、护理、中药、医技科室及机关等相关人员进行了考试，达到了预期目标。经统计，宣传日当天全省设宣传点44个，出动中医药专家1254人，为群众义诊23282人次，设立宣传板142块，发放宣传材料77600份。

三、全国农村中医工作先进县（市、区）建设工作取得阶段性成果

2002年10月海城市被国家中药管理局批准为全国农村中医工作先进县建设单位。一年来，海城市委、市政府非常重视建设工作，成立了由财政局、发展规划局、人事局、卫生局等部门参加的创建领导小组，市政府分管副市长任组长，卫生局长任副组长，办公室设在卫生局，卫生局为办公室配备了5名专职人员。卫生局首先组织有关人员认真学习《全国农村中医工作先进县（市、区）建设标准》，并2次专程到已达标的先进县学习考察，然后制定了海城市三年中医事业发展规划、实施方案和年度计划以及中医药人员培训计划和措施，同时各乡镇也确定了自己的工作目标。全市上下层层签订了目标管理责任状，明确了各自的职责，做到了责任、任务、奖罚三落实，增强了各部门对创建工作所肩负的责任感和紧迫感。海城市乡镇卫生院多数改制为私立卫生院，部分卫生院效益并不可观，因此给创建工作带来了相当的难度，面对现实的困难，卫生局带领有关人员走遍了27个乡镇卫生院，对其进行检查指导，帮助出谋划策。目前，大部分卫生院均建立了中医诊室及专病诊室，中药房，配备中草药、中成药，建立了中药库。中医药在各转制的私立乡镇卫生院防病治病中发挥了重要作用。海城市中医院以集团形式网络了各乡镇卫生院和乡村医生，定期对其进行指导，充分发挥了龙头作用。海城市经过一年多的努力，已经完成了建设指标的70%，现正在加快建设步伐，争取早日达标，迎接国家验收。2003年10月沈阳市苏家屯区又被国家中医药管理局批准为全国农村中医工作先进县（市、区）建设单位。到目前为止，该省有全国农村中医工作先进县（市、区）3个，建设单位2个，他们在全省形成了核心和辐射作用，将极大地带动和推动该省农村中医工作的发展。

四、全国示范中医院建设又上新台阶

2003年该省6所全国示范中医院陆续进入第三周期（每周期三年）建设，受国家中医药管理局的委托，结合该省情况，制定了《辽宁省全国示范中医院周期评估验收标准》，并组织专家按标准逐一对其进行了周期评估。经评估6所全国示范中医院均有新突破、新形象，他们向全省中医界交上了一份满意的答卷。辽宁中医学院附院科研成果喜获丰收，获省政府科技进步二等奖1项，三等奖3项，沈阳市政府科技进步二等奖2项，三等奖1项。中标各级各类科研课题10项。11个项目成为辽宁省中医、中西医结合重点专科（专病）。大连市中医院年门急诊量358782人次，床位利用率95.23%，中医药治疗率门诊71.3%、病房61.66%。全院总收入8761万元，比2002年增加了8个百分点。鞍山市中医院加强科学化管理，编写了150万字的《医院能用管理标准》，全书共分四册。他们本着“人人都是管理者，人人都是被管理者”的思想，按照ISO9001：2000质量认证标准，对全院所有科室、部门的管理按照标准化、程序化进行了整理，对于实现鞍山市中医院的服务品牌有着重要意义。在护理工作方面，将“以人为本”的理念贯穿护理工作始终，开展“星级”服务，全面实行病房整体化护理，适时举办礼仪规范服务和专业讲座，进行语言、行为规范和业务能力的培训。通过培训、考试和考核，使护理人员的素质有了明显的提高，增强了医院护理工作的整体水平。该院于2003年1月被国家中医药管理局批准为全国示范中医院。丹东市中医院为适应医疗市场需求，努力提高急诊急救水平，建立起骨外、心血管、脑血管三只急救队伍，形成了以ICU、CCU为依托，多科相互配合的急救体系，发挥中西医结合的急救特色，挽救了众多患者的生命，在社会上为丹东“120”树立了良好形象。尤其在丹东“12·15”重大交通事故医疗急救中，显示出急诊急救的能力和水平，受到市政府和人民群众的好评。苏家屯区中医院呈现出建院以来最佳时期，医院年总收入达6734万元，在医院硬件建设方面也出手不凡，投入500多万元新建了3133平方米急诊绿色通道。年购入医疗设备56台（件），价值900多万元。医院为进一步突出血栓病专科优势，与北京天坛医院合作，新建了介入神经放射病房，目前房屋、人员、设备已全部到位，预计2004年4月份正式收治病人。这些都大大地增强了医院发展后劲，医院综合能力明显提高。凤城市中医院面对医疗市场激烈竞争和医疗机构改革的发展变化，曾一度陷入低谷之中，新一届院领导班子团结一致、群策群力带领全院职工探索出一条改革之路，使中医院再现勃勃生机，职工面貌改变了，医院环境改变了，医疗设备更新了，服务态度更优了，来院就诊的群众越来越多，经济收入迅猛增长，截止2003年底，总收入已达到1763万元。姜潮厅长2003年10月视察了该医院，对他们的改革创新意识、两个效益的明显提高给予了充分的肯定和高度评价。

五、全国重点专科（专病）建设单位发展势头良好

该省共有9个全国重点专科（专病）建设单位。按国家中医药管理局的规定建设周期为4年，现时间已经过半，国家中医药管理局评估、验收日期指日可待。过去的一年，9个项目单位在医疗、科研、管理等方面都有较大幅度的提高，取得了丰硕的成果。成就的取得，是院领导牢牢把握发展这个第一要务，带领全院职工团结协作，共同奋斗的结果。辽宁中医学院附院儿科单病种的诊疗水平及疗效均有提高，肺炎的治疗愈显率99.0%，过敏性紫癜治疗愈显率100%，过敏性紫癜肾炎治疗愈显率93.2%，肾病综合征治疗愈显率92.9%，小儿脑瘫总有效率84%。同时各单病种平均住院日和平均住院费用都有不同程度的下降。针对小儿脑瘫形成了具有中医特色的、规范的诊疗常规，并向国家中医药管理局申报了科研课题，国家“十五”攻关课题“小儿肺炎中医证治规律”已进入结题阶段，拟申报国家级科研成果。脾胃科经多年的临床实践，总结出独特的四联疗法治疗肝硬化。应用结肠途径治疗系统治疗以结肠炎为主的各种肠病，在治疗中形成了独特的治疗体系。沈阳市中西医结合医院皮肤科2003引进了“应用自体表皮细胞培养、悬液治疗白癜风”和“应用实时荧光基因扩增技术检测性病病原体”的具有国内先进水平的新技术、新疗法，在为患者解除病痛的同时，也为医院带来了较丰厚的经济效益，全科年收入达4100余万元，比2002年增长27%。目前该科又新购置了德国产光疗机、进口脉冲激光等大型仪器设备，填补了皮肤病治疗方面的空白，又给医院带来了新的经济增长点。鞍山铁东区中医院糖尿病专科，应用中西医结合的药物和非药物疗法，与引进的现代化医疗设备配合治疗糖尿病及其合并症取得了显著疗效。

六、进一步完善名院、名科、名医发展战略，增强品牌意识

1999年该省推出了中医名院、名科发展战略，几年间先后产生了10所名院、26个名科（省重点专科）。继名院名科评先之后，为挖掘和培养优秀中医临床人才，提高中医临床诊断治疗水平，2003年该省又开展了辽宁省名中医遴选工作。遴选工作以“把那些中医学术水平精湛、临床诊疗有思路、有经验、有特色且疗效显著，在同行中威信高，在群众中声誉好的中医人才选拔出来”为目标，全省111名候选人经过部门推荐、评选、社会评价三个阶段的工作，最终评选出李玉奇等60位专家为辽宁省名中医。实施名院、名科、名医发展战略，扩大了中医在医疗市场中的社会影响，提高了中医的地位和知名度，推动了该省中医事业的发展。

七、继续教育工作稳步推进

2003年共审核批准了48项省级继续教育项目，中医药继续教育的覆盖面和受教育面逐步扩大。2003年1月，按照卫生部、人事部、国家中医药管理局对第三批全国老中医药专家学术经验继承工作的部署，该省李德新等17位指导老师、张杰等24名继承人已正式带教上岗工作。目前，已按照国家中医药管理局有关规定完成对继承工作的中期阶段检查工作，除沈阳市中医院丛耀因某种原因不能完成跟师任务外，其他继承人都顺利完成年度跟师任务，占全体跟师人员的95.8%。实践证明，挖掘和整理老中医药专家宝贵的学术经验是继承和发扬传统中医药学的有效途径。

八、全国优秀中医临床人才研修项目工作进展顺利

按照国家中医药管理局有关文件精神，本着培养具有扎实专业基础、较高临床水平和培养前途的优秀中青年中医临床人才的目的，该省组织了全国优秀中医临床人才研修项目考试的初选工作，在辽宁中医学院的大力支持下，完成了命题、考试和阅卷工作，最后评选出23名优秀者参加了全国的统一考试。该省受国家中医药管理局的委托，承担了全国优秀中医临床人才研修项目东北三省（沈阳考区）的考务工作，并圆满地完成了安排考生食宿、选定考场、配备监考及服务人员并对其培训等工作任务。此项工作受到了国家中医药管理局派出的巡考人员的首肯。该省筛选出的23名同志参加了该项目国家考试，经过考试，鞍钢立山医院王文弟同志等16人入选，入选人数居全国第三。目前这些同志已进入上岗前的准备工作阶段。

九、中医药科研实验室建设取得了新进展

根据国家中医药管理局《中医药科研实验室分级登记管理办法(试行)》规定，国家中医药管理局组织专家对辽宁中医学院中药质量分析实验室等13个三级实验室入围单位进行验收。2003年7月公布的中医药科研实验室（三级）登记名单，该省13个三级实验室全部入选，中标率全国领先。目前，各有关单位在入选的基础上不断加强实验室基础建设，积极申请课题，最大限度发挥了科研实验平台的作用。该省还组织专家对二级实验室的申报单位进行了初评，并提出了整改建议。开展实验室等级建设工作，对中医药科研实验平台的构筑起到了积极的推动作用，真正达到了以评促建、以评促改和以评促管的工作目标，提高了该省中医药科研工作的整体水平。

十、精神文明建设结硕果

全省各级中医机构以开展“优质服务杯”竞赛活动为契机，认真贯彻《辽宁省卫生厅关于纠正行业不正之风十条规定》，深入开展了以查处医疗卫生服务中索要和收受患者“红包”和治理“三不合理”为重点内容的专项治理活动。并结合开展“优质服务杯”竞赛活动，坚持把改善服务态度和服务作风，提高服务质量放在首位。坚持卫生战线数代人用鲜血和生命换得的“三基三严、三查七对、三级查房、首诊负责制”等行之有效的规章制度，精益求精，综合医疗服务质量和水平进一步提高，患者和群众对中医医疗服务质量的投诉和上访较上一年明显减少。通过开展“优质服务杯”竞赛活动，广大群众对中医医疗机构的满意率有了很大提高。在年终省卫生厅评选的“辽宁省卫生系统优质服务竞赛先进单位”中辽宁中医学院附属医院、第二附属医院，大连市中医院，营口市中西医结合医院被推荐为标兵单位。鞍山市中医院、抚顺市中医院被推荐为标兵单位。同时大连市中医院、鞍山市中医院还被推荐为辽宁省精神文明建设先进单位。

十一、中医高级专业技术资格评审工作顺利完成

2003年中医系列高级专业技术资格评审工作认真贯彻《关于印发2003年全省职称工作安排意见的通知》和《关于开展2003年卫生系列专业技术资格评审及考试工作的通知》文件精神，以建设高素质的中医专业技术队伍为目标，坚持公开、公平、公正的原则，严格评审标准，规范评审行为，确保了评审工作的顺利进行。2003年中医系列高级技术资格报卷324人，经审核320人参加评审，经评审291人取得了高级专业技术资格。　　（徐东年）

7. 吉林省

【吉林省2003年中医药工作概况】

一、农村中医药工作取得新进展

农村中医工作先进县建设进一步加强。洮南市、和龙市被国家中医药管理局批准为全国农村中医工作先进县（市）。敦化市、桦甸市作为全国农村中医工作先进县建设单位。

积极推广农村中医药适宜技术，分别在白城、吉林、长春、白山地区举办了农村中医药科技成果、适宜技术培训班4期，培训农村基层医务人员500余人。

二、中医药科研水平不断提高

加强中医药科研平台的建设。目前全省已有11个三级实验室和71个中医药科研二级实验室。各单位在实验室建设上加大人才培养，为中医药科学研究工作提供了良好的基础条件。制定了《吉林省中医药研究室建设方案》，启动了中医药研究室建设计划。

在“非典”期间，组织高等院校及中医药科研、医疗单位的中医药科研人员对中医药防治“非典”进行科技攻关，在该省科技厅立项课题3项，在该省教育厅立项课题4项，开展了中医药防治“非典”的深入研究工作。

三、强化了中医药教育工作

开展了第三批全国老中医药专

家学术经验继承工作，为该省的19位专家选配了36名学术继承人，并对继承工作进行了考核。有6人通过了国家中医药管理局组织的考试和答辩，被确定为“全国优秀中医临床人才培养对象”。建立了国家中医药管理局中医师资格认证中心考试工作基地。

四、中医医疗机构特色更加突出

20个单位的36个中医专科（专病）被确定为吉林省重点中医专科（专病）项目和建设项目。5个国家中医药管理局重点专科（专病）建设项目和1个国家中医药管理局民族医重点专科建设项目按照“建设目标与要求”均已完成了年度规划任务。

该省延边州有6个县中医院被国家中医药管理局列为中医药西部大开发技术支持项目专科建设计划。

制定并下发了《吉林省中医医院评价标准》，各市、州卫生局按照此《标准》对所辖中医医疗机构进行评价工作。

五、加大中医药的宣传工作

在《中华人民共和国中医药条例》颁布实施后，积极地开展宣传学习工作。下发了3000册《中华人民共和国中医药条例》单行本及3000张宣传画，并在吉林电视台举办了吉林省宣传贯彻《中华人民共和国中医药条例》电视知识竞赛。

六、积极开展中医药参与“非典”救治工作

在“非典”疫情流行期间，制定中医药防治方案，积极开展中医药防治工作，组织全省中医药专家为18位确诊患者、4位疑似病例、12位留验观察者共提供中药汤剂120付，中成药280盒，同时为近20万人提供了预防中药，发挥了中医药、中西医结合治疗“非典”的作用。（张奕斌）

8. 黑龙江省

【黑龙江省2003年中医药工作概况】

一、充分发挥了中医药防治“非典”的重要作用

一是及时转发了《国家中医药管理局关于认真作好中医药防治非典型肺炎工作的通知》等指导性文件，动员部署各级中医医疗机构和中医药大学积极参与“非典”防治，充分发挥了中医药的特色和优势，使中西医结合成为防治“非典”的一支重要力量。二是建立了中医药救治服务网络。全省各级中医医疗机构改造建立发热门诊103个、隔离病房45个。自筹资金2031万元，改造房屋面积21760平方米，购置应急设备208台件。参加一线的中医药人员3316人。同时，成立了各级中医药防治“非典”专家指导组，在“非典”防治中发挥了重要作用。三是切实加强了农村中医药防治“非典”工作。确定县级中医机构为防治“非典”的重点单位，利用其在中医人才、技术等方面的优势，加强了对广大农民进行中医药预防“非典”科普知识的宣传，引导农民科学合理地防治“非典”。认真查处了那些利用所谓“验方”、“偏方”欺骗农民的机构和人员。四是加强了中药药品的监督管理。省卫生厅、省中医管理局与省药品监督局联合下发了《黑龙江省关于加强防治非典型肺炎药品监督和管理工作的紧急通知》，对防治“非典”中药制剂的生产和使用做出了明确规定，避免了中医药使用的盲目性、从众性，确保广大人民群众用药安全。

二、农村中医工作得到进一步加强

全省中医行业认真贯彻《关于农村卫生改革与发展的指导意见》和《中共中央国务院关于进一步加强农村卫生工作的决定》，切实加强了农村中医工作，发挥中医药特色和优势，努力为农村发展、农村稳定和农民健康服务。

巩固发展了农村中医工作先进县成果，农村中医服务体系不断完善。2003年又有宁安、海林、庆安3个市县通过了国家中医药管理局组织的国家级农村中医工作先进县验收。牡丹江市被列为国家级农村中医工作先进市创建单位，从而使该省农村中医工作先进县（包括在建县）达到39个。为提高农村中医工作先进县水平，对国家、省级中医工作先进县实行动态管理，通过复查，对工作滑坡达不到标准的取消先进县称号。

县级中医医院在加强自身建设、发挥中医药优势、提高科学管理水平的同时，积极发挥龙头作用，多数县的中医院能充分利用现有的农村卫生服务网络，积极开展纵向中医药业务、技术合作，并主动承担县级卫生部门委托的有关基层中医药业务管理任务，确定专人抓乡村中医指导工作。70%以上的县级中医院积极开展了接收培训、技术下乡、巡回医疗、定期义诊、与乡村卫生机构双向转诊等各项工作。

乡、村中医药服务领域不断扩大。有条件的乡镇卫生院普遍加强了中医科学建设，并使中医药技术服务参与到医疗、预防、保健的全过程；一些中心乡卫生院根据当地的常见病、多发病已初步形成中医专科专病特色优势。乡、村卫生所基本达到了有1名达到中专水平的中医或能应用中西医两法的卫生技术人员的要求。在为农民服务中积极应用中医药常规诊疗技术，特别是简便廉验、安全有效的中医药疗法，大力宣传中医药知识，积极参与了农村初级卫生保健工作。

大力推广普及了中医适宜技术和国家中医药管理局中标立项的中医诊疗技术，以“黑龙江省中医医疗集团为依托”，开展了中医药扶贫工作。

三、积极稳妥地推进了各项配套改革

加快了中医药资源的战略结构调整。各地本着控制增量、盘活存量、巩固加强、促进发展的原则，在认真调查中医药资源与中医药服务需求的基础上，结合本地社会经济发展状况，积极推进了以中医医疗机构之间进行联合、重组或共建中医医疗集团为主要形式的中医药资源整合工作。以黑龙江中医药大学附属一院为龙头的黑龙江省中医医疗集团和牡丹江中医医疗集团建立以来，不断完善运行机制，通过其辐射作用，使相关的中医医疗机构进一步调整优化了医疗服务模式、专业技术结构、业务发展方向和基础设施配置，形成了优势和合力，促进了全省中医事业的全面发展和进步，满足了人民群众在医疗保健方面对中医药日益增长的需求。

按照确定的具体方案，积极推进了中医医疗机构的各项配套改革。普遍推行和完善了病人选医生、住院费用一日清单和医疗服务价格公示制度，进一步规范了药品集中招标采购，扩大了集中招标采购的药品数量和品种。在认真总结经验的基础上，全省各级中医医疗机构普遍深化了内部运行机制的改革，引入竞争机制，改革人事、分配制度，大力推行了全员聘任制和绩效工资制。加快了后勤社会化改革步伐，加强了医院的成本核算，初步建立了优质、高效、低耗、科学的管理模式和机制。这些改革措施增强了医院的活力，医院的社会效益和经济效益也有了明显提高。

四、人才培养和中医药科研有了新的进展

制定了《黑龙江省中医药高级中青年人才研修方案》，开始实施“3612工程”计划，即利用5~10年时间培养国家级知名专家30名，省级知名专家60名，省级专科业务骨干100名，县级专科业务骨干200名。全省有5名中青年业务骨干通过国家中医药管理局组织的研修考试被确定为高级中青年临床人才培养对象。全面启动了第三批全国老中医药专家学术经验继承工作，有21名老中医药专家、39名中青年业务骨干被国家中医药管理局确定为第三批全国老中医药专家学术经验继承工作指导老师和学术经验继承人。参照国家的做法，与省人事厅联合制定了《黑龙江省老中医药专家学术经验继承工作指导意见》，开展了省级老中医药专家学术经验继承工作。

参照《国家级中医药继续教育基地管理办法》，经过专家审评，确定哈尔滨市中医院等6所学术水平较高、专业涵盖比较全面、有能力开展教学工作的省级或市地级中医医疗、教学、科研机构为省级中医药继续教育基地。建立了省、市、县、乡上下贯通的中医药继续教育网络。经专家委员会认真筛选，确定了15个省级中医药继续教育项目。共选送50名县级中医医疗机构的业务骨干到省级中医医疗机构接受研修培训。确定了黑河市为农村中医药健康教育的试点地区，组织黑龙江中医药大学编写了180学时的教材，以短期培训班的形式，由黑龙江中医药大学教师对乡村医师进行中医基础理论、基本知识和基本技能的培训。

加强了“十五”国家科技重大项目和省部级重点课题的监管。6个三级实验室通过了国家中医药管理局专家组的评估验收，哈尔滨市中医院等6个实验室达到了二级实验室标准。申报国家中医药管理局科技课题41项，中标18项。另向国家中医药管理局申报科技专项资金课题11项。同时对已立项的17项国家级、40项省级课题的经费使用情况、课题完成情况进行了严格的规范化管理。

中医药科技成果显著。获省科技进步奖二等奖3项，三等奖9项。推荐科技部科技进步奖4项。评选省局级科技进步奖21项，其中一等奖8项，二等奖8项，三等奖5项。大力开展了科技成果推广活动，选择简便廉验、适宜在基层推广的6个国家级和省级科技成果，并指派其课题负责人在黑河市进行了培训推广，接受培训的中医药业务骨干达100余人，促进了科技成果的转化。

加大了医药开发力度。协调有关部门成立了黑龙江省中药协会，完成了黑龙江省中医药战略发展和中医药知识产权保护2个项目的调研工作。申报国家中医药管理局新药基金、国家科技部创新基金和省科技厅攻关项目8项，获资助项目4项。组织专家对200余名药农进行了中药栽培的培训，使全省中药栽培按照GAP要求，实现了栽培标准化，保证了中草药的栽培质量。

五、加强了中医医疗机构建设，综合服务能力进一步提高

医疗用房、医疗设备等基础设施得以改善，全省中医医疗机构新建、改建、扩建业务用房50000平方米，新增设备价值2500万元，比上年增长8.1%；固定资产达到81400万元，比上年增加5500万元。各级中医医疗机构都从实际出发，根据需要装修业务用房、美化环境，改善了患者就医条件。

专科专病建设进一步加强。2003年，16个国家级和省级的中医重点专科较好地发挥了指导和辐射作用，专科规模和专科效益得到进一步的扩展和提升。全年完成了72个省级重点专科的初审，各县级中医院也都重点抓了2~3个在本地影响较大、效益较好的专科专病建设。为配合中医重点专科建设，通过有关评审程序，会同省卫生厅、人事厅审核批准了曹洪欣等52名省级名中医。

综合服务能力得到提高。全省各级各类中医医疗机构积极调整专业技术结构，扩大服务领域，特别是重点加强了急诊科室的建设，充分发挥了中医中药优势，运用中医诊疗技术和手段开展危重症的救治取得了初步成效。全面加强了以提高中医药防病治病能力为中心内容的中医医疗机构的内涵建设，切实加强了服务质量管理，促进了中医医疗保健体系的改善及中医药总体诊疗水平和综合服务技能的不断提高，确保了中医行业在资源水平较低的情况下，担负了相当数量群众的医疗保健任务。

六、中医法制建设不断推进，行业作风与精神文明建设取得成效

《中华人民共和国中医药条例》颁布实施后，黑龙江省中医管理局按照国家中医药管理局部署要求，结合该省实际，会同省委宣传部、省法制办、省卫生厅联合下发了《黑龙江省关于学习贯彻〈中华人民共和国中医药条例〉的通知》。采取多种形式宣传贯彻《中华人民共和国中医药条例》，有组织、有计划地举办了《中华人民共和国中医药条例》学习班。全省中医行政部门在深入贯彻《中华人民共和国中医药条例》的同时，进一步加大了《黑龙江省发展中医条例》的实施力度。依法行使对中医行业的管理和监督职能，坚持不懈地抓好中医的“行政管理”和“业务规范”两条线建设；严格县、乡、村中医药从业人员中医技术的准入制度，加强了对中医药服务行业的规范；整顿医疗秩序，严厉打击盗用中医名义进行的非法行医活动。

在行业建设方面，一是实行了一把手工程，把行风建设作为评价各地、各单位中医工作的主要指标；

二是实行“标本兼治、纠建并举”的方针，大力宣传卫生战线涌现的先进人物和先进事迹，大力弘扬抗击“非典”的精神，树立中医行业的崭新形象。三是实施“阳光工程”。全省县级以上中医院普遍实行了药品收费价格明示上墙或电子屏幕显示，实行医疗费用一日清单制，使患者享有医疗费用知情权。四是坚持把纠正行业不正之风与改革医疗机构的运行机制和分配制度结合起来，坚持从源头上纠正不正之风，几年来，在各地行风建设评议中，中医机构普遍受到好评。

此外，该省中医政策研究、中西医结合、新闻宣传、政务信息等建设都得到了进一步加强。中医学术活动、对外交流、民族医药工作也取得了可喜的成绩。　（伍小兵）

9．上海市

【上海市2003年中医药工作概况】

2003年，上海市中医工作围绕上海市卫生局工作，积极应对突如其来的“非典”疫情，积极开展中医应对公共卫生突发事件的科学研究，受国家中医药管理局委托，牵头组织华东地区防治“非典”科研协作组。采取多种形式学习宣传贯彻《中华人民共和国中医药条例》，加强全行业管理，修订完善《上海市中医病证诊疗常规》和《上海市中医病证护理常规》，开展中医药单病种质量控制标准研究、中医特色专科建设、综合性医院中医科达标创建工作、高层次优秀中医药人才培养，切实做好农村和社区中医药工作，以进一步满足人民群众对中医药不同层次的需求。

召开“2003年上海市中医工作会议”，积极参加抗击“非典”各项工作，紧急启动中医药防治“非典”的科研工作。加强内涵建设，进一步实施全国示范中医院建设和全国农村中医工作先进区（县）、综合性医院示范中医科二期建设及开展上海市综合性医院中医科达标创建工作，以示范、辐射作用带动全市中医工作。抓好中医专科（专病）建设，组织专家对12个全国重点专科和7家综合性医院示范中医科创建单位进行中期考核。受国家中医药管理局委托，在嘉定、闸北区开展中医服务社区（农村）工作的基础上，参与制订《社区卫生服务中心中医药服务管理基本规范》及《乡村卫生院中医药服务管理基本规范》。开展上海市名中医评选前期准备工作。召开“全国第三批继承老中医药专家学术经验拜师大会”。10名人选全国优秀中医临床人才研修项目培养对象。加强中医小科紧缺人才外出学习的管理工作，加强中医对外交流人才培养，10名高层次中医临床人才班和26名高层次西医学习中医班，经过3年学习，完成学业结业。组建循证医学研究中心，筹备循证医学系列讲座和中外循证医学学术研讨会，转变工作职能，筹建上海市中医药科技服务中心，积极组织“中医医师工作站软件”和“电针治疗腰突症”的中医成果推广工作。　（刘文选）

10．江苏省

【江苏省2003年中医药工作概况】

一、基本概况

2003年江苏省全省有中医机构118所，其中政府办中医院（中西医结合医院）85所，全省中医机构人员总数25236人，其中卫生技术人员19833人；中医床位14554张。

二、中医药改革

积极探索中医医疗机构管理体制改革。无锡、淮安、扬州、苏州等地按照所有权与经营权适度分离的思路，对部分政府属中医院实行委托经营管理责任制，扩大了中医医疗机构的经营自主权。在优化卫生资源配置中，充分利用现有中医药资源，做大做强中医医疗机构。泰州、常熟、句容、吴江等市结合城市发展规划和区域卫生规划，对中医院进行资源重组、整体搬迁和重建扩建。南通、徐州、昆山、大丰等市组建的中医医疗集团，注重发挥集团内部人才、专科优势，扩大横向联系与协作，实行资源共用、优势互补、效益共享。加大中医机构内部运行机制改革力度，引入竞争机制，积极探索人事分配制度改革，不少中医单位实施全员合同制和人事代理制，省中医院等单位实行评聘分开、竞争上岗、择优聘任，初步建立单位自主用人、人员自主择岗的用人机制。实行按岗定酬，建立重成绩、重贡献、灵活多样的分配机制，拉开分配档次。普遍推行病人选医生、一日清单制度，广泛实行价格公示制度，进一步扩大药品集中招标采购的范围。在改革中，各地注重发挥中医药在社区卫生服务和农村初级卫生保健中的作用，徐州市云龙区被列为卫生部、国家中医药管理局的中医药特色社区卫生服务示范区建设单位。

该省政府召开了全省中医药工作会议，批转下发省卫生厅、省中医药局《关于加快发展中医药的意见》。各地结合实际，提出了具体贯彻意见，向当地政府作了专题汇报。南京、盐城、连云港等市政府分别召开了全市的中医药工作会议，先后下发了《关于加快发展中医药工作的意见》，出台了保护、扶持、发展中医药的政策措施。

三、农村中医药工作

各地根据卫生部、国家中医药管理局联合下发的《关于进一步加强农村中医药的意见》，结合本地区实际，对农村中医药工作作了全面部署。认真落实《中国农村初级卫生保健发展纲要》确定的中医药工作指标，使中医药在农村卫生工作中的特色优势得到发挥和体现。积极做好农村中医工作先进县（市）的创建工作，全省已有全国农村中医工作先进县（市）8个，建设单位2个，仪征市通过了省级农村中医工作先进县的验收，全省农村中医工作先进县增加到23个。常州市被国家中医药管理局列入全国农村中医工作先进市（地）建设单位。各市、县普遍开展了农村中医工作先进乡镇创建活动。对全省乡村医生中的中医药人员素质情况进行了调查摸底，一些县、市编写了乡村医生中医药知识培训教材，组织推广了中医药适宜技术。加强对薄弱中医院第二轮帮扶计划实施工作的组织和指导。3年来，落实帮扶资金2832.8万元，其中省投入367万元，市投入235万元，县配套824.8万元，医院自筹1406万元。完成基本建设14696平方米，房屋修缮面积8811平方米，新添万元以上医疗设备143台（件），对65人进行了培训。各对口支援单位，也充分发挥自身的技术管理优势，在专科技术、人才培养、科学管理等方面予以指导和扶持。省中医药研究院、无锡、常熟、武进等市中医院向对口帮扶单位赠送了部分医疗设备和装备。各有关地区和单位按照统一部署和要求，对照《江苏省薄弱中医院帮扶资金合同》、《江苏省薄弱中医院结对帮扶协议》以及“薄弱中医院建设计划”，对年度帮扶工作计划的完成情况进行了自查，较好地完成了预定的目标和任务。

四、人才培养和科学研究

认真实施国家中医药管理局“十五”优秀中医临床人才研修项目，全省有16人通过考试选拔，成为全国优秀中青年中医临床人才培养对象。全国老中医药专家学术经验继承工作进展顺利。召开了老中医药专家学术经验继承工作拜师大会，做好第三批27名老中医药专家的45名继承人跟师学习工作。南京、南通、盐城等市开展了名中医评选工作。加强中医药继续教育和住院医师规范化培训。连云港中药学校通过了省教育厅高职校创建单位专家组初评，江苏省中医学校顺利通过了合格学校验收，中医护理专业成为江苏省示范专业。各中医药学术团体和中医药学术刊物积极开展中医药学术交流。精心组织重点中医药科研项目的研究，与科技厅联合招标，中医药防治Ⅱ型糖尿病、中医药诊治肾病综合征、中药配方颗粒剂研究3项课题中标，双方各资助150万元。2003～2004年度中医药科研项目面向全省招标，82项列入资助项目。南通、无锡等市设立了优秀中医药项目奖，鼓励中医药人员积极引进、推广、开发、利用中医药新技术、新项目。以基本现代化中医院建设为主，全面提升中医院整体水平和能力。《基本现代化中医院标准》已下发各地，各中医医疗机构对照标准，开展创建工作。该省中西医结合医院被列入全国重点中西医结合医院建设单位，国家专利产业化基地——江苏中医药基地在该院建成。全省8个国家重点中医临床专科建设单位的建设取得阶段性成果，全省又新增18个省重点中医临床专科专病建设单位。

五、中医药法制建设

全省中医药系统认真学习、宣传、贯彻《中华人民共和国中医药条例》，专题召开了各市卫生局分管局长会议进行部署。各地把加强中医药法制建设与推进中医药改革与发展紧密结合。充分发挥广播、电视、报纸、网络和各类新闻媒体的作用，利用专题讲座、系列报道等多种形式面向社会进行广泛宣传，省和各市还分别邀请中医药界专家及行政管理人员召开座谈会。全省中医药系统开展了义诊活动，共发放宣传资料10万余份，宣传画1万余张，《中华人民共和国中医药条例》单行本3万册。接待义诊咨询群众8万余人次。配合省人大和部分市、县人大对中医药执法情况进行了执法检查和调研。镇江、南京等市开展了中医医疗质量管理年、管理月活动，对中医医疗质量进行全面控制和管理。宿迁等市加强医疗市场监管，规范执业行医行为。

六、机构建设与发展

认真贯彻全省中医机构“十五”建设发展规划。3年来，完成规划征地26.93万平方米，新建、扩建医疗业务用房40.48万平方米，各地把规划的实施与推进中医药现代化进程紧密结合，加快基础设施建设，新建了一批起点较高、功能较完善的门急诊楼和病房楼，单体建筑面积也逐步升级。昆山市中医院即将竣工的3.1万平方米病房大楼是昆山、苏州市政府重点工程。在新区重建的常熟市中医院，总投资1.8亿元5.8万平方米的医疗用房即将竣工，吴江市中医院整体搬迁，投资1.6亿元的4.43万平方米的门急诊病房大楼已开工建设。江阴市中医院3.2万平方米的新病房大楼即将竣工，无锡市2万平方米的病房大楼已投入使用。连云港市中医院2.4万平方米的门诊综合楼已开工建设，姜堰市中医院1.6万平方米、靖江市中医院1.2万平方米的门诊综合楼被列为政府为民办实事工程，盐城市中医院1.5万平方米病房大楼、如东县中医院1.41万平方米的病房大楼已竣工，海门市中医院1.25万平方米、海安县中医院1.1万平方米病房大楼已开始内部装修，句容市中医院经过资源重组后1.4万平方米的病房大楼正在抓紧建设。省第二中医院2万平方米的病房大楼已通过省政府的立项，正在进行前期各项准备工作。各中医机构在重视外延发展的同时，注重内涵建设，重视经济运行的效率、效益的提高。据不完全统计，中医院的服务效率稳中有升，经济效益普遍提高，门急诊人次、出院人次、床位使用率、床位周转次数、业务收入均有显著提高。省中医院门急诊人次突破135万，业务总收入达4.1亿元。昆山市、常州市、苏州市、无锡市中医院、无锡市中西医结合医院业务收入均超过1亿元。该省中西医结合医院，徐州市、南通市中医院业务收入增幅在60%以上。

七、行业作风

全省中医药工作者充分发扬中医药行业重视医德的优良传统，认真贯彻民主评议行风工作要求，进一步发扬忠于职守、顽强拼搏、敬业奉献的抗非精神，进一步健全完善行风建设责任制，增强为基层服务的“作为意识”和“服务意识”。各级中医医疗机构认真坚持“以病人为中心”的服务理念，以民主评议行风为契机，改造就诊环境，优化就诊流程，加强医患沟通，改善服务态度，提高服务质量，病人的满意度有了进一步提高，又涌现了一批省、市级文明单位和文明标兵。

（李　郁）

11. 浙江省

【浙江省2003年中医药工作概况】

2003年浙江省中医药工作在卫

生部、国家中医药管理局和浙江省卫生厅的领导下，在浙江省中医药管理局的主持下，通过认真贯彻执行党的“十六大”精神，深化改革，坚持科教兴医，加强依法行政，取得了显著的成绩，全面推进了全省的中医药事业。

一、中医药法制化建设不断推进

认真宣传、贯彻《中华人民共和国中医药条例》。2003年4月，国务院颁布了《中华人民共和国中医药条例》，并于10月1日起实施，这是我国中医药发展史上的一件大事。根据国家中医药管理局的部署，认真组织宣传活动。如该省中医药管理局积极组织召开了学习贯彻《中华人民共和国中医药条例》座谈会；全省各地都以《中华人民共和国中医药条例》的颁布实施为契机，抓住发展机遇，加大中医药政策宣传，开展了大量富有成效的工作；也先后组织了多种形式的《中华人民共和国中医药条例》学习宣传座谈会、大型义诊、知识竞赛等活动，营造宣传氛围，扩大社会影响。如嘉兴、丽水、绍兴等市召开了中医药工作会议，专题研究当地中医药事业的发展，出台有关政策，推动中医药工作的开展。宁波、丽水等市分别制订了中医药事业发展规划，明确了今后一个时期中医药工作发展的思路和任务，依法保障当地中医药事业持续稳定健康地推进。为贯彻落实《中华人民共和国中医药条例》中提出的“推动中医、西医两种医学体系的有机结合，全面发展我国中医药事业”的战略目标，还召开了首次全省中西医结合工作会议，下发了《关于加强浙江省中西医结合工作的意见》，对进一步理清浙江省中西医结合工作的发展思路，促进中西医结合工作的快速发展产生了重要的影响。

全省各地切实增强依法行政的管理理念。根据《执业医师法》、《广告法》、《医疗机构管理条例》等的规定，全省顺利开展了2178名执业中医师的资格考试，审批中医广告163件。依法管理使浙江省中医药事业逐步走上了规范发展的轨道。

二、中医药积极参与“非典”防治

2003年，面对突如其来的“非典”疫情，浙江省卫生和中医药工作者齐心协力，在预防和控制“非典”疫情方面发挥了积极作用。

浙江省卫生厅及时转发并落实卫生部及国家中医药管理局有关中医药防治“非典”的一系列文件，下发了浙江省《关于进一步做好中医药参与传染性非典型肺炎防治工作的意见》，部署全省中医药参与“非典”防治工作。召开了全省中医药防治“非典”专家座谈会，制定《浙江省传染性非典型肺炎中医药防治技术方案》。

浙江省中医药管理局组织了中医药项目积极参加“非典”科技攻关，申报的7个项目中有5个项目被列入省级科技计划。组织起草中医药防治SARS技术方案。在卫生部、国家中医药管理局推荐的方案的基础上，根据浙江省的实际情况，组织中医药基础理论、温病学、内科学、呼吸病学专家，制订了“浙江省中医药防治‘非典’技术方案”并组织实施。国家中医药管理局组织的华东地区中医药防治“非典”攻关小组也采纳了此方案，向华东地区推广。积极推荐中医药专家参加防非专家组。

加大中医药防治“非典”的宣传，普及中医药参与“非典”防治的科普知识，引导人民群众科学用药。出版了《中医药提高免疫力的途径》，该书的出版有助于使广大人民群众对应用中医药防治各种疾病特别是传染性非典型肺炎有一个全面和科学的认识。

全省中医药机构在当地政府和卫生部门的统一领导下，也表现出了高度的政治责任感和强大的战斗力，在技术支持、后勤保障、物资到位、医疗救治等方面进行充分准备。全省卫生工作者协同作战，发挥中医药特色，共同抗击“非典”。同时，面对人民群众对预防“非典”中药的需求，在各种中药制剂和原料药纷纷脱销的状况下，各级中医医院不计成本，以优质低价基本保证了人民群众的中医用药需求，体现了良好的精神风貌。全省93所公立中医医疗机构中，共有85所按要求设置了发热门诊，参与发热门诊工作的医务人员总数达到962人，接诊的发热病人数达33821人，派出参与定点医院救治工作的中医药医护人员9人，其中杭州市中医院董玉红护师和新昌县中医院宋幼平医师还荣获了全国卫生系统抗击“非典”先进个人称号。中医药在参与“非典”防治，保障人民群众健康方面发挥了积极作用。

三、中医医疗机构改革与发展迈出新步伐

2003年浙江省中医医疗机构改革稳步推进，发展步伐加快。经浙江省省政府同意，将原属省建设厅的建工医院划转浙江中医学院，更名浙江省新华医院，并改为中西医结合性质，按省直属医院同一政策进行管理。为加强中医药优势的培育，将原浙江中医学院门诊部改建为浙江中医学院附属针灸推拿医院。批准舟山市中医院与舟山市骨伤医院资源重组，建立了舟山市中医骨伤联合医院；支持平阳县中医院与平阳县第三医院进行合并。通过调整与重组，中医药资源得到了整合，逐步实现优势互补。

浙江省中医医院内部运行机制改革也进一步深化。全省共有85%以上的中医院进行了人事和分配制度改革；83%的中医院实行了病人选医生；90%以上的中医院实现了住院费用一日清单制和医疗服务信息公示制。省卫生厅还组织专家修订了《浙江省中医医院评审标准》，为中医医疗机构行业准入和规范管理提供了科学依据。

浙江省在进一步加强中医医院基础建设方面，也取得了可喜的成绩。全省近50%的中医医院已经完成或正在进行新一轮的病房、门诊大楼的建设以及易地新建，医院条件得到明显改善，综合服务功能不断完善，与综合性医院共同承担了大量的医疗保健任务。2003年编制床位数为15876张，比2002年增长

2.6%。万元以上设备达8448台，比2002年增长7.3%。

在区域卫生规划的指导下，各地积极引导和支持民营医院发展，鼓励社会资本到医疗资源相对薄弱地区投资举办中医院。目前全省民营中医医院已有16所，拥有床位1450张，其发展数量和规模仍呈不断扩增之势。

四、农村和社区中医药工作进一步加强

浙江省各地继续推进中医药参与社区卫生服务。全省城乡社区卫生服务机构按照《浙江省中医药参与社区卫生服务建设标准》，进一步完善建设条件，发挥中医药优势与特色，在各地卫生行政部门的积极努力下，成绩显著。如宁波全市90%以上的社区卫生服务中心开设中医科室，配备中药房，有三分之二的社区卫生服务站能开展中医或中西医结合服务。绍兴市根据本地实际制订了《中医药参与社区卫生服务建设标准》。温岭市中医药进社区已在全市开展。“简、便、验、廉”的中医药在社区卫生服务中正发挥着积极作用。据统计，全省763个社区卫生服务中心和2484个乡镇卫生院中已有80%以上开展了中医药服务，社区医师基本上都能掌握基本的中医药知识和技能，在“六位一体”中提供中医药服务。23个省级中医药参与社区卫生服务试点单位建设进展顺利，有效地推进了中医药参与社区卫生服务工作。

全省农村中医药工作得到进一步加强。各地发挥农村中医工作先进县建设这个有效载体的作用，促进当地政府把农村中医药工作列入本地区发展规划，并按照有关指标，全面落实建设任务。2003年，全省共有9个县（市、区）被授予省级农村中医工作先进县称号。至此，浙江省已拥有国家级农村中医工作先进县项目12个；省级农村中医工作先进县项目43个。

加强了县级中医医院建设。浙江省中医药管理局对省里18家县级中医院的结对帮扶项目加大扶持和协作力度，通过帮扶，三门、苍南、江山等中医院已逐步走上良性发展道路。同时，全省通过中医重点专科建设、科技项目研究、适宜技术推广等工作，加强县级中医院及县级综合性医院中医科建设，充分发挥其在农村中医药工作中的带动作用。

开展了面向乡镇卫生院和村卫生室的新型农村中医骨干培养，首批学员77名。这项计划将使广大农民群众不出乡村也能享受到高水平的中医药服务。

五、科技创新和人才培养成效显著

中医药科研计划立项数量和层次明显提高。浙江省2003年中医药科研计划评审共受理申报课题307项，比2002年增加83项，经专家评审，共有184项项目中标，其中科研基金计划151项，青年科研基金计划18项，软科学研究计划9项，重点开发项目6项。项目研究呈现了高起点、广覆盖、多联合的发展趋势。此外，“二类抗病毒中药新药消星障的研制”及“黄芪生脉饮胶囊研究”2个项目被列入国家重大科技专项“创新药物和中药现代化”研究计划，“中草药有效成分筛选新模式及其应用研究”获国家高技术研究发展计划（“863”计划）资助，科研经费达400余万元。同时还有6个项目被列为2003年度国家自然科学基金研究计划，总资助经费达95万元。

中医药科技转化加快，成果丰硕。2003年共有50项中医药科技成果获浙江省中医药科技创新奖，其中一等奖5项，二等奖15项，三等奖30项。获奖成果涉及中医基础、临床、老中医经验整理、中药、中医教育、软科学等研究领域。2003年获奖项目主要凸现了以下三个特点：一是获奖项目整体水平呈上升趋势。二是基层中医药力量逐步壮大。在2003年获奖项目中，基层中医药医、教、研单位占了三分之一，显示了较强的科技研发实力，这必将为促进浙江省中医药科技创新工作提供有力的发展后劲。三是基础研究与临床研究紧密结合。在获奖项目中，有三分之二的项目都属于应用性研究成果，实现了基础研究为临床服务，临床研究为病人服务的研究目标，对提高浙江省中医药临床诊疗水平具有十分重要的指导意义。2003年共推荐申报浙江省科技进步奖中医药项目39项，项目数量与质量都明显优于往年，经专家评审已有2项进入一等奖答辩。

2003年浙江省中医药重点学科建设工作成效显著。经中期评估，结果显示：20个重点学科及5个重点扶植学科共承担在研项目336项，其中国家级项目45项、省部级项目77项、厅局级项目116项。科研经费总额达5000多万元。获奖项目37项。正式公开发表著作40部，公开发表论文492篇，其中SCI收入论文55篇，国际学术期刊43篇，引进、应用和推广成果44项，成果转让金额达162万，获得专利18项，大部分学科的科研与学术水平已达到国内领先和先进水平。共送出培训或进修人员95人，其中出国深造67人，出国交流或讲学45人次。国外来进修及合作达80人次。共拥有专业技术人员447人，其中博士88人，硕士104人，已初步形成一支结构合理、技术过硬、富有创新意识的学科人才梯队。

落实中医药学术继承，加强中医师继续教育，强化中医药人才队伍。正式启动了国家第三批及省级第二批的名中医药专家学术经验继承计划。对全省55位省级名老中医药专家的87位学术继承人开展了高层次的师承教育工作。完成整理指导老师学术经验和技术专长的总结和论文36篇；继承课题10项。举办两期浙江省全国名老中医临床经验高级研讨会，邀请了10位名老中医进行授课，120余位中高级中医药人员参加了研讨会。

落实《国家中医药管理局关于印发优秀中医临床人才研修项目实施方案的通知》。经严格遴选，专家审定后上报国家中医药管理局，其中13人已被录取进入“优秀中医临床人才研修项目”，录取率占86.7%。

贯彻落实《关于加强农村卫生人才培养和队伍建设的意见》的精神，制订浙江省农村中医骨干培养计划，并举办了培训。

组织落实国家及省级中医药继续教育项目的实施。2003年，共开展国家级中医药继续教育项目6项和省级中医药继续教育项目93项，共2212人参加。

六、中医药对外交流和信息建设开展顺利

积极开展中医药对外交流与合作调研工作。浙江省中医药管理局为进一步掌握浙江省中医药对外交流与合作的工作现状，加快推进中医药对外交流工作，全面提升中医药对外交流与合作水平，在全省范围内开展了五年来浙江省中医药对外医疗、教育、科研交流与合作的调研。调研结果已被国家中医药管理局11月在广州召开的“全国中医药对外交流与合作工作会议”列为大会交流材料，并在会议上作了发言，受到国家中医药管理局领导及与会代表的一致好评。

浙江中医药网站新开通。为更好地促进该省中医药信息工作，“浙江中医药”网站全面更新，进一步充实了网页内容，改善了网站管理模式，开设了医疗机构、科研、名中医专家、重点学科、专科介绍等栏目，并提供公文服务、内容下载、政策宣传等，为宣传和扩大浙江省中医药工作的影响，推进政务公开发挥了积极的作用。为进一步加强浙江省中医药的宣传，创办了《浙江中医药》双月刊。（王　颖）

12．安徽省

【安徽省2003年中医药工作概况】

一、省政府目标任务圆满完成

2003年省政府目标任务要求免费为县乡培养中医专科专病人员50名。为此，年初下发了预备通知，了解各地的培养需求。根据各地反馈情况，确定举办中医骨伤班和内科班，来自全省各县、乡医疗机构共91人免费参加了培训，圆满完成了省政府目标任务。在培训中，遵循高起点、严要求、求实效的原则，授课老师以临床高级职称为主，学习时间为6个月，学习形式采取先集中理论知识培训，后统一安排到县以上医院临床实践的方式。同时，加强学员管理，建立了学员档案，颁发了结业证书。通过培训，提高了学员的基本知识和基本技能，学员普遍反映教学安排合理，所学知识技能实用。

二、中医药法制化建设进程加快

8月份，省卫生厅配合省人大教科文卫工委，就《安徽省发展中医条例》的实施情况，赴六安市及霍山县、滁州市及凤阳县、黄山市及祁门县、池州市及贵池区等地进行调研，了解各地在发展中医药事业中存在的困难和出现的问题，探讨发展的策略和措施，最后形成了《关于实施〈安徽省发展中医条例〉情况的调查报告》。省委、省人大、省政府领导对该《调查报告》非常重视，省长王金山、省委副书记张平、常务副省长任海深、省人大常委会副主任黄岳忠、副省长蒋作君分别在调查报告上作出重要批示，对中医药事业的发展给予了高度的关注，对下一步的发展提出了明确的要求。省政府办公厅的《皖办通报》、省人大教科文卫工委和省卫生厅均转发了该《调查报告》。另外，省卫生厅于9月30日在《中华人民共和国中医药条例》实施前夕，组织了安徽省大型中医药专家义诊咨询等系列宣传中医药法律、政策、知识的活动，接受群众咨询3000余人次，发放中医药宣传材料近万份，同时向各地发放《中华人民共和国中医药条例》宣传画共12000多份，努力营造全社会都了解中医、理解中医、支持中医、发展中医的良好社会氛围。

三、农村和社区中医药工作稳步推进

重视突出中医药简、便、验、廉的特色与优势，积极发挥中医药在农村卫生及社区卫生服务工作中的作用，启动了创建全国社区卫生服务中医药示范区活动，该省亳州市谯城区被国家中医药管理局列为全国31个有中医药特色社区卫生服务示范区试点单位，并已先期投入经费给予支持。全国农村中医工作先进县建设稳步开展。2003年，国家中医药管理局批准该省祁门、庐江和阜南3县为全国农村中医工作先进县建设单位。至此，该省全国农村中医工作先进县及建设单位已达7个。全国农村中医工作先进县的建设，带动了当地中医事业及中药产业的发展，使得农村中医药三级服务网络得到进一步巩固和完善，中医药服务在当地卫生服务中的比重进一步加大。中医事业的发展，也带动了中药产业的发展，许多县中药产业发展迅速，中药种植、深加工、销售已初具规模，对相关产业带动作用明显。霍山县的中药产业已成为该县的第三大支柱产业。泾县、祁门中草药种植已达数千亩。中药产业的发展，为改善当地的产业经济结构，带动群众发家致富，促进社会经济发展作出了重要贡献。

四、中医医院规范化和科学化管理迈上新台阶

为加强中医医院的规范化建设与科学化管理，2003年该省启动了全省等级中医医院复审工作，同时组织专家对复审标准进行了近十次的修改与完善，并在11月份对全省已满5年的7所等级中医医院进行了复审，有5所通过，被批准为二级甲等中医医院，1所限期整改，1所未通过，促进了中医医院科学化、规范化管理。一些地方的党委、政府将中医医院创建工作作为贯彻《中华人民共和国中医药条例》和《安徽省发展中医条例》，保护、扶持、发展中医事业的具体行动，给予了高度重视和大力支持，促进了中医医院的快速发展。

五、中医专科专病建设成效显著

2003年采取了一系列措施，加大了对国家及省级重点中医专科专病的管理及扶持力度。对国家级及省级重点中医专科专病进行了建设情况的中期评估，国家中医药管理局投入70万元，省级投入270万元，对重点中医专科专病在人才培养、专科设备添置、外出进修学习等方面进行大力扶持。全省中医专科专病建设已进入全面发展阶段，目前安徽中医学院附属针灸医院针灸科等4个全国重点中医专科（专病）建设单位，安徽中医学院第一附属医院肾内等15个全省中医重点专科，安徽中医学院第一附属医院脑病等35个全省中医重点专病建设单位建设成效明显，带动作用增强，推动了医院效益的提升，加速了专科人才的培养，促进了特色疗法、专科制剂研究的开展，增强了中医科研意识，提高了中医科研水平。据统计，重点中医专科专病的床位占到所在医院总床位数的20%，住院人次占所在医院总住院人次的26%，收入占所在医院总收入的27.3%。

六、对中医医疗机构的监督管理力度加大

2003年，该省继续加强对中医医疗机构的质量监督，从11月份开始，先后组织了7批专家组对46所中医医院进行了以医院的一般情况、重点中医专科（专病）建设情况、医院临床输血管理情况、医院感染管理情况、医疗质量安全与急救管理情况、医院中药饮片质量和医院病案书写及医疗技术质量为主要内容的质量督查，查阅病案6310份，处方1万余张，抽查中药饮片1380个样本，填写调查表格360余张，对督查中发现的问题现场进行了指导。通过连续3年的质量监督，有力地促进了各医院的内涵建设，医院的规范化建设与科学化管理意识明显增强，各项组织和规章制度建设得到重视，有些医院还结合医院实际，制订了医院内部的《管理条例》、《职工行为语言规范》及《员工手册》。质量与安全管理力度加大，质控网络健全，指标体系完善详实，考核与奖惩制度落实，技术水平明显提高。

七、中医药科研工作取得新进展

2003年，该省继续加强中医药科研工作，积极申报国家中医药管理局科研课题。安徽中医学院附属针灸医院杨骏同志的《印堂穴电针加重灸对过敏性鼻炎症状改善及血IL-4、总IgE影响》及安徽中医学院针灸系胡玲同志的《电针三阴交治疗围绝经期综合征的临床研究》2项课题中标国家中医药管理局《中华人民共和国针灸穴典》专项课题，其他8项国家中医药管理局在研课题进展顺利；另外，组织申报了2003年度中华中医药学会科学技术奖，安徽中医学院杨任民教授主持的《肝豆状核变性的中西医结合基础与临床研究》项目，获2003年度中华中医药学会科学技术三等奖。同时，该省加强了中医药实验室的基础性建设，安徽中医学院第一附属医院的免疫实验室、省立医院的中药制剂实验室和细胞生物学实验室、皖南医学院的中药药理实验室等4个实验室通过国家级三级中医药科研实验室验收，正式被批准为国家中医药管理局三级中医药实验室。

八、中医药人才培养工作继续加强

2003年，该省继续抓好人才培养工作。在国家中医药管理局统一组织下，开展了第三批老中医药专家学术经验继承工作，遴选了15名指导老师和18名继承人，召开了拜师大会，签订了师徒协议书，明确了老师与学生各自的职责与任务，开展了学术继承人的第一阶段考核。国家中医药管理局共投入27万元支持老师和学生开展科研及学习工作。积极组织全国优秀中医临床人才研修项目申报工作，推荐符合条件的9名中青年优秀人才参加国家中医药管理局组织的统一考试，省针灸医院的薛西林等3位同志被确定为“全国优秀中医临床人才研修项目”培养对象。

九、中医行业作风建设取得可喜成绩

为加强全省中医医院行业作风建设和执业人员职业道德建设，在全省范围内开展了向安徽中医学院第一附属医院“模范医生”胡秋炎同志学习的活动，专门发文要求全省卫生系统以胡秋炎同志为榜样，爱岗敬业，无私奉献，忠于职守，不断进取，树立卫生行业的良好社会形象，为加快卫生改革与发展、保障人民群众身体健康、促进经济与社会发展作出新的更大的贡献。开展诚信医院的创建活动，要求各中医医院以诚立院，以诚兴院，诚实待患，加强医患沟通，使患者明白就医，努力做到合理检查、合理用药、合理治疗。由于活动开展充分，措施得力，安徽中医学院第一附属医院和附属针灸医院在省卫生厅组织的省级医院创建诚信医院考核中取得了好的成绩。

十、全力以赴做好“非典”防治及救灾防病工作

自4月下旬以来，该省中医行业在省卫生厅防治“非典”工作领导小组的统一组织指挥下，全力以赴做好“非典”防治工作，省中医管理局有关负责同志及工作人员积极参加了重点人群监测组及技术指导组，并先后多次赴阜阳、蚌埠等疫情较重地区督查“非典”防治工作。及时转发了卫生部非典型肺炎领导小组印发的《非典型肺炎中医药防治技术方案（试行）》以及《非典型肺炎中医药防治技术方案（试行）——预防部分修订方案》和有关中医药防治SARS方面的文件，并将这些文件连同该省制定下发的有关文件汇编成册，共印制3000多份下发各地遵照执行。会同省药品监督管理局对全省中药生产企业煎制预防“非典”中药汤剂的资质进行了审定，确定了29家医药企业为煎制预防SARS中药汤剂的定点厂家，未出现1例因服用预防SARS中药汤剂而引发不良反应的报告。下半年，又在省卫生厅的统一领导下，参与“非典”防治工作，省中医管理局全体人员参与省卫生厅防治办公室下设的中医药组，并参与了华东片的“非典”防治工作。6月份，淮河发生洪水，在省卫生厅统一组织下，积极参与各项救灾防病工作，多次深入到县、乡、村进行受灾情况核查，发放救灾药品及宣传材料，对疫病防治工作进行现场督导。（王继学）

13. 福建省

【福建省2003年中医药工作概况】

2003年福建省中医药工作以加

强农村中医工作为目标，提高中医药服务能力为重点，贯彻《中华人民共和国中医药条例》为准绳，在发挥中医特色和优势，加快优秀人才培养的步伐，依靠科技进步，规范行业管理，强化医疗质量监控等方面，取得显著成效。

面对“非典”的威胁，积极投身抗“非典”斗争，3名中医专家参与省防治“非典”专家组工作，并成立了“省中医药防治‘非典’工作小组”，建立了一线、二线临床中医科研队伍，参与华东六省一市“非典”临床科研协作工作，印发了《中医药系统防治“非典”工作方案》，批准38家为中药汤剂预防定点单位，为福建预防“非典”贡献一份力量。

农村中医工作先进县建设进展顺利，对第二批11个县进行中期评估，中医药人才在基层成长迅速，编印《中医药适宜技术推广丛书》5本，86万字，25000册，分发18个县乡医疗单位，并以此为蓝本，对36个县168名技术骨干进行培训，为乡镇中医药人员提高技术提供了骨干教师。对13个省重点中医专科（专病）给予重点扶持，从高级人才、专科设备、实验建设、新技术应用等方面推动专科技术深入发展。第三批国家级老中医药专家继承工作已经启动。有9名优秀中医临床人才被国家确定为培养对象，入选率75%，居全国前列。承担国家中医药管理局重点课题黄秀榕教授负责的“天然抗氧化剂对晶体氧化损伤的保护作用研究”已结题，专家一致认为研究水平高，具有广阔的应用前景。刘安主任申报的“采用大光斑温热技术（TTT）配合归芍地黄汤、君子汤治疗渗出型老年性黄斑变形”成为国家中医药管理局中标课题。省级7项中医重点课题和15项一般课题进展良好。老中医经验继承著作《上卿济生录》已完成并正式出版。《十二经方议密要》完成整理任务。中医科研实验室有3个达到二级实验室标准。福州市台江区被列入全国中医药参与社区卫生服务的示范区建设。（王喜瑛）

14．江西省

【江西省2003年中医药工作概况】

一、充分发挥中医药优势，全力做好非典型肺炎的防治工作

2003年初突如其来的“非典”疫情，给人民群众的生命安全和身体健康带来了极大的威胁。江西省中医管理局高度重视，在省卫生厅党组和上级有关部门的领导下，按照统一部署、统一要求，全力做好非典型肺炎的中医药防治工作。

在全省中医机构中加强对“非典”防治工作的领导，各级中医医院均成立了预防领导小组和多个工作组，院长亲自任领导小组组长，各区市卫生局中医（医政）科统一协调指导本区域的中医药预防工作，省中医管理局主要领导亲自抓这项工作。

充分利用中医药的优势和特色，为群防群控服务。中医药具有简、便、廉、验等特点，对“瘟疫”的防治具有悠久的历史经验。国家中医药管理局公布《非典型肺炎中医药防治技术方案》后，该省立即组织各级中医医疗机构严格按照方案要求，辨证选方用于各地易感人群的预防用药，据不完全统计，“非典”期间各级医疗机构及药厂共煎制发放预防中药170余万袋（瓶），为全省“非典”疫情3个零记录做出了一定贡献。

积极培训“非典”防治技术人才，普及“非典”防治知识。按照卫生部和国家中医药管理局的要求，分别选送2批次人员参加全国的SARS防治学习班，刻录下发《非典型肺炎临床诊疗省级师资培训班实录》VCD光盘30多套，印发《非典型肺炎中医药防治技术方案》单行本2000多本。

认真受理“非典”献方，加强科学研究。“非典”期间，江西省中医管理局先后受理各地各类人员“非典”献方102个。按照国家中医药管理局的要求，组织人员对献方进行了分类梳理和处理，其中对有一定学术价值的分别上报国家中医药管理局和转省中医药研究院研究。

江西省中医管理局积极派员参与“非典”督查督导和省防治“非典”指挥部办公室工作。

二、积极宣传贯彻实施《中华人民共和国中医药条例》

《中华人民共和国中医药条例》2003年4月7日由温家宝总理签署颁布，10月1日起施行，这是全国中医药界乃至卫生界的一件大事和喜事。为使《中华人民共和国中医药条例》得到认真贯彻实施，江西省中医管理局制定下发了《学习宣传工作计划》，各地中医机构按照工作计划，组织卫生行政管理人员和中医、中西医结合人员认真学习了《中华人民共和国中医药条例》，有些区市和单位还召开了专门的座谈会，并在中医机构和相关公共场所悬挂宣传《中华人民共和国中医药条例》的横幅。省中医管理局于2003年9月26日在南昌召开了“省市中医药界贯彻实施《中华人民共和国中医药条例》座谈会”，邀请了省市中医药界的老领导、老专家及有关代表40多人参加，省电视台、江西日报、信息日报和江西卫生报对此进行了专门报道。为使《中华人民共和国中医药条例》的有关内容落到实处，江西省卫生厅还专门向省政府报告，要求增加中医专项补助经费，以进一步扶持全省中医事业的发展。同时，为加大执法力度，省卫生厅还向省人大教科文卫委申请，请求对《中华人民共和国中医药条例》和《江西省发展中医条例》的执法检查，以强化两个《条例》的贯彻实施，促进全省中医事业的健康、持续、稳定发展。

三、中医医院继续深化改革，规范化管理逐步加强

2003年初召开了全省中医工作会议，提出了全省中医工作的总体要求。要继续深化中医医疗机构改革，突出抓好中医医疗机构内涵建设和法制化、规范化建设，努力推进农村中医工作，继续实施科教兴业战略，进一步加强中医行业管理，与时俱进，促进全省中医事业持续、稳定、健康发展。

药品集中招标采购全面推开，进行了门诊药房与药品零售企业合资合作经营的试点。2003年，全省中医医院基本参与了由当地卫生、药监等有关部门组织的药品集中招标采购，采购的药品品种和数量进一步扩大，药品收入比例逐年下降。鹰潭市中医院进行了门诊药房与药品零售企业合资合作经营的探索，药品价格有所降低，药品收入有所提高，受到了社会的广泛关注和好评。

扩大办医模式多样化的试点，吸引更多的社会资本参与中医事业的发展。2003年，又有全南县中医院进行了产权制度改革试点。该院通过管理层收购的形式，实现了由国有中医医院向民营中医医院的转变，原有职工的养老保险由政府从出让金中一次性补齐，既增强了医院的生机和活力，促进了医院的快速发展，又保障了职工的基本利益，保持了社会稳定。

举办医院管理培训班，进一步提高了全省中医医院管理水平。8月下旬，江西省中医管理局在庐山举办了中医医院管理理论培训班，重点学习《医患交流学》、《中华人民共和国中医药条例》和医院成本核算等。全省97所中医医院100余名院长参加了培训，促进了该省中医行业法制化、规范化建设，提高了全省中医医院管理水平。

争取国家中医药管理局医政司和中华慈善总会“慈善医疗阳光救助工程”支持，改善了全省中医医院医疗装备和诊疗水平。2003年4月，争取了中华慈善总会“慈善医疗阳光救助工程”办公室捐助该省中医医院医疗设备达213台（套），免费捐赠医疗设备达86台（套），全省中医医院医疗装备和诊疗水平有了显著提高。

筹建成立了江西省中医医院医疗质量监测中心。江西省中医医院医疗质量监测中心已于10月底筹建完毕，机构、人员、工作职责和操作流程等已经确定，为首批纳入监测的15所中医医院配备了监测系统，对监测员进行了操作培训，监测中心数据统计软件已经安装并已开始试运行。

举办药剂科主任培训班，加强了药品特别是中药饮片的质量管理。10月中旬在鹰潭市举办了全省中医医院药剂科主任培训班，学习《药品管理法》、中药现代化研究进展和中药饮片质量管理规范要求等。全省70所中医医院药剂科主任参加了培训。

制定了《江西省中医、中西医结合病历格式》。为促进中医病历的标准化、规范化建设，提高中医医疗质量，防范医疗事故，按照卫生部、国家中医药管理局《关于印发〈中医、中西医结合病历书写基本规范〉的通知》要求，参照国家中医药管理局2000年9月施行的《中医病案规范》中的中医病案格式，组织有关专家制定了《江西省中医、中西医结合病历格式》，将于2004年开始施行。

推行中医全行业管理，制定下发了《关于加强综合医院、专科医院中医科业务建设的意见》。在2002年完成对全省综合医院、专科医院中医科资源与效益调查的基础上，制定下发了《关于加强综合医院、专科医院中医科业务建设的意见》，为促进综合医院、专科医院中医科的发展，建立健全中医药服务体系，充分利用各种中医药资源，更好地为人民群众医疗保健服务具有重要意义。

四、农村中医工作进一步加强

按照《中国农村初级卫生保健发展纲要》要求，制定了江西省的中医药工作任务和具体指标。

加强了农村中医工作先进县的创建工作。对在建的8个建设县（市）进行了有效的督促和指导。南丰、都昌2县通过了国家中医药管理局的验收。万安、宜丰2县被国家中医药管理局批准新列为全国农村中医工作先进县建设单位。

制定下发了全省乡（镇）卫生院中医科建设标准，使农村三级网的中医药功能更加健全和规范。

五、高层次中医药人才培养得到加强，中医药科研水平逐步提高

启动了全国第三批师承工作和省级第二批师承工作，举行了隆重的拜师仪式。国家级23对师徒（其中导师23名，继承人30名）、省级76对师徒（其中导师76名，继承人86名）于2003年初全部进岗到位。加强了对这两批师承工作的支持和管理力度，对师承工作进行了经费配套支持，并按照不同要求分别制定了国家级和省级师承工作的管理办法。

选拔组织人员参加了全国优秀中医临床人才研修项目的考试。对全省符合报名条件的中医药人员进行选拔，对选拔上的人员进行了培训和辅导，选送7名候选人到南京参加全国考试，最后有6人被国家中医药管理局列为“全国优秀中医临床人才研修项目”培养对象。

加强了厅级中医药科研课题的实施力度。年初召开了2002年该省卫生厅中医药科研课题启动会，邀请有关专家对中医药科研的有关问题进行了专题讲授，并重点强调了课题实施的重要性。

加大了对国家级课题支持和督查力度。该省有3项课题中标国家中医药管理局项目，为鼓励和支持课题组，省卫生厅挤出资金按1:1的力度进行配套，同时加强了对课题经费使用和科研进度的督促和检查，课题计划进度均超前完成。

改革了省卫生厅中医药科研课题的评审方法和内容。为适应国家中医药管理局科研项目的招标，对厅级中医药科研课题申报书进行了接轨式改革，使申报者更加明白国家中医药管理局的科研思路和招标方法。同时，加大了对课题评审的督查力度，确保“双盲”评审方法的真正实施。

加强了科研知识学习，培养一批素质较高的科研人才。举办了高层次科研方法学习班，邀请国家中医药管理局的领导和全国知名中医药科研专家来该省讲课，目的是拓宽该省的中医药科研思路，培养一批高素质的中医药科研人才，提高科研水平和临床疗效。（张欣霞）

15．山东省

【山东省2003年中医药工作概况】

一、在抗击“非典”斗争中充分发挥中医药的作用

在抗击“非典”斗争中，山东

省中医管理局在卫生厅党组的统一领导下，服从大局，听从指挥，组织全省中医药技术力量，全力投入抗击“非典”斗争。按照省领导的重要批示，为积极配合防“非典”工作的开展，山东省中医管理局组织召开了5次中医药专家座谈会，先后研究制定了《山东省非典型肺炎中医药防治技术方案（试行）》、《中医药防治非典型肺炎的科技攻关方案》、《中医药防治非典型肺炎预案》等方案；组织山东中医药大学及其附院部分中医药专家进行了“历代疫病治疗规律与中医药防治SARS的对策研究”和“中药治疗非典型肺炎急性进展期颗粒剂实验研究”，两项研究均被列为省科技厅计划项目，拨付经费；同时，组织山东中医药学会和中西医结合研究会开展了中药防治SARS的科普宣传，并利用《中医药杂志》面向农村基层广泛宣传SARS防治知识。为做好群防群控工作，该省中医管理局还及时组织审批了152个医疗单位和中药企业为批量生产中药汤药定点单位。此外，还举办了“中医医院感染管理与SARS消毒隔离防护措施培训班”，对234名中医医院业务院长、感染管理人员进行了系统培训，收到了很好的效果。

二、认真办理省十届人大一次会议33号议案

2003年山东省十届人大一次会议将“山东中医药工作亟待加强”的议案（第33号议案）确定为本年度唯一一个议案。山东省政府高度重视议案办理工作，并将此议案交付山东省卫生厅办理。根据卫生厅党组意见，该议案由山东省中医管理局具体办理。在议案办理过程中，该局一是针对议案提出的有关问题进行了分析研究，提出了议案办理工作思路，并召开了议案办理人员座谈会，征求具体办理意见和建议。二是根据议案涉及的扶持传统医药发展、加大中医药投入、中医药执法体系建设、中医药传统诊疗技术收费、中医医院院内制剂审批、中医科研临床用药、中医医疗机构医疗保险定点及中药现代化发展等政策问题，分别与教育厅、科技厅、财政厅、人事厅、农业厅、物价局、省药监局、劳动和社会保障厅等部门进行了协商与沟通。三是在征求各厅局办理意见的基础上，形成办理意见，交厅长办公会审议。之后根据省人大教科文卫和常委会安排，代起草了山东省中医工作汇报和33号议案办理情况汇报，省卫生厅领导向山东省人大教科文卫委员会和山东省十届人大常委会第四次会议做了专题汇报。山东省人大认为山东省卫生厅议案办理工作质量高、效果好，给予了较高的评价，并印发了审议意见和建议（鲁人办发［2003］45号）。根据山东省人大常委会的审议意见和建议，山东省人民政府决定召开全省中医药工作会议。按照卫生厅党组的安排，山东省中医管理局具体承担了会议筹备工作，并代山东省人民政府起草制定了《关于进一步加快中医药工作的意见》，同时与山东省人事厅组织评选了山东省中医工作先进集体、先进个人和山东省名中医药专家及有突出贡献的名老中医药专家评选工作。2003年12月，山东省人民政府召开了山东省中医药工作会议。会上表彰了山东省中医工作先进集体、先进个人，并向名老中医药专家授牌。

三、农村中医药工作不断加强

认真贯彻中央和省《关于进一步加强农村中医工作的决定》，落实全国、全省农村卫生工作会议精神，山东省中医管理局把农村中医药工作作为全年中医工作的重中之重，不断加大工作力度，农村中医药工作取得显著成绩。

农村中医药服务网络建设不断加强。县级中医院在深化管理体制和内部运行机制改革、不断增强医院生机和活力的基础上，继续完善基础设施建设，以加强重点专科建设、强化急救功能为切入点，进一步突出中医特色和优势，不断增强综合服务能力，门诊和住院人次均明显增多。乡镇卫生院采取切实有效的措施，扩大中医药服务领域，并注重加强对村卫生室的中医药业务管理和指导。村卫生室积极应用中医药常规诊疗技术为农村居民防治疾病。

全国、全省农村中医工作先进县创建工作进展顺利。山东省各建设单位所在地政府和卫生行政部门高度重视建设工作，加强领导，制定政策，加大投入，完善措施，按照建设标准要求，加快建设步伐。曲阜市、牟平区、淄川区、泰山区4个全国农村中医工作先进市（区）通过了国家中医药管理局验收，成为国家级农村中医工作先进市（区）。第二批省级农村中医工作先进县建设单位已进入第二年度，并取得了新的进展。

农村中医药人才培养和50项中医药适宜技术推广工作逐步展开。按照山东省卫生厅《关于加强农村中医药人才培养的意见》要求，山东省广泛开展了乡村医生中医药知识与技能培训和县乡中医骨干培养工作。据不完全统计，目前山东省已有3万余名乡村医生接受了中医药知识与技能培训，190名县级中医医院学科骨干和200名乡镇卫生院中医专病技术骨干被分别选送到省级和市地级以上中医医院进修培养。为配合山东省新型农村合作医疗制度试点工作，发挥中医药简、便、验、廉的作用，山东省中医管理局成功地在临沂举办了有700余人参加的中医药适宜技术推广现场学习班，得到了当地政府的支持，受到了乡村医生的欢迎。通过省里专家的现场示教，参加学习的乡村医生认为，中医药适宜技术简便易学、方便实用、价格低廉、疗效确切，可以为农民群众提供质优、价廉的中医药服务。

山东省中医管理局组织完成了国家中医药管理局计划课题《农村中医工作可持续发展政策研究》，该项研究对于指导山东省乃至全国农村中医工作的开展具有重要的意义。

四、中医医疗工作稳步发展

加强中医医疗机构医疗质量的监督管理。2003年组织各级中医医疗机构积极参与“全省医疗质量管理效益年”活动。7月份，组织开展了全省中医医院医疗质量大检查，8月份向社会公示了检查结果。此外，该省强化重点中医专科建设，年内对山东中医药大学附属医院周围血管病科等6个国家中医药管理局重点中医专科建设单位进行了阶段性检查督导，组织了第二批省级重点中医专科验收工作，19个省级重点专科建设单位中有17个达到了验收标准。在3年的专科（专病）建设中，各建设单位高度重视建设工作，做到重点投入、重点扶持。全省重点专科建设工作初步形成了“院有专科、科有专病、病有专药、人有专长”的发展格局。各重点专科的门诊量、住院人次比去年增长20%以上，收到了良好的社会效益和经济效益。

五、中医药科技工作取得新进展

加强了全省中医药科研计划和成果管理，2003年山东省中医管理局组织完成了山东省科技厅、国家中医药管理局和山东省中医管理局2003~2004年度中医药科技计划课题评审工作，有124项课题被列为各级计划课题。2003年度，18项中医药成果获山东省科技进步奖，其中二等奖4项，三等奖14项。

根据《山东省人民政府关于加快中药现代化发展的意见》，山东省中医管理局组织制定并印发了山东省卫生厅《关于加快中药现代化发展的实施方案》。为推进全省中药产业化进程，促进中医药产、学、研紧密结合，加快中医药科技成果推广、转化，该局筹备了山东省政府召开的由山东省卫生厅、科技厅、药品监督管理局、山东中医药大学、山东省中医药研究院及山东绿叶制药有限公司等单位参加的“中医药科技成果转化工作座谈会”。会上，山东省中医药研究院与山东中圣药业股份有限公司签订了2个中药研发药品转让协议,转让金额达1300万元。

六、中医药教育成效显著

山东中医药大学在不断扩大本科教育的基础上，积极发展研究生教育，2003年招收本科生1393名、硕士研究生213名、博士研究生55名，分别较2002年增长17.8%、25.3%和83.3%。山东省中医药学校积极创造条件申办高等中医药专科教育，经省高等院校设置评审委员会评审，省政府已经同意并向国家教育部申请将山东省中医药学校改建为山东中医药高等专科学校。曲阜中医药学校被国家中医药管理局确定为国家中医药管理局重点中医药学校。

山东省第三批全国老中医药专家学术经验继承工作顺利实施。经人事部、卫生部、国家中医药管理局审核批准，山东省有28名老中医药专家被确定为指导老师，47名中青年中医骨干被确定为继承人，指导老师和继承人数量在全国各省、市、自治区列第三位。7月20日，山东省卫生厅在济南召开了“老中医药专家学术经验继承工作拜师大会”。为做好优秀中医临床人才培养的遴选工作，山东省中医管理局举办了“中医四大经典学习班”，通过培训、考试筛选出24名中医临床骨干参加了国家中医药管理局组织的全国高层次中医理论考试，有20人被国家中医药管理局确定为“优秀中医临床人才研修项目”培养对象，占全国各省市被确定人选数量的第二位。为省高层次人才培养奠定了很好的基础。2003年度共举办国家级中医药继续教育项目6项，省级12项，参加学员2200人次。中医自学考试工作顺利开展，有300名考生考试合格，获得大专学历。

七、《中华人民共和国中医药条例》得到较好的学习贯彻

《中华人民共和国中医药条例》2003年4月出台，10月1日正式实施。为搞好《中华人民共和国中医药条例》的学习宣传贯彻工作，山东省中医管理局制定了学习宣传计划，并下发了通知。要求各市卫生局、省（厅）直单位、高等医学院校及附院等迅速掀起学习宣传贯彻《中华人民共和国中医药条例》的热潮，并将学习宣传活动与“四五”普法教育和纪念《山东省中医条例》实施四周年纪念活动有机结合。该省将8、9、10三个月作为全省《中华人民共和国中医药条例》宣传月。8月下旬省中医管理局组织全省中医药医、教、研机构和各市卫生行政管理部门进行了《中华人民共和国中医药条例》笔试答卷，并在此基础上，于10月22日“世界传统医药日”在山东电视台举办了《中华人民共和国中医药条例》、《山东省中医条例》和中医药相关知识竞赛活动，全省17个市和山东中医药大学等4个省（厅）直中医药机构参加了比赛。该项竞赛活动既向社会各界宣传了《中华人民共和国中医药条例》，又普及了中医药医疗保健科普知识，收到良好的社会效果。在学习宣传《中华人民共和国中医药条例》过程中，各地充分利用广播、电视、报纸、网络等各种新闻媒体进行宣传，采取召开座谈会、专题讲座、系列报道等多种形式，结合党和国家中医药方针政策、中医药科普知识以及中医药工作取得的显著成绩，面向社会开展了广泛的宣传活动，并组织了中医药便民服务大型义诊。10月1日，全省各级卫生、中医药机构均悬挂了宣传《中华人民共和国中医药条例》的大型横幅，张贴了各种宣传标语。

八、行业作风不断改进

山东省各级中医医疗机构认真学习广东省中医院先进经验，积极开展以“一满意、四规范”为主要内容的文明行业、文明单位创建活动。落实《公民道德建设实施纲要》，不断强化“以病人为中心、以质量为核心”的服务理念，努力加强职业道德建设，建立完善监督约束机制和规章制度，行业作风不断加强。“服务人民、奉献社会”的先进事迹不断涌现。在全省组织的卫生行风评议中，各级中医医院的社会满意度在90%以上。

九、学会工作不断加强

山东中医药学会、中西医结合学会和针灸学会按照年度工作计划，围绕全省中医工作的中心任务，积极开展工作。努力抓好学会组织和制度建设，使学会的管理逐步走向科学化、规范化、专业化。依靠和发挥各专业委员会的作用，积极开展各项学术活动。完成了“山东中

医药学会科学技术奖”设奖申报工作。11月召开了山东省中医药学会第四次会员代表大会，完成了学会换届选举工作。（乞蔚国）

16．河南省

【河南省2003年中医药工作概况】

一、中医事业发展概况

2003年河南中医工作认真贯彻新时期卫生工作方针和党的中医政策，在积极参与、全力做好“非典”防治工作的同时，以农村中医工作为重点，深化改革，加强专科建设和人才培养，积极参与艾滋病防治，各项工作取得新进展。截止到2003年年底，全省共有中医机构1217个，其中管理机构17个，科研机构3个，高等教育机构1个，中等教育机构3个，科技开发机构1个，中医医院171个，中西医结合医院4个，中医门诊部2个，中西医结合门诊部2个，中医诊所586个，中西医结合诊所425个，民族医诊所2个。中医医院建筑面积148.46万平方米，其中业务用房116.90万平方米。拥有固定资产总值18.08亿元，其中医疗设备总值5.96亿元。年门急诊人次11743443人次，出院病人337446人次。全省中医事业费支出147000万元，其中财政拨款11800万元。省下拨市、县专款695万元。

二、专科建设工作

对8个国家中医药管理局重点中医专科建设单位进行了督导检查，开展中医专科建设调研，召开了全省中医医院专科专病暨基础设施建设经验交流会，确定26个全省重点中医专科建设单位，对16个特色中医专科进行了奖励。各市也进一步加大了专科建设力度，郑州、洛阳、商丘、南阳等市开展了市重点专科建设评审；三门峡、洛阳制定了本市重点中医专科建设方案，将专科建设纳入中医院和各县卫生局年度工作责任目标，三门峡还召开了全市中医专科建设动员大会；南阳按照“因院制宜、一院一策、突出特色”的思路，对全市中医院专科建设分类指导，并拿出70万元经费用于专科建设和农村先进市项目建设；驻马店开展了“树名医、创名牌、建名科、办名院”活动；新乡市开展了十佳中医专科创建活动。目前，全省中医专科建设正在由自发建设阶段转向有组织、规模化建设阶段，由挖掘传统经验方药为主转向规范诊疗技术、提高诊疗水平、科学评价疗效，由单纯的一技一方一药转向多疗法并举、多学科渗透、协作攻关，由多头发展、小而全转向对重点专科重点扶持、做大做强、塑造品牌，专科建设整体水平不断提高。

三、人才培养工作

继续实施“四类人才”培养计划。首期继承型高级中医人才培训班28名培养对象顺利结业。中西医结合临床专家培训班23名学员较好地完成了理论学习，已开始临床进修。首批外向型中医人才培训班学员完成了一年的英语强化学习和中医业务培训，全部通过了结业考核。举办了第三批乡镇卫生院名中医培训班，招收学员64人。第三批全国老中医药专家学术经验继承工作正式启动，全部继承人按期进岗。认真组织实施全国优秀中医临床人才研修项目，共有20人入选。安阳市中医院、周口市中医院、南阳中医药学校、漯河市中医院等与高等中医药院校联合举办在职研究生培养。郑州开展了评选十大名中医和农村十大名中医活动。商丘开展了名老中医评选活动。焦作对全市在职的中医药人员进行了培训。

四、农村中医工作

荥阳市、柘城县完成全国农村中医工作先进县（市）建设任务，通过国家中医药管理局的验收；宝丰县被确定为建设单位；南阳的先进市建设全面启动，进展顺利；市财政拿出专项经费，6个县（市）成立了中医管理局；组织了2次全市范围的创建评比检查。截至目前，全省共有4个全国农村中医工作先进县（市），6个建设单位，南阳市为全国仅有的3个省辖市级农村中医工作先进市建设试点之一。《河南省农村中医工作重点县建设方案》实施顺利，中牟、洛宁2个县已经通过验收，省中医管理局给予了奖励。宝丰、泌阳等11所中医院完成省重点县（市）中医院建设任务。截至目前，全省共建成重点县（市）中医院36所。中医科建设和中药房建设列入了全省中心乡镇卫生院建设标准，省中医管理局为乡镇卫生院培养了一批中医骨干。各地继续开展乡镇卫生院中医科建设和乡村中医培训工作。目前，全省90%的乡镇卫生院设有中医科室，30%以上的乡村医生以使用中医中药为主。

五、中医药科研工作

省中医药研究院的中药药理实验室、中药分析实验室和洛阳正骨研究所的骨质量与骨代谢分析实验室正式通过国家中医药科研三级实验室分级登记评估。承担的3个国家中医药管理局重点学科、19个中医临床诊疗技术整理与研究项目和11个国家中医药管理局科学技术研究专项课题进展顺利。1项课题获《中华人民共和国针灸穴典》科研立项。组织申报国家中医药管理局临床诊疗技术整理与研究项目7项、省科技计划课题42项。完成了本年度河南省中医药科学技术成果奖评审工作，评出成果奖21项。

六、基础设施建设工作

全省中医医院共进行基本建设26项，实际完成投资额9700万元，完成房屋建设面积32793平方米，新增固定资产20686万元。河南中医学院一附院新病房楼已投入使用，运转情况良好。河南省洛阳正骨医院高级病房楼建设工程经省发展改革委员会批准立项，被列入2004年河南省重点建设项目。郑州市骨科医院新建21000平方米的病房大楼，预算投入4700万，市政府拨款1800万元，目前建设顺利。信阳市卫生局高度重视中医工作，集中卫生事业费300万元投入市中医院新病房楼建设。安阳市市委、市政府将占地51亩、建筑面积4万平方米的原市委大院以优惠价格优先转让给市中医院，解决了长期制约医院发展的地方狭小的难题。鹤壁市政府在新市区为市中医院征地35.7亩，对中医院进行搬迁建设。漯河市中医院新征地20余亩，扩建医院。

七、中医药防治艾滋病工作

成立了由卫生厅厅长马建中任

组长的河南省中医药防治艾滋病工作领导小组，明确了省中医药防治艾滋病工作的基本思路，组建了专家指导组，制定了工作方案。国家中医药管理局先后2次到河南调研，对河南中医药防治艾滋病工作给予指导。河南省被卫生部、国家中医药管理局、财政部列为全国中医药治疗艾滋病试点项目省，资助经费531万元，主要用于艾滋病病人的医疗救助和防治人员的培训。

（李华伟）

17. 湖北省

【湖北省2003年中医药工作概况】

一、齐心协力，积极参加抗击“非典”斗争

2003年上半年突然袭来的非典型肺炎给全国大部分地区带来严重的灾害，全国人民在党中央、国务院的领导下，按照“沉着应对、措施果断、依靠科学、有效防治、加强合作、完善机制”的总体要求，万众一心，众志成城，经过艰苦奋斗取得了阶段性的重大胜利。在这场没有硝烟的战斗中，湖北省中医药界始终与党中央保持一致，并结合全国中医药厅局长会议精神和湖北省卫生工作会议精神，一手抓抗“非典”，一手抓业务工作，两手抓，两不误，中医工作取得了一定成效，具体有以下几个方面。

做好中医药防治“非典”工作。坚持科学预防，在预防工作中，充分发挥中医药作用。4月中旬根据中医传统理论，结合湖北地理气候特点，湖北省知名中医专家制定了《湖北省中医药防治非典型肺炎推荐方案》，供各地在非典型肺炎防治工作中参考。4月下旬及时转发卫生部、国家中医药管理局《非典型肺炎中医药防治技术方案（试行）》和《非典型肺炎中医药防治技术方案（试行）——预防部分》，并严格按照五部位文件要求，会同省药监局确定了煎制成批量中药预防“非典”汤剂制定单位，加强了对中医药预防非典型肺炎处方药物使用的管理，既规范了生产标准，又控制了少数不法分子乘机造假行为。9月份，组织专家制定了《湖北省中医药防治SARS技术方案》，此方案已列入《湖北省防治传染性非典型肺炎应急处理预案》中，并在全省启用。

全省中医机构积极参与抗“非典”斗争。省防治“非典”指挥部确定省中医院（光谷院区）作为收治“非典”病人的定点医院，该院在较短时间内完成了隔离病房的改造，购置了必要的医疗设备，达到了收治病人的要求，受到省指挥部的肯定。在非典型肺炎防治工作中，全省各级中医医疗机构积极参与，充分发挥了中医药防治作用。据统计，全省有75所中医院设置了发热门诊，建立了疫情报告制度，收治发热病人4652余人；市州级以上中医院成立了医疗小分队待命；有5所中医院被确定为定点医院，这5所医院均建立了中医药防治预案；有100余名中医人员参与了一线的救治工作；1例临床诊断病例和3例疑似病例在救治过程中使用了中医药，并取得了较好的疗效。此外，二级以上中医医疗机构按照卫生部推荐使用处方，结合本地实际，加班加点为群众配置了大批量的预防汤剂，受到了广大群众的一致好评。

召开中医药专家防治“非典”座谈会。会上分析非典型肺炎发病原因、途径、规律及古今发生的突发性疫情对人类造成的危害，对中医药如何介入“非典”防治、中药组方、中药质量、用药安全及疗效方面进行探讨，以座谈会的形式给决策者提供了很好的建议、措施，为防治SARS起到积极作用。

认真办理群众为中医药防治“非典”献方献策工作。在抗击“非典”期间，接待上访人员30人次，群众来信近150封，严格按照国家中医药管理局印发的“受理群众为中医药防治非典型肺炎献方献策管理办法”和“受理群众为中医药防治非典型肺炎献方献策管理办法补充规定”的通知精神，进行了热情接待，妥善安排，认真做好此项工作。

二、开拓进取，扎扎实实开展中医工作

加强中医院基础设施和内涵建设。加强中医医院的内涵建设，提高中医药防病治病能力，满足广大人民群众对中医药的需求，按照“创三名”方案的总体部署，湖北省卫生厅组织有关专家对全省符合“湖北省知名中医医院”申报条件的11所中医院进行了现场考核评估，经省中医药专家委员会讨论，省卫生厅研究决定，1月6日下文正式确定湖北省中医院等11所中医院为“湖北省知名中医医院”。

在实地考察、调查研究的基础上，制定“湖北省中医医院检验科验收标准”、“湖北省中医中西医结合医院医疗质量评价指标”、《中医中西医结合医疗机构病历书写规范》及《病历质量评价标准》。举办了全省病历书写规范及检验科标准化管理培训班，对全省中医医疗机构的标准化、规范化建设及科学化管理起到积极的推动作用，同时为提高医疗服务质量打下了良好的基础。

开展湖北省中医、中西医结合医院医疗质量督察工作。为了加强对全国中医、中西医结合医院的管理，考核医院医疗质量水平，省卫生厅于2003年12月开展了全省中医医院、中西医结合医院医疗考核工作，三级医院由省厅组织医疗质量督察组进行考核，各市、州卫生局医疗质量督察组对其辖区内的二级医院进行了考核。

委托湖北省临床检验中心对部分二甲以上中医院检验科进行了考核验收。经专家组考核验收，有16所中医院检验科达到合格标准。

加强对全国十个重点专科建设的督导工作。湖北省卫生厅于2003年12月15日在武昌召开了全省国家中医药管理局“十五”重点专科（专病）项目建设工作座谈会，对10个国家级重点中医专科（专病）建设单位工作情况进行经验交流及年度总结，并对2004年专科（专病）建设工作进行了指导。

武汉市中西医结合医院被确定为全国重点中西医结合医院建设单位。

加强中医院基础设施建设。为改善中医院的办院条件，提高中医医院医疗设备和诊疗水平，更好地为群众提供优质服务，国家中医药管理局医政司与中华慈善总会向全国部分中医医院开展捐赠医疗设备活动。根据国家中医药管理局医政司的要求，湖北省卫生厅中医处积极开展工作，进行组织协调，拟定分配方案，圆满地完成了捐赠活动的组织工作。国家中医药管理局向湖北省40多所中医院共捐赠医疗设备351台件，价值1800多万元。2004年捐赠项目计划也按照有关单位要求拟定完毕，待审批后落实。2003年6月份又得到国家中医药管理局支持，争取到软组织伤痛治疗仪24台、乳腺病治疗仪24台、吸引器24台、红外线妇科病治疗仪15台，价值近200万元，无偿发给84家中医院，大大地改善了这些中医院的医疗条件，为医院的发展奠定了基础。

加强社区卫生服务中的中医药服务。为了认真落实《关于城镇卫生体制改革的指导意见》和国家十部委《关于发展城市社区卫生服务的若干意见》的有关精神，充分发挥中医药诊疗技术的特色和优势，充实社区卫生服务的内涵，提高中医药对促进人群健康的贡献率，在创建“湖北省城市社区卫生服务示范区”的基础上，制定了《湖北省中医药参与社区卫生服务建设方案》，同时制定了湖北省中医药参与社区卫生服务建设标准及细则，并于4月份在全省启动此项工作。目前有6个城区被确定为“湖北省中医药服务示范区”，其中十堰市张湾区申报为全国创建社区卫生服务示范区，张湾区“突出中医药特色，打造社区卫生服务亮点”的做法及先进经验在全国创建社区卫生服务示范区活动培训班上作为典型经验进行交流，受到与会代表及卫生部、国家中医药管理局领导的高度评价。

进一步加强农村中医工作。继续开展农村中医工作先进县建设工作。农村中医工作先进县的建设不仅提高了农村中医医疗服务的积极性，而且找到了农村工作与经济发展的结合点，以农村中医工作先进县建设为载体，可推进农村中医药三级网络的建设。“非典”以后，对申报省级农村中医工作先进县建设的孝南区、汉川市、大冶市、通山等10个县市（区）进行考察、调研工作，并确定以上10个县市（区）为全省农村中医工作先进县建设单位。该省自开展农村中医工作先进县建设以来，成效显著，为全国推进农村中医工作提供了许多有益的经验。落实初级卫生保健工作中的中医药各项任务。按照《中国农村初级卫生保健发展纲要（2001～2010年）》所赋予的职责，结合湖北省实际，配合基层卫生与妇幼保健处制定了《纲要》指标体系中有关中医药的具体指标，即乡（镇）/村中医执业助理医师和中医执业医师的比例为30/25；乡镇卫生院/村卫生室提供中医药服务的比例为30/30。

加强人才培养。第三批全国老中医药专家学术经验继承工作正式启动。第三批全国老中医药专家学术经验继承工作于2003年1月23日正式启动，18名指导老师和33名继承人开始了为期3年的教学继承工作。由于领导重视，管理科学，措施得力，第三批全国老中医药专家学术经验继承工作进展顺利。通过一年的带教，33名继承人的理论水平和业务技能均有明显提高。

认真实施国家中医药管理局优秀中医临床人才研修项目培养对象的选拔工作。根据国家中医药管理局“关于优秀中医临床人才研修项目实施方案的通知”精神，湖北省卫生厅组织了全省优秀中医临床人才的选拔考试，24人被确定为该省“全国优秀中医临床人才研修项目”候选人。通过全国的选拔考试，21人被确定为“全国优秀中医临床人才研修项目”培养对象。该省在全国考试中录取人数居第一位。

成功举办中医四大经典知识竞赛活动。为了积极配合国家中医药管理局“全国优秀中医临床人才研修项目”的实施，加强优秀中医临床人才培养，提高中医从业人员的基础理论知识，培养和造就新一代名医，湖北省卫生厅于9月24日～26日在黄石市举办了“全省中医四大经典知识竞赛”活动，来自省直和各市、州的16个代表队的90名选手参加了此次竞赛活动。各代表队的参赛选手都以饱满的精神状态参加了笔试、面试和抢答比赛，赛出了水平，赛出了风格，展示了该省中医人员较深的理论功底和良好的精神风貌。经过一整天紧张有序的角逐，湖北省中医院代表队等5支代表队荣获团体总成绩前5名，襄樊市等3支代表队荣获团体赛前3名，咸宁市等3支代表队荣获优胜奖，该省中医院刘祖发等11位代表荣获个人成绩前10名。

中医科研工作进展顺利。争取国家中医药管理局中医药科学技术研究项目7项，获得资助经费29万元。组织鉴定中医科研成果10项，分别达国际先进水平和国内领先水平。组织下达“2003年度中医药中西医结合科研项目”22项。

认真组织了全省中医医师资格考试工作。2003年的医师资格考试报名工作是在一个非常时期进行的，在湖北省医师资格考试领导小组的统一领导和全体考务工作人员的共同努力下，圆满完成了一年一度的中医执业医师的报名审核及考试工作。2003年湖北省中医医师资格考试报名人数有1620人，通过资格审查，有1603人获准参加了中医医师实践技能考试，实际参考人数1558人，通过人数1232人，通过率79.08%；其中外籍及台港澳人员报名人数11人，通过10人，通过率90.91%。有1203人参加了医学综合笔试。

认真承办国家中医药管理局委托湖北省召开的会议。2003年3月21日～24日，国家中医药管理局分别在湖北省武汉、鄂州市召开重点中西医结合医院建设工作研讨会、“十五”重点专科建设座谈会、“十五”重点攻关课题组（中风病）工作会。举办全国中医脑病专科护理康复培训班。

积极开展《中华人民共和国中医药条例》的宣传贯彻实施活动。《中华人民共和国中医药条例》是我国第一部专门的中医药行政法规，为了庆祝《中华人民共和国中医药条例》于2003年10月1日起正式实施，该省精心组织，合理安排，采取多种形式开展《中华人民共和国中医药条例》的宣传贯彻实施活动。湖北省中医机构于9月23日按照该省卫生厅的部署，组织医护人员走上街头，向群众宣传《中华人民共和国中医药条例》，散发《中华人民共和国中医药条例》宣传资料，宣讲《中华人民共和国中医药条例》的相关内容，为群众开展医疗咨询、健康教育、中医知识宣传等活动。湖北省中医院和武汉、襄樊、随州等地把学习条例作为“四五”普法的重要内容，保证学习时间，做到中医药人员人手一册《中华人民共和国中医药条例》，人人通读《中华人民共和国中医药条例》；潜江市将《中华人民共和国中医药条例》全文刊登在《潜江日报》上，并在潜江电视台组织了一场《中华人民共和国中医药条例》的专题电视讲座；鄂州、黄石、黄冈等地为配合《中华人民共和国中医药条例》的宣传贯彻，在全市中医医疗机构中组织了一场中医四大经典知识竞赛；恩施州要求全州卫生行政部门和医疗卫生单位每月组织干部、职工认真学习《中华人民共和国中医药条例》内容，并在全州范围内举办州、县、乡、村四级学习《中华人民共和国中医药条例》知识培训，请知名专家对其相关内容进行讲解。通过宣传教育活动，在全省范围内形成学习贯彻《中华人民共和国中医药条例》的良好社会氛围。 （张志由）

18. 湖南省

【湖南省2003年中医药工作概况】

一、高度重视农村中医建设

认真贯彻落实《中共中央国务院关于进一步加强农村卫生工作的决定》及《农村初级卫生保健发展纲要（2001～2010年）》提出的中医药工作目标，切实履行《纲要》所赋予的职责，认真做好《纲要》的实施工作，积极参加湖南省的农村卫生（中医）工作调查，参与制定了《湖南省农村初级卫生保健实施规划（2001～2010年）》；组织起草了《湖南省县级中医医院的基本设施配置标准》。

二、启动了全省农村示范中医医院建设工作

制定下发了《湖南省农村示范中医医院建设工作实施方案》。各县（市）中医医院积极申请，经市州卫生局推荐，已受理了15个县（市）中医医院的申报工作。

三、完成了乡镇卫生院“中医兴院示范单位”的评选

评选出了10个湖南省“中医兴院示范单位”，并在湖南省贯彻落实《中华人民共和国中医药条例》工作会议上进行了表彰。同时，为把此项工作引向深入，湖南省中医管理局制定下发了《湖南省中医兴院示范单位创建方案》，在全省乡镇卫生院中全面开展“中医兴院示范单位”创建活动。

四、启动了“湖南省农村名中医”的评选工作

对各市州推荐的湖南省“农村名中医”的申报材料进行了资格审查，组织省会中医医院的纪检、监察人员及中医药专家，分5个组，对推荐对象进行了实地考查。

五、加强了对创建全国农村中医工作先进县的督查与指导

按照国家中医药管理局的要求，组织了对宜章、耒阳、衡东等县（市）创建全国农村中医工作先进县工作的预验收。上述3个县（市）现已经国家中医药管理局组织的专家组评审达标。

六、督查、考核了中医医疗机构的医疗质量

2003年一季度，按照全省中医工作综合目标管理中医医疗质量标准对各市州进行了考核；3月份，对省直中医医疗机构进行了医疗护理质量督查；7月份，突击抽查了湖南中医学院第一附属医院的执业情况，并将检查结果向该院及其主管部门进行了通报；9月份，配合湖南省卫生监督所针对举报湖南中医学院第一附属医院的合资合作项目等问题进行了检查。

七、进一步推动了重点中医专科创建工作

验收并确认了邵阳市中医医院中医肿瘤科、邵阳正骨医院中医骨伤科、沅陵县中医男性病医院男女不育不孕科3个省级重点中医专科；先后对湘潭市、衡阳市、涟源市、慈利县等中医医院创建省重点中医专科工作的进展情况进行了调研和督导。同时，为了全面推动中医医院的重点专科建设工作，湖南省中医管理局以邵阳正骨医院为现场，于12月1日～3日在新邵县召开了湖南省中医专科建设工作会议，各市州卫生局分管局长和中医科科长、县以上中医医院院长、省直中医机构负责人等180余人参加了会议。会议总结交流了中医专科建设工作的成绩和经验，研究了中医专科建设工作中存在的问题和对策，部署了今后一个时期的中医专科建设工作。湖南省卫生厅肖策群副厅长出席会议并讲话。

此外，组织申报了国家中医药管理局实施中医药西部大开发技术支持项目专科建设计划，其中凤凰县民族中医医院的肝病专科等5个专科被纳入西部大开发技术支持项目专科建设计划。

八、湖南省中医医院医疗质量监测中心开始运行

举办了湖南省中医医院医疗质量监测工作培训班；汇总和分析了2002年全省中医医院年报资料；自6月份起，按时汇总了中医医院医疗质量监测单位的综合统计月报表；编发了3期《湖南省中医医院医疗质量监测通讯》。

九、依法办理卫生行政许可、审批、核准等事项

完成了2002年度中医执业医师资格考试合格人员的发证工作；受理和办理执业医师和医疗机构注册、变更、校验等200多件；上报了2003年全省中医类医师资格考试实践技能考试总结材料。经积极申报，湖南中医学院附属中西医结合医院被国家中医药管理局确定为全国重点中西医结合医院建设单位。

十、加强了中医护理基础工作

举办了湖南省中医医院护理急救知识与技术学习班；主编并印发了《湖南省中医医院护理管理规范与工作质量标准》；参与编写了《湖南省护理文书书写规范》。

十一、组织实施、督查了科研课题

重点组织实施了湖南省承担的10个国家中医药管理局2002年度科研基金课题、6个中医诊疗技术整理研究课题、2个民族医药整理研究课题、3个中华人民共和国针灸穴典研究课题和湖南省卫生厅“十五”重大攻关项目《常见疾病中医药诊疗方案规范化研究》，并对执行情况进行了阶段检查，大部分课题进展顺利，部分课题取得了突破性进展；组织开展了“中医药防治SARS的文献研究”，初步整理出一套规范系统的中医药防治SARS技术方案。

十二、开展了中医药科技成果鉴定和技术推广

主持了10余项中医药科技成果的技术鉴定；采取成果推广与中医药继续教育项目及学术活动相结合的办法，组织推广了7项中医药科技成果。

十三、加强了农村中医药人员学历教育

湖南省2003年被国家中医药管理局确定为全国农村中医药人员学历教育试点省。按照国家中医药管理局关于全国农村中医药人员教育培训试点项目的要求，与湖南省教育厅联合下发了《湖南省农村中医药人员学历教育项目计划》，组织开展了农村中医药人员学历教育项目，在6个市州及5个县（市）开展了农村中医药人员学历教育工作试点，共有800余名农村中医药人员报名参加，223名参加中专学历教育的人员已录取入学。

十四、重点培养了中医药学科带头人

开展了国家第三批老中医药专家学术经验继承工作，31名继承人已于2003年3月按照要求进岗学习；按照《湖南省老中医药专家师承教育工作管理办法》的要求，组织启动了湖南省省、市、县三级师承教育工作，省级首批24名继承人已于6月进岗学习；组织17名中医学科带头人参加国家中医药管理局的优秀中医人才临床研修项目，完成了湖南省第三批57名中医专科技术骨干的培训工作。

十五、进一步推进了中医药继续教育工作

成立了湖南省中医管理局中医药继续教育委员会，在国家中医药管理局中医药继续教育委员会和湖南省继续教育委员会的领导下，统一指导和管理全省中医药继续教育工作，组织申报的国家级中医药继续教育项目有7个立项，审定公布了省级中医药继续教育项目59项，举办了35期中医药继续教育项目学习班，建立了“湖南中医药在线”专业网站，开通了中医药网络教育频道，开展了首批9个国家级中医药网络继续教育项目注册学习，拓宽了中医药继续教育的渠道。完成了2003年全省中医医院住院医师规范化培训理论考试工作，审查公布了2002年度中医医院住院医师合格人员。

十六、加强了对高、中等中医药教育工作的管理和指导

湖南省中医管理局主动与省教育厅和有关单位协调，组织和协助湖南省中医药学校完成了申报高等专科学校的相关工作；组织专家对衡阳市卫生学校申办的中医专业进行了检查评估，并就中医药自学考试、成人教育、远程教育等各种形式的中医药教育工作的管理问题进行了协商，进一步规范了全省高、中等中医药教育工作的管理。

十七、积极参与“非典”防治工作

及时转发了卫生部、国家中医药管理局“非典”防治工作的相关文件，印发了《关于切实加强中医医疗机构非典型肺炎防治工作的紧急通知》，召开了省会部分知名中医专家“非典”防治座谈会，制定了《湖南省中医系统传染性非典型肺炎防治工作方案》和防治标准，受理并批复了鹜马制药、正清制药、湘西自治州人民医院生产抗“非典”的处方药汤剂。

十八、认真宣传贯彻《中华人民共和国中医药条例》

召开了湖南省贯彻落实《中华人民共和国中医药条例》工作会议。各市州卫生局分管中医工作的局长、中医科科长、各级中医医院院长、中央在湘及省直医疗卫生单位的负责人近300余人参加了会议。湖南省人民政府甘霖副省长出席了会议，并就贯彻落实《中华人民共和国中医药条例》发表了重要讲话。湖南省卫生厅厅长刘家望在会议上对当前和今后一段时期中医药工作进行了全面的部署。开展了《中华人民共和国中医药条例》的系列宣传工作。以湖南省卫生厅的名义下发了《关于学习宣传贯彻〈中华人民共和国中医药条例〉的通知》，召开了省会新闻单位参加的《中华人民共和国中医药条例》新闻发布会；撰写并组织了20余篇新闻稿件，在中国中医药报、湖南日报、大众卫生报、湖南卫视、湖南经视、湖南都市频道、《湖南中医药导报》杂志等媒体进行了系列的宣传报道；2003年9月28日在湖南省城乡组织了宣传《中华人民共和国中医药条例》的义诊活动。湖南省中医管理局的主要负责人先后在省、市、县做《中华人民共和国中医药条例》学习宣讲辅导报告6场次，直接听众达千余人。

十九、承办了中南六省中医药厅局长座谈会

2003年11月，湖南省中医管理局承办了中南六省中医药厅局长座谈会。来自河南、湖北、广东、广西、海南、湖南省（自治区）分管中医工作的厅长、中医局长（处长）参加了会议，共同研讨了当前农村中医工作及“非典”之后中医医院业务的发展方向等问题，与会人员还参观、指导了湖南中医学院附属第一医院及浏阳市、宁乡县、常德市、慈利县、张家界、湘西自治州、凤凰县中医医院。湖南省卫生厅肖策群副厅长参加了座谈会，并陪同考察了部分中医医院。 （彭中华）

19. 广东省

【广东省2003年中医药工作概况】

一、中医医疗机构改革不断深入，内涵建设成效显著

不断深化中医医疗机构内部运行机制改革，推行院长负责制、任期综合目标管理责任制，实行岗位聘任制，改革人事分配制度，药品集中招标采购，推行病人选择医生和中医机构后勤服务社会化。完善中医机构服务功能，不断提高服务质量，以重点中医专科专病建设为突破口，努力提高综合服务能力，提供多层次的优质服务。加强临床科研，注重中医药科研与临床结合，以科研促疗效，以疗效出效益。积极开展继续医学教育和住院医师规范化培训，提高医务人员素质。积极发挥中医药在社区卫生服务中的作用，扩大中医药服务范围，提升医院竞争力。目前，一批中医医院正逐步向现代化综合性中医医院的目标迈进。多个具有中医特色和优势、学术水平高、在全国或全省有影响的中医急症和重点专科专病建设单位已经建成，最近又确定了第二批60个省级重点中医专科专病建设单位。同时，以专科专病建设为主线，培养了一批学术带头人和技术骨干，出了一批高水平的科研成果，带动了相关学科的发展，全省中医医疗机构的综合服务能力和总体水平不断提高。

二、农村中医药工作取得新进展

一年来，广东省认真贯彻落实《中共中央国务院关于进一步加强农村卫生工作的决定》和《卫生部、国家中医药管理局关于切实加强农村中医药工作的意见》，以建设农村中医工作先进县（市）为切入点，不断总结推广经验，作到试点先行，以点带面，逐步推进农村中医药工作全面发展，为解决广大农村居民特别是贫困群众“看病难”问题发挥了积极的作用。加强县级中医医院的建设，强化县级中医医院对乡镇卫生院开展中医药业务技术的指导作用，通过县、乡、村逐级培训，不断提高基层中医药人员和能中会西的乡村医生的技术水平。目前，该省已建成全国农村中医工作先进县（市）4个，省级农村中医工作先进县（市）3个，各地级以上市均有1个市级农村中医工作先进县（市）建设单位。云浮市委、市政府在该省率先开展了全国农村中医工作先进地级市的创建工作，肇庆市提出争取用五年的时间，实现60%的乡镇达到“全市农村中医工作先进镇”的目标。制定了“广东省中医临床诊疗技术整理研究与推广计划”，遴选20项临床疗效确切、技术成熟简便、效益明显的中医临床诊疗技术，向山区农村部分县级中医医院推广，以技术带动专病、专科的发展，帮助县级中医医院提高业务能力，增强造血功能，同时为当地群众提供简、便、验、廉的医疗服务。积极实施了国家中医药管理局“113人才培养计划”，为县级中医医院培养40名急症和41名专科专病技术骨干，同时充分利用高校、省级中医机构、学术团体组织中医继续教育项目到基层举办，大大方便了基层人员的学习，也降低了学习费用。通过组织沿海16所中医医院对口扶持14个山区县中医医院，有力地促进了山区中医药事业的发展。几年来，沿海地区中医医院免费为贫困山区中医医院培训进修专门人才共148人次，免收培训费达40多万元，赴中医医院举办技术指导培训班78次，帮助新开设专科专病业务科室10个，直接支助经费共80万元，赠送医疗设备289台（套），折合经费共165万元，无息贷款50万元。

三、中医药教育和科研水平迅速提高

针对该省不同地区中医药人才的需求，中医药教育面向市场，优化组合，改善办学条件，加强师资队伍的建设，调整专业结构，提高办学水平，增强了人才的适应性。目前，广州中医药大学在校学生规模约9000多人，年招生近2000人。为满足近年来广州中医药大学招生规模不断扩大而需增加教学基地的需要，中山市、广州市和佛山市中医医院先后通过了非直属关系附属医院的核准。医院通过创建附属医院工作，在规范临床教学工作，促进学科与专科建设，科学研究和研究生教育等方面都上了一个新台阶。面对新的教育形势，中专学校为了摆脱被动的办学困境，不断改善办学条件，提高办学水平，加强横向联合办学。江门、湛江两所中医药学校通过了省级重点中专学校评估；新兴中药学校以国家级重点中专学校和国家中医药重点中医药学校为基础，正在积极申办中医药高等专科学校。目前3所中医药学校与广州中医药大学等高等医学院校联合办学的成人本、专科在校生达3583人（含因“非典”推迟至2004年春入学学生数）。为了做好老中医药专家学术经验的继承与发扬工作，培养新世纪高层次优秀中医临床人才，造就新一代的中医名家，组织开展了第三批老中医药专家学术经验继承工作，隆重召开了师承工作拜师大会，并对继承教学工作给予了配套经费的支持。认真组织遴选该省一批高级中医临床人才参加《全国优秀中医临床人才研修项目》考试，有9名优胜者入选。制定了《广东省优秀中医临床人才研修项目》方案。为加强中医药在职技术人才的培养，不断巩固、拓宽、增加和提高他们的专业知识，进一步加强了中医药继续教育的开展，2003年度立项的33项国家级和39项省级中医药继续教育项目，不仅在数量上超过2002年，而且项目的质量也有了明显的提高。2003年参加中医药继续教育项目学习的专业技术人员达10252人次。为了进一步加强中医住院医师规范化培训的管理，广东省中医药局成立了“广东省中医住院医师规范化培训领导小组”，组织编写了《广东省中医住院医师规范化培训考试大纲》，中医住院医师规范化培训工作已在全省80个二级乙等以上中医医院全面实施。

中医药科技工作取得长足进步，整体研究水平已达到国内先进水平，部分达到国内领先以上水平。承担了一大批国家自然科学基金、国家中医药管理局项目和省科技厅的重点项目，厅局级课题数量和质量上得到较大提高。组织了一批具有创新点的中医药、中西医结合科技成果鉴定，部分成果达到国际先进水平。该省中医药和中西医结合临床科研在原有治疗重症肌无力、脑型疟疾、血症、缺血性股骨头坏死、糖尿病、不孕不育症、脾胃与心肌缺血的基础研究、心脏病系列中药的开发研究以及中药饮片配方颗粒的开发研究等达到国内领先水平的基础上，在中医证候、高血压基础、骨伤科、肛肠等中医药、中西医结合方面又取得了新的成果，并在中医临床诊疗技术整理与研究、针灸腧穴的临床示范性研究及适宜技术的推广等方面取得了新的进展，中西医结合治疗传染性非典型肺炎的临床研究达国际先进水平。根据省的部署，广东省中医药局与省科技厅共同承担了省重大专项“中药新药与中药现代化关键技术产业化”的牵头工作。高水平的研究项目不断涌现，创新的成果越来越多，有力地促进了中医药学科建设和高层次人才的培养。中医药科研的技术支撑条件不断改善和提高，目前通过国家中医药管理局评估认证的三级实验室有 10 个，二级实验室 14 个，一级实验室 3 个。通过评估，进一步规范了中医药实验室的建设，为该省中医药科学研究提供了更加先进的实验技术平台，将为该省中医药现代化发挥积极作用，为该省中医药科研打下了坚实的基础。

四、行业作风和精神文明建设成效显著

广东省中医行业坚持“两手抓，两手都要硬”的方针，始终把加强职业道德和医德医风建设摆在重要的位置，并加强领导，狠抓落实，通过广泛开展以病人为中心、营造良好医院文化的活动，增加了医疗服务的透明度，自觉接受社会的监督，不断完善内部管理的各项规章制度，规范医疗服务行为，加大自我监控的力度，纠建结合，标本兼治，着力从制度与机制上为行风建设提供保证。实行了住院患者费用一日清单制，并逐步推广中医整体护理、开设节假日门诊等便民措施。

五、中医药法制化、规范化建设不断完善

积极贯彻实施《广东省发展中医条例》，使该省中医工作纳入了法规管理的轨道，中医行业依法行政具有了法律保障，有力地推动了该省中医药事业的发展。认真贯彻了《执业医师法》，顺利完成了年度中医执业医师的考试工作。依照《医疗机构管理条例》、《医疗机构管理条例实施细则》和《广东省医疗机构管理实施办法》，加强系统内执法工作。坚持从严把好中医医疗广告审查关，配合有关部门做好对中医医疗广告和医疗市场秩序的整顿。《中华人民共和国中医药条例》颁布施行，根据国家中医药管理局的统一部署，广东省中医药局制订了学习宣传贯彻方案，广州、深圳、梅州、江门、肇庆、韶关、清远、惠州、茂名等市都相应制定计划，认真地做好《中华人民共和国中医药条例》的学习、宣传、贯彻落实工作。

六、中医药对外交流与合作不断扩大

广东省中医药对外交流与合作得到进一步加强，积极开展国家和地区间的人员互访和学术交流。分别在美国、澳大利亚、日本、荷兰、德国等国家和香港、澳门特别行政区协办了中医药学术会议，承办了中国与世界卫生组织的“草药不良反应监测讲习班”等 4 个合作项目。派出了一批专家赴瑞士合作开展中医诊疗工作。充分利用毗邻港澳的地缘优势，在中医药医疗、科研、教学及香港中医药的发展、中药港的建设等多个领域开展广泛的交流与合作。按照国家中医药管理局的部署，开展外事调研工作。据不完全统计，近年来，该省与香港开展的中医药交流项目共有 77 个，交流人数达 632 人次，其中来粤访问人士 299 人次；粤港合作项目共有 11 个，合作情况良好。2001 年国务院港澳事务办公室、国家中医药管理局有关内地与香港中医医疗合作管理的政策出台后，两地中医医疗合作管理得到规范，为粤港两地中医医疗合作健康、有序发展提供保障。在 2003 年的抗击“非典”战役中，该省中医专家多次应邀到港澳地区讲课、会诊，协助临床及康复治疗工作。

七、中医药系统在抗击“非典”中做出了积极贡献。

在这场突发公共卫生事件中，在该省卫生厅“非典”防治领导小组的统一指挥和部署下，积极组织全省中医机构，发挥中医药的作用和中西医结合防治“非典”的优势，全力以赴抗击“非典”。一是及时做好组织和发动工作。在疫情爆发早期，及时推荐了省名中医刘仕昌等 3 位教授加入广东省非典型肺炎医疗救护专家指导小组，在“广东省非典型肺炎推荐的治疗方案”中提出了中医治疗原则——按温病卫、气、营、血和三焦辨证论治。该省中西医结合治疗“非典”的方案成为卫生部制订方案的重要依据之一。中山市中医院是该省最早收治“非典”病人的中医医院，而且是最早使用中医药治疗“非典”病人的医院；广东省中医院是广州地区最早收治非典型肺炎病人的医院，也是最早向当地疾控部门报告疫情的医院，共收治 112 例病人；广州中医药大学第一附属医院先后收治疑似病人 71 例，经确诊的传染性“非典”病人 47 例。在抗击“非典”战斗中，涌现出一批模范集体、先进单位和一批立功嘉奖个人。二是积极探索，及时总结经验。广东省中医药局分别于 4 月 22 日和 5 月 12 日召集参加收治“非典”病人的中医医院领导和专家召开会议，总结交流前期中医药、中西医结合防治非典型肺炎工作的经验；加强中医药和中西医结合治疗非典型肺炎的预防和临床研究，组织广东省中医院、广州中医药大学第一附属医院、广州中医药大学热带疾病研究所、广东省中医研究所、广州市中医院等单位开展中医药防治非典型肺炎的科研协作攻关工作，增设了 18 个中医药防治“非典”科研课题。在首届全国中医药防治 SARS 学术研讨会上，广东参与大会交流的专家代表 15

名，大会发言的代表3名，仅次于北京。受国家中医药管理局的委托，成立工作组，承担中南六省工作。三是积极协助兄弟省（市）和兄弟医院治疗“非典”患者。从2月中旬开始，广州中医药大学第一附属医院和广东省中医院先后派出多名专家到中山大学第二附属医院、第三附属医院、广州市呼吸病研究所、广州市第八人民医院等单位会诊，会诊人数达200多人次。先后接待了北京、山西、陕西等10个代表团来粤参观考察，共同探讨中医药和中西医结合方法防治“非典”规律。四是积极开展与港澳地区中医药防治“非典”的学术、医疗合作。应香港特区医管局邀请，派出2位专家协助参与香港特区多家医院“非典”临床工作，指导中医药治疗“非典”病人，取得良好效果。广州中医药大学第一附属医院也应邀派专家赴澳门讲授中医药防治“非典”知识。五是充分发挥中医药作用，以中西医结合优势互补为原则，制订中医药系统防治SARS预案，组建救治队伍。（柯　忠）

20．广西壮族自治区

【广西壮族自治区2003年中医药工作概况】

一、基本概况

2003年自治区共有中医机构95所（其中中医医疗机构88所，科研机构4所，教学机构3所）；全区有病床10382张（其中城市中医医院平均拥有床位252.3张，县级中医医院平均拥有床位80.7张）；中医医院业务用房建筑面积67.86万平方米；医疗设备总值4.93亿元，平均每床达4.75万元；完成门诊866.53万人次，收治病人18.79万人次。

二、农村中医药工作

继续加强和扩大农村中医工作创先县（市）建设。为落实中共中央、国务院《关于进一步加强农村卫生工作的决定》，根据2003年全国中医药工作会议及全区卫生工作会议精神，该自治区继续加强和扩大农村中医工作创先县（市）建设。在各地申报的基础上，选择了桂平、永福、合浦、鹿寨、宜州5县（市）向国家中医药管理局申报全国农村中医工作先进县（市）建设单位。2003年10月，国家中医药管理局批准桂平市、合浦县为全国农村中医工作先进县（市）建设单位。永福县通过了自治区级农村中医工作先进县的评审，恭城县通过了国家中医药管理局评审。

为加强农村中医药工作，选择20个中医疗效好，体现简、便、验、廉特点的病种向乡村推广，现已完成资料编写，并拟制成VCD光盘向农村推广。

实施国家中医药管理局中医药西部大开发技术支持项目。一是为22所国贫县中医医院每院培训中医专科人才2～3名，现已学成回院工作。二是选择扶持7所国贫县中医医院专科建设，每院给予一定的专科设备补助经费，逐步提高贫困地区中医院的诊疗水平。

三、社区卫生服务

为规范和加快发展社区卫生服务的中医药特色服务，出台了《广西壮族自治区关于在社区卫生服务中发挥中医药作用的意见》，许多医疗机构主动开展社区中医药服务。11月把社区卫生中医药服务搞得较好的北海市海城区社区卫生服务中心推荐为全国社区卫生服务中医药特色示范区，并将有关材料上报国家中医药管理局审批。

四、学术经验继承与名中医评选

2月17日，自治区卫生厅与人事厅联合召开广西第二批继承工作出师暨第三批继承工作拜师会，各带教单位分管院长和医务科长以及第二批、第三批老中医药专家和继承人、新闻单位、广西中医学院第一附属医院进修实习生等共175人参加会议。自治区人事厅与卫生厅领导分别讲话，卫生厅谭明杰副厅长充分肯定了自治区第二批继承工作取得的成绩，并对第三批继承工作进行了部署，要求各带教单位充分认识新时期继承工作的重要性，加强对继承工作的领导和管理，导师和继承人要按照教学协议开展工作确保带教跟师时间。

为在广西中医界树立热爱中医事业、医术高明、医德高尚的榜样，调动广大中医药人员的积极性和创造性，报经自治区人民政府同意，卫生厅、人事厅联合开展“广西名老中医”、“广西名中医”评选活动。在各地申报的基础上，组织专家进行了评审，最后评选出广西名老中医22名、广西名中医48名。并于9月6日在广西中医学院召开万人参加的“广西名老中医、名中医称号授予仪式暨新生开学典礼”。为使名老中医和名中医德艺双馨的形象再现，对他们的事迹拍摄制作成光盘形式保存，作进一步宣传。

五、医政与宣传

按照全国医师资格考试有关文件要求，于4月份召开了2003年广西考区医师资格考试考务工作会。2003年中医实践技能考试是全国统一命题的第一年，根据有关文件要求，于6月组织对中医、中西医结合考官进行了培训，明确了考场设置的要求和对考生评判的方法和标准。7月12日～15日分批组织对中医、中西医结合考生进行实践技能考试培训。选择设置了5个中医实践技能考试基地，按照部署于8月9日开始进行了实践技能考试。据统计，全自治区参加中医、中西医结合实践技能考试考生人数1796人，合格1223人，合格率68.1%，参加综合笔试1223人。

为规范防治“非典”的中药处方，提高“非典”防治效果，选定了通过自治区药监局验收的、具备中药煎制条件的38家地市以上的医疗机构为预防非典型肺炎中药煎制单位。同时，根据疫情的发展，及时转发国家中医药管理局制定的中医药治疗方案有关文件，有效地指导中医药预防和治疗SARS。

学习宣传贯彻《中华人民共和国中医药条例》。一是积极组织有关人员参加国家中医药管理局召开学习宣传贯彻《中华人民共和国中医药条例》电视电话会议。二是下发了《自治区卫生厅关于学习、宣传和贯彻实施〈中华人民共和国中医药条例〉的通知》，要求各级卫生、医疗机构医护人员认真学习，同时要充分发挥广播、电视、报纸等新闻媒体作用向社会进行广泛宣传。三是组织召开学习贯彻《中华人民共和国中医药条例》座谈会。9月下旬全区中医医院结合宣传《中华人民共和国中医药条例》组织专家进行义诊。（黎甲文）

21. 海南省

【海南省2003年中医药工作概况】

一、中医药系统积极参与防治SARS工作

在这场突如其来的抗击“非典”斗争中，组织中医药系统的力量，运用中医药技术，全力以赴，抗击“非典”，为确保海南无疫区做出了贡献。

下发《卫生部非典型肺炎领导小组关于印发非典型肺炎中医药防治技术方案（试行）的通知》等系列文件，制定《2003～2004年度海南省中医药系统防治传染性非典型肺炎工作方案》，指导全省中医药系统开展“非典”防治工作。

组织中医药专家，结合海南本地区气候环境特点及人群体质、特性，制订一般健康人群服用的中医药处方，指定具备条件的中药汤剂生产单位，每天提供近2万份水煎液给一般健康人群预防。

充分利用媒体、宣传单、墙报、义诊等多种形式向群众宣传中医药在防治“非典”工作中的优势和特点，扩大中医药的影响，促进了中医院门诊量的增长。

组织中医药专家分2期对全省“非典”培训班的医务人员共约800人进行了中医药防治“非典”技术培训。

各中医医院均成立了“非典”防治工作组织领导机构，进行了防治“非典”技术全员培训，在二级以上中医院设立了发热门诊，制定了相应的应急处理预案。

二、中医医疗机构三项改革逐步推进

积极进行中医医疗机构管理体制改革、产权制度改革、医院投资主体多元化改革的探索和实践，开展中医医院产权制度改革调研工作，成立海南省中医院产权改革工作领导小组，就与企业合作开展海南省中医院产权改革召开多次专题会议，对融资、贷款、与企业合作及工伤医院等形式进行初步探讨。

贯彻执行《海南省卫生事业单位人事制度改革实施意见》，深化人事和分配制度改革，打破铁饭碗和平均主义，引入激励机制，进一步调动干部职工的积极性。海口市中医院在2002年工作、奖金分配方案的基础上进一步扩大科室的分摊成本，同时适当拉开分配距离，鼓励增收、创收人员，激励职工挖掘潜力，增加收入。

三、农村、社区中医药工作取得进展

贯彻执行《中共中央国务院关于进一步加强农村卫生工作的决定》，以农村中医药工作先进县建设为重点，以点带面，取得成效。经批准，文昌市为全国农村中医工作先进县（市）建设单位。至此，全省共有全国农村中医工作先进县（市）建设单位3个，其中1个已推动城市社区中医药工作开展。海口市美兰区被批准为“全国中医药示范社区”，社区示范工作正式启动。

四、宣传贯彻《中华人民共和国中医药条例》。坚持依法行政

认真学习宣传贯彻《中华人民共和国中医药条例》。9月底组织全省开展宣传贯彻《中华人民共和国中医药条例》大型宣传义诊活动。贯彻实施《执业医师法》，顺利完成全省中医类执业（助理）医师的考试工作和中医类2003年度执业（助理）医师的注册工作。

联合公安、工商、药监部门，打击非法行医，整顿和规范医疗（含中医）服务市场秩序。据统计，共出动执法人员438人次，检查医疗机构1353家，取缔无证行医机构147家，吊销医疗机构执业许可证3家，查处超科目范围诊疗诊所5家，取缔药店坐堂行医2家，摧毁非法户外广告牌15块，暂停了11种疾病的医疗广告，处罚违规医疗广告136份，移送工商部门备案211份。

五、进一步开展中医药继续教育工作

为贯彻落实全国中医药继续教育工作会议精神，成立了海南省中医药继续教育工作领导协调小组，制定下发《海南省中医药专业技术人员继续教育实施办法》、《海南省中医药继续教育学分授予办法》、《海南省中医药继续教育项目申报认可办法》、《海南省中医药继续教育“十五”规划》等系列文件。

召开海南省第三批全国老中医药专家学术经验继承拜师会议，启动海南省首批暨全国第三批老中医药专家学术经验继承工作。被列为国家中医药管理局2002～2004年度科研项目《槟榔种质鉴定及种质库建设》项目执行通过中期评审。

六、存在的主要问题

中医药尚未参与到公共卫生体系建设中，中医机构应对突发公共卫生事件的能力还很弱；农村中医药工作的基础比较薄弱；中医药特色优势还未充分发挥。（陈家儒）

22. 重庆市

【重庆市2003年中医药工作概况】

一、积极参与突发公共卫生事件应急救治工作

积极参与SARS防治工作。面对突如其来的SARS，重庆市卫生局组织有关专家迅速成立了“重庆市中医药防治SARS技术专家组”，指导全市中医药防治SARS工作，及时转发卫生部、国家中医药管理局下发的防治SARS工作的文件，动员全市中医单位广大干部和职工，勇敢地站在抗击“非典”的第一线。重庆市中西医结合医院4名医护人员进入该市胸科医院SARS病区；驻重庆的第三军医大学、西南医院、新桥医院中医科的方勇飞、黄文权教授首批赴北京小汤山医院工作；九龙坡区第一中医院设置的SARS隔离病区，被列为重庆市预备启用的SARS病人收治医院，受到市政府领导的好评；全市中医医疗机构都做好了中医药防治SARS的技术方案，开设了发热门诊；中央电视台在2003年首轮抗“非典”新闻节目中，报道了江津市中医院抗击“非典”的工作情况。

积极参与突发公共卫生事件的救治。2003年12月23日晚，重庆市开县境内川东北发生特大井喷事故，造成重大人员伤亡。在开县卫生局的领导下，开县中医院立即组织医疗队迅速赶赴事故现场开展救治工作。先后派出8批共100余人的医疗救护队，并调集大量药品、医疗设备和后勤物资，新增病床百余张，出动3台救护车共80余次，该院医护人员冒着生命危险，深入事故核心区域抢救中毒灾民，昼夜奋战，共抢救危重病人350余人，转诊危重病人400人次，收治住院病人近200人。经过医护人员全力抢救，该院收治的危重患者未发生1例死亡。

重庆市中医单位的广大医护人员，在抗击“非典”的工作中经受住了严峻的考验，一批先进集体和个人受到市委、市政府表彰。开县中医院的全体同志在12·23特大井喷事故抢险救援工作中做出了突出贡献，用实际行动践行了“三个代表”重要思想，表现出良好的思想品质和敬业精神，涌现出许多感人的先进事迹。全市中医单位的广大医护人员在突发公共卫生事件应急救治工作中，为该市卫生行业增添了荣誉。

二、中医“三项建设”工作取得新的成绩

自2002年起，重庆市启动中医业务“三项建设”工作，市级“示范中医院”建设进展顺利。江津、永川、万州、荣昌、垫江等地“示范中医院”建设单位的新建、扩建业务大楼相继投入使用，医院基础设施大大改善，同时全面加强医疗技术建设，突出中医药特色，改进医疗服务方式，提高了医疗服务效益。与上一年比较，永川市中医院门诊人次增长30%，住院人次增长56%；万州区中医院、江津市中医院的门诊、住院人次均增长近10%。经专家评审，万州、永川、江津、垫江4所中医院达到了市级“示范中医院”建设标准。

农村中医工作先进县建设工作顺利启动。忠县、江津市、璧山县、垫江县卫生局对该地区的农村中医工作状况进行了全面摸底调查，制订了创建规划和工作方案。璧山县中医院的门诊综合大楼即将竣工。重庆市卫生局还组织各创建县考察了四川省安岳县、绵竹县的农村中医工作，进一步拓展了思路，增强了信心。

新一批重点专科建设项目也有较大进展。与上一年比较，重庆市中西医结合医院神经科、重庆市中医院肝病科突出中医、中西医结合特色，住院人次增长近70%。垫江、永川、铜梁、潼南等县、市中医院采用中西医结合方法治疗心律失常、中风后遗症、病毒性心肌炎、脑梗塞等疾病，深受病人欢迎，门诊、住院病人显著增长。

中医“三项建设”有力地带动了重庆市中医事业全面发展。根据国家中医药管理局统计资料，重庆市的县级中医医疗机构的规模和效益位居全国和西部中上水平。实践证明，中医“三项建设”对提高重庆市中医机构的整体素质和综合实力，效果是显著的，社会效益是好的。

三、中医机构基础建设有新的进展

市级中医龙头机构建设加大了工作力度。新组建的重庆市中医院于2003年11月28日举行了挂牌仪式，迁建项目已完成选址、立项、规划许可等工作，正在进行项目筹资、总规、征地等项工作。重庆市中西医结合医院积极争取国家中医药管理局重点建设项目，精心制订发展规划，改善设施条件、引进伽玛刀、核磁共振等大型医疗设备，全面加强医疗质量管理、扩大服务功能，两个效益大幅上升，中央精神文明建设指导委员会授予该院“全国精神文明建设工作先进单位”称号。重庆医科大学中医药学院已连续2年招收中医专业本科生，并获准设置1个博士点和2个硕士点。区县中医机构基础设施建设再上新台阶，江津、北碚、璧山、奉节、大足、石柱等一批中医院改扩建工程进展顺利。

四、中医规范化建设和依法监管取得新成效

恢复等级中医医院评审工作。等级医院评审，对中医医院全面规范化建设的作用非常显著，是提高中医医疗服务质量和管理质量的较好途径。重庆市涪陵区中医院、九龙坡区第一中医院申报等级中医医院评审，这两家医院在当地政府和卫生局的大力支持和领导下，全面改善医院设备设施及医疗环境，提高医疗技术质量和服务水平，进一步突出中医特色，清理和规范了各项管理工作制度、技术操作规范，强化各科室管理和全院综合管理，加强各类专业及非专业人员的培训考核，医院服务功能显著增强，顺利通过了国家二级甲等中医医院的评审验收。

开展中医医疗机构规范化管理。该市对部分县级中医医院进行了诊疗科目许可审查，要求开设的诊疗科目必须具备相应的基本条件和技术能力，否则不予注册。加强对医院环境设施建设的规范化管理，将医疗环境设施的安全、方便、通风、照明、卫生消毒，隔离设施、应急通道、通讯设施、绿化环境和各类标志物等，均纳入了管理范围。继续开展创建星级护理站、达标供应室、标准急诊科和医院放心药房工作，组织评审验收了江津市中医院、涪陵区中医院的标准急诊科、放心药房和重庆市中西医结合医院皮肤科、市中医院肾内科等5家星级护理站和九龙坡区第一中医院的消毒供应室。

加强中医医疗执业人员准入审查及中医医疗市场监管。对全市各类中医医疗机构的执业人员准入进行严格审查和管理，禁止不具备执业资格的人员从事专业技术工作，2003年全市共有2279人参加中医、中西医结合执业医师、助理执业医师资格考试，合格率为32.6%。加大了对中医医疗市场的清理整顿力度，对近20家医疗机构的违法中医医疗广告内容进行了查处，坚决取缔非法医疗广告。同时，还对各种乱挂中医招牌、宣传中医医疗内容的医疗机构进行大检查，查处了一批非法行医和违规执业活动。

五、中医药科教工作明显加强

中医药科研工作取得较大的进展。经重庆市卫生局组织专家评审，有14项课题获得该局中医药科技成果奖励，重庆市中药研究院的“冬虫夏草高产技术研究”、“药用植物标本资源信息系统的研究与建立”等3项成果获二等奖，重庆市中医研究院的“更崩宁颗粒治疗更年期崩漏临床研究”等11项成果获三等奖。在最近颁发的2003年度中华中医药学会科学技术奖中，该市获得一等奖1项，三等奖2项。2003年全市申报重庆市卫生局中医药科研项目数达93项，申报国家中医药管理局新药开发基金项目4项。重庆医科大学附属一院的“卵巢早衰中西医治疗的临床研究”，重庆医科大学儿童医院的“麻黄碱的神经可塑性作用机制研究”，重庆医科大学中医药学院的“推拿对疲劳性胃肠损害影响的研究”，重庆市中医骨科医院的“渝州正骨学术思想研究”等课题获得了专家的好评。该局还向国家中医药管理局推荐申报了重庆市中西医结合医院皮肤学科等4个重点学科建设项目。该市近年在国家中医药管理局立项的重庆医科大学、重庆市中医研究院等主持进行的“超细微粉木芙蓉对抗丙肝病毒基因免疫的影响”等4个科研项目，进展也较为顺利。

中医人才培养工作取得新的成绩。该市万州中医学校正向中医高等专科学校迈进。全国第三批和重庆市级首批名老中医药专家学术经验继承工作顺利启动，重庆市卫生局与市人事局联合印发《重庆市老中医药专家学术经验继承工作管理办法》，在全市范围遴选了一批老中医药专家学术经验指导老师和学术经验继承人，举办了师带徒培训班，并召开了全市“师带徒”拜师大会。派出100余名业务骨干学习新技术及到有中医特色的高等院校、医院进修深造。

在总结成绩的同时，该市也清醒地看到差距和不足。主要是部分地区对贯彻《中华人民共和国中医药条例》重视不够，中医机构建设发展中遇到的困难和问题没有得到有效解决，在当地社会发展规划中未把中医事业放在应有的位置上；部分中医单位领导缺乏改革发展的意识，缺少新思路、新措施，工作难以形成新局面；中医龙头机构建设较落后，部分中医机构发展缓慢；有的单位中医专业人才缺乏，中医特色不突出，医疗技术水平难以提高，缺乏医疗市场竞争能力。对这些问题必须引起高度重视，要进一步解放思想，调整思路，深化改革，采取切实可行的措施，努力加以解决。

（吕克潜）

23. 四川省

【四川省2003年中医药工作概况】

一、四川省中医药事业“十五”发展规划实施成效显著

四川省中医药事业“十五”发展规划从2001年全面实施至今已经3年了。2003年度县及县以上中医医疗机构人均业务收入为6.23万元；全省中医医疗单位的业务收入总量为15.8亿元。

实施“三级发展中心”项目。分年度启动了“十五”中医药发展的省、市、县三级中心，并加大督导和监管力度。目前已经启动省级中心1个、市级中心13个、县级中心18个。通过努力，建设单位的综合功能、服务质量、服务水平和管理水平得到明显提高，已逐渐显现出龙头名院作用。

实施农村“三级网络”建设项目。以农村中医工作先进县建设为载体，积极推动农村中医药事业的发展，为保障广大农民的身体健康做出了积极的贡献。“十五”期间的前两年，四川省已经建成国家级农村中医工作先进县7个，省级农村中医工作先进县20个，并确定国家级农村中医工作先进县建设单位7个，省级农村中医工作先进县建设单位20个。

实施“中医发展特色优势工程”项目。2001年以来，四川省又有3个医院达到三级甲等标准，有1个医院达到三级乙等标准，有14个医院达到二级甲等标准；在建国家级重点中医专科专病5个，建成省级重点中医专科专病21个。

实施“中医药科技创新工程”项目。“中医药防治重大疾病研究工程”和“中医防治疾病优势领域研究工程”项目顺利实施，国家GCP中心、四川省中医药单、验方筛选评价中心、四川省中药新药研究开发中心建设工作进展顺利；按国家中医药管理局要求开展了中医药科研实验室分级登记工作，目前已登记认证三级实验室8个、二级实验室19个、一级实验室3个；开展了9个川产道地和主流药材品种质量研究；已建成《全省中医医院院内制剂资源库》，收集可供深入开发的医院制剂共1054个；建成《中医药、民族医药单验方库》，共收集了临床疗效可靠、可供深入研究开发参考的方剂6200个；建立了《四川省中医药科研人才库》，从各单位推荐的专家人选中筛选入库专家457人。

实施了《贫困地区、民族地区中医药民族医药优势资源项目保护和开发工程》项目，先后确定了3个品种。

全面完成了藏药开发试点工作。甘孜州开发的藏药“然降多吉”和为阿坝藏族自治州开发的藏药“亚玛众清”均已取得国家食品药品监督管理局临床批文，并正式无偿地赠送给两州政府，作为对民族地区民族医药发展的支持。

2001年～2003年12月，省中医药管理局共组织（主持）鉴定科技成果33项，获四川省政府科技进步奖一等奖2项，二等奖6项，三等奖18项。

实施“杏林人才工程”。“十五”以来共培养435人，其中临床学术技术带头人153名，县级中医专科专病骨干168名；培训院长、科主任114名。为24名国家级、31名省级老中医药专家和藏医药专家配备国家级32名和省级37名继承人，总结继承专家学术经验和技术。

二、全力以赴做好非典型肺炎的防治工作

2003年春夏，四川省及全国爆发传染性非典型肺炎疫情，全省各级中医药行政管理部门和中医药机构按照省委、省政府的部署，加强应急能力和反应机制建设，全力以赴做好非典型肺炎的防治工作。

为切实加强对非典型肺炎防治工作的领导，省中医药管理局在第一时间及时成立了中医药防治非典型肺炎工作领导小组，并迅速组织省、市、县成立中医防治非典型肺炎专家组82个，健全了中医药防治非典型肺炎的网络。多次深入泸州、广元、雅安、阿坝等市、州检查防治“非典”《预案》、发热门诊、防护措施、汤剂价格及后勤保障工作。积极组织力量攻关，研究有效的防治方法。结合成都地区和四川省地理、气候和人群对中医药的适应性，严格按照中医理、法、方、药的原则，研究出非典型肺炎的预防方以及中医药临床治疗技术方案。定点具有综合实力和有信誉的中医医疗机构为防治“非典”的中药汤剂煎制单位，以每剂中药汤剂最高限价为6元、低于成本价的价格，向各机关团体、企事业单位、学校和社会各界提供预防中药汤剂、颗粒剂，对预防“非典”和维护社会稳定起到了积极的作用。整合科研力量，加快中医药预防“非典”的研制进度，迅速指导科研院所、企业开展防“非典”的中药研究。

据统计，四川省22例确诊“非典”病例中有10多例同时配合使用了中医药治疗，取得了满意的临床效果；全省县和县以上各级定点煎制医院为社会提供预防中药汤剂10159805人次；全省农村90%以上的村民服用了中医预防“非典”方药，没有发生1例不良反应；全省中医机构的111个中医院的561人到检查站、留验站工作；全省中医机构的113个发热门诊按照要求进行了整治规范，落实了首诊责任制，全省发热门诊共接诊病人6553人次，无1人次误诊和漏诊；全省共出动439次对7047个中医个体诊所、坐堂医进行了检查，规范了医疗市场行为，对全省有效地控制“非典”传染做出了应有的贡献。

通过积极主动的工作，四川省中医药在防治“非典”工作中取得了一定的成效，受到省委、省政府和社会的高度评价。省委、省政府授予省中医管理局“防治非典型肺炎工作先进集体”光荣称号；行业内有不少同志分别被授予全国、省、市、县级的“防治非典型肺炎工作先进个人”光荣称号。

三、强化医疗安全和质控意识，加强了中医医疗机构的行风建设和依法监管

以依法行医、依法从业为基础，加强制度化、规范化管理。各级中医医疗机构进一步提高医疗服务质量、加强行风建设。积极推进定期公布医疗服务信息、实施病人选择医生、药品收支两条线工作，坚决制止药品回扣、收受红包等不良行为，实行药品集中招标采购。从医疗机构的准入、人员的准入以及诊疗行为的规范服务上落实行风建设工作。

清理和规范中医医疗服务市场。省中医管理局会同省卫生厅、公安厅、工商局印发了《关于进一步深入开展严厉打击非法行医整顿医疗服务市场秩序专项治理工作的通知》，协同省市有关部门和单位对成都市、区的中医医疗服务市场进行了专项治理检查。重点打击无证行医，加大对皮肤病、性病、医疗美容、坐堂医的监管力度，清理合资合作举办医疗项目、病区、科室、擅自使用“中心”医疗机构名称等。加强了中医医疗广告管理，与省工商局、卫生厅联合印发了《关于进一步加强医疗广告管理的通知》，并对有关电台、报社发布的医疗广告进行了检查，进一步规范了医疗广告的审批程序、广告内容等。组织开展了对中医医疗机构一次性输液(注射)器以及有关防治“非典”的医疗物品、药品、医疗服务价格等专项检查，以确保人民群众的健康和生命安全。

中医医疗机构进一步建立和完善医疗质量控制体系，切实加强中医医疗机构感染监控工作，提高医疗服务质量。开展了县、市、省、国家各层次专科专病建设工作。省中医管理局修订下发了《四川省重点中医专科（专病）建设工作管理办法》、《四川省重点中医专科（专病）建设及验收标准》。郫县中医院肺病专科、射洪县中医院骨伤科、安岳县中医院中风科、骨伤科、省中医研究院附院肿瘤科、省中医研究院中医医院肛肠科6个四川省重点中医专科（专病）验收达标。按照《四川省重点中医专科（专病）建设标准》和《管理办法》，确定了泸州市中医院骨伤科、川大华西医院中西医结合胰腺炎专病等11个专科（专病）为四川省重点中医专科(专病）建设单位。

继续推进中医医疗机构规范化、标准化建设。组织专家修订了《中医医院分级管理评审手册》。攀枝花市中西医结合医院建成三级甲等中西医结合医院。阆中市、双流县中医院已建成二级甲等中医院。

加强“四川中医发展三级中心”建设工作。确定隆昌、德昌、射洪、长宁4个县为第三批“四川中医发展三级中心”建设单位。甘孜州、阿坝藏族自治州、若尔盖、德格县藏医院为2003年“四川省藏医医院制剂中心建设试点单位”。省中医医院、省中医研究院附院、绵阳市中医院、成都市中西医结合医院、汉源县中医院为2003年四川省中医医院标准化药房建设试点单位。

四、重点抓好农村中医工作和民族医药工作

不断加强农村中医工作，认真践行“三个代表”重要思想。确定中江县等12个县（区）为四川省农村中医工作先进县建设单位。南充市顺庆区、泸州市纳溪区建成四川省农村中医工作先进县。旺苍县、彭州市被确定为全国农村中医工作先进县建设单位。都江堰市、安岳县通过国家中医药管理局组织的全国农村中医工作先进县验收。根据

2003年工作的部署，各地积极开展了农村中医工作先进乡、镇的建设，已有407个乡镇完成建设工作，使受惠农民达400多万人，中医药优势在广大农村得到有效发挥。

积极开展社区中医药卫生工作。根据四川省社区开展中医药服务工作的实际，草拟了《社区卫生服务机构中医药工作基本要求》。大力推进民族医药工作。草拟了《民族地区综合医院中藏医科建设标准》、《藏医院专科（专病）建设标准》和《民族地区中藏医工作先进县建设标准》。指导有条件的藏医医疗机构创建国家二级医院，做好藏医医疗机构的规范化、标准化建设。重点督导了若尔盖县藏医院国家民族医重点专科建设工作和茂县创建全省农村中医工作先进县工作。

2003年省中医管理局积极想办法，争取支持，获得国家中医药管理局和中华慈善总会“慈善医疗阳光救助工程”项目设备530余台件，价值2 .6亿元，100多所中医医疗机构受益。对逐步改善基层中医医疗机构医疗设备缺乏的现状、提高全省中医药整体服务水平和服务质量、保障人民群众健康、提供更好的具有中医药特色的服务起到了积极作用。

五、构建科研平台，推进中医药科技工作发展

积极推进科研体制改革。组织对省中医药研究院系统和省中药研究所科技体制改革情况调研和内部运行机制改革的探索；启动了“四川中医药科教集团”方案编制工作，完成对集团成员单位的科教优势资源等情况的调查。

督促科研项目年度目标落实。完成了“中医医院院内制剂库”和“中医药、民族医药单验方库”建库工作；启动制剂与验方的筛选工作，初筛出10个有开发前景的制剂和验方；组织对川北医学院、成都市中西医结合医院、成都大学和成都迪康医药研究所共6个二级实验室进行验收，督导省中药所、四川大学华西医院积极建设3个三级实验室，并将报请国家中医药管理局登记认证；指导成都中医药大学附属医院GCP中心通过了国家科技部组织的验收。

促进中医药产业化发展。在四川省人民政府与香港特区政府联合举办的川港发展合作周上，四川省组织了5个代表团参会，其中专门组建了中医药代表团，在合作周上推出94个中医药合作洽谈项目，项目主要涉及中药新药的研究开发、药材种植、生产加工、销售等方面，其中中医药研究开发类项目53个，中药材种植加工类项目36个，其他项目5个，在港期间正式签约了16项合同，引进资金6200万美元；省中医管理局组织专家以凉山州彝药为主的开发项目的实施和研制工作按计划稳步推进；积极发掘“四川省贫困地区中医药特色优势资源保护与开发研究”项目，已初筛出2个项目准备启动。

中医药科研取得较好成绩。制定了《四川省中医药管理局科研专项2003年度课题招标指南》，并组织专家进行评审，共48项列入省中医管理局重点课题计划；全年组织科技成果鉴定10项，参与省科技厅组织鉴定课题4项；按时完成了省科技进步奖中医、中西医结合专业评审组评奖工作，共有8项获得奖励，其中一等奖1项、二等奖1项、三等奖6项；积极组织申报国家中医药管理局诊疗技术项目15项，经省中医药局组织向省科技厅申请重点项目立项4项，获资助经费39万元。

六、中医药人才培养得到重视和加强

树立现代人才资源开发利用意识，拓展中医药人才培育的新途径。省中医管理局委托四川大学成教院开办了第五期“四川省中医药临床学术带头人培训班”，培训47名；委托成都中医药大学成教院开办了第六期“四川省专科专病骨干培训班”，培训人员30名；委托成都中医药大学附属医院开办了急诊班，培训急诊骨干28名；为贵州省中医管理局在成都体育医院举办1期25人的骨伤科专科学术带头人培训班。

协助全国民族医药学会在甘孜州成功举办了全国藏医药学术会议，促进了全国民族医药学术的交流。启动了全省第二批老中医药、藏医药学术经验的继承工作，完成师承进岗和实施当年计划。圆满完成国家中医药管理局委托四川省设立西南片区考点的考试组织工作。

加强了继续教育运行的监控工作。结合四川省中医药继续教育开展情况，修改完善了《四川省中医药继续教育委员会章程》和《全省中医药继续教育的管理办法》等五个管理办法和工作制度。组织申报了年度省级继续教育项目30项，探索研讨中医药继续教育的多形式、多层次以及远程教育的方法，推动了继续教育工作的开展。

加强了农村中医药人才培养工作。完成了国家中医药管理局的农村中医药人员情况抽样调查，并提出了四川省农村中医药人才培养的实施方案和管理规范。与省教育厅联合实施了四川省乡村医生中医学专业中专学历教育项目。2003年已启动培养2065人，确定了10所中等学校为四川省农村中医药人才培养基地。

开展了全国第三批和省级第二批老中医药专家学术经验继承工作，确定了师承指导老师和继承人人选。按照国家中医药管理局要求，完成了四川省“优秀中医临床人才研修项目”的人才选拔工作。

完成了2003年度全省中医药技术高级职务任职资格评审工作。2003年四川省共有263人晋升为高级职称，其中正高级56人，副高级207人，为该省中医药事业发展提供了人才基础。

2003年11月，四川省中医管理局会同省人事厅、省卫生厅在全省开展了“四川省名中医”遴选工作。通过层层推荐、同行专家评议，最后选出并向社会推荐了102名德艺双馨的“四川省名中医”。这批“四川省名中医”的推出，对解决人民群众反映医疗市场假“名医”多，找真“名医”难的问题，以及为人民群众提供更好、更高水平的中医药医疗服务，起到了较好的引导作用。评选结果已经正式发文，并在《四川日报》和《成都晚报》上刊登公告。

七、中医药法制建设和宣传工作取得显著成效

按照《四川省中医条例》第四十三条规定，根据形势发展的需要，省中医管理局在省政府法制办的指导下积极做好《四川省中医药管理办法》出台的前期准备工作。

2003年10月1日《中华人民共和国中医药条例》正式实施，四川省中医药行业开展了宣传贯彻《中华人民共和国中医药条例》的活动，组织了形式多样、丰富多彩的宣传活动。9月23日，省中医管理局与成都市中医管理局、四川电视台联合举办了以“杏林春晖”为主题的四川省宣传贯彻《中华人民共和国中医药条例》文艺晚会，全省10个中医药单位组织演出了一台主题鲜明、风格清新、质量上乘的文艺节目，并由四川卫视在全国播出。9月26日，在全省范围内又组织各级中医医疗机构和部分综合医院在21个市、州所在地和100多个县城同时开展中医义诊活动，广泛宣传《中华人民共和国中医药条例》，在社会上引起较大反响。

省中医管理局与《成都晚报》联合开办了“今中医”专栏，已出版30余期，受到读者的广泛好评。举办了“四川省中医系统宣传和信息工作培训班”。对各市、州中医药管理部门的科（处）长，各省、市、县级中医药机构的办公室主任进行了复合性知识培训。

（罗　建　许成勤）

24. 贵州省

【贵州省2003年中医药工作概况】

一、“非典”防治工作

在贵州省“非典”防治领导小组及厅党组的统一部署和领导下，贵州省中医管理局有效地组织了全省城乡中医药防治“非典”工作，指导全省各级卫生行政部门和中医医疗机构组建了中医药防治“非典”领导小组，成立了中医药防治“非典”专家组及医疗救治队伍，从组织机构上保证了该省中医药防治“非典”工作的正常开展；制订了全省中医药防治“非典”预案，在国家中医药管理局中医药防治“非典”预案的基础上，邀请有关专家，结合该省地域特点和中医药、民族医药优势拟定了《贵州省防治“非典”中药参考处方》，为贵州省中医药防治“非典”提供了技术保障；组织了由厅党组成员参加的全省有关中医药专家防治“非典”座谈会，举办了2期全省中医药防治“非典”医务人员和师资培训班（共计300人次），鼓励了全省中医药人员投身防治“非典”工作的积极性，为全省中医药防治“非典”提供了人才保证；开展了中医药防治“非典”临床科研培训和有关中药、民族药防治“非典”疗效的初步论证，为中医药防治“非典”提前做好了科研准备，受到省政府有关领导的高度重视和认可。同时，贵州省中医管理局还督导各级中医医疗机构建立了规范的发热门诊，在第一阶段防治“非典”工作中，全省县以上中医院建立了“非典”防治定点医院5所、发热门诊61个，共收治发热病人3730余人，全省县以上中医医护人员5500余人投入防治“非典”工作，各级中医院在资金非常困难的情况下投入防治“非典”经费1706万元，有力地支持了各地防治“非典”工作的开展。全局同志全身心投入抗击“非典”，积极参加了省“非典”防治领导小组办公室“非典”办值班、检查、督导等工作，完成了各项任务。

二、农村中医药工作

认真贯彻落实《中共中央国务院关于进一步加强农村卫生工作的决定》和《中国农村初级卫生保健发展纲要》中提出的中医药工作目标，切实做好农村中医药工作。继续抓好农村中医工作先进县建设工作，积极争取余庆县成为了该省第七个全国农村中医药工作先进县建设县；对正在进行全国农村中医药工作先进县建设的遵义县、独山县、普定县3县的县政府、卫生局、县中医医院、乡镇卫生院、村卫生室的中医管理、机构建设、人才培养、科学技术发展等各项工作的建设落实情况进行了中期评估。对仁怀、思南2县的建设工作进行了督导，听取了各项目县的意见，帮助解决工作中的问题和困难，提出了今后工作的建议和要求，努力推动该省中医药县乡村一体化服务网络建设。加强中医农村人才培养，举办了多种形式的乡镇卫生院院长培训班及乡镇卫生人员中医药知识培训班，大力培养农村中医人才。积极开展城市中医医疗机构对口支援县及县以下医疗机构，组织中医一附院对口支援瓮安、兴仁县中医院，中医二附院对口支援大方县中医医院等，帮助县乡医疗机构提高中医服务水平。

三、人才培养工作

加大人才培养力度，抓好高、中、初三级人才队伍建设。为了搞好该省老中医药专家学术经验继承工作，培养高层次中医药技术人才，年初启动了贵州省全国第三批名老中医师带徒工作，召开了全国老中医药专家学术经验继承工作拜师会（此次工作共选定老师9名，学生11名），并对该项工作进行了规范管理，经过年度考核，各位师徒均完成了年度教学计划，达到预期目的。完成了贵州省全国优秀临床人才的遴选考核推荐工作，最后通过全国考试答辩，该省有1名同志被确定为全国优秀临床人才培养对象，将成为全国新一代优秀临床医生。认真落实了全国中医药西部大开发技术支持项目贫困县中医医院的专科人才培训任务，安排了该省有关贫困县中医医院60多名医务人员到省内大医院和国家中医药管理局有关专科专病中心参加骨伤、肛肠、心血管、内分泌、针灸等专科的进修学习，为该省中医医院中医特色专科建设打下了基础。举办了全省乡镇卫生院院长培训班，提高了乡镇卫生干部对中医药工作的认识和管理水平。完成了册亨、麻江、六枝、贵定等县2004年乡镇卫生人员中医知识培训计划，为农村中医药人才培训打下了基础。

四、中医药科研工作

积极推动中医药现代化，振兴中医药事业。在经费非常困难的情况下完成了贵州省政府中药现代化协办目标安排给省卫生厅的各项工作。对贵州省承担的国家中医药管理局中医药、民族医药科研项目进行了严格规范的管理，出版了《仡佬族医学》和《布依族医学》2本民族医药专著，填补了国内空白。完成了50余项中医药科研项目的申报、评审工作，33个研究项目获得立项，特别是在立项工作中进一步加大了中医临床和中药民族药的支持力度，极大地鼓励了该省中医药、民族医药人员的科研积极性，对提高中医药、民族医药的临床疗效及贵州中药、民族药开发生产发挥了积极作用。参加了贵州苗族医药博览会的筹建和组织工作，对弘扬贵州民族医药，推广使用中医药民族医药的科研成果起到了积极作用。

五、中医药法制建设和作风建设

中医药行业进一步加强依法行政、依法行医。认真宣传贯彻落实2003年4月国务院颁布的《中华人民共和国中医药条例》，向各市、州、地下发了《中华人民共和国中医药条例》宣传贯彻的意见，要求以各种形式学习宣传《中华人民共和国中医药条例》，全面贯彻落实《中华人民共和国中医药条例》精神，推动中医药工作的全面发展。为争取《贵州省发展中医条例》早日出台，省卫生厅与省政府法制办、省政协法制办专门召开了3次座谈会，经过积极努力，《贵州省发展中医条例》有望被正式列入2004年省人大立法调研计划。在中医医疗机构管理、医师资格认定、医疗广告审批等工作中严格执行相关的法律法规，使全省中医工作沿着法制轨道健康发展。

加强思想作风和工作作风建设。2003年初制定了处室党风、行风目标，进一步转变思想作风和工作作风，加强与地、州、市卫生局的工作联系，强化服务意识，改善工作态度，取得了各地卫生行政部门和直属单位的支持，提高了办事效率。

六、医院建设工作

进一步加强中医医院的内涵建设及基本设施建设。对该省中医学院第一、第二附属医院的内分泌科、呼吸内科及黔南州中医医院的苗族皮肤科3个全国重点专科建设工作加强了管理和指导，督促其逐步建成具有独特疗效的专科。争取了该省11个贫困县中医院骨伤、肛肠、中风、心血管等专科成为国家中医药管理局重点扶持专科建设项目，为提高该省中医治病能力注入了活力。在不断提高中医医院的防病治病能力的同时加强行风建设，使各医院取得了经济和社会效益的双丰收。认真组织国家中医药管理局和中华慈善总会捐赠贵州省各中医医院的“阳光工程”设备，不断完备各医院的基本设施，提高中医医院的诊疗水平和防病治病能力。

（周　茜）

25. 云南省

【云南省2003年中医药工作概况】

一、全力以赴抗击“非典”

在云南省卫生厅党组的领导下，在整个抗击“非典”的战斗中，各地中医医疗、科研机构积极应用中医药预防“非典”，并开展预防“非典”科普知识的宣传工作，引导群众正确认识“非典”，正确预防“非典”。各中医医疗、科研机构按照全国、全省防治“非典”工作的统一要求，规范了发热门诊，进行了全员业务知识培训，准备了必要的防非物资，组建了院内专家组和应急队，建立了“非典”日报和24小时值班制度等，为有效控制“非典”做出了积极的努力。

二、认真学习宣传贯彻《中华人民共和国中医药条例》，加强行风建设

《中华人民共和国中医药条例》颁布以来，为学习宣传贯彻好《中华人民共和国中医药条例》，云南省卫生厅结合《云南省发展中医条例》，制定了《云南省学习宣传贯彻〈中华人民共和国中医药条例〉实施方案》。提出了一是将学习宣传贯彻《中华人民共和国中医药条例》工作与“四五”普法工作相结合，做好学习宣传贯彻工作；二是在10月1日《中华人民共和国中医药条例》正式实施前，召开邀请党委、人大、政府、政协和有关部门、有关专家参加的学习宣传贯彻《中华人民共和国中医药条例》和《云南省发展中医条例》座谈会，并组织各级中医医疗机构和科研院所开展学习宣传贯彻《中华人民共和国中医药条例》和《云南省发展中医条例》的宣传义诊活动。三是要将学习宣传贯彻《中华人民共和国中医药条例》工作与学习宣传贯彻《云南省发展中医条例》相结合。四是要将学习宣传贯彻《中华人民共和国中医药条例》与规范全省中医医疗市场秩序相结合。五是要通过学习宣传贯彻《中华人民共和国中医药条例》进一步加强农村中医药工作。六是要通过学习宣传贯彻《中华人民共和国中医药条例》，进一步树立中医药行业良好的行业作风和形象等方面的要求。保证了全省学习宣传贯彻《中华人民共和国中医药条例》工作的开展。

三、继续深化改革，不断增强竞争力

全省各级中医医院按照2002年9月改革现场会议及2003年全省卫生工作会议精神和陈觉民厅长提出的“提高认识，加强领导，深化改革，加快发展”的要求，继续深化各级中医医疗机构改革工作，积极引入竞争和激励机制，不断增强各级中医医疗机构的竞争力。根据全省各级中医医疗机构改革情况调查，截止2003年11月25日，全省各级中医医院上报调查表106份，进行了人事制度改革的98所，占95.6%，比2002年增加了25所；开展了分配制度改革的有102所，占95.3%，比2002年增加了13所；开展病人选择医生的101所，占94.4%，比2002年增加了10所；实行住院费用清单制的92所，占86.0%，比2002年增加了13所；开展社区卫生服务的60所，占56.1%，比2002年调查的52所增加了8所；实行药品集中招标采购的96所，占89.7%；实行药品收支两条线管理的56所，占52.3%；实行后勤社会化管理的45所，占42.1%；永德、武定、元谋、个旧、开远、永仁、马关、永平、禄劝等14所中医院试行了医院药房托管改革试点工作，全省各级中医医疗机构改革工作进展顺利并取得明显成效。

6月17日，由全省78家省、地、县级中医医院加盟的云南省中医医疗集团在昆明成立，集团以省中医医院为牵头单位，以深化卫生体制改革为基点，以经营、管理、技术、保健合作为纽带，以强强联合、优势互补、资源共享、利益互惠、相互促进、共同发展为宗旨，以双赢、循序渐进、自愿为原则。有利于充分挖掘全省中医药资源的潜力和发挥各中医医疗机构的特色与优势，提高全省中医医疗机构技术水平和市场竞争力。目前医疗集团已产生了董事会，开展了对各成员单位之间的人才培养和技术支援等工作。

四、以农村中医工作为重点，突出中医特色优势

2003年，云南省继续抓好省级、国家级农村中医工作先进县建设工作，元谋县创建工作经省和国家级评估验收合格，已经国家中医药管理局批准为全国农村中医药工作先进县。目前，全省已有6个县获国家级农村中医药工作先进县荣誉称号。在本周期10个省级农村中医药工作先进县建设单位中，有6个县通过省级评审验收，获省级农村中医药工作先进县荣誉称号。通过创建工作，促进了农村中医药工作的发展。

积极扶持各级中医机构专科（专病）建设工作，突出中医特色和优势。该省申报的17个专科建设项目，被国家中医药管理局全部列入西部大开发技术支持项目，并给予设备补助和经费支持，促进其发展。省财政厅2003年安排400万元中医专科专病建设设备补助专项经费，其中，安排省中医医院专科专病设备补助经费200万元，200万元用于支持22所中医医院专科专病建设。

组织专家编写农村中医药适宜技术手册，2003年已完成手册大纲的编写工作。

认真贯彻落实国务院和省委省政府的农村卫生改革与发展的指导意见，积极开展城市中医对口支持农村中医工作，鼓励县中医医院与乡镇卫生院合作组建县级中医医院集团，实行业务合作，加强基层中医专科专病建设；乡镇卫生院加强对村卫生室的中医业务指导，做好乡村医生中医药业务培训工作，不断提高乡村医生的技术水平。

2003年，云南省委、省政府积极采取措施鼓励大学毕业生到乡镇卫生院工作，在录用到乡镇卫生院工作的百名医学院校毕业生中，中医学院的毕业生就占了49名，分配到该省的48个乡镇卫生院工作，充实了乡镇卫生院的中医队伍，为乡镇卫生院注入了新鲜血液，提高了乡镇卫生院中医队伍的学历层次，为农村中医药工作奠定了基础。

按照国家中医药管理局“十五”规划和该省中医药“十五”计划的要求，2003年在抓好县级中医技术骨干的培养、急诊人员全员培训和农村中医药人员培训的基础上又启动了国家中医药管理局中医药西部大开发技术项目中的国贫县中医院人才培养工作。为每所国家级贫困县中医院培养2名专科技术骨干，不断提高中医人员的业务水平和服务质量。

继续实施“十五”卫生专项建设规划项目。2003年怒江州、大理白族自治州、保山市3所州市级中医院获得国家计委330万元的基本建设项目补助经费。其中，怒江州中医医院获补助120万元，大理白族自治州中医医院获补助100万元，保山市中医医院获补助110万元。

通过中华慈善总会优价资助医疗设备形式，该省中医院优价购买了95台件价值1000余万元的各类医疗设备。

3月份，云南省卫生厅举办全省中医院院长管理学习班，共有各级中医医院院长、医务科长54人参加学习，并组织39名院长到上海、江苏、浙江等省、市的中医机构进行考察学习，达到了开阔眼界，学习和提高管理水平的目的。

五、加强中医药基础理论研究和临床应用研究

云南省财政2003年安排100万元用于中医药科研基金项目、民族药及院内制剂研究。云南省卫生厅于2003年7月份下发科研课题招标通知，全省24所医疗机构共申报项目122项。

由云南省中医中医药研究所、思茅地区民族医药研究所、西双版纳州傣医药研究所共同组建的“云南省民族医药开发中心”，经省卫生厅与科技厅研究同意，并报省编委批准成立。2003年2月“中心”成立后，积极开展工作，并联合申报了多项科研课题。

2003年，云南省一批中医药、中西医结合科研课题按计划完成，有9项科研成果通过鉴定。其中，国家级2项，省级7项。

正在实施的科研项目进展顺利。其中，获国家中医药管理局民族医药文献整理项目资助，由西双版纳州傣医院、思茅地区民族医药研究所以及楚雄彝族自治州彝族医院研究所承担的傣医药、彝医药文献整理课题进展顺利，将按计划按期完成。

六、加强中医队伍的继续教育，促进中医药的继承与发展

在继续教育和临床住院医师规范化培训等工作方面，2003年共组织实施中医药继续教育项目15项，参加培训人员1799人次。全年共有386名中医临床住院医师参加住院医师规范化培训考试。

云南省第三批全国老中医药专家学术经验继承工作于2003年2月份启动，全省推荐选拔了13名指导老师和26名学术继承人按照国家中医药管理局的规定和要求全部进岗带教。

云南省首批省级名老中医药专家师带徒工作顺利完成，20位指导老师的39名继承人跟师学习满3年，按期完成各阶段的学习任务，并全部通过了结业考核，顺利出师，成为该省中医药的技术骨干。

七、加强国际合作，重视信息交流和法制宣传工作

9月和10月，分别接待了两批越南卫生部代表团到云南省参观考察中医药工作情况，代表团在昆明期间，对昆明植物研究所、省中医医院、省中医中药研究所进行了参观考察，并与各单位的有关人员、专家进行了会谈，促进了该省与越南中医药领域的交流与合作。

经云南省卫生厅和省外事办的努力，日本富山县同意资助该省2名中医药人员到日本富山县的医疗和科研机构进行为期3个月的研修，2名研修人员名单已确定，将于2004年赴日本富山县进行中医药研修学习。同时，云南省卫生厅还推荐了4名同志参加省外办组织的赴日研修项目外语考试。

云南省龙陵县中医院、澜沧县中医院在周边国家独办、合办的医疗机构工作开展顺利，并形成了一定的影响，取得初步成效。

年内共编发《云南中医药通讯》6期共3000份。一批宣传介绍该省中医药工作的稿件在《中国中医药报》、《中医药管理杂志》、《云南日报》、《云南人民广播电台》、《云南卫生信息》、《云南经济报》等报刊上发表，对扩大云南中医药事业的知名度，对该省中医药事业的发展起到积极的促进作用。

积极做好《中国中医药报》驻云南记者站的工作，年内完成驻地记者培训的审核换证工作，并组织完成2003年《中国中医药报》的征订发行工作。（刘春昱）

26. 西藏自治区

【西藏自治区2003年藏医药工作概况】

一、加强精神文明建设，努力实践“三个代表”重要思想

一年来，全区藏医药工作者在各级政府及卫生厅党组的正确领导下，狠抓行业精神文明建设，认真学习领会区党委六届五次常委扩大会议、全国中医药工作会议及全区卫生工作会议精神，进一步深化对“三个代表”重要思想的认识。通过学习，提高了广大职工对处理改革、发展、稳定关系的能力，明白抓好思想作风建设是深化改革、做好各项工作的前提和保障，增强了对卫生服务工作的信心。为进一步贯彻落实“三个代表”重要思想，全区地区级以上藏医药机构通过积极参加本区域内的“卫生三下乡”活动及义诊等各种形式为农牧民群众免费送医送药，赠送的药品总价值达17.5万元。为困难群众捐款捐物，价值达25.8万元；另外，自治区藏医院2003年为63名贫困白内障患者免费实行复明手术，受到了广大群众的好评。

二、进一步深化改革，努力提高各项指标

为了在日益增长的医药行业竞争中占有一席之地，全区各级藏医药机构积极发挥藏医药的特色优势，强化医院各部门的职能作用，以“院有专科、科有专病、人有专长”的办院原则，争取多渠道努力改善医院的就医环境，坚持以藏医药为主，走与现代医学结合的道路，充分发挥各自的特色优势，通过机构调整、新增特色服务项目等方式，全年各级藏医院的各项业务指标及经济指标均有了较大的提高。2003年全区地区级以上藏医院门急诊病人总数为347630人次，入院病人总数为4489人次，出院病人总数为3955人次，病床周转率为9.85次，病床使用率为75.64%，业务总收入为2793.75万元。

三、发挥特色优势，积极参与“非典”防治工作

按照自治区的统一部署，全区各级藏医院积极参与“非典”防治工作，本着“沉着应对、措施果断、依靠科学、有效防治、加强合作、完善机制”的总体要求和“早预防、早发现、早隔离、早治疗”的防治原则，地区级以上中医院均成立了以院主要领导挂帅的“‘非典’防治领导小组”，明确责任，把各项防“非典”工作落实到了实处。通过各种形式组织医务人员学习防治“非典”技术及有关急救知识，并结合各自的特点制定了“非典”应急预案及相关制度。根据本区域内的统一部署，均设立了发热门诊，实行日报告制度。为充分发挥藏医药的特色优势，成立了藏医药防治“非典”专家小组，根据藏医理论，研究、筛选、推荐了预防藏药；自治区藏医药及部分地区级藏医院研究制定了“藏医药防治‘非典’方案”并报相关部门立项批准；与有关部门联合召开了藏医药防治“非典”研讨会；山南、日喀则、昌都、那曲等地区藏医院研制生产预防上呼吸道传染的“藏药香囊”及预防汤剂，地区级以上藏医机构免费为群众发放香囊、预防汤剂等价值约19万元，为该区防治“非典”工作取得阶段性胜利发挥了积极的作用，受到了各级政府及广大人民群众的一致好评。

四、重视科研工作，加大研究力度

一年来，全区各级藏医院进一步加强科研工作，认真完成已立项的课题研究，积极申报新的课题，2003年内共有17个国家级课题（自治区藏医院15个、西藏藏医学院1个、日喀则地区藏医院1个）正在研究之中。向国家中医药管理局申报了5个新课题。按照各地的特色及优势，开展了一系列的研究（包括临床研究、文献整理、新药研究等），其中昌都地区藏医院开展了“大骨节病防治临床研究”、“治疗乙肝新药临床研究”、“药浴治疗股骨头坏死临床研究”等工作；山南地区藏医院研制出解酒丸、藏香粉等3种新药；那曲地区开展了治疗冠心病及多血症等疾病的药物进行临床研究。

五、加强人才培养，注重专科建设

根据国家中医药管理局实施的中医药西部大开发技术支持项目计划的通知精神，经严格筛选申报后批准的5个（昂仁、索县、嘉黎、比如和申扎）县级藏医院的5个专科建设项目已启动，组织制定了培训计划，首期10名骨干于2003年3月按照各自的专科特色安排在自治区藏医院的相应科室进行为期10个月的培训，收到了良好的效果，第二批人员拟于2004年3月进入培训。

各级藏医院针对目前所需专科人才，通过学历教育、送区内外各级医院进修等各种形式，年内地区级以上藏医院共培养了65名专科人才，为今后医院的专科建设提供了人才保障。另外，全国第三批老中医药专家学术经验继承工作全面启动，21名继承人按照继承工作的有关规定及学习计划跟师学习，保障了继承工作的顺利开展。

为全面贯彻落实全国农村卫生工作会议精神，根据全区乡镇卫生院藏医外治器械的需求，给全区100个乡卫生院配备了100套藏医外治器具。2003年投入一定的经费安排3个地区举办了藏医适宜技术推广培训班。

六、认真做好《中华人民共和国中医药条例》宣传工作

根据国家中医药管理局的要求，安排部署了《中华人民共和国中医药条例》颁布实施的宣传工作及学习，组织在拉萨的近百名藏医药界人士参加了“全国学习宣传贯彻《中华人民共和国中医药条例》电视电话会议”，及时向全区分发了《中华人民共和国中医药条例》的宣传画册2500张及单行本1000册。全区藏医药界通过集中学习、张贴画册等各种形式认真学习《中华人民共和国中医药条例》，进一步提高了《中华人民共和国中医药条例》颁布重要意义的认识。

同时，根据《中华人民共和国中医药条例》精神，认真参与开展自治区藏医药发展条例的拟订、起草、修改、讨论等各项工作，为藏医药条例的早日出台做出努力。

七、争取多方援助，加强软硬件建设

在国家中医药管理局和自治区卫生厅的积极协调与争取下，进一步明确了要把藏医药开发纳入全国卫生援藏工作的统一部署中，进一步理顺了全国中医药系统对口援助西藏藏医药工作的关系。2003年国家中医药管理局为西藏自治区卫生厅培养管理干部1名，中国中医研究院为西藏自治区藏医院培养了7名专科人才。2003年日喀则地区藏医院完成了门诊楼、住院楼、医技楼、周转房等建筑面积9240.47平方米、总投资1261.54万元的自治区“十五”重点建设项目；林芝地区藏医院完成了医技楼、住院楼等建筑面积1924.08平方米、总投资260万元的自治区“十五”重点建设项目。另外，通过福建省的援助，林芝地区藏医院完成了药浴楼建筑面积1234平方米、投资150万元的援藏项目。由浙江省援助650万元完成了那曲地区藏医院住院楼3377平方米的扩建工程；自治区藏药厂及昌都、山南、那曲地区藏医院通过各种渠道积极争取资金，2003年完成了药厂GMP改造工程，其中昌都地区藏医院藏药厂已顺利通过了国家GMP认证。此外，2003年还完成了自治区藏医院研究所综合楼及污水处理工程项目，山南地区藏医院住院楼、周转房、污水处理及藏药厂制剂室工程项目及那曲地区藏医院职工周转房和污水处理工程建设项目的立项工作。

接收了中华慈善总会通过国家中医药管理局给自治区各级藏医机构免费捐赠的价值27万元的医疗设备。通过向自治区财政积极申请，争取到50万元的税金补助及从自治区藏医药专款中安排67.5万元，已全部用于中华慈善总会捐赠的第四批医疗设备的税金补助，为全区各级藏医院解决了一部分急需的医疗设备及急救用车。

八、积极创造条件，争创等级医院

根据西藏自治区藏医医院分级管理办法及标准，几年来全区各级藏医院参照标准加强医院软硬件建设，完善各项规章制度，为早日达标而努力创造条件。2002年底，山南地区藏医院开始做创建工作各项准备。2003年初应该院的邀请，自治区卫生厅派人对该院创建“二甲”工作进行督导，经全院上下的共同努力，9月初通过了地区卫生局的初审；9月底向自治区卫生厅提出创建“二甲”的申请；10月15日～16日，通过自治区藏医医疗机构评审委员会实地评审，并报经自治区卫生厅批准，成为该区第一家二级甲等藏医院，为全区藏医医疗机构的等级评审工作开了先河。自治区藏医院作为全区唯一的三级藏医院，高度重视创建工作，2003年初开始在全院范围内进行动员，年内按照标准组织人员2次开展分级管理达标自查自评活动，为2004年的正式评审达标做准备。

九、其他工作

围绕《西藏藏医药》一书的出版，对相关资料组织有关专家审阅，并送自治区地方志办公室进行审阅，在国家中医药管理局的大力支持下，7月由西藏人民出版社正式出版发行。

按照国家中医药管理局的部署，协调组织西藏藏医学院等单位的专家，完成了2003年度全国藏医执业医师资格考试的安排，总结了自1999年以来承担全国藏医医师资格考试命审题工作的经验，并于9月底在昆明召开的全国民族医医师资格考试工作座谈会上进行了交流。

（德　吉）

27. 陕西省

【陕西省2003年中医药工作概况】

一、医政工作

发挥中医药优势，切实加强农村中医工作。该省认真贯彻落实《中共中央国务院关于进一步加强农村卫生工作的决定》和陕西省省委、省政府的《实施意见》，充分发挥中医药在农村初级卫生保健中的优势，以县级中医医院和乡镇卫生院中医科建设为重点，加强中医药在农村三级医疗卫生服务网络中的作用。

4月初，大荔、扶风两县通过国家中医药管理局全国农村中医工作先进县的评估验收。目前国家中医药管理局已经批准府谷、西乡、蓝田3县为全国农村中医工作先进县建设单位。通过创建工作的开展，使建设单位基础设施、内涵建设得到进一步加强，促进了当地的中医事业的发展。

继续开展中医院急诊科建设，确定第三批急诊科建设单位。为了切实加强中医医院急诊科建设，进一步提高中医院的应急反应能力，陕西省确定18个中医院急诊科为第三批建设单位，投入建设经费140多万元，计划通过1年专项建设，进一步加强中医医院承担急诊、急救工作任务的能力。检查验收33所急诊科。为了及时总结建设成绩和经验，巩固建设成果，提高建设水平，推广建设经验，该省中医管理局按照《陕西省中医医院急诊科建设和评审细则》，组织有关专家分4组对彬县、略阳等第一批、第二批共33个中医医院急诊科建设工作进行了检查验收。各建设单位所在地政府和中医行政主管部门均比较重视此项工作，省拨的专项资金能够得到落实，通过一年的建设周期，中医医院急诊科基本达到了建设标准，建筑符合要求，管理规范，医护人员专业知识较扎实、技能熟练、服务质量好，较好地掌握了医疗急救技术，通过此项工作的开展，该省的中医医院急诊科的各项业务能力得到了加强，建设单位提高了急诊抢救水平，带动了医院整体医疗服务质量和水平的提高。据初步统计，通过急诊科建设的中医院病床使用率提高了近20%，增强了中医医院的医疗市场竞争力，对医院提高社会效益和经济效益起到了很大的促进作用。

对全省示范中医医院建设工作进行了检查总结。11月组织专家分组对7个省级示范中医医院进行了检查验收，并总结了经验，为下一步开展此项工作奠定了基础。

开展农村中医工作达标县工作。2003年7月～9月开展了首批农村中医工作达标县建设工作，确定了榆林市榆阳区中医院等11家建设单位，投入建设经费110万元，通过2年建设，发挥这些建设单位的辐射带动作用，建立规范合理的中医医疗网络，提升建设单位的综合素质，在人才培养、学科建设、服务质量、中医诊疗水平、中医医院内涵建设等方面的整体水平达到建设标准，逐步改善中医医疗单位基础薄弱、缺乏竞争力、外部发展环境不够好的现状，使建设单位的中医事业进入良性发展的轨道。

搞好医疗设备的捐赠工作。2003年，国家中医药管理局和中华慈善总会在2002年捐赠的基础上，决定继续支持和扶持西部贫困地区基层中医医院，陕西省中医管理局对该省各基层中医医院目前急需的医疗设备情况进行了认真调查摸底后，上报了国家中医药管理局，经过积极争取和多方协调，2003年该省共争取各种医疗设备218台(件)，价值4360万元，为改善该省基层中医医院医疗条件较差、医疗设备较少的现状起到了显著的作用。

积极参与防治SARS工作。发生传染性非典型肺炎疫情后，陕西省中医医疗单位积极参与“非典”防治工作，有8所中医医院被确定为救治SARS的定点医院，陕西省中医管理局组织召开了两次中医药专家防治“非典”学术研讨会，及时转发了国家和陕西各种关于防治“非典”的文件，收到70多件中医药献方、建议和100多个电话，该局都认真登记答复，及时推荐给省“非典”防治领导小组供临床参考应用。按照国家中医药管理局的有关要求，结合该省实际情况，制定了陕西省2004年度预防“非典”的工作方案，并组建了由中医、中西医结合等专家组成的“非典”防治科研攻关组，成立了中医有关学科组成的医疗技术保障组。

二、中医教育工作成绩显著

积极开展老中医药专家学术经验继承教育工作。按照国家中医药管理局要求，结合陕西省实际情况，山西省人事厅、卫生厅、中医管理局研究决定在推荐第三批全国老中医药专家的基础上，同时开展陕西省第二批老中医药专家学术经验继承工作。下发了关于遴选全国第三批和全省第二批老中医药专家及学术继承人的通知。全省共有13名指导老师和18名学术继承人通过国家中医药管理局的审核，批准为国家级带教老师和学术继承人。28名指导老师和41名学术继承人通过该省人事厅、卫生厅和省中医管理局的审核，批准为省级带教老师和学术继承人。目前，继承人已经全部通过了中医学院组织的理论课学习结业考试，这些继承人按照要求已经转入临床跟师学习阶段。

认真组织开展全国优秀中医临床高级人才选拔项目。国家中医药管理局组织开展了优秀中医临床高级人才研修项目，陕西省被指定为西北五省的牵头和考试具体承担省份。该省中医管理局非常重视这项工作，按照国家中医药管理局的要求，对申请中医临床专业人员资格认真进行了审核，后经国家中医药管理局批准后共有20名候选人获得参加选拔考试的资格。西北五省共有30名候选人参加了考试，陕西省中医管理局认真按照考试的具体要求，准备考试考务工作。为了保证考试的公正性和公平性，邀请了陕西省卫生厅人事处的同志负责监考工作。该省有6名考生通过了国家统一选拔考试和面试。国家中医药管理局从2003年开始，给每人每年5万元的学习补助经费以提高中医药的临床治疗水平和学术水平。

开展形式多样的中医药继续教育工作。按照年初制定的工作计划，2003年该省共举办各类中医药继续教育学习班7期，参加学习的中医药专业技术人员500多人，这对提高全省中医药从业人员的整体素质和临床医疗技术水平发挥了重要作用。

2003年9月，全国第四期名老中医临床经验高级讲习班在陕西省举行，来自全国和全省200多名主治医师以上级的临床医生参加了为期1周的培训，通过12名全国知名老中医专家的现场讲授，学员们普遍感到启发很大。

加强了农村中医药专科专病技术骨干的培训工作。2003年国家中医药管理局开展了西部人才培养计划工作，通过选送贫困县中医院年轻的有培养前途的中医药专业技术人员，给予每人每年一定的学习经费补助，到国家指定的培训基地进行为期一年的中医药专科专病技术培训，为西部培养一批业务能力强、实用型的中医药人才。该省中医管理局按照有关要求，积极组织基层中医院申报、筛选，经过国家中医药管理局审定共有88名人员确定为培养对象。该局还为这些学员及时联系进修单位，到目前为止，共有45名省内的国家级贫困县中医院中医药专业技术人员前往进修单位学习。

为了鼓励在校大中专学生刻苦学习，卫生部要求各省选拔优秀中医药大中专学生给予表彰和资助，陕西省按照申报条件进行了严格筛选和审核，最终确定了20名学习成绩优异、表现优秀的学生，将其申报材料和资格审查表上报卫生部。

三、中医药科研工作得到了进一步加强

组织开展了科研招标工作，对在研课题进行了检查。2003年陕西省中医管理局组织开展了2003年陕西省中医药专项科研课题招标工作。此次招标工作面向全省卫生系统，各单位积极参加课题申报工作，投标踊跃，共有21家中医、中西医结合、西医单位参与课题申报。共收到申报课题173项，经省中医管理局组织有关专家评审，共确定了99个课题，68个给予资助。同时对2001年中标课题及承担的国家级课题进行了检查，及时了解了课题的进展情况，促进其按计划完成课题任务，争取多出成果。

积极组织申报国家科研课题招标项目。国家中医药管理局2003年开展的新药研究、专科诊疗技术、中医药科研专项招标，陕西省中医管理局积极组织申报，共收到新药申报项目13项，中医专科诊疗技术项目2项，中医药科研专项招标33项，经该局初审后，将48项课题的申报材料上报国家中医药管理局。

积极组织申报国家重点中医专科和西部大开发重点专科建设项目工作。2003年陕西省中医管理局有2个中医专科被列为国家中医药管理局重点中医专科，17个中医医院专科被列为国家中医药管理局西部开发重点建设项目，获资助200多万元。

四、贯彻学习《中华人民共和国中医药条例》，加强中医法制管理工作

2003年，《中华人民共和国中医药条例》经国务院第三次常务会议通过，10月1日起施行。陕西省在结合学习“十六大”精神的同时，认真贯彻学习《中华人民共和国中医药条例》，在全省范围内开展了形式多样的贯彻学习活动。9月27日召开了贯彻学习《中华人民共和国中医药条例》座谈会，并开展千人义诊活动。中医系统单位张贴宣传画和散发宣传手册3000余份，在全社会范围内广泛宣传条例，让全社会都能够了解中医、认识中医，为中医事业的发展创造良好的社会氛围。陕西省中医管理局还加强依法行政，依法管理中医医疗市场和医疗广告，严格审批中医医疗机构，共批准设立2个中医医疗机构，审批中医医疗广告22个。配合工商行政部门严肃查处违法违规医疗广告，将中医管理工作纳入法制化建设和管理轨道，保障中医事业快速健康的发展。

五、加强财务管理工作，为中医事业的发展提供保障

按照省财政厅的要求，强化了预算管理，认真完成了陕西省中医管理局2003年度财务决算和2004年度的经费预算工作，合理安排了各项中医专项经费328万元，中医事业经费400万元，政府采购预算202万元，离退休经费527万元。及时下发国家中医药管理局西部大开发人才培养、专科建设专项经费，及时拨付了国家中医药管理局各项中医药科研专项经费，认真完成了本局及局直属单位的国库集中支付工作，按时给国家中医药管理局报送了各种财务报表。　（黄　斌）

28. 甘肃省

【甘肃省2003年中医药工作概况】

2003年甘肃省中医工作以“三个代表”重要思想和党的“十六大”精神为指导，认真贯彻党的卫生工作方针和中医药政策，按照全省卫生工作的总体部署和要求，开拓进取，狠抓落实，中医药参与防治SARS和中医机构内涵建设以及其他中医工作都取得了明显的成绩，推动了全省中医事业的发展。

一、中医药参与防治SARS工作取得成效

参与全省防治SARS的领导和组织工作。突如其来的SARS疫情发生后，全国高度重视SARS的防治工作，甘肃省也成立了由省长任组长、24个部门的一把手为成员的“甘肃省非典型肺炎防治工作领导小组”，领导全省SARS的防治工作。省卫生厅主管中医工作的副厅长具体负责医疗救治和科技攻关等方面的工作，省中医管理局的同志也编入医疗救治组，协调SARS的防治工作。在SARS防治工作中，由省级中医药专家组成了中医药防治工作组和专家指导组，负责全省SARS疫情的中医药防治工作和对口地区的医疗救治工作。各市、县也成立了相应的组织机构，在省委、省政府的统一领导下，做到了思想统一，责任落实，工作到位。

重视对中医药防治SARS工作的技术指导。在及时转发卫生部下发的《非典型肺炎中医药防治技术方案（试行）》和《非典型肺炎中医药防治技术方案（试行）预防部分修订方案》后，省中医管理局及时组织省内中医药专家，制定下发了《甘肃省中医药防治SARS技术方案（试行）》。为基层医疗卫生单位和一线医务人员运用中医药防治SARS提供了业务指导和技术支持。

中医药人员积极投身防治SARS工作。根据全省防治SARS工作的统一部署，该省各级中医医院均设立了发热门诊，大多数中医医院设立了留观病房，并按照有关规定开展了发热病人的监测、留验和报告工作，部分中医医院还为群众提供了预防SARS的中药汤剂。在该省定西出现SARS疫情后，甘肃中医学院派中医药专家赴定西参与救治工作，并送去10万元的防治药品。

为今后中医药防治SARS工作做了充分准备。为防范可能再次出现的SARS疫情，甘肃省中医院等有关单位派员参加了由卫生部和国家中医药管理局举办的省级医务师资人员防治SARS知识培训班，并在全省范围内进行了逐级培训。根据国家中医药管理局防治SARS工作方案要求和该省的统一安排，又组建了由28位中医药、中西医结合专家组成的甘肃省防治SARS中医药救治组。

二、农村中医药工作成效明显

农村中医药服务网络逐步建立。按照《中共中央国务院关于进一步加强农村卫生工作的决定》和国家中医药管理局《关于进一步加强农村中医药工作的意见》有关规定，加强了县、乡、村三级医疗机构中医药业务建设。一些县中医医院通过国家“十五”卫生专项规划项目和“阳光工程”、“天使工程”等项目，多渠道筹集资金，对房屋和医疗设备进行改造和更新，使中医医院的综合服务功能明显提高。乡村两级医疗机构对照《甘肃省乡（镇）卫生院中医科建设标准》和《甘肃省村卫生所（室）中医药业务建设标准》，进一步加强了乡村中医药业务建设。一些市、县还划拨资金，为部分乡村医疗机构配置了中药饮片柜。部分县级中医医院加强了与乡村医疗机构中医药技术合作与推广工作，并对乡村卫生技术人员进行业务培训。

农村中医药人员业务素质明显提高。2003年，按照“国家中医药管理局西部扶贫开发工作重点县中医医院人才培训计划”，甘肃省开展了国家扶贫开发工作重点县中医医院专科人才的培训工作，划拨培训经费86万元，培训中医专科人才近200名。根据《国家中医药管理局办公室关于实施乡村医生中医学专业学历教育项目的通知》要求，经与省教育厅、省计委、省招生办协调，省卫生厅开展了“甘肃省普通中专乡村医生中医学专业学历教育项目”，制订了2003～2010年甘肃省乡村医生中医学专业学历教育项目实施计划，并下发了《2003年甘肃省普通中专乡村医生中医学专业学历教育项目招生实施办法》，共招收学员160名。为了宣传中医政策法规与乡镇卫生院中医药业务建设方面的知识，在两期“全省乡镇卫生院院长培训班”上做了专题讲座，200余名院长参加了培训。通过农村卫生人员中医药知识的培训和系统的学历教育，使农村卫生人员业务素质有了进一步提高。

创建全国农村中医工作先进县工作有序开展。继该省的庆城县、民乐县经国家中医药管理局验收批准为全国农村中医工作先进县后，2003年又将秦安县、民勤县批准为全国农村中医工作先进县建设单位。目前，甘肃省的全国农村中医工作先进县建设单位已有5个。2003年8月，庄浪县创建全国农村中医工作先进县建设周期已满，省中医管理局及时组织有关专家，对该县的创建工作进行了预评审，基本达到了全国农村中医工作先进县（市、区）建设标准，评审结果及有关资料已上报国家中医药管理局，等待正式评审验收。

城市中医单位支援农村中医工作顺利开展。甘肃省第二周期城市中医医院对口帮扶县级中医医院工作进入第二年，省中医院、甘肃中医学院附属医院等省、市级中医医院各对其帮扶单位在人才培养、业务开展、科室建设、设备援助等方面给予了大力支持，取得了良好的帮扶效果。2003年的卫生下乡活动由省卫生厅统一组织，年初和年终分三批医疗队赴定西市安定区、张掖市山丹县、民乐县开展义诊咨询和捐赠药品活动，中医医疗队由省中医院、甘肃中医学院附属医院等单位的专家组成，捐赠药品价值共计10234.88元，义诊972人次，发放宣传资料近3000份。

三、中医机构改革与管理工作取得新进展

中医医疗机构改革稳步推进。甘肃省的中医医疗体制改革认真贯彻落实城镇医药卫生体制改革的有关规定，勇于探索，大胆实践，各项改革稳步推进。特别是在医院内部管理体制和人事与分配制度改革中，部分中医医院通过考察学习，进一步解放思想，转变观念，借鉴兄弟单位的成功经验，结合本院实际，实行了竞聘上岗、双向选择、绩效挂钩、拉开收入分配档次，初步建立了内部激励机制。个别中医医院还通过股份制改造，推行投资主体多元化，发展中医医院，如该省岷县中医医院自1998年实行股份制改造5年来，医院业务收入增加了8倍，固定资产增加了10倍。经过几年的改革探索，该省有一批中医医院已摆脱了困境，步入了快速发展的轨道。

中医机构内涵建设取得成效。各中医医院为适应激烈的市场竞争，普遍重视了医院基础设施建设工作。有些医院对院内外环境进行了整治；有些医院对病房进行了装修改造，装备了卫生间和洗浴设施，配置了电视；有些医院新建、扩建了门诊、住院部大楼；还有些医院为长远发展的需要，新辟院址进行了重建工作。

“慈善医疗阳光救助工程”继续实施。国家中医药管理局和中华慈善总会向全国中医医院捐赠医疗设备项目实施两年来，取得了良好的效果。2003年给甘肃省的捐赠计划分两批实施，经省中医管理局汇总，共申报捐赠医疗设备224台（件），价值4121.82万元，目前这一项目正在实施之中。

全省中医医院文化建设工作正式启动。加强中医医院文化建设，弘扬中医药文化，对树立中医医院的价值观和文化理念，增强职工的向心力和凝聚力，提高中医医院服务质量和水平，树立良好的社会形象，具有非常重要的意义。为了指导全省中医医院文化建设工作，甘肃省卫生厅在总结部分中医医院文化建设经验的基础上，制定下发了《关于加强全省中医医院文化建设的指导意见》，要求各中医医院从形象工程、精神文明、医德文化、管理制度、医疗业务等方面全面加强医院文化建设。

四、中医药专科专病建设工作推向深入

安排部署了今后3～5年全省中

医药专科专病建设工作。2003年7月，甘肃省卫生厅在天水市召开了全省中医药专科专病建设工作会议，总结交流了全省中医药专科专病建设工作经验，研究确定了新时期中医药专科专病建设工作的总体思路、发展战略、奋斗目标和具体任务。各市、州、地卫生局（处）主管中医工作的局（处）长、中医科或医政科科长、各级中医医院院长及厅直中医单位的主要领导共150余人参加了会议。

加强了省级重点中医药专科专病建设标准化工作。在充分调研论证的基础上，甘肃省卫生厅对1997年制定的甘肃省重点中医专科专病建设管理办法和检查标准（试行）进行了修改和完善，制定下发了《甘肃省重点中医药专科专病建设管理办法》和《甘肃省重点中医药专科专病建设检查标准》，要求各地按照新的办法与标准，规范重点中医药专科专病建设，提高层次和水平，突出特色和优势。

重点中医药专科专病建设单位按规定加紧建设。已确定的3个国家级和14个省级中医药、民族医药专科专病建设单位，正严格按照有关标准和进度进行建设。各市、县级重点中医药专科专病建设工作也在稳步推进。经积极推荐和争取，甘肃省有15家中医医院的中医专科被列入国家中医药管理局西部国家扶贫开发工作重点县中医医院专科建设项目计划，部分建设经费业已下达，项目建设单位正按计划积极工作，认真实施。

五、中医药科研工作得到重视

实行了中医药科研实验室的分级管理。2003年初，甘肃省在兰州召开了全省中医药科研实验室分级登记管理工作会议，对全省中医药科研实验室分级登记管理工作进行了安排，并组织与会人员参观了省医学科学研究院的4个三级中医药科研实验室。下半年又组织专家，对本省申报的34个实验室进行了评审，有23个实验室达到二级标准，3个实验室达到一级标准，并对审核结果予以认定和公布。

开展了中医药科研课题的清理总结和2003年度中医药科研课题的立项及鉴定工作。甘肃省中医管理局组织人员，清理总结1987年以来立项的中医药科研课题137项，对没有按期完成的科研课题进行了督查。在各地、各有关单位推荐的基础上，经专家评审，2003年共有11项中医药科研课题被省科学技术厅立项，共资助经费21万元；有51项中医药科研课题被省卫生厅立项，共资助经费12万元。另外，对完成的22项中医药科研课题，通过会议或函审的方式进行了鉴定。

注重了中医药科技奖励工作。甘肃省中医药学会组织了2003年度甘肃省皇甫谧中医药科技奖评审。共有45项中医药、中西医结合、民族医药科技成果申请参加评奖。经评审，共有34项科研成果获得甘肃省皇甫谧中医药科技奖，其中2个获奖项目又获得了甘肃省科技进步三等奖。该省卫生厅召开了医药卫生科技奖励大会，对2001～2003年度厅级中医药科技奖予以了表彰和奖励。经筛选，还推荐了“敦煌中医药文献研究”等2项科研成果参加2003年度中华中医药学会科学技术奖的评审。

六、中医药人才培养工作进一步加强

中医药人才学历教育顺利进行。甘肃中医学院和甘肃省中医学校以及部分卫校积极改善办学条件，努力提高教学质量，着力培养实用型中医药专业技术人才。2003年为社会输送了中医、中药、中西医结合、藏医药专业硕士生10人，本科生338人，大专生786人，中专生572人，为该省中医药事业发展提供了人才技术支持。

强化了中医药继续教育的组织管理。根据甘肃省中医药继续教育实施办法等有关文件规定，甘肃省中医药继续教育委员会对各地申报的中医药继续教育项目进行了审查，公布了2003年第一、第二批和2004年第一批省级中医药继续教育项目75项。2003年实施了32个项目，其中国家级项目2项，省级项目30项，有2860人参加了中医药继续教育项目培训。此外，还向国家中医药管理局中医药继续教育委员会推荐了2004年中医药继续教育项目。对2002年度全省中医药继续教育项目进行了验证。经省人事厅批准，又确定甘肃省中医学校、甘南藏族自治州藏医药研究院为省级中医药继续教育基地。

检查和督导了第三批老中医药专家学术经验继承工作。签订了第三批全国、全省老中医药专家学术经验继承工作指导老师和继承人员的带教协议书，对带教工作进行了检查督导，组织了学术经验继承年度考核工作，按要求向国家中医药管理局上报了阶段工作总结。

七、大力学习宣传贯彻实施《中华人民共和国中医药条例》

组织召开学习宣传《中华人民共和国中医药条例》座谈会。2003年9月24日下午，甘肃省卫生厅在省中医院隆重举行了甘肃省学习贯彻《中华人民共和国中医药条例》座谈会，80多名省内中医药专家和领导共聚一堂，学习讨论《中华人民共和国中医药条例》，共商甘肃中医药发展大计，省人大、省政府及有关部门的领导参加了会议并作了重要讲话。

印发学习宣传贯彻实施《中华人民共和国中医药条例》的有关文件和资料。省卫生厅及时转发了《国家中医药管理局关于学习宣传贯彻〈中华人民共和国中医药条例〉的通知》和《国家中医药管理局关于印发佘靖同志在全国学习宣传〈中华人民共和国中医药条例〉电视电话会议上讲话的通知》，并下发了《关于组织开展〈中华人民共和国中医药条例〉和〈甘肃省发展中医条例〉宣传活动的通知》及《中华人民共和国中医药条例》宣传画。

开展了多种形式的《中华人民共和国中医药条例》学习宣传活动。为了使学习宣传活动开展得广泛深入，在10月22日“全省中医宣传日”前后，各地组织了义诊咨询、发放资料和传单、悬挂横幅、张贴标语、出动宣传车、播放录音带等形式多样的宣传活动，一些地方报纸、电视台、广播电台等新闻媒体对此也做了专题报道，收到了良好的学习宣传效果。

认真贯彻实施《中华人民共和国中医药条例》及相关卫生法律法规。2003年，围绕《中华人民共和国中医药条例》的贯彻实施，加强了中医机构、人员准入管理和医疗市场秩序的监督。组织2003年度中医、中西医结合及民族医药人员执业医师考试2089人次，核发2002年度全国中医执业医师考试合格人员资格证和执业证947人次。严格审查中医医疗广告，全年共出证32个。12月份，由省、市两级卫生、中医、药品监督等部门组成的联合检查组，对兰州市的医疗机构进行了一次突击检查，对检查中发现的问题提出了整改意见。

国家中医药管理局为了更好地贯彻实施《中华人民共和国中医药条例》，促进中医药事业的发展，于2003年10月，对甘肃省的中医药工作进行了检查督导和调研，省卫生厅和部分市县及有关单位给予了积极配合。通过调研，对该省中医药事业的发展给予了充分肯定，并提出了宝贵的意见和建议。

开展甘肃省名中医评选工作。根据《甘肃省发展中医条例》关于“县级以上人民政府应当建立当地名中医评选制度”的规定，按照《甘肃省名中医评选管理办法》开展了甘肃省名中医评选工作。2003年底，推荐和审查工作基本结束，评选工作正在进行。

总之，在甘肃省省委、省政府、国家中医药管理局和省卫生厅的领导下，经过广大中医药工作者的不懈努力，甘肃省的中医工作取得了一定成绩，中医事业得到了稳步发展。但是，与该省对中医药的总体要求和人民群众日益增长的中医药需求相比，还有很大差距，中医事业的总体投入严重不足，中医事业基础还相当薄弱，基层中医药人员的业务素质明显偏低，中药资源开发与产业化进程缓慢，中医行政管理体制尚未理顺，医疗卫生体制改革任务还相当艰巨。随着卫生改革的不断深入和全面建设小康社会进程的加快，为该省中医事业的发展带来了良好的机遇，在今后的工作中，将认真贯彻党的“十六大”精神和各项卫生、中医工作方针政策，扎实工作，积极进取，努力开创甘肃省中医工作的新局面。（张红伟）

29. 青海省

【青海省2003年中藏蒙医药工作概况】

2003年青海省中藏蒙医药工作在青海省卫生厅党组的领导下，认真学习贯彻党的“十六大”精神，学习“三个代表”重要思想，全面贯彻全国中医药工作会议和青海省卫生工作会议精神，通过深化城镇医药卫生体制改革和农牧区卫生改革，促进了中藏蒙医药事业的快速发展。

一、积极参加“非典”防治，充分发挥中藏蒙医药的作用和优势

中藏蒙医疗机构积极参加青海省全省“非典”防治工作，及时成立了“青海省中藏医药防治非典型肺炎专家协作小组”，负责该省中藏蒙医药防治“非典”技术指导。翻印并向全省发放卫生部非典型肺炎领导小组印发的《非典型肺炎中医药防治技术方案（试行）》等6种“非典”防治材料39200份，使全省广大医药人员，特别是中藏蒙医药人员熟悉并掌握了一定的中医药防治“非典”的技术、方法，提高了广大群众对中医药防治“非典”的知晓率，增强了群众自我防护意识。各级中藏蒙医医院相继成立了“非典”防治工作领导小组及专家协作组，制定“非典”应急处理预案，加大防治“非典”的宣传力度，设立发热门诊和隔离病区，储备一定数量的中藏蒙药材，加强医护人员的防护措施。该省中医院代为煎煮预防中药。该省藏医院结合“非典”患者的临床症状和体征，根据藏医药经典《四部医典》治疗“年仁木”的记载，研究炮制了“仁松”等4种防治“非典”的藏药制剂。各藏蒙医医院也配制了相应的藏蒙药防治“非典”。

二、继续深化改革，增强中藏蒙医医院的活力

各级中藏蒙医医院按照青海省卫生厅的统一安排和部署，结合医院实际，认真贯彻城镇医药卫生体制改革的各项配套文件扶持发展的优惠政策，积极推进医院管理体制和运行机制的改革，不断适应改革的新形式、新要求，开展了人事分配制度和后勤服务社会化改革、医疗服务费用清单制、社区卫生服务、病区人文关爱第二平台建设、医院财务管理平台建设等一系列改革，各项改革工作均取得了显著的成绩。该省中医院、省藏医院按照“三项改革”试点的要求，已将门诊药房改为药品零售企业，完成了人员剥离等工作。通过深化改革，各级中藏蒙医医院加强了科学化管理，提高了医疗和服务质量，基本建立起了适应社会主义市场经济发展要求的医院运行新机制。根据近年对该省全省37所中藏蒙医医院业务工作量统计推算，2003年全省中藏蒙医医院门诊量、住院人数及业务收入都将比2002年增长10%以上。

积极争取各类卫生基本建设项目，多渠道、多形式筹集资金，通过实施基本建设项目带动医院整体发展。青海省中医院、尖扎县藏医院住院楼已建成并投入使用。青海省藏医院、海西州蒙藏医院、果洛藏族自治州藏医院、河南县蒙藏医院等住院楼已经开工建设，将于2004年投入使用。基础设施的不断完善，极大地改善了中藏蒙医医院基础薄弱、设施差的状况，为中藏蒙医药事业的持续发展奠定了坚实的物质基础。

为把青海省藏医院建成为全国一流的现代化综合性藏医医院，制定并印发了《青海省藏医院发展规划（2003～2010）》，规划明确了医院发展指导思想、奋斗目标、建设周期和实施步骤，从建筑规模、专科建设等12个方面提出了具体的发展内容和目标。目前，医院已将规划内容按年度进行了量化分解，并已全面开始实施。西宁市卫生局制定了《西宁市2003～2010年藏医药事业发展规划》。

三、加强农牧区中藏蒙医药工作，提高服务能力和水平

为加强农牧区中藏蒙医药工作，发挥中藏蒙医药在农牧区卫生工作中的作用和优势，根据国家中医药管理局《关于进一步加强农村中医药工作的意见》精神，结合全省中藏蒙医药发展的实际，制定印发了《关于进一步加强农牧区中藏蒙医药工作的意见》、《青海省中心卫生院中藏蒙医科业务建设标准》等指导性文件，确定了农牧区中藏蒙医药工作的指导思想和奋斗目标，对基础设施建设、业务建设、人才培养等做了具体的要求。对指导农牧区中藏蒙医药工作起到了积极的作用。

抓紧全省中藏蒙医工作示范县和全省示范中藏蒙医医院创建工作。以加强内涵建设，提高管理水平和服务质量为主，按照《全省中藏蒙医工作示范县建设标准》和《全省示范中藏蒙医医院建设标准》的规定，指导4个示范县创建单位和7个示范医院创建单位制定了符合本单位中藏蒙医药工作发展的创建计划，并对湟中、互助、乐都3县创建工作及专科建设情况进行了实地调研和督导，确保各创建单位顺利开展工作并完成年度各项工作任务。平安县已于11月通过国家中医药管理局组织的评审验收，被批准为全国农村中医工作先进县。

根据《青海省县级中藏蒙医医院基本设施配置标准》的要求，积极开展县级中藏蒙医医院基础设施建设工作，先后争取并配备中华慈善总会“阳光工程”捐赠医疗设备3批共227台（件），总价值3174.7万元，使县级中藏蒙医医院的医疗设备与其承担的任务、功能相适应。随着医疗设备的投入使用，明显提高了县级中藏蒙医医疗水平和服务质量，充分发挥了县级中藏蒙医医院的医疗水平和服务质量，并取得了显著的社会经济效益，充分发挥了县级中藏蒙医医院在农牧区卫生工作中的龙头作用。

加强中心卫生院中藏蒙医科建设和乡镇卫生院、村卫生室中藏蒙医药业务建设。各地根据青海省卫生厅的部署和要求，积极加强中藏蒙医药业务建设，为乡村医疗机构配备中藏蒙医药人员和中藏蒙药品，并使其能够运用中藏蒙医药开展各项业务工作。据统计，西宁市及海东地区80%的中心卫生院设有中医科，70%的村卫生室配有中成药和中药饮片，6个自治区80%乡镇卫生院和村卫生室配有藏蒙药品。

继续开展中藏蒙医医院分级管理。各级中藏蒙医医院以分级管理工作为契机，进一步加强内涵建设，提高医院的管理水平和服务质量，玉树藏族自治州藏医院、囊谦县藏医院、乌兰县蒙医院分别通过二级甲等、二级乙等藏医医院和二级乙等蒙医医院的评审。截至目前，全省共有19个中藏蒙医医院通过分级管理评审，占中藏蒙医医疗总数的51.4%。

为切实加强中藏蒙医医院的业务建设，提高医疗质量、规范医疗行为、增强服务效益，成立了“青海省中藏蒙医医院医疗质量检测中心”，举办了中藏蒙医医院医疗质量管理学习班，对16所中藏蒙医医院医疗质量进行了监督、统计、分析，寻找出了医疗质量方面存在的主要问题，提出了改进意见和措施。

四、加强专科建设，发挥中藏蒙医药特色

继青海省藏医院药浴科、青海省中医院肝胆科、互助县中医院针灸科被列为国家中医药管理局重点专科建设单位后，湟中县藏医院药浴科、尖扎县藏医院肝胆科、平安县中医院骨伤科、乐都县中医院针灸科、化隆县中医院胃病科又被列为国家中医药管理局西部大开发技术支持项目计划国家扶贫开发工作重点县中医药专科建设项目。

自2002年召开全省中藏蒙医专科专病工作会议以来，在建成第一批14个省级重点中藏医专科专病基地的基础上，又确定了11个专科（中医6个、藏蒙医5个）为第二批省级重点中藏蒙医专科专病基地建设单位。各中藏蒙医医院也结合当地疾病谱变化、中藏蒙医药疗效独特的病种，制定了切合实际的专科专病建设方案，建设了一批州、县级和院内专科专病基地。截至目前，共建设各级各类中医专科专病基地29个，藏蒙医专科专病基地13个，创建了6个省级重点实验室、省级特色专科和6个省内名科，另有3个国家中医药管理局局级重点专科建设单位和5个国家中医药管理局重点县（国贫县）专科建设单位。据统计，各类专科专病病床占中藏蒙医病床的25.8%。初步形成了分布合理、覆盖面广、专业齐全、特色鲜明、技术领先的专科专病体系。

五、积极开展中藏蒙医药科研

根据《青海省中藏蒙医药科研工作规划》的要求，以提高中藏蒙医药学术水平和防病治病能力为目标，积极鼓励广大中藏蒙医药人员利用现代科学技术开展中藏蒙医药的基础理论、临床技术和药物研究。青海省藏医院申报的《藏药质量标准化研究》被列为科技部科研课题，青海医学院附属医院申报的《冬虫夏草对调节烧伤病人免疫功能的研究》等项课题被列为国家中医药管理局2003年度中医药留学归国人员科技活动择优资助课题，防治“非典”期间，青海省藏医药研究所申报的《防治非典型肺炎藏药品种开发研制》被列为该省科学技术厅资助科研课题。

青海省藏医药研究所药理实验室和分析实验室经国家中医药管理局组织评审，被批准为国家中医药管理局三级实验室

藏医药古籍文献整理工作得到加强。制定了全省藏医药古籍文献整理研究计划，列出了整理出版的目录，开展了藏医药古籍文献的调查、收集、摸底工作。各州县级藏蒙医医院也广泛开展了此项工作，果洛藏族自治州藏医院已经出版了《名医德合拉·阔日吾医案集》等7部藏医药古籍文献。

六、加大中藏蒙医药人才培养力度

中藏蒙医药人才培养结合专科专病建设，在普遍培养的基础上，加大了高层次、高学历、高素质人

才培养的力度，开展了学科带头人、专科专病技术骨干和研究生的培养工作，目前已培养中医临床研究生14名，在读藏医研究生8名，培养专科专病学科带头人和技术骨干80名，使其基本掌握了本专科专病领域国内外最新学术发展动态，提高了学术水平和诊疗水平，带动了专科专病整体水平的发展和提高。

委托青海省藏医学会举办为期一个月的全省藏药加工炮制学习班，各级藏蒙医医院35名藏药加工炮制人员参加了学习。委托青海省中医院、省藏医院分别举办为期7天的中藏蒙医执业医师技能考试培训班，共有200余名中藏蒙医人员参加了培训。

与省人事厅联合开展了第二批全省老中藏蒙医药专家学术经验继承工作，确定指导老师和学术经验继承人各15名，于2003年2月正式进岗跟师学习。截至目前，通过开展全国和全省老中藏蒙医药专家学术经验继承工作已经培养高层次中藏蒙医药人员30名，正在跟师学习的中藏蒙医药人员27名。此外，有1人通过考试，被列为国家中医药管理局“优秀中医临床人才研修项目培养对象”。

受国家中医药管理局的委托，承办部分“二十一世纪藏医本科教育规划教材”审定会议，对已经编写完毕的《藏医内科学》等18门教材进行了审定。截至目前，由该省卫生厅负责牵头编写的26门教材已经基本完成编审工作，即将出版发行。同时，为扩大藏医药学的传播，加强各民族文化的交流与合作，根据省卫生厅领导的指示，将该套教材翻译成汉文出版。

七、学习宣传贯彻《中华人民共和国中医药条例》

《中华人民共和国中医药条例》将中医药工作在社会关系中的地位和作用、中医药事业发展的目标，中医药工作的方针政策以法规的形式固定下来，明确了各级政府及中医药行政部门对发展中医药的职责、权利和义务，确定了中医药医疗、教育、科研和对外交流合作等方面的行为规范。为做好学习宣传贯彻《中华人民共和国中医药条例》工作，青海省卫生厅要求把学习宣传贯彻《中华人民共和国中医药条例》作为当前及今后一个时期全省卫生工作的一项重要任务，制定学习宣传贯彻计划，同时采取参加电视电话会议、召开座谈会、张贴宣传画等形式广泛开展了学习宣传贯彻工作。

八、国家中医药管理局房书亭副局长一行来青海省考察中藏蒙医药工作，期间出席了青海省中藏蒙医药工作会议

房书亭副局长对中藏蒙医药发展及中藏蒙医药积极参加防治“非典”工作给予了高度评价，并指示中藏蒙医药工作重点要放在农村牧区，要进一步提高管理水平，在继承与发展的基础上，狠抓临床疗效，在人才培养方面要树立全才意识、效益意识和创新意识。 （江　华）

30．宁夏回族自治区

【宁夏回族自治区2003年中医药工作概况】

一、认识明确、反应迅速，中西医结合防治“非典”工作取得显著成效

成立了“自治区防治非典型肺炎中医专家指导小组”，发布公告指导群众正确服用预防中药；加印《宁夏中医信息》“非典”特刊3期；举办全区中西医结合防治学习班和全区中医系统管理人员防治“非典”学习班；对“非典”防治工作及发热门诊的设置、中药进购渠道、中药质量及价格加强监管。据统计，全区中医医院共为群众调剂代煎中药近百万剂，贴价50余万元。派出医疗队25支175人次，发放宣传材料10万余份。

二、农村中医工作取得新的进展

一是与有关部门配合，制定了初级卫生保健中关于中医药的有关任务和目标；二是加大了对隆德县创建工作的指导力度，组织专家对该县进行了检查和指导；三是进一步加强了农村中医药工作，加大农村适宜中医药人才培养，强化县级中医医院、综合医院中医科和乡村中医药工作，巩固和提高中医药网络建设。

三、进一步深化中医医疗机构改革，强化管理，中医医院内涵建设得到加强

中医医院改革不断深化。一是召开“全区中医工作会议”，提出了奋斗目标和措施；二是召开全区中医医院院长会议，对“非典”防治、中医医院改革、中医专科专病建设等问题进行交流探讨；三是积极参加药品集中招标采购工作，让利于患者；四是经多方共同努力，该区首家民营民族医院——张宝玉传统回医骨伤专科医院与2003年2月15日在银川正式挂牌开诊。该院的成立，既填补了宁夏回族正骨医学、回族专科医院的空白，也对挖掘、整理、弘扬回回传统医学起到积极的促进作用；五是经灵武市卫生局同意，灵武市中医医院将该市崇兴中心卫生院兼并托管成立分院，2003年12月8日举行挂牌仪式。

中医医院管理得到进一步加强。一是深入自治区中医医院、吴忠等县（市）中医医院实地调研并指导工作；二是自治区中医医院和部分市县（区）中医医院继续推行院长负责制和综合目标管理责任制；三是统一门诊病历书写格式和要求，防范医疗纠纷的发生。

中医医院内涵建设得到加强。一是自治区中医医院中西医结合治疗肾病专科建设取得成效；二是中医、中西医结合专科专病建设取得较好成绩；三是各级中医医院综合服务功能和急诊救护能力明显提高。

四、抓住西部大开发的历史机遇，积极争取项目，中医医院建设得到较快的发展

一是该区6所国家级贫困中医医院（固原市、隆德县、西吉县、海原县、盐池县、同心县）被国家中医药管理局全部纳入西部大开发项目支持计划；二是宁夏医学院中医系、自治区中医医院重点学科建设已推荐上报国家中医药管理局；三是中日友好医院无偿为该区中医院培训技术人才项目已实施2年并取得成效；四是国家中医药管理局卫星电视网络建设项目即将实施；五是国家中医药管理局与中华慈善总会联合实施的“医疗科技发展慈善基金西部贫困地区捐助项目”在该区继续实施；六是中医医院的基础设施建设得到了加强。自治区中医医院科研楼和新装修改造的门诊楼投入使用；吴忠市中医医院筹集资金改造和装修了门诊住院大楼；银川市中医医院16000多平方米的门诊、病房大楼翻扩建工程基本完成；中卫、平罗、青铜峡中医医院改扩建了住院部楼。

五、中医药人才培养和科研工作得到加强

一是住院医师规范化培训试点工作已完成；二是大力推进中医高等教育和中医药继续教育工作；三是第三批老中医药专家学术经验继承工作进展顺利；四是积极参与国家中医药管理局的各类课题招标，自治区中医医院、永宁县中医医院的2项中医课题被自治区科委立项和资助。

六、大力宣传贯彻和实施《中华人民共和国中医药条例》和《宁夏回族自治区发展中医条例》，依法加强对中医工作的管理

下发《关于认真学习宣传贯彻〈中华人民共和国中医药条例〉的通知》，并召开了座谈会。2003年9月28日在全区范围内举行了统一的大型宣传和义诊咨询活动，自治区副主席冯炯华和自治区法制办、卫生厅领导亲临银川地区参加宣传活动，并慰问广大中医药工作者。全区共出动医务人员1000余人次，发放宣传资料50000余份，宣传画6000余张，接待义诊咨询群众4000余人次。

为全区中医机构换发了《医疗机构执业许可证》。加强对中医医师资格考试报名资格的审核工作，组织实施了2003年中医、中西医结合执业医师实践技能考试和笔试工作。

七、回族医药研究工作取得新进展

经自治区中医药管理局积极协调，2003年6月26日“宁夏回族自治区回族医药文献编纂委员会”成立。召开了编纂委员会会议，《中国回族医药》、《回药本草》、《回族医学与奥义》、《回族医学简史》、《回族医方集粹》五部回族医药文献定稿，拟准备出版。

八、精神文明建设和行业作风建设取得明显成效

根据自治区党委、人民政府关于表彰全区防治非典型肺炎工作先进单位（集体）和先进个人的决定文件，自治区中医医院和吴忠市中医医院获自治区防治“非典”工作先进集体称号。王忠和等10人获得自治区防治“非典”工作先进个人称号。

自治区中医医院被自治区党委、政府授予全区民族团结进步先进集体，并被评为全区卫生系统行业作风建设先进单位；灵武市中医医院被银川市评为市级文明单位，并被自治区卫生厅、人事厅推荐为全国卫生系统先进集体；为维护治安秩序以身殉职的银川市中医医院治安员罗玉[illegible]被银川市社会治安综合治理委员会、银川市人民群众见义勇为基金会授予“优秀治安巡防员”荣誉称号。

（张　朝）

31．新疆维吾尔自治区

【新疆维吾尔自治区2003年中医民族医工作概况】

一、努力实践“三个代表”重要思想，促进自治区中医民族医药事业的发展

在自治区卫生厅党组及主管厅长的领导下，认真学习贯彻落实“十六大”精神，努力实践“三个代表”重要思想，在工作中解放思想，实事求是，积极转变工作观念，加强政治学习，树立公仆意识，注重工作作风和公务员形象。自治区中医民族医药的行政管理部门认真贯彻党的“中西医并重”的方针，按照卫生三项改革的要求开展工作。学习贯彻“三个代表”重要思想，紧紧抓住立党为公、执政为民这个本质，落实国家中医药管理局和自治区卫生厅安排的各项工作，深化中医民族医疗机构改革，认真、努力地为自治区基层中医民族医医疗、科研、教育机构服务，推动全区中医民族医药事业稳定、健康发展，真正做到全心全意为人民服务。

二、医政工作

2003年初我国局部地区发生了“非典”疫情，直接威胁着广大人民群众的身体健康和生命安全，面临疫情的严峻形势，全国人民在党中央、国务院的统一部署下，团结一致、众志成城，齐心协力，最终夺取了“非典”防治工作的阶段性胜利。在防治“非典”的工作中，根据国家中医药管理局的要求，及时转发了《国家中医药管理局关于进一步加强中医药防治非典型肺炎工作的意见》、《卫生部非典型肺炎领导小组印发非典型肺炎中医药防治技术方案（试行）的通知》、《卫生部、国家中医药管理局关于印发新修订的〈传染性非典型肺炎推荐中医药治疗方案〉的通知》、《国家中医药管理局办公室关于印发传染性非典型肺炎恢复期推荐中医药治疗方案的通知》及其他相关文件。根据卫生部、国家中医药管理局印发的《传染性非典型肺炎推荐中医药治疗方案》，结合自治区地理条件、气候特点、人群特征等，先后与自治区科委、自治区药研所、自治区药监局、自治区中医医院、自治区维吾尔医研究所等，组织有关中医药、维吾尔医药专家对适合自治区预防“非典”的处方进行了论证，制定出适合自治区的非典型肺炎中医药防治技术方案和维吾尔医药防治技术方案，并上报国家中医药管理局，印发给全区中医民族医医疗机构。为加强自治区预防“非典”的工作，在自治区卫生厅防治非典型肺炎领导小组的统一安排下，多次到乌鲁木齐市各级医疗机构检查发热门诊的设立情况，督导各医疗机构对防治“非典”预案的执行情况，并明确提出“不准在‘非典’时期趁机哄抬药品价格”的要求。为满足广大群众对中医药防治“非典”的需求，严格按有关文件要求，由自治区药品监督管理局对申报医院制剂室的基本条件、中药煎制条件进行审核、监督，最终批准了自治区6所医院为“预防非典型肺炎中药煎制定点医疗机构”。根据新疆电视台及有关新闻媒体的要求，在自治区卫生厅防治非典型肺炎领导小组的统一安排下，积极配合、协助各新闻媒体，做好预防“非典”的维语宣传工作。根据《国家中医药管理局受理群众为中医药防治非典型肺炎献方献策的管理办法》，对接到的防治“非典”群众献方进行了收集、整理和登记，并以书信、电话等方式对部分献方的群众给予了答复。

加强对国家级重点专科建设项目单位——自治区中医医院心血管科、昌吉回族自治州中医医院针灸科和自治区维吾尔医医院白癜风病的建设。自治区卫生厅中医民族医药管理处阿尔甫处长于2003年9月参加了国家中医药管理局民族医重点专科专病建设工作座谈会，对自治区维吾尔医医院（白癜风病）的建设工作作了汇报。

落实国家中医药管理局“中医药西部大开发技术支持项目”（包括专科专病建设和人才培养计划），全区共有6所民族医医院被定为专科专病建设单位，共划拨经费30万元；14所民族医医院共28人被定为人才培养计划的培训对象，共划拨经费28万元。目前该项目正在实施中。

2003年中医医师资格实践技能考试是全国统一命题的第一年，自治区配合国家中医药管理局中医师资格认证中心完成了命题工作。完成了2003年医师资格实践技能考试考务人员培训，医师资格实践技能考试及综合笔试的巡考工作。及时向国家中医药管理局中医师资格认证中心上报了自治区中医民族医医师资格实践技能考试的工作总结。自治区卫生厅中医民族医药管理处阿尔甫处长于2003年9月参加了“全国民族医医师资格考试工作研讨会”，对该区民族医医师资格考试工作作了总结，并提出下一步工作意见。

根据国家中医药管理局的要求，继续做好自治区《执业医师法》颁布前未取得医学专业技术职称无学历中医（民族医）从业人员医师资格的补报、审核、认定工作。

根据全国和自治区关于整顿市场经济秩序有关文件的精神，商定下发对医疗机构进行质量、服务监督检查的通知，从三项改革、争创十佳医院、医疗市场治理整顿等方面对中医民族医院、医疗市场进行了全面检查，从而促进医疗市场和医院规范服务。

协助自治区民委联合开展对全区各级哈医、蒙医医疗机构基本情况调查的工作，此项工作正在调查中。

加强对米泉市全国农村中医工作先进县建设单位的督查工作，并将组织有关人员进行验收，明年向国家中医药管理局申请验收；对全国农村中医药工作先进县建设单位伊宁县中医医院进行督导。

对全国维吾尔医医院示范单位自治区维吾尔医医院、全国中医医院示范单位昌吉回族自治州中医医院、乌苏市中医医院二期建设工作进行督导。

“天使工程”扶贫项目的16所中医民族医机构项目目前正在建设中。

按照《医疗卫生广告法》的有关规定，严格审批中医、中西医结合、民族医医疗广告82个。

根据国家中医药管理局中医医院医疗质量检测中心的要求，对自治区中医医院、伊犁州中医医院和昌吉回族自治州中医医院的医疗质量工作进行了督察。

根据国家中医药管理局创建全国社区卫生服务示范区活动的要求，经筛选拟定米泉市为自治区社区卫生服务示范区，并上报国家中医药管理局。

对10个自治区级的专科专病建设项目进行筛选、论证。

三、科研工作

继续做好维吾尔医药古籍文献的整理工作，组织名专家从事此项工作，将《白色宫殿》、《如意治疗》、《拜地医药书》列入国家中医药管理局民族医药文献整理的课题任务。

根据《中华本草》编委会办公室的要求，已完成了《中华本草》维药分卷中对400种维药的汉文编撰的二次修订工作，并已上报《中华本草》编委会办公室，其他药物的编写任务正在加紧进行。《百科全书》维医学分册的二次修订工作已完成。

加强对自治区维吾尔医研究所、自治区维吾尔医医院药物临床实验基地、自治区中医医院国家级中药临床实验基地及有关实验室的管理工作。

根据国家中医药管理局有关要求，申报2003年度中医药回国人员科技活动择优资助项目、申报国家中医药管理局中医药科技成果推广项目和征集2003年度国家科学技术奖励项目的工作均已申报完成。

四、教育工作

为了落实自治区人民政府《关于进一步加强中医民族医药工作的意见》精神，调整维吾尔医教学结构，提高维吾尔医的教育层次，加快维吾尔医药事业的发展，通过实地考察和了解已将“新疆维吾尔医学高等专科学校”升格为“新疆维吾尔医学院”的意见上报给自治区卫生厅领导。

组织、指导、协调有关专家筹备第二版维吾尔医大专教材的编写工作，目前已完成了3本维吾尔医大专教材，其他教材正在加紧编写。

根据《国家中医药管理局关于印发优秀中医临床人才研修项目实施方案的通知》，通过对自治区中医药临床人才的遴选、审核、推荐，组织他们参加全国考试与面试，最后确定自治区中医医院陆明、胡晓灵为“全国优秀中医临床人才研修项目”培养对象。

自治区第二批全国老中医民族医药专家学术经验继承人出师暨第三批全国老中医民族医药专家学术经验继承人拜师大会于12月中旬召开。

为全区各级中医民族医医疗机构共安排了15人的培训工作。

审核并监管好中医成人自考免于临床实习人员的工作。

五、对外交流工作

为了进一步促进维吾尔医药的继承与发展，加强维吾尔医药的国际交流与合作，使维吾尔医药更好地为人类健康服务，自治区卫生厅成功地承办了自治区人民政府和国家中医药管理局于2003年8月18日～21日在乌鲁木齐共同举办的“2003国际维吾尔医药学术会议”。卫生厅党组十分重视会议的筹备工作，多次召开会议听取汇报，具体研究解决筹备工作中的问题和困难。专门成立了筹备委员会，主任由古丽布斯坦副厅长担任，下设“一会三处”，各机构均有专人负责，职责明确。这次会议得到了国家中医药管理局及自治区的高度重视和大力支持。参加本次会议的特邀嘉宾、特邀代表和专家、学者共计289人，其中有来自法国、俄罗斯、日本、巴基斯坦、爱沙尼亚、奥地利、德国、丹麦、乌克兰、印度10个国家的代表41人，台湾代表4人，国内代表244人。卫生部副部长兼国家中医药管理局局长佘靖同志、新疆维吾尔自治区主席司马义·铁力瓦尔地同志和自治区副主席库热西·买合苏提同志围绕维吾尔医药的发展和国际交流与合作等方面的问题作了重要讲话。通过学术交流，展示了维吾尔医药学术发展的新水平和新成果。本次会议共收到论文571篇，其中国外77篇，内地85篇，香港1篇，新疆408篇；大会报告论文40篇。通过参观有关维吾尔医药机构，使代表们直观了解了维吾尔医药特色和优势、研究成果及药物开发的基本现状，也实实在在地看到了维吾尔医药工作者为之进行不懈努力的敬业精神。通过“新疆维吾尔医药发展成就展”，使代表们与各界人士了解了维吾尔医药的发展历程和新中国成立后维吾尔医药在党和政府的领导下，在党的卫生工作方针指引下、民族政策的光辉照耀下所取得的辉煌成就，大家对“成就展”给予了一致的好评，使自治区广大医药卫生工作者受到了很大的鼓舞。本次展览会共展出展板30幅，维吾尔医药古用具27件，古籍文献37部，各类图片近百幅，维吾尔医常用药材标本500个、成药100种。2003国际维吾尔医药学术会议的举办是成功的。这次会议的召开，促进了维吾尔医药的国际交流与合作，为传统医药专家和学者之间的沟通与联系架起了桥梁。这次会议提高了维吾尔医药在国内外的学术地位，体现了我国党和政府对少数民族传统医药的扶持发展政策。同时，通过这次会议的成功举办，也进一步增强了自治区认真贯彻落实党的中西医并重的工作方针，弘扬民族优秀文化，做好维吾尔医药工作的信心和继承、发展维吾尔医药事业的使命感。

2003年11月，自治区卫生厅中医民族医药管理处阿尔甫处长参加了由国家中医药管理局举办的全国中医药对外交流与合作工作会议，会上，阿尔甫处长就自治区中医民族医药对外交流与合作工作做了专题报告，尤其汇报了2003国际维吾尔医药学术会议的成功经验，报告得到了国家中医药管理局有关领导及兄弟省市中医处（局）同行们的一致好评。

2003年10月，由自治区人民政府组团参加了“2003国际中医药学论坛”大会，根据政府侨务办公室的要求，组织有关人员，由古丽布斯坦副厅长带队参加了会议。通过参会、大会交流，获得了更多更广泛的中医药国际信息。

六、精神文明与法制建设

《中华人民共和国中医药条例》是我国政府制定颁布的第一部专门的中医药行政法规。《中华人民共和国中医药条例》的颁布实施，将对加快中医药、民族医药事业的发展，保障人民群众的身体健康发挥重大作用，这是全国卫生界和中医药界的一件大事和喜事，又是开展中医、民族医药工作的依据和保证。根据国家中医药管理局有关文件精神，全区中医民族医医疗机构及有关单位认真学习宣传贯彻《中华人民共和国中医药条例》，及时将《中华人民共和国中医药条例》和国家中医药管理局《关于学习宣传贯彻〈中华人民共和国中医药条例〉的通知》转发给自治区人民政府有关部门、卫生厅各处室、自治区工商局、全区各地州市卫生局和全区各中医民族医医疗、教育、科研机构、医药企业等有关部门。提出关于学习宣传贯彻《中华人民共和国中医药条例》的要求。组织全区各有关单位张贴《中华人民共和国中医药条例》宣传画，参加国家中医药管理局《中华人民共和国中医药条例》的知识竞赛。

深入基层调查研究，在自治区卫生厅古丽布斯坦副厅长的带领下，自治区卫生厅中医民族医药管理处阿尔甫处长等人前往新疆8个地州15个县乡对中医民族医纠风、医政、文明建设等方面的工作进行调研，积极宣传贯彻落实自治区人民政府《关于进一步加强中医民族医药工作的意见》，加强宏观管理的分类指导，及时掌握了解基层的“医改”工作动态及专科专病建设工作，并做好指导工作。注意医疗机构的改革情况，抓典型，认真总结改革经验，以点带面，进一步促进自治区中医民族医医疗、教育、科研等各项工作的发展。

七、其他工作

卫生部副部长兼国家中医药管理局局长佘靖一行，借参加“2003国际维吾尔医药学术会议”的机会，对自治区进行了视察。对乌鲁木齐地区有关中医和维吾尔医医疗机构及药厂、吐鲁番地区维吾尔医医院、全国农村先进县米泉市中医医院、伊犁地区有关中医医院等的工作进行调研，并了解该区防治非典型肺炎预案的制定及落实情况。佘部长对自治区中医民族医工作给予了充分肯定，并对今后的工作提出了要求。

受国家中医药管理局的委托，“全国中医医院医疗质量检测工作会议”于2003年8月26日～29日在自治区伊犁州伊宁市召开，本次会议取得了圆满成功，得到了国家中医药管理局有关领导及兄弟省市中医处（局）同行们的一致好评，并收到了国家中医药管理局中医医院医疗质量检测中心的感谢致函。

国家中医药管理局医政司许志仁副司长一行在参加“全国中医医院医疗质量检测工作会议”的前后，对自治区中医医院、自治区维吾尔医医院、伊犁州中医医院、伊犁州新源县中医医院、昌吉回族自治州中医医院、阜康市中医医院、吐鲁番地区维吾尔医医院、托克逊县维吾尔医医院、乌苏市中医医院、全国农村先进县米泉市中医医院等进行了调研。许志仁副司长对该区中医民族医医疗机构的管理、办院方向、内涵建设、专科专病建设、农村中医民族医工作等方面的工作给予了高度评价。

根据自治区人民政府《关于进一步加强中医民族医药工作的意见》（［2002］36号）精神，2003年度“发展中医民族医专项补助经费”，经与自治区财政厅商议，报自治区人民政府批准，2003年已按要求下拨给有关医疗机构。

根据国家中医药管理局和中国慈善总会“将部分医疗设备捐助西部及部分贫困地区中医医院”的精神，向40所各级有关中医民族医院分配、发放第一批设备共39种、123台件，总价值为1919.4万元。现已完成第二批无偿配发设备的预定汇总工作，并上报国家中医药管理局。

在10月22日的“世界传统医药日”，组织各级中医、民族医医疗机构以义诊、科普宣传、知识竞赛、座谈会等形式举行了纪念活动。

协调好自治区中医、中西医结合、针灸、民族医药学会（维医、蒙医、哈医）的各种学术交流活动，充分发挥学会作用。

为了宣传中医民族医政策，加大宣传自治区中医民族医药工作的力度，根据国家中医药管理局、中国中医药报社的要求，在全区中医民族医医疗机构及药厂选拔通讯员，扩大新疆记者站通讯员队伍。

（赵新建）

32．大连市

【大连市2003年中医药工作概况】

一、深化中医机构改革

大连市各级中医医疗机构在2002年改革的基础上，结合本地区、本单位的实际情况，认真贯彻“十六大”精神，以“三个代表”重要思想为指导，进一步落实《关于城镇医药卫生体制改革的指导意见》及其配套文件，自觉、主动地投入医药卫生体制改革当中，进一步开展了内部运行机制、人事制度和分配制度等各项改革。尤其是瓦房店市中医院已实行股份制合作，更名为瓦房店市中医医院有限公司，为大连市卫生体制改革做出新的尝试。

二、专科专病建设和综合性医院中医科建设又上新台阶

在专科专病建设方面，大连市继续加强各级重点中医专科的建设。大连市中医院心血管科、糖尿病科，大连市中西医结合医院骨科、心血管科，大连市中西医结合皮肤病医院皮肤科，均被评为辽宁省中医、中西医结合重点专科。10月8日，大连市中西医结合医院向国家中医药管理局申报全国重点中西医结合医院建设单位。通过创建工作，使建设单位成为中西医结合特色突出、专科优势明显、临床疗效显著、管理科学、具有示范带动作用的中西医结合医院。大连市中医医院专科专病治疗中心综合楼于9月16日正式开工，它的建成将进一步改善大连市中医病人的住院条件和环境，将对中医院重点专科专病建设和未来发展起到巨大的推进作用。

在综合医院中医科建设方面，大连市中心医院、大连市第六人民医院2002年被评为“辽宁省综合、专科医院重点中医科”，现更名为“辽宁省重点中医科”，并重新更换牌匾。2003年对2002年中医科建设先进单位进行了重点考核，并要求其总结经验，进一步做好专科建设。

三、中医药人才培养工作稳步有序开展

全国第三批老中医药专家学术经验继承遴选工作已经完成，大连市有3名指导老师和6名学术继承人入选，已于2003年1月25日统一进岗跟师。9月4日召开大连市第二批全国名老中医经验继承出师暨第三批全国名老中医经验继承拜师大会，有5名继承人出师，6名继承人拜师。

根据国家中医药管理局下发的“优秀中医临床人才研修项目”实施方案，从全市各级中医医疗机构中推选9名中医专家参加省初评，有4人通过初评。10月19日通过初评的3人参加了“优秀中医临床人才研修项目”选拔考试。最终3人全部入选。9月初，该市选拔1名县级中医机构中青年技术骨干参加省卫生厅组织的“辽宁省县级中医医院中医专科（专病）技术骨干培训”。

四、中医科研取得喜人成果

大连市中西医结合医院周升平主任负责完成的科研课题——湿疹散治疗湿疹的临床观察与实验研究，获中华中医药学会科学技术三等奖。为做好中医适宜诊疗技术的整理与研究工作，2003年再次组织全市参加国家中医药管理局中医适宜诊疗技术项目申报工作。经国家中医药管理局评定，许元平的“耳穴浮络割治法治疗哮喘病临床研究”入围“2003年度国家中医药管理局中医临床诊疗技术整理与研究项目”。

五、农村中医工作和社区中医工作进一步加强

为巩固和加强农村中医工作，提高乡镇中医整体水平，向农村推广中医药适宜技术，大连市卫生局中医处组织专家完成了农村中医适宜技术临床手册的编写。

中医药参与社区卫生服务对于落实预防保健任务、方便群众就医和减轻疾病负担起到了积极作用，根据卫生部、民政部、国家中医药管理局《创建全国社区卫生服务示范区活动》的要求，中医处对市内4个区47个社区卫生服务中心进行全面摸底调查。

六、其他工作

2003年4月30日～5月1日，对该市26所二级以上医疗机构进行了在预防“非典”中应用卫生部规定的中药处方、汤剂的大检查。深人到药房、药库检查规定应用的处方及中药药品质量，充分保证预防用药的安全、有效。在抗击“非典”的预防用药中，大连市中医院煎售预防中药汤剂73848袋，大连市中心医院煎售预防中药汤剂5万余付。

为贯彻落实宣传《中华人民共和国中医药条例》，中医处翻印《中华人民共和国中医药条例》2000册，编印《中华人民共和国中医药条例》宣传单10000张，组织了全市大型中医义诊活动，有30多个医疗机构120余名中医药专家参加义诊，为2000余人提供了义诊服务，接受3000余人次医疗咨询，发放宣传材料15000余份。

2003年组织了全市中医执业医师考试报名工作，接受报名和资格审查336人。经省卫生厅审核共有328人获全国实践技能考试资格。经过严格的实践技能考试，最终有238人获全国医学综合笔试考试资格。2003年受理执业医师注册110人，受理执业医师变更注册108人，受理外地来大连注册考试18人。

2003年4月10日在大连市政府、市中医院资助下出版的名老中医学术专著——《谷铭山治疗肿瘤经验集》、《傅魁选临证秘要》、《孙传珍临证集要》举行了首发式。

（李春梅）

33. 青岛市

【青岛市2003年中医药工作概况】

一、加强“非典”中医药防治工作

面对突如其来的“非典”，该市充分发挥中医药在预防医学领域的优势，大力加强传染性非典型肺炎的中医药防治工作。开展了养生保健防治“非典”的大型咨询活动，组织有关专家研究出台了《青岛市非典型肺炎中医药防治技术方案（试行）》，向广大市民推荐了用于一般健康人群预防“非典”的中药处方，开通了2部“非典”中医药预防咨询热线，提出了“市民防非30字要诀”，推荐上报了批量煎制“非典”中药汤剂定点单位，组织专家对各级各类中医（中西医结合）医院的中医药防治“非典”工作进行了督导检查。

二、加强农村中医工作

为了解情况，总结经验，制定促进农村中医药事业发展的有力措施，加速农村中医药人才培养，该市对全市农村中医药人员基本情况进行了调研。根据调研结果，制定了《青岛市农村中医药工作行动计划（2003～2005）》，即3年内使该市8000名乡村医生受到包括中医养生学在内的中医理论与技能的系统培训，使300万农民得到“养生保健进万家行动”的实惠，重点建设4所市（区）级中医医院，各乡镇所设卫生院应有中医科并达标或至少设立一所中医（中西医结合）门诊部。为推进计划的实施，加强乡村医生中医药知识与技能培训，该市还制定了《乡村医生中医药知识与技能培训实施方案》，成立了“行动计划领导小组”和“行动计划专家咨询委员会”，召开了基层中医药工作会议，对乡医培训基地建设、师资培训、培训教材、培训收费等进行了部署。

三、加快科教兴业步伐，繁荣中医药学术

为加快科教兴业步伐，该市继续实施《青岛市中医事业四名工程实施方案（2001～2005）》，对市级中医重点学科和特色专科建设进行了年度检查，启动该市第三批国家级继承工作的同时，组织推荐上报了5名符合国家中医药管理局优秀人才研修方案条件的主任医师。举办“名师论坛”，共召开中医药学术研讨会10期，承办了“全国中医院重点科室医院感染管理与SARS消毒隔离防护措施培训班”，举办了全国肥胖中医药治疗高级研修班，举办了全省肿瘤中医药防治培训班。

四、以中医集团为纽带，加强中医机构内涵建设，扩大中医机构和队伍的规模

为扩大青岛市中医（中西医结合）医疗集团的社会影响力，该市举办了“庆三八妇女节，中医集团义诊宣传活动”，启动了中医集团护理工作例会制度，推动了护理工作的发展。在山东青岛中西医结合医院成立了“青岛市过敏性疾病中西医结合防治中心”，在海慈医疗集团成立了“青岛市肿瘤中医治疗康复中心”，提高了原有品牌的知名度和卫生资源的综合效益，更好地发挥了中医（中西医结合）的特色和优势。

民营中医（中西医结合）医疗机构得到进一步发展，青岛德民中西医结合医院通过验收评审，拥有床位190张。青岛育仁中西医结合不孕不育症专科医院通过评审，设床位20张，两院共创造120余个新就业机会。组织专家编写了《青岛市居民养生保健指南》，委托青岛市中医（中西医结合）医疗集团深入基层开展了义诊咨询活动，受到当地群众广泛欢迎。

五、加强综合（专科）医院中医工作

为促进综合（专科）医院中医、中西医结合工作，确保中医药事业全面健康发展，该市召开了全市综合医院中医工作座谈会，有关单位介绍了各自中医工作进展情况和工作思路，讨论了《青岛市综合（专科）医院示范中医科评选标准》和《青岛市中西医结合临床研究基地建设计划》，学习了《中华人民共和国中医药条例》。在此基础上，又首次召开了全市综合（专科）医院中医工作现场会，参观考察了国家级重点学科——济南军区青岛第一疗养院中医科。会议在充分肯定综合（专科）医院中医工作所取得成绩的基础上，指出了存在的问题，并就今后一个时期的工作思路和主要任务作了具体部署，根据会议精神开展了第二周期综合（专科）医院示范中医（中西医结合）科评审工作。

六、加强依法行政，强化医疗质量监管，为中医事业发展创造良好的环境

《中华人民共和国中医药条例》于2003年4月7日颁布，并于2003年10月1日起正式施行。该市就《中华人民共和国中医药条例》的学习、宣传进行了周密部署，并制定了详尽的学习宣传计划，还组织各区、市卫生局、各级卫生监督所、各级各类中医（中西医结合）医院、各级各类综合（专科）医院等有关单位进行了《中华人民共和国中医药条例》相关知识统一考试。另外，举办了有关《中华人民共和国中医药条例》的全省知识竞赛，共有来自全省的21个代表队参加了竞赛，掀起了学习、宣传、贯彻、实施《中华人民共和国中医药条例》的高潮。组织各级各类中医（中西医结合）医院悬挂横幅进行宣传，取得了良好的效果。

为加强对全市各级中医、中西医结合医疗机构技术质量的监控管理，确保工作质量，降低医疗差错与事故的发生率，该市组织了全市中医（中西医结合）医院的医疗质量检查，并将把检查结果向社会公示，以指导老百姓选择优质的中医（中西医结合）医疗服务。

（汪运富）

34．宁波市

【宁波市2003年中医药工作概况】

2003年宁波市中医工作，深入贯彻党的“十六大”和十六届三中全会精神，贯彻落实《中华人民共和国中医药条例》和中医药政策，在各级政府和有关部门的重视和支持下，通过全行业广大职工的共同努力，取得了良好的成绩。

2003年在经受了一场突如其来“非典”疫情的严峻考验，取得抗击“非典”斗争的阶段性胜利之后，全市中医药行业在“三个代表”重要思想和“十六大”精神指引下，开拓进取，团结奋斗，各项工作都取得了新的进展。

2003年全市中医医院的业务效益继续保持上升趋势，全市8家中医医院业务总收入34154.61万元，地区中医院平均业务收入为4269.33万元，年度业务增长率为20.33%；每职工人均年业务收入为22.18万元，较2002年增长17.73%；医院业务增长势头良好，全年门诊2103756人次，较2002年增长9.44%，全年出院21937人次，较2002年增长20.11%。

中医医院建设管理方面，宁波市中医院、奉化市中医院为浙江省重点建设中医院验收合格单位；象山县中医院被批准为二级甲等中医医院。余姚中医院骨伤科、象山中医院中医心血管科被列入2003年省级中医重点专科计划项目，全市确定10个项目为市中医药重点学科、中医重点专科建设计划项目。宁波市中医院与上海市中医院开展学科互建，余姚市中医院与杭州市中医院签订肾病专科合作协议。

医院硬件建设也进一步得到改善。慈溪市中医院准备新医院的整体搬迁工作，力争2004年10月迁入，奉化市中医院住院楼动工兴建，预计2004年10月投入使用。

一、中医药在防治“非典”中发挥了重要作用

2003年“非典”疫情期间，全市广大中医药人员积极参战，中医专家参与“非典”治疗，中青年中医人员主动请缨，与西医人员一道并肩作战，以对人民极端负责的态度，勇于奉献，临危不惧，恪尽职守，积极投身防治“非典”一线，为有效控制“非典”疫情做出了重要的贡献。统筹全市中药资源状况，统计全市各大医院的中药材的存量，备好短缺中药的替代药材。收集中医药治疗“非典”的经验和方法，及时转发了上级卫生部门防治“非典”的有关文件以及治疗方案、书籍等，指导各地各单位开展中医药防治“非典”工作，认真做好人民群众对中医药防治“非典”的献方献策工作。全市各中医医院落实工作责任，规范发热门诊设置，抓好全员培训，并发放预防SARS中药52600余袋。奉化市中医院被评为“宁波市抗击‘非典’先进集体”，慈溪市中医院党组织被授予“宁波市防治‘非典’工作先进基层党组织”，宁波市中医院急诊科被评为“宁波市卫生系统抗击‘非典’先进集体”。

二、贯彻落实《中华人民共和国中医药条例》

为贯彻《中华人民共和国中医药条例》，通过宁波健康网、报刊、会议等多种形式宣传《中华人民共和国中医药条例》，下发单行本及宣传画500余份。组织全市各中医院开展《中华人民共和国中医药条例》知识竞赛。召开各中医院院长和中医专家座谈会，学习贯彻《中华人民共和国中医药条例》。《中华人民共和国中医药条例》的颁布实施，鼓舞人心，必将进一步推动全市中医药事业的发展。

制定了《宁波市中医药事业发展规划》，根据《中华人民共和国中医药条例》精神，明确发展目标和任务，到2010年，按照宁波市社会发展和群众对医疗卫生服务的需求，基本完成该市中医药资源的优化配置、服务模式的调整以及服务领域的拓宽；建立有较强自主发展能力的中医药医疗服务体系、科技创新体系和人才培养体系；基本形成科学、合理、监管有力的中医药事业发展的运行机制、管理机制和保障机制，推动该市中医药事业持续、稳定、健康发展。

三、中医教育工作

先后开展第三批全国老中医药专家学术经验继承工作和浙江省省级名中医药专家学术经验继承工作，为了确保继承工作质量，对3名国家级继承人和3名省级继承人的学术继承工作坚持高标准、严要求，下发了《关于中医药专家学术经验继承工作若干问题的意见》，加强学术经验继承工作管理，提出继承工作目标要求，并进行阶段考核，努力培养造就新一代中医人才。

大力培养继承型高级人才，在国家中医药管理局组织的“优秀中医临床人才研修项目”统一考试中，奉化市中医院王建康等3名同志全部入选，通过国家中医药管理局3年培养，成为继承型高级人才。

继续做好全市中医住院医师规范化培训工作，以省中医药继续教育宁波市分中心为依托，组织二期五门公共必修课的培训与考核，2003年参加培训人员120人次。

四、中医重点学科、专科建设

为提高宁波市中医药学术水平和临床诊疗技术水平，出台了《宁波市中医药重点学科（专科）建设管理办法（试行）》。目前，经省、市专家评审，已确定10个项目为宁波市第二周期中医药重点学科、中医重点专科建设项目，并正式启动。

余姚中医院骨伤科、象山中医院中医心血管科列入2003年浙江省（面向县级医院的）中医重点专科计划项目，至今已有省级中医重点专科4个。组织好省级中医重点学科及浙江省中医药各类科技计划项目的申报工作。

五、中医药参与农村、社区卫生服务工作

目前，全市已开展中医药服务的社区卫生服务中心65个、服务站89个，会使用中医药技术的社区卫生服务医生244名。市中医院与西门、南门社区卫生服务中心开展双向协作，派出资深医生到社区开展中医药服务和指导，深受基层医疗机构和社区群众欢迎。派出专家38人次，到山区、海岛、农村为群众义诊。余姚市中医院与5家乡镇卫生院组建的杏林医疗集团，充分利用现有医疗资源，开展农村中医药服务，使乡镇卫生院业务不断拓宽。

奉化市中医院、余姚市中医院、镇海区中医院积极开展社区卫生服务工作，按照“六位一体”功能要求，发挥中医药特色和医院优势，开展中医药内容健康咨询、义诊、上门服务、契约式合同等服务，受到社区居民好评。

加强农村中医药人员培养，2003年，全市基层医疗机构的13名中医人员参加了为期2年的省农村中医骨干培训班。

六、中医医政管理

加强对中医医疗广告的监督管理，2003年全市严肃查处违法中医医疗广告2起。

做好2003年全市中医（中西医结合）执业医师资格考试工作。

配合《浙江省中医医院评审标准》制订，提出修改意见。

（郭永斌）

35. 深圳市

【深圳市2003年中医药工作概况】

一、发挥优势，共创抗击“非典”佳绩

在2003年抗击传染性非典型肺炎战役中，该市中医药、中西医结合工作者在各级卫生部门统一领导下，与全市卫生工作者和全市人民一道，同心协力，众志成城，迎难而上，共同为该市有效控制“非典”疫情、取得抗击“非典”的胜利作出了积极贡献。

积极发挥中医药在防治“非典”等传染性疾病中的作用。市区各中医医院、综合医院、专科医院的中医药、中西医结合工作者除了按市卫生局的统一安排和部署，严格做好防治“非典”的各项常规医疗卫生工作外，反应快捷，主动出谋划策，加班加点煎制预防“非典”中药汤剂，供医务人员和易感人群服用。

主动开展中医药防治“非典”的科学探索研究。该市“非典”诊疗专家组的中医、中西医结合专家一直坚持在抗击“非典”的最前沿，为每位“非典”患者辨证施治。他们还与其他相关的中医药人员一起，及时以科学的态度开展对“非典”的探索研究。市东湖医院、市中医院开展了6项课题中医药、中西医结合科学防治“非典”的研究，其中市中医院的“‘防感汤’防治SARS等呼吸道病毒的实验研究”还获省中医药局科研资助立项。

加强中医药科学防治“非典”的宣传和学术探讨。该市中医药、中西医结合等学会发挥学术主渠道作用，积极配合开展科学防治“非典”的宣传。

以防治“非典”为契机，强化中医机构应对突发公共卫生事件应急医疗救治体系建设。深圳市卫生局在《深圳市突发公共卫生事件应急医疗救治体系建设方案》中，明确了中西医并重、中西医结合的救治原则，把中医医院纳入应急医疗救治体系一并建设，最大限度地使患者得到更有效的救治。

二、挖掘潜力，加快中医事业发展

2003年，全市中医经费投入9604万元（占卫生经费投入的6.65%），其中中医事业费6203万元（占卫生事业费的4.88 %），基本建设经费3401万元。全市有中医机构87家，比2002年增加2家。其中中医类（含中西医结合，下同）医院8家、门诊部（含中心）4家、研究所2家、诊所73家。各类综合医院、门诊部基本都设立了中医科，社区健康服务中心开展中医药服务内容的不断增多。全市有注册中医、中西医结合医师1265人（执业医师1203人，助理执业医师62人），其中副高以上技术职称280人，博士后3人，博士30人，硕士85人。中医病床1009张（比2002年增加102张），其中中医类医院753张，其他医院256张。中医类医院固定资产总值31773万元，专业设备总值11298万元，床均固定资产45.4万元，分别比2002年增加14.28%、17.88%和2.48%。

全市中医诊疗人数约350万人次，比2002年增加9.4%。其中中医类医院205万人次（比2002年增加12%），12家其他医院（北大深圳医院和11家设中医病床的医院）75万人次（比2002年减少8.5%），其他医疗机构约70万人次，比2002年增加8% 。中医类医院收住病人19110人次，其他医院收住病人5767人次，分别比2002年增加21.1%和8.1% 。病床使用率中医类医院平均为88.0%（市中医院、平乐医院、福田区中医院均达95%以上），比2002年上升6.5%，其他医院平均为104.6%，比2002年上升12.0% 。床位周转次数全市中医医院平均为31.85次，其他医院平均为23.7次，分别比2002年增加0.75次和减少1.4次。出院者平均住院日全市中医医院平均为11.46天，11家其他医院平均为14.28天，分别比2002年减少0.24天和2.12天。中医类医院业务收入共32215万元（比2002年增加4904.3万元），业务支出35887.5万元，业务支出占业务收入的比例为111.4%，比上年减少0.01%。

三、深化改革，增强中医竞争能力

药品采购制度全面推行。该市各中医医院严格执行政府招标采购的有关规定对药品医用材料等实行集中招标采购。由于药品采购制度改革以及医院经营理念的转变，以药养医的局面得到改变，药品收入占业务收入的比例逐年下降，2003年全市中医类医院药品收入占业务收入的比例平均为43%，比2002年降低2.3%。

探索办医体制改革。为推进医院的持续快速发展，把医院做大做强产生规模效应，打造品牌医院，深圳平乐骨伤科医院经市卫生局同意，已进行股份制改造的前期准备工作。这是该市首家国有医院股份制试点，将对今后的医院体制改革产生影响。探索营利和非营利性医疗机构的优势互补，更好地发挥国有医院技术、管理优势和其他机构经营灵活性，深圳市中国传统医疗中心并入市中医院管理，并经省中医药局同意更名为深圳市传统医疗中心。福田区卫生局在恢复福华中西医结合医院建制后，率先进行了医疗机构管理体制改革的探索，对医院采取托管引资、企业化管理的方式，保留国有医院成功的管理经验，又充分发挥民营医院机制活、体制新的优势，制定了社会和经济效益并进的医院可持续发展战略，以适应医疗市场的崭新服务理念和特色医疗服务，开拓市场，打造品牌医院。

探索医院管理模式改革。该市中医医院在后勤服务社会化和医院管理模式改革中，积极探索规范管理、降低消耗、卫生资源共享的做法，大大提高了工作效率。

四、强化内涵建设，提高中医质量水平

创建等级医院，提升中医院整体水平。市中医院、罗湖区中医院、宝安区中医院在等级医院基础上，朝着特色明显、管理现代化、科学化、信息化，服务功能健全和质量优良的方向努力，不断优化就医条件，提高服务质量。福田区中医院和深圳平乐骨伤科医院积极开展创建等级医院活动，并于2003年年底顺利通过深圳市中医医院分级管理委员会评审，分别进入二级甲等中医、中西医结合医院行列，促进了医院科学化、规范化、现代化管理。

发挥中医优势，加强专科专病建设。2003年，该市中医重点专科、特色专科建设取得新发展。市中医院在肝病专科成为广东省、深圳市中医重点专科、国家级中医重点专科建设单位基础上，针灸科、肾病、急症3个专科一举通过专家组评审，进入广东省中医重点专科（专病）行列。骨伤、脾胃2个专科以及市第二医院、中西医结合临床研究所联合申报的老年病专科等也纳入广东省第二批中医重点专科（专病）建设单位。福田区中医院、宝安区中医院的康复科均成为区级重点专科。

五、科技兴业，不断提升中医档次

科研工作取得进展。2003年该市获取多项高级别课题立项。市中医院的“针刺任脉对脑缺血大鼠神经干细胞增殖与分化的影响”、“复方叶下珠对HbxAg及激活URG_4和DRG_1基因异常表达的影响”两项课题获国家自然科学基金资助立项。市中西医结合临床研究所的“泻火开窍胶囊对老年轻度认知障碍的临床研究”课题获国家中医药管理局科研基金资助立项。另外，该市获省中医药局、深圳市科技局立项科研课题分别达15项和32项。市中医院的科研成果“牛珀至宝微丸治疗阳闭证的研究”获广东省科技进步三等奖和深圳市科技进步二等奖；罗湖区中医院的《苦丁茶降血脂有效成分的分离及药物与临床研究》取得阶段性成果，并于2003年首次作为深圳市的医院参加高交会展出，引起参展商的广泛关注。

中医药实验室通过等级评审。该市重视中医药科研实验条件的改善，按国家中医药实验室分级建设标准要求加大了对相关实验室的投入，规范了实验室的运转和管理。通过艰苦创建，市中医院的“中医细胞分子生物学实验室”和市中西医结合临床研究所的“中药分子生物实验室”均通过了国家中医药管理局委托的广东省专家评审组验收，成为该市首批国家二级中医药实验室。

中医药继续教育加强。积极申办继续教育项目，2003年举办中医药、中西医结合继续教育项目国家级1项、省级6项、市级9项。顺利开展中医住院医师规范化培训。认真开展中医药学术继承工作。该市全国第三批老中医药专家学术经验继承工作进展顺利。

六、依法管理，中医管理工作步入规范轨道

该市中医药行政部门实行全行业管理，加强了中医准入、监管、指导、规范制订、信息发布等工作。

大力宣传《中华人民共和国中医药条例》。在《中华人民共和国中医药条例》实施前夕，该市通过各种形式大力宣传《中华人民共和国中医药条例》。召开了贯彻《中华人民共和国中医药条例》座谈会，及时组织《中华人民共和国中医药条例》的学习。在《深圳卫生》开设专版专题，在卫生局、有关医院的网站大力宣传。组织中医药人员参加《中华人民共和国中医药条例》知识竞赛。张贴国家中医药管理局印制的《中华人民共和国中医药条例》宣传画。编印了宣传手册“贯彻《中华人民共和国中医药条例》，自觉依法行医倡议书”、“《中华人民共和国中医药条例》实施告市民书”共约2万份发给医务人员和市民。在一年一度的纪念世界传统医药日活动中，也将《中华人民共和国中医药条例》宣传作为重点开展了一系列的宣传活动。（刘冬云）

36. 厦门市

【厦门市2003年中医药工作概况】

一、抗击“非典”斗争

2003年是不平凡的一年，在党中央、国务院的正确领导下，全国人民团结一心，取得战胜“非典”的阶段性胜利，厦门市中医界全体同仁，在市委、市政府的直接领导下，积极投入抗击“非典”的斗争中，做出了应有的贡献。在“非典”

疫情初起之时，市卫生局就成立了防治“非典”中医药专家队伍，全市共抽调了24位副主任医师以上的中医专家，组成中医防治“非典”专家组，专家组根据卫生部国家中医药管理局的有关指示，积极拟定中医药防治“非典”方案，特别在4～5月间，在治疗该市集美兴才学校和同安二十一中学生集体发热事件中，充分运用中医辨证论治的优势，做出准确判断和分析，并采取积极有效的治疗方法，在短时间内控制了病情，收到了良好的治疗效果。在全市防治“非典”的重要时期，及时确定了厦门中药厂、厦门市中医院、同安区中医院3家单位作为全市煎制防治“非典”中药汤剂的定点生产单位，他们顾全大局、克服了时间紧、任务重、原料紧张、成本高等困难，在最短的时间内生产了数百万包的中药汤剂供全市人民服用。厦门市中医院、厦门中药厂被市委、市政府评为“防治‘非典’工作先进集体”，市卫生局副局长、分管中医工作的杨叔禹同志被授予“防治‘非典’工作模范个人”称号，市卫生局中医处处长孙健同志及市中医院刘家俊医生等6位同志被评为“防治‘非典’工作先进个人”。

二、《中华人民共和国中医药条例》宣传贯彻工作

认真做好《中华人民共和国中医药条例》的宣传工作，制订学习宣传贯彻计划，厦门市卫生局下发“关于做好宣传贯彻《中华人民共和国中医药条例》工作的意见”，对全市的宣传工作进行部署。9月23日下午，由市卫生局、市中医药学会、市中西医结合学会、针灸学会共同组织了学习贯彻《中华人民共和国中医药条例》的座谈会。出席会议的有黄如欣局长、杨叔禹副局长以及康良石、涂福音名老中医等中医界老中青三代中医药工作者。9月28日上午组织了中医药学会、中西医结合学会、针灸学会的20多名专家在厦门中山公园举办了宣传咨询活动，共义诊病人100多人，并分发了宣传材料。市中医院、同安中医院、湖里中西医结合医院等也都组织了宣传活动，举办学习讲座，各出了1期宣传专栏。印发了1000多份《中华人民共和国中医药条例》，并分发了省卫生厅中医处宣传挂图100余套，供各区卫生局、市属医疗卫生单位学习贯彻。为支持中医事业的发展，市卫生局在2003年全市医疗卫生单位科研立项评审工作中成立了中医药科研项目评审委员会，对中医药科研项目实行单列单评，并给予经费匹配。

三、第三批全国老中医药专家学术经验继承工作

根据国家中医药管理局公布的第三批全国老中医药专家学术经验继承工作指导老师及学术继承人的通知，该市卢太坤、张泽民、陈炳3位老中医被列为指导老师，万文蓉、饶成明、邹强3位同志被列为学术继承人，并在省卫生厅的主持下，举行了拜师仪式。

四、厦门市同安区全国农村中医先进县（区）创建活动

2002年10月，经国家中医药管理局批准厦门市同安区被列为“全国农村中医创先县（区）建设单位”，在市政府的直接领导下，同安区以同安中医院为“龙头”，严格按照创先标准，积极开展创建活动，由于领导重视，措施得力，经费保证，群众参与，使创建工作取得可喜的成绩。广大农民群众从创建活动中得到了实惠。2003年8月通过省级中期评估，福建省卫生厅决定于2004年5月进行初验。

五、厦门市中医院建设工作

为进一步发展中医事业，厦门市政府决定迁建厦门市中医院，在市区中心地带的江头划出5.6万平方米新建中医院，新的市中医院总投资达2.95多亿，规划建筑面积7万平方米，设计床位600张，建设周期2年零6个月，已于2003年9月8日动工兴建。建成之后，该院将成为全省规模最大的1所现代化中医医院，目前工程进展顺利。

（孙 健）

中药工作

中药工作

【2003年国家执业药师资格考试启用新版大纲】 国家执业药师资格考试启用2003年新版《考试大纲》根据考试大纲而编制的《应试指南》也随之更新。

2000年版《考试大纲》和《应试指南》现已作废。2003年新版《考试大纲》经过两年时间准备，由SDA执业药师资格认证中心组织编写、制定，人事部审定，并由中国中医药出版社出版，4月初正式发行。

2003年版《考试大纲》各考试科目的内容和要求较前版均有较大程度变化。与以往的考试大纲相比，新《考试大纲》有了较大的修改，不仅对专业知识各部分内容比例作了调整，并且对考试题型、组卷方案也进行了变动。其中药药事管理与法规、药学综合知识与技能科目和中药学综合知识与技能变化最大。新版《考试大纲》将更进一步反映执业药师执业活动所需的学识、技术和能力要求，更加明确了执业药师资格考试的内容和要求，提出了更具实用性和指导性的学习要点。

【国家采用中药指纹图谱检测标准后第一个中药注射剂批准上市】 经国家食品药品监督管理局批准，国家中药Ⅱ类新药痰热清注射剂由新谊集团上海凯宝药业有限公司正式投产，这是国家采用中药指纹图谱检测标准后，第一个批准上市的中药注射剂。

中医急性外感热病发病急、转化快，如不及时治疗就有生命危险。中药采取注射剂这种现代剂型，有助于快速发挥药效，有效地控制病情，但中药注射剂的研发难度相当大，至今用于治疗热病的中药注射剂也仅有双黄连粉针、清开灵注射剂等几个品种。在外感热病中，风温肺热病最为常见，其表现出的发热、咳嗽、咯痰等症状，采用目前仅具有清热功能的中药注射剂难以彻底解决问题。为此，著名中药制剂专家、清开灵注射剂主研人员曹春林教授与上海凯宝药业携手合作8年，成功地研制开发出痰热清注射剂。

痰热清注射剂由黄芩、熊胆粉、山羊角、金银花、连翘组成，具有清热解毒、化痰解痉的作用，可用于多种细菌、病毒所致的上呼吸道感染、急性支气管炎、急性肺炎、急性扁桃体炎。该药按“依症随方确认提取有效成分”的原则，采取了先进的提取制备工艺，优先与国际接轨。在制剂过程中，对各味药分别单独提取有效成分，使中间体有效成分可测、杂质可控，从而保证了成品质量的高标准和高稳定性，一举改变了传统中药制剂只能定性而不能定量、有效成分无法确定的格局。该工艺的突破为中药走向国际市场发挥了积极的示范作用。

【国家专项整治全国中药材市场】 国家食品药品监督管理局、公安部、国务院纠正行业不正之风办公室、国家工商行政管理总局对全国17个中药材专业市场及其他违法经营中药材的集贸市场展开专项整治，禁止在中药材专业市场销售中药饮片、毒性中药材以及濒危动植物中药材，依法查处制售假劣中药材的违法犯罪行为。

这次专项整治行动从7月下旬开始，至年底结束。有关部门依法加大对各类违规违法行为的查处力度，对销售假劣药品或达不到禁止销售中药饮片等整治要求的中药材专业市场限期停业整改，整改后仍达不到要求的坚决予以关闭。对整治后问题依然严重、市场管理混乱、继续出售假劣药品药材的，不仅要追究当事人的直接责任，还要追究监督管理部门主要领导和政府主管领导的责任。对顶风违法违纪、充当“黑后台”、“保护伞”的各类人员，坚决进行查处，涉嫌犯罪的将移送司法机关追究其刑事责任。

【中药材市场不许买卖饮片】 国家食品药品监督管理局、公安部、国务院纠风办、国家工商总局联合下发紧急通知，要求各地对中药材专业市场进行全面清理整顿。医疗机构从中药材专业市场购入中药饮片的，将一律按从无《药品经营许可证》处采购药品进行查处。

此次整顿重点是禁止在中药材专业市场销售中药饮片、毒性中药材以及濒危动植物中药材，依法查处制售假劣中药材的违法犯罪行为。四部局要求对中药材专业市场内下列违法行为进行查处：出售国家规定限制销售的中药材和中成药、中药饮片、化学原料药及其制剂、抗生素、生化药品、放射性药品、血清疫苗、血液制品和诊断药品等行为；药品生产、经营企业为中药材专业市场营业户销售中药饮片提供企业票据行为；药品生产、经营企业及各级医疗机构从中药材专业市场购入中药饮片行为。

【“中药及其相关产品进出口分类的规范化研究”课题正式启动】 国家中医药管理局课题“中药及其相

关产品进出口分类的规范化研究”正式启动。

近年来，我国对外贸易以年均增长12.0%的速度飞快发展。然而，在中药及其制品的进出口贸易方面，统计数据却有极大出入，既有仅占世界中药市场份额3%的悲观估计，也有认为至少应占到25%的乐观看法，之所以产生如此巨大的差异，关键在于统计方法或依据存在问题。自1980年起，我国进出口贸易额由海关统计，由于海关在商品目录中没有中药的单独分类，且中药涉及植物、动物和矿物，致使在海关的统计数据中很难体现中药进出口的真实情况。

为了迅速扭转这种局面，商务部、海关总署有关部门与中国中医研究院中医药信息研究所和中国医药保健品进出口商会组成联合课题组，通过对现阶段我国进出口商品分类目录中有关中药编码的研究整理，提出中药进出口分类标准，以利于海关编制出中药及其相关产品的商品目录，规范中药及其制品的进出口管理。

【一批现代化中药项目被列入2003年高科技产业化专项】 一批现代化中药项目被列入2003年高技术产业化专项。同时，包括数字中医人体、数字四诊、数字文献以及数字中药质量控制平台的数字化中药系统，也正在构建之中。

被国家发展和改革委员会列入高技术产业化专项的中药项目，包括透皮吸收系列、藏药高技术产业化示范工程、参芪扶正注射液高技术产业化示范工程等。“国家中药现代化工程技术研究中心注射剂研究所”也正式挂牌成立。

【全国首家绿色中药出口示范企业挂牌】 经有关部门批准，中新药业天津第六中药厂成为全国首家绿色中药出口示范企业。商务部、中国医药保健品进出口商会及天津市相关主管部门领导出席授牌仪式，商务部对外贸易发展事务局局长、原中国医保商会会长冯洪章为天津第六中药厂授牌。

《药用植物及制剂进出口绿色标准》是我国对外经贸活动中药用植物及其制剂进出口的重要质量标准之一，适用于药用植物原料及其制剂的进出口品质检验，对重金属以及砷盐、黄曲霉素、农药残留量和微生物限度作了强制性要求。

《绿色中药出口生产企业行业标准》是在我国外经贸行业《药用植物及制剂进出口绿色标准》的基础上制定的，旨在促进中药行业向高标准看齐，提高产品科技含量，推进中药现代化，改变产品出口结构，加快中药进入国际市场步伐。该标准对中药生产企业提出了更高的要求。首先，药品生产企业必须严格按照《药品生产质量管理规范》组织生产，全部中药剂型均需通过我国药品GMP认证；其次，药品生产企业必须建有完善的质量控制体系，严格控制产品质量，产品连续3年药监部门抽检合格率达到100%，无任何质量投诉事件；第三，药品生产企业生产的植物类中成药质量除应符合《中华人民共和国药典》和国家食品药品监督管理局核定的标准外，还必须符合《药用植物及制剂进出口绿色标准》的要求，对重金属、农药残留、黄曲霉素、微生物限度进行严格的控制，植物类中药产品必须有70%通过该标准的认证；第四，药品生产企业必须严格控制原料药材的质量，主要原料药材必须来源于符合《中药材生产质量管理规范》的中药材种植基地；第五，出口药品生产企业必须通过ISO14001环境管理体系认证，制定自身的环境管理体系，确保厂区及周边环境不受污染，进一步保证产品质量。符合以上标准，并取得绿色中药授牌，方可申请绿色中药出口生产示范企业的称号。

多年来，天津第六中药厂一直坚持走质量效益发展之路，以开发生产中药滴丸剂型系列产品为主方向，拳头产品速效救心丸20年畅销不衰。他们以用户和市场为中心，努力向国际标准看齐，从原料到产品的整个生产过程注重工艺、质量标准和管理水平，生产的滴丸产品全部符合《药用植物及制剂进出口绿色标准》要求，为推动我国中药现代化、促进中药的国际化起到了示范作用。

【古蔺肝苏成为首个中成药原产地域保护产品】 古蔺肝苏被国家质监总局正式列为原产地域产品保护品种，这也是我国受原产地域产品保护的首个中成药。此举意味着“古蔺肝苏”这个名称和标志未经授权不能随便使用，其他任何单位和个人不得伪造其专用标志，不得销售这种产品。

原产地域产品是指利用产自特定地域的原材料，按照传统工艺在特定地域内所生产的产品，其质量、特色或者声誉在本质上取决于其原产地域地理特征。原产地域产品保护是针对“名优特”产品的一项特殊的产品质量监控制度和知识产权保护制度，目的在于保证产品的质量、附加值及其在国内外市场的竞争力，目前已被世界上许多国家采用。以原产地命名注册的产品与一般产品相比，拥有高知名、高品质、高附加值的优势，成为开发当地经济潜力的有效手段。此外，原产地域保护产品作为知识产权还将受到世贸组织有关协定的保护，货物出口享受关税优惠待遇。

古蔺肝苏的生产企业——四川郎中药业有限公司有关负责人介绍，目前古蔺肝苏已经出口到美国、加拿大以及中东各国，由于其疗效确切、无毒副作用，德国和美国的一些实验室已经开始对赶黄草（古蔺肝苏的原材料）进行深入研究。因此，要保护我国民族经济和资源，适应竞争，必须抢先对古蔺肝苏进行原产地域保护。目前郎中药业正在进行赶黄草第二代制剂的研究开发，包括多种新剂型和增加新适应性的新药，投放市场后可实现由目前赶黄草制剂——肝苏颗粒年销售收入的7000万元增加到2亿元，利税6000万元以上。

解放军中医药

解放军中医药

【概述】

一、法规制度

为推动中医药工作依法、科学、规范发展，在深入调研军队中医药现状的基础上，总后卫生部起草了《军队中医药管理规定（征求意见稿)》，拟以三总部（总参谋部、总政治部、总后勤部）名义颁发，已印发全军征求意见，在此规定基础上，将制定一系列配套文件。

二、学科技术

一是进一步加大了中医药重点学科建设力度。在2002年中医药重点学科、专科建设基础上，与国家中医药管理局联合确定302医院为国家重点中西医结合医院，支持召开了国家中医肝病重点专科协作组会议，促进了军队中医药学科建设的整体推进。二是建立和完善促进中医药成果产生的良性机制。制定了成果遴选计划，设立了三级评审制度，拓展了报奖渠道，建立了成果推广途径。2003年，军队中医药成果获中华中医药科学技术一等奖3项，二等奖1项，三等奖4项。1项军队中医诊疗技术成果在全国推广。三是健全了中医药学术组织，促进了合作交流。协调改选了全军中医药学会内科、中药、针灸3个专业组，加强了与中华中医药学会、中国中西医结合学会和中国针灸学会的紧密联系，提高了学术层次，拓展了交流空间。组织了赴沙特、古巴、加蓬3批11名中医药援外专家的遴选、推荐工作，发挥中医药在军事外交中的独特作用。

三、人才培养

为解决高层次中医人才培养问题，根据中医学科特点，总后卫生部与总政干部部联合印发了《关于开展军队中医师承研究生培养工作的通知》，首次把研究生学位教育应用于中医师承培养工作，此举得到国家中医药管理局的充分肯定，建议军队运作成熟后，适时在全国试点推广。首批研究生已经开始集中学习课程，将于2004年跟师，今后将逐年招生。此外，积极开展中医药继续教育项目，总后卫生部医疗管理局、卫生防疫局、科技训练局连续3年共同组织了军队中医实用技术师带徒活动。

四、“非典”防治

面对突如其来的“非典”疫情，积极发挥中医药在“非典”防治中的作用，总后卫生部转发并落实国家中医药管理局推荐的“非典”中医药治疗方案，与国家中医药管理局联合，组织北京中医药大学东方医院支援小汤山医院，开展中医药治疗“非典”工作。近400名“非典”病人得到中医药治疗，占收治病人总数的58%。事实表明，中医药治疗在减轻症状、减少激素用量和缓解激素副反应、缩短病程等方面有较好疗效。

中医药院校

中医药院校

【北京中医药大学】

党委书记：郑英良 教授
校　　长：郑守曾 研究员
基础医学院院长：李宇航 教授
中药学院院长：乔延江 教授
针灸学院院长：朱　江（女） 教授
管理学院院长：房耘耘（女） 副教授
护理学院院长：张　玫（女） 副研究员
国际学院院长：王育林 教授
继续教育学院副院长（主持工作）：李献平 教授
远程教育学院副院长（主持工作）：于永杰 研究员
台港澳中医学部主任：苏　华 研究员
校　　址：北京市朝阳区北三环东路11号
邮　　编：100029
电　　话：（010）64286426
传　　真：（010）64213841
网　　址：www.bjucmp.edu.cn

专业统计

学校职工人数1188人。专任教师457人，其中教授122人，副教授151人，讲师135人，助教49人。

专业设置	学制（年）	2003年毕业生数	2003年招生数	在校生数
中医学	7	19	412	1530
中医学	5	195	57	752
中药学	4	63	107	335
制药工程	4	39	155	354
针灸推拿学	5	73	60	303
公共事业管理	5	29	68	232
工商管理	4	23	32	147
护理学	4	85	88	
英语（医学）	5	31	31	
法学（医药卫生）	4	40	40	
高职（大专）	3		658	1284
护理学（大专）	3	29		22
成人教育		553	665	3713
远程教育		73	1986	6668
台港澳学生		42	113	420
留学生		222	487	774

研究生教育

在校硕士研究生687人，2003年招收硕士研究生302人，毕业76人。

在校博士研究生354人，2003年招收博士研究生134人，毕业75人。

硕士学位专业设置：中医基础理论、中医临床基础、中医医史文献、方剂学、中医诊断学、中医内科学、中医外科学、中医骨伤学、中医妇科学、中医儿科学、中医五官科学、针灸推拿学、中西医结合基础、中西医结合临床、中药学、社

会医学与卫生事业管理

博士学位专业设置：中医基础理论、中医临床基础、中医医史文献、方剂学、中医诊断学、中医内科学、中医外科学、中医骨伤学、中医妇科学、中医儿科学、中医五官科学、针灸推拿学、中西医结合基础、中西医结合临床、中药学

重点学科及学科带头人

国家级重点学科

中医内科学、中医基础理论、中医诊断学、中药学、方剂学、中西医结合基础

国家中医药管理局重点学科

中医内科脑病学科：王玉来 教授

中医内科呼吸学科：姜良铎 教授

中医内科内分泌学科：赵进喜 教授

中医内科血液学科：陈信义 教授

中药药理学：侯家玉（女） 教授

临床中药学：张 冰（女） 教授

中药生药学：阎玉凝（女） 教授

中医基础理论：烟建华 教授

中医诊断学：陈家旭 教授

针灸学：朱 江（女） 教授

北京市重点学科

中医临床基础：王庆国 教授

中医医史文献：严季澜 教授

中医外科学：李曰庆 教授

重点实验室及负责人

教育部重点实验室

中医内科学实验室：王硕仁 教授

北京市重点实验室

中药基础与新药研究实验室：乔延江 教授

附属机构及负责人

北京中医药大学附属医院：东直门医院、东方医院。北京中医药大学附属医院实行一套领导班子，院长：王玉来 教授；书记：杨晋翔 教授。

北京中医药大学药厂厂长：于世瀛 副教授。 （张才纯）

【天津中医学院】

党委书记：董佳臻 高级政工师

院　　长：张伯礼 教授、研究员

副 书 记：李庆和 副教授

副 院 长：冯学瑞 教授

纪检书记：杨振宇 高级政工师

校　　址：天津市南开区鞍山西道玉泉路88号

邮　　编：300193

电　　话：(022) 23051023

传　　真：(022) 23051066

网　　址：202.113.168.14

专业统计

学院职工人数566人。专任教师326人，其中教授42人，副教授106人，讲师76人，助教60人。

专业设置	学制（年）	2003年毕业生数	2003年招生数	在校生数
汉语言	4		63	63
应用心理学	4		62	62
中医学	5	120	361	1359
中医学	7		19	93
中医学	7		40	40
针灸推拿学	5	59	51	274
针灸推拿学	7		30	51
护理学	4		97	188
中药学	4	54	148	440
药物制剂	4		49	98
市场营销	4		55	55
专科起点本科中医学	2		39	39
合计		233	1014	2762
业余成人专科起点本科中医学	3		40	106
业余成人专科起点本科中药学	3		78	174
业余成人高中起点专科中医学	4	21	69	200
合计		21	187	480
外国留学生（博士）		4	22	35
外国留学生（硕士）		24	29	52

专业设置	学制（年）	2003年毕业生数	2003年招生数	在校生数
外国留学生（本科）		31	88	244
外国留学生（培训）		37	20	23
合　　计		96	159	354

＊此外还有：台湾本科生64人；进修生157人（研究生课程进修班155人；台湾生2人）。

研究生教育

在校硕士研究生257人，2003年招收硕士研究生110人，毕业40人。

在校博士研究生80人，2003年招收博士研究生42人，毕业9人。

硕士学位专业设置：中医基础理论、中医临床基础、中医医史文献、方剂学、中医诊断学、中医内科学、中医外科学、中医骨伤科学、中医妇科学、中医儿科学、中医五官科学、针灸推拿学、病理学与病理生理学、老年医学、中西医结合基础、中西医结合临床、中药学

博士学位专业设置：中医基础理论、中医临床基础、中医医史文献、方剂学、中医诊断学、中医内科学、中医外科学、中医骨伤科学、中医妇科学、中医儿科学、中医五官科学、针灸推拿学

重点学科及学科带头人

国家级重点学科

针灸推拿学：石学敏 工程院院士、教授、主任医师

国家中医药管理局重点学科

针灸学：石学敏 工程院院士、教授、主任医师

中医妇科学：肖美茹 教授、主任医师

天津市重点学科

针灸学：石学敏 工程院院士、教授、主任医师

天津市重点发展学科

中医基础理论：戴锡孟 教授

天津市卫生系统重点学科

针灸学：石学敏 工程院院士、教授、主任医师

中医妇科学：韩　冰 教授、主任医师

天津市卫生系统重点发展学科

中医内科学：张伯礼 教授、研究员

中医儿科学：马　融 教授、主任医师

重点实验室及负责人

国家中医药管理局科研三级实验室

中药药理学实验室：张伯礼 教授、研究员

细胞生物学实验室：高秀梅 副研究员

病理学实验室：范应昌 教授

医用化学传感器实验室：郭　义 研究员

分子生物学实验室：温廷益 主任技师

天津市重点实验室

中药药理学实验室：张军平 副教授、主任医师

针灸学实验室：王　舒 教授、主任医师

附属机构及负责人

天津中医学院第一附属医院院长：韩景献

天津中医学院第一附属医院党委书记：于铁成

天津中医学院第二附属医院院长：安　钢

天津中医学院第二附属医院党委书记：孙增涛　　　　（江志功）

【山西中医学院】

党委书记：杨　波 研究员
院　　长：陶功定 教授
纪委书记：郭进玉
副 院 长：冯前进 教授
　　　　　张俊龙 教授
　　　　　白兆芝 教授
　　　　　张咸志 主任医师
校　　址：山西省太原市晋祠路一段169号
邮　　编：030024
电　　话：(0351) 6042281
传　　真：(0351) 6042276
网　　址：www.sxtcm.com

专业统计

学院职工人数460人。专任教师278人，其中教授27人，副教授83人，讲师125人，助教43人。

专业设置	学制（年）	2003年毕业生数	2003年招生数	在校生数
普通本专科				
本科		218	791	3047
高中起点本科		207	791	2840
中医学	5	167	295	1824
针灸推拿学	5	40	88	424
中西医临床医学	5		342	342
中药学	4		66	250

专业设置	学制（年）	2003 年毕业生数	2003 年招生数	在校生数
专科起点本科		11		207
中医学	3	11		93
中西医临床医学	3		79	79
中药学	2			35
高中起点专科			1515	2998
中西医临床医学	3		980	2186
中医学新专业	3		27	55
护理学	3		417	666
中药学	3		91	91
合计		218	2306	6045
成人本专科				
函授		86	830	6410
高中起点专科		86	830	6410
中医学	4	86		273
中西医临床医学	4			2760
中医学新专业	3		234	504
护理学	3		418	2375
中药学	3		178	498
业余		84	136	315
专科起点本科		84	61	240
中医学	3	34	20	82
中西医临床学	3	50	20	70
护理学	3		1	1
中药学	3		20	87
高中起点专科			75	75
中医学	3		32	32
中西医临床医学	3		43	43
脱产		197	512	1427
高中起点本科		80	157	263
中医学	5			3
中西医临床医学	5			3
专科起点本科		80	157	257
中医学	2	28	53	123
中西医临床医学	2	52	76	106
护理学	2		5	5

专业设置	学制（年）	2003年毕业生数	2003年招生数	在校生数
中药学	2		23	23
高中起点专科		117	355	1164
口腔医学新专业	3			100
中医学	3	21	75	275
中西医临床医学	3	76	185	594
护理学	2		60	160
中药学	2	20	35	35
合计		367	1478	8152
总计		585	3784	14197

重点学科及学科带头人

山西省重点扶持学科

中西医结合基础：冯前进 教授

重点实验室及负责人

山西省重点实验室

中医学基础实验室：裴妙荣 教授

附属机构及负责人

山西中医学院第一中医院（山西省中医药研究院）：李源增 副主任技师

山西中医学院第二中医院：魏中海 主任医师

山西中医学院第三中医院（山西省针灸研究所）：冀来喜 教授

（张 波 刘华晖）

【辽宁中医学院】

党委书记：王明玉 研究员

院　　长：马 骥 教授

党委副书记：魏金生

副 院 长：石 岩 教授

　　　　　康廷国 教授

校　　址：辽宁省沈阳市皇姑区崇山东路79号

邮　　编：110033

电　　话：（024）86841637

传　　真：（024）86841382

网　　址：www.lnutcm.edu.cn

专业统计

学院职工人数2910人。专任教师1013人，其中教授157人，副教授335人，讲师327人，助教194人。

专业设置	学制（年）	2003年毕业生数	2003年招生数	在校生数
中医学（本硕连读英语）	7		30	89
中医学（本硕连读普通）	7		27	117
中医学（本硕连读中西医结合临床）	7		29	87
中医学（本硕连读信息工程）	7		57	87
中医学（英语）	6	30	61	292
中医学（普通）	5	96	86	495
中医学（骨伤）	5	30	31	199
中医学（美容）	5		29	157
中医学（全科医生）	5			108
中医学（中西医结合临床）	5		34	97
针灸推拿学（日语）	6		25	189
针灸推拿学（普通）	5	30	30	241
护理学（中西医结合高护）	5		29	59
中药学（英语）	5	29	60	231
中药学（普通）	4	60	60	118

专业设置	学制（年）	2003年毕业生数	2003年招生数	在校生数
中药学（制药）	4			59
中药学（经营管理）	4	39		0
护理学（专起本高护）	3		36	36
中药学（专起本）	2		20	20
预防医学新专业（专科）	3		17	17
医学检验（专科）	2	12		10
医学检验（专科）	3		34	101
康复治疗学（专科）	3		110	110
临床医学与医学技术新专业（专科）	3		84	184
口腔医学新专业（专科）	3		224	441
中西医临床医学（专科）	3	85	85	
中医学新专业（专科）	3		149	527
护理学（专科）	3	318	529	
护理学（专科）	2	154	272	361
药物制剂（专科）	3		253	614
中草药栽培与鉴定（专科）	3		24	46
药学新专业（专科）	3	29	29	
药学新专业（专科）	2		42	42
药学新专业（专科）	3	68	169	347
中医学（普通本科）	5		55	112
针灸推拿	5		31	31
中药学	4		64	236
中药学（制药方向）	4		76	161
中药学（经营管理方向）	4			59
中医学（全科医生）	5		53	147
中医学（高起本科脱产）	5		57	103
高级护理（专起本科脱产）	2		33	33
临床医学（高起专科脱产）	3	110	28	329
口腔医学（高起专科脱产）	3	19		0
护理学（高起专科脱产）	3		87	182
口腔技术（高起专科脱产）	3			44
药学（高起专科脱产）	3			5
中医学（高起专科脱产）	3	89	202	465
高级护理（中西医结合脱产）	3	88		58
中药制药（高起专科脱产）	3	62	21	99

专业设置	学制（年）	2003年毕业生数	2003年招生数	在校生数
中药经营（高起专科脱产）	3	32		17
中医学（专科二学历）	3			7
中医学（专起本科函授）	3	100	75	310
针灸推拿学（专起本科函授）	3		16	41
中药学（专起本科函授）	3		34	88
中医学（高起专科函授）	4	49	54	388
中药学（高起专科函授）	4	45	21	165
中医学（专科二学历函授）	4			15
中医医疗（专起本科业余）	3		39	39
中药学（专起本科业余）	3		18	84
高级护理（中医专起本科业余）	3		17	17
临床医学（高起专科业余）	4	18		28
中医学（高起专科业余）	4	35	37	94
高级护理（中医高起专科业余）	4	21	7	23
护理学（西医高起专科业余）	4	27		28
中药学（高起专科业余）	4		10	37
中医学（专科二学历业余）	4			11
中药学（专科二学历业余）	4			3
中药专业证书班	2	45		66
合计		1288	3489	9649

研究生教育

在校硕士研究生672人，2003年招收硕士研究生235人，毕业73人。

在校博士研究生86人，2003年招收博士研究生39人，毕业11人。

硕士学位专业设置：中医基础理论、中医临床基础、中医医史文献、方剂学、中医诊断学、中医内科学、中医外科学、中医骨伤科学、中医妇科学、中医儿科学、中医五官科学、针灸推拿学、中西医结合基础、中西医结合临床、生药学、药物分析学、药理学、中药学

博士学位专业设置：中西医结合基础、中西医结合临床、生药学、中医基础理论、方剂学、中医内科学

重点学科及学科带头人

中医基础理论：郑洪新 教授
中药生药学：康廷国 教授
中医儿科学：王雪峰 教授
中医外科肛肠学：田振国 教授

重点实验室及负责人

中药质量分析实验室：沙　明 教授
中医分子生物学实验室：才丽萍 副教授
针灸电生理实验室：郑利岩 教授
病毒实验室：王雪峰 教授
中药药理实验室：张　宏 研究员

附属机构及负责人

辽宁中医学院附属第一医院：杨关林 教授
辽宁中医学院附属第二医院：田振国 教授
辽宁中医学院职业技术学院：张庆丰 副研究员

【长春中医学院】

党委书记：毛汉宁 研究员
院　　长：王之虹 教授
副 书 记：赵　越 副研究员
　　　　　周　立 教授
副 院 长：谭禄业 副研究员
　　　　　曲晓波 教授
　　　　　刘宏岩 教授
中医系（附属医院）院长：杨世忠 教授
药学院院长：张大方 教授
针灸推拿学院院长：王富春 教授
医学院院长：郑力夫 教授
护理系主任：吕淑琴 副教授
职业技术学院院长：董利升 副教授
成人教育学院院长：张　志 副教授
国际学院院长：刘　森 副教授

校　　址：吉林省长春市净月潭旅游经济开发区博硕路1035号
邮　　编：130117
电　　话：(0431) 6172513
传　　真：(0431) 6172345
网　　址：www.ccutcm.com.cn

电子信箱：office@ccutcm.com.cn

专业统计

学院职工人数1555人。专任教师398人，其中教授69人，副教授139人，讲师104人，助教86人。

专业设置	学制（年）	2003年毕业生数	2003年招生数	在校生数
制药工程	4	41	176	405
临床医学	5		107	183
中医学	5	114	159	887
针灸推拿学	5	40	94	343
中西医结合	5	86	157	933
中医骨伤科学	5	58	59	360
护理学	4		160	364
药学	4		90	90
中药学	4	41	88	264
市场营销	4	35	35	
药事管理	4		34	64
卫生事业管理	4		44	75
卫生法学	3		38	166
中药制药	3		90	90
临床医学	3			121
口腔医学	3		52	138
中医学	3	162	122	548
针灸推拿学	3		69	165
中医骨伤科学	3			97
中西医结合（5年制高职）	2		90	90
护理学（5年制高职）	2		169	169
药品营销	3		74	74
合计		542	1907	5661

研究生教育

在校硕士研究生290人，2003年招收硕士研究生118人，毕业50人。

硕士学位专业设置：中医基础理论、中医临床基础、方剂学、中医内科学、中医外科学、中国骨伤科学、中医妇科学、中医儿科学、针灸推拿学、中西医结合基础、中西医结合临床、生药学、药理学、中药学、中医医史文献、中药分析学、中医五官科学

博士学位专业设置：中医内科学、中药学

重点学科及学科带头人

国家中医药管理局重点学科

中医内科脑病学科：赵建军 教授

省级重点学科

中医内科学：黄永生 教授

中药学：刘大有 教授

针灸推拿学：王富春 教授

中西医结合基础：张永和 教授

中医骨伤科学：赵文海 教授

重点实验室及负责人

规范化中药药理实验室：王本祥 教授

中药分析实验室：张　洁 教授

中药化学实验室：刘大有 教授

中药药理实验室：张永和 教授

中药生物工程实验室：赵全成 研究员

中药药理实验室：王本祥 教授

附属机构及负责人

长春中医学院附属医院：杨世忠 教授

【黑龙江中医药大学】

党委书记、校长：匡海学 教授

党委副书记：田文媛 主任编辑

纪委书记：吴　华 副研究员

副 校 长：李敬孝 教授

程　伟 教授

王喜军 教授

基础医学院院长：李　冀 教授
药学院院长：李永吉 教授
临床医学院院长：李　延 教授
针灸推拿学院院长：东贵荣 教授
成人教育学院院长：张洪昌 教授
国际教育学院院长：常存库 教授
佳木斯学院院长：郭鲁义 主任医师

校　址：黑龙江省哈尔滨市动力区和平路24号
邮　编：150040
电　话：(0451) 82110652
传　真：(0451) 82110652
网　址：www.hljucm.net
电子信箱：office@hljucm.net

专业统计

学校职工人数2197人。专任教师443人，其中教授98人，副教授169人，讲师102人，助教以下74人。

专业设置	学制（年）	2003年毕业生数	2003年招生数	在校生数
中医学	7		58	200
中医学（中西医结合）	7		89	135
中医学（针灸推拿）	7		42	83
中医学（中药）	7		44	44
中医学	5	125		644
中医学（骨伤）	5	62	59	142
中医学（中西医结合）	5	85		315
中医学（计算机工程）	5		44	133
中医学（英语）	5		54	210
中医学（临床）	5		51	209
中西医临床医学	5		115	115
护理学	4	88	80	301
针灸学	5	61		
针灸推拿学	5		49	436
针灸推拿学（英语）	5		50	86
中药学	4	184	156	597
药物制剂	4	66	145	517
制药工程	4		60	170
中药资源与开发	4		51	51
公共事业管理（卫生）	4		56	144
中西医结合	3	73	65	221
推拿保健学	3	38		40
合计		782	1268	4793

研究生教育

在校硕士研究生1049人，2003年招收硕士研究生354人，毕业162人。

在校博士研究生186人，2003年招收博士研究生71人，毕业50人。

硕士学位专业设置：康复医学与理疗学、中医基础理论、中医临床基础、中医医史文献、方剂学、中医诊断学、中医内科学、中医外科学、中医骨伤科学、中医妇科学、中医儿科学、中医五官科学、针灸推拿学、民族医学（含藏医学、蒙医学）、中西医结合基础、中西医结合临床、药剂学、生药学、药物分析学、药理学、中药学

博士学位专业设置：中医基础理论、中医临床基础、中医医史文献、方剂学、中医诊断学、中医内科学、中医外科学、中医骨伤科学、中医妇科学、中医儿科学、中医五官科学、针灸推拿学、民族医学

(含藏医学、蒙医学)、中西医结合基础、中西医结合临床、中药学

重点学科及学科带头人

国家级重点学科

中医妇科学：马宝璋 教授

中医方剂学：李 冀 教授

国家中医药管理局重点学科

中医妇科学：马宝璋 教授

中医方剂学：李 冀 教授

针灸推拿学：孙申田 教授
东贵荣 教授

中医内科内分泌：周亚滨 教授

省级重点学科

中医妇科学：马宝璋 教授

中医方剂学：李 冀 教授

针灸推拿学：孙申田 教授
东贵荣 教授

中医内科学：栗德林 教授

中医骨伤学：董清平 教授

中医基础理论：曹洪欣 教授

中医临床基础：李敬孝 教授

中国医学史文献：常存库 教授

中西医结合基础：苏云明 教授

中西医结合临床：孙伟正 教授

中药学学科：匡海学 教授

生药学学科：王喜军 教授

重点实验室及负责人

国家中医药管理局三级实验室

中药质量分析实验室：王喜军 教授

中药药理实验室（妇科）：马宝璋 教授

中医方药实验室：李 冀 教授

分子生物实验室：周亚滨 教授

省级重点实验室

中医药基础研究实验室:李 冀 教授

中药重点实验室:王喜军 教授

中药药效物质基础研究实验室：匡海学 教授

附属机构及负责人

附属第一医院院长：李 延 教授

附属第二医院院长：东贵荣 教授

附属制药厂厂长：安丰堂 教授

（孙向红 匡海学）

【上海中医药大学】

党委书记：张建中 主任记者

校 长：严世芸 教授

党委副书记兼副校长：谢建群 主任医师

副 校 长：刘 平 教授
余小明 助理研究员
黄文龙 研究员

基础学院院长：李其忠 研究员

中药学院院长：沈征武 研究员

针推学院院长：褚立稀 主任医师

护理学院院长：顾 瑛 研究员

医技学院院长：余安胜 研究员

国教学院院长：尚 力 助理研究员

校 址：上海市浦东新区蔡伦路1200号

邮 编：201203

电 话：(021) 51322222

传 真：(021) 51322000

网 址：www.shutcm.com

专业统计

学校职工人数1200人。专任教师344人，其中教授41人，副教授82人，讲师130人，助教38人。

专业设置	学制（年）	2003年毕业生数	2003年招生数	在校生数
博士				
中医基础理论	3	3	7	15
中医临床基础	3		3	7
中医医史文献	3	2	1	5
中医内科学	3	18	34	79
中医外科学	3	2	5	11
中医骨伤科学	3	1	1	6
中医妇科学	3		4	5
中医儿科学	3		2	3
针灸推拿学	3	2	17	39
中西医结合基础	3	2	7	14
中西医结合临床	3	5	12	34
中药学	3	3	17	46
硕士				
中医基础理论	3	5	22	39
中医临床基础	3	2	6	12
中医医史文献	3	2	12	22

专业设置	学制（年）	2003年毕业生数	2003年招生数	在校生数
方剂学	3		2	6
中医诊断学	3	1	3	12
中医内科学	3	25	40	96
中医外科学	3	9	17	36
中医骨伤科学	3	2	8	16
中医妇科学	3	1	4	15
中医儿科学	3	1	1	5
中医五官科学	3	1		
针灸推拿学	3	10	30	64
中西医结合基础	3	9	14	29
中西医结合临床	3	10	39	85
药剂学	3	3	12	23
生药学	3		2	3
药理学	3	1	8	15
中药学	3	2	11	29
本科				
中医学（运动医学）	5		52	52
基础医学	5	22	26	
中医学	5	170	267	1049
中医学	7	45	181	591
针灸推拿学	5	19	51	152
护理学	4		79	79
中药学	4	33	149	292
专科起点本科				
中医学	3		31	34
中药学	2		3	3
预防医学	3	59		
临床医学	3	150	62	272
康复治疗	3		30	116
医学试验技术	3		30	30
保健推拿	3	29	29	54
中医学新专业	3			29
护理学	3	122	120	402
中药制药	3	27	92	230

研究生教育

在校硕士研究生507人，2003年招收硕士研究生231人，毕业84人。

在校博士研究生264人，2003年招收博士研究生110人，毕业38人。

硕士学位专业设置：中医基础理论、中医临床基础、中医医史文献、方剂学、中医诊断学、中医内科学、中医外科学、中医骨伤科学、中医妇科学、中医儿科学、中医五官科学、针灸推拿学、中西医结合基础、中西结合临床、药剂学、生药学、药理学、中药学

博士学位专业设置：中医基础理论、中医临床基础、中医医史文献、中医内科学、中医外科学、中医骨伤科学、中医妇科学、中医儿科学、针灸推拿学、中西医结合基础、中西医结合临床、中药学

重点学科及学科带头人

教育部高等学校重点学科

中医内科学：刘　平 教授

中医外科学：陆金根 主任医师

中药学：王峥涛 教授

国家中医药管理局重点学科

针灸学：沈雪勇 教授

中药生药学：王峥涛 教授

中医基础理论：方肇勤 教授

中医肾病学：何立群 教授、主任医师

上海市重点学科

中药学（重中之重）：王峥涛 教授

中医外科学：陆金根 主任医师

上海市教委第四期重点学科

中医内科肝病：刘　平 教授

中医骨伤学：石印玉 教授

针灸学：沈雪勇 教授

重点实验室及负责人

上海市重点实验室

复方中药重点实验室：胡之璧 院士、研究员

国家中医药管理局重点研究室

国家中医药管理局中医肝病重点研究室：刘　平 教授

国家中医药管理局生物工程重点研究室：胡之璧 院士、研究员

国家中医药管理局中医证重点研究室：王忆勤 教授

附属机构及负责人

曙光医院院长：沈远东 研究员

龙华医院院长：陆金根 主任医师

岳阳医院院长：张秋娟 研究员

针灸研究所所长：葛林宝 主任医师

气功研究所所长：华卫国 研究员

出版社社长：朱邦贤 研究员

文献所所长：李　洁 副研究员

（黄　铮）

【南京中医药大学】

党委书记：左言富 教授

校　　长：项　平 教授

纪委书记：王家法

副 校 长：黄成惠 教授
刘沈林 教授
王家法
吴勉华 教授
陈涤平 副教授

基础医学院院长、基础医学研究所所长：戴　慎 教授

第一临床医学院院长、临床医学研究所所长：汪　悦 副教授

第二临床医学院院长、针灸推拿学院院长、针灸研究所所长：赵京生 教授

药学院院长、药物研究所所长：丁安伟　教授

经贸管理学院院长、社会科学部主任：申俊龙 教授

护理学院副院长（主持工作）：刘跃光 副教授

信息技术学院副院长（主持工作）：周坤福 副教授

外国语学院院长：姚　欣 副教授

国际教育学院院长、港澳台教育中心主任：吴建龙 副教授

成人教育学院、高等职业技术教育学院院长：何文彬 教授

翰林学院院长：朱爱兰 教授

校　　址：江苏省南京市鼓楼区汉中路282号

邮　　编：210029

电　　话：（025）86798005

传　　真：（025）86798009

网　　址：www.njutcm.edu.cn

电子邮件：xzbox@njutcm.edu.cn

专业统计

学校职工人数1075人。专任教师471人，其中教授54人，副教授129人，讲师109人，助教152人。

专业设置	学制（年）	2003年毕业生数	2003年招生数	在校生数
国际经济与贸易	4	43	242	807
英语	4		59	59
应用心理学	5		30	30
计算机科学与技术	4		49	49
中医学	5	136	353	1169
针灸推拿学	5	29	78	216
中医学新专业	5	92	597	1742
中医学新专业	4			27
护理学	4		197	398
药学	4		183	363

专业设置	学制（年）	2003年毕业生数	2003年招生数	在校生数
中药学	5		68	286
中药学	4	109	332	768
药物炮制	4		98	213
药学新专业	5	34		34
药学新专业	4	26	245	529
公共事业管理	4	22	47	152
公共管理新专业	4		103	296
针灸推拿学	3			23
护理学	3	29	59	164
合计		520	2740	7325

研究生教育

在校硕士研究生592人，2003年招收硕士研究生215人，毕业133人。

在校博士研究生207人，2003年招收博士研究生90人，毕业34人。

硕士学位专业设置：中医基础理论、中医临床基础、中医医史文献、方剂学、中医诊断学、中医内科学、中医外科学、中医骨伤科学、中医妇科学、中医儿科学、中医五官科学、针灸推拿学、中医学新专业、中西医结合基础、中西医结合临床、中西医结合新专业、生药学、药理学、中药学

博士学位专业设置：中医基础理论、中医临床基础、中医医史文献、方剂学、中医诊断学、中医内科学、中医外科学、中医骨伤科学、中医妇科学、中医儿科学、中医五官科学、针灸推拿学、中西医结合基础、中西医结合临床、中药学

重点学科及学科带头人

国家级重点学科

中医医史文献：赵国平 研究员

中医儿科学：汪受传 教授、主任医师

中药学：蔡宝昌 教授

国家中医药管理局重点学科

方剂学：孙世发 研究员

中医医史文献：赵国平 研究员

中医临床基础：杨　进 教授

中药制药学：蔡宝昌 教授

中医内科肾病学：王　钢 教授、主任医师

中医儿科学：汪受传 教授、主任医师

针灸学：徐恒泽 教授

江苏省重点学科

中医临床基础：杨　进 教授

中医内科学：金　实 教授

针灸推拿学：徐恒泽 教授

重点实验室及负责人

国家科技部规范化中药药理实验室：朱　荃 教授

针灸学省级重点实验室：赵京生 教授

附属机构及负责人

南京中医药大学第一附院(江苏省中医院)：刘沈林 教授

南京中医药大学第二附院(江苏省第二中医院)：于　勇

南京中医药大学第三附院(南京市中医院)：李　俭

南京中医药大学常州附院(常州市中医院)：张　琪 教授

南京中医药大学无锡附院(无锡市中医院)：叶纪平 副主任医师

南京中医药大学徐州附院(徐州中医院)：张培影 主任医师、教授

南京中医药大学苏州附院(苏州市中医院)：葛惠男

海洋药物开发中心（新药与海洋药物开发研究中心）主任：吴　皓 教授

植物药深加工工程研究中心(植物药与新药开发中心）主任：郭立玮 教授

（倪昊翔）

【浙江中医学院】

党委书记：张乃大 研究员

院　　长：肖鲁伟 主任中医师

副 院 长：范永升 教授

连建伟 教授

王坤根 副主任中医师

夏鲁杭 副研究员

纪委书记：沈学全

校　　址：浙江省杭州市滨江区滨文路548号

邮　　编：310053

电　　话：(0571) 86613501

传　　真：(0571) 86613500

网　　址：www.zjtcm.net

专业统计

学院职工人数674人。专任教师452人，其中教授44人，副教授128人，讲师86人，助教248人。

本部学院学生各专业统计

专业设置	学制（年）	2003年毕业生数	2003年招生数	在校生数
英语	4		30	30
计算机	4		85	212
生物工程	4		60	60
食品工程	4		48	48
生物科学	4		86	256
临床医学	4		29	152
医学检验	4		30	90
康复医学	5		30	30
听力	4		32	100
中医学	7		90	299
中医学	5	151	86	585
中医骨伤学	5	34		107
针灸学	5	29	44	313
护理学	4		60	320
药学	4		59	181
中药学	4	63	95	506
药物制剂	4		30	178
市场营销	4		79	136
公共管理	4		84	244
中医学	3	26		
中药学	3	109		
合计		412	1057	3847

滨江学院学生各专业统计

专业设置	学制（年）	2003年毕业生数	2003年招生数	在校生数
英语	4		30	30
计算机	4		30	167
生物工程	4		28	189
临床医学	4		87	365
医学检验	4		89	148
康复医学	5		30	30
听力	4		30	30
中医学	5		134	476
中医骨伤学	5			56

专业设置	学制（年）	2003年毕业生数	2003年招生数	在校生数
针灸学	5		89	204
护理学	4		146	400
药学	4		120	210
中药学	4		180	518
药物制剂	4		55	113
市场营销	4			29
公共管理	4			46
合计			1048	3011

研究生教育

在校硕士研究生301人，2003年招收硕士研究生130人，毕业54人。

在校博士研究生43人，2003年招收博士研究生20人，毕业5人。

硕士学位专业设置：中医基础理论、中医临床基础、中医诊断学、中医内科学、针灸推拿学、中医医史文献学、中医儿科学、中医骨伤科学、中医妇科学、中医五官科学、中医方剂学、中医外科学、中西医结合基础、中西医结合临床、中药学、药理学、生药学、内科学

博士学位专业设置：中医内科学、中医临床基础、中西医结合临床、中药学

博士后流动站设置：中医学

重点学科及学科带头人

省级重点学科

中医临床基础：范永升 教授

中药学：吕圭源 教授

省级重点扶植学科

针灸推拿学：方剑乔 教授

中西医结合临床：刘鲁明 教授

中医骨伤学：肖鲁伟 教授

中西医结合基础：沃兴德 教授

中医诊断学：程志清 教授

省级中医药重点学科

中医临床基础：范永升 教授

中药学：吕圭源 教授

针灸学：方剑乔 教授

推拿学：詹红生 教授

重点实验室及负责人

国家中医管理局中医药科研实验室（三级）

免疫实验室：范永升 教授

脂代谢实验室：沃兴德 教授

浙江省中医药科研实验室（二级）

实验针灸学实验室：方剑乔 教授

附属机构及负责人

浙江中医学院附属医院（浙江省中医院、浙江省东方医院）：王坤根 副主任中医师

浙江中医学院附属新华医院（浙江省新华医院）：吴建民 主任医师

浙江中医学院附属门诊部：余美献 副主任中医师

（方年根　吴承亮）

【安徽中医学院】

党委书记（兼主持行政工作）：方世权 高级政工师

党委副书记：雷广宁 副教授

副 院 长：王　键 教授

黄笃法 助理研究员

卞国忠 副主任医师

纪委书记：孙爱和 高级政工师

校　　址：安徽省合肥市梅山路103号

邮　　编：230038

电　　话：（0551）5169009

传　　真：（0551）2819950

网　　址：www.ahtcm.edu.cn

专业统计

学院职工人数834人。专任教师403人，其中教授20人，副教授166人，讲师119人，助教98人。

专业设置	学制（年）	2003年毕业生数	2003年招生数	在校生数
计算机科学与技术	4		56	56
中医学	5	300	722	3368
针灸推拿学	5	60	118	455
护理学	4		122	358
药学	4	59	242	845
中药学	4	55	64	273
药物制剂	4		58	166

专业设置	学制（年）	2003 年毕业生数	2003 年招生数	在校生数
制药工程	5	59		
制药工程	4	59	58	88
信息管理与信息系统	4		52	106
中西医临床（专升本）	2			58
护理学（专升本）	2			18
药学（专升本）	2		90	169
中医学	3	145		
针灸推拿学	3	34	60	115
护理学	3	48	66	127
医学美容	3		48	103
药学	3	85		120
中药学	3	39		0
药物制剂		142		0
药品营销	3		69	240
药物分析	3	128	90	150
合计		1213	1915	6815

研究生教育

在校硕士研究生 177 人，2003 年招收硕士研究生 79 人，毕业 30 人。

硕士学位专业设置：中医基础理论、中医医史文献、方剂学、中医诊断学、中医内科学、中医外科学、中医骨伤科学、针灸推拿学、中西医结合基础、中西医结合临床、生药学、中药学、中医临床基础、中医儿科学、中医妇科学、药物制剂

重点学科及学科带头人

国家中医药管理局重点学科

呼吸内科：韩明向 教授、主任医师

省级重点学科

中医内科学：韩明向 教授、主任医师

中西医结合临床：韩咏竹 教授、主任医师

针灸推拿学：胡　玲 教授

附属机构及负责人

第一附属医院：李则庚 副主任医师

第二附属医院：杨　骏 主任医师

（董玉节）

【福建中医学院】

党委书记：李金华 研究员

院　　长：杜　建 教授

副 书 记：张凯民 研究员

副 院 长：王和鸣 教授

陈扬荣 教授

纪委书记：林成建 副研究员

校　　址：福建省福州市五四路 282 号

邮　　编：350003

电　　话：（0591）3570322

传　　真：（0591）3570746

网　　址：www.fjtcm.edu.cn

专业统计

学院职工人数 545 人。专任教师 262 人，其中教授 38 人，副教授 65 人，讲师 69 人，助教 47 人。

专业设置	学制（年）	2003 年毕业生数	2003 年招生数	在校生数
临床医学	5		60	183
康复治疗学	5		60	60
中西医临床医学	5		120	186
中医学（医疗）	7		60	193
中医学（骨伤）	7		59	59

专业设置	学制（年）	2003年毕业生数	2003年招生数	在校生数
中医学	5	134	327	1140
中医学（师大班）	5	30		110
针灸推拿学	5	32	60	273
中医骨伤科学	5	33		173
护理学	5		120	295
药学	4		60	240
中药学	4	54	60	234
公共事业管理	5		60	156
中西医临床医学（专升本）	3		65	65
中医学（专升本）	3		18	18
护理学（专升本）	2		54	80
公共开歇业管理（专升本）	2			56
康复治疗学	3			44
口腔医学	3	50		155
中西医临床医学	3	337		337
中医美容	3	54	50	100
中医骨伤外科学	3	50	54	119
中西医结合护理	3	5		135
护理学（高职单招）	3			43
中药学	3			40
药品营销	3		50	80
合计		779	1283	4574

研究生教育

在校硕士研究生338人，2003年招收硕士研究生145人，毕业53人。

在校博士研究生23人，2003年招收博士研究生6人，毕业4人。

硕士学位专业设置：病理学与病理生理学、方剂学、针灸推拿学、中西医结合基础、中西医结合临床、中药学、中医儿科学、中医骨伤科学、中医基础理论、中医临床基础、中医内科学、中医五官科学、中医医史文献、中医妇科学、中医诊断学

博士学位专业设置：中西医结合临床、中医骨伤科学、中医基础理论（与北京中医药大学联合）

重点学科及学科带头人

国家中医药管理局重点学科、省"211"重点学科

中医骨伤科学：王和鸣 教授

张安桢 教授

许书亮 教授

省级重点学科

中医基础理论：李灿东 教授

纪立金 教授

重点实验室及负责人

省级重点实验室

经络研究实验室：胡翔龙 研究员

中药化学实验室：吴锦忠 副教授

附属机构及负责人

福建中医学院附属省人民医院院长：许志福 副主任医师

福建中医学院附属省第二人民医院院长：陈立典 教授

福建省中医药研究院常务副院长：朱　亨 主任医师

福州市第二医院（市中西医结合医院）院长：吴和木

泉州市中医院院长：刘宪俊

厦门市中医院院长：杨叔禹

（张松富）

【江西中医学院】

党委书记：吕辉章 教授、主任中药师

院　长：刘红宁 教授

党委副书记：李红勇

副院长：钟虹光 主任中药师

王金平 副教授

陈明人 副教授

左铮云　副研究员
纪委书记：侯中平
校　　址：江西省南昌市湾里区云湾路

邮　　编：330004
电　　话：（0791）7118822
传　　真：（0791）7118800
网　　址：www.jxtcmi.com
电子信箱：jxzyxylb@jxtcmi.com

专业统计

学院职工人数802人。专任教师384人，其中教授45人，副教授135人，讲师124人，助教80人。

专业设置	学制（年）	2003年毕业生数	2003年招生数	在校生数
中医学（含国际交流、中西医结合、骨伤、医事法律）	5	367	488	2361
针灸推拿学	5	48	53	178
中西医临床医学	5		312	312
药学（含医药营销）	4	141	221	685
中药学（含国际交流、知识产权保护）	4	41	151	312
药物制剂	4		68	156
制药工程	4	50	65	202
环境科学	4			78
生物工程	4	39	62	244
生物医学工程	4		53	53
计算机科学与技术	4	37	66	246
公共事业管理（含医疗保险、医院管理）	4		35	116
保险	4		42	42
药学（大专）	3		282	
中药学（大专）	3		195	195
合计		723	2093	5462

研究生教育

在校硕士研究生314人，2003年招收硕士研究生144人，毕业49人。

硕士学位专业设置：中医基础理论、中西医结合基础、中医临床基础、中西医结合临床、中医医史文献、药物化学、方剂学、药剂学、中医诊断学、生药学、中医内科学、药物分析学、中医外科学、药理学、中医骨伤科学、中药学、中医妇科学、中医五官科学、针灸推拿学

博士学位专业设置：中药学（与北京中医药大学联合培养）

重点学科及学科带头人

国家中医药管理局重点学科
中医内科呼吸病学：薛汉荣　副教授
中药制药学：罗永明　教授

省级重点学科
中药学：罗永明　教授
中医内科学：张小萍　教授
中西医结合基础：汪建民　教授
药剂学：汪国华　教授

重点实验室及负责人

中药固体制剂制造技术国家工程研究中心：杨世林　教授

附属机构及负责人

江西中医学院附属医院（江西省中医院）：陈明人　副主任中医师、副教授
江西中医学院附属中西医结合医院（江西省南昌市中西医结合医院）：崔维奇　主任医师、教授
江西中医学院第三附属医院（江西省鹰潭市中医院）：丁　奎　副主任中医师、副教授
江西中医学院第四附属医院（江西省丰城市中医院）：袁国庆　副主任中医师、副教授
江西江中制药集团有限责任公司：钟虹光　教授
江西江中包装材料厂：邓林伟　副主任药师
江西江中饮料厂：邓林伟　副主任药师

（何春生、朱卫丰、薛铁瑛　张　凌、吴秋江、郑　晴　于海华、周步高、刘　红）

【山东中医药大学】

党委书记：张文平　研究员（2003年10月离职）
　　　　　孙增良　研究员（2003年10月任现职）
校　　长：王新陆　教授

副 校 长：张洪斌 教授
曾凤英 教授
吴富东 教授
欧阳兵 教授（2003年12月任现职）
郭伟星 教授（2003年12月任现职）
中医基础学院院长：姜建国 教授
中药学院院长：田景振 教授
针灸推拿学院院长：高树中 教授
继续教育学院院长：魏希启 研究员
中医文献研究所所长：王振国 教授
临床学院副院长（主持工作）：杨传华 主任医师

校 址：山东省济南市经十路53号
邮 编：250014
电 话：（0531）2613011
传 真：（0531）2963364
网 址：www.sdutcm.edu.cn

专业统计

学校职工人数1931人，其中校本部878人。专任教师430人，其中教授77人，副教授147人，讲师99人，助教82人

专业设置	学制（年）	2003年毕业生数	2003年招生数	在校生数
中医学	5	403	308	2425
中药学	4	53	75	331
针灸推拿学	5	96	156	816
制药工程	4	52	75	339
中医学	7		220	430
护理学	5		73	273
市场营销	4		84	288
应用心理学	4		59	61
英语（中医药类）	4		38	39
本科合计		604	1065	5029
中医学	3	59	138	314
中药学	3		76	258
针灸推拿学	3		83	127
护理学	3		52	266
专科合计		59	349	965
合计		663	1414	5994

*注：本科在校学生中包括外国留学生58人、港澳台学生27人。

研究生教育

在校硕士研究生560人，2003年招收硕士研究生221人，毕业116人。

在校博士研究生120人，2003年招收博士研究生57人，毕业23人。

*注：在校研究生中包括外国留学生37人、港澳台学生18人。

硕士学位专业设置：中医基础、中医医史文献、中医临床基础、中医内科学、中医外科学、推拿学、药物化学、方剂学、中西医结合临床、中医儿科学、中西医结合基础、中医骨伤科学、中医妇科学、中医诊断学、中医学、中医五官科学、生物医学工程、影像医学与核医学、生药学

博士学位专业设置：中医医史文献、中医基础理论、中医内科学、中药学（一级学科）、中西医结合临床、中医外科学、中西医结合基础、中医妇科学、针灸推拿学

重点学科及学科带头人

国家级重点学科

中医基础理论：乔明琦 教授

中医医史文献：王振国 教授

山东省“十五”强化建设学科

中医基础理论：乔明琦 教授

中医医史文献：王振国 教授

省级重点学科

中医基础理论：乔明琦 教授

中医医史文献：王振国 教授

中医内科学：尹常健 教授、主任医师

中医外科学：宋景贵 主任医师

针灸学：吴富东 教授

重点实验室及负责人

国家中医药管理局重点实验室

中药质量分析（天然药物）实验室：石俊英 教授

微循环（中西医结合肿瘤防治技术）实验室：王世军 教授

省级重点实验室

中西医结合肿瘤防治技术实验室：

焦中华 教授、主任医师
天然药物实验室：张惠云 教授

附属机构及负责人

山东中医药大学附属医院党委书记：
高　毅 主任医师
山东中医药大学附属医院副院长（主持工作）：杨传华 主任医师

（王　瑛）

【河南中医学院】

党委书记：孙建中
院　　长：彭　勃 教授
基础医学院院长：张书文 教授
第一临床医学院（护理学院）院长：
李　真 教授
第二临床医学院（骨伤学院）院长：
韩丽华 教授
针灸推拿学院院长：张　璞 副教授
药学院院长：苗明三 教授
成教学院院长：徐英敏 副教授
外语学院院长：张大伟 教授
海外教育学院院长：饶　洪 讲师
人文学院院长：徐江雁 副教授
信息技术学院副院长：程万里 讲师
校　　址：河南省郑州市金水路1号
邮　　编：450008
电　　话：（0371）5945879
传　　真：（0371）5944307
网　　址：www.hactcm.edu.cn

专业统计

学院职工人数2433人。专任教师574人，其中教授90人，副教授237人，讲师194人，助教53人。

专业设置	学制（年）	2003年毕业生数	2003年招生数	在校生数
中医学	5	134	312	1385
中医学（中西结合）	5	104	323	2025
中药学	4	74	123	380
中药制药	4	27	65	181
针灸推拿	5	43	181	507
中医骨伤科学	5	58	117	556
中医护理	3	32	76	133
针灸推拿	3	194	160	517
中药学	3	77		167
中医学（中西医结合）[专升本]	3		144	218
中医学（中西医结合）[中升本]	5		75	130
药学	4		77	209
市场营销（药物营销）	4		64	111
护理学（中西医结合）	4		65	65
合计		743	2142	7317

研究生教育

在校硕士研究生351人，2003年招收硕士研究生156人，毕业64人。

在校博士研究生16人（联合培养），2003年招收博士研究生9人（联合培养），毕业7人(联合培养)。

硕士学位专业设置：中医基础理论、中医临床基础、中医医史文献、方剂学、中医诊断学、中西医结合基础、病理学与病理生理学、针灸推拿学、药物化学、药剂学、生药学、药物分析学、药理学、中药学、中医内科学、中医外科学、中医骨伤科学、中医妇科学、中医儿科学、中医五官科学、中西医结合临床

博士学位专业设置：中医内科学、方剂学、中医基础理论、中药学

重点学科及学科带头人

国家中医药管理局重点学科
中医儿科学：丁　樱 教授
针灸推拿学：高希言 教授
省级重点学科
中药学：冯卫生 教授
中医内科学：赵文霞 教授
中医儿科学：丁　樱 教授
针灸推拿学：高希言 教授
方剂学：杨新年 教授

附属机构及负责人

第一附属医院党委书记：郭新民 副主任医师
第一附属医院院长：李　真 主任医师
第二附属医院党委书记：杨　豪 主任医师
第二附属医院院长：韩丽华 主任医师
第三附属医院党委书记：王亚平 主治医师
第三附属医院院长：张　璞 副主任医师

（何明举　刘保庆）

【湖北中医学院】

党委书记：罗才喜
院　　长：王　华
纪委书记：黄光焕
副 院 长：胡永年
　　　　　梁帝泉
　　　　　周安方
　　　　　张良玉
校　　址：湖北省武汉市武昌昙华林特 1 号
邮　　编：430061
电　　话：（027）68889007
传　　真：（027）88929904
网　　址：www.hbtcm.edu.cn

专业统计

学校职工人数 1045 人。专任教师 429 人，其中教授 49 人，副教授 129 人，讲师 100 人，助教 96 人。

专业设置	学制（年）	2003 年毕业生数	2003 年招生数	在校生数
本科				
医学检验	5		94	175
七年制中医学	7		101	189
中医学	5	175	109	850
中医学（中西医结合）	5		47	584
中医学（中医骨伤科学）	5	64	53	368
针灸推拿学	5	54	58	534
护理学	5	50	45	188
药学	4	128	248	
中药学	4		97	349
药物制剂	4		47	94
信息管理与信息系统	4		41	88
市场营销	4		36	113
公共事业管理	4		33	33
合计		391	916	4054
专科起点本科				
制药工程	2		9	24
医学检验	3		58	58
中医学	3		47	176
针灸推拿学	3		52	52
护理学	3		45	45
药学	2		112	112
中药学	2		2	254
药物制剂	2		2	2
市场营销	2		27	84
中医学（中西医结合）	3		1	1
合计			355	808
专科				
基础医学类新专业	3	46	67	157
医学检验	3	111	145	448

专业设置	学制（年）	2003年毕业生数	2003年招生数	在校生数
中医学	3			92
针灸推拿学	3		79	138
药学	3	156	296	983
药物制剂	3	64	74	165
市场营销	3	63	91	286
中西医结合临床			54	54
护理学				21
合计		440	806	2344
总计		831	2077	7206

研究生教育

在校硕士研究生508人，2003年招收硕士研究生223人，毕业102人。

在校博士研究生85人，2003年招收博士研究生40人，毕业17人。

硕士研究生专业设置：中医基础理论、中医临床基础、中医内科学、中医骨伤科学、中医妇科学、中医儿科学、针灸推拿学、中西医结合基础、中西医结合临床、中药学、中医诊断学、中药生药学、中医医史文献、中药方剂学

博士研究生专业设置：中医基础理论、中医临床基础、中医内科学、针灸推拿学、中医骨伤科学

重点学科及学科带头人

国家中医药管理局重点学科

中医内科学肾病学科：王小琴 教授、主任医师

省级重点学科

中医基础理论：周安方 教授

中医临床基础：李家庚 教授

针灸推拿学：王 华 教授

中医内科学：董梦久 教授

中医骨伤科学：邹 季 教授

中西医结合临床：罗欣拉 教授

中药学：陈科力 教授

重点实验室及负责人

国家中医药科研三级实验室

中药药理实验室：杨勤建 教授

细胞生物学实验室：李汉明 教授

省级重点实验室

中药资源与中药化学：刘焱文 教授

【湖南中医学院】

党委书记：蔡光先 教授

院长、党委副书记：尤昭玲 教授

纪委书记、党委副书记：黄政德 教授

副 院 长：滕久祥 教授

谭达全 副教授

周小青 教授

校 址：湖南省长沙市韶山中路113号

邮 编：410007

电 话：(0731) 5600508

传 真：(0731) 5504879

网 址：www.huctcm.com

专业统计

学院职工人数2100人。专任教师472人，其中教授65人，副教授163人，讲师155人，助教88人。

专业设置	学制（年）	2003年毕业生数	2003年招生数	在校生数
中医学（含4个方向）	7		197	642
中医学（含4个方向）	5	196	325	1783
中西医临床医学	5	83	257	840
口腔医学	5		41	122
针灸推拿学	5	29+32（专科）	64	306+50（专科）
医学影像学	5	31（专科）	40	118
护理学	4		76	199
药学	4	139	144	610
中药学	4	157	176	746
药物制剂	4		41	116

专业设置	学制（年）	2003年毕业生数	2003年招生数	在校生数
生物工程	4		44	44
计算机科学与技术	4		33	99
应用心理学	4		34	110
公共事业管理	4		39	141
市场营销	4		54	132
中医学	5			71
中西医临床医学	5		172	354
药学	4		31	86
合计		637+63（专科）	1768	6589+50（专科）

研究生教育

在校硕士研究生321人，2003年招收硕士研究生150人，毕业92人。

在校博士研究生68人，2003年招收博士研究生26人，毕业25人。

硕士学位专业设置：中医基础理论、中医临床基础、方剂学、中医医史文献、中医诊断学、中医内科学、中医外科学、中医骨伤科学、中医妇科学、中医儿科学、中医五官科学、针灸推拿学、中西医结合基础、中西医结合临床、中药学、药物化学

博士学位专业设置：中医基础理论、中医临床基础、方剂学、中医医史文献、中医诊断学、中医内科学、中医外科学、中医骨伤科学、中医妇科学、中医儿科学、中医五官科学、针灸推拿学、中西医结合临床

重点学科及学科带头人

中医诊断学：袁肇凯 教授
中医外科皮肤科学：杨志波 教授
中医眼科学：彭清华 教授
中医内科学：蔡光先 教授
中医外科学：杨志波 教授
中医五官科学：田道法 教授
针灸推拿学：常小荣 教授
中西医结合临床：尤昭玲 教授
中药学：郭建生 教授

重点实验室及负责人

病理生理学实验室：袁肇凯 教授
血管生物学实验室：葛金文 教授
显微形态学实验室：熊艾君 教授
分子生物学实验室：刘群良 教授
病原免疫实验室：伍参荣 教授
针灸基础实验室：林亚萍 教授
蛋白组学实验室：王净净 教授
细胞生物与分子技术实验室：孙克伟 教授
外科免疫病理实验室：杨志波 教授
骨伤治疗技术实验室：田心义 教授
中药生物技术实验室：刘塔斯 教授
临床技能实验室：朱惠安 副教授

（谭 琥）

【广州中医药大学】

党委书记：黄朝阳 教授
校　　长：冯新送 教授
纪委书记、党委副书记：黄 斌
副 校 长：陈英华 副教授
　　　　徐志伟 教授
　　　　王宁生 教授
　　　　林培政 教授
　　　　李建军（女） 副教授
国际学院院长：王新华 研究员
继续教育学院院长：黄兆胜 教授
职业技术学院院长：江 滨 教授
基础学院院长：陈 群 教授
中药学院院长：陈蔚文 研究员
针灸推拿学院院长：柴铁劬 副教授 副研究员
护理学院院长：何燕萍 副教授
信息技术学院院长：陈 素 研究员
经济与管理学院院长：邱鸿钟 研究员
人文社科学院（筹）院长：吴仁山 研究员

校　　址：广东省广州市机场路12号大院
邮　　编：510405
电　　话：(020) 36595233
传　　真：(020) 36594735
网　　址：www.gzhtcm.edu.cn

专业统计

学校职工数3444人。专任教师763人（含聘任制255人），其中教授136人，副教授258人，讲师256人，助教108人。

专业设置	学制（年）	2003年毕业生数	2003年招生数	在校生数
中医学	7	26	98	385
中医学（中西医结合）	7	28	100	379
中医学（针灸方向国际交流型）	7		51	150

专业设置	学制（年）	2003年毕业生数	2003年招生数	在校生数
合计		54	249	914
中医学	5	428	492	2267
其中：港澳台及境外留学生	5	54	57	376
其中：第二学士学位班（港澳台）	3			13
中医养生康复学	5	40		
针灸推拿学	5	47	80	376
中药学	4	83	220	458
制药工程	4	57	69	255
药学	4		190	190
公共事业管理	4	71	47	236
国际经济与贸易	4		64	136
中医护理学	4	46	47	196
计算机科学与技术	4		47	91
合计		772	1256	4218
针灸推拿	3	84	64	204
医学检验	3	49		108
高级护理	3	71	61	157
计算机科学与技术	3	37		38
临床工程	3	40		39
合计		281	125	546
总计		1107	1630	5678

研究生教育

在校硕士研究生784人，2003年招收硕士研究生292人，毕业129人。

在校博士研究生362人，2003年招收博士研究生157人，毕业62人。

硕士学位专业设置：科学技术哲学、中医基础理论、中医临床基础、中医医史文献、中医诊断学、方剂学、针灸推拿学、中医内科学、中医外科学、中医骨伤科学、中医妇科学、中医儿科学、中医五官科学、中西医结合基础、中西医结合临床、中药学、药剂学、社会医学与卫生事业管理

博士学位专业设置：中医基础理论、中医临床基础、中医医史文献、中医诊断学、方剂学、中医内科学、中医外科学、中医儿科学、中医骨伤科学、中医妇科学、中医五官科学、针灸推拿学、中西医结合基础、中西医结合临床、中药学

重点学科及学科带头人

国家级重点学科

中医临床基础：林培政 教授

中医内科学：冼绍祥 教授

中医骨伤科学：冯新送 教授

中医妇科学：罗颂平 教授

国家中医药管理局重点学科

中医临床基础：林培政 教授

中医制药学：陈蔚文 教授

中医妇科学（一院）：罗颂平 教授

中医内科消化学科（一院）：刘友章 主任中医师

中医内科心血管学科（二院）：阮新民 教授

中医内科脑病学科（二院）：黄培新 教授、主任中医师

中医外科皮肤学科（二院）：范瑞强 教授、主任中医师

省级重点学科

中医临床基础：林培政 教授

中医内科学：冼绍祥 教授

中医骨伤科学：冯新送 教授

中医妇科学：罗颂平 教授

中西医结合基础：王宁生 教授

中药学（中药制药）：陈蔚文 教授

中医基础理论：徐志伟 教授

针灸推拿学：赖新生 教授

重点实验室及负责人

国家以及部、省级重点实验室

项目名称	立项部门	负责人	验收时间
国家中药现代化工程技术研究中心（合作）	国家发展计划委员会	赖小平	2002年
国家新药（中药）安全评价（GLP）研究重点实验室	科技部	王宁生	2001年
国家新药（中药）临床试验（GCP）研究中心		赖世隆	2001年
国家中药材种植栽培示范化研究示范基地（GAP）	科技部	徐鸿华	2002年
现代中成药工程技术中心	教育部	陈英华	2001年批准
中药药理实验室（三级实验室）	国家中医药管理局	黄培新	2000年批准
中药药理（消化）实验室（三级实验室）		陈蔚文	
原虫与病毒实验室（三级实验室）		符林春	
中药制剂实验室（三级实验室）		董玉珍	
分子生物学实验室（三级实验室）		罗云坚	
细胞生物学实验室（三级实验室）		方永奇	
免疫实验室（三级实验室）		王培训	
国家药品临床研究基地（一院）	国家药品监督管理局	张惠臣	1999年批准
国家药品临床研究基地（二院）		吕玉波	
国家药品临床研究基地（粤海医院）		符林春	
国家药品监督管理局药品临床研究培训中心		赖世隆	2000年批准
中医疑难病证重点实验室	广东省教育厅	林培政	2001年批准
广东省中医证候临床研究重点实验室	广东省科技厅	罗云坚	1999年批准
新药非临床安全评价中心		王宁生	
广东省海洋药物重点实验室（合作）		王宁生	2000年批准
广东省新药筛选重点实验室（合作）		赖小平	2001年批准
遗传工程小鼠资源库技术平台（合作）		邹移海	

附属机构及负责人

广州中医药大学第一附属医院党委书记：宋振之　副教授

广州中医药大学第一附属医院院长：林培政　教授

广州中医药大学第二附属医院院长、党委书记：吕玉波　研究员

广州中医药大学第三附属医院院长、党委副书记：邓劲松　助理研究员

广州中医药大学第三附属医院院长：庄　洪　主任中医师、教授

祈福医院副院长：赵鹏图　副研究员

热带医学研究所所长：符林春　研究员

临床药理研究所副所长：王　奇　研究员

脾胃研究所所长：陈蔚文　研究员

（黄素芳　徐志红）

【广西中医学院】

党委书记：覃绍峰　副教授

院　　长：王乃平　教授

基础医学院院长：江红兵　教授

药学院院长：辛　宁　教授

成人教育学院院长：何清平　副教授

赛恩斯新医药学院院长：朱　华　副教授

广西中医学院第一附属临床医学院院长：唐　农　教授

广西中医学院附属瑞康医学院院长：龙学明　副教授

护理学院院长：江震声　讲师

校　　址：广西壮族自治区南宁市明秀东路179号

邮　　编：530001

电　　话：(0771) 3135848

传　　真：(0771) 3130664

网　　址：www.gxtcmu.edu.cn

专业统计

学院职工人数622人。专任教师436人，其中教授52人，副教授147人，讲师128人，助教109人。

专业设置	学制（年）	2003年毕业生数	2003年招生数	在校生数
制药工程	4		54	112
临床医学	5		123	441
口腔医学	5		63	122
中医学	5	195	115	794
传统中医学	5	20		35
对外中医学	6		89	256
中医学（壮医）	5		0	26
中医学（外科）	5		47	47
中医骨伤学	5		62	62
针灸推拿学	5		60	288
中西医临床医学	5	158	207	1099
护理学	4		71	234
药学	4		85	318
中药学	4	71	60	227
公共事业管理（卫生）	4		44	64
医学影像学	3		27	88
医学检验	3		35	112
针推康复	3	60	55	213
口腔医学	3	148	69	319
医学美容	3	36	44	187
护理学	3	79	160	387
妇幼保健	3			123
药剂学	3		38	160
中西药	3	82	57	227
医药营销	3	26	37	92
药用动植物养殖与加工技术	3	14		0
合计		889	1602	6033

研究生教育

在校硕士研究生224人，2003年招收硕士研究生114人，毕业31人。

硕士学位专业设置：中医基础理论、中医临床基础、中医医史文献、中医内科学、中医骨伤科学、中医儿科学、针灸推拿学、中西医结合临床、药理学、中药学

重点学科及学科带头人

中药学：甄汉深 教授

中医内科学：罗伟生 教授

重点实验室及负责人

药学中心实验室：陈　勇 教授

附属机构及负责人

广西中医学院制药厂厂长:岑家铭 讲师

（杨海洁）

【重庆医科大学中医药学院】

党委书记：潘蕃昌 高级政工师

院　　长：黄吉庆 主任中医师

校　　址：重庆市九龙坡区西郊支路18号

邮　　编：400050

电　　话：(023) 68422183

传　　真：(023) 68422183

专业统计

学院职工人数207人（含附属医院38人）。专任教师75人，其中教授2人，副教授29人，讲师27人，助教12人。

专业设置	学制（年）	2003 年毕业生数	2003 年招生数	在校生数
中西医结合（本科）	4		90	148
中西医结合（专科）	3	53	109	341
中西医结合（3+2 高职）	5		66	632
中药（专科）	3		48	48
中药（3+2 高职）	5	46	17	86
护理（专科）	3		65	65
护理（3+2 高职）	5	49	55	246
针推骨伤（专科）	3		86	86
针推骨伤（3+2 高职）	5	49		71
合计		197	536	1723

*注：2003 年毕业生数未统计中专毕业生。

研究生教育

硕士学位专业设置：中西医结合基础、针灸推拿学 （王 珍）

【贵阳中医学院】

党委书记：孔德明 教授

院 长：梁光义 教授

校 址：贵州省贵阳市市东路 1 号

邮 编：550002

电 话：（0851）5652099

传 真：（0851）5652638

网 址：www.gyctcm.edu.cn

专业统计

学院职工人数 793 人。专任教师 889 人（含 2 名附属医院教师），其中教授 84 人，副教授 261 人，讲师 254 人，助教 135 人。

专业设置	学制（年）	2003 年毕业生数	2003 年招生数	在校生数
中医学	5	58	75	678
中医学（中西医结合）	5	113		1308
中医学（骨伤）	5	58	69	429
中医学（中医英语）	6		36	150
中医学（中西医结合英语）	6		50	100
中医学（医用计算机）	5		48	98
中西医临床医学	5		386	418
针灸推拿学	5	54	46	279
护理学	5		125	665
护理学（护理英语）	6		50	148
中药学	4	50	72	202
中药学（制药）	4	56		160
中药学（营销）	4	59	81	192
药物制剂	4		95	95
法学（医事法律）	4		88	205
应用心理学（临床心理学）	4			71
应用心理学第二学士学位	2		20	20
劳动与社会保障（医疗保险）	4		55	55
合计		448	1296	5271

研究生教育

在校硕士研究生 164 人，2003 年招收硕士研究生 82 人，毕业 37 人。

硕士学位专业设置：中医基础理论、中医临床基础、中医医史文献、方剂学、中医内科学、中医外科学、中医骨伤科学、中医五官科学、针灸推拿学、中西医结合临床、中药学

重点学科及学科带头人

国家中医药管理局重点学科

中药生药（中药资源学、中药鉴定学、中药化学）：梁光义 教授

省级重点学科

中药学：邱德文 教授

中医基础理论：朱祝生 教授

内科学：孔德明 教授
刘尚义 教授
郑本德 教授

中医骨伤科学：沈冯君 教授
徐文汉 教授

重点实验室及负责人

中药生药学：梁光义 教授

附属机构及负责人

第一附属医院院长：吴文尧

第二附属医院院长：张光奇

（吴　霞）

【云南中医学院】

党委书记：郭玉鉴

院　　长：李庆生 教授

副 院 长：郑　进 副教授
熊　磊 教授
陆卫先

校　　址：云南省昆明市白塔路 6 号

邮　　编：650011

电　　话：（0871）7150982

传　　真：（0871）7150982

研究生教育

硕士学位专业设置：中药学、中医儿科学、中医基础理论、中医内科学、中西医结合临床、针灸推拿学

重点学科

实用中药学、临床中药学、中医内科学、中医经络学

重点实验室

分子生物学实验室、中药材优良种苗繁育中心实验室

附属机构

第一附属医院、第二附属医院、云南中医学院制药厂、中药材经营部、社区门诊（4 个）

【西藏藏医学院】

党委书记、副院长：李　谦

副 院 长：嘎　旺
尼玛次仁
泽　多
赤来旺杰

校　　址：西藏藏族自治区拉萨市热中路 10 号

邮　　编：850000

电　　话：（0891）6387272

传　　真：（0891）6387272

专业统计

学院职工人数 137 人。专任教师 39 人，其中教授 3 人，副教授 12 人，讲师 19 人，助教 5 人。

专业设置	学制（年）	2003 年毕业生数	2003 年招生数	在校生数
藏医	3	32	45	127
藏医、藏药	5		112	247
藏药	4			20
合计		32	157	394

研究生教育

在校硕士研究生 26 人，2003 年招收硕士研究生 4 人，毕业 6 人。

硕士学位专业设置：藏医

【甘肃中医学院】

党委书记：叶小平 副研究员

院长、党委副书记：刘延祯 主任医师

副 院 长：李　强 主任医师
李金田 教授
王安平 研究员

纪委书记：李志魁 副研究员
张士卿 教授

临床医学院副院长：戴恩来 主任医师

药学院院长：吴红彦 教授

针灸骨伤学院副院长：宋　敏 副教授
何天有 副教授

护理学院院长：袁　朝 副主任护师

藏医学院副院长：李　利 副教授

公共课部、社科部副院长：
吴　冰 副教授
王世钦 副教授

继续教育学院院长：邓　沂 副教授

基础医学院院长：姬可平 教授

校　　址：甘肃省兰州市定西东路 35 号

邮　　编：730000

电　　话：（0931）8619329

传　　真：（0931）8627950

网　　址：www.gszy.edu.cn

专业统计

学院职工人数 428 人，专职教师 228 人，教授 24 人，副教授 52 人，讲师 64 人，助教 88 人。

专业设置	学制（年）	2003年毕业生数	2003年招生数	在校生数
中医学（中医骨伤）	5		60	174
中医学	5	115	95	906
针灸推拿学	5	89	40	561
藏医学	5		45	85
中西医临床医学	5		114	489
临床医学	5		96	200
医学影像学	5		33	63
护理学	4		50	167
中药学	4	51	41	291
药物制剂	4		39	151
中草药栽培与鉴定	4		35	145
公共事业管理	4		19	12
藏医学	3	50		
中西医临床医学	3	213		449
农村中医学	3	41		
中西医结合医疗	3		118	218
中西医结合护理	3	43	81	181
美容医学（中医美容）	3	53	22	152
市场营销	3			50

研究生教育

在校硕士研究生86人，2003年招收硕士研究生48人，毕业10人。

硕士学位专业设置：中医临床基础、中医内科学、中医骨伤科学、中医儿科学、针灸推拿学、中西医结合临床、中医基础理论、中医妇科学、中医外科学、中药学、方剂学

重点学科及学科带头人

国家中医药管理局西部重点扶持学科

中药生药学：李成义 教授

省卫生厅重点学科

中西医结合老年呼吸科学：戴恩来 主任医师

中西医结合临床心肾科学：刘 新 主任医师

省教育厅重点学科

中医骨伤科学：李振宇 主任医师

中西医结合临床科学：李应东 教授

中医儿科学：张士卿 教授

重点实验室及负责人

省中医药科研二级实验室

中药药理、毒理实验室：马 骏 副教授

中药生药实验室：李成义 教授

中药免疫与分子生物学实验室：郑云霞 副教授

中药化学实验室：郭 玫 副教授

生物化学实验室：李啸红 教授

心血管病实验室：钟 栩 副主任医

消化病实验室：王改梅 副主任医

生命实验室：刘 新 主任医师

附属机构及负责人

甘肃中医学院附属医院院长、党委书记：刘延祯 主任医师

（杨 魁 吕 薇 李宏伟）

【新疆医科大学中医学院】

党委书记：耿 直 副教授

院　　长：周铭心 教授

副 院 长：张永平 教授

校　　址：新疆维吾尔自治区乌鲁木齐市新一路8号

邮　　编：830054

电　　话：（0991）4363841

传　　真：（0991）4363841

专业统计

学院职工人数83人。专兼职教师116人，其中正、副教授60人，讲师35人，初级职称近20人。享受国家特殊津贴优秀专家5人。

现学院内设学院办公室、纪检监察办公室、教学科研办公室、中医系、针推骨伤系和待批的中药系6个正处级机构；4个硕士学位授予点；17个教研室，13个实验室和1个有近千种（含部分维吾尔民族药）药物的中药标本馆；有中医、中药、针灸骨伤、肛肠、中西医结合等本科和专科专业方向，并新增中西医结合七年制本硕连读专业。

研究生教育

2003年招收硕士研究生24名。

硕士学位专业设置：方剂学、针灸推拿学、中医内科学、中西医结合 （钱崇文）

【北京市中医学校】

党委书记：肖大伟
常务副校长：李　立
校　　址：北京市通州区梨园地区杨家洼
邮　　编：101101
电　　话：（010）60527431
网　　址：www.bjzyxx.org.cn
电子信箱：bjzyxx@263.net

专业统计

学校职工人数125人。专任教师59人，其中副教授10人，讲师22人，助教23人。

专业设置	学制（年）	2003年毕业生数	2003年招生数	在校生数
护理	3	52	145	488
中医护理	4	46		49
中医医疗	4	48		45
文秘与档案	4	43		33
中药	4			80
中药	3		231	571
中医康复保健	3		47	139
针灸推拿	3	40		30
中西医结合	3			46
合计		229	423	1481

重点学科及学科带头人

中医教研室主任：郭　梅 讲师
中药教研室主任：陈　丹 高级讲师
（陈宝华）

【天津市医药教育中心】

党委书记：麻树文 高级政工师
院　　长：高　琪 副教授
副 院 长：闫丽霞 副教授
王　培 高级政工师
校　　址：天津市北辰区津霸公路千里堤西
邮　　编：300400
电　　话：（022）26652461
传　　真：（022）26659757
网　　址：www.tjbio.cn

专业统计

天津市医药教育中心由原天津市药科中专学校与天津市医药职工大学合并组成。

学校职工人数206人。专任教师115人，其中副教授61人，讲师30人，助教12人。 （程慧生）

专业设置	学制（年）	2003年毕业生数	2003年招生数	在校生数
制药	3	327	366	911
中药	3	154	246	699
医药经营	3	171	561	834
合计		652	1173	2444

【内蒙古呼伦贝尔蒙医学校】

校　　长：宝　音
副 校 长：布仁巴雅尔
阿吉拉
党委副书记：邱革评
校　　址：内蒙古自治区呼伦贝尔市海拉尔区学府路148号
邮　　编：021008
电　　话：（0470）8273465
传　　真：（0470）8278235

专业统计

学校职工人数135人。专任教师68人，其中副教授14人，讲师58人，助教27人。

专业设置	2003年毕业生数	2003年招生人数	在校生数
护士专业（汉授）	83	26	
护士专业（蒙授）	30		
蒙西医医士	72	16	
蒙西医医士（残疾人联办）	44	31	
中西医医士	58		
医学美容	19		
社区医疗		45	
五年制高职（汉授）		41	
合计			768（其中成人专科232人）

重点学科及学科带头人

医学基础：包武晓 高级讲师
微生物：钢巴特尔 高级讲师
五官眼科：郭立春 高级讲师
内科诊断：桂罕林 高级讲师
蒙药：刘 怡 高级讲师
蒙医：娜仁高娃 高级讲师
护理：刘格日乐 高级讲师
药理：乌兰格日乐 讲师

重点实验室及负责人

蒙药实验室：美 荣 实验师
蒙医实验室：七 月 实验师

附属机构及负责人

内蒙古呼伦贝尔蒙医学校附属蒙医医院院长：德格吉日呼 高级讲师

【吉林省中医药学校】

校　　长：公茂有 教授
党委书记：宋丽盼 政工师
副 校 长：祝 敏 副教授
林青海 副教授
秦绪强 副主任医师
校　　址：吉林省长白山市靖宇西二胡同13号
邮　　编：134300
电　　话：(0439) 3323841
传　　真：(0439) 3315585
网　　址：www.szyyxx@.126.com

专业统计

学校职工人数116人。专职教师78人，其中教授4人，副教授18人，讲师50人，助教6人。

中专专业设置（3年）：中医基础、中药、中西医结合、针灸、推拿、护理、制药工程、检验、药学、医学美容

专升本专业设置（5年）：高职护理、高职中医、高职中药

2003年招生数：913人，2003年毕业生数：486人，在校生数：1960人。

重点学科及学科带头人

中药学：王兴和 副教授
中医基础：陆秀云 副教授
皮肤病：张殿龙 教授

重点实验及负责人

中药鉴定：于春梅 讲师
针灸：夏贵福 讲师
中医基础：杜 滨 讲师
护理：冷圣梅 讲师
解剖：杨淑娟 讲师

（侯晓东）

【江苏省中医学校】

校长、书记：曾庆琪
校　　址：江苏省南京市凤凰西街150#
邮　　编：210036
电　　话：(025) 86610819
传　　真：(025) 86610819
网　　址：www.jscmtc.com.cn

【安徽中医药高等专科学校】

党委书记：杨先虎 副主任医师（2003年8月任调研员）
校　　长：吴恒亚 副教授
副 校 长：王义祁 副教授
佘建华 副教授
马 波 副教授
纪委书记：陈 红 主管护师
校　　址：安徽省芜湖市荆山西路16号
邮　　编：241000
电　　话：(0553) 4836111
传　　真：(0553) 4836107
网　　址：www.ahzyygz.com

专业统计

学校职工人数268人。专任教师148人，其中副教授16人，高级讲师15人，讲师33人，助教84人。

专业设置	学制（年）	2003年毕业生数	2003年招生数	在校生数
中医学	3		391	391
针灸推拿学	3		148	537
中西医结合	3		310	310
中医骨伤科学	3		190	536
药学	3		105	105
护理学	3		364	827
中药学	3		352	703
旅游（保健）	3		39	85
文秘（卫生管理）	3			26
合计			1899	3520

附属机构及负责人

附属医院副院长（主持工作）：舒广伟 主治医师、讲师

附属药厂厂长：谢庆生 助理会计师

（朱毅明）

【曲阜中医药学校】

党委书记：赵丙生

校　　长：马金生 讲师

副 校 长：孔凡清 高级讲师

颜廷淦 高级讲师

孔凡运 高级讲师

校　　址：山东省曲阜歧黄街2号

邮　　编：273100

电　　话：（0537）4412330

传　　真：（0537）4483196

专业统计

学校职工人数158人。专任教师116人，其中副教授55人，讲师24人，助教24人，新录用13人。

专业设置	学制（年）	2003年毕业生数	2003年招生数	在校生数
中医骨伤	3	163	23	443
针灸推拿	3	155	131	587
中医护理	3	76	250	926
中药	3	74	119	238
中西医结合	3		473	808
合计		468	996	3002

重点学科及学科带头人

中医护理：王金宽 高级讲师

中西医结合：颜廷淦 高级讲师

陈述诰　高级讲师

中药：魏修华 高级讲师

针灸推拿：刘月振 高级讲师

重点实验室及负责人

护理实验室：李锁芝 高级讲师

中药实验室：王仲焕 高级讲师

中西医结合：董忠诚 高级讲师

刘　欣 高级讲师

针灸推拿：刘月振 高级讲师

附属机构及负责人

门诊部：杨学良 药师

后勤服务中心：孟艳林　（赵永凤）

【焦作市中医药学校】

党委书记、校长：尚志云 讲师

副 校 长：高玉兰 高级讲师

王鸿琪 主治医师

李培富 主治医师

校　　址：河南省焦作市学生路中医药学校街

邮　　编：454000

电　　话：（0391）2924225

传　　真：（0391）2924602

网　　址：www.jzzyy.com

专业统计

学校职工人数157人。专任教师62人，其中副教授19人，讲师26人，助教17人。

专业设置	学制（年）	2003年毕业生数	2003年招生数	在校生数
医学检验	5		48	48
麻醉	5		30	30
中西医疗	3		219	483
全科	3		147	209
中药	3	24	89	146
中医护理	3	77		45
中医医疗	3	217		66
中医骨伤	3	96		82
针灸推拿	3			110
制药工艺	3			30
合计		554	578	1227

重点实验室及负责人

试验中心：梁素梅 高级讲师

中药鉴定药植实验室：丁　丽 主管中药师

中药标本展厅：秦学敏 主管中药师

化学实验室：刘书敏 实验员

西医基础实验室：杨保智 主治医师

人体机能实验室：拜林哲 助理讲师

护理操作实验室：乔红艳

附属机构及负责人

学校附属医院院长：李秀萍 高级讲师

（王宝营）

【南阳中医药学校】

党委书记、校长：方家选 副主任中医师

纪委书记：梁新武 副教授

副 校 长：王　岩 讲师

逯应坤 副教授

郭万周 主治中医师

校　址：河南省南阳市卧龙路131号

邮　编：473061

电　话：（0377）3529580

传　真：（0377）3529580

网　址：www.gyzzj.com

专业统计

学校职工人数400人。专任教师278人，其中教授4人，副教授58人，高级讲师118人，助教49人。

专业设置	学制（年）	2003年毕业生数	2003年招生数	在校生数
中医（中西医）	3	605	792	3485
护理	3	331	321	912
针推	3	66		48
骨伤	4	143		52
中药	3	11	74	166
中医眼喉	3	80		
临床	3		218	218
合计		1236	1405	4881

重点学科及学科带头人

中医内科：刘　冰 教授

重点实验室及负责人

中药化学实验室：李建华 高级讲师

附属机构及负责人

南阳中医药学校附属二级中医院：王红波 主任中医师

南阳中医药学校附属中药饮片加工厂：郭合新 主管中药师

（张明丽）

【四川省绵阳医科学校】

党委书记：何正显

校　长：苏保松

校　址：四川省绵阳市绵州南路380号

邮　编：621000

电　　话：（0816）2227273
传　　真：（0816）2222281
网　　址：www.scmymss.com

专业统计

学校职工人数391人。专任教师263人，其中高级讲师、副主任医师71人，讲师、主治医师104人。

2003年在校生6743人，其中中专学生4437人，大专学生2270人（全日制专科生1704人，分段式大专生466人），本科生36人。2003年毕业2017人，2003年招收2524人。

学校与泸州医学院、川北医学院、成都中医药大学联合举办大专、本科层次医学教育。

中专专业设置：中医医疗、中西医结合、护理、中医骨伤、针灸推拿、卫生保健、中医美容、妇幼保健、医学检验、医学影像技术、药剂、药品营销、中药、中药制药

五年制高职专业设置：临床医学、中医（中西医结合方向）、高级护理、药剂、中医骨伤、康复技术

大专专业设置：临床医学、中西医结合、高级护理

【重庆市万县中医药学校】

党委书记、校长：余甘霖 主任中医师
副 校 长：杨建平 高级讲师
　　　　　谭　工 高级讲师
　　　　　冉隆平 讲师
校　　址：重庆市万州区王家坡正街246号
邮　　编：404000
电　　话：（023）58123135
传　　真：（023）58122846
网　　址：www.WZZYY.net.cn

专业统计

学校职工人数263人。专任教师177人，其中教授1人，副教授56人，讲师76人，助教44人。

专业设置	学制（年）	2003年毕业生数	2003年招生数	在校生数
中西医结合	3	554	652	1865
护理	3	117	203	406
骨伤	3	68	55	197
针灸推拿	3	124	62	210
药学	3	103	287	464
中西医结合（3+2高职）	5		221	571
护理（3+2高职）	5		62	140
骨伤（3+2高职）	5		99	176
中药（3+2高职）	5		54	149
合计		966	1695	4178

重点学科及学科带头人

中西医结合：余甘霖 中医主任医师
基础医学：赵小平 高级讲师
中医基础：陈代斌 高级讲师
中医内科：杨德全 高级讲师
药用植物：胡玉彬 高级讲师
西医内科：陈心厚 副主任医师
中医外科：刘克龙 中医副主任医师
中医骨科：周晓良 中医副主任医师
针　　灸：姜兴鹏 中医副主任医师
中　　药：沈　力 高级讲师

附属机构及负责人

附属医院院长：余成玲
康业公司总经理：陈宪明
中药研究所所长：沈　力

（张友超）

【四川省达州中医学校】

党委书记：何景春
校　　长：郑兴泽 高级讲师
副 校 长：成永沛
　　　　　朱友弟 高级讲师
　　　　　唐宗琼 讲师
　　　　　李　钧 讲师
纪委书记：彭仁江 讲师
校　　址：四川省达州市通川区健民路55号（原张家湾79号）
邮　　编：635000
电　　话：（0818）2375164
传　　真：（0818）2381211

专业统计

学校职工人数150人。专任教师57人，其中教授1人，副教授13人，讲师32人，助教11人。

专业设置	学制（年）	2003年毕业生数	2003年招生数	在校生数
中医医疗	3	76	70	202
中西医结合	3	168	312	450

专业设置	学制（年）	2003年毕业生数	2003年招生数	在校生数
针灸推拿	3	80	60	200
中医护理	3	52	56	160
中药	3	40	42	140
中医康复保健	3	42	36	130
中医骨伤	3	42	30	130

附属机构及负责人

四川省达州市中医药研究所所长：郑兴泽 高级讲师

四川省达州市卫生干部培训学校校长：郑兴泽 高级讲师

成都中医药大学达州成人教学部负责人：魏和平 助讲

附属医院院长：张自华 讲师

【陕西省宝鸡市中医药学校】

党委书记：王文华 讲师

校　　长：张志峰 主任医师

副 校 长：邓满鱼 主任医师

　　　　　张玉林 副主任医师

　　　　　张宏伟 副主任医师

校　　址：陕西省宝鸡市大庆路1号

邮　　编：721004

电　　话：(0917) 3414852

传　　真：(0917) 3414852

网　　址：www.bjzyyxx.com

专业统计

学校职工人数164人。专任教师126人，其中教授3人，副教授27人，讲师50人，助教46人。

专业设置	学制（年）	2003年毕业生数	2003年招生数	在校生数
中医医疗	3/4	42	32	217
中药	3	77	185	449
护理	3	55	23	141
针灸推拿	3	40	54	182
中医骨伤	3	42	10	59
康复医学	3	37	25	107
中西医士	3/4	95	106	410
中医士	3	25		82
中药大专	3		42	42
远程教育	3		45	45
函授	3		46	177
合计		413	565	1911

重点学科及学科带头人

中药学：刘福昌 高级讲师

　　　　王社利 讲师

针灸推拿学：富延萍 高级讲师

　　　　　　高军权 讲师

重点实验室及负责人

鉴定实验室、制剂实验室、针推实验室：郝喜平 主管药师

附属机构及负责人

学校门诊部：爨昌劳 讲师

【甘肃省中医学校】

党委书记：李星明

校　　长：毛春燕 讲师

副 校 长：舒　劲 高级讲师

　　　　　李银刚

校　　址：甘肃省兰州市七里河区安西路390号

邮　　编：730050

电　　话：(0931) 2666190

传　　真：(0931) 2666190

网　　址：www.gszyxx.sf.edude.net

专业统计

学校职工人数127人。专任教师84人，其中高级讲师27人，讲师42人，助教15人。

重点实验室及负责人

省、部级科研二级实验室

针灸、生理实验室：周延辉 副主任医师

（李　钦）

专业设置	学制（年）	2003 年毕业生数	2003 年招生数	在校生数
高职中医医疗	5		71	256
高职中西医结合医疗	5		213	213
高职针灸推拿医疗	5		47	47
高职中医骨伤医疗	5		30	30
高职中药	5		28	28
高职中西医结合护理	5		112	211
中医士	3	270	49	383
针灸推拿医士	3	48	41	115
中医骨伤医士	3	49	26	98
中医护士	3	104	102	294
中药士	3	50	19	96
中西医结合医士	3		142	331
乡村医士	3		207	207
合计		521	1087	2309

学术团体与群众团体

学术团体与群众团体

（一）总部设在中国的中医药国际组织

【世界中医药学会联合会】

中华人民共和国科学技术部副部长李学勇在世界中医药学会联合会成立大会开幕式上的讲话

（2003年9月25日）

尊敬的全国人大蒋正华副委员长、尊敬的全国政协罗豪才副主席、尊敬的世界卫生组织驻华代表贝汉为先生、各位来宾、女士们、先生们，早上好：

今天，“世界中医药学会联合会成立大会暨中医药国际学术研讨会”隆重开幕了！在此，我谨代表中华人民共和国科学技术部向世界中医药学会联合会的成立表示衷心的祝贺，向与会的国内外嘉宾和代表表示热烈的欢迎！

中医药学是中华民族智慧的结晶，是我国医学的特色，是中华民族优秀文化及世界传统医学的重要组成部分。在漫长的历史时期里，正是依靠中华民族历代医家的不懈努力，才保障了中华民族的繁衍发展。即使在现代医学飞速发展的今天，中医药仍发挥着其不可替代的作用，在我国医疗保健体系中占据着重要的地位。在前一段抗击SARS的斗争中，中医药也发挥了重要的作用，在临床救治中显示了良好的效果。

由于中医药在医疗、保健、亚健康状态调节等方面的独特优势，中医药受到了越来越多的国家的关注，随着中医药国际交流和合作的不断扩大深入，中医药已在世界范围内为越来越多的人的健康发挥了重要作用。目前，针灸、植物药的运用及中医医师执业在一些国家和地区已逐步取得合法地位，并纳入医疗保险体系；全世界70多个国家制订了草药法规，120多个国家和地区已有各种类型的传统医药机构；世界对传统医药的需求也不断提高！世界草药市场年销售额正以每年10%～20%的速度递增。

我国政府高度重视中医药的发展。《中华人民共和国宪法》明确规定要积极发展传统医药，中国政府把“中西医并重”确定为新时期卫生工作方针之一。近年来，我国政府更是加大了投入，积极推进中医药宝库的深入挖掘和中药现代化发展。去年11月1日，为加强我国中药现代化工作的宏观指导，从国家战略高度对中药现代化工作整体布局，进一步充分发挥中药的优势和特色，加快中药产业发展，更好地满足我国人民健康保障的需求，并造福全人类，国务院办公厅转发了由科技部、国家计委、国家经贸委、卫生部、药品监督局、知识产权局、中医药局和中科院共同制定的《中药现代化发展纲要》。《纲要》中明确了2002～2010年我国中药现代化发展的指导思想和方针，提出了继承和创新相结合、资源可持续利用和产业可持续发展相结合、中药与中医协同发展等5项基本原则，确定了未来8年我国中药现代化发展的4个战略目标和6项重点任务。同时，为确保《纲要》目标的实现，还提出了加强中药现代化发展的整体规划、建立多渠道的投入体系等7项主要措施，《中药现代化发展纲要》的发布，标志着我国传统医药的发展走向依靠科学技术，全面迈向现代化的发展新阶段，

女士们、先生们，迈入新的世纪，我国现代化发展进入新的阶段，对中医药发展提出了新的要求。

首先，要适应医疗保健需求的变化，为保障人民健康提供新的产品和技术支撑。随着人们生活水平

的提高，生活方式的改变，人类的健康需求日益提高。慢性非传染性疾病防治的任务仍然十分艰巨，重大传染病、新发传染病对健康及社会稳定的威胁也十分严重，对亚健康状态的调节也日益受到人们的重视。对于这些疾病的治疗，以“整体观念”、“辨证论治”等理念为指导的传统医药的优势明显。充分挖掘和开发中医药宝库，加强中医药诊疗技术和规律的研究，加强针对这些疾病的中医药的研究、开发，对于保障中国人民及世界人民的健康，并为人类攻克这些疾病将发挥巨大作用。

其次，要适应国内国际市场需求，提高中药产品质量控制水平。目前，传统中药产品的质量控制水平还不高，不能满足国内国际市场需求和现代化生产的需要，因此，必须加快中药的标准研究，质量控制技术和方法的研究，提高中药产品的质量控制技术水平。必须依靠科技创新，加快传统医药产业的技术升级，加快我国传统中药产业向现代中药产业的转变。

第三，要适应医学科学发展的需要，充分弘扬和深入挖掘传统中医药的科学内涵。中医药学疗效显著，理论独特，具有较为系统的生命科学认知体系和疾病诊治体系，蕴含着丰富的科学内涵。满足中医药学术发展的需要，要采取多种形式，充分继承和弘扬中医药的理论体系和技术方法，从整体上把握传统医药的主体特征和特色，保持发扬其精华；同时，也必须在继承的基础上发展创新，深入挖掘其科学内涵。继承和创新结合，充分弘扬和深入挖掘传统中医药的科学内涵，不仅是传统医学学术发展和诊疗水平提高的需要，也将为现代医学科学的发展提供新的思路。

女士们、先生们，中医药不仅是中国人民的智慧结晶，也是全人类的共同财富，深入挖掘中医药宝库需要我们的团结协作、共同努力，需要世界各国学者的积极参与合作。我们深信，只有充分的交流与合作，才能共同进步，共同提高，才能满足中医药学术发展的需要，才能更好地造福全人类。

今天，世界中医药学会联合会的成立，为中医药学术发展提供了一个新的交流平台，为中医药的国际合作和交流及发展提供了更多的机会。

我们希望世界中医药学会联合会在促进中医药及其他传统医药的学术交流与合作，加强跨国的科学研究，共同推进中医药及其他传统医药现代化、国际化进程；在促进传统医学和现代医学的沟通、合作，提高医疗水平；在推动传统医药在世界各国的立法，加快传统医药国际标准的制订，建立传统药物国际协调会议（IHTW）制度，大力推进世界传统药物的协调发展；在中医药资源、生态环境和生物多样性的保护，中医药和其他传统医药的可持续发展等方面积极推进，发挥出重要的作用。科技部将一如既往，继续对中医药现代化工作，对世界中医药学会联合会的工作给予积极支持。

最后还要特别提及，世界卫生组织一直关注和重视传统医药的发展，对推动传统医药的发展起到了积极作用。对于世界卫生组织给予我国的帮助，我们表示衷心的感谢！我们将继续积极配合世界卫生组织的工作，为促进传统医药的发展做出应有的努力。

再次衷心祝贺世界中医药学会联合会的成立，并预祝中医药国际学术研讨会取得圆满成功。

谢谢大家！

世界中医药学会联合会筹备委员会主任佘靖在世界中医药学会联合会成立大会开幕式上的讲话

（2003年9月25日）

各位来宾、女士们、先生们：

世界中医药学会联合会经过多年的筹备，今天隆重召开成立大会，这是30多个国家和地区100个中医药团体共同努力的结果。作为世界中联筹委会主任我感到十分欣慰，对成立大会的召开表示衷心祝贺，对各位代表和各位来宾表示热烈欢迎。

中医药学是中华民族的优秀传统文化，具有五千多年的历史。中医药工作历来受到中国政府的高度重视，确定了“中西医并重”的卫生工作方针，今年4月7日由温家宝总理签署了国务院令，正式颁布了《中华人民共和国中医药条例》，这些均为中医药在中国的发展创造了有利的条件，提供了政策上的保障。目前，以中医医院为主体包括民族医疗机构的中医医疗网络基本形成；中医药的教育在继承发扬传统师承方式的特点和长处的同时，开创了以院校教育为主体、教育层次和布局较为合理的办学格局；中医药科技事业发展迅速，中医药学术水平不断提高，科技成果大量涌现，使中医药在我国卫生事业中发挥着不可替代的作用。

应特别提出的是，在今年中国及世界部分地区蔓延的传染性非典型性肺炎（SARS）的防治中，中国坚持中西医并重，中西医互相团结并肩作战，使全国50%以上的病人用上了中医药治疗，开展了中医药、中西医结合治疗 SARS 的攻关研究。实践证明，中西医结合治疗 SARS 具有不可替代的优势，中医药的使用对“非典”的治疗起到了重要作用。

随着中国改革开放的不断深入，中医药在国际上的发展令人鼓舞，特别是加入 WTO 后，给中医药的发展带来了新的契机，各国政府和民间对中医药的兴趣和信任程度也越来越高。中医药已遍及 140 多个国家和地区，许多国家政府开始关注中医药，并把中医药纳入卫生保健体系。近几年，在双边政府卫生合作协议中，有 40 多个含有中医药合作项目。有些国家已经或正在筹备开展中医药的学历教育，中医医疗服务在国际上日益受到各国人民的欢迎，除了各种各样的针灸和中医诊所，在一些国家中医已经进入了正规的综合性医院，设立了中医科，甚至在一些发达国家建立了中医医院。世界上多数国家都设有民间学术组织，许多国家先后成立了中医药学会和一些区域性的中医药学术团体。中医药在国际上的发展进入了新阶段。

鉴于中医药国内、国际新的发展形势，为了促进中医药在国际上的发展、交流与合作，进一步推动中医药走向世界，由中华中医药学会作为发起者，倡议成立世界中医药学会联合会，得到了世界众多中医药团体的响应。

成立世界中联是促进中医药学国际传播的需要。推动中医药进一步走向世界，使中医药纳入世界各国卫生保健体系，为世界人民的健康服务，是中医药国际化的奋斗目标之一。成立世界中联，充分发挥各国中医药学术团体的积极作用，形成中医药国际传播网络，有利于促进中医药在国际上的传播，推动中医药纳入各国卫生保健体系的进程。

成立世界中联是借鉴各国经验发展中医药事业的需要。各国的历史发展不同，具有各自的文化底蕴，不同国家中医药发展的特点也不相同。成立世界中联，给各国中医药学术团体之间的交流提供了平台，创造了环境，可以大大促进各国不同中医药学术团体之间的交流，同时使我们学习了解各国传统医药，借鉴其不同传统医药的经验和长处，更进一步促进中医药事业的全面和快速发展。

成立世界中联是加强中医药与世界现代医学交流的需要。在现代科学技术飞速发展的时代，现代医学水平不断提高，中医药能否跟上时代发展，发挥优势特色，在世界传统医药界保持领先地位，也面临着严峻的挑战。推动中医药学术发展，促进中医药的现代化，是世界上所有中医药工作者的共同心愿。成立世界中联，可以组织世界各国中医药团体与现代医学界进行广泛交流，相互切磋探讨，相互取长补短，促进共同发展。

中国政府一向重视保护和发展中医药事业，在世界中联筹备过程中，中国政府和有关部委给予了大力支持。作为中医药行业的主管部门，中国国家中医药管理局也积极参与了世界中联的筹备工作，并在资金上给予了一定的支持，这为我们世界中联的成立和今后开展工作奠定了基础。在此，我代表世界中医药学会联合会筹备委员会对中国政府在世界中联筹备过程中给予的支持表示衷心的感谢。

WHO（世界卫生组织）重视传统医学的发展，在中国建立了 7 个传统医药合作中心，为促进中医药在世界范围的应用和发展起到了积极的作用。WHO 非洲区、东地中海区和西太区先后通过了区域传统医学发展战略，今年 5 月在日内瓦召开的世界卫生大会上，讨论通过了发展传统医药的决议。世界中联作为中医药的国际性学术组织，将在 WHO 指导和支持下，为执行 WHO 传统医学发展战略和有关决议作出不懈努力，为中医药在中国乃至世界的发展做出更大的贡献。

同道们、朋友们：在这次成立大会上，我们要讨论通过联合会的章程，选举产生联合会理事会等有关组织机构和人员；讨论并通过第一届理事会的工作规划等。希望大家本着团结、合作、发展的精神，以积极的态度开好这次大会，使联合会真正能够增进世界各个国家和地区中医药学术团体之间的了解与合作，加强学术交流，提高中医药业务水平，推动中医药学与世界各种医药学的交流与合作，为全人类的健康做出贡献。

我相信，世界中医药学会联合会的成立，定能大力促进中医药在国内、国际上的发展，在中医药这部文化与历史的巨著中写下新的篇章。

最后，预祝大会取得圆满成功。

谢谢

世界中医药学会联合会（World Federation of Chinese Medicine Societies）

2003 年工作概况

一、世界中医药学会联合会成立

2003 年 9 月 25 日，世界中医药学会联合会成立大会在北京友谊宾馆隆重开幕，来自世界五大洲 43 个国家和地区的 118 个中医药学术团体约 150 名代表参加大会，人大常委会副委员长蒋正华、全国政协副主席罗豪才出席了开幕式，吴仪副总理向大会发来贺信。

吴仪副总理在贺信中指出：“中医药学是中国传统文化宝库中一颗璀璨的明珠，不仅对中国民族的繁衍昌盛作出了杰出贡献，而且对世界文明进步产生了积极影响。中国政府历来重视中医药科学的发展，坚持保护、扶持、发展中医药事业，实行中西医并重方针。国家鼓励中西医相互学习、相互补充、共同提高，推动中医、西医两种医学体系的有机结合。”

世界中医药学会联合会是由世界各国中医药学术专业团体自愿结成的国际性学术组织，总部设在北京，中方中国中华中医药学会、中国中西医结合学会和中国针灸学会都以团体会员身份入会。其宗旨主要是增进世界各个国家和地区中医药学术团体之间了解合作和学术交流，提高中医药业务水平，促进中医药进入各国的卫生保健体系，制定、发布和推行中医药行业国际标准将是其主要任务之一。成立大会的主要议程是讨论并通过《世界中医药学会联合会章程》等重要文件，选举产生理事会、监事会等机构及成员。

二、世界中医药联合会第一届理事会诞生

2003年9月26日，世界中医药学会联合会（简称世界中联）召开全体代表大会，选举产生了第一届理事、常务理事、副主席、主席及监事会成员。中华中医药学会会长佘靖当选为世界中联首任主席，中国中医药信息学会会长李振吉当选副主席兼秘书长。

当选的13名副主席分别来自亚洲、北美洲、南美洲、欧洲和大洋洲。成员包括中国中医药信息学会会长李振吉、中华中医药学会副会长龙致贤、世界针灸学会联合会主席邓良月、全美中医学会会长田小明、全美中医公会副会长戴维、全美华裔中医组织联合会会长屠英、加拿大世界自然医学基金会会长王超群、巴西中医学会会长罗伯逊、奥地利中医学院院长安迪、葡萄牙针灸及相关课程协会会长蔡宝德、荷兰中医药学会会长董志林、英国伦敦中医注册学会会长梅万芳、澳洲全国中医药针灸学会联合会会长林子强。

中华中医药学会秘书长李俊德、香港中医学会会长赵少萍、日本海外辽宁中医学会会长韩晶岩、美国麻省中医学会会长张群豪等28人当选为常务理事。中华中医药学会美容学会会长姜再增、全日本中医学会会长陈坚鹰、比利时中草药协会会长丹尼等35人当选为理事。日本中医食养学会会长高鹤亭任监事会主席。

选举结果产生后，全体当选理事召开了世界中联第一次理事会。佘靖主席在发言中说："在中医药受到各国政府和民众普遍重视和关注、中医药正全面走向国际社会的今天，作为世界中医药学会联合会的首席负责人，我为我们在全球范围内建立了如此规模的国际性学术组织引以为自豪。同时我也深深感到自己肩上责任的重大。我将会严格按照各位代表刚刚通过的《世界中医药学会联合会章程》，在全体理事的支持和配合下，公正、公平地行使主席的权力，尽职尽责地履行主席的职责。尽自己最大的努力，为推动中医药国际化、造福于全人类卫生健康事业做出自己最大的贡献。"

佘靖希望各位当选理事在今后的工作中，真诚团结、相互理解、相互尊重、坚持学会宗旨、联合全体会员单位和会员、开展中医药学术交流和合作、加强不同国家和地区中医药学会间以及世界其他各种医药学术团体间的交流与合作，用实际行动来回报全体代表的信任。

三、世界中医药联合会将开展五个方面工作

加强世界各国和地区中医药学术团体之间的交流与合作，采取多种方式，加强世界各国各地区中医药学术团体间的交流与合作，以借鉴和学习各国发展中医药的经验，提高中医药的学术水平，将世界中联建设成中医药学术交流与合作的平台。

加强中医药的宣传工作，通过举办中医药国际培训班，召开中医药国际学术会议、创办学术刊物、建立网站等多种方式，完整准确地向国际社会传播中医药理论知识和最新进展，扩大中医药在世界上的影响，拓展中医药的国际空间，将世界中联建设成为宣传中医药的重要窗口。

建立中医药国际行业技术标准，世界中联秘书处将充分征求各成员单位的建议和意见，根据一定的程序，研究、制定和发布中医药教育、医疗、人员和中药等国际行业技术标准，并在各成员中逐步实施，以加强自律，提高服务质量，保护从业者的利益。

开展中医药的国际教育和培训，开展中医药专业国际培训班、远程教育、远程会诊等，培养世界各国家和地区中医药人才，提高中医药从业人员的学术水平。

加强与世界上其他各种医药学的交流与合作，通过人员交流、研讨会、网络信息交流等多种形式，开展中医药与世界上其他各种医药学之间的交流与合作，加强理解，取长补短，共同发展。

【世界针灸学会联合会】

世界针灸学会联合会（Constitution of The World Federation of Acupuncture - moxibustion Societies WFAS）非政府性针灸团体的国际联合组织

会　　长：陈绍武
秘 书 长：邓良月
总部地址：北京市东直门内北新仓18号
邮　　编：100700
电　　话：(010) 64014411
活动地域：世界范围
常设机构：会员大会、执行委员会、秘书处
业务范围：组织世界针灸学术大会和专题学术讨论会；促进国际针灸界之间友好往来；宣传和推广针灸科学，争取各国针灸合法地位；发展针灸教育；出版针灸学术刊物。
期　　刊：《世界针灸杂志》

（二）全国性学术团体与社会团体

【中华中医药学会】

中华中医药学会（China Association of Traditional Chinese Medicine，CATCM）

会　　长：佘　靖
秘 书 长：李俊德
地　　址：北京市和平东街樱花路甲4号
邮　　编：100029
电　　话：(010) 64218316

常设机构：办公室、学术会务部、国际交流部、期刊编辑部、科技合作部。

业务范围：开展各种形式的中医药学术活动，组织重点学术课题的研究和科学考察，开展国际学术交流，开发和推广中医药科技成果，开展中医药继续教育，编辑中医药学术期刊、向有关部门推荐优秀的中医药人才及成果，承办政府及有关部门在转变职能中委托、交办的任务。学会下设内科、外科、妇科、眼科等43个专业委员会。

期　　刊：《中国中医药学报》、《中医正骨》、《中国骨伤》、《中医杂志》、《中华气功》、《中国中医骨伤病杂志》、《中国肛肠病杂志》

2003年工作概况

2003年，在国家科协、国家中医药管理局领导下，在社会各界的关心、支持下，中华中医药学会紧密依靠广大会员和中医药工作者，坚持正确的办会方向，以促进学术发展为宗旨，以提高中医药防病治病能力为目标，发挥学术交流主渠道、科普工作主力军的作用，积极稳妥地推进学会改革，与时俱进，开拓进取，各项工作均取得显著的成绩。

一、充分发挥中医药优势，为防治“非典”做出贡献

2003年上半年，我国出现了“非典”疫情，学会认真贯彻中国科协、国家中医药管理局的有关决策和部署，制定多项措施，团结、带领广大会员和中医药工作者，在抗击“非典”战斗中做出了突出贡献。

积极发挥桥梁与纽带作用，组织多种学术交流活动，研讨防治方案。针对广东部分地区发生的“非典”疫情，学会于2003年2月12日召集在京知名中医药专家进行了研讨，提出了中医药预防措施，这是在中国科协所属全国性学会中最早组织专家研讨“非典”防治的专题会议。4月7日，受国家中医药管理局委托，学会组织召开第二次中医药防治“非典”专家座谈会。会后根据专家讨论内容，整理了“非典”中医药防治方案（草案），于4月8日报送国家中医药管理局。5月20日，中国科协与中华中医药学会联合召开了中医药防治“非典”专家报告会，中国科协副主席、党委书记、书记处第一书记张玉台致辞，与会专家介绍了“非典”的发病特点及诊疗规律，对指导中医药防治“非典”，提高临床疗效起到积极作用。5月25日上午，学会通过电视电话连线的形式举办了“海峡两岸中医药防治SARS研讨会”，邀请北京和广州的中医药专家与台湾专家就中医药防治“非典”的技术方案和临床经验进行了研讨和交流，表达了祖国大陆中医药工作者对台湾同胞健康的深切关注。当日，国内外360多家电视台对此进行了直播或转播，数亿观众收看了报道，在海内外产生了重大影响。

4月下旬以后，学会公布了推荐的中药预防处方。在学会推荐下多名中医药专家在中央电视台、中央教育电视台、北京电视台相关栏目中多次介绍中医药预防“非典”科普知识，指导群众合理用药及农村预防“非典”的注意事项。据统计，在中医药预防“非典”专题节目中，由学会推荐专家主讲的占85%以上。在中国科协的支持下，学会组织专家编写了《中医药防治“非典”与流感》宣传手册，印发5万册；在全国200家医院、200家人群集中的公共场所设立中医药预防“非典”等10种重大疾病防治知识科普园地。学会向所属中医药期刊发出通知，开辟专栏集中报道“非典”防治内容。

疫情发生以后，学会专家不顾个人安危，亲临一线，积极投身于“非典”防治中。仝小林教授、周平安教授、王融冰教授、王书臣教授、晁恩祥教授等亲自治疗“非典”病人，系统总结了发病特征及治疗体会，为进一步提高临床疗效提供了有益的借鉴。学会多次选派专家出席中国科协、卫生部、国家中医药管理局、国家食品药品监督管理局、北京市中医管理局组织的座谈会，就如何运用中医药防治“非典”、正确合理运用中医药等提出建议，受到有关部门的高度重视。

学会联合东盛科技有限公司向中日友好医院救治“非典”一线医务人员捐赠四季三黄软胶囊，并及时向全国所有参与“非典”救治的中医药医护人员发出慰问信，表达对白衣天使的关爱与感激之情。通过民间渠道，经过不懈努力，向台湾捐赠了6万套防护服，发放到林口长庚医院等有关部门。联合珠海健心医药有限公司将价值300万元的喘可治注射液捐赠给卫生部。

为表彰中医药工作者为国分忧、为民解难的崇高品格和舍身忘我、救死扶伤的奉献精神，经学会常务理事会研究决定，授予邓铁涛、仁继学等40名同志“中医药抗击‘非典’特殊贡献奖”。经学会推荐，共有28位在抗击“非典”工作中做出突出贡献的中医药工作者获得了中国科协抗击“非典”工作先进个人荣誉称号。学会先后获得民政部“抗击‘非典’先进全国性社会团体”、中国科协“防治‘非典’型肺炎先进学会”，学会机关党支部获得卫生部、国家中医药管理局“防治‘非典’型肺炎先进基层党组织”等荣誉称号。

二、召开第四次全国委员代表大会，选举产生新一届理事会

经中国科协批准，学会于2003年9月20日～21日在北京召开了第四次全国委员代表大会。全国人大常委会副委员长蒋正华等中央和国家有关部门的领导出席会议。中共中央政治局委员、国务院副总理兼卫生部部长吴仪发来贺信，对大会的召开表示热烈地祝贺，并向来自全国各地的中医药工作者致以亲切地问候。

中国科协冯长跟书记发表了热情洋溢地讲话，他对近几年学会的工作做了充分肯定，希望学会继续深化改革，坚持以会员为本的服务意识，更加突出学会的学术性，加快中医药学科的发展和进步。

中华中医药学会副会长傅世垣代表中华中医药学会第三届理事会做工作报告。报告全面、客观地总结了学会“三大”以来的工作成绩和经验。

会议讨论、修改并通过了新的学会章程、第四届理事会五年工作规划，中华中医药学会关于会费标准的决议，关于表彰先进中医药学会、先进专科分会、先进单位会员、先进会员、先进学会干部的决定，关于颁布成就奖、贡献奖、聘请终身理事和顾问的决定等多个会议文件。选举产生了新一届理事会、常务理事会，并选举产生了会长、副会长、秘书长。

三、主要业务工作

成功举办首届中国国际中医药博览会。经国家中医药管理局、国家科技部批准，由学会主办的首届中国国际中医药博览会于2003年9月20日～22日在北京国际会议中心举行。博览会分展览展示、合作洽谈与学术交流等3个系列。与会的参展单位人员300余人，参加学术会议人数1300余人，国外代表100余人。

本次博览会是中华中医药学会成立20多年来首次独立举办的大型国际性、综合性中医药展示交流活动，全方位地展示了国际中医药新技术、新成果和新产品，扩大了中医药的国际影响，巩固和提高了中医药在世界传统医学领域的领先地位，促进了国际间的交流与合作，为学会今后的科技开发工作奠定了良好的基础。

以促进学术发展为宗旨，提高学术交流水平。根据中医药科技发展规划及学术发展需要，对学术会议进行认真审核，并广泛征求专家意见，规范会议名称、内容，提交常务理事会批准。对所有征文通知、会议通知严格把关，会后收集有关资料。2003年共组织学术活动40余次，参加代表4600余人，交流论文3800多篇。2003年1月，学会在人民大会堂举办了当代著名中医药专家、中医方剂学创始人之一王绵之教授学术思想研讨会，国务院副总理李岚清等党和国家领导专门致信、致电祝贺，中国科协第一书记张玉台等领导同志出席了会议并高度评价了王绵之教授对中医药学术发展所做出的贡献，充分肯定了中华中医药学会举办著名中医药学家学术思想研讨会的重要意义和品牌效应。内科脑病学术会议、第十五届脾胃病学术会议、第二十届儿科学术会议、仲景学术国际研讨会等学术会议，都在学术交流的深度与广度方面有了进一步的拓展，提高了学术水平，促进了学科发展。

积极探索，开展多种形式的继续教育与科学普及活动。2003年，学会顺利完成了11项国家级继续教育项目，共有8000多人参加了培训；开展了多个病种的科普宣教活动，考察了6个省市的相关医疗机构，确定了11家中医药继续教育基地，并与9个医药企业达成合作协议，策划相关活动方案，并组织专家撰写科普丛书《中医药防治“非典”与流感》。联合人民卫生出版社、上海复旦大学出版社、新浪网分别在《中国医刊》、《临床儿科杂志》、《康易网》上举办继续教育活动。与《健康报》寻医问药栏目联合主办治疗儿童多动症的科普知识专版。与山西德元堂药业有限公司合作开展“中华肝病防治宣传万里行”活动，与秦皇岛皇威制药厂合作开展“中华糖尿病防治宣传教育活动”。与辽宁丹东新世纪制药有限公司、吉林长源制药股份有限公司、南京中山制药厂等9家医药相关企业共同开展继续教育与科普宣传等活动。设立了中华中医药学会科普园地，并针对心脑血管病、肾病、糖尿病、高血压病等10个主要病种，开展中医药科普宣传。选择具有省部级科技成果的单位，建立专科（专病）继续教育基地。为了加快全国中医药专科（专病）建设，推动专科（专病）临床学术发展，学会依据国家中医药管理局关于专科建设的文件要求，制定出《中医药专科（专病）继续教育基地建设标准及管理办法》。自2003年年初开始实行，在全国甲等中医院中筛选确定100家“全国中医药专科（专病）继续教育基地”。截至目前，已初步考察6个省市的相关医疗机构，并确定了11家中医药继续教育基地。根据社会需要，开展科普宣传。在“非典”肆虐期间，中华中医药学会组织专家撰写科普丛书《中医药防治“非典”与流感》。全书近3万字，分预防、治疗两大内容，就“非典”与流感的卫生常识、预防措施、中医药预防与治疗方剂等内容，为中医药预防“非典”与流感传染病做出详细答疑。中国科协为此拨出科普专款资助。加强对外交流，推动中医药走向世界。2003年9月12日～13日，学会与世界大城市医药团体首脑协会等学术团体在香港共同主办了“首届中医药全球大会”，来自20多个国家的政府官员、专家代表共600余人出席了大会。会议通过首脑论坛、专家论坛、SARS论坛、特色疗法论坛等形式进行了学术交流，还举行

了商务洽谈专场，促进交流合作。学会还成功举办了“第三次日本临床中医药学会学术大会”和“中日中医药学术论坛”，对心脑血管疾病、肝病、糖尿病、癌症、皮肤病防治等领域的最新学术进展，进行了深入研究，探讨本学科未来发展的前景及关键问题。学会专家共10人分别进行了特别演讲和大会交流。学会于2003年11月29日组织北京中医药大学等单位的专家代表共12人组成代表团出席了“第八届中韩中医药学术研讨会”。两国专家、学者就中医、中西医结合在教学、临床、科研等方面进行了交流，并探讨了中医药防治心脑血管病的经验和机理。

加强宏观指导，办好学术期刊，搭建学术交流平台。学会于2003年11月在北京召开了系列杂志工作会议，共包括《中医杂志》、《中医药学刊》在内的11家杂志社代表参加了会议，会议制定了《中华中医药学会系列杂志管理办法》、《编辑标准规范》等规章制度，并与参会的各杂志社签订相关协议，强化学会对杂志编辑的管理力度。根据学会有关规章制度，吸收《中医药学报》、《针灸临床杂志》进入中华中医药学会系列杂志。学会成立了《中国医药学报》和《中医药管理杂志》杂志社。根据国家有关文件规定，学会下发通知，要求在2004年1月出版的期刊杂志中，有关领导不再担任学会系列杂志的领导职务。学会设立了专门职能部门，出台了学会期刊的编辑出版标准，使主办的中医药期刊在学术质量、编校质量、印装质量及规范化、标准化建设方面达到了较高的水平，在中国科协举办的百篇优秀论文评选活动中，由学会推荐的2篇文章得以入选。发挥舆论作用，积极参与抗击“非典”活动。SARS期间，学会向所属中医药期刊发出通知，要求各杂志社开辟专栏，集中报道中医药防治SARS的经验与体会，以指导防治工作，《中国医药学报》在第5期撤掉其他文章安排防治“非典”文章。学会主办《中医药管理杂志》，积极编写有关防治文章，留出版面予以报道。

认真完成上级交给的任务。积极参加院士申报推荐工作。经过积极的努力，圆满完成推荐任务，最后由学会和中国中西医结合学会联合推荐的专家张伯礼教授进入了候选人。组织专家参加中国科协学术年会。2003年学术年会在沈阳市召开，以“全面建设小康社会：中国科技工作者的历史责任”为年会主题，学会推荐了19篇文章，12人参加会议进行交流。协办“中国科协西部论坛”。推荐黄璐琦等7位专家就西部中药资源开发问题参加了会议并进行了讨论。按中国科协要求，积极联系邀请副会长代表学会参加了大会的开幕式。参加中国科协《学科发展蓝皮书——2003卷》的编写工作。组织有关专家撰写了中医药部分的4篇文章：“创新与继承结合，传统与时代俱进”、“益肾化浊法治疗老年期血管性痴呆的研究”、“中药血清药物化学研究方法的建立与实施”、“研讨新型给药技术，推动中药现代化进程”。邀请有关专家对上述文稿进行审阅修改，定稿后于2003年6月报中国科协学会学术部。为了加强中国科协信息化管理，中国科协分别成立了学科带头人专家库和专科分会专家库。学会积极响应号召，向中国科协推荐学科带头人162人，专家库专家207人。根据党的“十六大”提出的“制定国家中长期科学和技术发展规划”的战略任务，中国科协已启动《2020年的中国科学和技术》发展研究工作，学会已组织专家对《2020年的中国中医药研究》展开研讨。开展2002年度杂志、报纸、图书的审读工作，确定了审读员名单，审读时间及审读标准。目前，审读材料已经完成，审读意见已反馈至各送审单位。受国家中医药管理局委托，护理分会承担了《中医护理常规、技术操作规程》的修订工作，目前已经召开6次工作会议，成立编委会，确定了修订体例、编写进度及编写说明。

强化组织管理，提高对会员的服务水平。组织学会专科分会重新登记工作。学会经多方努力，保留了中医基础理论、医古文2个分会，对医史、文献2个分会合二为一。经多次协调后，重新填报有关资料，申明理由后，药房管理分会、急诊分会、医院管理分会、博士学术研究分会得以重新登记。学会在这次二级专科分会重新登记工作中基本达到了预期目标，51个分会全部通过民政部登记，为开展学术交流活动奠定了基础。积极发展会员，加强会员管理，提高服务质量。2003年度直接发展个人会员900余人，团体会员14个，并为会员提供相应的服务。2003年组织肛肠分会、中药鉴定分会、中医科普分会、中药炮制分会、糖尿病分会进行了换届选举。进一步规范了专科分会换届工作，学会初步制定了“中华中医药学会专科分会换届选举法”，经常务理事会讨论通过后实施。

广会协作，拓展学会生存空间。继续与上海联合利华有限公司共同推广中华中草药牙膏，获得学术活动资金20万元。与广州采诗日化有限公司共同建立研发中心，并开发含有中药成分的日化产品，采诗赞助学会60万元。与上海绿谷（集团）有限公司和中国疾病预防控制中心共同开展“中华抗癌宣传万里行”活动，获得绿谷集团赞助经费20万元。继续与山西德元堂药业有限公司开展“中华肝病防治宣传万里行”活动，取得学术支持资金25万元。与秦皇岛皇威制药厂合作，开展“中华糖尿病防治宣传教育行动”，取得支持资金15万元。与辽宁锦州紫金山制药厂合作，开展中华风湿病宣传教育行动，取得支持资金10万元。与中美合资北京远景日化有限公司合作，推广含中药成分的抗菌消毒肥皂，获得远景日化赞助资金15万元。与辽宁锦州紫金山制药厂合作，开展中华风湿病宣传教育行动，取得支出资金10万元。与中美合资北京远景日化有限公司合作，推广含中药成分的抗菌消毒服皂，远景日化赞助资金15万元。与英国爱芬食品（北京）有限公司联合开发含中药成分的糖果等项目正在商谈之中。举办评奖活动，展示中医药创新科研成果。经国家科学技术奖励办公室批准设立了中华中医药学会科学技术奖。学会恪守公开、公正、公平的原则，在充分论证的基础上，制订了《中医药科学技术奖评奖办法》、《中医药科学技术奖评审委员会规则》等规范性文件，对推荐、形式审查、公示、奖励等各个环节都做了严格、明确的规定，遴选全国中医药各学科领域的知名专家、学者、学科带头人担任评审委员，保证了学术上的权威性、规范性和完整性。评奖申报工作开展以来，广大中医药科技工作者积极响应，共受理项目215项，内容包括软科学、医史文献、信息标准化等14项，基础研究19项，临床研究86项，中药研究47项。通过形式审查、评审、答辩，2003年11月21日《中国中医药报》和中华中医药学会网站同时向社会公示，对经过公示无异议的项目将于2004年全国中医药工作会议上颁奖。2003年下半年，学会还开展了中华中医药学术会议学术著作奖的评选活动，各省市中医药学会共推荐了167部学术著作参评。

因学会成绩突出，在由187家全国性学会参加的中国科协第四届先进学会评选中，中华中医药学会荣获中国科协先进学会称号。

【中国中西医结合学会】

中国中西医结合学会（Chinese Association of the Integration of Traditional and Western Medicine）

会　　长：陈可冀

秘 书 长：陈士奎

地　　址：北京市东直门内北新仓18号

邮　　编：100700

电　　话：（010）64010688

期　　刊：《中国中西医结合杂志》

2003年工作概况

中国中西医结合学会2003年12月2日举行学习贯彻《关于进一步加强中西医结合工作的指导意见》座谈会。中国中西医结合学会在京的老中青专家40余人出席，中国科学院院士、中国中西医结合学会会长陈可冀主持会议。

在2003年10月1日开始施行的《中华人民共和国中医药管理条例》中，规定"推动中医、西医两种医学体系的有机结合，全面发展我国中医药事业"，明确了中西医结合医学的发展方向。为了配合该条例的实施，国家中医药管理局于11月5日发出《关于进一步加强中西医结合工作的指导意见》，对当前及今后一个时期的中西医结合工作从各个方面提出了指导性意见。

在座谈会上，陈可冀院士指出，《指导意见》提出得非常及时、非常全面，切合我国的具体国情。《指导意见》中强调了要开拓创新，强调了加强临床研究，提高临床疗效，整体提高中西医结合学术水平和防病治病能力。同时就加强人才培养提出了一系列办法，并提出了在"十五"期间为中西医结合学科培养25名学科带头人、200名技术骨干和100名高级管理人才的具体目标。其他如在中西医结合医疗机构的建设、中西医结合学术创新的思路、中西医结合的标准化建设、信息技术的应用、扩大对外交流与合作及中西医结合工作的组织落实、政策研究等方面都提出了具体可行的方法或措施，是一份对中西医结合工作具有重要现实指导意义的文件。

李佩文、史载祥、吕维柏、郭赛珊、吕爱平、危北海、赵锡银、李经纬等10余位专家在座谈会上先后发言，结合本单位的具体情况就落实《指导意见》提出了很多建设性意见，如应当在一些具体政策上对中西医结合予以支持，应当考虑建立专门的中西医结合高等教育机构等。国家中医药管理局原副局长于生龙及医政司、科教司的有关领导到会并讲话。

【中国针灸学会】

中国针灸学会（Chinese Association of Acupuncture and Moxibustion CAAM）

会　　长：胡熙明

秘 书 长：李维衡

地　　址：北京市东直门内北新仓18号

邮　　编：100700

电　　话：（010）64030611

常设机构：办公室、学术部、咨询培训部

业务范围：开展国内外针灸学术交流、科技咨询与服务，以及科学考察、针灸临床、继续教育、成果推广、科学普及等。

期　　刊：《中国针灸》

【中国保健食品协会】

中国保健食品协会（Health Food Association of China HFAC）

会　　长：秦双发

秘 书 长：张惠源

地　　址：北京市西城区东京畿道10号

常设机构：办公室、开发部、财务部、信息部、技术部

业务范围：组织制定保健食品行业的行规、行约；承担政府委托的管理职能，协助政府进行行业管理；通过提供信息、咨询、交流调研、培训等工作为政府和企业提供双向服务；组织国内外保健产品的技术交流与合作；进行产品的质量监督。

期　　刊：《中国保健食品》

【中国民族医药学会】

中国民族医药学会（China Academic Society of Native Medicine CASNM）

会　　长：诸国本

秘 书 长：王永炎

地　　址：北京市和平街北口北三环东路11号

邮　　编：100029

电　　话：（010）64220890

常设机构：秘书处、学术部、外联部、编辑部、科技部

业务范围：组织开展民族医药国内外学术交流；组织开展民族医药学术课题的研讨，科研成果的论证、评估、推广，为民族医药企事业单位提供咨询和服务；开展民族医药学专著、古籍的整理、翻译；开展民族医药继续教育工作、推荐优秀民族医药人才；开展民族之间的文化交流。

【中国医学气功学会】

中国医学气功学会（China Association of Medicine Qigong CAMQ）

会　　长：龙致贤

秘 书 长：杜洛伊

地　　址：北京市和平街北口北三环东路11号

邮　　编：100029

常设机构：秘书处

业务范围：负责对各省的医学气功组织进行业务指导和联系；组织开展医学气功的研究、交流及培训；宣传医学气功，开展气功普及活动；出版医学气功资料及著作。

【世界医学气功学会】

世界医学气功学会（World Academic Society of Medicine Qigong WASMQ）

会　　长：冯理达

秘 书 长：龙致贤

地　　址：北京市和平街北口北三环东路11号

邮　　编：100029

常设机构：秘书处

业务范围：组织各会员国参加世界医学气功大会和专题讨论会；促进国际医学气功之间的友好往来；宣传和推广医学气功科学；开展继续教育、培训；组织编辑、翻译、出版医学气功学术专业刊物；提供技术咨询和服务。

现有中国、日本、韩国、美国、法国、丹麦等23个会员国。下设美国、日本、欧洲等5个分会。

【中国中药协会】

中国中药协会（China Association of Traditional Chinese Medicine CATCM）

由原全国中药经济研究会和中国中药企业协会合并组成

会　　长：张洪魁

秘 书 长：傅晶莹

地　　址：北京市崇文门幸福大街17号

邮　　编：100062

电　　话：(010) 67139107

常设机构：秘书处

业务范围：制定有关中药行业行规、行约；对新办中药生产经营企业进行前期咨询调研；参与制定本行业技术标准，并组织实施；规范中药行业价格；组织开展行业信息统计工作；组织行业技术咨询、培训、协作和技术交流；组织推广中药行业优质服务活动；开展国际间技术交流与合作；承担政府有关部门委托的任务。

【中国药膳研究会】

中国药膳研究会（China Association of Health - Protection Food CAHF）

会　　长：周文泉

秘 书 长：高　普

常设机构：秘书处

业务范围：发掘整理药膳文化；收集和掌握国内外药膳科技动态，开展学术交流活动；开展技术咨询，开发和推广药膳科技成果；规范药膳餐馆管理；出版学术刊物。

【中国中医药研究促进会】

中国中医药研究促进会（China Association for Research and Advancement of Chinese Traditional Medicine CARACTM）

会　　长：方荣欣

秘 书 长：于生龙

地　　址：北京市东城区鼓楼辛安里66号

邮　　编：100009

电　　话：(010) 64040290

电子信箱：ych88@sohu.com

常设机构：秘书处

业务范围：开展国内外中医药学术交流；编辑出版专著和刊物；开发和推广中医药和中西结合新技术、新成果；主办培训；积极引进资金、技术和设备。

【中国民间中医医药研究开发协会】

会　　长：王雪苔

理 事 长：沙凤桐

常务副理事长：张瑞祥

秘 书 长：方志诚

地　　址：北京市东城区西总布胡同9号

邮　　编：100005

电　　话：(010) 65252582

常设机构：秘书处

分支机构：民营中医院院长工作委员会、特种针法研究专业委员会、特种灸法研究专业委员会、中药外治专业委员会、民间疗法研究专业委员会、武术医疗研究专业委员会、中医心理学研究专业委员会、中医新技术专业委员会、特效医术发掘整理专业委员会、名中医学术研究专业委员会、真气运行研究专业委员会、经络诊治研究专业委员会、中医翻译委员会、国际针灸合作委员会、手足与健康研究专业委员会、中医古籍发掘整理委员会、中医人体学研究专业委员会

期　　刊：《中国民间疗法》

2003年工作概况

一、组织和部署协会各机构和分支机构学习贯彻党的十六大报告和十六届三中全会的精神以及两会制定发展民营经济的大政方针。用“三个代表”的重要思想指导中医药工作，明确自身的定位，明确肩负的职责。要认识到加快发展中医药是新时期卫生工作的战略重点，要努力做好工作，将协会办成民间中医药工作者之“家”，办成名副其实的民间中医药行业性协会。

二、在“非典”时期，协会主要做了三项工作：

各分支机构、所属相关单位、部分民营中医药机构和会员等发出倡议书，号召大家在当地政府的统一领导下，团结协作，勇敢地投身到抗击“非典”的工作中去，积极做好预防、治疗工作。采取多种形式向广大群众宣传中医药防治“非典”的科普知识，指导群众合理使用预防药物。消除群众的恐惧心理，并积极地为防治“非典”工作献计献策、献方献药。

在防治“非典”期间，协会收到来自全国各地要求献计献策、献方献药电话87个、信函63件。有3位医生几次打电话，要求自带中草药来北京义务参加抗击“非典”工作，协会将献方献药的信函及时转交到国家中医药管理局科技司。

参加由世界华侨华人社团联合总会牵头、海内外近百家社团发起的万名书画艺术家参与的抗“非典”

亲情联动慰问前线医务工作者的活动。

三、按照国务院、民政部、国家中医药管理局的要求和部署，完成了各分支机构的登记注册工作，在相关报纸上刊登了公告，领取了证书，并着手对分支机构进行整顿调整工作。

四、对基层、民间中医药工作情况，特别是结合筹备成立“全国民营中医院院长工作委员会”，对民营中医药机构的情况进行了考察调研。在2002年第四季度以来，该会派出有关人员走访考察，在考察了6个省市20多家不同规模、不同类别、不同特色的民营中医药机构的基础上，2003年又走访考察了北京、天津、辽宁等省市的8家民营中医院，这些单位既有中医院，又有中西医结合医院；既有综合性的中医院，又有中医专科医院。

五、成功地举办了“全国民营中医院院长工作委员会成立暨经验交流大会”。

协会申报成立的“民营中医院院长工作委员会”，经国家中医药管理局批准，已在国家民政部登记注册。特别要指出的是国家中医药管理局、民政部对我们筹备“民营中医院院长工作委员会”高度重视，将该会原申报名称中的“联谊”二字去掉，使其更为规范。

2003年11月1～3日，协会在北京举办了“全国民营中医院院长工作委员会成立暨经验交流大会”，成立大会于11月1日在北京人民大会堂隆重举行，卫生部、国家中药管理局、国家民政部和中国国际友谊促进会的领导和有关负责人、全国中医药界的知名老专家、老前辈以及民营中医院院长、业内同道和各界朋友200多人出席了大会。

在这次会上，协会组织成立了第一届全国民营中医院院长工作委员会。聘请李振吉、于生龙、吕炳奎、田景福、孙塑伦、张瑞祥、张奇文、韩锡瓒等老领导、老同志为高级顾问，王雪苔会长为名誉主任。会上向高级顾问、名誉主任、主任、副主任和委员们颁发了证书。并正式宣布建立了由王雪苔、田景福、王永炎、吉良晨、费开扬、谢宗万、焦树德、路志正、韦玉英、金世元、余瀛鳌、李定忠等老专家组成的专家咨询委员会，并向他们颁发了聘书。

协会邀请国家中医药管理局人事政策法规司、医政司、国际合作司的领导同志及司法律师就《中华人民共和国中医药条例》、当前全国民营中医院的现状及相关政策、中医药目前在世界上的地位与前景、医疗事故纠纷的处理等做了专题讲座，并解答了院长们提出的部分问题。受到了与会者的高度重视和热烈欢迎，与会者普遍认为对今后的工作具有指导意义。

在这次会上，全国民营中医院院长工作委员会召开了第一次全体会议，经过认真讨论，通过了“工作委员会”组织工作细则和三年工作要点。

六、2003年8月底，由协会主办、所属特效医术发掘整理专业委员会承办的“第八届全国特效医术专家学术研讨会暨评奖大会”在北戴河召开。会议进行了富有成效的切磋和交流，参加会议代表达160余人。

七、协会与美国夏威夷国际卫生技术公司就合作开展中医中药讲学、学术交流和医院管理培训等进行了洽谈。双方就明年合作在美国举办一个传统医药的学术交流活动达成初步意向。

八、加强与上级主管单位的沟通与联系。为及时了解上级主管部门的精神，在日常工作中注意经常向主管单位、主管部门请示、报告，主动请各级领导参加协会组织的活动，指导工作。并积极参加各主管部门组织的活动，取得了各级领导对协会工作的支持。

【中国中医药信息研究会】

中国中医药信息研究会（China Information Association For Traditional Chinese Medicine and Pharmacy）是经民政部批准的国家一级学会，国家中医药管理局为业务主管部门，国家中医药管理局副局长李振吉担任会长。

名誉会长：李振吉
会　　长：贺兴东
秘 书 长：姚高昇
副秘书长：陈珞珈
地　　址：北京市东直门内北新仓18号
邮　　编：100700
电　　话：（010）84044850
业务范围：开展中医药信息理论和技术的研究，推广新成果和新技术；组织开展中医药信息咨询和技术服务；开发中医药信息资源，提高信息利用和服务能力，推进中医药信息化和网络化建设；开展医、教、研、产、信息及网络等人员的培训，提高从业人员的理论水平和专业技能；开展国内外学术交流和研讨；组织学术论文评选活动和专题评审会，出版有关的资料和书刊；向有关部门反映中医药信息工作者的意见和要求，维护其合法权益；接受主管部门委托的工作。

中国中医药信息研究会由从事中医药医疗、科研、教育、管理、生产、经营、情报及计算机技术等方面的团体和个人自愿组成。研究会办事机构为秘书处，姚高昇为秘书长、陈珞珈为副秘书长。办公地点设在中国中医研究院办公楼，秘书处主要负责研究会的日常工作及对外交流等工作。研究会还设有学术部、培训部，负责研究会学术发展与交流及人才培养等工作。研究会在全国各省（自治区、直辖市）有团体会员30个，个人会员317名。

研究会下设4个专业委员会，即中医药教育网络专业委员会、医院信息系统专业委员会、中药研究开发与咨询专业委员会、中医药信息数字化专业委员会。

中国中医药信息研究会第二届理事大会暨学术交流会11月8日在京举行，有关领导及各省市代表100余人参加了会议。会上，国家中医药管理局副局长李振吉总结了我国中医药信息化建设取得的成就，并就中医药行业信息化建设提出3点建议：

转变观念，与时俱进。各级领导要解放思想，把中医药信息化建设纳入各地中医药事业的总体规划、纳入各级中医医疗机构发展的总体计划当中，把推进中医药信息化提到重要的议事日程。要做到整体规划，统筹安排，资源共享，互相促进，协调发展。要根据各地实际情况，研究制定建设规划，加快建设步伐，及时研究解决工作中出现的问题，尤其是在基础设施建设方面，要在政策上予以倾斜、物质上给予支持、经费上加大投入，确保中医药信息化工作稳步健康发展。

充分发挥市场配置信息资源的优势。建立适应社会主义市场经济体制的新的运行机制，增强信息商品化、服务经营化的观念和市场竞争意识，推进体制创新；加强与信息技术企业之间的合作，按照市场经济规律的要求面向用户，努力开发生产多种形式的中医药信息产品；以市场需求为导向，根据信息需求结构的变化调整中医药信息产业的结构；积极促进中医药信息产品在中医药行业中的推广应用，使中医药行业的信息管理和信息技术应用水平提高到一个新阶段。积极发展中医药信息服务，加快中医药信息服务的市场化、社会化步伐。积极开展中医药远程医疗、教学和学术交流，促进中医药行业加快发展电子商务，逐步建立起服务功能社会化、网络化的中医药信息中介服务体系，促进中医药信息服务向规模化、商品化、产业化发展。

加强中医药信息人才培养和管理队伍建设。中医药行业信息化专业队伍建设是中医药信息化成功的决定性因素。各地中医药机构要切实制定和落实中医药信息化人才的教育与培训计划；做好在职人员的继续教育，提高计算机和网络的普及应用程度；同时要重视信息化管理队伍的建设。

李振吉还强调，各地中医药机构要切实抓好中医药信息机构和部门的组织建设，充分发挥学术团体在中医药信息化建设中的作用，扩大交流，繁荣学术，使学术发展与信息化建设有机地结合起来，为中医药信息化的跨越式发展奠定良好的基础。

这次会议还选举产生了中国中医药信息研究会第二届理事会。李振吉为名誉会长，国家中医药管理局科教司司长贺兴东为会长，李大宁、饶克勤、姚乃礼、曹洪欣、姚高昇、陈珞珈为副会长，姚高昇兼秘书长。会议共收到学术论文172篇。贺兴东代表第二届理事会作了题为“充分发挥学会的作用，促进中医药行业的信息化建设”的报告。

【中国卫生经济学会中医药分会】
中国卫生经济学会中医药分会（Sectional Society of Traditional Chinese Medicine，Chinese Society of Health Economics）
会　　长：李大宁
秘 书 长：陈珞珈

为了加强卫生经济理论与政策的研究，运用卫生经济理论、技术与方法，解决现实问题，提高中医药机构的经济管理水平，为中医药行政主管部门制定政策服务，国家中医药管理局决定筹建中国卫生经济学会中医药分会，并报经中国卫生经济学会批准，于2000年4月26日成立了中国卫生经济学会中医药分会。选举李大宁为首届会长，副会长由严建文、祝彼得、肖鲁伟、彭炜、赵田雍担任；秘书长是陈珞珈，副秘书长由徐皖生、房耘耘担任。理事会由中央及各省市自治区中医（药）行政管理部门的有关领导、中医药机构（医疗、教育、科研、生产）在中医药经济理论或管理上有丰富经验的专家、学者或管理者共83人组成。

国家中医药管理局为中医药分会业务主管部门，分会受中国卫生经济学会的业务领导和监督管理。其宗旨是：坚持中国共产党领导，以马列主义、毛泽东思想和邓小平理论为指针，遵守国家宪法、法律、法规，开展中医药经济理论和应用的研究与推广，提高中医药行业的经济管理、研究和教学水平，促进中医药事业的健康发展。

根据中医药行业特点，中医药分会的主要任务是：（1）开展中医药经济学理论与应用的调查研究；（2）组织专项课题研究，推广研究成果；（3）开展国内外学术交流与研讨；（4）宣传和普及卫生经济学知识和中医药经济学知识；（5）培训卫生经济、中医药经济各类人才；（6）组织学术论文评选活动，出版发行书刊，编印学术资料；（7）举办为会员服务的各项活动；（8）完成国家中医药管理局和中国卫生经济学会委托的其他工作。

机构与干部

机构与干部

（一）中医药管理机构

【国家中医药管理局】

办公室（财务司）
- 综合处
- 秘书处
- 规划财务司
- 新闻办公室

人事与政策法规司
- 人事司
- 政策研究室
- 监察审计与机关党委纪委办公室

医政司
- 一处
- 二处

科技教育司
- 中医科技处
- 中药科技处
- 教育处

国际合作司
- 亚美多边处
- 欧大非洲处

【地方中医药管理机构】

北京市中医管理局（副厅级）
天津市卫生局中医处
河北省中医药管理局（处级）
山西省卫生厅中医管理局（处级）
内蒙古自治区卫生厅中蒙医处
辽宁省卫生厅中医处
吉林省中医药管理局（副厅级）
黑龙江省中医管理局（副厅级）
上海市卫生局中医处
江苏省中医药局（副厅级）
浙江省中医药管理局（处级）
安徽省卫生厅中医管理局（处级）
福建省卫生厅中医处
江西省卫生厅中医管理局（处级）
山东省中医管理局（处级）
河南省中医管理局（副厅级）
湖北省卫生厅中医处
湖南省中医管理局（处级）
广东省中医药局（副厅级）
广西壮族自治区卫生厅中医处
海南省卫生厅中医处
重庆市卫生局中医处
四川省中医管理局（副厅级）
贵州省中医管理局（处级）
云南省卫生厅中医处
西藏自治区藏医药管理局（处级）
陕西省中医管理局（处级）
甘肃省中医管理局（处级）
青海省卫生厅中藏医药管理局（处级）
宁夏回族自治区卫生厅中医药管理局（处级）
新疆维吾尔自治区卫生厅中医民族医药管理处
大连市卫生局中医处
青岛市中医管理局（处级）
厦门市卫生局中医处
宁波市卫生局中医处
深圳市卫生局中医处

（二）中医药界人物

【国家中医药管理局局长、副局长】

局　长	佘　靖（女）
副局长	李振吉
副局长	房书亭

【国家中医药管理局司长、副司长、主任、副主任】

办公室主任	吴　刚
副主任	闫树江
副主任	查德忠
副主任	蒋　健（女，2003年11月任）
人事与政策法规司	
司　长	李大宁（2003年12月任）
副司长	王明来（2003年6月任）
副司长	桑滨生（2003年11月任）

副司长 周 雷（2003年11月免）
医政司司长 孙塑伦
副司长 张 奇
科技教育司司长 贺兴东
副司长 洪 净（女，2003年7月任）
副司长 苏钢强（女，2003年7月任）
副司长 范吉平（2003年1月免）
副司长 王明来（2003年6月免）
国际合作司司长 沈志祥
副司长 姜再增
离退休干部办公室主任 王新云（女）
机关党委副书记兼纪委书记 李怀荣（副局级）
机关党委副书记 杨 锐

【国家中医药管理局直属单位行政正、副职领导】

中国中医研究院
院 长 曹洪欣（2003年3月任）
姚乃礼（2003年3月免）
副院长 刘保延
梁菊生（2003年9月任）
高思华（2003年9月任）
赵田雍（2003年9月免）

中华中医药学会
秘书长 李俊德

中国中医药报社
社 长 陈贵廷
副社长 王华章
濮传文（2003年7月任）
王友智（2003年8月任）
副总编辑 陈贵廷
王华章
濮传文（2003年7月任）
胡京京（女，2003年8月任）

中国中医药出版社
社长兼总编辑 胡国臣
副社长 王国辰
张年顺（2003年1月任）
范吉平（2003年1月任）
傅 芳（女，2003年1月免）
副总编辑 张年顺
吴少祯（2003年1月任）
傅 芳（女，2003年1月免）

国家中医药管理局机关服务中心
主 任 孙 涛
副主任 黄建华（2003年4月病故）
张秀英（女）
赵 璐(女,2003年1月提前退休)

中国中医药科技开发交流中心
主 任 于文明
副主任 莫用元
张 锋（2003年8月任）

国家中医药管理局对台港澳中医药交流合作中心
主 任 王承德
副主任 郭育兰（女）

国家中医药管理局传统医药国际交流中心
副主任 沈毓龙

国家中医药管理局中医师资格认证中心
主 任 周立孝
副主任 张建华
陈飞松

【各省、自治区、直辖市、计划单列市主管中医厅局长、中医药局（处）长】

北京市中医管理局
局 长 谢阳谷
处 长 朱桂荣（女）
副处长 赵建宏

天津市卫生局
副局长 林立军
副处长 丁小翔

河北省中医药管理局
局 长 王振邦
副局长 陈振山
副局长 段云波

山西省卫生厅中医管理局
副厅长 周 然
局 长 （无）
副局长 文 渊

内蒙古自治区卫生厅中蒙医处
副厅长 郝 富
处 长 于连云（女）
副处长 巴特尔

辽宁省卫生厅中医处
副厅长 龙济瀛
处 长 丛丹江（女）
副处长 温家祥

吉林省中医药管理局
副局长 邱德亮
副局长 罗 庚

黑龙江省中医管理局
局 长 索天仁
副局长 靳万庆

上海市卫生局中医处
局 长 刘 俊
副局长 刘国华
中医处处长 季伟苹

江苏省中医药局
局 长 吴坤平
副局长 褚瑞明
副局长 丁冠明

浙江省中医药管理局

局　长　　王　玲（女）

副局长　　沈堂彪

安徽省卫生厅中医管理局

局　长　　钱元太

副局长　　（无）

福建省卫生厅中医处

副厅长　　陈文加

处　长　　林秀明（女）

江西省卫生厅中医管理局

局　长　　程兆盛

副局长　　（无）

山东省中医管理局

局　长　　于淑芳（女）

副局长　　刘绍绪

副局长　　乞蔚国（女）

河南省中医管理局

局　长　　夏祖昌

副局长　　（无）

湖北省卫生厅中医处

副厅长　　黄利鸣

处　长　　杨　燕

湖南省中医管理局

局　长　　袁长津

副局长　　李国忠

副局长　　郭子华

广东省中医药局

局　长　　彭　炜（女）

副局长　　邝日建（2003 年 9 月退休）

副局长　　徐复霖

副局长　　杨希山

广西壮族自治区卫生厅中医处

副厅长　　韦　波

处　长　　吴胜华

海南省卫生厅中医处

副厅长　　严朝君

中医处处长　　舒　流

副处长　　（无）

重庆市卫生局中医处

副局长　　方明今

处　长　　熊　念

副处长　　戴伟杰

四川省中医管理局

局　长　　杨殿兴

副局长　　邓宜恩

副局长　　冯兴奎

贵州省中医管理局

局　长　　（无）

副局长　　黄维中

云南省卫生厅中医处

副厅长　　杜克琳（女）

处　长　　杨万泽（2003 年 10 月退休）

副处长　　刘春昱

副处长　　倪　昆

西藏自治区藏医药管理局

局　长　　扎西郎杰

副局长　　次坦平措

陕西省中医管理局

局　长　　苏荣彪

副局长　　袁瑞华

甘肃省中医管理局

局　长　　鄢卫东

副局长　　甘培尚

青海省卫生厅中藏医药管理局

局　长　　王　炼

副局长　　黄立成

宁夏回族自治区卫生厅中医药管理局

局　长　　王忠和

副局长　　陈　达（女）

新疆维吾尔自治区卫生厅中医民族医药管理处

副厅长　　古丽布斯坦（女）

处　长　　阿尔甫

大连市卫生局中医处

副局长　　梁英政

副处长　　李春梅（女）

青岛市中医管理局

处　长　　（无）

副处长　　赵国磊

厦门市卫生局中医处

副局长　　杨叔禹

处　长　　孙　健

副处长　　（无）

宁波市卫生局中医处

副局长　　陈健尔

处　长　　高　巍（女）

深圳市卫生局中医处

副局长　　江捍平

副处长　　刘冬云（女）

大事记

大　事　记

【2003年中医药工作大事记】

1月6日　李振吉副局长、于生龙顾问参加新世纪高等中医药院校规划教材首发式。

1月9日　“全国著名中医学家王绵之教授八十华诞暨从医六十五周年学术思想研讨会”在北京隆重召开。国务院副总理李岚清、全国人大常委会副委员长吴阶平、原全国人大常委会副委员长廖汉生专门致信、致电祝贺。全国人大常委会副委员长铁木尔·达瓦买提、卫生部部长张文康、副部长朱庆生、卫生部副部长兼国家中医药管理局局长佘靖、中纪委驻卫生部纪检组组长张凤楼、中国科协书记处书记张玉台、国家中医药管理局副局长李振吉、房书亭及中医药界的代表共300余人出席了会议。王绵之教授是当代著名中医学家、中医教育家、方剂学家，是北京中医药大学博士生导师、终身教授、中医方剂学科创始人、享受政府特殊津贴的中医药专家，曾任第六、七、八届全国政协委员，全国政协科教文卫体委员会副主任，并先后兼任国家自然科学基金会生物部医学学科委员、国家卫生部药品评审委员会委员暨中药分会委员会主任、中国药典委员会委员暨中医组组长、国家中医药管理局中医药科技重大成果评选委员会委员、国家新药研究与开发中心常务专家委员会委员等职务。王绵之治学以精专博大著称。他通览历代经典，融会当代新知，精勤不倦，通达古今，自成一家。主编现代中医院校第一部《方剂学》教材、《中国医学百科全书·方剂学分卷》等著作，为中医方剂学科的构建和发展做出了重大贡献。

1月12日　著名中医儿科专家、全国名老中医、江苏省中医院主任医师江育仁教授因病医治无效，在南京逝世，享年87岁。江育仁教授1916年11月20日生于江苏省常熟市，1938年毕业于上海中国医学院，从事中医儿科工作70年。1954年参与创办江苏省中医院，1955年参与创办江苏省中医进修学校（后改为南京中医学院、南京中医药大学）。先后担任江苏省中医学会秘书长、副会长、名誉会长，中华中医药学会理事、儿科分会副会长、名誉会长，国务院学位委员会中医临床专家评议组成员，高等中医院校教材编审委员会委员，江苏省六届人大常委会委员，江苏省科学技术协会常委，南京中医药大学中医儿科学教授、博士生导师等职务。享受政府特殊津贴，被英国剑桥国际传记中心收入《世界名人辞典》。他创建的南京中医药大学中医儿科学学科，目前为教育部国家级重点学科和国家中医药管理局重点学科建设单位，在全国中医儿科学术界处于带头地位。江育仁教授一生学术成就卓著，他总结的麻疹肺炎分型证治经验，被确定为制定麻疹肺炎辨证分型和疗效标准的主要参考资料。他在系统临床观察的基础上，提出用“热、痰、风”理论辨证治疗流行性乙型脑炎，被国家科委认定并向全国推广。他提出的“脾健不在补贵在运”的学术观点引起国内同行的广泛重视和引用，小儿疳证新的诊疗标准被国家中医药行业标准所采用。作为当代著名的中医教育家，江育仁教授为全国培养了一大批中医儿科学科带头人和学术骨干，并参加主编了五版《中医儿科学》教材。他勤于临床，善于总结，先后发表了有较高学术水平的论文40余篇，出版学术著作20多本。

1月13日～14日　召开2003年全国中医药工作会议，佘靖局长、李振吉副局长、房书亭副局长、于生龙顾问及局机关各部门负责同志参加会议。

2月6日　全国著名中医药专家，北京市第七、八、九届人大代表，中国共产党党员，中国农工民主党党员，北京中医药大学附属护国寺中医医院名誉院长屠金城教授因病逝世，享年80岁。屠金城生于1923年6月，汉族，1944年毕业于北平国医学院，1958年参加工作。曾被评为北京市劳动模范，享受政府特殊津贴。屠金城精研历代中医书籍，临床经验丰富，治学严谨，医德高尚，学识渊博，临床疗效显著，深受医务界及广大患者好评。先后担任全国中医药促进委员会常务理事、北京市医药促进委员会副主任及全国民族民间医药研究委员会顾问等职务。屠老博采各家之长，从理论到临床形成了一套独特的辨证思维方法和治疗体系，擅长医治肝胆病，尤其对温热病的研究有独到之处。屠老善于总结经验，并毫无保留地培养后学，带过学生400余人。曾先后发表论文、医话和医案100多篇，并参加《孔伯华医案集》一书的编写工作。

2月9日　李振吉副局长参加中药材光谱快速检测系统研究结题验收。

2月12日　李振吉副局长参加中医药科研立项课题启动会。

2月19日　李振吉副局长会见

世界医学气功协会主席冯理达教授。

2月21日 李振吉副局长出席国内失传中医善本古籍抢救回归与发掘研究验收会。

3月5日 佘靖局长会见俄罗斯药理委员会代表团。

3月11日 房书亭副局长会见香港浸会大学校长吴清辉等一行。

3月14日 房书亭副局长会见新加坡中医师公会中华医院代表团一行。

3月20日 李振吉副局长主持召开世界中医药联合会筹备工作会议。

4月2日 房书亭副局长参加陕西省老中医专家米伯让学术思想研讨会。

4月9日 房书亭副局长会见挪威卫生代表团。

5月12日 经中国红十字会向红十字国际委员会申请，广东省中医院二沙岛分院急诊科护士长叶欣（已殉职）等10名中国护士获得第39届弗洛伦斯·南丁格尔奖章。南丁格尔奖每2年评选1次，是国际上授予护士的最高荣誉。到目前为止我国已经有38名优秀护士获此殊荣。

6月13日 中共党员、全国著名老中医、中医学教育家、原福建中医学院副院长、终身教授、第五、六届全国政协委员、全国首批老中医药专家学术经验指导老师盛国荣教授在厦门逝世，享年91岁。盛国荣教授从医执教七十多载，医治患者无数，培养后进无数，著书立说一千多万言，在海内外享有盛名。

6月25日～26日 李振吉副局长率团出席广东省人民政府与国家中医药管理局共建广州中医药大学协议书签字仪式；并参加广州中医药大学“211工程”重点学科建设验收。

7月2日 房书亭副局长出席中日友好医院－北京藏医院合作医疗中心开业典礼。

7月8日 佘靖局长主持召开中医药参与突发公共卫生事件座谈会。

7月9日 国家中医药管理局召开电视电话会议，部署学习宣传贯彻《中华人民共和国中医药条例》。卫生部副部长兼国家中医药管理局局长佘靖在会上作了重要讲话，会议由副局长李振吉主持，副局长房书亭以及局各司办、各直属单位、全国各省、市、自治区卫生厅局、中医（药）管理局的有关负责人出席了会议。

7月22日 李振吉副局长出席中医药标准国际化研讨会。

7月23日 佘靖局长主持召开学习宣传贯彻《中华人民共和国中医药条例》专家座谈会。

7月27日 由印度尼西亚“华佗传统医疗保健中心”举办的“针灸美容与减肥”学术会议在印尼泗水市举行。国家中医药管理局李振吉副局长、中国中医研究院曹洪欣院长、世界针灸学会联合会邓良月主席以及韩国针灸师协会申泰镐会长应邀参加了会议，国内外中医与针灸学者200余人参加了学术活动。

8月15日 李振吉副局长出席世界中医药学会联合会成立大会新闻发布会。

8月18～22日 国家中医药管理局与新疆维吾尔自治区政府共同举办2003国际维吾尔医药学术会议在乌鲁木齐召开，佘靖副部长等出席会议并调研中、维医工作。

9月1日～10日 佘靖局长率团出访韩国、日本。

9月11日～21日 房书亭副局长率团出访挪威，出席世界针联学术大会并顺访挪威传统医学有关机构。

9月19日 李振吉副局长会见韩国韩医师协会代表团。

9月23日 佘靖局长会见日本津村株式会社代表团。

9月25日～26日 佘靖局长、李振吉副局长出席世界中医药学会联合会成立大会。

9月28日～10月7日 李振吉副局长率团出席在布鲁塞尔召开的欧洲中医药国际大会，并顺访比利时、奥地利、芬兰。

9月28日 房书亭副局长率队赴山西五寨县慰问。

10月4日 我国著名的中医、中西医结合专家，中医急症研究的倡导者和带头人之一，中国共产党的优秀党员，原重庆市中医研究所所长、研究员黄星垣同志，因病逝世，享年83岁。黄星垣同志生于1921年7月，四川省峨嵋县人。1943年～1948年考入上海国防医学院本科学习，1949年5月参加革命，先后在二野直属二医院、西南卫生部直属医院、重庆黄山干部疗养院、重庆市第一人民医院、重庆市中医研究所工作，曾担任重庆市中医研究所内科主任、副所长、所长。1989年5月离休，享受副厅级待遇。黄星垣同志一生热爱中国共产党，热爱社会主义祖国，热爱医学事业。他学习勤奋踏实，工作兢兢业业，为人公道正派，勤于积累，善于总结，精于创新，勇于攀登，在全国率先主持和开展中医治疗急症研究，把继承传统与更新急救手段结合起来，把剂型改革与实验研究结合起来，把临床研究与理论探讨结合起来，创新了中医急症研究的思路和方法，极大地丰富和发展了传统医药治疗急症的内涵和形式。他先后担任过中国中医药学会、中西医结合学会常务理事和顾问，国家科委中医药组成员，卫生部医学中医药科技成果评委会委员，国家中医药管理局重大科技评审组专家，国家科学自然基金会中医药组评审专家，四川省中西医结合学会副理事长，“七五”攻关计划“全国中医治疗急症临床及机理研究”专题组组长，重庆市中医药学会秘书长，副会长等职务。黄星垣同志从医50载，长期致力于中医药临床研究，特别是中医药治疗急症的研究，德高艺精，硕果累累，为我国传统医药事业的发展做出了突出贡献。他曾先后主编中医专著6部400余万字，撰写和发表论文111篇40余万字，多次获省部、市局级科技成果奖。他先后荣获全国卫生先进工作者、全国中西医结合先进个人、全国中医急症工作先进个人、四川省卫生厅先进工作者、重庆市先进工作者等光荣称号，1991年被评为对国家有突出贡献、享受国务院特殊津贴的专家，2003年获“中华中医药学会成就奖”。

10月12～14日 房书亭副局长参加南阳第二届张仲景医药节。

10月14日 李振吉副局长参加与乌克兰驻华大使有关双方传统医药合作谅解备忘录签署。

10月16～18日 李振吉副局长率团赴香港出席中医药发展国际基金会成立典礼。

10月22日 房书亭副局长参加国务院防治性病艾滋病协调会办公室与国家中医药管理局共同召开的艾滋病防治会议。

10月23日 房书亭副局长参加局重点肝病专科协作组会议。

10月29日 我国第1个苗族侗族药物标本库在贵州省黔东南苗族侗族自治州民族医药研究所建成开放。这个标本库收藏了中药、民族药标本2300余种共1.2万份。其中，相当一部分是苗族医、侗族医应用的药物和国家重点保护的珍稀濒危野生药材标本。标本库收藏的苗族侗族药物有1000余种，这些标本按照苗族、侗族的药物分类，每一种都以拉丁语、汉语、苗语或侗语加以记述。标本库通过实物标本、图表和文字的形式，展现出黔东南丰富的中药和民族药资源的分布、生态环境以及保护和可持续利用情况。

10月31日 佘靖局长出席女医师协会全国巾帼建功表彰大会。

11月12日 由中国中医研究院中国医史文献研究所承担的国家科技基础（公益）性工作专项“国家重点医药卫生文物收集、调研和保护”课题通过专家组的验收。该项目通过在我国极为丰富的医药卫生文物中筛选精品，首次建立了5021件国家重点医药文物的图片、文字和光盘档案，为进一步开展深入细致的医药文物调研及保护工作奠定了深厚的基础。同时，这次医药卫生文物调研对于加强中国医药卫生文物的宣传教育、增强国民的医史文物意识、弘扬祖国优秀文化都具有重要的意义。

11月21日～24日 由澳大利亚皇家墨尔本理工大学（RMIT）和中国南京中医药大学联合主办的首届世界中医药大会在墨尔本市政厅隆重召开。大会旨在探讨中医药教育的发展策略、交流中医药基础和临床科研中的最新成果以及提出并解决中医临床实践和政策之相关问题。中国国家中医药管理局副局长、世界中医药学会联合会副会长兼秘书长李振吉教授向大会发来贺电，肯定了RMIT大学开创了中医海外正规学历教育之先河。澳大利亚维多利亚州财政和创新部长John Brumby先生代表维州政府出席了欢迎招待会，强调了中医在澳洲发展的重要性，并宣布维州政府将投入50万澳元建立澳洲辅助和替代医学研究中心（ARCCAM），以促进中医的发展。墨尔本市市长苏震西先生、中国驻墨尔本总领事田俊亭先生、RMIT大学副校长Ruth Dunkin教授、中国南京中医药大学党委书记左言富教授出席了开幕式，并发表了热情洋溢的讲话。来自澳大利亚、中国、美国、加拿大、英国、日本、韩国等20多个国家和地区的600余名代表参加了本届大会，其中200余名代表进行了口头演讲和壁报交流。世界卫生组织陈垦教授、美国哈佛大学医学院David Eisenberg教授、美国加州大学洛杉矶分校、东西方医学中心许家杰教授和香港中文大学中医药研究所所长梁秉中教授等应邀作了专题演讲。与会代表就中医培训、证书颁发和课程认可模式、教育创新、中医的哲学和理论观、中医临床科研方法、电治疗学和诊断学的应用、针灸机制、疼痛和神经生理学、临床治疗学、中药的不良反应和相互作用、新药开发和产业化以及中药质量、有效性和安全性等诸多相关问题，以大会演讲、分会场专题研讨会和壁报等多种形式进行了广泛交流。大会进行期间，世界卫生组织同时举行了传统医学教学质量的专家会议，来自澳大利亚、中国、美国、韩国、日本、菲律宾、印度、斐济等国家和地区的30位专家通过紧张而有效的工作，为传统医学教学质量控制制定了大纲和实施细节，这对传统医学教育标准化、质量控制及其学术交流将起到重要作用。

11月24日～27日 在广州召开全国中医药对外交流与合作工作会议，佘靖局长、李振吉副局长及局机关有关部门负责人参加，佘靖局长作报告，并在会议期间参观有关中医单位。

11月28日 李振吉副局长出席第2届中国（深圳）国际中医药暨保健品交易会开幕式。

12月3日 佘靖局长出席中药复方新药开发国家工程研究中心暨北京中研同仁堂医药研发有限公司成立大会并讲话。

12月16日～25日 房书亭副局长率团出访坦桑尼亚、埃塞俄比亚。

中医药统计

中医药期刊杂志一览表

名称	主管单位	主办单位	编委会主任	主编/副主编	编辑部主任	创刊	出刊周期	刊号	
								ISSN	CN
中医杂志	国家中医药管理局	中华中医药协会、中国中医研究院	胡熙明	胡熙明	陈克正	1955-1	月刊	1001-1668	11-2166/R
中国医药学报	中国科学技术协会	中国中医药协会	佘　靖	佘　靖	阎志安	1986-7	月刊	1000-4971	11-2134/R
中国中西医结合杂志	中国科学技术协会	中国中西医结合学会、中国中医研究院		陈可冀	黄晓愚	1981-7	月刊	1003-5370	11-2787/R
中华医史杂志	中国科学技术协会	中华医学会	李经纬	李经纬	朱建平	1947-3	季刊	0255-7053	11-2155/R
中国中药杂志	中国科学技术协会	中国药学会		肖培根	李　禾	1955-7	月刊	1001-5302	11-2272/R
中国实验方剂学杂志	国家中医药管理局	中国中医研究院中药研究所、中国中西医结合学会中药专业委员会		姜廷良	姜廷良	1995-10	双月	1005-9903	11-3495/R
中国针灸	中国中医研究院	中国中医研究院针灸研究所、中国针灸学会		邓良月	刘炜宏	1981-1	月刊	0255-2930	11-2024/R
国外医学·中医中药分册	卫生部	中国中医研究院中药信息研究所		张志军	樊红雨	1978	双月	1001-1145	11-2383/R
中医教育	教育部	北京中医药大学	郑守曾	乔旺忠	韩　燕	1982-11	月刊	1003-305	11-1349/R
北京中医	北京市卫生局	北京中医药学会、北京中西医结合学会		谢阳谷	高丹枫	1982-3	月刊	1000-1599	11-2258/R
中国骨伤	国家中医药管理局	中国中医研究院、中国中西医结合学会		尚天裕	李为农	1987-11	月刊	1003-003	11-2483/R
中国中医眼科杂志	国家中医药管理局	中国中医研究院	唐由之	唐由之	马继宏	1991-11	季刊	1002-4379	11-2849/R
北京中医药大学学报	教育部	北京中医药大学		王永炎	李　岩	1959	双月	1006-2157	11-2258/R
中医药管理杂志	国家中医药管理局	国家中医药管理局		房书亭	苏庆明	1991-2	双月	1007-9203	11-3070/R
中国中医基础医学杂志	国家中医药管理局	中国中医研究院基础理论研究所	孟庆云	孟庆云	刘　洋	1995-1	月刊	1006-3250	11-3554/R
中国民间疗法杂志	国家中医药管理局	中国中医药出版社、中国民间中医药研究开发协会		胡国臣	杨　钢	1993	月刊	1007-5798	11-3555/R
光明中医	国家中医药管理局	中华中医药学会		白永波	成立强	1985-5	双月	1003-8914	11-1592/R
中国医学文摘·中医	卫生部	中国中医研究院中医药信息研究所		萧淑春	萧淑春	1977	双月	0254-9042	11-2371/R
家庭中医药	国家中医药管理局	中国中医研究院中药研究所		张瑞贤	王振勤	1993-11	月刊	1005-3743	11-3379/R
中国中医药信息杂志	国家中医药管理局	中国中医研究院中药信息研究所		陈珞珈	梅智胜	1994-6	月刊	1005-5304	11-3519/R

单价(元)	开本	页数	地址	邮编	E-mail	电话	传真
6.8	大16开	80	北京市东直门内南小街16号	100700	jtcm@public3.net.com	010-64035632	010-64050201
7.0	大16开	64	北京市朝阳区和平街北口樱花路甲4号	100029	chinajpcmp@sohu.com	010-64216650	010-64216650
10.0	大16开	96	北京市海淀区西苑操场1号	100091	cjim@cjim.net	010-62877592	010-62877592
9.0	大16开	64	北京市东直门内南小街16号	100700	yssyszzh@163bj.com	010-84015484	010-84015484
12.0	大16开	96	北京市东直门内南小街16号	100700	zzzs1391@sohu.com、cjcmm@sohu.com	010-64045830	010-84038684
8.0	大16开	65	北京市东直门内北新仓18号	100700	czd@vip.sina.com	010-64014411-2849	010-64013996
5.5	大16开	66	北京市东直门内北新仓18号	100700	wedmaster@cjacupuncture.com	010-84014607	010-84046331
12.0	大16开	64	北京市东直门内南小街16号	100700	guowaiyixue@yahoo.com.cn	010-64014411-3225	无
5.0	大16开	80	北京市北三环东路11号	100029	ecm1982@sina.com.cn	010-64286602	010-64286848
6.5	大16开	64	北京市东单三条甲7号	100005	bjpcm@public3.bta.aet.cn	010-65251589	010-65223477
8.8	大16开	64	北京市东直门内南小街16号	100700	zggs@sina.com	010-84036581	010-84036581
8.0	大16开	64	北京市石景山区鲁古路9号	100040	zyophthal@sina.com	010-68668940	010-68684148
6.0	大16开	80	北京市北三环东路11号	100029	xb-l@bjucmp.edu.cn	010-64286469	010-64286848
8.0	大16开	64	北京市朝阳区樱花东街甲4号	100029	zyyg@chinajournal.net.cn	010-64062098	010-64285191
8.0	大16开	80	北京市东直门内南小街16号	100700	zyjc@chinajournal.net.cn	010-64074751	010-64074751
6.8	大16开	64	北京市北三环东路28号易亨大厦	100013	mjlf@public.sti.ac.cn	010-64160882	010-64150341
3.2	大16开	64	北京市海淀区翠微路平台村9号	100036	gmzy@chinajournal.net.cn	010-84040770	010-84040770
8.6	大16开	80	北京市东直门内北新仓18号	100700	无	010-64014411-3212	无
4.8	大16开	64	北京市东直门内北新仓18号	100700	jtzyy@263.net	010-64052170	010-64014411-2985
10.0	大16开	96	北京市东直门内北新仓18号	100700	lxx@mail.cintcm.ac.cn	010-64058131	010-64058131

续表

名称	主管单位	主办单位	编委会主任	主编/副主编	编辑部主任	创刊	出刊周期	刊号	
								ISSN	CN
针刺研究	国家中医药管理局	中国中医研究院针灸研究所、中国针灸学会		黄龙祥	王少荣	1976-10	季刊	1000-0607	11-2274/R
世界针灸杂志(英文版)	国家中医药管理局	中国中医研究院针灸研究所、世界针灸联合会		黄龙祥	王少荣	1991-8	季刊	1003-5257	11-2892/R
中华养生保健	国家中医药管理局	中国中医药学会	郑守曾	龙致贤	刘红晨	1983	月刊	1009-8011	11-4536/R
中药研究与信息	国家中医药管理局	全国中药经济研究会、中国药材公司	祝红伍	施兴华		1999-3	月刊	1008-7087	11-4019/R
中国中西医结合急救杂志	中国科学技术协会	中国中西医结合学会		祝兆林	李银平	1994-11	双月	1008-9691	12-1312/R
中国中西医结合外科杂志	中国科学技术协会	中国中西医结合学会		吴咸中	邵惠玲	1994-12	双月	1007-6948	12-1249/R
中草药	国家药品监督管理局	中草药信息站、天津药物研究院	毕 楮	聂荣海		1970-1	月刊	0523-2670	12-1108/R
天津中医学院学报	天津市教委	天津中医学院	戴锡孟 石学敏	张伯礼	李 彦	1982-12	季刊	1005-7145	12-1180/R
天津中医	天津市卫生局	天津中医学院、天津中医药学会、天津中西医结合学会	林立军	张伯礼	李 彦	1984-10	双月	1672-1519	12-1349/R
河北中医	河北省中医药管理局	河北省医学科学院情报研究所	孙万珍	李 立	李 立	1979-10	月刊	1002-2619	13-1067/R
现代中西医结合杂志	河北省科学技术协会	中国中西医结合学会河北分会	李恩	戴砚田	白盛菊	1992-10	半月	1008-8849	13-1283/R
河北中医药学报	河北省教委	河北医科大学		宗全和	王文智	1986-9	季刊	1007-5615	13-1214/R
现代养生	河北省卫生厅、河北省新闻出版署、河北省科技局	河北省北戴河疗养院		丁瑞明	徐大平	2001	月刊	1671-0223	13-1305/R
中西医结合心脑血管病杂志	山西省卫生厅	中国中西医结合学会、中国中西医结合学会心血管疾病专业委员会、中国中西医结合学会神经科专业委员会	陈可冀	王斌全	韩世范	2003	月刊	1672-1349	14-1312/R
中医外治杂志	山西省卫生厅	山西省中医药学会	赵尚华	赵尚华	朱庆文	1991-7	双月	1006-978X	14-1195/R
山西中医	山西省卫生厅	山西省中医药学会	赵振寰	任光荣		1985-1	双月	1000-7156	14-1110/R
中国民族医药杂志	国家中医药管理局	全国中医药图书情报工作委员会、内蒙古卫生厅		伊光瑞	陈玉华	1995-5	季刊	1006-6810	15-1175/R

单价(元)	开本	页数	地址	邮编	E-mail	电话	传真
8.0	大16开	80	北京市东直门内北新仓18号	100700	无	010-84034459	010-64013968
15.0	大16开	64	北京市东直门内北新仓18号	100700	无	010-84034459	010-64013968
4.6	大16开	56	北京市朝阳区北三环东路11号	100029	无	010-64286904	010-64220034
8.0	大16开	64	北京市崇文区幸福大街17号	100062	zybjb@163.com	010-63317208	010-63317221
6.9	大16开	64	天津市和平区睦南道122号	300050	cccm@em120.com	022-23306917	022-23306917
7.0	大16开	64	天津市南开区三纬路122号	300100	zxyjhwkb@tj.cnuninet.net	022-27420471	022-27420471
14.8	大16开	96	天津市南开区鞍山西道308号	300193	zcy@tisti.ac.cn	022-27474913	022-23006821
4.0	大16开	56	天津市南开区玉泉路88号	300193	xuebaobj@tjutcm.edu.cn	022-23051018	022-27470216
6.0	大16开	88	天津市南开区玉泉路88号	300193	xuebaobj@tjutcm.edu.cn	022-23051018	022-27470216
6.0	大16开	80	河北省石家庄市青园街241号	050021	hbzhyi@tom.com	0311-5883896	0311-5812687
8.0	大16开	112	河北省石家庄市北城路35号	050061	zxyjhzzs@heinfo.net	0311-7738668	0311-7738668
2.5	大16开	48	河北省石家庄市新南路326号	050091	无	0311-3832516-3053	无
3.6	大16开	48	河北省北戴河海滨东经路198号	066100	xdyszzs@sina.com	0355-4041257	0355-4034209
7.0	大16开	64	山西省太原市解放路85号	030001	zxyjhxnxgbzz@vip.163.com	0351-4032852	0351-4031852
3.8	大16开	56	山西省晋城市南大街周元巷13号	048001	zywzzz@163.net	0356-2630030	0356-2630030
3.5	大16开	64	山西省太原市东华门23号	030013	无	0351-4173499	无
5.5	大16开	46	内蒙古自治区呼和浩特市健康路15号	010020	nzyy@chinajournal.net.cn	0471-6920167	0471-6929047

续表

名称	主管单位	主办单位	编委会主任	主编/副主编	编辑部主任	创刊	出刊周期	刊号	
								ISSN	CN
内蒙古中医药	内蒙古自治区卫生厅	内蒙古自治区中医药学会、内蒙古自治区中蒙医研究所		苏根元 塞西娅	陈玉华	1982-2	双月	1006-0979	15-1101/R
中医药学刊	国家中医药管理局	辽宁中医学院、中华中医学会	李振吉	石　岩	覃　芳	1982-9	月刊	1009-5276	21-1440/R
辽宁中医杂志	辽宁省卫生厅	辽宁中医学院	马　骥	马　骥	覃　芳	1958-10	月刊	1000-1719	21-1128/R
辽宁中医学院学报	辽宁省教育厅	辽宁中医学院	马　骥	马　骥	覃　芳	1984	季刊	1108-4231	21-1392/R
吉林中医药	吉林省中医药管理局	长春中医学院		刘宏岩	王广尧	1979	月刊	1003-5699	22-1119/R
长春中医学院学报	吉林省中医药管理局	长春中医学院	隋殿军	刘宏岩	王广尧	1985	季刊	1007-4813	22-1195/R
中国中医药科技	国家中医药管理局	国家中医药管理局	于生龙	李振吉		1994-1	双月	1005-7072	23-1353/R
中医药学报	黑龙江省教育厅	黑龙江中医药大学、中国中医药学会中医编辑学会		曹洪欣		1973-1	双月	1002-2392	23-1193/R
中医药信息	黑龙江省教育厅	黑龙江中医药大学、中国科学技术情报学会		曹洪欣		1984-4	双月	1002-2406	23-1194/R
针灸临床杂志	黑龙江省教育厅	黑龙江中医药大学、中国针灸学会临床分会		孙申田		1984	月刊	1005-0779	23-1354/R
黑龙江中医药	黑龙江省卫生厅	黑龙江省中医研究院		王学军	隋文超	1958-1	双月	1000-9906	23-1221/R
中成药	国家科委、国家新闻出版署	国家药品监督管理局信息中心中成药信息站	任德全	朱立中		1978	月刊	1001-1528	31-1368/R
中医文献杂志	上海市卫生局	上海市中医文献馆		张　仁	杨悦娅	1983	季刊	1006-4737	31-1216/R
上海针灸杂志	上海市卫生局	上海市中医研究院、上海市针灸学会	陈汉平	黄琴峰	黄琴峰	1982-1	月刊	1005-9057	31-1317/R
针灸推拿医学(英文版)	上海市卫生局	上海市针灸经络研究所	陈汉平	陈汉平	黄琴峰	2003	双月	1672-3597	31-1908/R
医古文知识	上海市教委	上海中医药大学、中国中医药学会医古文研究会	段逸山	张建中		1983-1	季刊	1007-1342	31-1309/R
上海中医药杂志	上海市教委	上海中医药大学、上海中医药学会	严世芸	朱邦贤		1955-6	月刊	1007-1334	31-1276/R
上海中医药大学学报	上海市教委	上海中医药大学、上海市中医研究院	严世芸	朱邦贤		1987-6	季刊	1008-861X	31-1788/R
江苏中医药	江苏省卫生厅	江苏省中医药管理局	张继泽	周　珉	黄亚博	1956-10	月刊	1672-397X	32-1630/R
南京中医药大学学报	江苏省教育厅	南京中医药大学	项　平	范欣生	范欣生	1959-6	月刊	1000-5005	32-1247/R

单价(元)	开本	页数	地址	邮编	E-mail	电话	传真
4.5	大16开	46	内蒙古自治区呼和浩特市健康路15号	010020	nzyy@chinajournal.net.cn	0471-6920167	0471-6929047
8.8	大16开	160	辽宁省沈阳市崇山东路79号	110032	editor@zyyxk.con	024-86237937	024-86237937
4.5	大16开	80	辽宁省沈阳市崇山东路79号	110032	lntcm@zlcn.com	024-86237420	024-86285283
4.0	大16开	64	辽宁省沈阳市崇山东路79号	110032	lntcm@zlcn.com	024-86237420	024-86285283
4.0	大16开	64	吉林省长春市博硕路1035号	130117	jl_zyy@tom.com	0431-6172613	0431-6172606
4.0	大16开	64	吉林省长春市博硕路1035号	130117	jl_zyy@tom.com	0431-6172609	0431-6172606
6.0	大16开	64	黑龙江省哈尔滨市南岗区阿什河街122号	150036	zhyjhfp@public.hr.hl.cn	0451-53671501	0451-53624777
3.0	大16开	58	黑龙江省哈尔滨市和平路24号	150040	zyyxbhl@sina.com	0451-82117809	0451-82117809
3.0	大16开	58	黑龙江省哈尔滨市和平路24号	150040	zyyxxbjb@sina.com	0451-82117809	0451-82117809
3.6	大16开	56	黑龙江省哈尔滨市和平路24号	150040	zjlczz@sina.com	0451-82117809	0451-82117809
4.0	大16开	64	黑龙江省哈尔滨市香坊区三辅街142号	150036	gfj_h@public.hr.hl.cn	0451-55643615	0451-55643615
10.0	大16开	88	上海市汉口路239号	200002	med@stn.sh.cm	021-63213363	021-63213363
5.0	大16开	56	上海市瑞金二路156号	200020	shtcmliter@yahoo.com.cn	021-54669083	021-64372503
4.0	大16开	48	上海市宛平南路650号	200030	shzj@chinajournal.net.cn	021-64382181	021-64382181
80.0	大16开	64	上海市宛平南路650号	200030	shzj@chinajournal.net.cn	021-64382181	021-64382181
4.0	大16开	48	上海市浦东新区蔡伦路1200号	201203	无	021-51322541	021-51322541
4.5	大16开	64	上海市浦东新区蔡伦路1200号	201203	无	021-51322541	021-51322541
6.0	大16开	64	上海市浦东新区蔡伦路1200号	201203	无	021-51322541	021-51322541
6.0	大16开	64	江苏省南京市汉中路282号	210029	jstcm@sohu.com	025-86617285	025-86556817
5.0	大16开	66	江苏省南京市汉中路282号	210029	xb@njutcm.edu.cn	025-86798051	025-86798051

续表

名称	主管单位	主办单位	编委会主任	主编/副主编	编辑部主任	创刊	出刊周期	刊号	
								ISSN	CN
养生月刊	浙江省中医药管理局	浙江省中医药研究院		吴章穆	方春阳	1980-12	月刊	1671-1734	33-1265/R
浙江中医杂志	浙江省中医药管理局	浙江省中医药研究院		吴章穆	方春阳	1956-12	月刊	0400-8421	33-1083/R
浙江中医学院学报	浙江中医学院	浙江省中医学院	肖鲁伟	肖鲁伟	朱君华	1977	双月	1005-5509	33-1077/R
浙江中西医结合杂志	浙江省卫生厅	浙江省中西医结合学会、浙江省中西医结合医院	王明法	章剑今	钟达锦	1991	月刊	1005-4561	33-1177/R
现代中药研究与实践	安徽省卫生厅	安徽省中医药管理局、全国中医药职业技术教育学会		吴恒亚 邹荣汉	吴秀清	1987-1	双月	1004-2199	34-1106/R
安徽中医学院学报	安徽省卫生厅	安徽中医学院		马宗华	周美启	1981	双月	1000-2219	34-1066/R
安徽中医临床杂志	安徽省卫生厅	安徽省中医药杂志社、安徽省中医药管理学会		邓大学		1988-12	双月	1005-7331	34-1132/R
中国中西医结合耳鼻咽喉科杂志	中国科学技术协会	中国中西医结合学会	杨和钧	杨和钧 唐有法	唐有法	1993-11	双月	1007-4856	34-1159/R
福建中医药	福建中医学院	福建中医学院	杜　建	陈扬荣	陈成东	1956-7	双月	1000-338X	35-1073/R
福建中医学院学报	福建中医学院	福建中医学院	杜　建	杜　建	陈成东	1991-11	双月	1004-5627	35-1142/R
江西中医药	江西省新闻出版局	江西中医学院		刘红宁	蒋力生	1951-4	月刊	0411-9584	36-1039/R
江西中医学院学报	江西省新闻出版局	江西中医学院		刘红宁	蒋力生	1988-10	季刊	1005-9431	36-5020/R
山东中医药大学学报	山东省教育厅	山东中医药大学	邹积隆	李庆升	李庆升	1977-2	双月	1007-659X	37-1279/R
山东中医杂志	山东省卫生厅	山东省中医药学会、山东中医药大学	王新陆	李庆升	李庆升	1981-10	月刊	0257-358X	37-1164/R
中医研究	河南省卫生厅	河南省中医药研究院		邱保国	张国泰	1988-1	双月	1001-6910	41-1124/R
国医论坛	河南省中医药管理局	张仲景医学院		吴林鹏	赵体浩	1986-2	双月	1002-1078	41-1110/R
中医正骨	国家中医药管理局	河南省洛阳正骨研究所、中华中医药学会	郭维淮	郭维淮	秦克枫	1989-12	月刊	1001-6015	41-1162/R
河南中医	河南中医学院	中国中医药学会河南分会、河南中医学院	彭　勃	彭　勃	杨英豪	1976-6	月刊	1003-5028	41-1114/R
河南中医学院学报	河南中医学院	河南中医学院	彭　勃	彭　勃	杨英豪	1986-1	双月	1006-3234	41-1191/R
中西医结合肝病杂志	湖北省教育厅	湖北中医学院、中国中西医结合学会	王伯祥	姚昌绶	彭　萌	1991-6	双月	1005-0264	42-1322/R

单价(元)	开本	页数	地址	邮编	E-mail	电话	传真
2.0	32 开	48	浙江省杭州市天目山路 132 号	310007	zjzz@chinajournal.net.cn	0571-88082214-3407	0571-88845196
3.5	大 16 开	92	浙江省杭州市天目山路 132 号	310007	zjzz@chinajournal.net.cn	0571-88082214-3407	0571-88845196
5.0	大 16 开	84	浙江省杭州市滨江区滨文路	310053	zjzyxb@163.com	0571-86613504	0571-86613500
5.0	大 16 开	66	浙江省杭州市环城东路 38 号	310003	zjzxyjhzz@yahoo.com.cn	0571-85186890	0571-85186890
8.0	大 16 开	64	安徽省芜湖市荆山西路 16 号	241000	jzzy@chinajournal.net.cn	0553-4836136	0553-3840419
3.0	大 16 开	64	安徽省合肥市梅山路	230038	xbbjb@ahtcm.edu.cn	0551-5169048	0551-5169046
4.0	大 16 开	80	安徽省合肥市大通路明光小区 5 幢	230011	cjtcm@163.com	0551-4475775	0551-4475734
7.0	大 16 开	64	安徽省安庆市孝肃路 42 号	246003	end93@hotmail.com	0556-5519852	0556-5545966
3.5	大 16 开	48	福建省福州市五四路 282 号	350003	sbbjb@sjtcm.edu.cn	0591-3570396	0591-3570396
4.0	大 16 开	64	福建省福州市五四路 282 号	350003	sbbjb@sjtcm.edu.cn	0591-3570396	0591-3570396
4.8	大 16 开	64	江西省南昌市阳明路 6 号	330006	jxzy@chinajournal.net.cn	0791-6814440	0791-6801645
5.0	大 16 开	80	江西省南昌市阳明路 6 号	330006	jxzy@chinajournal.net.cn	0791-6814440	0791-6801645
4.5	大 16 开	80	山东省济南市经十路 53 号	250014	xuebao@sdutcm.edu.cn	0531-2613123	0513-2613117
4.0	大 16 开	64	山东省济南市经十路 53 号	250014	xuebao@sdutcm.edu.cn	0531-2613123	0513-2613117
4.8	大 16 开	64	河南省郑州市城北路 7 号	450004	zgzyyj@tom.com	0371-6322705	0371-6331608
4.0	大 16 开	56	河南省南阳市卧龙路 131 号	473061	gyzzjb@eyou.com	0377-3529058	无
4.8	大 16 开	64	河南省洛阳市启明南路 1 号	471002	zyzg@chinajournal.net.cn	0379-3181038	0379-3552102
4.0	大 16 开	88	河南省郑州市金水路 1 号	450008	hnzy@chinajournal.net.cn	0371-5962973	0371-5962973
6.0	大 16 开	88	河南省郑州市金水路 1 号	450008	ctcm@chinajournal.net.cn	0371-5962973	0371-5962973
5.0	大 16 开	64	湖北省武汉市花园山 4 号	430061	ZXYGBZZ@Public.WH.hb.cn	027-88854726	027-88854726

续表

名称	主管单位	主办单位	编委会主任	主编/副主编	编辑部主任	创刊	出刊周期	刊号	
								ISSN	CN
中国中西医结合消化杂志	国家教育部	华中科技大学同济医学院		危北海	李道本	1993-10	双月	1671-038X	42-1612/R
时珍国医国药	湖北省黄石市卫生局	时珍国医国药杂志社	肖培根	朱保华	雷葆青	1990	月刊	1008-0805	42-1436/R
中国中医骨伤科杂志	中国科学技术协会	中华中医药学会	施　杞	李同生	汤耿民	1993-1	双月	1005-0205	42-1340/R
湖北民族学院学报·医学版	湖北省教委	湖北民族学院		谭志松	雷　翔	1982	季刊	1008-8164	42-1590/R
湖北中医杂志	湖北省新闻出版局	湖北中医学院		张六通	冀振华	1979-7	月刊	1000-0704	42-1189/R
湖北中医学院学报	湖北省新闻出版局	湖北中医学院		张六通	冀振华	1979-7	季刊	1008-987X	42-1452/R
湖南中医杂志	湖南省卫生厅	湖南省中医药研究院	蔡光先	谢立奎	姚　勤	1985-5	双月	1003-7705	43-1105/R
湖南中医药导报	湖南省卫生厅	湖南省中医药学会	周绍明	袁长津	谭同元	1994-4	月刊	1007-547X	43-1220/R
湖南中医学院学报	湖南中医学院	湖南中医学院		尤昭玲	黄芝蓉	1994-4	双月	1000-5633	43-1060/R
中药材	国家药品监督管理局	国家中医药管理局医政司	任德全	元四辉	元四辉	1978-1	月刊	1001-4454	44-1286/R
按摩与导引	广东省中医药管理局	广东省中医研究院、中国中医药学会推拿学会、中国盲人按摩学会		邝日建	罗　霖	1985-4	双月	1008-1879	44-1214/R
新中医	国家中医药管理局	广州中医药大学	冯新送	曾德环	曾德环	1969-12	月刊	1256-7415	44-1231/R
中药新药与临床药理	国家药品监督管理局	广州中医药大学	王宁生	欧　明	王宁生	1985-4	双月	1003-9783	44-1305/R
广州中医药大学学报	广东省教育厅	广州中医药大学	冯新送	陈蔚文	邝幸华	1984	双月	1007-3213	44-1425/R
深圳中西医结合杂志	深圳市卫生局	深圳市中西医结合临床研究所	陈如山	陈如山	吴正治	1991	双月	1007-0893	44-1419/R
广西中医药	广西中医学院	中华中医药学会广西分会、广西中医学院	王乃平	王乃平	林　江	1977-8	双月	1003-0719	45-1123/R
中国中医急症	国家中医药管理局	中华中医药学会		王永炎	江　洪	1977-8	月刊	1004-745	50-1102/R
中药药理与临床	四川省中医药管理局	中国药理学会、四川省中药研究所		邓文龙	邓文龙	1985-10	双月	1001-859X	51-1188/R
实用中医药杂志	重庆市中医药管理局	重庆市中医药管理局	方明晶	吴昌培	杨　昶	1978-3	月刊	1004-2814	50-1056/R

单价(元)	开本	页数	地址	邮编	E-mail	电话	传真
5.8	大16开	64	湖北省武汉市解放大道1277号	430022	无	027-85726835	无
6.0	大16开	64	湖北省黄石市天津路169号	435000	shizhen2@hs-mail.hb.cninfor	0714-6224836	0714-6224836
6.0	大16开	64	湖北省武汉市路瑜路856号	430074	cjtmto@public.wh.hb.cn	027-87409653	027-87409641
6.0	大16开	64	湖北省恩施市湖北中医学院	445000	e3myxbbjb@public.es.hb.cn	0718-8430535	0718-8431581
4.0	大16开	56	湖北省武汉市武昌区昙华林特1号	430061	hbzyz@public.wh.hb.cn	027-68889096	027-68889068
5.0	大16开	64	湖北省武汉市武昌区昙华林特1号	430061	hbzyz@public.wh.hb.cn	027-68889096	027-68889068
4.0	大16开	64	湖南省长沙市麓山路273号	410006	无	0731-8888572	0731-8854085
4.5	大16开	48	湖南省长沙市湘雅路38号	410008	无	0731-4822174	0731-4822038
5.0	大16开	64	湖南省长沙市韶山中路119号	410007	hnzyxb@yahoo.com.cn	0731-5381063	无
12.5	大16开	80	广东省广州市中山二路64号9楼	510080	gdzycn@pub.guangzhou.gd.cn	020-87665465	020-87665465
5.8	大16开	64	广东省广州市恒福路60号	510095	wrht2319@sina.com	020-83582431	020-83592829
6.0	大16开	80	广东省广州市机场路12号	510405	xzybjb@gzhtcm.edu.cn	020-36585485	020-36590326
10.0	大16开	72	广东省广州市机场路12号	510405	zyxylc@pub.guangzhou.gd.cn	020-36590367	020-36590367
8.0	大16开	80	广东省广州市机场路12号	510405	gzzyxb@gzhtcm.edu.cn	020-36585268	020-36585697
8.0	大16开	64	广东省深圳市笋岗西路市二医院中研所	518035	szzx@chinajournal.net.cn	0755-83228956	0755-83228956
4.5	大16开	62	广西壮族自治区南宁市明秀东路179号	530001	Gxzy@chinajournal.net.cn	0771-3137545	0755-83228956
4.0	大16开	64	重庆市渝中区桥北区路1号	400013	zgzyjz@yahoo.com.cn	023-63521390	023-63513369
6.0	大16开	48	四川省成都市人民南路四段51号	610041	zyyl@chinajournal.net.cn	028-85234707	028-85224504
3.5	大16开	56	重庆市江北区桥北村270号	400020	zyao@chinajournal.net.cn	023-63846413	023-67761329

续表

名称	主管单位	主办单位	编委会主任	主编/副主编	编辑部主任	创刊	出刊周期	刊号	
								ISSN	CN
成都中医药大学学报	四川省教育厅	成都中医药大学		黄英志	陈钢	1958-10	季刊	1004-0668	51-1162/R
四川中医	四川省卫生厅	四川省中医学会	邓明仲	方连举	方连举	1982-10	月刊	1000-3649	51-1186/R
贵阳中医学院学报	贵阳中医学院	贵阳中医学院		梁光义	吴园黔	1979-7	季刊	1002-1108	52-5011/R
中国民族民间医药杂志		中国民族民间医药研究会、云南省民族民间医药研究会、东方联合学院民族民间医药学院		曾育麟	廖龙祥	1992-8	双月	1007-8517	53-1102/R
云南中医学院学报	云南省教育厅	云南中医学院	郑进	毕云	毕云	1978-3	季刊	1000-2723	53-1048/R
云南中医中药杂志	云南省卫生厅	云南省中医药研究所、云南省中医药学会、云南省针灸学会、云南省中西医结合学会		詹文涛	曹惠芬	1980-2	双月	1007-2349	53-1120/R
陕西中医学院学报	陕西中医学院	陕西中医学院	金志甲	王友和	王友和	1978-1	双月	1002-168X	61-1083/R
现代中医药	陕西中医学院	陕西中医学院	金志甲	王友和	王友和	2002-3	双月	1002-1523	61-1397/R
陕西中医	陕西省中医药管理局	陕西省中医药学会	杨世兴	杨世兴	王应歌	1980	月刊	1000-7369	61-1105/R
甘肃中医学院学报	甘肃省教育厅	甘肃中医学院		刘延祯	江葳葳	1984-7	季刊	1003-8450	62-1062/R
甘肃中医	甘肃省卫生厅	甘肃省卫生厅、甘肃省中医药管理局	侯志民	王自立	潘文	1988	月刊	1004-6852	62-1089/R
新疆中医药	新疆维吾尔自治区卫生厅	新疆中医药学会	牟全胜	牟全胜	柯岗	1981-1	双月	1009-3931	65-1067/R

单价(元)	开本	页数	地址	邮编	E-mail	电话	传真
5.0	大16开	64	四川省成都市十二桥路37号	610075	CDZY-xb@163.net	028-87779907	028-87763471
3.5	大16开	96	四川省成都市文庙街80号	610041	无	028-86136365	028-86136365
4.0	大16开	64	贵州省贵阳市市东路50号	550002	无	0851-5652096	0851-5652525
6.0	大16开	64	云南省昆明市虹山路218号	650033	cmmy@yunnan.cn	0871-5178417	无
4.0	大16开	64	云南省昆明市关上双桥路201号	650200	ynzyxyxb@yahoo.com.cn	0871-7150987	0871-7150987
5.0	大16开	48	云南省昆明市学府路139号	650223	yzyy@chinajournal.net.cn	0871-5183005	0871-5183005
5.0	大16开	72	陕西省咸阳市渭阳中路1号	712083	无	0910-3166150	0910-3166150
5.0	大16开	72	陕西省咸阳市渭阳中路1号	712083	无	0910-3166150	0910-3166150
5.5	大16开	96	陕西省西安市西华门2号	710003	shanxizhongyi@sohu.com	029-87257807	029-87286383
5.0	大16开	64	甘肃省兰州市定西东路35号	730000	gszx@chinajournal.net.cn	0931-8761152	无
3.0	大16开	64	甘肃省兰州市七里河区安西路354号	730050	gszy@periodicals.com.cn	0931-2337364	0931-2337364
4.0	大16开	62	新疆维吾尔自治区乌鲁木齐市龙泉街66号	830001	无	0991-8561035	0991-8569011

中医资源

2003年全国卫生机构、中医机构的机构、人员情况

	机构数（个）	人员总数（人）	其中：			
			卫生技术人员	内：中医执业医师	中医执业助理医师	执业中药师
全国卫生机构	**83 733**	**4 826 592**	**3 858 277**	**174 387**	**32 571**	**19 088**
其中：中医机构	3 650	446 093	359 748	67 201	6 279	5 251
中医机构/全国卫生机构（%）	4.36	9.24	9.32	38.54	19.28	27.51
卫生部门卫生机构	**66 694**	**3 989 288**	**3 204 737**	**152 482**	**29 023**	**15 924**
其中：中医机构	2 729	420 249	339 815	62 986	5 880	4 852
中医机构/卫生部门卫生机构(%)	4.09	10.53	10.60	41.31	20.26	30.47

注：此表不含诊所、卫生所、医务室、社区卫生服务站的统计数据。

2003年全国诊所、卫生所、医务室、社区卫生服务站机构、人员情况

	机构数（个）	人员总数（人）	其中：	
			中医执业医师	中医执业助理医师
总　　计	**207 590**	**448 194**	**29 169**	**8 914**
诊　所	139 804	264 686	20 055	7 047
其中：中医诊所	24 166	41 102	9 600	3 700
中西医结合诊所	9 242	20 335	2 205	510
民族医诊所	359	673	72	9
卫生所、医务室	58 438	148 880	7 759	1 599
社区卫生服务站	9 348	34 628	1 355	268

2003年全国卫生机构中医药执业人员增减情况

	单位	2002年	2003年	增减数	增减（%）
全国卫生机构卫技人员数	人	**3 840 340**	**3 858 277**	**17 937**	**0.47**
其中：中医药执业人员数	人	232 223	226 046	－6 177	－2.66
内：中医执业医师	人	180 227	174 387	－5 840	－3.24
中医执业助理医师	人	33 692	32 571	－1 121	－3.33
执业中药师	人	18 304	19 088	784	4.28

注：此表不含诊所、卫生所、医务室、社区卫生服务站的统计数据。

2003年全国中医机构中医药执业人员增减情况

	单位	2002年	2003年	增减数	增减（%）
全国中医机构卫技人员数	**人**	**349 274**	**359 748**	**10 474**	**3.00**
其中：中医药执业人员数	人	78 019	78 731	712	0.91
内：中医执业医师	人	66 821	67 201	380	0.57
中医执业助理医师	人	6 660	6 279	-381	-5.72
执业中药师	人	4 538	5 251	713	15.71

注：此表不含诊所、卫生所、医务室、社区卫生服务站的统计数据。

2003年全国中医、中药人员历年基本情况

	单位	1997	1998	1999	2000	2001
全国卫生技术人员数	**人**	**4 397 805**	**4 423 721**	**4 458 669**	**4 490 803**	**4 507 700**
其中：中医人员	人	345 733	339 666	337 503	337 156	334 034
中药人员	人	166 939	163 637	159 138	155 780	149 916

	单位	2002	2003
全国卫生技术人员数	**人**	**4 269 779**	**4 306 471**
其中：中医执业（助理）医师数	人	251 851	245 041
执业中药师数	人	18 304	19 088

注：此表包含诊所、卫生所、医务室、社区卫生服务站的统计数据。

2003年全国中医医疗机构的机构、床位、人员数

	机构数（个）	床位数（张）			人员总数（人）	其中：			
		编制床位	实有床位	标准床位		卫生技术人员	其他技术人员	管理人员	工勤人员
总　计	**3 588**	**312 885**	**287 364**	**196 746**	**441 919**	**357 416**	**16 063**	**28 920**	**39 520**
医院合计	**2 868**	**312 063**	**286 510**	**196 214**	**434 023**	**351 146**	**15 776**	**28 171**	**38 930**
中医医院	2 518	283 065	260 213	178 076	396 224	321 236	14 343	25 584	35 061
中西医结合医院	193	22 506	20 468	14 890	29 087	23 196	1 107	1 970	2 814
民族医院	157	6 492	5 829	3 248	8 712	6 714	326	617	1 055
门诊部合计	**720**	**822**	**854**	**532**	**7 896**	**6 270**	**287**	**749**	**590**
中医门诊部	495	593	573	360	6 029	4 722	237	590	480
中西医结合门诊部	216	212	248	155	1 780	1 472	50	155	103
民族医门诊部	9	17	33	17	87	76	0	4	7

注：2003年全国医院、妇幼保健院中医科实有床位296713张。

2003年全国中医医疗机构卫生技术人员数（一）

单位：人

	卫生技术人员	执业医师	其中：中医执业医师	执业助理医师	其中：中医执业助理医师
总　计	**357 416**	**132 940**	**66 373**	**22 084**	**6 259**
医院合计	**351 146**	**129 790**	**64 523**	**21 704**	**6 108**
中医医院	321 236	118 528	61 159	20 070	5 751
中西医结合医院	23 196	8 552	1 954	1 068	178
民族医院	6 714	2 710	1 410	566	179
门诊部合计	**6 270**	**3 150**	**1 850**	**380**	**151**
中医门诊部	4 722	2 427	1 582	265	116
中西医结合门诊部	1 472	677	235	103	28
民族医门诊部	76	46	33	12	7

2003年全国中医医疗机构卫生技术人员数（二）

单位：人

	注册护士	药剂人员	其中：执业药师	其中：执业中药师	检验人员	其他卫生技术人员
总　计	**106 153**	**45 729**	**5 096**	**5 197**	**15 565**	**34 945**
医院合计	**105 230**	**44 777**	**4 956**	**5 012**	**15 315**	**34 330**
中医医院	95 631	41 699	4 500	4 660	14 009	31 299
中西医结合医院	8 178	2 178	369	198	1 008	2 212
民族医院	1 421	900	87	154	298	819
门诊部合计	**923**	**952**	**140**	**185**	**250**	**615**
中医门诊部	599	759	94	148	164	508
中西医结合门诊部	319	183	46	34	85	105
民族医门诊部	5	10	0	3	1	2

2003年全国中医医疗机构房屋建筑面积情况

单位：平方米

	合计	购建房屋	其中：业务用房面积	租房	其中：业务用房面积
总　计	**28 848 693**	**28 224 316**	**19 795 047**	**624 377**	**526 420**
医院合计	**28 577 384**	**28 082 792**	**19 690 538**	**494 592**	**416 698**
中医医院	26 070 183	25 668 664	18 062 493	401 519	341 484
中西医结合医院	2 006 825	1 939 088	1 309 721	67 737	57 559
民族医院	500 376	475 040	318 324	25 336	17 655
门诊部合计	**271 309**	**141 524**	**104 509**	**129 785**	**109 722**
中医门诊部	213 620	112 560	82 455	101 060	84 803
中西医结合门诊部	54 324	26 079	20 232	28 245	24 439
民族医门诊部	3 365	2 885	1 822	480	480

2003年全国中医医疗机构万元以上设备拥有情况

单位：台（套）

	合计	50万元以下	50～100万元	100万元以上
总　计	**118 592**	**112 811**	**3 944**	**1 837**
医院合计	**117 628**	**111 872**	**3 920**	**1 836**
中医医院	107 040	102 012	3 348	1 680
中西医结合医院	9 208	8 758	305	145
民族医院	1 380	1 102	267	11
门诊部合计	**964**	**939**	**24**	**1**
中医门诊部	710	696	14	0
中西医结合门诊部	251	242	9	0
民族医门诊部	3	1	1	1

2003年全国中医医疗机构的机构、床位增减情况

	机构数（个）				床位数（张）			
	2002年	2003年	增减数	增减（%）	2002年	2003年	增减数	增减（%）
医院合计	**2 864**	**2 868**	**4**	**0.14**	**272 861**	**286 510**	**13 649**	**5.00**
中医医院	2 492	2 518	26	1.04	246 747	260 213	13 466	5.46
中西医结合医院	207	193	-14	-6.76	20 243	20 468	225	1.11
民族医院	165	157	-8	-4.85	5 871	5 829	-42	-0.72
门诊部合计	**873**	**720**	**-153**	**-17.53**	**1 133**	**854**	**-279**	**-24.62**
中医门诊部	578	495	-83	-14.36	777	573	-204	-26.25
中西医结合门诊部	287	216	-71	-24.74	340	248	-92	-27.06
民族医门诊部	8	9	1	12.50	16	33	17	106.25

2003年全国中医医疗机构人员增减情况

单位：人

	2002年	2003年	增减数	增减（%）
医院合计	**421 703**	**434 023**	**12 320**	**2.92**
中医医院	382 977	396 224	13 247	3.46
中西医结合医院	29 576	29 087	-489	-1.65
民族医院	9 150	8 712	-438	-4.79
门诊部合计	**8 019**	**7 896**	**-123**	**-1.53**
中医门诊部	5 909	6 029	120	2.03
中西医结合门诊部	2 039	1 780	-259	-12.70
民族医门诊部	71	87	16	22.54

2003年分市、县中医、中西医结合、民族医医院机构、床位、人员数

	机构数（个）	床位数（张）			人员总数（人）	其中：			
		编制床位	实有床位	标准床位		卫生技术人员	其他技术人员	管理人员	工勤人员
总　计	**2 868**	**312 063**	**286 510**	**196 214**	**434 023**	**351 146**	**15 776**	**28 171**	**38 930**
市	1 379	197 665	180 253	131 321	274 130	219 051	10 414	18 330	26 335
县	1 489	114 398	106 257	64 893	159 893	132 095	5 362	9 841	12 595

2003年分市、县中医、中西医结合、民族医医院卫生技术人员数

单位：人

	卫生技术人员	执业医师	其中：中医执业医师	执业助理医师	其中：中医执业助理医师	注册护士	药剂人员	其中：		检验人员	其他卫生技术人员
								执业药师	执业中药师		
总　计	**351 146**	**129 790**	**64 523**	**21 704**	**6 108**	**105 230**	**44 777**	**4 956**	**5 012**	**15 315**	**34 330**
市	219 051	83 567	44 488	10 174	3 162	70 112	27 859	3 338	3 497	9 247	18 092
县	132 095	46 223	20 035	11 530	2 946	35 118	16 918	1 618	1 515	6 068	16 238

2003年分市、县中医、中西医结合、民族医医院房屋建筑面积情况

单位：平方米

	合计	购建房屋	其中：业务用房面积	租房	其中：业务用房面积
总　计	**28 577 384**	**28 082 792**	**19 690 538**	**494 592**	**416 698**
市	18 206 556	17 875 153	12 623 352	331 403	286 211
县	10 370 828	10 207 639	7 067 186	163 189	130 487

2003年分市、县中医、中西医结合、民族医医院万元以上设备拥有情况

单位：台（套）

	合计	50万元以下	50～100万元	100万元以上
总　计	**117 628**	**111 872**	**3 920**	**1 836**
市	82 142	77 920	2 843	1 379
县	35 486	33 952	1 077	457

2003年分市、县中医、中西医结合、民族医医院总资产情况

单位：千元

	合计	流动资产	对外投资	固定资产	无形资产及开办费
总　计	**51 144 177**	**15 680 800**	**438 875**	**34 646 581**	**377 921**
市	39 467 431	12 298 735	385 593	26 542 957	240 146
县	11 676 746	3 382 065	53 282	8 103 624	137 775

2003年按床位数分组的中医、中西医结合、民族医医院数情况

单位：个

	总计	0～49张	50～99张	100～199张	200～299张	300～399张	400～499张	500～799张	800张及以上
总　计	**2 868**	**874**	**857**	**814**	**175**	**71**	**34**	**33**	**10**
中医医院	2 518	673	786	763	164	69	29	26	8
中西医结合医院	193	87	38	42	10	2	5	7	2
民族医院	157	114	33	9	1	0	0	0	0

2003年按等级分组的中医、中西医结合、民族医医院数情况

单位：个

	合计	中医医院	中西医结合医院	民族医院
总　计	**2 868**	**2 518**	**193**	**157**
三级	**167**	**145**	**18**	**4**
三级甲等	106	92	12	2
三级乙等	57	50	5	2
三级丙等	4	3	1	0
二级	1 176	1 098	48	30
二级甲等	709	670	26	13
二级乙等	438	401	21	16
二级丙等	29	27	1	1
一级	114	93	15	6
一级甲等	70	61	8	1
一级乙等	35	26	7	2
一级丙等	9	6	0	3
其他	**1 411**	**1 182**	**112**	**117**

2003年中医医院等级情况

单位：个

	合计	中医(综合)医院	中医专科医院	其中：肛肠医院	骨伤医院	针灸医院	按摩医院	其他中医专科医院
总　计	**2 518**	**2 245**	**273**	**27**	**96**	**3**	**25**	**122**
三级	**145**	**140**	**5**	**0**	**2**	**0**	**0**	**3**
三级甲等	92	87	5	0	2	0	0	3
三级乙等	50	50	0	0	0	0	0	0
三级丙等	3	3	0	0	0	0	0	0
二级	**1 098**	**1 057**	**41**	**2**	**17**	**1**	**4**	**17**
二级甲等	670	648	22	0	10	1	2	9
二级乙等	401	383	18	2	7	0	2	7
二级丙等	27	26	1	0	0	0	0	1
一级	**93**	**76**	**17**	**1**	**10**	**0**	**0**	**6**
一级甲等	61	55	6	0	4	0	0	2
一级乙等	26	17	9	1	6	0	0	2
一级丙等	6	4	2	0	0	0	0	2
其他	**1 182**	**972**	**210**	**24**	**67**	**2**	**21**	**96**

2003年民族医院等级情况

单位：个

	合计	蒙医医院	藏医医院	维医医院	傣医医院	其他民族医院
总　计	**157**	**41**	**55**	**35**	**1**	**25**
三级	**4**	**0**	**1**	**1**	**0**	**2**
三级甲等	2	0	1	1	0	0
三级乙等	2	0	0	0	0	2
三级丙等	0	0	0	0	0	0
二级	**30**	**14**	**8**	**2**	**0**	**6**
二级甲等	13	3	6	1	0	3
二级乙等	16	10	2	1	0	3
二级丙等	1	1	0	0	0	0
一级	**6**	**2**	**0**	**1**	**0**	**3**
一级甲等	1	0	0	1	0	0
一级乙等	2	1	0	0	0	1
一级丙等	3	1	0	0	0	2
其他	**117**	**25**	**46**	**31**	**1**	**14**

2003 年全国中医医院机构、床位、人员数

	机构数（个）	床位数（张）			人员总数（人）	其中：			
		编制床位	实有床位	标准床位		卫生技术人员	其他技术人员	管理人员	工勤人员
总　计	**2 518**	**283 065**	**260 213**	**178 076**	**396 224**	**321 236**	**14 343**	**25 584**	**35 061**
中医（综合）医院	**2 245**	**264 548**	**243 429**	**166 950**	**377 092**	**306 387**	**13 401**	**24 197**	**33 107**
中医专科医院	**273**	**18 517**	**16 784**	**11 126**	**19 132**	**14 849**	**942**	**1 387**	**1 954**
肛肠医院	27	1 466	1 299	705	1 159	905	45	91	118
骨伤医院	96	8 318	7 601	4 989	7 669	6 030	378	497	764
针灸医院	3	230	154	154	268	206	10	24	28
按摩医院	25	1 080	1 027	631	958	692	35	93	138
其他中医专科医院	122	7 423	6 703	4 647	9 078	7 016	474	682	906

2003 年全国中医医院卫生技术人员数（一）

单位：人

	卫生技术人员	执业医师	其中：中医执业医师	执业助理医师	其中：中医执业助理医师
总　计	**321 236**	**118 528**	**61 159**	**20 070**	**5 751**
中医（综合）医院	**306 387**	**113 178**	**58 476**	**18 866**	**5 353**
中医专科医院	**14 849**	**5 350**	**2 683**	**1 204**	**398**
肛肠医院	905	305	132	70	17
骨伤医院	6 030	2 194	1 006	461	109
针灸医院	206	103	84	4	0
按摩医院	692	210	144	71	41
其他中医专科医院	7 016	2 538	1 317	598	231

2003 年全国中医医院卫生技术人员数（二）

单位：人

	注册护士	药剂人员	其中：		检验人员	其他卫生技术人员
			执业药师	执业中药师		
总　计	**95 631**	**41 699**	**4 500**	**4 660**	**14 009**	**31 299**
中医（综合）医院	**91 820**	**39 932**	**4 269**	**4 394**	**13 319**	**29 272**
中医专科医院	**3 811**	**1 767**	**231**	**266**	**690**	**2 027**
肛肠医院	279	91	14	16	48	112
骨伤医院	1 578	652	98	88	240	905
针灸医院	40	25	2	11	15	19
按摩医院	82	35	5	3	14	280
其他中医专科医院	1 832	964	112	148	373	711

2003年民族医院机构、床位、人员数

	机构数（个）	床位数（张）			人员总数（人）	其中：			
		编制床位	实有床位	标准床位		卫生技术人员	其他技术人员	管理人员	工勤人员
总　计	**157**	**6 492**	**5 829**	**3 248**	**8 712**	**6 714**	**326**	**617**	**1 005**
蒙医医院	41	1 571	1 507	873	2 499	1 988	94	193	224
藏医医院	55	1 995	1 687	1 023	2 339	1 729	57	183	370
维医医院	35	1 807	1 789	1 021	2 472	1 877	106	159	330
傣医医院	1	100	70	70	137	108	5	8	16
其他民族医院	25	1 019	776	261	1 265	1 012	64	74	115

2003年民族医院卫生技术人员数

单位：人

	卫生技术人员	执业医师	其中：中医执业医师	执业助理医师	其中:中医执业助理医师	注册护士	药剂人员	其中：		检验人员	其他卫生技术人员
								执业药师	执业中药师		
总　计	**6 714**	**2 710**	**1 410**	**566**	**179**	**1 421**	**900**	**87**	**154**	**298**	**819**
蒙医医院	1 988	861	494	142	48	396	332	28	31	81	176
藏医医院	1 729	892	523	150	81	315	158	15	48	42	172
维医医院	1 877	598	297	180	34	405	300	24	63	131	263
傣医医院	108	35	16	6	2	40	17	1	1	4	6
其他民族医院	1 012	324	80	88	14	265	93	19	11	40	202

2003年各地区中医、中西医结合、民族医医院机构、床位、人员数

地区	机构数（个）	床位数（张）			人员总数（人）	其中：			
		编制床位	实有床位	标准床位		卫生技术人员	其他技术人员	管理人员	工勤人员
全国总计	**2 868**	**312 063**	**286 510**	**196 214**	**434 023**	**351 146**	**15 776**	**28 171**	**38 930**
北京市	49	7 201	6 479	6 242	11 930	9 159	535	835	1 383
天津市	29	4 942	4 544	4 136	7 755	6 155	71	807	722
河北省	157	16 339	15 698	13 036	22 647	18 121	1 436	1 390	1 700
山西省	170	9 777	8 873	4 916	12 509	10 474	528	652	855
内蒙古自治区	90	6 050	5 455	3 463	8 356	6 975	279	512	590
辽宁省	109	14 464	12 646	7 754	19 570	15 130	735	1 471	2 234
吉林省	85	9 129	8 085	3 691	14 404	11 390	601	996	1 417
黑龙江省	116	11 235	10 162	6 415	16 984	13 268	451	1 314	1 951
上海市	22	4 739	4 887	4 365	8 878	6 715	516	596	1 051
江苏省	97	15 614	14 554	13 443	24 991	19 684	907	1 888	2 512
浙江省	94	15 098	13 850	10 639	20 447	16 947	712	1 116	1 672
安徽省	89	10 855	8 448	5 685	12 822	10 587	422	831	982
福建省	82	9 832	7 999	4 000	10 268	8 593	320	358	997
江西省	102	9 339	8 816	4 521	12 914	10 794	355	816	949
山东省	128	20 203	18 714	14 255	28 996	24 389	1 374	1 550	1 683
河南省	175	22 699	21 227	15 472	31 781	25 417	1 501	1 905	2 958
湖北省	84	11 656	11 109	8 470	18 429	14 811	744	1 261	1 613
湖南省	117	16 796	15 505	10 092	24 491	19 850	822	1 885	2 912
广东省	138	18 717	17 808	13 066	30 355	24 686	872	1 885	2 912
广西壮族自治区	88	9 880	9 458	5 613	13 679	10 925	355	907	1 492
海南省	21	1 254	1 002	660	1 884	1 486	31	154	213
重庆市	50	6 285	5 162	3 624	7 065	5 758	160	571	576
四川省	211	18 930	16 686	8 443	22 785	18 627	479	1 766	1 913
贵州省	71	5 398	4 896	1 964	5 817	4 947	170	377	323
云南省	115	9 256	8 857	5 045	10 971	8 997	358	539	1 077
西藏自治区	17	716	552	446	999	663	19	104	213
陕西省	153	11 016	10 385	7 005	14 194	11 616	397	1 063	1 118
甘肃省	78	6 255	6 133	4 733	7 403	6 273	187	351	592
青海省	39	2 097	2 055	1 472	2 161	1 798	80	75	208
宁夏回族自治区	19	1 549	1 280	825	1 955	1 618	72	99	166
新疆维吾尔自治区	73	4 742	5 205	2 723	6 583	5 293	287	427	576

2003 年各地区中医、中西医结合、民族医医院卫生技术人员数

单位：人

地　区	卫生技术人员	执业医师	其中：中医执业医师	执业助理医师	其中：中医执业助理医师	注册护士	药剂人员	其中：执业药师	其中：执业中药师	检验人员	其他卫生技术人员
全国总计	**351 146**	**129 790**	**64 523**	**21 704**	**6 108**	**105 230**	**44 777**	**4 956**	**5 012**	**15 315**	**34 330**
北京市	9 159	3 972	2 565	162	45	2 848	1 030	114	172	364	783
天津市	6 155	2 451	1 396	308	73	1 915	733	62	40	266	482
河北省	18 121	6 986	3 382	1 633	375	4 045	1 888	194	131	898	2 671
山西省	10 474	4 080	1 830	962	260	2 516	1 138	128	121	518	1 260
内蒙古自治区	6 975	3 029	1 390	464	145	1 702	962	129	72	270	548
辽宁省	15 130	5 804	2 881	1 012	260	4 607	1 897	184	172	631	1 179
吉林省	11 390	4 456	2 393	842	319	3 302	1 389	162	184	424	977
黑龙江省	13 268	4 865	2 335	1 065	329	3 384	1 523	111	112	522	1 909
上海市	6 715	2 584	1 369	108	34	2 516	760	127	159	289	458
江苏省	19 684	7 797	3 458	586	137	6 625	2 397	321	321	873	1 406
浙江省	16 947	6 440	2 727	943	178	5 302	2 165	308	314	733	1 364
安徽省	10 587	4 116	2 007	629	186	3 017	1 267	139	176	499	1 059
福建省	8 593	3 352	1 966	394	122	2 950	1 063	123	146	330	504
江西省	10 794	4 111	2 073	446	112	3 357	1 563	106	131	507	810
山东省	24 389	9 123	3 941	1 655	430	7 395	2 905	443	394	1 044	2 267
河南省	25 417	8 289	4 348	1 777	600	6 403	3 177	401	396	1 194	4 577
湖北省	14 811	5 252	2 535	557	162	4 838	2 264	410	290	708	1 192
湖南省	19 850	6 089	3 174	1 631	487	6 534	3 230	233	296	948	1 418
广东省	24 686	7 945	4 144	1 349	405	8 642	3 685	408	326	980	2 085
广西壮族自治区	10 925	3 796	1 881	466	85	3 894	1 333	132	122	435	1 001
海南省	1 486	462	208	60	15	523	212	21	11	84	145
重庆市	5 758	2 234	1 160	377	123	1 719	695	43	62	238	495
四川省	18 627	7 218	3 592	1 279	386	5 286	2 377	168	226	770	1 697
贵州省	4 947	1 901	959	322	81	1 458	607	66	95	215	444
云南省	8 997	3 401	1 655	539	127	3 007	1 044	89	81	311	695
西藏自治区	663	343	251	35	25	107	76	6	41	16	86
陕西省	11 616	4 297	2 117	910	268	3 211	1 488	137	182	583	1 127
甘肃省	6 273	2 341	1 357	595	215	1 635	801	84	102	253	648
青海省	1 798	655	266	129	23	553	225	40	18	79	157
宁夏回族自治区	1 618	634	356	120	37	451	207	25	20	66	140
新疆维吾尔自治区	5 293	1 767	807	349	64	1 488	676	42	99	267	746

2003年各地区中医医院机构、床位、人员数

地区	机构数（个）	床位数（张）			人员总数（人）	其中：			
		编制床位	实有床位	标准床位		卫生技术人员	其他技术人员	管理人员	工勤人员
全国总计	**2 518**	**283 065**	**260 213**	**178 076**	**396 224**	**321 236**	**14 343**	**25 584**	**35 061**
北京市	46	6 701	6 107	5 928	11 274	8 623	515	826	1 310
天津市	26	4 179	3 891	3 483	6 417	5 185	59	574	599
河北省	148	14 965	14 339	11 912	20 816	16 696	1 328	1 258	1 534
山西省	151	8 272	7 585	4 102	10 785	9 073	481	533	698
内蒙古自治区	55	4 593	4 192	2 894	6 138	5 160	210	372	396
辽宁省	97	13 627	12 152	7 404	18 382	14 225	702	1 354	2 101
吉林省	73	8 176	7 205	3 102	12 939	10 230	523	920	1 266
黑龙江省	101	10 167	9 344	5 831	15 664	12 243	365	1 239	1 817
上海市	18	3 388	3 542	3 319	6 310	4 849	385	355	721
江苏省	86	13 859	12 970	11 959	22 989	18 156	801	1 743	2 289
浙江省	89	14 543	13 430	10 558	19 859	16 461	688	1 084	1 626
安徽省	89	10 855	8 448	5 685	12 822	10 587	422	831	982
福建省	76	8 982	7 177	3 228	9 118	7 654	269	323	872
江西省	97	8 559	8 046	3 812	11 796	9 838	348	758	852
山东省	121	19 836	18 431	14 122	28 356	23 853	1 344	1 512	1 647
河南省	171	22 129	20 749	15 039	30 898	24 697	1 461	1 831	2 909
湖北省	79	10 655	9 887	7 349	16 810	13 518	676	1 209	1 407
湖南省	111	16 224	15 003	9 762	23 762	19 269	802	1 462	2 229
广东省	134	18 107	17 154	12 921	29 186	23 754	810	1 849	2 773
广西壮族自治区	77	7 786	7 730	4 069	11 684	9 294	297	765	1 328
海南省	18	1 204	932	590	1 793	1 416	30	145	202
重庆市	42	5 385	4 505	3 099	6 119	5 017	139	498	465
四川省	180	16 763	14 722	7 674	20 517	16 734	397	1 635	1 751
贵州省	61	4 734	4 235	1 796	5 128	4 352	157	341	278
云南省	101	8 282	7 914	4 418	9 809	8 037	334	469	969
西藏自治区	0	0	0	0	0	0	0	0	0
陕西省	146	10 732	10 101	6 744	13 948	11 433	393	1 041	1 081
甘肃省	68	5 823	5 728	4 607	6 873	5 820	159	329	565
青海省	12	675	659	431	714	630	27	12	45
宁夏回族自治区	17	1 479	1 200	825	1 873	1 546	70	93	164
新疆维吾尔自治区	28	2 365	2 835	1 422	3 445	2 886	151	223	185

2003年各地区中医医院卫生技术人员数

单位：人

地区	卫生技术人员	执业医师	其中：中医执业医师	执业助理医师	其中：中医执业助理医师	注册护士	药剂人员	其中：执业药师	其中：执业中药师	检验人员	其他卫生技术人员
全国总计	**321 236**	**118 528**	**61 159**	**20 070**	**5 751**	**95 631**	**41 699**	**4 500**	**4 660**	**14 009**	**31 299**
北京市	8 623	3 757	2 516	156	43	2 648	991	108	169	347	724
天津市	5 185	2 186	1 382	238	73	1 548	622	46	39	216	375
河北省	16 696	6 361	3 275	1 555	353	3 572	1 788	164	121	851	2 569
山西省	9 073	3 610	1 760	857	245	2 055	1 000	108	112	442	1 109
内蒙古自治区	5 160	2 191	958	354	107	1 284	710	104	43	201	420
辽宁省	14 225	5 490	2 805	939	242	4 404	1 783	179	170	599	1 010
吉林省	10 230	3 992	2 301	807	310	2 924	1 260	133	170	379	868
黑龙江省	12 243	4 515	2 277	957	320	3 114	1 406	88	101	478	1 773
上海市	4 849	1 844	1 126	98	30	1 726	600	90	150	207	374
江苏省	18 156	7 147	3 376	571	135	6 019	2 278	305	305	800	1 341
浙江省	16 461	6 227	2 674	906	176	5 161	2 110	299	306	709	1 348
安徽省	10 587	4 116	2 007	629	186	3 017	1 267	139	176	499	1 059
福建省	7 654	2 997	1 899	370	119	2 561	978	111	136	291	457
江西省	9 838	3 753	1 994	425	111	2 932	1 485	95	131	469	774
山东省	23 853	8 914	3 884	1 618	425	7 246	2 843	421	385	1 016	2 216
河南省	24 697	8 112	4 298	1 756	596	6 238	3 138	395	392	1 171	4 282
湖北省	13 518	4 704	2 427	546	160	4 364	2 131	408	288	656	1 117
湖南省	19 269	5 904	3 096	1 558	478	6 344	3 154	221	286	922	1 387
广东省	23 754	7 650	4 060	1 301	393	8 265	3 549	348	301	933	2 056
广西壮族自治区	9 294	3 208	1 652	410	76	3 331	1 191	128	120	373	781
海南省	1 416	437	205	60	15	503	205	19	11	80	131
重庆市	5 017	1 939	1 092	336	109	1 439	631	40	58	202	470
四川省	16 734	6 446	3 387	1 136	350	4 756	2 233	147	203	696	1 467
贵州省	4 352	1 696	898	269	65	1 278	556	54	84	194	359
云南省	8 037	3 098	1 560	487	115	2 669	967	79	72	275	541
西藏自治区	0	0	0	0	0	0	0	0	0	0	0
陕西省	11 433	4 246	2 100	898	266	3 161	1 466	134	175	566	1 096
甘肃省	5 820	2 118	1 252	554	186	1 537	746	82	89	240	625
青海省	630	219	73	60	2	178	86	16	15	29	58
宁夏回族自治区	1 546	614	350	108	36	432	203	24	18	64	125
新疆维吾尔自治区	2 886	1 037	475	111	29	925	322	15	34	104	387

2003年各地区中西医结合医院机构、床位、人员数

地　　区	机构数（个）	床位数（张）			人员总数（人）	其中：			
		编制床位	实有床位	标准床位		卫生技术人员	其他技术人员	管理人员	工勤人员
全国总计	**193**	**22 506**	**20 468**	**14 890**	**29 087**	**23 196**	**1 107**	**1 970**	**2 814**
北京市	1	350	261	203	488	416	15	8	49
天津市	3	763	653	653	1 338	970	12	233	123
河北省	9	1 374	1 359	1 124	1 831	1 425	108	132	166
山西省	18	1 495	1 278	804	1 700	1 377	47	119	157
内蒙古自治区	4	356	295	155	445	374	7	34	30
辽宁省	9	587	204	60	843	667	20	51	105
吉林省	10	843	820	569	1 325	1 037	75	67	146
黑龙江省	10	898	719	505	1 026	826	53	65	82
上海市	4	1 351	1 345	1 046	2 568	1 866	131	241	330
江苏省	11	1 755	1 584	1 484	2 002	1 528	106	145	223
浙江省	5	555	420	81	588	486	24	32	46
安徽省	0	0	0	0	0	0	0	0	0
福建省	4	750	762	752	1 040	851	47	26	116
江西省	5	780	770	709	1 118	956	7	58	97
山东省	6	317	233	133	543	459	20	33	31
河南省	4	570	478	433	883	720	40	74	49
湖北省	5	1 001	1 222	1 121	1 619	1 293	68	52	206
湖南省	6	552	502	330	729	581	20	75	53
广东省	4	610	654	154	1 169	932	62	36	139
广西壮族自治区	7	1 983	1 631	1 500	1 861	1 525	58	132	146
海南省	3	50	70	70	91	70	1	9	11
重庆市	8	900	657	525	946	741	21	73	111
四川省	21	1 902	1 754	685	1 979	1 664	75	115	125
贵州省	8	540	527	168	561	485	4	28	44
云南省	9	780	784	556	867	724	17	56	70
西藏自治区	0	0	0	0	0	0	0	0	0
陕西省	7	284	284	261	246	183	4	22	37
甘肃省	2	213	194	80	229	189	13	9	18
青海省	5	697	727	669	732	592	41	30	69
宁夏回族自治区	1	0	20	0	12	12	0	0	0
新疆维吾尔自治区	4	250	261	60	308	247	11	15	35

2003年各地区中西医结合医院卫生技术人员数

单位：人

地区	卫生技术人员	执业医师	其中：中医执业医师	执业助理医师	其中：中医执业助理医师	注册护士	药剂人员	其中：执业药师	其中：执业中药师	检验人员	其他卫生技术人员
全国总计	**23 196**	**8 552**	**1 954**	**1 068**	**178**	**8 178**	**2 178**	**369**	**198**	**1 008**	**2 212**
北京市	416	171	26	2	0	172	30	6	3	15	26
天津市	970	265	14	70	0	367	111	16	1	50	107
河北省	1 425	625	107	78	22	473	100	30	10	47	102
山西省	1 377	465	69	99	14	458	133	17	7	76	146
内蒙古自治区	374	155	25	19	1	127	25	4	1	18	30
辽宁省	667	235	35	63	11	166	54	3	2	22	127
吉林省	1 037	409	55	30	7	348	105	25	10	41	104
黑龙江省	826	280	47	93	8	237	92	17	9	34	90
上海市	1 866	740	243	10	4	790	160	37	9	82	84
江苏省	1 528	650	82	15	2	606	119	16	16	73	65
浙江省	486	213	53	37	2	141	55	9	8	24	16
安徽省	0	0	0	0	0	0	0	0	0	0	0
福建省	851	329	63	16	1	362	73	12	8	33	38
江西省	956	358	79	21	1	425	78	11	0	38	36
山东省	459	172	55	32	5	129	59	22	9	26	41
河南省	720	177	50	21	4	165	39	6	4	23	295
湖北省	1 293	548	108	11	2	474	133	2	2	52	75
湖南省	581	185	78	73	9	190	76	12	10	26	31
广东省	932	295	84	48	12	377	136	60	25	47	29
广西壮族自治区	1 525	551	217	39	8	529	134	3	2	56	216
海南省	70	25	3	0	0	20	7	2	0	4	14
重庆市	741	295	68	41	14	280	64	3	4	36	25
四川省	1 664	624	141	121	29	499	135	20	18	71	214
贵州省	485	167	60	41	13	132	48	9	11	17	80
云南省	724	236	66	30	4	279	55	7	8	28	96
西藏自治区	0	0	0	0	0	0	0	0	0	0	0
陕西省	183	51	17	12	2	50	22	3	7	17	31
甘肃省	189	77	1	2	0	62	33	0	12	10	5
青海省	592	203	105	15	2	227	81	17	2	27	39
宁夏回族自治区	12	5	1	2	0	4	1	0	0	0	0
新疆维吾尔自治区	247	46	2	27	1	89	20	0	0	15	50

2003年各地区民族医医院机构、床位、人员数

地区	机构数（个）	床位数（张）			人员总数（人）	其中：			
		编制床位	实有床位	标准床位		卫生技术人员	其他技术人员	管理人员	工勤人员
全国总计	**157**	**6 492**	**5 829**	**3 248**	**8 712**	**6 714**	**326**	**617**	**1 055**
北京市	2	150	111	111	168	120	5	19	24
山西省	1	10	10	10	24	24	0	0	0
内蒙古自治区	31	1 101	968	414	1 773	1 441	62	106	164
辽宁省	3	250	290	290	345	238	13	66	28
吉林省	2	110	60	20	140	123	3	9	5
黑龙江省	5	170	99	79	294	199	33	10	52
福建省	2	100	60	20	110	88	4	9	9
山东省	1	50	50	0	97	77	10	5	5
广西壮族自治区	4	111	97	44	134	106	0	10	18
四川省	10	265	210	84	289	229	7	16	37
贵州省	2	124	134	0	128	110	9	8	1
云南省	5	194	159	71	295	236	7	14	38
西藏自治区	17	716	552	446	999	663	19	104	213
甘肃省	8	219	191	46	301	264	15	13	9
青海省	22	725	669	372	715	576	12	33	94
宁夏回族自治区	1	70	60	0	70	60	2	6	2
新疆维吾尔自治区	41	2 127	2 109	1 241	2 830	2 160	125	189	356

2003年各地区民族医医院卫生技术人员数

单位：人

地区	卫生技术人员	执业医师	其中：中医执业医师	执业助理医师	其中：中医执业助理医师	注册护士	药剂人员	其中：		检验人员	其他卫生技术人员
								执业药师	执业中药师		
全国总计	**6 714**	**2 710**	**1 410**	**566**	**179**	**1 421**	**900**	**87**	**154**	**298**	**819**
北京市	120	44	23	4	2	28	9	0	0	2	33
山西省	24	5	1	6	1	3	5	3	2	0	5
内蒙古自治区	1 441	683	407	91	37	291	227	21	28	51	98
辽宁省	238	79	41	10	7	37	60	2	0	10	42
吉林省	123	55	37	5	2	30	24	4	4	4	5
黑龙江省	199	70	11	15	1	33	25	6	2	10	46
福建省	88	26	4	8	2	27	12	0	2	6	9
山东省	77	37	2	5	0	20	3	0	0	2	10
广西壮族自治区	106	37	12	17	1	34	8	1	0	6	4
四川省	229	148	64	22	7	31	9	1	5	3	16
贵州省	110	38	1	12	3	48	3	3	0	4	5
云南省	236	67	29	22	8	59	22	3	1	8	58
西藏自治区	663	343	251	35	25	107	76	6	41	16	86
甘肃省	264	146	104	39	29	36	22	2	1	3	18
青海省	576	233	88	54	19	148	58	7	1	23	60
宁夏回族自治区	60	15	5	10	1	15	3	1	2	2	15
新疆维吾尔自治区	2 160	684	330	211	34	474	334	27	65	148	309

2003年各地区万人口中医、中西医结合、民族医医院床位数万人口中医执业（助理）医师数

地　　区	人口（万人）	床位数（张）	床位数/万人口（张）	全国位次	中医执业(助理)医师数(人)	中医执业(助理)医师数/万人口(人)	全国位次
全国总计	**128 374**	**286 510**	**2.23**	—	**245 041**	**1.91**	—
北京市	1 456	6 479	4.45	2	8 381	5.76	1
天津市	1 011	4 544	4.49	1	3 495	3.46	2
河北省	6 769	15 698	2.32	14	11 575	1.71	21
山西省	3 314	8 873	2.68	10	8 937	2.70	6
内蒙古自治区	2 390	5 455	2.29	16	6 591	2.77	5
辽宁省	4 210	12 646	3.00	4	9 018	2.14	14
吉林省	2 704	8 085	2.99	5	7 121	2.63	7
黑龙江省	3 815	10 162	2.66	11	6 948	1.82	19
上海市	1 711	4 887	2.86	7	4 364	2.55	9
江苏省	7 406	14 554	1.97	24	10 238	1.38	26
浙江省	4 680	13 850	2.96	6	8 852	1.89	18
安徽省	6 410	8 448	1.32	29	6 868	1.07	31
福建省	3 488	7 999	2.29	15	7 107	2.04	15
江西省	4 254	8 816	2.07	20	6 887	1.62	22
山东省	9 125	18 714	2.05	21	13 470	1.48	23
河南省	9 667	21 227	2.20	19	14 119	1.46	25
湖北省	6 002	11 109	1.85	27	10 704	1.78	20
湖南省	6 663	15 505	2.33	13	13 525	2.03	16
广东省	7 954	17 808	2.24	17	15 934	2.00	17
广西壮族自治区	4 857	9 458	1.95	25	5 266	1.08	30
海南省	811	1 002	1.24	31	882	1.09	29
重庆市	3 130	5 162	1.65	28	8 884	2.84	3
四川省	8 700	16 686	1.92	26	24 541	2.82	4
贵州省	3 870	4 896	1.27	30	4 411	1.14	28
云南省	4 376	8 857	2.02	23	5 157	1.18	27
西藏自治区	270	552	2.04	22	629	2.33	11
陕西省	3 690	10 385	2.81	8	9 146	2.48	10
甘肃省	2 603	6 113	2.35	12	6 689	2.57	8
青海省	534	2 055	3.85	3	1 169	2.19	13
宁夏回族自治区	580	1 280	2.21	18	1 286	2.22	12
新疆维吾尔自治区	1 934	5 205	2.69	9	2 847	1.47	24

中医医疗机构运营与服务

2003年中医医疗机构年总收入

单位：千元

	机构数（个）	合计	财政补助收入		上级补助收入	业务收入	经营收入	其他收入
			小计	内：专项补助				
总　计	**3 522**	**35 708 625**	**3 136 625**	**866 571**	**241 407**	**31 633 415**	**169 090**	**528 088**
中医医院合计	**2 802**	**35 120 550**	**3 120 357**	**863 093**	**191 618**	**31 265 061**	**112 850**	**430 664**
中医医院	2 470	31 769 946	2 787 929	806 944	156 369	28 377 979	81 057	366 612
中西医结合医院	182	2 927 661	205 646	41 561	22 961	2 626 345	29 805	42 904
民族医院	150	422 943	126 782	14 588	12 288	260 737	1 988	21 148
中医门诊部合计	**720**	**588 075**	**16 268**	**3 478**	**49 789**	**368 354**	**56 240**	**97 424**
中医门诊部	495	542 820	13 578	3 458	49 781	342 006	42 003	95 452
中西医结合门诊部	216	42 016	778	0	0	25 049	14 237	1 952
民族医门诊部	9	3 239	1 912	20	8	1 299	0	20

2003年中医医疗机构年总支出

单位：千元

	总支出				其中：人员经费支出
	合计	业务（事业）支出	财政专项支出	其他支出	
总　计	**35 088 912**	**32 220 583**	**897 089**	**1 971 240**	**9 563 867**
中医医院合计	34 578 331	31 863 568	886 748	1 828 015	9 406 584
中医医院	31 600 375	29 102 272	823 125	1 674 978	8 557 149
中西医结合医院	2 570 770	2 440 587	48 373	81 810	701 419
民族医院	407 186	320 709	15 250	71 227	148 016
中医门诊部合计	510 581	357 015	10 341	143 225	157 283
中医门诊部	465 335	327 032	9 965	128 338	144 754
中西医结合门诊部	41 790	28 026	376	13 388	11 024
民族医门诊部	3 456	1 957	0	1 499	1 505

2003年分市、县中医、中西医结合、民族医医院年总收入、年总支出

单位：千元

	机构数（个）	合计	财政补助收入		上级补助收入	业务(事业)收入	经营收入	其他收入
			小计	内:专项补助				
总　计	**2 868**	**35 120 550**	**3 120 357**	**863 093**	**191 618**	**31 265 061**	**112 850**	**430 664**
市	1 379	27 763 639	2 423 436	768 736	153 972	24 744 114	83 363	358 754
县	1 489	7 356 911	696 921	94 357	37 646	6 520 947	29 487	71 910

续表

单位：千元

	总支出				其中：人员经费支出
	合计	业务（事业）支出	财政专项支出	其他支出	
总　计	**34 578 331**	**31 863 568**	**886 748**	**1 828 015**	**9 406 584**
市	27 205 980	25 093 312	774 705	1 337 963	7 102 764
县	7 372 351	6 770 256	112 043	490 052	2 303 820

2003 年全国综合医院、中医类医院门诊服务情况

	机构数（个）	诊疗人次数（人次）					观察室（人）		健康检查人数（人）	门急诊诊次占总诊次的(%)	急诊死亡率(%)	观察室死亡率(%)
		总计	其中：门急诊人次数				收容病人	其中：死亡				
			合计	门诊人次数	急诊人次数							
					小计	内：死亡人数						
综合医院	**12 143**	**930 548 538**	**880 100 670**	**807 949 417**	**72 151 253**	**98 761**	**21 709 174**	**84 472**	**37 468 146**	**94.58**	**0.14**	**0.39**
中医类医院	**2 802**	**206 120 762**	**197 663 959**	**186 540 274**	**11 123 685**	**9 907**	**3 604 722**	**5 294**	**5 711 325**	**95.90**	**0.09**	**0.15**
中医医院	2 470	189 722 353	182 466 518	172 370 692	10 095 826	8 612	3 368 828	4 808	5 305 025	96.18	0.09	0.14
中西医结合医院	182	12 944 944	12 206 350	11 251 709	954 641	1 245	197 882	465	332 808	94.29	0.13	0.23
民族医院	150	3 453 465	2 991 091	2 917 873	73 218	50	38 012	21	73 492	86.61	0.07	0.06

注：2003 年综合医院中医科门诊人次 5636 万人次。

2003 年全国综合医院、中医类医院住院服务情况

	入院人数（人）	出院人数（人）						住院病人手术人次（人次）	住院危重病人抢救人次数（人次）		治愈率（%）	好转率（%）	病死率（%）	住院危重病人抢救成功率（%）	每百门急诊的入院人数（人）
		总计	治愈	好转	未愈	死亡	其他		总计	其中：抢救成功人次数					
综合医院	**33 791 467**	**33 518 429**	**18 665 936**	**10 908 275**	**1 132 608**	**411 104**	**2 400 506**	**9 408 775**	**4 255 349**	**3 464 088**	**62.85**	**32.54**	**1.23**	**81.41**	**3.84**
中医类医院	**5 037 147**	**4 986 705**	**2 786 684**	**1 761 918**	**137 699**	**41 540**	**258 864**	**1 341 153**	**386 622**	**339 689**	**61.07**	**35.33**	**0.83**	**87.86**	**2.55**
中医医院	4 621 397	4 581 612	2 557 828	1 628 975	125 668	37 234	231 907	1 229 604	352 432	309 295	60.89	35.55	0.81	87.76	2.53
中西医结合医院	342 253	332 877	185 640	108 266	9 910	4 009	25 052	102 355	31 307	27 724	63.29	32.52	1.20	88.56	2.80
民族医院	73 497	72 216	43 216	24 677	2 121	297	1 905	9 194	2 883	2 670	62.48	34.17	0.41	92.61	2.46

2003 年全国综合医院、中医类医院床位利用情况

	床位数（张）	实际开放总床日数（日）	平均开放病床数（张）	实际占用总床日数（日）	出院者占用总床日数（日）	病床周转次数（次）	病床工作日（日）	病床使用率(%)	出院者平均住院日（日）	每床与每日门急诊诊次之比
综合医院	**1 697 251**	**563 164 562**	**1 542 917**	**367 672 468**	**346 830 701**	**21.72**	**238.30**	**65.29**	**10.35**	**2.21**
中医类医院	**283 238**	**94 576 837**	**259 114 62**	**55 994 794**	**53 124 587**	**19.25**	**216.11**	**59.21**	**10.65**	**2.99**
中医医院	258 081	86 696 256	237 523 99	51 158 564	48 602 825	19.29	215.40	59.01	10.61	3.01
中西医结合医院	19 516	6 220 768	17 043 20	3 941 090	3 763 277	19.53	231.24	63.35	11.31	2.78
民族医院	5 641	1 659 813	4 547 43	895 140	758 485	15.88	196.85	53.93	10.50	2.60

2003 年分市、县中医、中西医结合、民族医医院门诊服务情况

	机构数（个）	诊疗人次数（人次）					观察室（人）		健康检查人数(人)	门急诊诊次占总诊次的(%)	急诊死亡率(%)	观察室死亡率(%)
		总计	其中：门急诊人次数				收容病人	其中：死亡				
			合计	门诊人次数	急诊人次数							
					小计	内：死亡人数						
总　计	**2 868**	**206 120 762**	**197 663 959**	**186 540 274**	**11 123 685**	**9 907**	**3 604 722**	**5 294**	**5 711 325**	**95.90**	**0.09**	**0.15**
市	1 379	135 713 214	130 806 853	123 192 807	7 614 046	6 174	2 304 532	4 304	3 765 411	96.38	0.08	0.19
县	1 489	70 407 548	66 857 106	63 347 467	3 509 639	3 733	1 300 190	990	1 945 914	94.96	0.11	0.08

2003 年分市、县中医、中西医结合、民族医医院住院服务情况

	入院人数（人）	出院人数（人）						住院病人手术人次（人次）	住院危重病人抢救人次数（人次）		治愈率（%）	好转率（%）	病死率（%）	住院危重病人抢救成功率（%）	每百门急诊的入院人数（人）
		总计	治愈	好转	未愈	死亡	其他		总计	其中：抢救成功人次数					
总　计	**5 037 147**	**4 986 705**	**2 786 684**	**1 761 918**	**137 699**	**41 540**	**258 864**	**1 341 153**	**386 622**	**339 689**	**61.07**	**35.33**	**0.83**	**87.86**	**2.55**
市	3 043 584	3 013 284	1 588 420	1 152 626	82 929	31 143	158 166	852 694	219 014	187 423	57.96	38.25	1.03	85.58	2.33
县	1 993 563	1 973 421	1 198 264	609 292	54 770	10 397	100 698	488 459	167 608	152 266	65.82	30.87	0.53	90.85	2.98

2003 年分市、县中医、中西医结合、民族医医院床位利用情况

	床位数（张）	实际开放总床日数（日）	平均开放病床数（张）	实际占用总床日数（日）	出院者占用总床日数（日）	病床周转次数（次）	病床工作日（日）	病床使用率(%)	出院者平均住院日（日）	每床与每日门急诊诊次之比
总　计	**286 510**	**94 577 567**	**259 117**	**55 998 574**	**53 128 367**	**19.25**	**216.11**	**59.21**	**10.65**	**2.99**
市	180 253	59 868 803	164 024	38 576 055	37 153 442	18.37	235.19	64.43	12.33	3.12
县	106 257	34 708 764	95 093	17 422 519	15 974 925	20.75	183.22	50.20	8.10	2.76

2003年全国中医类门诊部所门诊服务情况

	机构数（个）	诊疗人次数（人次） 总计	其中：门急诊人次数 合计	门诊人次数	急诊人次数 小计	内：死亡人数	观察室（人） 收容病人	其中：死亡	健康检查人数(人)	门急诊诊次占总诊次的(%)	急诊死亡率(%)	观察室死亡率(%)
全国门诊部	**4 144**	**39 420 993**	**37 642 623**	**37 107 625**	**534 998**	**374**	**636 828**	**32**	**1 857 058**	**95.49**	**0.07**	**0.01**
其中:中医类门诊部	**720**	**4 903 327**	**4 687 736**	**4 643 362**	**44 374**	**1**	**68 058**	**0**	**51 559**	**95.60**	**0.00**	**0.00**
中医门诊部	495	3 930 088	3 719 664	3 691 524	28 140	0	40 622	0	43 281	94.65	0.00	0.00
中西医结合门诊部	216	915 156	910 264	894 043	16 221	0	27 436	0	8 278	99.47	0.00	0.00
民族医门诊部	9	58 083	57 808	57 795	13	1	0	0	0	99.53	7.69	0.00

2003年全国中医类门诊部所住院服务情况

	入院人数（人）	出院人数（人） 总计	治愈	好转	未愈	死亡	其他	住院病人手术人次（人次）	住院危重病人抢救人次数（人次） 总计	其中：抢救成功人次数	治愈率（%）	好转率（%）	病死率（%）	住院危重病人抢救成功率（%）	每百门急诊的入院人数（人）
全国门诊部	**113 208**	**199 872**	**169 815**	**25 190**	**2 516**	**190**	**2 161**	**21 623**	**3 907**	**3 269**	**86.04**	**12.60**	**0.10**	**83.67**	**0.30**
其中:中医类门诊部	**9 065**	**23 009**	**20 893**	**1 940**	**126**	**1**	**49**	**431**	**136**	**133**	**91.02**	**8.43**	**0.00**	**97.79**	**0.19**
中医门诊部	7 484	21 436	19 652	1 666	87	0	31	279	86	86	91.82	7.77	0.00	100.00	0.20
中西医结合门诊部	1 290	1 287	1 123	108	39	0	17	152	49	47	88.58	8.39	0.00	95.92	0.14
民族医门诊部	291	286	118	166	0	1	1	0	1	0	41.61	58.04	0.35	0.00	0.50

2003年全国中医类门诊部所床位利用情况

	床位数（张）	实际开放总床日数（日）	平均开放病床数（张）	实际占用总床日数（日）	出院者占用总床日数（日）	病床周转次数（次）	病床工作日（日）	病床使用率(%)	出院者平均住院日（日）	每床与每日门急诊诊次之比
全国门诊部	**12 038**	**2 067 845**	**5 665**	**770 808**	**572 525**	**35.28**	**136.06**	**37.28**	**2.86**	**26.35**
其中:中医类门诊部	854	148 448	407	38 299	34 799	56.57	94.17	25.80	1.51	45.78
中医门诊部	573	109 290	299	23 723	20 320	71.59	79.23	21.71	0.95	49.38
中西医结合门诊部	248	33 758	92	14 576	14 479	13.92	157.60	43.18	11.25	38.99
民族医门诊部	33	5 400	15	0	0	19.33	0.00	0.00	0.00	15.57

2003年分市、县中医、中西医结合、民族医医院负债与净资产情况

单位：千元

	负债		净资产				
	小计	内：应交税金	小计	事业基金	固定基金	专用基金	其他
总　计	**15 435 775**	**63 167**	**35 708 402**	**3 210 144**	**28 259 579**	**2 666 601**	**1 572 078**
市	11 236 268	51 971	28 231 163	2 818 162	21 475 161	2 654 676	1 283 164
县	4 199 507	11 196	7 477 239	391 982	6 784 418	11 925	288 914

2003年全国卫生部门综合医院、中医（综合）医院院均总收支及病人欠费情况

	机构数（个）	总收入（千元）	总支出（千元）	病人累计欠费总额（千元）	内：	
					年内病人欠费总额（千元）	欠费率（%）
综合医院合计	**4 779**	**39 694.02**	**38 425.88**	**33 282.03**	**455.60**	**1.24**
中央属	27	512 955.81	508 552.78	13 416.41	4 115.07	0.87
省属	206	204 416.40	194 269.04	10 022.58	1 832.22	0.97
省辖市属	965	70 171.64	67 397.15	157 888.53	726.06	1.12
地辖市属	1 343	25 041.27	23 915.84	2 352.94	591.54	2.56
县属	2 238	14 473.67	14 624.52	493.97	86.55	0.65
中医(综合)医院合计	**2 075**	**14 025.64**	**14 004.34**	**1 887.83**	**265.93**	**2.08**
中央属	5	184 154.60	174 345.20	648.80	173.60	0.12
省属	47	120 693.55	117 171.81	3 035.21	758.34	0.70
省辖市属	278	30 776.15	31 927.47	1 183.43	504.54	1.83
地辖市属	507	13 511.05	13 219.30	2 428.90	622.93	5.00
县属	1 238	5 738.26	5 736.82	1 785.87	47.82	0.89

2003年全国卫生部门综合医院、中医（综合）医院院均业务收入情况

单位：千元

	业务收入	其中：						其他收入
		医疗收入			药品收入			
		小计	门诊收入	住院收入	小计	门诊收入	住院收入	
综合医院	**36 617.32**	**18 277.18**	**6 390.65**	**11 886.53**	**17 338.21**	**7 727.42**	**9 610.78**	**1 001.93**
中央属	475 160.22	237 652.67	80 608.37	157 044.30	222 339.48	109 549.11	112 790.37	15 168.07
省属	188 565.39	95 460.53	29 452.31	66 008.22	88 518.54	38 006.62	50 511.93	4 586.32
省辖市属	64 834.31	32 545.24	11 099.20	21 446.04	30 741.63	13 808.71	16 932.92	1 547.45
地辖市属	23 127.27	11 332.72	4 501.05	6 831.67	11 127.93	5 227.13	5 900.80	666.62
县属	13 268.69	6 541.18	2 476.17	4 065.01	6 260.42	2 590.13	3 670.29	467.10
中医(综合)医院合计	**12 770.61**	**5 483.44**	**2 469.40**	**3 014.04**	**6 841.88**	**4 163.30**	**2 678.58**	**445.26**
中央属	146 479.40	50 430.60	21 565.60	28 865.00	89 796.00	56 337.60	33 458.40	6 252.80
省属	108 315.77	42 971.70	19 082.38	23 889.32	62 075.98	39 175.47	22 900.51	3 268.09
省辖市属	27 617.41	12 524.94	5 218.14	7 306.79	14 363.73	8 565.54	5 798.19	728.75
地辖市属	12 462.88	5 483.30	2 651.81	2 831.50	6 521.67	3 959.26	2 562.42	457.79
县属	5 395.36	2 297.53	1 069.62	1 227.91	2 851.98	1 718.37	1 133.61	245.85

2003 年全国卫生部门综合医院、中医（综合）医院院均门诊收入情况

单位：千元

	门诊收入	内：			
		挂号收入	检查收入	治疗收入	手术收入
综合医院合计	**6 390.65**	**202.52**	**2 421.67**	**1 589.92**	**314.04**
中央属	80 608.37	3 363.93	24 384.78	21 013.70	4 051.96
省属	29 452.31	1 015.95	10 683.48	7 409.96	1 814.49
省辖市属	11 099.20	341.62	4 188.59	2 928.40	498.29
地辖市属	4 501.05	131.05	1 715.68	1 138.47	206.96
县属	2 476.17	72.41	1 058.01	513.65	115.65
中医(综合)医院合计	**2 469.40**	**102.03**	**799.66**	**754.12**	**106.06**
中央属	21 565.60	1 099.00	5 752.00	6 525.40	374.40
省属	19 082.38	922.36	5 224.74	6 204.45	443.23
省辖市属	5 218.14	225.59	1 601.69	1 802.39	207.79
地辖市属	2 651.81	100.45	879.99	803.89	117.69
县属	1 069.62	39.76	398.67	268.11	64.57

2003 年全国卫生部门综合医院、中医（综合）医院院均住院收入情况

单位：千元

	住院收入	内：			
		床位收入	检查收入	治疗收入	手术收入
综合医院合计	**11 886.53**	**1 140.74**	**1 269.13**	**4 504.10**	**1 986.40**
中央属	157 044.30	12 555.93	15 911.89	56 073.07	24 270.81
省属	66 008.22	5 248.80	7 207.43	25 294.13	12 583.01
省辖市属	21 446.04	2 161.34	2 375.04	8 249.77	3 296.17
地辖市属	6 831.67	767.23	697.82	2 576.77	1 097.10
县属	4 065.01	408.96	411.86	1 509.79	711.08
中医(综合)医院合计	**3 014.04**	**368.02**	**300.13**	**1 121.06**	**465.64**
中央属	28 865.00	4 467.40	3 616.60	6 525.80	3 217.40
省属	23 889.32	3 073.96	2 530.62	8 734.49	2 324.51
省辖市属	7 306.79	911.48	720.54	2 918.35	1 067.09
地辖市属	2 831.50	337.95	260.75	1 092.73	475.96
县属	1 227.91	139.02	123.78	418.20	244.67

2003 年全国卫生部门综合医院、中医（综合）医院院均药品收入情况

单位：千元

	药品收入	门诊收入	其中：		住院收入	其中：	
			西药收入	中药收入		西药收入	中药收入
综合医院合计	**17 338.21**	**7 727.42**	**6 094.73**	**1 632.69**	**9 610.78**	**9 200.29**	**410.49**
中央属	222 339.48	109 549.11	83 481.81	26 067.30	112 790.37	109 491.67	3 298.70
省属	88 518.54	38 006.62	29 512.11	8 494.50	50 511.93	48 572.29	1 939.64
省辖市属	30 741.63	13 808.71	10 848.07	2 960.64	16 932.92	16 114.36	818.55
地辖市属	11 127.93	5 227.13	4 242.11	985.03	5 900.80	5 678.43	222.37
县属	6 260.42	2 590.13	2 067.77	522.36	3 670.29	3 498.45	171.84
中医(综合)医院合计	**6 841.88**	**4 163.30**	**2 161.88**	**2 001.42**	**2 678.58**	**2 259.42**	**419.17**
中央属	89 796.00	56 337.60	18 959.40	37 378.20	33 458.40	28 215.40	5 243.00
省属	62 075.98	39 175.47	15 163.81	24 011.66	22 900.51	18 577.72	4 322.79
省辖市属	14 363.73	8 565.54	4 240.66	4 324.88	5 798.19	4 813.54	984.65
地辖市属	6 521.67	3 959.26	2 412.55	1 546.71	2 562.42	2 230.58	331.83
县属	2 851.98	1 718.37	1 030.97	687.40	1 133.61	973.34	160.27

2003 年全国卫生部门综合医院、中医（综合）医院院均业务支出情况

单位：千元

	业务支出	医疗支出	药品支出	内：药品费	其中：西药费	中药费	其他支出
综合医院合计	**36 716.43**	**21 292.88**	**14 973.26**	**12 923.73**	**11 445.90**	**1 477.84**	**450.35**
中央属	482 086.00	283 673.59	188 037.56	175 960.96	154 518.30	21 442.67	10 374.85
省属	186 205.46	107 234.31	77 152.82	68 301.07	60 300.38	8 000.69	1 819.84
省辖市属	65 590.82	38 327.00	26 573.33	23 104.46	20 408.01	2 696.45	690.48
地辖市属	23 047.46	13 293.80	9 489.08	7 934.43	7 094.05	840.38	264.57
县属	13 335.69	7 672.06	5 451.13	4 463.73	3 970.08	493.65	212.51
中医(综合)医院合计	**13 332.78**	**7 108.67**	**6 086.52**	**4 894.42**	**3 176.83**	**1 717.59**	**137.56**
中央属	149 011.40	67 047.40	78 561.20	67 367.00	38 207.60	29 159.40	3 402.80
省属	111 327.00	55 832.32	55 101.66	48 181.30	25 717.13	22 464.17	393.02
省辖市属	28 435.91	15 440.78	12 664.93	10 360.22	6 606.58	3 753.64	330.20
地辖市属	12 521.35	6 598.88	5 815.96	4 504.43	3 213.22	1 291.20	106.37
县属	6 005.33	3 354.57	2 566.56	1 931.09	1 394.55	536.54	84.19

2003 年全国卫生部门综合医院、中医（综合）医院服务效率情况

	平均每所医院每天门急诊人次（人次）	病床使用率（%）	病床周转次数（次）	出院者平均住院日（日）
综合医院合计	**486.86**	**70.92**	**24.77**	**10.08**
中央属	3 257.16	90.57	22.87	14.17
省属	1 545.20	85.32	21.72	13.55
省辖市属	796.60	78.28	22.99	12.14
地辖市属	400.44	66.14	26.35	8.73
县属	274.32	59.58	26.86	7.79
中医(综合)医院合计	**319.96**	**59.29**	**19.22**	**10.81**
中央属	1 882.45	74.73	11.00	25.16
省属	1 790.64	80.63	14.87	19.65
省辖市属	546.48	66.35	16.65	14.06
地辖市属	337.58	57.60	21.19	9.77
县属	199.73	50.49	20.87	8.14

2003 年全国卫生部门综合医院、中医（综合）医院门诊患者负担情况

单位：元

	平均每诊疗人次医疗费	内：挂号费	药费	检查费	治疗费
综合医院合计	**108.23**	**1.55**	**59.24**	**18.56**	**12.19**
中央属	223.17	3.95	128.57	28.62	24.66
省属	164.16	2.47	92.49	26.00	18.03
省辖市属	116.75	1.60	64.72	19.63	13.73
地辖市属	90.33	1.22	48.54	15.93	10.57
县属	68.62	0.98	35.08	14.33	6.96
中医（综合）医院合计	**78.12**	**1.20**	**49.03**	**9.42**	**8.88**
中央属	161.91	2.28	117.09	11.95	13.56
省属	124.53	1.97	83.74	11.17	13.26
省辖市属	95.11	1.56	59.11	11.05	12.44
地辖市属	73.52	1.12	44.03	9.79	8.94
县属	52.36	0.75	32.27	7.49	5.04

2003年全国卫生部门综合医院、中医（综合）医院住院患者负担情况

单位：元

	平均每一出院者住院医疗费	内：床位费	药费	检查费	治疗费	手术费	出院者平均每天住院医疗费
综合医院合计	**3 910.66**	**207.52**	**1 748.33**	**230.87**	**819.36**	**361.35**	**388.15**
中央属	12 269.32	570.92	5 128.55	723.51	2 549.63	1 103.59	865.77
省属	8 497.29	382.77	3 683.61	525.61	1 844.59	917.62	627.03
省辖市属	4 679.16	263.51	2 064.46	289.56	1 005.81	401.87	385.30
地辖市属	2 932.57	176.71	1 359.08	160.72	593.49	252.69	335.96
县属	1 901.10	100.51	902.04	101.22	371.06	174.76	243.95
中医(综合)医院合计	**2 854.18**	**184.52**	**1 342.99**	**150.48**	**562.08**	**233.46**	**264.08**
中央属	11 399.93	817.16	6 120.07	661.53	1 193.67	588.51	453.10
省属	6 858.26	450.57	3 356.66	370.93	1 280.27	340.72	348.93
省辖市属	4 182.12	290.87	1 850.34	229.94	931.31	340.54	297.45
地辖市属	2 595.58	162.62	1 233.05	125.48	525.83	229.03	265.57
县属	1 566.89	92.24	752.16	82.13	277.48	162.34	192.42

2003年全国卫生部门综合医院、中医（综合）医院平均每一职工、医师产出情况

	平均每一职工产出情况			平均每一医师产出情况		
	全年负担的诊疗人次（人次）	全年负担的住院床日数（日）	年业务收入（元）	全年负担的诊疗人次（人次）	全年负担的住院床日数（日）	年业务收入（元）
综合医院合计	**347.15**	**154.21**	**97 446.35**	**1 247.98**	**554.38**	**350 311.32**
中央属	90.73	34.00	50 595.21	1 881.73	705.24	1 049 347.78
省属	440.43	207.81	202 097.06	1 515.09	714.87	695 215.48
省辖市属	392.94	190.99	119 410.46	1 274.96	619.72	387 450.45
地辖市属	430.10	161.62	92 361.89	1 287.01	483.62	276 378.06
县属	337.37	150.98	60 628.71	1 048.62	469.29	188 448.50
中医(综合)医院合计	**504.84**	**134.58**	**75 929.92**	**1 417.80**	**377.96**	**213 242.53**
中央属	870.39	247.48	264 977.21	2 765.24	786.24	841 835.63
省属	674.31	195.43	156 117.67	2 038.80	590.88	472 029.76
省辖市属	502.20	157.41	95 703.73	1 449.88	454.46	276 303.31
地辖市属	506.34	121.12	70 181.05	1 439.47	344.32	199 516.29
县属	459.78	114.25	46 591.18	1 240.07	308.13	125 659.88

2003年分地区中医、中西医结合、民族医医院机构数

单位：个

地　区	合计	中医医院	中西医结合医院	民族医院
全 国 总 计	**2 868**	**2 518**	**193**	**157**
北 京 市	49	46	1	2
天 津 市	29	26	3	0
河 北 省	157	148	9	0
山 西 省	170	151	18	1
内蒙古自治区	90	55	4	31
辽 宁 省	109	97	9	3
吉 林 省	85	73	10	2
黑 龙 江 省	116	101	10	5
上 海 市	22	18	4	0
江 苏 省	97	86	11	0
浙 江 省	94	89	5	0
安 徽 省	89	89	0	0
福 建 省	82	76	4	2
江 西 省	102	97	5	0
山 东 省	128	121	6	1
河 南 省	175	171	4	0
湖 北 省	84	79	5	0
湖 南 省	117	111	6	0
广 东 省	138	134	4	0
广西壮族自治区	88	77	7	4
海 南 省	21	18	3	0
重 庆 市	50	42	8	0
四 川 省	211	180	21	10
贵 州 省	71	61	8	2
云 南 省	115	101	9	5
西藏自治区	17	0	0	17
陕 西 省	153	146	7	0
甘 肃 省	78	68	2	8
青 海 省	39	12	5	22
宁夏回族自治区	19	17	1	1
新疆维吾尔自治区	73	28	4	41

2003年政府办中医类医院按地区分院均总收支及病人欠费情况

地区	机构数（个）	总收入（千元）	总支出（千元）	病人累计欠费总额（千元）	内：年内病人欠费总额（千元）	欠费率（%）
全国总计	**2 476**	**13 616.36**	**13 386.79**	**1 631.11**	**238.16**	**1.94**
北京市	29	64 728.10	63 652.76	228.21	92.90	0.17
天津市	23	37 684.96	36 542.78	794.17	203.78	0.57
河北省	142	7 061.78	7 030.44	106.25	12.32	0.19
山西省	119	2 650.59	2 663.34	116.22	13.44	0.33
内蒙古自治区	87	3 905.24	3 905.61	54.48	2.18	0.07
辽宁省	85	9 729.05	10 214.67	139.80	45.56	0.52
吉林省	70	8 028.79	8 116.26	262.57	196.51	3.04
黑龙江省	104	8 510.39	8 634.86	58.88	25.82	0.36
上海市	19	82 561.84	77 853.58	4 409.32	3 358.53	4.45
江苏省	86	39 198.59	37 614.57	10 189.29	1 491.15	4.09
浙江省	84	41 134.05	37 585.54	736.31	207.64	0.53
安徽省	80	7 899.14	7 679.60	371.44	69.78	0.98
福建省	77	14 463.77	13 688.04	265.86	58.55	0.44
江西省	92	7 537.88	7 609.68	240.11	59.62	0.86
山东省	120	15 149.41	20 069.84	786.82	82.37	0.59
河南省	145	9 642.60	9 958.48	435.74	163.10	1.84
湖北省	62	17 142.69	14 538.03	795.69	324.23	2.02
湖南省	114	11 411.25	11 090.26	571.47	147.02	1.39
广东省	125	36 716.07	35 167.74	445.32	208.86	0.63
广西壮族自治区	82	8 972.38	9 287.17	477.05	190.33	2.34
海南省	16	6 807.94	7 243.00	383.38	172.56	3.07
重庆市	44	13 028.32	12 337.57	163.82	49.55	0.43
四川省	183	9 079.93	7 590.42	1 715.21	1 050.96	14.97
贵州省	63	4 666.30	4 645.97	26 998.62	220.70	5.74
云南省	104	7 727.72	8 707.36	3 518.86	61.71	0.96
西藏自治区	14	4 863.57	5 032.64	0.00	0.00	0.00
陕西省	118	5 263.62	5 226.50	378.14	15.10	0.33
甘肃省	76	4 733.12	4 779.03	143.24	12.95	0.35
青海省	36	3 988.75	3 818.00	75.22	1.39	0.05
宁夏回族自治区	17	6 841.12	6 671.06	50.35	14.82	0.27
新疆维吾尔自治区	60	9 145.57	8 455.10	491.55	10.18	0.14

注：中医类医院包括中医、中西医结合、民族医医院（下同）。

2003年政府办中医类医院按地区分院均业务收入情况

单位：千元

地　区	业务收入	其中：医疗收入		药品收入		其他收入
		门诊收入	住院收入	门诊收入	住院收入	
全国总计	**12 281.51**	**2 362.16**	**2 982.76**	**3 936.34**	**2 577.60**	**422.63**
北京市	53 303.41	8 758.03	9 035.59	24 091.07	9 838.28	1 580.45
天津市	35 517.70	7 895.39	8 041.83	10 485.13	7 426.39	1 668.96
河北省	6 575.56	1 380.37	1 604.66	1 793.30	1 494.39	302.83
山西省	4 128.85	668.50	480.17	2 530.72	339.39	110.06
内蒙古自治区	2 983.24	558.84	525.08	1 126.02	655.48	117.82
辽宁省	8 829.96	1 797.54	1 944.75	3 095.71	1 758.88	233.08
吉林省	6 473.71	1 431.93	1 357.43	1 975.67	1 360.39	348.30
黑龙江省	7 172.15	1 611.51	1 447.53	2 204.10	1 630.91	278.11
上海市	75 553.68	15 040.53	12 766.47	34 356.47	9 743.05	3 647.16
江苏省	36 466.93	6 449.07	7 767.60	13 099.01	8 294.44	856.80
浙江省	39 216.92	6 728.95	8 663.60	13 944.98	8 883.04	996.36
安徽省	7 118.30	1 395.58	1 806.76	2 001.46	1 481.55	432.95
福建省	13 274.95	2 807.82	3 478.04	3 718.99	2 892.69	377.42
江西省	6 912.12	1 261.99	1 617.88	2 107.25	1 718.08	206.92
山东省	14 011.32	2 599.67	3 779.25	3 643.94	3 279.64	708.82
河南省	8 884.94	1 743.77	2 264.49	2 380.85	2 042.88	452.95
湖北省	16 057.11	2 946.24	4 104.92	5 157.56	3 205.08	643.31
湖南省	10 601.92	1 815.87	3 363.18	2 216.09	2 861.00	345.79
广东省	33 387.82	7 898.91	9 800.60	9 618.66	5 455.17	614.49
广西壮族自治区	8 147.74	1 728.40	2 524.04	2 055.96	1 617.18	222.16
海南省	5 625.44	1 182.88	1 288.94	1 890.44	1 042.00	217.50
重庆市	11 589.27	1 916.20	2 705.16	3 799.95	2 607.11	560.84
四川省	7 018.89	1 359.00	2 122.08	1 712.11	1 465.73	359.97
贵州省	3 847.30	535.27	1 139.22	875.30	1 178.68	118.83
云南省	6 422.83	955.68	1 579.58	1 809.31	1 819.87	258.39
西藏自治区	2 432.57	392.14	704.29	543.64	766.36	26.14
陕西省	4 642.93	851.67	1 288.19	1 183.61	1 072.46	247.00
甘肃省	3 736.24	563.12	1 016.04	1 017.72	1 079.57	59.79
青海省	2 988.97	556.22	464.83	1 306.00	590.56	71.36
宁夏回族自治区	5 413.35	857.76	861.65	2 604.18	1 009.59	80.18
新疆维吾尔自治区	7 382.67	1 112.18	1 848.75	2 255.43	1 801.27	365.03

2003年政府办中医类医院按地区分院均门诊收入情况

单位：千元

地区	门诊收入	内：挂号收入	检查收入	治疗收入	手术收入
全国总计	**2 362.16**	**99.72**	**751.21**	**746.20**	**100.39**
北京市	8 758.03	345.76	2 374.93	2 978.14	151.17
天津市	7 895.39	406.35	1 052.78	4 054.78	339.00
河北省	1 380.37	32.08	607.08	307.88	86.74
山西省	668.50	26.37	306.28	137.39	31.00
内蒙古自治区	558.84	19.43	240.23	157.11	11.85
辽宁省	1 797.54	68.05	580.22	587.07	29.86
吉林省	1 431.93	78.84	535.31	453.79	31.37
黑龙江省	1 611.51	50.12	629.23	432.85	63.50
上海市	15 040.53	1 142.79	2 923.74	3 414.11	895.58
江苏省	6 449.07	273.56	1 957.87	1 992.63	220.05
浙江省	6 728.95	342.99	2 455.01	1 629.00	474.43
安徽省	1 395.58	40.63	543.36	378.70	88.13
福建省	2 807.82	140.43	910.58	783.39	131.96
江西省	1 261.99	38.78	426.01	319.82	148.96
山东省	2 599.67	63.55	1 090.55	686.07	75.83
河南省	1 743.77	39.58	592.08	573.77	104.65
湖北省	2 946.24	133.58	951.16	1 236.15	44.56
湖南省	1 815.87	78.75	611.34	548.69	87.97
广东省	7 898.91	294.36	2 244.06	3 016.07	206.47
广西壮族自治区	1 728.40	45.18	496.07	613.13	45.74
海南省	1 182.88	60.06	328.81	373.69	38.88
重庆市	1 916.20	78.48	625.82	585.18	106.41
四川省	1 359.00	92.89	390.95	481.66	57.27
贵州省	535.27	13.19	154.19	173.00	34.49
云南省	955.68	26.26	268.05	335.21	48.55
西藏自治区	392.14	83.57	72.14	168.57	42.86
陕西省	851.67	42.77	268.81	270.66	50.10
甘肃省	563.12	37.67	204.49	138.13	20.16
青海省	556.22	33.86	143.08	155.06	43.72
宁夏回族自治区	857.76	41.94	257.35	313.35	22.41
新疆维吾尔自治区	1 112.18	47.57	365.15	351.80	28.03

2003年政府办中医类医院按地区分院均住院收入情况

单位：千元

地区	住院收入	内：床位收入	检查收入	治疗收入	手术收入
全国总计	**2 982.76**	**358.84**	**297.27**	**1 104.81**	**478.09**
北京市	9 035.59	1 323.93	1 242.24	2 529.66	809.38
天津市	8 041.83	1 088.04	476.30	3 469.65	707.65
河北省	1 604.66	230.56	179.47	583.08	288.58
山西省	480.17	78.61	41.06	184.03	84.65
内蒙古自治区	525.08	79.37	67.97	221.32	55.37
辽宁省	1 944.75	258.34	227.72	640.79	271.73
吉林省	1 357.43	153.71	259.94	561.10	166.14
黑龙江省	1 447.53	208.41	200.00	471.68	190.29
上海市	12 766.47	2 390.63	1 398.37	1 419.47	2 324.37
江苏省	7 767.60	1 071.29	792.85	2 972.08	812.34
浙江省	8 663.60	964.65	749.01	2 334.21	2 525.58
安徽省	1 806.76	195.69	190.31	705.50	338.76
福建省	3 478.04	334.42	252.51	1 348.23	855.51
江西省	1 617.88	145.49	219.11	524.30	379.20
山东省	3 779.25	420.58	330.93	1 392.78	872.56
河南省	2 264.49	234.06	203.87	948.11	406.19
湖北省	4 104.92	369.97	537.15	1 804.90	513.77
湖南省	3 363.18	398.54	259.02	1 071.12	685.51
广东省	9 800.60	1 262.83	977.78	4 565.47	1 021.31
广西壮族自治区	2 524.04	192.68	275.70	939.02	207.33
海南省	1 288.94	199.19	112.63	474.13	142.75
重庆市	2 705.16	270.59	265.52	917.52	556.23
四川省	2 122.08	183.85	180.04	947.26	289.37
贵州省	1 139.22	110.57	89.92	555.54	176.22
云南省	1 579.58	216.52	145.51	671.74	180.67
西藏自治区	704.29	184.29	98.57	381.43	27.86
陕西省	1 288.19	164.60	107.09	406.36	259.33
甘肃省	1 016.04	123.47	149.22	372.88	121.26
青海省	464.83	47.69	45.47	126.69	57.78
宁夏回族自治区	861.65	103.24	73.82	380.71	84.06
新疆维吾尔自治区	1 848.75	146.30	158.37	388.93	133.07

2003年政府办中医类医院按地区分院均药品收入情况

单位：千元

地区	药品收入	门诊收入	其中：		住院收入	其中：	
			西药收入	中药收入		西药收入	中药收入
全国总计	**6 513.93**	**3 936.34**	**2 068.67**	**1 867.67**	**2 577.60**	**2 178.83**	**398.77**
北京市	33 929.34	24 091.07	8 767.03	15 324.03	9 838.28	8 025.97	1 812.31
天津市	17 911.52	10 485.13	4 799.52	5 685.61	7 426.39	6 183.39	1 243.00
河北省	3 287.70	1 793.30	940.62	852.68	1 494.39	1 272.15	222.25
山西省	2 870.12	2 530.72	1 122.10	1 408.62	339.39	287.55	51.84
内蒙古自治区	1 781.51	1 126.02	552.16	573.86	655.48	489.52	165.97
辽宁省	4 854.59	3 095.71	959.33	2 136.38	1 758.88	1 258.65	500.24
吉林省	3 336.06	1 975.67	806.99	1 168.69	1 360.39	1 133.51	226.87
黑龙江省	3 835.01	2 204.10	975.49	1 228.61	1 630.91	1 196.44	434.47
上海市	44 099.53	34 356.47	13 854.21	20 502.26	9 743.05	8 178.79	1 564.26
江苏省	21 393.45	13 099.01	7 100.40	5 998.62	8 294.44	7 264.77	1 029.67
浙江省	22 828.01	13 944.98	8 373.86	5 571.12	8 883.04	8 299.36	583.68
安徽省	3 483.01	2 001.46	1 106.23	895.24	1 481.55	1 227.99	253.56
福建省	6 611.68	3 718.99	2 412.82	1 306.17	2 892.69	2 591.94	300.75
江西省	3 825.33	2 107.25	1 181.49	925.76	1 718.08	1 451.03	267.04
山东省	6 923.58	3 643.94	2 356.42	1 287.53	3 279.64	3 047.23	232.42
河南省	4 423.73	2 380.85	1 117.52	1 263.32	2 042.88	1 672.24	370.64
湖北省	8 362.65	5 157.56	2 481.39	2 676.18	3 205.08	2 594.90	610.18
湖南省	5 077.09	2 216.09	1 144.88	1 071.21	2 861.00	2 185.46	675.54
广东省	15 073.82	9 618.66	5 622.20	3 996.46	5 455.17	4 368.26	1 086.90
广西壮族自治区	3 673.15	2 055.96	1 294.76	761.21	1 617.18	1 308.27	308.91
海南省	2 932.44	1 890.44	1 107.56	782.88	1 042.00	749.75	292.25
重庆市	6 407.07	3 799.95	2 782.84	1 017.11	2 607.11	2 424.70	182.41
四川省	3 177.84	1 712.11	1 028.92	683.19	1 465.73	1 283.68	182.05
贵州省	2 053.98	875.30	521.97	353.33	1 178.68	1 006.24	172.44
云南省	3 629.17	1 809.31	1 002.72	806.59	1 819.87	1 558.85	261.02
西藏自治区	1 310.00	543.64	50.36	493.29	766.36	499.93	266.43
陕西省	2 256.07	1 183.61	623.81	559.80	1 072.46	936.35	136.11
甘肃省	2 097.29	1 017.72	577.58	440.14	1 079.57	837.97	241.59
青海省	1 896.56	1 306.00	765.39	540.61	590.56	499.17	91.39
宁夏回族自治区	3 613.76	2 604.18	1 514.06	1 090.12	1 009.59	789.12	220.47
新疆维吾尔自治区	4 056.70	2 255.43	1 121.32	1 134.12	1 801.27	1 330.50	470.77

2003年政府办中医类医院按地区分院均业务支出情况

单位：千元

地区	业务支出	医疗支出	药品支出	内：药品费	其中：西药费	中药费	其他支出
全国总计	**12 680.45**	**6 810.18**	**5 739.11**	**4 617.66**	**3 029.64**	**1 588.02**	**131.13**
北京市	56 973.86	26 936.83	29 122.34	25 078.07	13 195.76	11 882.31	914.69
天津市	35 672.57	19 358.48	16 109.96	13 936.74	8 807.61	5 129.13	204.13
河北省	6 604.35	3 498.56	2 983.99	2 427.34	1 696.68	730.65	121.80
山西省	8 871.51	6 044.86	2 731.03	1 820.36	1 019.64	800.72	95.62
内蒙古自治区	3 448.10	1 761.79	1 643.68	1 330.62	709.40	621.22	42.63
辽宁省	9 718.61	5 531.49	4 150.54	3 423.48	1 628.60	1 794.88	36.58
吉林省	7 891.69	4 585.74	3 250.56	2 613.41	1 264.51	1 348.90	55.39
黑龙江省	7 943.55	4 306.93	3 570.42	2 769.19	1 563.25	1 205.94	66.19
上海市	76 299.63	38 296.74	37 778.68	33 045.42	17 346.21	15 699.21	224.21
江苏省	36 268.42	18 198.14	17 697.14	14 481.92	9 567.87	4 914.05	373.14
浙江省	36 368.71	18 744.13	17 237.98	13 882.96	10 275.45	3 607.51	386.61
安徽省	7 469.35	4 035.25	3 358.35	2 385.05	1 604.71	780.34	75.75
福建省	13 154.92	6 922.97	6 099.45	5 251.68	3 930.34	1 321.34	132.49
江西省	7 142.33	3 483.11	3 617.84	2 839.26	1 981.80	857.46	41.38
山东省	14 637.01	8 543.65	5 991.39	4 737.17	3 789.22	947.95	101.97
河南省	9 356.40	5 051.47	4 192.92	3 131.42	1 886.28	1 245.14	112.01
湖北省	11 650.56	6 547.16	4 952.61	3 785.44	2 356.08	1 429.35	150.79
湖南省	10 707.26	5 943.36	4 491.88	3 505.25	2 327.66	1 177.59	272.03
广东省	33 344.65	18 322.82	14 795.89	12 105.23	7 814.42	4 290.81	225.94
广西壮族自治区	8 634.94	4 945.56	3 616.22	2 804.60	2 082.23	722.37	73.16
海南省	6 363.13	3 325.50	2 913.50	2 358.94	1 528.56	830.38	119.69
重庆市	12 088.11	6 269.43	5 670.02	4 454.84	3 487.00	967.84	148.66
四川省	7 274.92	4 099.84	3 117.16	2 391.91	1 795.27	596.64	57.92
贵州省	4 128.73	2 172.14	1 877.38	1 524.16	1 149.08	375.08	79.21
云南省	7 195.83	3 704.95	3 418.67	2 831.66	2 067.02	764.64	72.20
西藏自治区	3 931.07	2 961.07	962.86	177.86	63.57	114.29	7.14
陕西省	4 852.19	2 634.93	2 109.75	1 663.82	1 130.64	533.19	107.51
甘肃省	4 143.88	2 117.88	1 961.28	1 600.89	1 088.62	512.28	64.72
青海省	3 244.64	1 628.61	1 579.22	1 016.89	697.00	319.89	36.81
宁夏回族自治区	6 426.94	2 854.53	3 516.18	2 528.47	1 497.41	1 031.06	56.24
新疆维吾尔自治区	7 672.08	3 741.90	3 868.77	3 143.88	2 086.15	1 057.73	61.42

2003年政府办中医类医院按地区分服务效率情况

地　区	平均每所医院每天诊疗人次（人次）	病床使用率（%）	病床周转次数（次）	出院者平均住院日（日）
全国总计	**300.83**	**59.80**	**18.88**	**10.97**
北京市	816.32	68.41	12.37	20.31
天津市	642.41	66.57	12.76	18.57
河北省	194.75	54.77	21.05	8.43
山西省	90.58	39.46	18.69	6.32
内蒙古自治区	138.03	43.03	14.92	9.52
辽宁省	227.49	43.49	13.78	10.67
吉林省	206.92	43.85	12.78	11.49
黑龙江省	184.19	49.07	13.28	11.78
上海市	1 442.51	88.16	15.74	20.44
江苏省	620.50	76.93	23.66	11.64
浙江省	698.62	77.38	22.71	12.30
安徽省	240.08	51.69	20.19	9.10
福建省	323.43	62.80	18.90	11.18
江西省	232.70	57.93	22.85	8.69
山东省	317.69	65.98	23.96	9.51
河南省	291.08	52.70	16.77	10.64
湖北省	353.37	65.29	19.30	12.05
湖南省	196.87	54.61	18.15	10.39
广东省	771.30	69.41	20.75	12.21
广西壮族自治区	355.78	58.79	20.17	10.33
海南省	178.91	43.03	15.88	9.87
重庆市	289.76	60.63	18.50	10.90
四川省	257.68	58.89	20.94	9.94
贵州省	132.34	55.21	18.04	10.71
云南省	242.86	61.39	17.29	12.27
西藏自治区	93.14	76.20	11.56	17.91
陕西省	143.38	51.97	17.97	9.88
甘肃省	198.55	46.14	14.89	10.64
青海省	99.26	55.69	14.35	11.60
宁夏回族自治区	252.13	59.34	16.90	11.78
新疆维吾尔自治区	170.14	86.68	21.58	13.19

2003年政府办中医类医院按地区分门诊患者负担情况

单位：元

地区	平均每诊疗人次医疗费	内：挂号费	药费	检查费	治疗费
全国总计	**78.54**	**1.24**	**49.09**	**9.37**	**9.31**
北京市	155.67	1.64	114.16	11.25	14.11
天津市	110.94	2.45	63.28	6.35	24.47
河北省	58.73	0.59	33.18	11.23	5.70
山西省	125.48	1.03	99.26	12.01	5.39
内蒙古自治区	46.31	0.53	30.95	6.60	4.32
辽宁省	80.53	1.12	50.95	9.55	9.66
吉林省	60.68	1.40	35.18	9.53	8.08
黑龙江省	76.29	1.00	44.07	12.58	8.65
上海市	133.17	3.08	92.62	7.88	9.20
江苏省	117.83	1.65	78.95	11.80	12.01
浙江省	111.71	1.85	75.35	13.27	8.80
安徽省	49.29	0.59	29.04	7.88	5.49
福建省	77.32	1.66	44.06	10.79	9.28
江西省	55.85	0.64	34.93	7.06	5.30
山东省	73.39	0.75	42.83	12.82	8.06
河南省	53.48	0.51	30.87	7.68	7.44
湖北省	88.37	1.46	56.24	10.37	13.48
湖南省	77.23	1.51	42.45	11.71	10.51
广东省	86.37	1.45	47.43	11.06	14.87
广西壮族自治区	37.96	0.45	20.62	4.98	6.15
海南省	65.46	1.28	40.27	7.00	7.96
重庆市	76.13	1.05	50.61	8.33	7.79
四川省	44.70	1.35	24.92	5.69	7.01
贵州省	37.55	0.35	23.30	4.10	4.61
云南省	44.37	0.42	29.04	4.30	5.38
西藏自治区	35.49	3.17	20.62	2.74	6.39
陕西省	54.22	1.14	31.53	7.16	7.21
甘肃省	29.79	0.71	19.18	3.85	2.60
青海省	53.40	0.97	37.45	4.10	4.45
宁夏回族自治区	47.35	0.57	35.62	3.52	4.29
新疆维吾尔自治区	75.79	1.07	50.76	8.22	7.92

2003年政府办中医类医院按地区分住院患者负担情况

单位：元

地区	平均每一出院者住院医疗费	内：床位费	药费	检查费	治疗费	手术费	出院者平均每天住院医疗费
全国总计	**2 952.20**	**190.52**	**1 368.55**	**157.83**	**586.59**	**253.83**	**269.02**
北京市	7 838.88	549.87	4 086.13	515.94	1 050.64	336.16	386.01
天津市	6 436.69	452.76	3 090.30	198.20	1 443.81	294.47	346.62
河北省	1 641.30	122.11	791.45	95.05	308.81	152.83	194.73
山西省	1 049.20	100.64	434.49	52.56	235.60	108.36	166.14
内蒙古自治区	1 345.82	90.48	747.24	77.48	252.30	63.12	141.31
辽宁省	2 338.24	163.10	1 110.45	143.77	404.55	171.55	219.17
吉林省	2 090.14	118.21	1 046.21	199.91	431.52	127.77	181.89
黑龙江省	2 631.21	178.14	1 393.98	170.94	403.16	162.64	223.39
上海市	6 314.31	670.61	2 733.10	392.27	398.19	652.03	308.96
江苏省	4 356.55	290.57	2 249.72	215.05	806.13	220.33	374.19
浙江省	5 173.44	284.42	2 619.07	220.84	688.22	744.64	420.77
安徽省	1 829.99	108.90	824.50	105.91	392.62	188.53	201.06
福建省	3 384.87	177.68	1 536.93	134.16	716.34	454.54	302.64
江西省	1 687.42	73.59	869.05	110.83	265.21	191.81	194.16
山东省	2 112.31	125.86	981.40	99.03	416.78	261.11	222.15
河南省	2 059.01	111.89	976.54	97.45	453.22	194.17	193.59
湖北省	2 988.95	151.27	1 310.51	219.63	738.00	210.07	248.11
湖南省	2 691.12	172.32	1 237.00	111.99	463.12	296.39	259.01
广东省	5 550.73	459.47	1 984.83	355.76	1 661.12	371.60	454.76
广西壮族自治区	1 948.88	90.68	761.05	129.74	441.91	97.57	188.74
海南省	2 581.50	220.60	1 154.01	124.73	525.09	158.10	261.48
重庆市	2 659.61	135.47	1 305.26	132.94	459.36	278.48	244.05
四川省	2 086.74	106.93	852.50	104.72	550.95	168.30	209.83
贵州省	1 868.70	89.14	950.26	72.49	447.88	142.07	174.53
云南省	2 797.21	178.16	1 497.46	119.73	552.74	148.67	227.93
西藏自治区	4 485.62	562.09	2 337.47	300.65	1 163.40	84.97	250.46
陕西省	1 873.80	130.65	851.28	85.01	322.56	205.85	189.75
甘肃省	1 906.74	112.35	982.27	135.77	339.28	110.33	179.20
青海省	2 156.79	97.47	1 206.86	92.93	258.91	118.07	185.90
宁夏回族自治区	1 857.47	102.48	1 002.16	73.28	377.90	83.44	157.74
新疆维吾尔自治区	2 641.94	105.89	1 303.79	114.63	281.52	96.32	200.35

2003年政府办中医类医院按地区分平均每一职工产出情况

地 区	全年负担的诊疗人次（人次）	全年负担的住院床日数（日）	年业务收入（元）
全国总计	**499.79**	**135.68**	**76 544.36**
北京市	645.61	148.64	163 076.17
天津市	512.13	141.42	109 784.57
河北省	381.85	126.70	46 463.48
山西省	274.41	64.79	44 436.38
内蒙古自治区	400.04	101.52	32 803.59
辽宁省	298.48	89.63	43 376.70
吉林省	294.30	85.34	33 924.24
黑龙江省	344.75	108.75	49 436.90
上海市	913.50	179.45	186 068.70
江苏省	594.27	156.72	130 624.18
浙江省	864.00	196.91	183 093.65
安徽省	570.10	138.90	58 883.67
福建省	813.71	220.03	127 963.32
江西省	459.06	139.21	52 594.08
山东省	360.83	142.48	59 426.64
河南省	385.94	120.08	44 458.42
湖北省	405.47	133.53	70 998.50
湖南省	249.22	121.25	50 607.95
广东省	904.91	149.72	148 967.66
广西壮族自治区	644.25	146.06	52 648.94
海南省	412.06	78.40	49 373.01
重庆市	490.32	156.03	75 679.43
四川省	594.33	152.63	60 710.73
贵州省	456.45	168.34	46 746.38
云南省	557.97	141.07	57 514.55
西藏自治区	82.63	24.71	7 622.20
陕西省	346.95	122.91	42 916.03
甘肃省	575.41	134.83	40 518.55
青海省	697.10	138.58	59 746.25
宁夏回族自治区	637.42	112.54	47 193.33
新疆维吾尔自治区	469.20	213.92	77 958.47

2003年政府办中医类医院按地区分平均每一医师产出情况

地　　区	全年负担的诊疗人次（人次）	全年负担的住院床日数（日）	年业务收入（元）
全　国　总　计	**1 390.13**	**377.39**	**212 900.53**
北　京　市	1 796.74	413.67	453 845.86
天　津　市	1 364.88	376.91	292 588.47
河　北　省	974.56	323.36	118 583.95
山　西　省	691.30	163.22	111 946.46
内蒙古自治区	958.55	243.25	78 601.45
辽　宁　省	932.75	280.09	135 551.20
吉　林　省	762.76	221.18	87 923.94
黑 龙 江 省	867.36	273.62	124 379.52
上　海　市	2 566.51	504.17	522 767.66
江　苏　省	1 667.78	439.82	366 587.49
浙　江　省	2 185.15	498.00	463 061.71
安　徽　省	1 339.85	326.45	138 387.36
福　建　省	2 190.00	592.20	344 397.24
江　西　省	1 215.87	368.71	139 302.30
山　东　省	1 010.29	398.93	166 388.72
河　南　省	1 199.22	373.12	138 142.40
湖　北　省	1 363.09	448.90	238 681.61
湖　南　省	826.41	402.05	167 817.13
广　东　省	2 839.29	469.78	467 407.10
广西壮族自治区	2 017.64	457.42	164 885.24
海　南　省	1 441.82	274.33	172 758.16
重　庆　市	1 300.71	413.91	200 759.06
四　川　省	1 640.27	421.25	167 552.44
贵　州　省	1 271.06	468.76	130 171.86
云　南　省	1 760.94	445.20	181 514.67
西藏自治区	116.39	34.81	10 736.44
陕　西　省	917.00	324.85	113 429.81
甘　肃　省	1 438.12	336.97	101 267.48
青　海　省	1 992.82	396.15	170 798.41
宁夏回族自治区	1 705.04	301.03	126 237.31
新疆维吾尔自治区	1 270.13	579.07	211 033.83

中医教育

2003年全国高等中医药院校统招研究生、本科、专科毕业、招生、在校学生数

	院校数（所）	毕业生数（人）	招生数（人）	在校生数（人）	预计毕业学生数（人）
高等中医药院校总计	—	**16 745**	**48 989**	**157 446**	**25 178**
博士生	13	366	836	1 990	544
硕士生	23	1 526	3 591	8 397	2 087
普通本科、专科生	34	14 780	44 562	142 236	22 547
网络本科、专科生	1	73	0	4823	0
其中:民族医院校	—	**94**	**432**	**1 402**	**193**
硕士生	1	6	4	26	12
普通本科、专科生	2	88	428	1 376	181

注：1. 此表没有包括2003年高等中医药院校成人本科、专科毕业、招生、在校学生数（成人教育招生改革，数据报送推迟）。

2.2002年高等中医药院校中，成人本科、专科招生院校数为25所，共计毕业生数58346人、招生数184205人、在校生数441477人，预计毕业学生数76608人。

2003年全国高等中医药院校在职教育、学历文凭考试、自考助学班毕（结）业、入学、在校学生数

	院校数(所)	毕(结)业生数(人)	入学数(人)	在校学生数(人)
高等中医药院校总计	—	**2 843**	**2 939**	**7 698**
在职攻读博士、硕士	14	641	1 078	2 393
学历文凭、电大、自考	5	205	45	2 114
研究生课程进修班	13	784	1 282	2 653
普通预科生	4	0	149	149
证书教育学生	1	222	258	258
岗位培训	2	840	56	0
进修及培训	10	151	71	131
其中：民族医院校	—	**10**	**37**	**108**
在职攻读博士、硕士	1	10	2	8
进修及培训	1	0	35	100

2003年全国高等西医药院校中医药专业研究生、本科、专科毕业、招生、在校学生数

	院校数（所）	毕业生数（人）	招生数（人）	在校生数（人）	预计毕业学生数（人）
设置中医药专业的高等西医药院校总计	—	**2 933**	**7 237**	**20 096**	**3 856**
博士生	5	33	25	93	39
硕士生	20	86	238	516	120
普通本科、专科生	52	2 814	6 974	19 487	3 697

注：1. 此表没有包括2003年高等西医药院校成人本科、专科毕业、招生、在校学生数（成人教育招生改革，数据报送推迟）。

2.2002年高等西医药院校中，成人本科、专科招生院校数为22所，共计毕业生数1016人、招生数6859人、在校生数14145人，预计毕业学生数1655人。

2003年全国高等非医药院校、研究院所中医药专业研究生、本科、专科毕业、招生、在校学生数

	机构数（所）	毕业生数（人）	招生数（人）	在校生数（人）	预计毕业学生数（人）
设置中医药专业的高等非医药院校、研究院所总计	**—**	**1 634**	**5 214**	**14 683**	**3 332**
博士生	6	38	70	207	82
硕士生	26	133	314	717	176
普通本科、专科生	67	1 463	4 830	13 759	3 074

注：1. 此表没有包括2003年高等非医药院校成人本科、专科毕业、招生、在校学生数（成人教育招生改革，数据报送推迟）。

2.2002年高等非医药院校中，成人本科、专科招生院校数为35所，共计毕业生数956人、招生数3299人、在校生数6487人，预计毕业学生数1462人。

2003年全国高等中医药院校攻读博士学位分专业毕业、招生、在校学生数

单位：人

专业名称	毕业生数		招生数	在校生数	预计毕业学生数
	小计	其中：授学位			
攻读博士学位人员总计	**366**	**364**	**836**	**1 990**	**544**
中医学	43	42	85	222	62
中医基础理论	31	30	63	136	38
中医临床基础	8	8	30	83	24
中医医史文献	6	6	24	51	10
方剂学	4	4	21	46	12
中医诊断学	8	8	12	25	8
中医内科学	98	97	187	434	124
中医外科学	9	9	31	54	9
中医骨伤科学	8	8	23	55	16
中医妇科学	7	6	27	60	15
中医儿科学	2	2	3	11	4
中医五官科学	4	4	12	30	7
针灸推拿学	38	38	94	224	59
中西医结合	23	25	25	78	27
中西医结合基础	3	3	34	67	15
中西医结合临床	16	16	55	139	27
生药学	3	3	7	17	5
中药学	55	55	103	258	82

2003 年全国高等中医药院校攻读硕士学位分专业毕业、招生、在校学生数

单位：人

专业名称	毕业生数		招生数	在校生数	预计毕业学生数
	小计	其中：授学位			
攻读硕士学位人员总计	**1 526**	**1 511**	**3 591**	**8 397**	**2 087**
科学技术哲学	3	3	2	7	2
生物医学工程	0	0	2	5	0
病理学与病理生理学	0	0	3	7	0
内科学	0	0	9	12	0
中医学	51	50	202	472	86
中医基础理论	72	70	152	380	101
中医临床基础	67	67	150	357	98
中医医史文献	29	29	65	159	47
方剂学	29	28	75	189	55
中医诊断学	23	22	50	135	34
中医内科学	315	310	661	1536	399
中医外科学	68	67	130	312	88
中医骨伤科学	107	105	200	485	127
中医妇科学	70	70	133	338	93
中医儿科学	34	34	83	199	50
中医五官科学	32	32	93	200	48
针灸推拿学	125	124	319	726	190
中医学新专业	0	0	2	2	0
中西医结合	21	22	34	104	26
中西医结合基础	68	68	134	297	73
中西医结合临床	192	190	461	1 080	238
中西医结合新专业	0	0	1	1	0
药物化学	13	13	30	71	18
药剂学	16	16	59	125	32
生药学	12	12	50	112	26
药物分析学	0	0	6	10	0
药理学	10	9	57	97	14
中药学	166	167	418	963	241
管理学	3	3	10	16	1

2003年全国高等中医药院校本科分专业毕业、招生、在校学生数

单位：人

专业名称	年制	毕业生数		招生数	在校生数	预计毕业学生数
		小计	其中：授学位			
本科总计	**—**	**9 872**	**9 153**	**29 470**	**107 283**	**15 752**
基础医学	5	22	23	0	26	26
临床医学	3	0	0	6	6	0
	5	0	0	578	1 864	0
医学影像学	4	0	0	30	60	0
	5	0	0	40	118	0
医学检验	4	0	0	104	238	0
	5	0	0	124	381	0
康复治疗学	5	0	0	171	374	38
听力学	4	0	0	57	130	0
临床医学与医学技术类新专业	3	0	0	0	65	0
	5	0	0	120	186	0
口腔医学	5	0	0	103	243	0
中医学类	3	0	0	31	34	0
	5	170	154	546	2 112	167
中医学	2	66	66	39	107	25
	3	11	11	0	465	48
	4	0	0	173	410	30
	5	3 917	3 629	6 744	34 844	6 308
	6	30	30	150	548	30
	7	95	73	1099	3068	130
针灸推拿学	2	7	7	0	53	32
	3	0	0	5	5	0
	5	1 132	1 060	1 952	9 310	1 582
	6	0	0	25	189	30
	7	0	0	81	201	0
藏医学	5	0	0	112	295	27
中西医临床医学	3	0	0	0	205	14
	5	673	619	2 727	8 887	1 155
	7	28	28	139	548	80

续表

专业名称	年制	毕业生数		招生数	在校生数	预计毕业学生数
		小计	其中:授学位			
中医学类新专业	2	0	0	23	23	0
	4	0	0	133	232	27
	5	469	442	1 225	4 640	534
	6	0	0	85	250	0
	7	0	0	38	198	40
法医学	4	0	0	40	40	0
护理学	2	0	0	1	99	44
	3	0	0	36	36	0
	4	131	131	1 431	3 767	574
	5	50	50	503	1 660	140
护理学类新专业	4	0	0	61	61	0
	5	0	0	112	385	0
	6	0	0	49	149	0
药学类	4	106	94	155	354	39
药学	2	0	0	6	175	79
	4	491	481	1 728	4 889	755
中药学	2	0	0	35	74	13
	4	1 555	1 410	3 215	10 813	2 364
	5	30	30	183	631	40
药物制剂	4	93	84	776	2 180	122
中草药栽培与鉴定	4	0	0	100	210	0
藏药学	5	0	0	45	78	0
中药资源与开发	4	0	0	91	91	0
药学类新专业	4	144	128	382	882	91
	5	93	67	0	34	34
管理学	5	23	23	143	376	37
管理科学	4	0	0	54	292	66
信息管理与信息系统	4	0	0	93	194	0
工商管理	4	29	29	32	147	34
市场营销	4	39	38	463	1 229	164
公共事业管理	2	2	2	0	81	66
	4	93	91	414	1 145	149
	5	0	0	60	156	0
劳动与社会保障	4	0	0	19	119	0
公共管理	4	0	0	39	140	37
公共管理类新专业	4	0	0	103	296	0

续表

专业名称	年制	毕业生数		招生数	在校生数	预计毕业学生数
		小计	其中:授学位			
国际经济与贸易	4	43	43	306	943	46
保险	4	0	0	86	197	0
运动人体科学	5	0	0	52	52	0
食品营养与检验教育	4	0	0	40	92	0
汉语言文学	4	0	0	36	36	0
汉语言	4	0	0	63	63	0
英语	4	0	0	190	200	0
	5	0	0	67	160	0
生物科学	4	0	0	85	256	55
环境科学	4	0	0	0	78	0
应用心理学	4	0	0	190	266	0
	5	0	0	30	30	0
计算机科学与技术	4	0	0	355	941	37
生物医学工程	4	0	0	80	80	0
制药工程	4	330	310	629	2 204	360
食品科学与工程	4	0	0	48	48	0
生物工程	4	0	0	184	539	83

2003 年全国高等中医药院校专科分专业毕业、招生、在校学生数

单位：人

专业名称	年制	毕业生数		招生数	在校生数	预计毕业学生数
		小计	其中：授学位			
专科总计	**—**	**4 908**	**0**	**15 092**	**34 953**	**6 795**
基础医学类新专业	3	46	0	172	262	42
预防医学	3	59	0	0	0	0
预防医学类新专业	3	0	0	17	17	0
临床医学与医学技术类	3	40	0	0	39	39
临床医学	3	150	0	661	1 629	241
医学影像学	3	30	0	27	88	24
医学检验	2	12	0	0	10	10
	3	111	0	214	661	160
康复治疗学	3	58	0	186	404	144
医学技术	3	0	0	73	73	0

续表

专业名称	年制	毕业生数		招生数	在校生数	预计毕业学生数
		小计	其中:授学位			
临床医学与医学技术类新专业	3	60	0	139	397	79
口腔医学	3	198	0	260	831	186
口腔医学类新专业	3	0	0	224	441	69
中医学	3	544	0	1 151	2 255	350
针灸推拿学	3	387	0	1 100	2 669	619
藏医学	3	50	0	0	0	0
中西医临床医学	3	649	0	2 002	5 202	1 202
中医学类新专业	2	0	0	412	492	80
	3	258	0	1 101	2 791	492
	4	46	0	149	632	90
护理学	2	154	0	441	530	89
	3	607	0	2 080	4 670	627
护理学类新专业	3	101	0	515	1 564	405
药学类	3	0	0	259	498	0
药学	3	241	0	683	1 490	397
中药学	3	225	0	1 276	2 507	312
药物制剂	3	255	0	472	1 153	265
中草药栽培与鉴定	2	0	0	0	32	32
	3	0	0	61	117	0
藏药学	4	0	0	0	20	20
中药资源与开发	3	31	0	129	233	49
药学类新专业	2	0	0	42	42	0
	3	378	0	681	1 698	488
	4	42	0	167	476	44
管理科学	3	0	0	66	66	0
市场营销	3	95	0	165	561	143
工商管理类新专业	3	0	0	39	85	0
公共管理类新专业	3	0	0	0	26	0
保险	3	44	0	0	0	0
法学	3	0	0	38	166	61
计算机科学与技术	3	37	0	0	36	36
化工与制药类	3	0	0	90	90	0

2003 年全国高等西医药院校攻读中医类博士学位分专业毕业、招生、在校学生数

单位：人

	毕业生数		招生数	在校生数	预计毕业学生数
	小计	其中：授学位			
攻读博士学位人员总计	**33**	**32**	**25**	**93**	**39**
中西医结合基础	9	9	2	12	10
中西医结合临床	22	21	18	69	26
中药学	2	2	5	12	3

2003 年全国高等西医药院校攻读中医类硕士学位分专业毕业、招生、在校学生数

单位：人

	毕业生数		招生数	在校生数	预计毕业学生数
	小计	其中：授学位			
攻读硕士学位人员总计	**86**	**87**	**238**	**516**	**120**
中医基础理论	8	8	4	15	5
中医临床基础	0	0	5	10	2
中医医史文献	0	0	0	5	3
中医诊断学	0	0	5	5	0
中医内科学	2	2	8	18	5
中医骨伤科学	2	2	1	3	2
针灸推拿学	2	2	11	23	6
中医学新专业	0	0	12	23	0
中西医结合基础	16	16	29	79	22
中西医结合临床	45	45	126	266	62
中药学	11	12	37	69	13

2003 年全国高等西医药院校本科中医药专业毕业、招生、在校学生数

单位：人

专业名称	年制	毕业生数		招生数	在校生数	预计毕业学生数
		小计	其中：授学位			
本科总计	**—**	**1 186**	**1 082**	**3 509**	**12 036**	**1 841**
中医学类	5	40	39	0	99	33
中医学	3	10	10	0	286	105
	5	549	509	1 259	5 625	812
针灸推拿学	3	3	3	0	13	13
	5	47	47	212	666	153
藏医学	5	43	40	42	188	32
中西医临床医学	5	39	30	963	2 033	76
中医学类新专业	5	0	0	33	33	0
中药学	4	425	374	873	2 672	556
	5	30	30	30	87	0
藏药学	4	0	0	40	214	61
中药资源与开发	4	0	0	57	120	0

2003年全国高等西医药院校专科中医药专业毕业、招生、在校学生数

单位：人

专业名称	年制	毕业生数		招生数	在校生数	预计毕业学生数
		小计	其中：授学位			
专科总计	**—**	**1 359**	**0**	**3 189**	**6 376**	**1 426**
中医学	2	0	0	50	50	0
	3	224	0	432	855	197
针灸推拿学	2	0	0	29	29	0
	3	116	0	253	630	128
针灸推拿学(师)	2	0	0	48	78	30
藏医学	3	0	0	38	38	0
中西医临床医学	2	0	0	180	180	0
	3	860	0	1 501	3 282	825
中医学类新专业	3	88	0	361	613	65
中药学	3	71	0	297	621	181

2003年全国高等非医药类院校、科研院所攻读中医类博士学位分专业毕业、招生、在校学生数

单位：人

	毕业生数		招生数	在校生数	预计毕业学生数
	小计	其中：授学位			
攻读博士学位人员总计	**38**	**38**	**70**	**207**	**82**
中医基础理论	1	1	5	7	0
中医医史文献	2	2	6	22	12
中医内科学	5	5	9	29	9
中医外科学	0	0	1	2	0
中医骨伤科学	0	0	2	4	1
中医妇科学	1	1	0	0	0
中医五官科学	2	2	0	3	3
针灸推拿学	2	2	2	6	2
中西医结合基础	10	10	17	57	25
中西医结合临床	12	12	22	58	23
中药学	3	3	6	19	7

2003 年全国高等非医药类院校、科研院所攻读中医类硕士学位分专业毕业、招生、在校学生数

单位：人

	毕业生数		招生数	在校生数	预计毕业学生数
	小计	其中：授学位			
攻读硕士学位人员总计	**133**	**130**	**314**	**717**	**176**
中医学	4	0	4	12	3
中医基础理论	3	3	12	23	5
中医临床基础	0	0	3	5	0
中医医史文献	1	1	8	20	6
中医内科学	20	20	42	104	27
中医外科学	0	0	4	6	1
中医骨伤科学	0	0	1	3	2
中医五官科学	0	0	1	3	1
针灸推拿学	6	6	10	28	6
中医学新专业	0	0	9	15	0
中西医结合基础	21	22	30	68	20
中西医结合临床	53	53	145	321	71
中药学	25	25	45	109	34

2003 年全国高等非医药类院校本科中医药专业毕业、招生、在校学生数

单位：人

专业名称	年制	毕业生数		招生数	在校生数	预计毕业学生数
		小计	其中：授学位			
本科总计	**—**	**587**	**533**	**1 229**	**4 268**	**736**
中医学	2	0	0	0	48	32
	4	0	0	33	57	0
	5	209	195	323	1 559	241
针灸推拿学	5	24	24	82	289	25
蒙医学	3	1	0	0	49	3
	5	83	83	49	429	72
藏医学	5	0	0	0	17	0
中药学	2	0	0	0	20	20
	4	270	231	689	1 747	343
中药资源与开发	4	0	0	53	53	0

2003年全国高等非医药类院校专科中医药专业毕业、招生、在校学生数

单位：人

专业名称	年制	毕业生数		招生数	在校生数	预计毕业学生数
		小计	其中：授学位			
专科总计	—	**876**	**0**	**3 601**	**9 491**	**2 338**
中医学	3	283	0	734	2 660	738
中医学(中西医结合)	3	74	0	181	968	432
针灸推拿学	3	12	0	132	420	59
蒙医学	3	42	0	0	35	29
中西医临床医学	2	0	0	116	116	0
	3	113	0	1 447	3 200	649
中西医临床医学(师)	3	0	0	25	35	0
中医学类新专业	3	31	0	99	181	31
中医高护	3	268	0	71	363	185
中药学	2	0	0	25	25	0
	3	53	0	756	1 473	215
中药资源与开发	2	0	0	15	15	0

2003年全国高等中医药院校留学生基本情况

单位：人

项目	毕（结）业生数	授予学位数	招生数	在校学生数
总　计	**738**	**314**	**1 422**	**3 221**
其中:女	299	119	581	1 233
分层次统计:				
博士	29	29	76	187
硕士	89	89	177	437
本科	199	196	774	2 101
专科	4	0	5	8
培训	417	0	390	488
分大洲统计:				
亚洲	640	288	1 285	2 888
非洲	2	1	3	12
欧洲	28	13	44	117
北美洲	60	7	68	144
南美洲	2	0	10	17
澳洲	6	5	12	43
分资助类型统计:				
中国政府资助	28	10	57	146
本国政府资助	0	0	0	0
学校间交换	1	0	4	4
自费	709	304	1 361	3 071

2003 年全国高等中医药院校教职工数

单位：人

	教职工数									另有其他人员		
	合计	校本部教职工					科研机构人员	校办企业职工	其他附设机构人员	小计	聘请校外教师	离退休人员
		小计	专任教师	行政人员	教辅人员	工勤人员						
总　计	**20 210**	**17 847**	**9 230**	**3 727**	**2 502**	**2 388**	**571**	**688**	**1 104**	**10 803**	**3 539**	**7 029**
其中:女	9 507	8 392	4 276	1 679	1 507	930	253	321	541	4 854	1 794	2 933
聘任制	638	635	362	137	52	84	0	0	3	0	0	0
其中:女	249	248	120	75	18	35	0	0	1	0	0	0

注：今年教育部数据库中江西中医学院聘任制人员均为“0”值，故今年聘任制相关数据比去年有很大程度减少。

2003 年全国高等中医药院校教职工数（分职称）

单位：人

	教职工数								
	合计	校本部教职工					科研机构人员	校办企业职工	其他附设机构人员
		小计	专任教师	行政人员	教辅人员	工勤人员			
总　计	**20 210**	**17 847**	**9 230**	**3 727**	**2 502**	**2 388**	**571**	**688**	**1 104**
正高级	1 552	1 441	1 252	161	28	0	90	5	16
副高级	4 435	4 094	3 117	633	334	10	148	46	147
中　级	5 813	5 178	2 608	1 364	1 158	48	175	127	333
初　级	3 873	3 419	1 844	789	672	114	111	129	214
无职称	4 537	3 715	409	780	310	2 216	47	381	394

2003 年全国高等中医药院校聘任制教职工数（分职称）

单位：人

	合计	校本部教职工					科研机构人员	校办企业职工	其他附设机构人员
		小计	专任教师	行政人员	教辅人员	工勤人员			
总　计	**638**	**635**	**362**	**137**	**52**	**84**	**0**	**0**	**3**
正高级	38	38	37	1	0	0	0	0	0
副高级	127	127	127	0	0	0	0	0	0
中　级	114	114	109	5	0	0	0	0	0
初　级	92	91	73	17	1	0	0	0	1
无职称	267	265	16	114	51	84	0	0	2

2003年全国高等中医药院校专任、聘请校外教师岗位分类情况

单位：人

	专任教师中按授课内容分				聘请校外教师按授课内容分			
	合计	公共课基础课	专业课		合计	公共课基础课	专业课	
			小计	其中：双师型			小计	其中：双师型
总　计	**9 080**	**2 852**	**6 228**	**849**	**3 539**	**460**	**3 079**	**2**
其中:女	4 198	1 475	2 723	290	1 794	223	1 571	2
正高级	1 232	250	982	145	593	62	531	0
副高级	3 075	866	2 209	339	1 117	173	944	0
中　级	2 544	820	1 724	257	1 308	155	1 153	2
初　级	1 820	742	1 078	103	492	45	447	0
无职称	409	174	235	5	29	25	4	0

2003年全国高等中医药院校专任教师学历情况

单位：人

	总计	博士	硕士	本科	专科及以下
专任教师	**9 230**	**508**	**2 285**	**6 088**	**349**
其中：女	4 276	184	1 051	2 875	166
正高级	1 252	109	327	783	33
副高级	3 117	250	648	2 094	125
中　级	2 608	115	728	1 636	129
初　级	1 844	17	475	1 297	55
无职称	409	17	107	278	7

2003年全国高等中医药院校聘请校外教师学历情况

单位：人

	总计	博士	硕士	本科	专科及以下
聘请校外教师总计	**3 539**	**120**	**485**	**2 135**	**799**
其中：女	1 794	46	215	997	536
正高级	593	74	130	361	28
副高级	1 117	30	150	829	108
中　级	1 308	15	154	721	418
初　级	492	1	49	197	245
无职称	29	0	2	27	0
聘请校外教师中外教	32	1	4	27	0

2003年全国高等中医药院校专任教师年龄情况

单位：人

	合计	30岁及以下	31~40岁	41~50岁	51~60岁	61岁及以上
总计	**9 230**	**2 372**	**3 046**	**2 219**	**1 358**	**235**
其中:女	4 276	1 329	1 477	944	470	56
正高级	1 252	0	67	425	577	183
副高级	3 117	1	1 032	1 352	689	43
中级	2 608	432	1 646	431	90	9
初级	1 844	1 552	281	9	2	0
无职称	409	387	20	2	0	0

2003年全国高等中医药院校专任教师所教专业情况

单位：人

	总计	哲学	经济学	法学	教育学	文学	历史学	理学	工学	农学	医学	管理学
总计	**9 230**	**224**	**62**	**89**	**483**	**663**	**24**	**481**	**241**	**9**	**6 589**	**365**
正高级	1 252	10	3	4	19	14	2	38	8	1	1 107	46
副高级	3 117	71	16	22	136	156	9	172	54	2	2 365	114
中级	2 608	87	20	38	168	205	11	149	47	2	1 787	94
初级	1 844	45	20	21	126	229	2	107	102	4	1 110	78
无职称	409	11	3	4	34	59	0	15	30	0	220	33

2003年全国高等中医药院校专任教师变动情况

单位：人

	上学年初报表专任教师数	本学年初报表专任教师数	减少教师数			
			合计	自然减员	调离教师岗位	其他
专任教师总计	**8 465**	**9 230**	**519**	**142**	**95**	**282**
其中:女	3 858	4 276	245	58	51	136

续表：

单位：人

	增加教师数							
	合计	录用毕业生			外单位教师调入		校内外非教师调入	
		小计	其中：研究生	其中：本科	小计	其中：高校调入	小计	其中：本校调整
专任教师总计	**1 284**	**714**	**393**	**321**	**352**	**217**	**218**	**183**
其中:女	663	382	232	147	161	108	120	100

2003 年全国高等中医药院校研究生指导教师情况

单位：人

		合计	30 岁及以下	31～35 岁	36～40 岁	41～45 岁	46～50 岁	51～55 岁	56～60 岁	61～65 岁	66 岁及以上
总计		**3 417**	**0**	**30**	**564**	**715**	**727**	**579**	**419**	**269**	**114**
其中：女		1 058	0	11	202	248	245	163	126	54	9
分职称	正高级	1 992	0	2	98	285	453	443	345	253	113
	副高级	1 425	0	28	466	430	274	136	74	16	1
分指导关系	博士导师	338	0	0	12	26	50	41	58	87	64
	硕士导师	2 812	0	30	529	657	628	487	310	135	36
	博士、硕士导师	267	0	0	23	32	49	51	51	47	14

2003 年全国高等中医药院校资产情况

	占地面积（平方米）	图书、资料				拥有教学用计算机（台）	固定资产总值（万元）		
		一般图书（万册）		电子图书（片）			合计	教学、科研仪器设备资产	
		合计	当年新增	合计	当年新增			小计	当年新增
学校产权	14 070 282	1 065	131	540 074	504 396	15 816	422 454	99 565	20 889
非学校产权	867 871	171	3	71 270	30 161	2 248	87 892	10 903	1 016
1. 独立使用	223 618	34	2	339	61	831	18 040	5 574	506
2. 共同使用	644 253	137	1	70 931	30 100	1 417	69 852	5 329	510

2003 年全国高等中医药院校房屋面积情况

单位：平方米

	学校产权建筑面积				正在施工面积	非学校产权建筑面积		
	合计	其中：				小计	独立使用	共同使用
		危房	当年新增	被外单位借用				
总计	**4 865 219**	**28 442**	**877 444**	**29 274**	**876 558**	**1 182 285**	**685 857**	**496 428**
一、教学及辅助用房	1 936 576	12 192	465 332	0	532 213	607 614	314 451	293 163
其中：教室	726 939	2 785	216 733	0	183 385	255 652	135 555	120 097
图书馆	231 559	63	65 974	0	143 223	34 688	19 358	15 330
实验室、实习场所	874 784	9 344	173 024	0	147 474	287 815	142 759	145 056
体育馆	52 539	0	4 875	0	54 427	9 622	2 792	6 830
会堂	50 755	0	4 726	0	3 704	19 837	13 987	5 850
二、行政办公用房	268 512	4 069	67 884	0	67 620	61 786	17 974	43 812
三、生活用房	1 622 905	8 987	238 035	2 627	276 725	498 885	339 432	159 453
其中：学生宿舍（公寓）	1 068 925	4 679	187 996	0	201 200	401 892	295 831	106 061
学生食堂	177 457	0	29 135	0	26 004	59 526	36 767	22 759
教工单身宿舍	48 759	848	2 695	0	0	5 032	1 156	3 876
教工食堂	14 543	0	2 200	0	0	5 046	368	4 678
生活福利及其他用房	313 221	3 460	16 009	2 627	49 521	27 389	5 310	22 079
四、教工住宅	1 037 226	3 194	106 193	26 647	0	14 000	14 000	0

2003年全国中等中医药学校招生、毕业、在校学生数

	学校数（所）	毕业生数（人）	招生数（人）	在校生数（人）	预计毕业学生数（人）
中等中医药学校	**64**	**20 808**	**26 444**	**79 641**	**24 717**
其中：					
蒙医学校	2	242	149	510	195

2003年全国中等中医药学校按学生类别分毕业、招生、在校学生数

	学校数（所）	毕业生数（人）	招生数（人）	在校生数（人）	预计毕业学生数（人）
中等中医药学校总计	**—**	**20 808**	**26 444**	**79 641**	**24 717**
调整后中职全日制学生	2	0	114	239	0
调整后中职非全日制学生	1	0	0	0	0
普通中专学生	44	17 341	23 708	71 064	21 829
成人中专全日制学生	11	1 742	1 440	4 694	1 510
成人中专非全日制学生	2	242	100	609	509
职业高中学生	15	1 483	1 082	3 035	869

注：今年教育部对中等中医药、西医药、非医药学校学生实行新的分类标准。

2003年全国中等中医药学校分专业毕业、招生、在校学生数

单位：人

专业名称	毕业生数	招生数	在校学生数					毕业班学生数
			小计	一年级	二年级	三年级	四年级	
总　计	**20 808**	**26 444**	**79 641**	**26 492**	**24 675**	**21 286**	**7 188**	**24 717**
医药卫生类	599	257	901	257	194	417	33	450
护理	2 854	5 629	13 431	5 630	4 153	3 017	631	3 312
中医	7 154	7 761	27 708	7 780	8 875	8 036	3 017	8 991
中医护理	1 753	2 103	6 799	2 103	1 937	1 862	897	2 430
中药	1 513	3 029	7 321	3 053	2 339	1 644	285	1 732
中医康复保健	282	368	1 761	372	660	587	142	608
医药卫生类新专业	2 305	3 223	9 264	3 223	3 017	2 633	391	2 710
卫生保健	917	1 080	3 404	1 080	920	870	534	1 191
医学影像技术	53	11	41	11	0	0	30	30
医学检验	68	88	121	88	17	16	0	16

续表

专业名称	毕业生数	招生数	在校学生数					毕业班学生数
			小计	一年级	二年级	三年级	四年级	
药剂	559	801	2 030	801	645	381	203	584
口腔工艺技术	245	334	680	334	266	80	0	80
蒙医医疗与蒙药	71	45	141	45	29	67	0	67
助产	380	378	1 468	378	446	523	121	590
中医骨伤	1 207	467	2 179	467	408	629	675	1 196
康复技术	207	102	463	102	107	69	185	231
中药制药	234	133	382	133	106	99	44	143
市场营销	34	0	0	0	0	0	0	0
其他新专业	184	618	1 382	618	517	247	0	247
计划生育技术	87	0	60	0	0	60	0	60
商品经营	36	0	32	0	0	32	0	32
烹饪	61	4	36	4	24	8	0	8
工艺美术	5	13	37	13	15	9	0	9

2003 年全国中等西医药学校中医药专业按学生类别分毕业、招生、在校学生数

	学校数（所）	毕业生数（人）	招生数（人）	在校生数（人）	预计毕业生数（人）
中等西医药学校总计	**—**	**22 065**	**41 959**	**115 262**	**29 174**
调整后中职全日制学生	16	767	620	2 185	847
调整后中职非全日制学生	1	205	2 289	3 022	273
普通中专学生	184	13 527	32 253	86 249	20 882
成人中专全日制学生	48	4 177	2 119	11 943	3 355
成人中专非全日制学生	11	174	1 690	2 559	494
职业高中学生	52	3 215	2 988	9 304	3 323

2003年全国中等西医药学校中医药专业毕业、招生、在校学生数

单位：人

专业名称	毕业生数	招生数	在校学生数					毕业班学生数
			小计	一年级	二年级	三年级	四年级	
总　计	**22 065**	**41 959**	**115 262**	**41 968**	**39 983**	**28 151**	**5 160**	**29 174**
藏医医疗	194	179	705	179	248	252	26	278
蒙医医疗与蒙药	191	0	0	0	0	0	0	0
维医医疗	37	12	308	12	121	175	0	177
中药	2 672	6 621	13 635	6 624	3 266	2 829	916	3 696
中药制药	1 231	1 426	4 395	1 426	1 268	1 264	437	1 701
中医	14 038	23 524	68 018	23 525	24 465	17 485	2 543	16 555
中医骨伤	467	249	1 516	249	509	463	295	642
中医护理	978	757	2 533	757	811	786	179	793
中医康复保健	1 014	1 769	4 160	1 769	1 170	1 042	179	990
中西医结合	535	5 990	15 957	5 990	6 748	2 634	585	3 003
针灸推拿	38	109	261	109	106	46	0	46
中药商品经营	138	0	206	0	111	95	0	95
针灸推拿	0	59	123	59	24	40	0	40
中医美容	22	83	268	83	99	86	0	86
现代中药制剂	0	50	50	50	0	0	0	0
中西医(社区医学)	0	232	717	232	300	185	0	185
中西医士	0	251	792	251	297	244	0	244
中医药学	0	58	225	58	86	81	0	199
中西医医疗	510	590	1 393	595	354	444	0	444

2003年全国中等非医药学校中医药专业按学生类别分毕业、招生、在校学生数

	学校数（所）	毕业生数（人）	招生数（人）	在校生数（人）	预计毕业生数（人）
中等非医药学校总计	**—**	**10 304**	**9 966**	**31 349**	**11 173**
调整后中职全日制学生	9	68	399	1 048	495
调整后中职非全日制学生	0	0	0	0	0
普通中专学生	53	2 642	2 818	9 414	3 339
成人中专全日制学生	29	1 635	1 305	4 388	1 960
成人中专非全日制学生	2	240	85	602	361
职业高中学生	104	5 719	5 359	15 897	5 018

2003年全国中等非医药学校中医药专业分专业毕业、招生、在校学生数

单位：人

专业名称	毕业生数	招生数	在校学生数					毕业班学生数
			小计	一年级	二年级	三年级	四年级	
总　计	**10 304**	**9 966**	**31 349**	**10 051**	**10 515**	**9 955**	**828**	**11 173**
藏医医疗	91	32	356	32	44	66	214	224
蒙医医疗与蒙药	4	6	8	6	2	0	0	2
中药	1 561	1 935	5 057	1 937	1 524	1 450	146	1 526
中药制药	724	1 073	2 488	1 073	782	633	0	778
中医	5 770	3 851	14 551	3 934	5 423	4 726	468	5 115
中医骨伤	94	54	193	54	86	53	0	53
中医护理	609	811	2 239	811	552	876	0	826
中医康复保健	616	1 065	3 217	1 065	1 103	1 049	0	1 040
现代中药技术	0	157	157	157	0	0	0	0
中西医结合	636	822	2 018	822	689	507	0	1 014
针灸推拿	76	138	252	138	31	83	0	83
推拿	0	0	34	0	0	34	0	34
中医学	0	0	593	0	257	336	0	336
中西医士	31	20	50	20	14	16	0	16
中医士	92	2	136	2	8	126	0	126

2003年全国中等中医药学校培训学生情况

	总计	其中：少数民族	一周至一个月以下	一个月至半年以下	半年以上	总计中		总计中			
						资格证书培训	岗位证书培训	外语	会计	计算机	农业技术
结业生数	4 317	502	130	1 496	2 691	517	583	1 068	0	1 961	0
注册学生数	10 119	553	139	650	9 330	186	711	2 477	0	2 925	0

2003年全国中等中医药学校教职工数

单位：人

	教职工数								聘请校外教师
	合计	校本部教职工					校办企业职工	其他附设机构人员	
		小计	专任教师	行政人员	教辅人员	工勤人员			
总　计	**4 962**	**4 510**	**2 656**	**701**	**548**	**605**	**178**	**274**	**618**
其中：女	2 265	2 042	1 265	269	297	211	64	159	251
聘任制	991	921	524	165	125	107	5	65	0
其中：女	448	414	245	56	75	38	1	33	0

2003 年全国中等中医药学校教职工数（分职称）

单位：人

	教职工数								聘请校外教师
	合计	校本部教职工					校办企业职工	其他附设机构人员	
		小计	专任教师	行政人员	教辅人员	工勤人员			
总　计	**4 962**	**4 510**	**2 656**	**701**	**548**	**605**	**178**	**274**	**618**
正高级	100	98	77	19	2	0	0	2	268
副高级	839	814	693	92	23	6	1	24	224
中　级	1 596	1 519	1 131	183	186	19	5	72	106
初　级	1 300	1 177	683	205	250	39	5	118	11
无职称	1 127	902	72	202	87	541	167	58	9

2003 年全国中等中医药学校聘任制教职工数（分职称）

单位：人

	教职工数								聘请校外教师
	合计	校本部教职工					校办企业职工	其他附设机构人员	
		小计	专任教师	行政人员	教辅人员	工勤人员			
总　计	**991**	**921**	**524**	**165**	**125**	**107**	**5**	**65**	**0**
正高级	15	14	10	4	0	0	0	1	0
副高级	176	166	135	23	8	0	0	10	0
中　级	330	316	228	34	53	1	0	14	0
初　级	270	234	135	46	52	1	2	34	0
无职称	200	191	16	58	12	105	3	6	0

2003 年全国中等中医药学校不同职称专任教师的学历构成

单位：%

	合计	博士	硕士	本科	专科及以下
总　计	**100.00**	**0.45**	**2.19**	**75.29**	**22.07**
正高级	100.00	1.56	4.69	93.75	0.00
副高级	100.00	0.38	1.32	92.83	5.47
中　级	100.00	0.69	3.22	70.80	25.29
初　级	100.00	0.00	1.25	61.25	37.50
无职称	100.00	0.00	0.00	77.78	22.22
其中：实习指导课教师	100.00	0.00	0.00	63.38	36.62

2003 年全国中等中医药学校不同职称专任教师的年龄构成

单位:%

	合 计	30 岁及以下	31～40 岁	41～50 岁	51～60 岁	61 岁及以上
总 计	**100.00**	**23.19**	**38.99**	**24.17**	**11.97**	**1.67**
正高级	100.00	0.00	2.11	27.37	42.11	28.42
副高级	100.00	0.38	28.07	44.25	24.65	2.65
中 级	100.00	6.61	56.99	26.11	9.98	0.31
初 级	100.00	62.43	30.34	5.72	1.52	0.00
无职称	100.00	91.67	6.67	0.00	0.83	0.83

2003 年全国中等中医药学校资产情况

	占地面积（平方米）			图书、资料			
	合计	其中：绿化用地面积	其中：运动场地面积	图书（册）		电子图书（片）	
				合计	当年新增	合计	当年新增
学校产权	1 904 364	439 794	291 221	2 265 494	152 973	178 905	107 973
非学校产权	547 849	14 280	48 436	456 000	0	450	450
独立使用	405 912	10 380	31 600	0	0	0	0
共同使用	141 937	3 900	16 836	456 000	0	450	450

续表

	教学用计算机（台）	语音实验室座位数（个）	多媒体教室座位数（个）	网上教学课程数（种）	固定资产总值（万元）		
					合计	其中：教学、实习仪器设备资产	
						小计	当年新增
学校产权	6 246	2 554	11 463	119	95 050	19 830	4 672
非学校产权	330	400	600	0	4 092	1 781	253
独立使用	0	0	0	0	1 070	2	0
共同使用	330	400	600	0	3 022	1 779	253

2003 年全国中等中医药学校房屋面积情况

单位：平方米

	学校产权建筑面积				正在施工面积	非学校产权建筑面积		
	合计	其中：危房	其中：当年新增	其中：被外单位借用		小计	独立使用	共同使用
总 计	**956 647**	**0**	**20 690**	**3 000**	**133 960**	**116 991**	**53 223**	**63 768**
一、教学及辅助用房	379 100	0	6 002	0	47 640	72 968	23 020	49 948
其中：教室	178 615	0	4 673	0	28 640	19 348	7 800	11 548
图书馆	39 080	0	0	0	6 000	4 280	4 000	280
实验室、实习场所	135 772	0	1 229	0	8 000	43 740	5 620	38 120

续表

	学校产权建筑面积				正在施工面积	非学校产权建筑面积		
	合计	其中：				小计	独立使用	共同使用
		危房	当年新增	被外单位借用				
体育馆	9 464	0	0	0	5 000	5 600	5 600	0
会堂	16 169	0	100	0	0	0	0	0
二、行政办公用房	58 176	0	4 362	0	3 000	10 589	3 480	7 109
三、生活用房	354 704	0	10 326	3 000	69 320	33 434	26 723	6 711
其中：学生宿舍（公寓）	213 893	0	5 227	0	56 000	21 580	21 580	0
学生食堂	46 331	0	488	0	3 800	6 095	2 538	3 557
教工单身宿舍	21 393	0	0	0	5 000	644	644	0
教工食堂	8 604	0	0	0	700	280	280	0
生活福利及其他用房	64 483	0	4 611	3 000	3 820	4 835	1 681	3 154
四、教工住宅	164 667	0	0	0	14 000	0	0	0

中医药科研

2003 年全国中医药科研机构人员情况

单位：人

	机构数（个）	从业人员		从事科技活动人员按工作性质分			
		合计	其中：专业技术人员	合计	科技管理人员	课题活动人员	科技服务人员
全　国	**100**	**13 588**	**10 943**	**8 280**	**1 162**	**5 298**	**1 820**
其中：							
中国中医研究院	9	3 140	2 719	1 623	184	1 093	346
中医省级科研机构	54	7 290	5 561	4 921	700	3 185	1 036
中医地、市级科研机构	37	3 158	2 663	1 736	278	1 020	438

2003 年全国中医药科研机构从事科技活动人员按学历统计

单位：人

	学　位		学　历				
	博士	硕士	合计	研究生	大学	大专	其他
全　国	**178**	**669**	**8 280**	**831**	**3 344**	**2 290**	**1 815**
其中：							
中国中医研究院	124	243	1 623	355	666	370	232
中医省级科研机构	44	350	4 921	397	2 035	1 340	1 149
中医地、市级科研机构	10	76	1 736	79	643	580	434

2003 年全国中医药科研机构从事科技活动人员按职称统计

单位：人

	从业人员总数	专业技术职称				
		合计	高级	中级	初级	其他
全　国	**13 588**	**8 280**	**2 379**	**3 085**	**2 284**	**532**
其中：						
中国中医研究院	3 140	1 623	517	649	367	90
专业技术人员分类比重(%)		100.00	31.85	39.99	22.61	5.55
中医省级科研机构	7 290	4 921	1 479	1 752	1 358	332
专业技术人员分类比重(%)		100.00	30.05	35.60	27.60	6.75
中医地、市级科研机构	3 158	1 736	383	684	559	110
专业技术人员分类比重(%)		100.00	22.06	39.40	32.20	6.34

2003 年全国中医药科研机构资产负债情况

单位：千元

	资产合计	其中：						负债合计
		流动资产	固定资产	其中：		无形资产	对外投资	
				科研房屋建筑物	科研仪器设备和图书资料			
全　国	**2 334 283**	**799 551**	**1 415 400**	**322 978**	**465 016**	**14 492**	**104 840**	**634 028**
其中：								
中国中医研究院	**793 925**	309 286	480 986	133 022	226 975	0	3 653	**138 779**
中医省级科研机构	**1 197 446**	401 738	684 249	161 141	211 826	11 200	100 259	**372 994**
中医地、市级科研机构	**342 912**	88 527	250 165	28 815	26 215	3 292	928	**122 255**

2003 年全国中医药科研机构科研仪器设备价值情况

单位：千元

	合计	其中：100 千元以上金额	制造时间					
			二〇〇〇年～		九十年代		八十年代	
			总额	100 千元以上金额	总额	100 千元以上金额	总额	100 千元以上金额
全　国	**424 316**	**214 295**	**180 803**	**102 353**	**167 973**	**89 343**	**51 983**	**18 966**
其中：								
中国中医研究院	130 160	82 581	58 704	41 000	48 202	30 722	21 303	8 697
中医省级科研机构	223 293	96 378	91 964	49 592	82 448	35 824	28 672	9 819
中医地、市级科研机构	70 863	35 336	30 135	11 761	37 323	22 797	2 008	450

2003 年全国中医药科研机构人员流动情况

单位：人

	本年新增人员	新增人员主要来源				新增人员学历		本年减少人员	其中：流出人员	流出人员主要流向			流出人员学历		本年不在岗人员*
		来自研究院所	来自企业	来自高等学校	来自国外	研究生毕业	大学本科毕业			流向政府部门	流向企业	出国（不含公派）	研究生毕业	大学本科毕业	
全　国	**426**	**33**	**10**	**232**	**1**	**82**	**157**	**579**	**236**	**13**	**122**	**11**	**40**	**104**	**304**
其中：															
中国中医研究院	107	5	0	56	1	39	34	107	31	0	5	8	14	7	53
中医省级科研机构	234	24	6	121	0	41	86	380	160	9	92	3	22	76	187
中医地、市级科研机构	85	4	4	55	0	2	37	92	45	4	25	0	4	21	64

注：指本年在册但基本上没有在本机构工作的人员。包括停薪留职、长期无故旷工、出国逾期不归、机构内部调整富余人员等。

2003 年全国中医药科研机构经费收入情况

单位：千元

	本年收入合计*	政府资金	其中：				非政府资金（一）					
			财政补助收入	其中：科技项目经费	承担政府科研项目收入	政府其他拨款	技术性收入	其中：来自企业	技术性收入按技术活动形式分			
									技术开发	技术转让	咨询、服务、培训、承包	学术活动和科普活动
全　国	**1 404 256**	**397 772**	**367 536**	**24 963**	**23 873**	**6 363**	**213 416**	**38 952**	**50 399**	**12 935**	**145 430**	**4 652**
其中：												
中国中医研究院	621 456	137 047	122 977	8 172	13 446	624	45 280	24 459	14 818	2 130	25 850	2 482
中医省级科研机构	564 690	208 368	194 450	15 835	10 047	3 871	161 142	14 493	34 263	10 805	113 904	2 170
中医地、市级科研机构	218 110	52 357	50 109	956	380	1 868	6 994	0	1 318	0	5 676	0

	非政府资金（二）							借贷款	其中：		
	试制产品收入	预算外资金	上级补助收入	附属单位缴款	经营收入	其中：产品销售	其他收入		财政部门、主管部门借入	金融机构贷款	用于经营活动借贷款
全　国	**534**	**3 978**	**2 918**	**762**	**531 689**	**7 060**	**252 407**	**780**	**140**	**0**	**340**
中国中医研究院	0	0	0	467	230 106	0	208 556	0	0	0	0
中医省级科研机构	69	300	2 567	212	152 073	556	39 179	780	140	0	340
中医地、市级科研机构	465	3 678	351	83	149 510	6 504	4 672	0	0	0	0

注：本年收入合计不包括代管经费和转拨外单位经费。

2003 年全国中医药科研机构进口科研仪器设备价值情况

单位：千元

	合计	其中：100千元以上金额	制造时间					
			二〇〇〇年～		九十年代		八十年代	
			总额	100千元以上金额	总额	100千元以上金额	总额	100千元以上金额
全　国	**250 765**	**184 236**	**109 230**	**87 037**	**106 883**	**77 583**	**31 843**	**15 836**
其中：								
中国中医研究院	92 528	73 328	44 021	37 855	30 845	25 470	16 158	7 226
中医省级科研机构	115 319	78 863	50 012	39 483	49 064	30 415	15 279	8 300
中医地、市级科研机构	42 918	32 045	15 197	9 699	26 974	21 698	406	310

2003 年全国中医药科研机构基本建设情况

单位：千元

	基本建设投资实际完成额	按用途分			按来源分（科研基建）*			
		科研仪器设备	科研土建工程	生活土建与设备	政府拨款	企业资金	事业单位资金	其他资金
全　国	**63 949**	**20 088**	**24 362**	**4 450**	**26 634**	**0**	**11 196**	**6 620**
其中：								
中国中医研究院	29 593	11 403	14 390	3 800	23 043	0	1 250	1 500
中医省级科研机构	15 351	5 462	2 810	500	3 426	0	4 846	0
中医地、市级科研机构	19 005	3 223	7 162	150	165	0	5 100	5 120

注：按来源分的科研基建投资金额是指科研仪器设备投资与科研土建工程投资之和。

2003 年全国中医药科研机构办经济实体情况

单位：千元

	实体数（个）	从业人员（人）	全年总收入	全年利润总额	上交院所金额	上缴税金	年末资产合计	年末负债合计	所有者权益合计
全　国	**105**	**1 441**	**227 295**	**16 021**	**3 176**	**20 701**	**459 970**	**237 047**	**222 923**
其中：									
中国中医研究院	12	220	72 610	1 160	2 386	1 961	90 275	41 072	49 203
中医省级科研机构	56	1 062	145 647	15 639	711	18 236	343 591	176 321	167 270
中医地、市级科研机构	37	159	9 038	-778	79	504	26 104	19 654	6 450

注：经济实体包括全资、控股、参股公司。

2003 年全国中医药科研机构经费支出情况

单位：千元

	本年支出合计*	其中：事业支出	其中：人员费用	其中：社会保障支出	其中：离退休人员支出	业务费	其中：科研业务费	公务费	设备购置费	其中：科研仪器设备	其他费用	经营支出	其中：人员费用	设备购置费	本年外部支出合计
全　国	**1 369 629**	**1 101 247**	**370 769**	**47 112**	**83 116**	**323 505**	**103 894**	**143 843**	**89 917**	**36 563**	**173 213**	**268 382**	**45 685**	**26 525**	**279**
其中：															
中国中医研究院	597 793	377 644	98 443	10 972	22 583	192 396	60 792	24 854	30 669	11 946	31 282	220 149	30 554	19 136	0
中医省级科研机构	564 796	538 310	202 811	26 838	45 446	119 939	39 531	97 746	55 155	22 611	62 659	26 486	10 956	4 666	225
中医地、市级科研机构	207 040	185 293	69 515	9 302	15 087	11 170	3 571	21 243	4 093	2 006	79 272	21 747	4 175	2 723	54

注：本年支出合计中不包括基建投资的支出。

2003 年全国中医药科研机构在研课题情况

单位：个

	课题数合计	其中：当年开题	基础研究	其中：当年开题	应用研究	其中：当年开题	试验发展	其中：当年开题	研究与试验发展成果应用	其中：当年开题	科技服务	其中：当年开题	生产性活动	其中：当年开题
全　国	**1 445**	**429**	**145**	**49**	**320**	**84**	**535**	**116**	**267**	**79**	**177**	**100**	**1**	**1**
其中：														
中国中医研究院	362	96	69	30	148	32	87	18	10	3	48	13	0	0
中医省级科研机构	959	298	58	13	143	42	423	94	213	63	121	85	1	1
中医地、市级科研机构	124	35	18	6	29	10	25	4	44	13	8	2	0	0

2003 年全国中医药科研机构课题经费内部支出情况

单位：千元

	合计	基础研究	应用研究	试验发展	研究与试验发展成果应用	科技服务	生产性活动
全　国	**154 047.3**	**17 203.4**	**32 937.0**	**65 117.2**	**24 329.1**	**14 394.9**	**65.7**
其中：							
中国中医研究院	57 874.0	14,447.7	22 457.2	12 461.0	812.3	7 695.8	0.0
中医省级科研机构	86 566.1	2 346.4	8 260.9	50 086.4	19 908.5	5 898.2	65.7
中医地、市级科研机构	9 607.2	409.3	2 218.9	2 569.8	3 608.3	800.9	0.0

2003 年全国中医药科研机构课题折合工作量统计

单位：人年

	合计	基础研究	应用研究	试验发展	研究与试验发展成果应用	科技服务	生产性活动
全　国	**3 572.6**	**453.9**	**769.9**	**1 373.8**	**680.8**	**293.2**	**1.0**
其中：							
中国中医研究院	1 016.1	251.6	432.5	194.2	16.4	121.4	0.0
中医省级科研机构	2 159.0	155.7	272.3	1 089.4	502.2	138.4	1.0
中医地、市级科研机构	397.5	46.6	65.1	90.2	162.2	33.4	0.0

2003 年全国中医药科研机构买入技术情况

单位：千元

	技术获取当年实际支付金额	其中：			
		发明使用权（专利、许可证、商标等）	研究、研制成果（新知识和新技术、新产品原型）	含新技术（新工艺）的图纸、技术手册和软件	含新技术（新工艺）的设备和仪器
全　国	**0**	**0**	**0**	**0**	**0**
其中：					
中国中医研究院	0	0	0	0	0
中医省级科研机构	0	0	0	0	0
中医地、市级科研机构	0	0	0	0	0

2003 年全国中医药科研机构卖出技术情况

单位：千元

	技术转让当年实收金额	其中：			
		发明使用权（专利、许可证、商标等）	研究、研制成果（新知识和新技术、新产品原型）	含新技术（新工艺）的图纸、技术手册和软件	含新技术（新工艺）的设备和仪器
全　国	**24 800**	**2 100**	**21 350**	**1 350**	**0**
其中：					
中国中医研究院	6 100	0	6 100	0	0
中医省级科研机构	18 700	2 100	15 250	1 350	0
中医地、市级科研机构	0	0	0	0	0

2003年全国中医药科研机构科技成果情况

	发表科技论文（篇）	其中：国外发表（篇）	出版科技著作（种）	专利申请受理数（件）	专利授权数（件）	其中：发明专利（件）	国外授权（件）	拥有发明专利总数（件）
全　国	**2 957**	**105**	**145**	**24**	**17**	**10**	**0**	**56**
其中：								
中国中医研究院	942	22	86	4	4	2	0	8
中医省级科研机构	1 420	12	45	17	13	8	0	48
中医地、市级科研机构	595	71	14	3	0	0	0	0

2003年全国中医药科研机构研究与发展*人员情况

单位：人

	R&D人员合计	按学历分				按工作量分	
		博士毕业	硕士毕业	本科毕业	其他	R&D全时人员	R&D非全时人员
全　国	**4 163**	**149**	**452**	**2 300**	**1 262**	**2 530**	**1 633**
其中：							
中国中医研究院	1 113	111	210	497	295	798	315
中医省级科研机构	2 540	31	227	1 563	719	1 576	964
中医地、市级科研机构	510	7	15	240	248	156	354

注：研究与发展以下均称为R&D。

2003年全国中医药科研机构R&D工作量情况

单位：人年

	R&D人员折合全时工作量	其中：	R&D人员折合全时工作量按人员工作岗位性质分		
		甲类	研究人员	技术人员	其他辅助人员
全　国	**3 162**	**2 445**	**1 654**	**1 106**	**402**
其中：					
中国中医研究院	1 014	817	486	394	134
中医省级科研机构	1 927	1 466	1 057	633	237
中医地、市级科研机构	221	162	111	79	31

2003年全国中医药科研机构R&D经费

单位：千元

	R&D经费内部支出*	按费用类别分							R&D经费外部支出
		R&D经费支出	其中：			R&D基本建设费	其中：		
			劳务费	设备购置费	其他		仪器设备费	土建费	
全　国	**273 437**	**258 187**	**116 581**	**19 935**	**121 671**	**15 250**	**11 794**	**3 456**	**50**
其中：									
中国中医研究院	151 763	138 022	34 969	11 120	91 933	13 741	11 344	2 397	0
中医省级科研机构	109 722	109 198	74 152	7 981	27 065	524	285	239	0
中医地、市级科研机构	11 952	10 967	7 460	834	2 673	985	165	820	50

注：R&D经费内部支出指当年为进行R&D活动而实际用于本机构内的全部支出，应按“全成本核算”的口径进行计量。不包括与外单位合作研究而拨给对方使用的经费。

2003年全国中医药科研机构R&D按来源分基本建设费

单位：千元

	政府资金	企业资金	事业单位资金	国外资金	其他资金
全　国	**12 565**	**0**	**1 302**	**0**	**1 383**
其中：					
中国中医研究院	11 948	0	430	0	1 363
中医省级科研机构	452	0	72	0	0
中医地、市级科研机构	165	0	800	0	20

2003年全国中医药科研机构R&D经费支出*

单位：千元

	按来源分					按活动类型分		
	政府资金	企业资金	事业单位资金	国外资金	其他资金	基础研究	应用研究	试验发展
全　国	**144 197**	**23 431**	**80 408**	**0**	**10 151**	**49 202**	**99 580**	**109 405**
其中：								
中国中医研究院	85 979	137	51 795	0	111	37 762	75 276	24 984
中医省级科研机构	50 480	23 251	25 745	0	9 722	9 660	21 479	78 059
中医地、市级科研机构	7 738	43	2 868	0	318	1 780	2 825	6 362

注：R&D经费支出不包括基本建设费。

2003年全国中医药科研机构对外科技服务活动情况

单位：人年

	科技成果的示范性推广工作	为用户提供可行性报告、技术方案、建议及进行技术论证等技术咨询工作	为社会和公众提供的测试、标准化、计量、计算、质量和专利服务	科技信息文献服务	其他科技服务活动	科技培训工作
全　国	**131**	**141**	**107**	**129**	**308**	**130**
其中：						
中国中医研究院	23	59	31	17	218	95
中医省级科研机构	98	67	76	104	84	25
中医地、市级科研机构	10	15	0	8	6	10

2003年县属研究与开发机构组织工作及人员情况

机构数（个）	当年举办各类技术培训班		已创办各类农村科技协作组织个数	从业人员（人）	其中：专业技术人员（人）	按工作性质分			
	班次	人次				从事科技活动人员	其中：科技管理人员	课题活动人员	科技服务人员
22	53	5 542	7	919	627	440	73	292	75

2003年县属研究与开发机构经费收入情况

单位：千元

本年总收入	政府资金	其中：财政补助收入	非政府资金					借贷款
			技术性收入	其中：来自企业	试制产品收入	生产经营收入	其他收入	
47 021	6 508	5 948	13 629	20	25	24 918	1 893	48

2003年县属研究与开发机构经费支出情况

单位：千元

本年总支出	事业支出	其中：								经营支出	其中：人员费用
		人员费用	其中：社会保障支出	业务费	其中：科研业务费	公务费	设备购置费	其中：科研仪器设备费	其他费用		
43 449	34 627	13 916	1 103	6 368	1 080	9 675	347	63	4 321	8 822	4 217

2003年县属研究与开发机构基本建设情况

单位：千元

基本建设投资实际完成额	按用途分				科研基建	按来源分			
	科研仪器设备	科研土建工程	生产经营土建与设备	生活土建与设备		政府拨款	企业资金	事业单位资金	其他资金
435	435	0	0	0	435	0	0	435	0

2003年县属研究与开发机构课题综合情况

课题类型	课题数合计（个）	经费内部支出（千元）	其中：政府资金	课题人员折合全时工作量合计（人年）	其中：	
					高中级职称	无高中级职称的大学本科及以上学历
合　计	**36**	**3 919**	**918**	**147**	**108**	**22**
试验发展	6	338	25	16	14	1
研究与试验发展成果应用	23	2 501	458	108	78	21
科技服务	7	1 080	435	23	16	1
其他	0	0	0	0	0	0

中医事业费

2003年国家财政、中医事业费支出数及比重

单位：亿元

项　　目	绝　对　数	占国家财政支出比重（%）
国家财政支出	24 607.00	100.00
卫生事业费	444.34	1.81
中医事业费	34.51	0.14

注：卫生事业费、中医事业费数据统计的均为财政拨款数。

2003年全国各地区卫生事业费、中医事业费数

单位：万元

地　　区	卫生事业费	中医事业费	中医事业费相当卫生事业费（%）
卫生部汇总	**4 443 404.21**	**345 116.75**	**7.77**
北　京　市	239 490.83	13 641.52	5.70
天　津　市	82 384.42	4 404.25	5.35
河　北　省	153 543.90	10 584.46	6.89
山　西　省	126 441.71	10 479.46	8.29
内蒙古自治区	107 053.18	9 693.56	9.05
辽　宁　省	131 877.56	6 885.02	5.22
吉　林　省	111 284.47	11 978.75	10 76
黑 龙 江 省	134 183.90	12 708.35	9.47
上　海　市	209 821.45	12 333.51	5.88
江　苏　省	241 228.17	21 778.07	9.03
浙　江　省	229 145.95	15 921.88	6.95
安　徽　省	117 058.52	7 292.72	6.23
福　建　省	125 341.81	8 620.290	6.88
江　西　省	87 658.04	7 046.71	8.04
山　东　省	262 512.39	19 797.57	7.54
河　南　省	155 412.57	11 814.20	7.60
湖　北　省	135 674.57	9 669.06	7.13
湖　南　省	111 260.68	7 587.09	6.82
广　东　省	455 964.14	35 056.17	7.69
广西壮族自治区	105.192	7 684.73	7.31
海　南　省	27 981.08	18 271.39	9.70
四　川　省	188 453.08	18 271.39	9.70
贵　州　省	93 182.79	7 354.40	7.89
云　南　省	178 305.26	12 384.09	6.95
西藏自治区	40 735.83	4 567.63	11.21
陕　西　省	94 176.66	9 666.83	10.26
甘　肃　省	82 179.50	7 323.82	8.91
青　海　省	32 931.69	3 359.60	10.20
宁夏回族自治区	26 247.61	2 099.69	8.00
新疆维吾尔治区	134 491.01	9 216.42	6.95
重　庆　市	66 957.65	6 122.50	9.14
大　连　市	23 986.32	690.67	2.88
宁　波　市	38 047.68	998.31	2.62
厦　门　市	27 412.40	1 747.71	6.38
青　岛　市	25 788.19	2 596.98	10.07
国家中医药管理局	—	18 127.00	—
卫生部直属单位	146 704.94	—	—
新疆生产建设兵团	8 526.19	—	—

2003年全国各地区中医事业费分项数

单位：万元

地区	合计	医院经费	干部训练费	处理群众医疗欠费基金	其他中医事业费
卫生部汇总	**345 116.75**	**328 617.51**	**2 900.72**	**167.64**	**13 395.87**
北京市	13 641.52	10 343.07	0.00	2.28	3 296.17
天津市	4 404.25	3 953.88	113.90	0.00	336.47
河北省	10 584.46	10 283.05	111.07	0.00	190.34
山西省	10 479.46	10 334.60	0.00	0.00	144.86
内蒙古自治区	9 693.56	9 311.00	0.00	0.00	126.60
辽宁省	6 885.02	6 758.42	0.00	0.00	126.60
吉林省	11 978.75	11 457.38	44.25	0.00	477.13
黑龙江省	12 708.35	12 147.79	124.56	0.00	436.00
上海市	12 333.51	11 437.94	0.00	0.00	895.57
江苏省	21 778.07	20 955.40	21.00	21.00	745.67
浙江省	15 921.88	14 912.65	0.00	54.00	955.23
安徽省	7 292.72	6 797.22	0.00	0.00	495.50
福建省	8 620.29	8 358.03	40.96	2.00	219.30
江西省	7 046.71	6 788.49	0.00	0.00	258.22
山东省	19 797.57	19 788.91	0.00	8.66	0.00
河南省	11 814.20	11 021.55	379.85	3.00	409.80
湖北省	9 669.06	8 977.07	690.99	1.00	0.00
湖南省	7 587.09	7 377.82	0.00	40.00	169.27
广东省	35 056.17	34 039.56	72.51	0.00	944.10
广西壮族自治区	7 684.73	7 679.73	0.00	5.00	0.00
海南省	1 646.01	1 474.31	0.00	0.00	171.70
四川省	18 271.39	17 294.47	112.54	30.00	834.38
贵州省	7 354.40	6 884.46	210.90	0.70	258.34
云南省	12 384.09	12 294.66	0.00	0.00	89.43
西藏自治区	4 567.63	4 322.13	0.00	0.00	245.50
陕西省	9 666.83	8 150.06	978.19	0.00	538.58
甘肃省	7 323.82	7 323.82	0.00	0.00	0.00
宁夏回族自治区	2 099.69	2 099.69	0.00	0.00	0.00
新疆维吾尔自治区	9 216.42	8 579.65	0.00	0.00	636.77
重庆市	6 122.50	6 122.50	0.00	0.00	0.00
大连市	690.67	690.67	0.00	0.00	0.00
宁波市	998.31	996.31	0.00	2.00	0.00
青岛市	2 596.98	2 588.32	0.00	8.66	0.00
国家中医药管理局	18 127.00	17 988.60	0.00	0.00	138.40

附录

附　　录

（一）地方性学术团体与社会团体

1. 北京市

【北京中医药学会】

会　　长：张炳厚
副 会 长：王莒生、田大芳、刘殿永、李广均、李乾构、姚乃礼
秘 书 长：高丹枫
副 秘 书：马　静、赵　林、赵　静、翟胜利
地　　址：北京市东单三条甲7号
邮　　编：100005
电　　话：（010）65251589
传　　真：（010）65223477
电子信箱：bjtcm@public3.bta.net.cn

2003年工作概况

一、组织建设

重新整理会员注册。学会利用2003年的会员注册，进行了会员资料登记更新，申报和登记的在职会员人数为1930名，团体会员105个（较2002年增加1个）。加强二级专业委员会、工作委员会的力量。2003年由于SARS等原因，申请延迟1年召开会员代表大会。为了增加学会活力，经学会主要领导研究决定，原内科专业委员会中未分离的心血管疾病、肝病、肿瘤疾病、老年病等专科均单独成立专业委员会，以适应医疗发展的需要，促进各专业的学术活动，同时将某些原专业委员会进行调整，部分不适应形势或多年没有活动的专业委员会废止。

二、学术交流

4月11日、12月2日学会协助市中医管理局2次召开医院管理专业委员会会议，就北京地区中医医院改革和发展的内容展开研讨。会议以北京市医院改革中的3个具体实例：崇文区中医院与北京同仁堂集团的合作、朝阳区中医院与红十字朝阳医院的合作、平谷区中医院与平谷区医院的合作为契机，分析成功的经验和失败的教训。

2003年共收集学术论文140篇，50万字。论文研讨的内容广泛，涉及中医中药各个专科和基础理论、实验研究，学术水平基本上代表了北京地区中医药科技的前沿。

专业委员会活动中较突出的有风湿病专业委员会建立北京市步步先中医院孙茂防学雷锋基地，专业委员会的委员们报名参加了首批医学专家级学雷锋志愿者。青年中医工作委员会主编了2期北京青年中医沙龙通讯，主办中医循证医学、中药现代化、临床医疗等方面的沙龙研讨会3次，还承担了北京市中医管理局“125工程”的人才再教育培训工作。举办“同心抗‘非典’、科技铸辉煌——北京市第二届中医中西医结合青年演讲比赛”。大会的一等奖、二等奖获得者共3人被推荐参加了北京市科协举办的“北京市第四届演讲比赛”，分别获得了一等奖2名、二等奖1名。

10月20日学会与《北京中医》编辑部在广西西宁举办了“2003年全国中药房管理学术研讨会”，会议共收到论文145篇，选入论文集87篇，来自全国各地的45名代表出席会议。11月20日，北京中医药学会协助中华中医药学会肛肠分会举办第11届全国大肠、肛门病学术研讨会，并同时进行分会的换届选举工作，来自全国400多名代表参加了会议。

学会对外交流工作委员会以同仁堂南城天汇旅游药店为依靠，向境外游客宣传北京，宣传中医药文化，自2003年6月成立至今，共接待游客11.47万人，其中海外游客8.76万人。

学会对六味地黄丸、九味羌活丸、独活寄生合剂、心脑康胶囊、四物合剂、清咽滴丸、根痛平片剂、牛黄降压片等近10种中成药品种开展了学术交流。

三、战胜“非典”

修订中医药防治SARS医疗方案。4月7日北京“非典”初战阶段，学会配合市中医药管理局，组织学会的专家亲赴佑安医院一线，直接参与SARS患者治疗，掌握了临床“非典”病人的第一手资料。4月8日学会秘书长高丹枫参与了市中医药管理局成立的北京地区中医药防治“非典”专家协作组，专家组根据大家讨论的结果，制订出“北京地区中医药防治‘非典’预防、治疗推荐方案”，并将此提供给各级中医机构，指导他们运用中西医结合手段治疗SARS。著名的“姜八味”就是在这次会议上制定出的方案之一。

修订SARS科研课题，组织实施。4月15日，北京市中医药管理局科教处组织专家积极参与了该科研课题的制定，并配合科教处组织北京市所属佑安、地坛、友谊、天坛、胸科、中西医结合等医院在治疗中采用统一的科研方案实施治疗。上述医院通过集体的力量，收集了近500例SARS患者完整的舌、脉、临床治疗进程等宝贵的第一手资料，

为SARS中医医疗、救治和科研工作提供了保证。

组织慰问，支援“非典”一线的中医、中西医结合工作者，4月24日发出“致全市奋战在防治‘非典’一线的中医、中西医结合医务工作者的慰问信”。积极筹划，展开调研。收集临床经验，组织学术交流。落实中央部署，参与SARS救治。5月22日召开老中医座谈会，认真听取老专家的意见和建议。协助市个体医、民族医进SARS一线，帮助抗“非典”新药临床研究。

SARS之后，学会向市科协推荐科技先进工作者1名，向中华中医药学会推荐抗“非典”特殊贡献奖4名、先进会员6名、先进专科分会2个、先进中医药学会1个、先进专兼职干部3名。

四、继续教育

举办中医、中药专题讲座38次，共有4500人次参加。2003年共举办国家认可的全国高级研修班、学习班3个。

五、科普宣传

在9月科协科技周活动中，学会遵循科协指示精神，以普及医学科技知识、支援和指导基层建设为重点，努力开展科普讲座，出版防治SARS等呼吸道传染病的宣传手册，积极筹备成立科普专业委员会，同时邀请专家去重庆参加中华中医药学会科普分会的学术会暨换届改选会。

六、编辑出版

《北京中医》2003年度完成了6期正刊的组稿、审稿、编辑、出版、发行工作。全年共收稿件293篇，正刊刊登学术论文216篇，增刊刊登论文83篇，退稿375篇，转下年度416篇，国内外共发行40000余册。《北京中医》被国家科技部信息库评为统计源期刊和全文收录期刊。

协助东城区医药学会编辑《东城医药》1期，刊登论文52篇，20万字，出版发行1000册。编辑“2003年全国中医药研究暨中药房管理学术研讨会论文汇编集”1部，收录论文145篇，审稿后刊出87篇，24.6万字，印刷出版400册；撰写、出版2001～2002年年会论文集1部，收录论文140篇，55万字，印刷3500册；撰写、出版《中医药与传染病》宣传手册1部，3万字，出版3000册。

七、其他

继续协助市中医管理局做好《20世纪北京中医发展史略研究》课题的研究工作。协助北京市中医管理局建立北京中医网络教育中心和北京中医网上博物馆。参加北京市中医管理局成立的北京中医继续教育委员会和办公室工作，并纳入学会继续教育工作委员会，做好后勤、财务保障工作。2003年，北京中医药学会被北京市社团办评为先进民间社团组织，被中华中医药学会评为先进省级学会；学会干部高丹枫、王春生被中华中医药学会评为先进学会干部。

2. 天津市

【天津市中医药学会】

会　　长：戴锡孟
副 会 长：林立军、张大宁、高金亮、刁跃池
秘 书 长：苗富来
副秘书长：陈宝贵、闫国章
地　　址：天津市河西区佟楼佟卫里19号
邮　　编：300074
电　　话：(022) 23340702

【天津市中西医结合学会】

会　　长：吴咸中
副 会 长：王金达、张伯礼、丁素先、原希偃
秘 书 长：李继敏
副秘书长：张　诃
地　　址：天津市河西区佟楼佟卫里19号
邮　　编：300074
电　　话：(022) 23330203

【天津市针灸学会】

会　　长：石学敏
副 会 长：李　平、张智龙
秘 书 长：王兴喜
地　　址：天津市河西区佟楼佟卫里19号
邮　　编：300074
电　　话：(022) 23330203

3. 山西省

【山西省中医药学会】

理 事 长：周　然
副理事长：文　渊、王晞星、冯前进、白兆芝、乔连厚、齐炳义、张文广、李先荣、杨恩建、徐生旺、柴瑞霭、贾汉章
秘 书 长：文　渊（兼）
副秘书长：任光荣、李明奎、邹本贵
地　　址：山西省太原市东华门23号
邮　　编：030013
电　　话：(0351) 3580330

2003年工作概况

一、进一步完善组织机构建设

2003年，学会着重加强了省级学会的内部组织机构建设。经过充分酝酿和认真组织，学会召开了“山西省中医药学会五届四次常务理事会”。会议决定成立办公室、学术部、继续教育部、对外交流部、科技开发部、科技奖励办公室、期刊部等7个部门。同时，会议明确了各部门负责人今后的工作目标、工作任务，并向常务理事会做了详细的工作汇报。会议同时要求，各专业组织委员会务必抓紧时间，完成换届，多形式、多渠道广泛开展学术交流活动。

二、开展学术活动，做好人才培养

2003年10月9日在运城市召开2003年全省中医药学术年会。山西省政协副主席、卫生厅副厅长周然同志作了重要讲话，对该省一年来的中医药工作进行了认真总结，尤其是对上半年SARS防治工作进行了全面客观的分析和评价。会议为期3天，与会专家、学者及临床医师共150余人，中医药学会、中西医结合学会、针灸学会的秘书长分别主持本会的学术交流活动。大会交流论文20余篇。同时各学会还分别对2004年的工作做了具体部署，并就如何贯彻落实《中华人民共和

国中医药条例》，促进我国中医药事业不断发展提出许多建设性意见和建议。

在中医管理局的支持下，学会与山西中医学院成教院联合举办全省县级中医医院心脑血管病继续教育培训班，以中医、中西医结合治疗心脑血管病的理论与临床为核心内容，对县级中医医院从事治疗心脑血管病的临床医生进行了为期3天的培训，取得了良好的效果。

三、发挥优势，团结协作，推动全省中医药科学技术发展

2003年SARS疫情给社会经济的发展造成巨大的损失，同时也为中医药事业的发展创造了机遇，中医药的介入治疗已经被公认为取得抗“非典”阶段性胜利的宝贵经验之一。国家中医药管理局对山西省防治SARS工作给予了高度重视和大力支持。经多方协调，山西省中医药协会牵头承担了“山西省中医药、中西医结合治疗SARS临床疗效评价研究”这一国家级的科研课题。为高质量、高效率完成课题任务，学会充分发挥人力、技术资源优势，统筹调度，加强协作，组织了省人民医院、山西医科大学一院、山西医科大学二院、太原市中心医院及各市兄弟医疗单位等近20家，50多名中医、西医专家和工作者联合攻关，在全省范围内采集了448份SARS病例资料。

经过山西省中医药学会积极申请，“山西省中医民营专科医院发展思路探讨”列入省科技厅软课题项目，经过多次调研、座谈、研讨、查阅资料，课题进入最后阶段，结题报告基本形成。

召开中医基础理论现代化研究座谈会，组织哲学、物理学、数学、生物学、统计学、计算机科学、西医学、中医学等8个学科的20名省内知名专家，召开了2次中医基础理论现代化研究座谈会。专家对运用现代科学的语言诠释中医基础理论的问题发表了大量的建设性意见，初步形成了“中医学专家提炼中医理论，数学专家选择切入点建立数学模型，计算机科学专家建立数据库”的基本思路。

开展中华中医药科学技术奖励申报工作，对上报的材料组织专家认真审阅，最后审定《临证效验秘方》、《通督按摩法新论》、《中国百年百名中医临床专家丛书·李翰卿》、《疑难病诊治思路秘诀》、《汤方辨证及临床》5部著作入围评奖。

四、加强联系，广泛交流，拓展合作渠道

通过交流学习，学会对今后学会工作的开展有了更深刻的认识，一是要成为联系政府工作部门和广大中医药工作者的桥梁和纽带；二是要注重学术活动的导向性，在学术活动中要坚持“百家争鸣、百花齐放”的方针，充分发扬学术民主；三是要发挥学会培养人才优势，传播新理论、新技术、新方法，使广大中医药人员随时掌握新的科学技术，促进中医药技术队伍的成长；四是要重视科技发展开发工作，充分发挥中医药学会的中介作用，推动中医药科技成果向市场转化；五是要进一步加强学会自身建设，弘扬医德医风，大力宣传“献身、创新、求实、协作”的精神，塑造中医药工作者的崇高形象。

五、规范管理，壮大中医药事业队伍

在全省开展会员登记和发展新会员工作。优秀的中青年医师和民间中医、优秀的有潜力的中医药学院、或有志于学会发展的人员均可申请入会。为此，学会规范制作了“山西省中医药学会会员证”，并开展了“山西省中医药学会会徽”征集活动。会员登记和入会工作目前进展顺利。

【山西省中西医结合学会】

理 事 长：王裕颐
副理事长：张　才、李文学、李秀莲、杨　波、赵通利、柴　瑞、陶功定、冯五金、宋明锁
秘 书 长：宋明锁（兼）
副秘书长：李静萍、赵建平、郭媛媛
地　　址：山西省太原市并州西街46号
邮　　编：030012
电　　话：（0351）4091118

【山西省针灸学会】

理 事 长：焦顺发
副理事长：祁　越、李建仲、李济春、杨恩来、施土生、郭耀康、冀来喜
秘 书 长：冀来喜（兼）
副秘书长：燕　平、李明磊
地　　址：山西省太原市并州西街46号
邮　　编：030012
电　　话：（0351）7240217

4．内蒙古自治区

【内蒙古自治区中医药学会】

理 事 长：郝　富
副理事长：于连云、苏根元、桂忠、赵清树、赛西娅
秘 书 长：于连云
副秘书长：陈玉华、赵清树
地　　址：内蒙古自治区呼和浩特市中山东路78号
邮　　编：010020
电　　话：（0471）6293321

2003年工作概况

2003年，内蒙古自治区中医药学会充分发挥专业人才密集、信息交流便捷的优势，在学术交流、征集论文、医疗活动等方面各尽所能，中医内科学、外科、针灸、中西医结合、中药、中医护理、中医药管理等7个专业委员会根据自身学科特色，开展了卓有成效的工作。年初，根据自治区卫生厅部署，学会牵头编写《内蒙古自治区中医药继续教育读本》，各专业委员会发挥专业优势，分工合作，积极参与，现已完稿。8月，学会在兴安盟阿尔山市召开了“中医药现代化与发展战略学术研讨会”，会议邀请了国家中医药管理局法宣处赵文华处长及上海、北京、河南等省市专家，会议有7个省市区和10个区内市的论文作者参加，在中医药研究、临床报道、学术探讨、中医药现代化的思考、中医药发展前景与展望等多方面进行了研讨，并就中医药参与防

治 SARS 进行了研究论证。

【内蒙古自治区蒙医药学会】

理 事 长：郝 富
副理事长：乌 兰、巴特尔、巴雅尔、乌力吉特古斯、杨阿敏、黄志刚
秘 书 长：黄志刚
副秘书长：玉 洁、苏 和
地 址：内蒙古自治区呼和浩特市中山东路 78 号
邮 编：010020
电 话：(0471) 6293321

2003 年工作概况

2003 年内蒙古自治区蒙医药学会本着开展“学术活动和办好医学杂志是学会工作的灵魂”的精神，根据蒙医药队伍的人员结构、学科建设和专业设置等具体情况，在原蒙医内科、外治外科、蒙药、蒙医管理专业委员会的基础上，又增加了蒙医护理专业委员会，完善了学会的组织建设。在非典型肺炎疫情暴发时，蒙医药人员积极主动发挥蒙医药治疗疫病的特色和优势，制订了《蒙医药防治传染性非典型肺炎技术方案》，提出了蒙医药防治“非典”基本原则、预防“非典”的参考措施、“非典”的蒙医药治疗方案等，后期又进行了修改补充，并组织蒙医药专家在各种新闻媒体进行防治“非典”科普知识宣传，推选全国抗击“非典”先进工作者 1 人、全区抗击“非典”先进科技工作者 3 人，学会还被中国科协评为“全国抗‘非典’先进学会”。年内还组织蒙医药专家编写了《全区蒙医药继续教育读本》。8 月，在锡林浩特市召开了学术交流会议，并积极争取把《蒙医药》杂志办成全国级医学杂志。

5. 辽宁省

【辽宁省中医药学会】

会 长：龙济瀛
副 会 长：马 骥、丛丹江、赵午、周世友、王 捷、柳兴印、王保民、杨关林、金明秀、袁家麟
秘 书 长：丛丹江
副秘书长：韩首章
地 址：辽宁省沈阳市铁西区建设东路 26 号
邮 编：110025
电 话：(024) 23397508

6. 吉林省

【吉林省养生保健协会】

会 长：王者悦
副 会 长：管 窥、徐江运、魏大林
秘 书 长：赵风云
地 址：吉林省长春市工农大路 1533 号
邮 编：130021
电 话：(0431) 5676332

2003 年工作概况

吉林省养生保健协会在荣获 2002 年度吉林省先进社团荣誉称号之后，2003 年又做了多项工作，主要有：编辑出版了反映吉林省生态建设进程的大型画册《吉林生态环保》；该会负责承办了由吉林省中医药管理局主办的“吉林省首届宣传贯彻《中华人民共和国中医药条例》电视知识大赛”专场赛事；由吉林省科技厅、卫生厅、药监局授权，该会负责编纂的大型史志类文献《蓬勃发展中的吉林省中医药事业》工程启动；在“非典”时期，受本省广播电台之邀，该会前后派出 4 位专家通过电台为大众讲座“‘非典’时期适宜药膳”与“饮食营养”；“非典”初期，该会通过本省报纸，发布了“吉林省养生保健协会要求”与“吉林省养生保健协会提示”2 个文件，向全社会提出预防“非典”的要求与提示；该会协助团体会员单位向抗击“非典”第一线的白衣天使赠送保健品，并给捐赠单位颁发表彰证书；“非典”前后，该会多次组织专家对一些企业的攻关发展给予技术服务。

【吉林省针灸学会】

会 长：王之虹
副 会 长：王富春（常务）、李鹭、刘大同、韩永和、闫学国
秘 书 长：洪 杰
副秘书长：袁洪平
地 址：吉林省长春市净月开发区博硕路 1035 号
邮 编：130117
电 话：(0431) 6172229
13944077378（王富春）
13504704336（王喜臣）

2003 年工作概况

一、思想建设和组织建设

一年来，学会共召开了 1 次全体理事会议，2 次常务理事会议，重点讨论了开展吉林省针灸医疗、科研及学术发展。会议通过了《吉林省针灸学会第四届会员代表大会理事候选人条件和名额分配的征求意见稿》，详细部署了 2004 年即将召开的第四届会员代表大会进程。学会选举会长王之虹教授、常务副会长王富春教授、秘书长洪杰教授（长春中医学院）、常务理事赵树华（吉林大学中日联谊医院）为中国针灸学会第四届代表大会理事候选人，另选 2 名代表为袁红平（长春中医学院）、李静茁（吉林大学第二临床医院）。

针灸学会现任理事会共有 43 人，其中常务理事 28 人，高级职称人员占 95.5%。学会共有会员 512 人，2003 年度新加入 146 人，完全按照新编号标准执行。

二、著作编写和科研工作

学会会员在 1 年内共编写著作 10 余部，其中王富春教授主编了《膏药治百病》、《敷熨治百病》、《刮痧疗法》、《头针疗法》、《新穴奇穴》、《临床针方》、《腧穴类编》、《针方类辑》、《手针疗法》等。

一年中，学会共有 10 余项课题中标，其中国家中医药管理局课题 2 项，省中医药管理局课题 5 项。另外，还有 2 项发明获国家专利，“帽式头针治疗仪”正在研制之中。

三、加强国际交流，促进学术发展

2003 年 7 月，常务副会长王富春教授参加并主持了“中国针灸学会全国中青年针灸发展论坛”，学会秘书长洪杰和副秘书长袁红平参加了在新疆召开的全国秘书长工作会

议。9月份学会副秘书长袁红平参加了吉林省民政厅组织的全省性社会团体秘书长培训班。景宽副教授被选为中国针灸学会腧穴分会理事。

9月～12月期间学会副会长韩永和教授赴韩国朝鲜大学进行3个月的针灸推拿讲学。10月，洪杰秘书长作为医疗队长赴科威特从事针灸医疗。

目前学会已与美国、澳大利亚、西班牙、日本、韩国、加拿大、科威特等十几个国家和地区建立了联系，这对传播针灸知识、进行学术交流将起到积极的作用。

四、加快针灸学科申报博士点工作

2003年长春中医学院已经成功的申报了中医内科和中药2个博士点，针灸推拿学科排第3位，学会的会长王之虹教授、副会长王富春、韩永和教授都是本学科的学术带头人，学会将全力做好各项基础准备工作，争取能够再次申报到博士授权单位。

【吉林省中医药学会】

名誉会长：王耀廷
会　　长：苗洪范
副 会 长：王庆文、王之虹、杨世忠、盖国忠、相世和、南征、张桂芝、隋殿军
秘 书 长：王黎君
地　　址：吉林省长春市工农大路1745号
邮　　编：130021
电　　话：(0431) 5934147

2003年工作概况

一、学术活动

2003年7月23日在白山市成立了吉林省中医药首届非药物疗法专业委员会暨学术研讨会。

2003年8月1日在松源市进行了第六届中医骨科专业委员会换届改选。

2003年8月8日在集安市召开了第一届第二次男科专业委员会学术研讨会。

2003年8月14日在长春市成立了首届中医风湿病专业委员会。

2003年8月22日在榆树市召开了首届第二次中医院管理专业委员会工作会议。

2003年8月29日在白山市召开了第五届第三次五官科学术研讨会。

2003年9月8日在敦化市成立了首届中药专业委员会。

2003年9月18日在长春市召开了第五届第三次中医老年病学术会议。

2003年12月19日在长春市成立吉林省中医药学会科研管理专业委员会。

2003年12月20日在长春市成立中医呼吸病专业委员会。

二、努力做好科普工作

2003年年初出现SARS疫情，省中医药学会率先印发了“全民动员、保卫健康”的宣传资料1万份，并随着科协到外地进行科普宣传，派专家讲座，开展现场咨询等活动，提高了群众预防疾病的知识。在全国科技普及日中，学会会同省中医院、省中医研究院的专家组成宣传队，积极参加公众场合的宣传活动。

三、积极发展个人会员、团体会员，以扩大学会的网络建设

2003年学会共新发展近500名个人会员，新增加3个团体会员单位，有长春市中医院、吉林市中西医结合肛肠医院、双阳区中医院。

7．黑龙江省

【黑龙江省中医药学会】

会　　长：卢芳
副 会 长：丁立恒、谷励、匡海学、栗德林、曹洪欣、
秘 书 长：韩志杰
地　　址：黑龙江省哈尔滨市南岗区阿什河街122号
邮　　编：150001
电　　话：(0451) 53648864

2003年工作概况

学会2003年共召开肛肠、疮疡、糖尿病、小针刀4次学术会议，其中肛肠专业进行了换届改选。4次学术会议共有156人参加，收到论文97篇。糖尿病和疮疡外科2个专业在学术会议同时举办继续教育学习班。

学会于2003年4月末同中西医结合学会共同举办“非典”专家咨询座谈会，为全民抗击“非典”献计献策。

学会于2003年6月组织专家审定6项科技成果，并上报中华中医药学会参加全国中医药科技奖评审。

学会还于2003年9月推荐7名全国第四届理事会理事参加第四届会员代表大会。

8．上海市

【上海市针灸学会】

会　　长：张仁
副 会 长：吴根诚、葛林宝、沈雪勇
副秘书长：单永华
专职副秘书长：祁妙国
地　　址：上海市北京西路1623号
邮　　编：200040
电　　话：(021) 62676864

2003年工作概况

上海市针灸学会第四届理事会于2003年1月18日成立。

一、加强和健全学会的组织建设

2003年学会在第四届二次理事会上通过常务理事的分工；考虑到针灸学科的独特性，为了加强国际间针灸学术交流，2003年2月27日，学会成立海外工作部，由张仁理事长任主任委员。3月初，完成临床、文献、针法灸法、耳穴、针麻、实验、器材7个专业委员会的改选工作。一年来，大多数专业委员会都不同程度发挥了作用。

二、修订和完善学会各项章程、制度。

2003年上海市针灸学会理事会对学会的多项章程、制度作了进一步增订或修改，使之逐步完善。对加强学会的管理和推动学会的工作有着重要的意义。为了体现与时俱进要求，修改并通过《上海市针灸学会章程》；通过《上海市针灸学会分支机构管理规定》；增订并通过《关于会员缴纳会费的规定》，其中特别增加了关于团体会员缴纳会费的规定；新出台《关于吸收海外会员的规定》，对海外会员的入会标准、权利、义务作了明确的规定；

近年来，随着社会需求的增加，该市应用针灸技术进行美容、减肥等以保健为主的商业机构日益增多，为了加强从学术层面上的规范管理，学会专门制定了《上海市针灸学会关于吸收团体会员（非医疗机构）的规定》，并分别上报有关主管部门审批。

三、多方面发挥学会作用

向上海市政府提交《上海市针灸发展概况、问题与对策》报告，积极反映市针灸现状。争取市政府部门对发展针灸医学的大力支持。

为了更深入更全面了解上海市针灸队伍的现状，包括人才结构、学科建设、优势特色等，学会在全市范围内开展了针灸医生问卷调查。这一工作得到了全市针灸工作者的支持。

为了对适于针灸治疗的现代有效病种逐步加以规范，针灸临床专业委员会讨论制定《针灸治疗有效病种临床应用简介》，并上报中医处，以供推广应用。

在“非典”肆虐期间，该会曾多次组织上海市针灸界专家学者讨论针灸防治“非典”问题并拟订《针灸（推拿）防治传染性“非典”建议方案》，《解放日报》、《新民晚报》等多家媒体均予以报道，2家台湾电视台进行了播放。

多次组织学习讨论《中华人民共和国中医药条例》和吴仪同志讲话。多名针灸专家参加9月28日全市百名中医大会诊活动。

多次组织讨论使用一次性针灸针问题，争取尽快落实。

四、积极开展学术交流

由于“非典”的影响，学会的多数学术活动在下半年举行。5月在华东医院举行针灸防治“非典”研讨会，该市针灸界的专家学者近100人和多家新闻媒体参加了研讨。11月15日~17日，学会与福建省针灸学会联合举办《首届闽沪针灸减肥美容学术交流会》，取得圆满成功。11月18日，举办《杨氏针灸学术年会暨杨依方先生八十华诞行医六十周年活动》，80多人出席。11月29日与全国针法灸法专业委员会联合举办《全国针法灸法学术研讨会暨上海市针灸学会年会》，来自全国各地代表140余人参加，大会收到论文70篇。中国针灸学会副理事长李维衡教授，中国中医研究院刘宝延教授、朱兵教授，江西中医学院魏稼教授等著名专家学者出席了大会并作了精彩演讲。12月11日针刺麻醉专业委员会在上海市中医文献馆召开《针药复合麻醉临床研讨会》。涵盖老中青三代17位专家学者就本市针麻现状及针药复合麻醉的进一步研究和推广应用问题进行了热烈的探讨。12月13日文献专业委员会在上海市针灸经络研究所召开“针灸文献学术研讨会”，对该市针灸文献研究的资源整合和今后的研究方向作了研讨，包括我国著名的针灸文献专家李鼎教授在内的10多位专家学者出席。12月28日临床专业委员会上海市针灸经络研究所召开“针灸临床学术会议”，对该市针灸临床的优势与不足进行了研讨。学会部分专家积极参与上海市针灸经络研究中心的科研活动。对与针灸相关的民间及非医疗行业的成果与技术进行评审和鉴定。耳针专业委员会对民间创制的耳穴贴膏技术、学会组织部分专家对某美容店用于保健的悬灸技术进行了鉴定。

五、抓好继续教育

积极做好继续教育项目的申报和实施工作。尽管受“非典”的影响，2003年仍圆满完成国家级继续教育项目1项——《针灸治疗老年病特色荟萃》；申报2004年国家继续教育项目3项。另外，2003年11月葛林宝副理事长代表理事会参加“中国针灸学会秘书长会议”，遵照总会的意见和要求，积极做好总会换届的各项准备工作。

【上海市中西医结合学会】

会　　长：王文健
副 会 长：刘　平、凌昌全、施　杞
秘 书 长：陈可君
副秘书长：程祖龙
地　　址：上海市北京西路1623号
邮　　编：200040
电　　话：(020) 62176165

2003年工作概况

一、学术交流

2003年度尽管因“非典”影响，各专业委员会还是千方百计统筹安排时间，全年共举行了专业委员会学术会议35次，年会3次，与企业合作开展大型学术交流会7次，全国性学术会议3次，国际会议1次。各种会议共计49次，有4815人次参加，均达到较好成效。

二、科普工作

为提高人们对肿瘤科学防治的认识，肿瘤专业委员会的新老专家及学会工作人员送科技下乡，前往徐汇区、青浦区的街道社区举办健康科普讲座，共130余人参加。

三、继续教育

在远程教育覆盖面越来越广的同时，学会积极举办面对面的教育培训，教学内容不断更新，教学质量不断。学会全年共举办继续教育班7期，学员1261人次。

四、参谋咨询

由国务院颁布的《中华人民共和国中医药条例》于10月1日起开始实施，为进一步加强对《中华人民共和国中医药条例》的学习、宣传力度，上海市卫生局主办、中西医结合学会等学会联合举办了“百名中医专家送健康大型义诊活动”，上海市政府杨晓渡副市长出席并慰问参加义诊的专家学者。此次活动是上海市中医系统历来义诊活动中规模最大、专家层次最高、专家人数最多的一次义诊活动，百名专家为近1700人进行咨询诊治活动。

在上海市贯彻实施《中华人民共和国中医药条例》和《上海市发展中医条例》若干意见中，学会参与修订，提出增加“建立中西医结合执业医师系列，制订相应的核准制度”条文。

在参与新版的《上海市基本医疗保险药品基本目录》审订中，学会向医保局建议，对于中西医结合医师在本专业范围内限制科别应用的中西医药物都有处方资格。这样有利于推动中西医结合事业发展。

在抗击SARS的斗争中，很多

中西医结合医务工作者临危受命，迎难而上，战斗在最危险的第一线，以崇高的责任感和使命感，守护了人民群众的生命安全，为战胜疾病作出了重要贡献。

五、学会建设

2003年上半年在“非典”影响的情况下，学会的工作并没有停顿下来，而是抓住时机完善会员队伍的基本建设，为广大会员换发了新会员证，收缴会费，同时发展新会员340人。为了便于学会与各医院会员的联系，学会建立了联络员制度，并于2003年2月21日召开了联络员会议，使会员与学会的信息联络有了比较畅通的渠道。目前，学会共有会员3248人。

在2003年度市科协星级学会评审中，市科协领导下的学会共有168个，共评出三星级学会7个、二星级学会21个、一星级学会26个。在理事会的领导下，经学会广大科技工作者的努力，学会工作人员做了大量的基础工作，上海市中西医学会经申报评审，被批准为二星级学会。

【上海中医药学会】

会　　长：施　杞

副 会 长：张明岛、沈惠民、陆德铭、吴伟英、许锦柏、夏　翔、杨炳奎、陈保华、严世芸、施志经

秘 书 长：施志经

地　　址：上海市北京西路1623号

邮　　编：200040

电　　话：(021) 62532271/62565939-1205

9. 浙江省

【浙江省针灸学会】

会　　长：王绪鳌

副 会 长：王坤根、阮少南、许文波、盛燮荪

秘 书 长：吴士高

副秘书长：王樟连、孔尧其、王颖、陈松泉、李祖德

地　　址：浙江省杭州市凯旋路431号

邮　　编：310020

电　　话：(0571) 86951620

2003年工作概况

新发展个人会员48名、团体会员单位2个、召开理事会议1次、常务理事会3次、会长办公会议2次，主要议题是围绕中国针灸学会及浙江省科协布置的工作进行磋商，决定学会工作重点及具体实施意见，如：中国针灸学会第四届会员代表大会代表及理事候选人的推荐，浙江省科协转发的中共浙江省委下发的浙委（2003）2号文件《中共浙江省委关于进一步加强党对科协工作领导的意见》的学习和贯彻。完成社团年检工作。一年来召开学术交流会2次、专题学术报告会3次、讲习培训班4期，共900余人次参加交流和听讲。2003年学术年会在浙江省诸暨市举行，王坤根副会长主持会议，王绪鳌会长作了2003年学会工作总结，出席会议代表、来宾共178人，收到论文68篇，并安排了13位专家作专题学术报告，其中国家级名中医阮少南、施延庆、杨楣良、盛燮荪都作了专题报告并介绍了自己的经验。同时在诸暨市中医院进行2天的科普宣传及义诊活动，300余名患者接受了治疗。分科学会学术活动3次250余人参加，学术报告会3次300余人参加和提问，如：上海市针灸经络科学研究中心费伦教授、魏瑚研究员作的“针灸经络学说”和“经络物质基础及其功能特征研究的新进展”、高镇五教授主讲的“经络——中医学整体观念的理论基础”以及费伦教授第2次来杭举办的关于经络研究与临床研究相结合的学术研讨会等。通过举办活动，使与会者对经络学说有了进一步的认识，深受与会者的好评。耳穴专业委员会王正主任委员在温州主办了“耳穴医学知识”讲习班，86名学员参加学习，对耳穴诊治原理及用具的研制与应用及耳穴诊断、治疗、预防、保健、康复、美容等临床经验进行了认真讲解。针法灸法专业委员会杨楣良主任与杭州卫生局情报研究所合作举办2期165人次参加的“适宜技术”（钩针疗法）培训班。学会为浙江省衢州市电视台拍摄“一代针王杨继洲”纪录片提供书面资料，高镇五、虞素贞、王樟连教授等分别接受电视台采访，对杨继洲的学术价值、地位、思想、理论等进行了客观的评价和介绍；吴士高秘书长还亲自陪同电视台采访团赴浙江中医学院针推系，协助摄制工作。另外，学会还编印会讯1500份，发至会员及有关单位进行交流。

【浙江省中医药学会】

会　　长：张承烈

副 会 长：张　平（常务）、肖鲁伟、王绪鳌、于诗俊、葛琳仪（女）、范永升、王坤根、沈汉澄、王锡贞（女）、王　晖、王永钧、冯根生、吕圭源、沈堂彪、熊国治

秘 书 长：熊国治（兼）

副秘书长：陈学奇、朱鹏飞、徐素仙（女）、陈勇毅、孙炜（女）

地　　址：浙江省杭州市环城北路47号

邮　　编：310003

电　　话：(0571) 85165041

2003年工作概况

一、学会积极抗击“非典”

2003年，我国一些地区发生了非典型肺炎疫情，党中央、国务院高度重视非典型肺炎的预防、治疗和控制工作。学会会长张承烈作出紧急决定：取消学会已发出的4个分会（专业委员会）的学术会议通知，延期召开。学会干部及门诊部药房人员亲赴数家医药公司，终于采购齐全国家和杭州市公布的中药预防“非典”的协定处方中所需的中药饮片以供急需。同时不失时机地向群众介绍中药预防“非典”的科普知识。会长张承烈在抗击“非典”战役刚开始之时，即受浙江中医学院《学报》编辑部的邀请发表了从中医角度对“非典”的认识、预防等的意见，呼吁医疗战线的中医、西医应团结奋斗，协同抗击这场“瘟疫”。他还以饱满深厚的感情写下催人泪下的长诗“送战友”，在

浙江省乃至香港等地产生了较好的反响。在这场史无前例的抗击“非典”战斗中，浙江省中医药学会起到了积极的引导作用，作出了学会应有的贡献。

二、积极承担上级政府下达的任务

随着政府体制改革的不断深入，国家政府部门职能的转变，学会接受政府部门委托，积极配合工作，向中华中医药学会奖励办公室推荐浙江省10位中华中医药学会科学技术奖评审委员人选；3月，配合浙江省中医药管理局，对全省申报“2003年浙江省中医药科学技术创新奖”的项目材料进行汇总、整理和审查；7月学会及时向中华中医药学会奖励办公室推荐申报7项科研项目参加评选；5、6月，学会又配合浙江省中医药管理局，对申报“2003年度浙江省中医药科研计划项目”的课题进行形式审查和汇总整理，对被批准立项的课题进行分类；学会还根据浙江省科协的要求，开展了“第十二届浙江省自然科学(中医药)优秀论文奖”的评选工作，共收到参评论文近百篇，经学会优秀论文评审委员会评审，上报浙江省科协自然科学优秀论文评审委员会，获二等奖5篇，三等奖4篇。

三、科普宣传工作

学会按照省科协决定，根据会长张承烈提议，学会在杭州理事中广泛推荐科普志愿者，共20余人上报省科协科普部。6月份，学会组织6名中医专家（科普志愿者），冒着大雨参加浙江省科协组织的科普志愿者走进社区开展科技服务活动。9月浙江省科协首次举办“中国浙江科普节”，浙江省中医药学会组织的“中药真伪鉴别科普知识宣传”被列为第4板块“健康生活”活动。《生活与健康报》记者对学会的这次宣传活动进行了专题采访，产生了较好的社会影响。

四、学术继续教育活动及学术继承工作

2003年学会共开展学术继续教育项目16项，参加继续教育1200多人次（因受“非典”影响部分继续教育项目将安排在2004年举办)。学会根据《中华人民共和国中医药条例》，十分注重开展中医药专家学术经验和技术专长继承工作。受浙江省中医药管理局委托，整理汇编《浙江省名中医临床经验专辑》。学会共收到名中医材料77份，编辑小组曾召开数次编辑统稿会议，计划在2004年下半年完成此项工作。2003年，学会举办了2期“浙江省全国名老中医临床经验高级研讨会”，有12位国家级名老中医在研讨会上作了专题讲座。第3期研讨会被省科协列为首届“中国浙江学术节”重点学术项目之一，并安排在“学术节”期间举行。省中医药管理局已把这次会议作为对继承人继承工作的考核内容之一。

五、开展厂会协作

开展厂会协作是学会参与经济建设的重要途径，又是推进学会改革和发展的重大举措。浙江省的企业，尤其是中小企业、民营企业在技术创新能力、市场竞争能力等方面与发达国家企业相比存在较大差距，迫切需要进行结构调整和产业升级。学会通过厂会协作这一活动载体，组织中医药科技工作者深入企业、结合生产、服务经济，2002年上报省科协“千厂千会协作行动”13项，受“非典”影响，落实协作项目比2002年减少较多，仅与江西博士达药业有限责任公司、浙江千岛湖药业有限公司及学会团体单位会员进行了厂会协作活动。

六、学会自身组织建设方面

学会和团体会员单位的领导，以及学会在各地的联络员都十分重视和支持会员工作，截至2003年年底学会共发展团体会员单位67个，分会、专业委员会23个，经增补、现有学会理事98人，常务理事33人，学会在全省设有联络员网络，有联络员76人。2003年浙江省中医药学会被中华中医药学会评为先进中医药学会，于诗俊、王家钧副会长、副秘书长陈勇毅，会员张玉柱、俞大毛，被中华中医药学会评为先进会员，学会团体会员杭州市萧山区中医院被中华中医药学会评为先进单位会员，副秘书长孙炜被评为先进学会干部。

【浙江省中西医结合学会】

会　　长：叶　真

副 会 长：王泽时、王坤根、王明法、刘克洲、何　超、金伟、吴章穆、张　平、肖鲁伟、沃兴德、沈汉澄、沈庆堂、樊良卿

秘 书 长：樊良卿

副秘书长：钟达锦、徐泉玉、章剑今、蒋明洁、裘昌林、曹启峰

地　　址：浙江省杭州市天目山路132号

邮　　编：310007

电　　话：(0571) 88082214-3410

2003年工作概况

一、全力以赴，抗击“非典”

坚决贯彻省政府、省卫生厅关于防治“非典”的一系列重大部署，积极动员广大中西医结合工作者投入这一战斗中去，充分发挥中西医结合优势，为战胜疾病、保护人民的健康做出贡献。

二、学术交流与继续教育

主办省级学术会议13次，参加会议人数1437人，交流论文406篇，同时举办继续教育学习班10个，组织专家讲座125个，有943人经考试及格取得I类学分证，编印论文集14种1800余册。协办或承办全国学术交流会5次，参加人数1350余人次，收到论文1528篇，举行各种专题讲座和特别讲座187个。

三、《浙江中西医结合杂志》

该杂志由该学会主办，月刊，主编章剑今，杂志经国家科技部批准公开发行，全国各地邮局均可订阅，2003年期发行量达5000余册。

四、科普工作

组织科普讲座15次，听课人数3000余人次，出版《妇科临床用药指南》科普读物1本。

五、组织建设

2003年新增个人会员201名。会员重新登记工作完成后，目前全省

会员数为1903名，团体会员40个。

2003年新成立浙江省中西医结合学会耳鼻咽喉科专业委员会。眼科、妇产科、影像3个专业委员会换届，目前该学会共有29个专业委员会。

10. 安徽省

【安徽省中医药学会】

理 事 长：金树滋

副理事长：高尔鑫、邓大学、徐光升、徐宝圻、刘中本、李济仁、张琼林、韩明向

常务副理事长：高尔鑫、邓大学

秘 书 长：邓大学（兼）

地 址：安徽省合肥市亳州路亳州城

邮 编：230041

电 话：（0551）5543646

2003年工作概况

该学会2003年承办了省科协第二届自然科学学术年会——中医药现代化及安徽中药产业发展学术研讨会，召开了各市中医药学会及该会各专业委员会会议，组织了2次科技下乡活动，成立了临床针灸分会，组织推荐了中华中医药学会第四届理事会理事候选人和中华中医药学会科学技术奖项目。护理、心血管、男科等专业委员会分别开展了学术活动。

11. 福建省

【福建省中医药学会】

会 长：林 颖

副 会 长：杜 建、朱 正、杨春波、范德荣、涂福音

秘 书 长：肖钦朗

副秘书长：林秀明

2003年工作概况

福建省中医药学会把学术交流和创新作为学会最重要的工作来抓，采取多种形式增强学术气氛。2003年厦门市与龙岩市中医药学会联合召开学术研讨会，参会70多人，论文80多篇，与会者兴趣甚浓，收效很大。福建省中医药学会和福州市（5区8县）中医药学会与中西医结合学会联合在清代名医陈修园故乡长乐市召开学术交流会，省市著名专家做了4场学术讲座，有76名医务人员参会，交流论文80篇。2003年推拿康复、中药、外科、美容、肛肠分会换届改选，并向中华中医药学会推荐13名专家作为分会委员。翁丽丽当选全国美容分会副主任委员，林宏为常务委员；石荣、陈孟当选为肛肠分会常务委员。脾胃病、骨伤、外科等7个学科召开了学术年会，交流论文480篇，汇编资料640册，参会人员630多人。

为积极主动抗击“非典”，福建省中医药学会配合省中西医结合学会突击编印《中西医结合防治传染性非典型肺炎》，印发1500册，并及时分发到县以上医疗、预防单位。主动协助卫生主管部门，组织专家编写《中医药适宜技术推广丛书》5本，约86万字，印刷25000册，发放到县以下中医药人员、乡医手中，作为提高服务能力的课本。组织中医、中西医结合专家深入县、乡指导，加强农村中医工作，传授适宜技术，开展专题讲座，并开展义诊、会诊工作。为广泛宣传《中华人民共和国中医药条例》，配合省卫生厅组织省市6家医疗机构在福州五一广场开展义诊活动，发放《中华人民共和国中医药条例》宣传资料24份，义诊1700多人次。

福建省中医药学会被中华中医药学会评为全国先进学会，肖钦朗、黄恒青被评为先进学会干部，陈金水、戴西湖被评为先进会员，福建省人民医院被评为先进单位会员。

（林 颖）

【福建省中西医结合学会】

会 长：吴和木

副 会 长：林 颖、王和鸣、林祥慎、阮诗玮、陈美华、薛金发、谢金森

秘 书 长：肖钦朗

副秘书长：崔晓榕

12. 江西省

【江西省针灸学会】

会 长：魏 稼

副 会 长：黄延龄、陈日新、张志钧（已故）

秘 书 长：黄延龄

副秘书长：宗重阳

地 址：江西省南昌市湾里区云湾路江西中医学院针骨系

邮 编：330006

电 话：（0791）6818908

2003年工作概况

2003年继续发展新会员8名。整理了学会工作档案，将会员名册、历次学术会议资料、有关文件都进行了分类整理归档。加强了市一级针灸学会的建设。萍乡市在原针灸学组的基础上升格为萍乡市针灸学会。赣州市针灸学会进行了换届改选工作。

2003年10月底与中国针灸学会文献专业委员会在江西庐山联合召开了针灸文献与临床经验学术大会。副会长陈日新教授、常务理事康明非教授为赣州市针灸学会作了专题讲座，得到普遍好评。举办了疑难杂症学习班，会长魏稼教授作了专题报告。举办了针灸减肥瘦身学习班。

【江西省中西医结合学会】

会 长：曹 麒

副 会 长：徐炽度、汤益明、龚琼模、程兆盛、李国贤、江长波、陈明人、左铮云、李志刚

秘 书 长：李志刚（兼）

副秘书长：伊 凡、吴跃进、张欣霞

地 址：江西省南昌市文教路221号

邮 编：330077

电 话：（0791）8511741

2003年工作概况

一、积极开展学术活动

2003年江西省中西医结合学会共组织全国性学术会议1次、全省性学术会议4次，共有388名专业技术人员参加会议，交流论文215篇，促进了中西医结合医务工作者的相互学习、交流、联系与合作。

与中华名医协会合办的全国中西医结合医学新进展交流会暨培训

班于10月29日~11月2日在庐山举行，来自12个省、市、自治区医疗机构、医药企业的120名专业技术人员出席了会议，交流了学术论文89篇，培训班安排了12位省内外专家作专题讲座。

江西省第八次中西医结合普通外科学术交流会于11月6~9日在鹰潭市举行，50多名代表出席了会议，交流了学术论文32篇。

江西省中西医结合骨伤科学术交流会11月21日在新余市中医院召开，43人出席了会议，交流论文25篇。

江西省第四次中西医结合妇产科学术会议12月12~14日在南昌市召开，参加会议140人（其中正式代表102人），交流学术论文55篇，安排6位省内外专家作专题讲座。

江西省第四次中西医结合急救医学学术会议12月19~21日在南昌市召开，参加会议代表35人，交流了学术论文14篇。

二、坚持民主办会，重大事项集体研究决定

先后召开常务理事会、会长办公会、秘书长会、工作委员会会议等13次，研究制定了学会会议制度、学术会议管理办法、专业委员会管理办法等学会管理规章，研究讨论学会专业委员会换届方案、专业委员会正副主任委员、常委的建议名单，中国中西医结合学会有关专业委员会江西省委员候选人的推荐等重大事项。

三、加强了组织队伍建设

对活血化瘀、急腹症、耳鼻喉科、妇产科、急救医学等任期届满的专业委员会进行了换届。经过2年的筹备组织工作，第一届神经科专业委员会于12月正式成立。

进行了会员的重新注册登记工作，已有300多名个人会员进行了登记。开展团体会员的工作，现已有30个团体会员单位进行了登记。

四、其他工作

制定下发了江西省中西医结合学会的会员管理办法（试行）、专业委员会管理办法（试行）、学术会议管理办法（试行）等规章制度，逐步规范了学会的各项活动。

江西省中西医结合学会发出了倡议书，向战斗在防治非典型肺炎工作第一线的广大中西医结合工作者及全体医疗卫生工作者表示真诚的问候和崇高的敬意，号召广大会员积极投身到预防非典型肺炎的江西保卫战中，充分发挥中西医结合在非典型肺炎防治工作中的作用，为夺取预防和控制非典型肺炎工作的全面胜利做出应有的贡献。

活血化瘀专业委员会开办了“中国江西省中西医结合学会活血化瘀专业委员会网站”。

推荐吕爱平研究员为中国青年科技奖候选人。

在江西省省科协组织的全省“科普大使进社区”活动中，有5位专家被聘为科普大使。并先后组织专家开展科普咨询活动和下基层开展义诊、学术报告、科普讲座等活动。

根据江西省科协的有关通知要求，向省科协申报了“2020年江西省中西医结合医学发展研究”的立项申请，研究工作已在进行中。

加强宣传工作，恢复编印《江西省中西医结合学会简讯》。主办《实用中西医结合临床》，杂志论文被中国中医药数据库等多种现代化数据库录入，并收入《中国核心期刊（遴选）数据库》。发行量在省内医药杂志中名列前茅。

【江西省中医药学会】

会　　长：王鱼门
副 会 长：陶　曦、杨扶国、洪广祥、皮持衡、陈瑞春、程兆盛、傅幼荣、刘红宁、熊墨年、刘晓庄、陈明人
秘 书 长：熊墨年
副秘书长：萧　河、刘希伟、张　进
地　　址：江西省南昌市文教路221号（江西省中医药研究院内）
邮　　编：330077
电　　话：（0791）8515485

2003年工作概况

一、搞好组织建设，加强学会活力

在2002年健全学会内设机构的基础上，注意发挥各工作委员会作用，会长办公会、常务理事会制度得到较好的落实。提名增补了3名副会长，2名常务理事和38名理事。继续抓好《关于加强学会二级学术组织管理的规定》的落实，使学会与二级学术组织的关系进一步理顺，各自的职责进一步明确，各项工作有章可循，规范运转。

2003年10月，在中华中医药学会第四次全国代表大会上，会长王鱼门当选为中华中医药学会常务理事，陶曦、洪广祥、皮持衡、刘红宁、程兆盛、熊墨年等6名同志当选为理事。江西省中医药学会、萍乡市中医药学会、吉安市中医药学会、南丰市中医药学会被评为“全国先进单位”，3名学会干部获得“优秀学会干部”的称号，5名会员被评选为“先进会员”。

继续开展会员重新登记注册工作。2003年发展团体会员16个，其中医药企业1个；发展个人会员580人。截至2003年底，已经有66个中医医、教、研单位和医药企业办理了团体会员人会注册，2856名中医药人员办理了个人会员注册登记。

成立了“江西省癌症康复俱乐部”。积极开展癌症康复宣传指导活动，开展了康复交流、咨询、培训工作，并组织了癌症患者5年生日、文娱交流等活动，提高癌症患者康复质量。

抓好基层组织建设，继续抓好分会、专业委员会的换届工作。

二、开展学术活动，促进学术繁荣

大力开展学术活动，促进中医药学术交流。2003年，省学会肛肠专业委员会、肝病专业委员会召开了学术会议，收到学术论文100多篇，参加会议代表100余人次。萍乡市、赣州市、吉安市中医药学会召开了学术年会，鹰潭市开展了中医药知识竞赛等多种形式的学术活动，进一步活跃了学术氛围。与江

西中医学院合办的《江西中医药》杂志，增添了切合实际、内容新颖的栏目，实用性和可读性进一步增强，刊物质量不断提高。

做好继续医学教育工作。结合名中医带徒工作，配合省中医管理局举办了全省名老中医经验学习班，全省50多位中医骨干参加了学习，提高了中青年中医骨干的临床水平。承办了全省中医药人员阶段性继续医学教育培训班，全省120多位学员参加了培训，优良率达98%。2003年共举办或配合专题学术讲座10次，听课人数达4000余人次，进一步宣传了中医药防病治病知识。

三、开展多种形式的社会公益活动，提高了社会效益

积极做好“非典”防治工作。江西省中医药学会积极配合卫生行政部门开展“非典”防治工作，下发了关于搞好“非典”防治工作的通知，积极做好“非典”的防治宣传，动员广大中医药工作者坚守岗位，认真履行职责。团体会员单位积极参加了当地“非典”防治工作，学会有关专家直接参加对吉安“非典”病人的临床诊治工作，受到卫生行政部门的表扬。

广泛开展和参与科普宣传活动。配合江西省科协举办了全省科技宣传月活动，接受群众咨询和为患者义诊200多人次。参加了省科协举办的“关爱生命、科学健身”咨询、义诊活动，组织了15位专家进行了医疗咨询义诊，发放康复保健宣传材料2000多份，接待咨询、义诊群众300多人。

四、加强了学会管理，进一步提高工作效率

2003年，江西省中医药学会编发了2期《会讯》，共2000多份，并组织有关人员赴江苏省中医药学会参观学习。

13．山东省

【山东中医药学会】

会　　长：包文辉

副 会 长：于淑芳、蔡剑前、张洪斌、李长华、杨传华、尹常健、李安源、田景振、谭远超

秘 书 长：于淑芳

副秘书长：刘昭强、冯建华

地　　址：山东省济南市建康路11号（山东中医药学会办公室）

邮　　编：250014

电　　话：(0531) 2626231

【山东中西医结合学会】

会　　长：张奇文

副 会 长：邹积隆、王荣江、陈克忠、田 文、王继寅

秘 书 长：王继寅

副秘书长：俞长正、顾振东、田代华

地　　址：山东省济南市建康路11号

邮　　编：250014

电　　话：(0531) 2626231

【山东针灸学会】

会　　长：臧郁文

副 会 长：王荣江、肖荣俭、王洁

秘 书 长：王荣江

地　　址：山东省济南市建康路11号

邮　　编：250014

电　　话：(0531) 2626231

2003年工作概况

山东中医药学会、山东中西医结合学会、山东针灸学会等3个学会2003年认真学习邓小平理论和“三个代表”的重要思想，按照山东省科学技术协会的工作要求和学会年度工作计划，在山东省卫生厅和中医管理局关心支持下，紧紧围绕全省卫生和中医药工作中心任务，积极开展学会工作，较好地完成了年度任务。

一、抓好学会组织和制度建设，完成学会换届工作

3个学会挂靠山东省中医药研究院。为了加强3个学会的组织建设，2003年调整充实了学会办公室管理人员，设置了专职会计，使学会管理工作步入规范化、专业化轨道。自2003年9月在全省进行了会员重新登记和发展工作，逐步做到所有地级市都有较为完备的学会组织和机构，所有县级市无学会工作的盲点，为学会开展基层工作构建了完善的网络。

2003年11月山东中医药学会在济南市召开了第4次会员代表大会，234名代表出席会议。会议总结了上次代表大会以来的学会工作，通过了上届理事会的工作报告，修改了《山东中医药学会章程》，选举产生了第四届理事会和新的领导班子，并通过了学会的5年工作计划。

为了使学会管理工作更加制度化、规范化，3个学会2003年都制定了包括《会员管理办法》、《单位会员管理办法》在内的多项规章制度，使学会工作更加规范、高效和有序。

二、充分发挥学会的专家优势，积极参与抗击“非典”斗争

2003年，面对突如其来的“非典”疫情，紧紧围绕抗击“非典”这一医疗卫生工作的中心任务，学会充分发挥了中医药专家密集的优势，组织有关专业委员会的专家，积极投入抗击“非典”的斗争。2003年5月20日3个学会联合举办了中医药防治SARS专题研讨会，重点研讨了中医及中西医结合防治SARS的具体措施，并对广大基层单位的抗“非典”工作进行指导，受到省科协领导的高度评价。同时举办了“中医医院感染管理与SARS消毒隔离及防护措施培训班”，对全省各级医疗单位的感染管理水平的提高起到了促进作用。

三、积极配合农村中医工作和中药现代化中心任务，开展学会各项工作

中药现代化是2003年省政府重点工作之一，为了向有关政府机关提供决策依据，学会相关专业委员会组织了中医药科技人员，进行了省内中草药资源普查，尤其注意了地方中草药资源，并制作了千余件中草药植物标本，为下一步充分开发利用该省这些药物资源做了大量细致的基础工作。

向广大农村普及中医药知识是学会科普工作的重点，学会组织有

关专家，配合山东省中医管理局组织开展乡镇卫生院和村卫生室中医药服务示范点的创建活动及全面实施农村“5155人才培养工程”，编写了乡村医生中医药知识与技能培训系列教材，并面向农村基层积极推广50项中医药适宜技术，深受广大农村中医药工作者和群众的欢迎。学会不少专业委员会的专家会员们还积极参加了省有关部门组织的“科技文化医疗三下乡”活动。

四、积极做好“山东中医药科学技术奖”设奖工作

为了促进山东省中医药学术的繁荣，奖励中医药科技进步，山东中医药学会在山东省卫生厅、中医药管理局、山东省科学技术厅的关心和支持下，积极做好“山东中医药科学技术奖”的设奖筹备工作，山东省科学技术厅已于2003年11月批准山东中医药学会设置“山东中医药科学技术奖”，首次评奖的准备工作正在进行中。

14. 河南省

【河南省中医药学会】

会　　长：夏祖昌
副 会 长：冯明清、彭　勃
秘 书 长：张重刚
副秘书长：冯喜如、田元生、陈德宇
地　　址：河南省郑州市城北7号
邮　　编：450004
电　　话：(0371) 6348703

【河南省针灸学会】

会　　长：庞春生
副 会 长：夏祖昌、王宗学、孙六合
秘 书 长：王宗学
副秘书长：冯喜如
地　　址：河南省郑州市城北7号
邮　　编：450004
电　　话：(0371) 6348703

【河南省中西医结合学会】

会　　长：庞春生
副 会 长：李晏龄、邱保国、于真玲、邵梦扬、林则田
秘 书 长：宁　选
副秘书长：赵莉敏
地　　址：河南省郑州市城北7号
邮　　编：450004
电　　话：(0371) 6348703

2003年工作概况

以上3个学会共有专业委员会45个，涵盖内、外、妇、儿各科。2003年，共组织省级学术会议4项，协助承办单位举办国家级会议1项。全年学会共转发国家中医药管理局、总会、全国二级分会及省中医管理局有关文件、征文通知共24600多封，收到学术论文1500余篇，会议录用1236篇，编辑论文汇编6本，印制1600册。河南省中医药学会召开第5次会员代表大会，完成了领导换届。河南省中医药学会主办的《河南中医》杂志共出版6期，发行10万余册，收到稿件3000余篇，刊出420余篇。河南省中医药学会多次组织专家举行“世界高血压病日”、“世界糖尿病日”、“世界传统医药日”、“世界艾滋病日”、“预防中风”、“关爱男性健康”等多次大型义诊活动，组织科技卫生三下乡，接待各种病人数万人次。协助中华中医药学会及有关单位举办了肿瘤防治专题报告会、痹证防治专题报告会等专题科普讲座。向中华中医药学会推荐中华中医药学会科技成果奖4项。配合中国中西医结合学会做好该省“结合医学”的调研工作。

15. 湖北省

【湖北省中医药学会】

理 事 长：李今庸
副理事长：张六通、陈振中、梅国强、杜家经、涂晋文、贺昌木
秘 书 长：无
副秘书长：无
学会专职秘书：刘俊峰
地　　址：湖北省武汉市武昌区昙华林特1号湖北中医学院综合楼203室
邮　　编：430061
电　　话：(027) 68889067
传　　真：(027) 68889067

16. 湖南省

【湖南省中医药学会】

会　　长：周绍明
副 会 长：朱文锋、李　芳、陈大舜、袁长津、谭新华、潘敏求
秘 书 长：谭同元
地　　址：湖南省长沙市湘雅路30号
邮　　编：410008
电　　话：(0731) 4822174

2003年工作概况

进一步加强了学会的组织机构建设。免去了2名长期不参加本会活动的常务理事的职务。专业委员会增补了3位副主任委员，新发展了6家医院为本会团体会员，还发展了一批个人会员。

积极开展学术活动。组织召开了“湖南中医药事业发展战略研讨会”，被湖南省科协列为“湖南科技论坛”分会场，会议共收到学术论文43篇，与会代表87人，与会者就该省中医药事业发展的行政管理、法律保障、医院改革、教育改革、科技创新、学术发展、中药产业化等重大理论问题进行了广泛深入地探讨。眼科专业委员会组织召开了“全国第三届中医、中西医结合眼科学术经验交流会”，共收到学术论文65篇，与会代表83人，全国著名中医眼科专家唐由之教授亲临会议作学术报告，一大批全国知名眼科专家到会进行学术讲座。内科专业委员会在衡阳市召开了学术经验交流会。肛肠专业委员会在长沙市召开了新成果新技术推广会。民族医药专业委员会在怀化市召开了湖南省民族医药发展前景展望学术研讨会。护理专业委员在长沙市举办了全省中医医院护理急救知识与技术培训班。中医基础专业委员会在长沙市举办了全省中医执业医师考前培训班，并召开了学术年会。中药专业委员会在长沙市召开了2003年学术年会及新药评价会。肿瘤专业委员会在澧县召开了全省肿瘤防治学术经验交流会。推拿专业委员会在长沙市召开了组织机构人员调整及学术研讨会等。

认真组织了全省中医临床住院医师考试。承担了湖南省中医临床住院医师规范化培训的组织、命题、分发试卷、巡考、发证等工作，全省13个市、州（永州市未参加）的624名住院医师参加考试。共组织上报了18个省级中医药继续教育项目，对已完成的项目颁发了学分证书。

积极开展了科普知识宣传工作。组织了有关心脑血管病和肿瘤防治专家，在湖南省老干部活动中心举办了1次心脑血管病和肿瘤防治的大型科普宣传活动。所有听讲者全部免费入场，免费获取有关资料。专家们精彩的演讲赢得了与会者的一致好评。

进一步完善了《湖南中医药导报》杂志的管理体制。为了加强对《湖南中医药导报》杂志的管理，向湖南省编委专门申请了6个自收自支事业编制，成立了专门的杂志社，并重新调整了杂志社的有关领导，选调了有关编辑人员，修订了相关的管理办法，特别是严格了审读制度。通过这些管理措施，杂志的来稿明显增加，协办单位和广告客户明显增多，差错率明显减少，编辑出版质量明显提高。

积极主动地完成了上级主管部门布置的工作。一是根据湖南省卫生厅和湖南省中医管理局关于将湖南省中医药科技奖评奖工作交由湖南省中医药学会主管的决定，及时向湖南省科技厅上报了有关材料，省科技厅于2003年5月6日以湘科函字［2003］29号给予了“关于同意湖南省中医药学会设立湖南省中医药科技奖的批复”；二是认真做好湖南省科协主办的湖南科技论坛的协办工作；三是认真完成了中华中医药学会主持召开的第四届会员代表大会要求提供的各种材料。

该会被中华中医药学会评为“先进中医药学会”。举办的2002年学术年会被湖南省科协评为“十佳学术活动”。该省著名老中医药专家王奇成同志获得了中医药学术最高奖——中医药成就奖，王奇成同志还被特聘为终身理事。

【湖南省中西医结合学会】

会　　长：龙淼泉
副 会 长：蔡光先、尤昭玲、孙材江、金益强、李家邦、杨寿松、卢岳华
秘 书 长：刘祖贞
副秘书长：何清湖
地　　址：湖南省长沙市湘雅路30号
邮　　编：410008
电　　话：(0731) 4822167

2003年工作概况

积极开展学术交流。共召开各种学术会议44次，有2370多人参加会议；举办各种学习班28次，培训1445人。召开了2003年度湖南省中西医结合学术交流会暨理事会，会议收到学术论文300多篇，编辑出版了学术论文集，湖南省科协王笃达副主席和学会部曾孔云副部长、省民政厅民间组织管理局王剑中副局长到会指导并作了重要讲话，有4名省内外知名学者作了专题学术报告。医学影像专业委员会于2003年4月举办了1期消化道造影检查学习班，9月份又在邵阳市成功地召开了医学影像学术年会和1期胸部疾病影像诊断学习班，有300多人参加了会议，25个专题讲座，会议收到论文204篇。民族医药专业委员会召开了2次学术交流会，编印了4期《三湘民族医药通讯》，开通了《三湘民族医药通讯》网站，在网上不断地宣传该省土家族、苗族、侗族、瑶族医药特色和民族风情，深受欢迎。精神病学专业委员会在永顺县举办了2期培训班，有160多人参加。虚证与老年病专业委员会、耳鼻喉科等专业委员会都相继召开了不同层次和内容的学术活动。

科研和科普工作成效显著。2003年共有科研课题立题110项，已完成了43项，获得科研成果23项，推广科研成果13项。共举办科普讲座88次，有3540多人参加了科普宣传。急诊医学专业委员会共举办了30次科普讲座，有1500人参加。

加强了组织队伍建设。新成立了自然医学专业委员会、神经医学专业委员会和烧伤创疡专业委员会，发展新会员462人。为了加强学会人才的管理与使用，搞好横向联系和内部交流，增进会员之间的联系和友谊，提高专家在社会的知名度，编印了《湖南省中西医结合学会专家库》。 （袁长津 彭中华）

17. 广西壮族自治区

【广西中医药学会】

会　　长：王乃平
副 会 长：邓家刚、张达旭、吴胜华、沈兆熊、罗伟生、唐　农、黄汉儒、黄有荣、黎伟台
秘 书 长：李　方
副秘书长：王　勤、林寿宁、何清平
地　　址：广西壮族自治区南宁市桃源路35#区卫生厅内
邮　　码：530021
电　　话：(0771) 2625979

【广西中西医结合学会】

会　　长：王荣慈
副 会 长：肖廷刚、玉光培、朱少廷、唐　农、方显明
秘 书 长：李　方
副秘书长：黄李平
地　　址：广西壮族自治区南宁市桃源路35#区卫生厅内
邮　　码：530021
电　　话：(0771) 2625979

【广西针灸学会】

会　　长：韦立富
副 会 长：王登旗、黄鼎坚、谢感共
秘 书 长：李　方
副秘书长：岳　进、唐华生、范郁山
地　　址：广西壮族自治区南宁市桃源路35#区卫生厅内
邮　　码：530021
电　　话：(0771) 2625979

2003年工作概况

黄汉儒、韦金育、庞声航、吕琳、王柏灿、黄冬玲、陈永红、曾振东等9人获中国中医药学会2003年科技三等奖，其课题题目为：壮

医理论的发掘整理与临床实验研究。

2003年12月在南宁市桃源饭店召开了第7次全国中医糖尿病学术大会，参加者有全国中医、中西医结合糖尿病专家180多人，论文约260多篇，主办单位为中国中医药学会，协办单位为广西中医学院第一附属院。

18. 海南省

【海南省中医药学会】

会　　长：陆　清
秘 书 长：林天东
地　　址：海南省海口市和平北路47号海南省中医院内
邮　　编：570203
电　　话：(0898) 66210255

2003年工作概况

一、积极开展学术、科普宣传活动

积极开展各种学术交流，组织了5次学术讲座、2次专题研讨会和3次新技术新项目推广活动，参加人员630余人次。组织3次科普宣传，提高了广大人民群众的科学意识，对反对迷信、抵制伪科学起到了重要的作用。积极响应省科协提出的“经营学会”的理念，与洋浦医学研究会合作，协助审编《中华临床医药杂志》。

二、积极参与防治“非典”工作

受“非典”疫情影响，学会认真贯彻党和国家的有关政策，按照省科协及省卫生厅的统一部署，带领广大会员和中医药科技工作者，投身于防治“非典”的战斗中，组织老中医药专家进行研讨，提出中医药预防措施和方案，制定了防“非典”的中药协定处方，将该处方制成中药汤剂供群众服用。进行防治“非典”科普宣传，介绍防“非典”常识，为确保海南无疫区做出了贡献。

三、学会组织建设工作

学会常务理事会于6月、8月召开了2次会议，专门研究讨论筹备第三次会员代表大会和理事会换届选举工作，成立了第三次会员代表大会筹备委员会，于11月召开了筹委会第1次会议，初步拟定2004年5月召开全省会员代表大会，举行理事会换届选举，并将举办大型学术交流活动。

【海南省针灸学会】

会　　长：辜孔进
副 会 长：林天东、吕　珍、孙　畅、廖军芳
秘 书 长：罗和平
地　　址：海南省海口市和平北路47号省中医院针灸科内
邮　　编：570203
电　　话：(0898) 68354609

2003年工作概况

一、申报“针灸治疗新进展”，开辟新的服务项目

积极向海南省继续医学教育管理部门申报“针灸治疗新进展”项目，组织专家编写了近10万字的讲义，主要内容为神经系统、消化系统、呼吸系统、泌尿生殖系统、心血管和五官科疾病的针灸治疗新进展，并制作成软盘以供多媒体教学。积极开展蜂针疗法、针灸减肥、小儿脑瘫康复等新的服务项目，取得了较好的社会经济效益。

二、开展学术活动，完成省自然科学优秀学术论文初评及推荐工作

及时转发了《中国针灸学会2003年度学术会议计划》，组织会员撰写学术论文。海府地区公开发表学术论文20多篇，出版专著（参与编写）1部，参加全国性学术会议多次。辜孔进会长撰写的《健康饮食宝典》获海南省社科联颁发的社会科学优秀成果省级荣誉奖。按省科协和省科技厅的要求，及时下发通知，组织省自然科学优秀学术论文初评评委，对会员的论文按照评分办法进行初评，推荐了1篇论文参加二等奖评选，完成了论文初评及推荐工作。

三、学会组织建设

按中国针灸学会的要求，在学会常务理事会的领导下，依照民主、协商、公开、公平、公正、择优的原则，推选辜孔进、舒畅、罗和平、张晓阳4位同志为大会代表，推荐辜孔进、舒畅同志为理事候选人，完成了推选中国针灸学会第四次全国会员代表大会代表及推荐理事会候选人的工作。2002年年末，召开了第三届全省会员代表大会，选举产生了第三届理事会和常务理事会，为学会开展工作提供了组织保证。发展了8名新会员，扩大了学会的群众基础。辜孔进会长被国家二部一局批准为全国第三批老中医药专家学术经验继承人指导老师，当选为中华中医药学会第四届理事，荣获“海南省优秀共产党员”称号。

【海南省中西医结合学会】

会　　长：林志成
副 会 长：郑健超、叶炯阳、李运珊
秘 书 长：罗亲伟
副秘书长：韩　平
地　　址：海南省海口市龙华路海南医学院附属医院中医科（韩平）
邮　　编：570102
电　　话：13907595311

2003年工作概况

一、积极开展防治“非典”宣传义诊活动

在发生“非典”疫情期间，学会积极开展宣传防治“非典”知识义诊活动，制订了“非典”中医防治方案。根据省科协《关于全国科普志愿者行动日——蒲公英科技传播行动活动工作方案》精神，开展海南省中西医结合学会专家组抗“非典”宣传与常见病咨询义诊活动，组织专家到定安县定城镇进行抗“非典”知识宣传和常见病咨询、义诊，共咨询、义诊109人次。

二、积极开展学术活动和调研工作

受“非典”影响，组织《中医心理疗法》和《原子泵抑制剂临床应用的现状》共2个学术讲座，转发了中国中西医结合学会年度学术会议计划，完成了《“结合医学”国内外研究现状及发展趋势的调查研究》海南省的调研任务。

三、加强学会组织建设

召开常务理事会议2次，会长

秘书长会议4次，讨论研究学会的管理、学术活动、科普活动及学会实体的问题，参加了2003年度中国中西医结合学会工作会议，发展了2名会员，其中推荐海口市120急救中心主任吕传柱副主任医师为总会急救专业委员会委员；推荐省中医院黄西园副主任中医师为总会中药专业委员会委员。同时，规范学会个人会员登记工作正在进行。

19. 重庆市

【重庆市针灸学会】

会　　长：熊　念

副 会 长：余朋千、郭剑华、王毅刚、陈永忠、杜长志

秘 书 长：余朋千

副秘书长：王竹行、何文先

地　　址：重庆市渝中区民族路88号

邮　　编：400011

电　　话：(023) 63833171

2003年工作概况

2003年是学会换届选举新一届领导班子的一年，为了做好换届工作，学会召开了2次常务理事扩大会和4次正副会长会议，认真听取会员及各方面的意见，并起草了第一届会员代表大会工作报告和重庆市针灸学会章程修改草案，经各单位提名，协商产生了第二届学会理事候选人名单。9月召开重庆市针灸学会第二届会员代表大会，熊念当选为会长，余朋千、王毅刚、郭剑华、陈永忠、杜长志当选为副会长，余朋千兼任秘书长。学会还加强了对各专委会的领导工作，要求各专业委员会应加强自身建设，紧紧围绕提高学术水平这一重点，积极开展学术交流活动，使各专委会的工作开展得有声有色。学会被评为星级学会。

为了使广大会员有更多的学习机会，学会以普及、促进、提高、创新为目的开展了多种形式的学术活动。耳穴专委会5月举办了为期1周的针灸学习班。申报重庆市卫生局科研课题3项，目前正积极筹备2004年在该市举办的“中国针灸学会第九届耳穴学术研讨会”工作。针灸器械专委会举办的“实用中医灸疗砭术”技能培训班，同时还与重庆市光明职业学校共同创办了一站式创业技能培训，积极热情的帮助下岗职工创业，受到社区群众的欢迎。2003年8月，学会与云南省针灸学会等兄弟学会联合在昆明举办了“西南片区第七届针灸学术研讨会”。9月学会按国家中医药管理局及中国针灸学会的要求，圆满地完成了“郭氏砭术疗法”、“现代针灸学理论和临床新进展”、“新的耳穴图、手穴图、足穴图之原理与应用”3项国家级继续教育项目。11月还特邀我国针刀医学专家朱汉章教授和北京针刀总医院副院长张天民教授来渝，为学会会员及临床工作者作了针刀医学的专题讲座，现场演示，收到很好的效果。

2003年会员在市级以上的医学刊物和学术交流会上发表论文48篇，收集文献资料80余篇，翻译针灸学术论文3篇。文献专委会主任委员温木生出版了针灸专著《穴位注射疗法治百病》一书。

开展科普咨询，送医送药到社区，普及科普知识，全面落实“科教兴国”的战略是学会工作的重要内容之一，为普及医学常识，宣传文明健康的生活方式，会员在《重庆日报》、《健康人报》、《家庭医生》等报纸杂志发表科普文章54篇，编辑《抗“非典”专刊》1期、抗“非典”宣传栏5期。学会副会长郭剑华、会员郭明被科协评为“抗‘非典’优秀科技工作者”。推拿专业委员会、耳穴专业委员会、科普文献专业委员会和针灸器械专业委员会等积极响应学会号召，送医送药到社区，除健康咨询外，还开展义诊活动7次，诊治患者1100余人次，发放健康宣传资料800多份。

【重庆市中西医结合学会】

会　　长：吴昌培

副 会 长：周英杰、雷　寒、李荣亨、戴溱慧

秘 书 长：戴溱慧

副秘书长：廖　震、马　力

地　　址：重庆市渝中区道门口40号

邮　　编：400011

电　　话：(023) 63815494

2003年工作概况

2003年该学会所属各专业委员会，依靠广大专家和会员，坚持学会宗旨，解放思想、深化改革、积极推进学会工作。首先加强组织建设工作，增强和扩大学会的群众基础，解决吸收和发展热爱中西医结合事业的医务工作者入会，2003年该会共发展会员200余人，现共有会员1500多人。结合重庆地区临床、科研、教学的需要，相应扩充和完善了专业委员会。该会共组织举办了36次学术研讨会及学术讲座，参加会议或听课人员达4000多人次。据不完全统计2003年该学会共有600余篇学术论文，被全国及省市学术会议录用，在各专业杂志上发表论文100余篇，扩大学会的影响，也显示了学会在学术上的权威性。

该会骨伤科专业委员会是学术活动开展最为活跃的一支队伍，2003年举行了10次学术讲座和学术交流活动，每次都有近200人参加。特别是王正国院士、梅方瑞、葛尊信等老专家除搞好本单位的科研、教学工作外，还深入基层区、县医院进行辅导，传授新理论、新技术。在他们的帮助下，部分基层医院业务水平有了很大的提高，一些医院在他们的帮助下还建立了骨科、疼痛科。

2003年该会转变工作作风，加强和改善服务功能，与各专委会加强联系，及时提供信息咨询，结合临床、科研教学的需要新成立了中西医结合影像学、消化、耳鼻咽喉3个专业委员会。

在抗击“非典”的战斗中，该会有6位同志参加了“小汤山”医疗队，有20多位同志参加了支援收治“非典”定点医院的工作，老年专业委员会主任委员黄文权同志还担任了小汤山医院中医专家组成员。肿瘤专业委员会的周羣同志被中国中西医结合学会授予“全国中西医结合防治SARS优秀科技工作者”称号。

【重庆市中医药学会】

会　　长：马有度

副 会 长：王辉武、曾定伦、黄吉庆、戴裕光、张渝生、罗本清、魏　尔、钟国跃、周天寒

秘 书 长：雷正荣

副秘书长：杨国汉、李　进、王俊、漆　敏

地　　址：重庆市渝中区北区路1号

邮　　编：400013

电　　话：(023) 63534382

2003年工作概况

重庆市中医药学会2003年荣获中华中医药学会“先进中医药学会”、重庆市科协“防治非典型肺炎工作先进集体”、重庆市科协“统计工作先进集体”，再次评为重庆市科协“三星级学会”等称号。

该会2003年发展新会员86名，顺利地通过了重庆市民政局年度工作年检。年内，中华中医药学会召开第四次会员代表大会，该会马有度、曾定伦、张渝生、黄吉庆、钟国跃、漆敏、方勇飞（军队推荐），被选为中华中医药学会理事，其中马有度当选为常务理事。挂靠该会的中华中医药学会科普分会的领导人换届，该会副会长兼秘书长王辉武教授当选为新一届科普分会主任委员。

在抗击“非典”的战斗中，重庆电视台《直面“非典”》特别节目，邀请该会会长马有度教授就中医药防治“非典”作了5场专题节目。方勇飞、黄文权教授积极申请，主动请战，光荣地参加了首批第三军医大学赴京医疗队。方勇飞被授予为“全国防治非典型肺炎先进科技工作者”、黄文权被授于“优秀共产党员”称号。

该会推荐了“中华中医药学会科学技术奖评审委员”5名，组建了重庆市“初评小组”。经过认真评审，最终上报了4项成果，获三等奖1项。有2项学术著作奖推荐上报总会参评。

编写继续教育教材《中医内科讲座精选》，该书内容丰富，中西兼容，科学准确，受到广大会员的好评，反映了当代中医内科的水平。

中医专家门诊部迎难而上，强化服务，全年诊治病人15000人次，上交学会10万余元。

2003年，发表学术论文400余篇，出版学术专著5本，参加全国各种会议交流文章300余篇，主持或参与科研课题20余项，编印发行《重庆中医药简讯》2000份。

加强学会组织建设工作。做到“四个服务、一建一监”，即：四个服务：为会员服务、为基层学会服务、为中医药单位服务、为广大中医药工作者服务；一建：建言献策；一监：民主监督。

20. 贵州省

【贵州省民族医药学会】

名誉会长：陆科闵、邱德文

会　　长：龙瑞敏

副 会 长：杜　江

常务理事：文明昌、韦明勤、冉懋雄、龙远光、龙瑞敏、朱士刚、何正义、何秀容、张景梅、李志伟、杜　江、陈德媛、赵俊华、海　市、黄　炯、黄维中、曾德祥、董文贵、谢培康、熊慧林、谭学林、潘炉台

秘 书 长：潘炉台

副秘书长：李志伟（常务）文明昌、胡成刚

地　　址：贵州省贵阳市沙冲南路196号

2003年工作概况

2003年上半年，学会主要对学会名称、地址、法人等进行了变更，并办理相关手续。学会原名称“贵州省民族民间医药研究会”，更名为“贵州省民族医药学会”；通过投票选举，现任会长及法人代表为贵阳中医学院第二附属医院龙瑞敏教授。2003年还进行了学会财务年检及发放新学会会员证。

举办了“2003全国苗医药学术研讨会”，本次活动是“2003龙里苗医药文化博览会暨全国苗医药学术研讨会”中的一个重要文化活动，给博览会增添了浓郁的学术氛围和文化内涵，成为博览会期间一道亮丽的风景。参加本次研讨会的领导人有中国民族医药学会会长诸国本，前贵州省省长王朝文，贵阳中医学院院长梁光义、副院长吴晓黎，省卫生厅副厅长朱征明，国家中医药管理局魏伟主任，北京中医药大学研究生院院长谢鸣，中国民族医药杂志社主编陈玉华，中国民族民间医药杂志社主编廖龙祥，广西民族医药研究所所长庞声航，湖南湘西民族医药研究所所长田华咏，贵州省中医管理局副局长黄维中，以及来自北京、重庆、湖南、湖北、云南、广西、内蒙、贵州的专家学者和代表共300名。本次会议举行的同时还进行了苗药蜡叶标本、药材标本、成药制剂及民族医药图书的展示展销活动。民族医技展示是本次会议精心组织的又一重要而具有影响的活动，来自全省各地的多名民族医师进行了具有民族特色的医技展示。会议期间，代表们还参观了龙里的珍稀植物园和谷脚医药工业园，观看了苗族踩街游行、民族服饰展演、大型文艺演出、民族歌舞表演等。本次会议共收论文209篇，出版论文集1部。

召开了罗甸、贵定2县布依族医生座谈会。贵州省民族医药学会结合贵阳中医学院民族医药研究所的实际工作情况，对罗甸、贵定2县的布依族医生分别进行访问，调查了布依族医史、语言、使用的药物、单验方等等，弄清了布依族医药的脉络，填补了布依族文化中无医药文化的空白。本次会议有罗甸、贵定2县的民族医生40名参加座谈，2县的卫生局、民政局部分领导参加了座谈会。发表论文3篇。结合以往的调查研究成果，出版了《布依族医药》专著1部。

召开了医药专家与黔南州政府恳谈会。2003年11月，在黔南，贵州省民族医药学会召集部分苗医药的专家与黔南州州委、州政府座谈，共商黔南州医药产业的发展。到会的领导、专家共计20余人。黔南州州委、州政府部分领导参加了会议。

参加会议的专家有中国民族医药学会会长诸国本、秘书长刘成起、副主任习静东，贵阳中医学院教授陈德媛、何顺志、孙济平，贵州省植物园王用平研究员，湖南省湘西自治州民族医药研究所所长田华咏，湖南省民族医药学会秘书滕建卓，湖南省凤凰县萧成纹、杨圣金等。会上进行了热烈的讨论，对黔南州取得的成绩、苗药产业化发展的速度大家一致称赞，同时专家们也对其2003年后的发展提出了各自宝贵的意见和建议。

赴玉屏进行了为期3天的“科技三下乡”活动。在玉屏，学会举行了义诊，为当地群众送医送药，治疗各种疑难杂症并解答问题。为当地群众送去了温暖，共治疗各种疾病患者200余人，活动取得了圆满成功。

赴从江、榕江访问侗族医生。本会应两县邀请，到该地走访了侗族老医师，并与之进行座谈。两县有侗族600多人，居住较为偏僻，具有浓郁民族特色的侗族医药文化。座谈会共进行了2天，取得了较为满意的成果。

【贵州省针灸学会】

会　　长：吕明庄

常务副会长：贺志光

副 会 长：路绍祖、吴　龙、吴穆、朱广旗、崔　瑾

秘 书 长：贺志光（兼）

常务副秘书长：申云龙（兼）

副秘书长：崔　谨（兼）、王光义（兼）、付有春

2003年工作概况

一、学术活动

学会常务理事、理事、会员参加“中医药防治‘非典’培训班”；参加“贵州省防治‘非典’知识培训及考试”。

为繁荣学术、交流颈肩腰腿痛及痛症方面的新技术、新经验、新成果，进一步推动颈肩腰腿痛和痛症诊治的发展，于2003年9月15～18日在贵阳市召开“中华中医药学会痛症学术交流会暨全国颈肩腰腿痛研究会换届大会”，来自全国各省、市从事痛症和颈肩腰腿痛专家、医务工作者共160人参加会议。学会组织会员积极参加，进行专题讲座、学术交流、学术讨论，学术气氛浓厚。

2003年9月13～14日由全国颈肩腰腿痛研究会、贵州省安迪药械有限公司主办的由全国颈肩腰腿痛专家及部分医务工作者共60多人在贵阳市瑞花广场开展大型义诊活动，免费为劳动模范、困难职工、下岗职工诊疗，共诊治咨询病人6000多人次。学会常务理事、会员10人参加该项活动，为群众服务。

2003年10月17～20日学会支持中华中医药学会、中医杂志社在贵阳市召开了“全国中医、中西医结合临床学术交流会”、“全国针灸、推拿及外治疗法学术交流会”。参加的代表除国内代表外，还有来自日本、台湾、香港等国家和地区的学者和专家。300多位中医、针灸等专家和学者参加了学术经验交流会，学术气氛很浓，与会代表很满意。学会推荐了贵州省针灸专家崔瑾在学术大会上作了“围针减肥”的学术报告；中药专家邱德文作了“苗药临床运用”的学术报告，获得了与会代表的好评。

2003年学会组织推荐20余名针灸学会理事、常务理事参加中国针灸学会组织的学术研讨会和学术经验交流会，学习和交流针灸学术发展的信息。

学会副会长朱广旗被聘为21世纪创新教材《针灸处方学》编委。

二、科研活动

2003年在全国针灸科研、各专业委员会交流近20篇论文，学会理事、常务理事还在国家级与省级学会杂志上发表论文30多篇，其中包括指导针灸硕士研究生课题论文10篇。2003年由学会团体会员单位负责承担的省级科研课题6项。获省卫生厅资助2项和省科委资助4项。

三、人才培养

学会会长、副会长、常务理事、理事有10多位担任研究生导师，现有攻读硕士学位研究生25人，2003年有8名已获硕士学位，有5名还在攻读博士学位。

四、积极组织学会理事和常务理事带头参加科技、文化、卫生三下乡活动

学会理事和常务理事先后30多人次参加省科协组织的三下乡活动(开阳)，为群众防病治病，宣传科学知识、宣传无神论、揭批李洪志及法轮功的反人类、反社会、反科学的实质，深受欢迎。在贵阳市参加科技一条龙活动和义诊咨询，在这些活动中学会都组织了针灸专家进行义诊、咨询和宣传养病治病知识。

五、其他工作

常务理事会2003年共召开会议4次，每季度1次，安排每年的工作，制定计划，检查计划的执行情况，并进行学术上的交流，交换思想，总结工作。发展会员30余名。弘扬科学精神，反邪教，参加省科协反邪教会议。

【贵州省中西医结合学会】

名誉会长：杨勤槐

会　　长：孔德明

副 会 长：张美心、沈寅初、石承先、张光奇、江　超、李良栋、凌湘力、李志伟

秘 书 长：李志伟（兼）

副秘书长：黄秉枢、徐学义、吴家驹、刘三都

地　　址：贵州省贵阳市市东路50号贵阳中医学院内

邮　　编：550002

电　　话：（0851）5652069

2003年工作概况

认真贯彻落实“三个代表”的重要思想，按照中央防治“非典”工作部署和精神、调整学术活动计划，使学会全体理事、会员把工作和精神集中到防治“非典”工作上来。组织10名专家到玉屏“三下乡”医疗服务，2003年被省委宣传部等13家单位评为2002～2003年度“三下乡”先进集体，杨勤槐、凌湘力被评为先进个人，被省民政厅、人事厅评为2001～2002年度贵州省优秀民间组织。

10月21～25日在贵阳召开护理文件规范讲座暨护理专业委员会成立大会，并成立由段亚平等19人组成的贵州省中西医结合学会护理专业委员会，60多人参会。

10月24～26日在都匀市举行贵州省中西医结合学会骨科分会成立暨学术交流会，并组成由李良栋等47人组成的贵州省中西医结合学会骨伤分会，150多人参会，并有30多篇论文在会上交流，邀请10多名省内知名专家参会，并作了3场专题报告。

协助中华中医药学会学术交流会于9月15～18日在贵阳召开，并组织专家于13～14日免费为劳模和下岗职工就诊。

接受黔南州科委委托，组织4名专家为2个课题作评价工作。

（李志伟）

【贵州省中医药学会】

2003年工作概况

一、围绕中医药中心工作，组织相关学术活动

积极与中华中医药学会各专科分会及《中医杂志》社联合召开专科学术会议5次，促进了中医药学科发展。与日本、美国、加拿大和我国港、澳、台地区的中医药团体和个人进行了多形式、多渠道、多层次的交流与合作，充分发挥了社会团体在国际非政府间科技交流与合作的优势，扩大了学会的国际影响，促进了中医药进一步走向世界。

2003年元旦，召开了迎春座谈会，遵义市中医药学会会长谭仁贵、黔南州中医院院长张长松、省医学会办公室主任王元吉介绍了开展学会工作经验，与会代表围绕中医药行业的中心工作及社会发展需要，在学术活动中如何贯穿“继承、创新、发展”这一主线，热烈发言。

省肛肠学会在中医药学会的领导下，得到了中华全国肛肠学会的大力支持，一年来，在学术水平、对外交流和会员的发展等方面均取得了很大的进步和提高。10月，常务副会长彭卫红应邀到法国、德国等欧洲国家进行学术交流和考察，并与法国大肠肛门病学会主席斯丹尼教授进行了大肠良性疾病的诊断和治疗的交流；常务理事曹波在北京参加痔疮栓国家级新药临床研讨会，理事唐学智、张汝一等7人分别参加了全国中医、西医、中西医大肠肛门病学术会并发表了论文11篇。11月，常务副会长彭卫红到北京参加中华全国中医药学会第十一届全国大肠肛门病学术会，并发表《中药保留灌肠治疗溃疡性结肠炎的研究》论文，同时被选举为中国第四届肛肠学会理事；副会长鞠冬阳在该省首先开展了氩氦刀治疗大肠癌肝脏转移的治疗与研究，在中华胃肠病杂志上发表了《结直肠癌患者细胞免疫与肿瘤转移的关系》，在中国中西医结合杂志外文版上发表了《参芪扶正胶囊在大肠癌中的应用》。

副会长沈冯君教授参加全国骨伤科年会并当选为第三届中华中医药学会骨伤科学分会副主任委员，经中华中医药学会换届选举当选为中华中医药学会理事；9月，分别参加了高等中医药教育会、中医药院校校长论坛会，探讨高等中医药教育。出版了《中西医结合骨伤科学》（中国古籍出版社，主编）、《中医伤科学习题集》（中国中医出版社，第一副主编）；主持“活血补肾法对股骨头缺血坏死血管内皮生长因子的影响”科研课题获贵州省政府三等奖。

10月，副会长刘尚义参加中医心理学会遵义分会成立大会，并交流论文《脑主神明，心主神明刍议》。

10月26日～11月2日，刘学义主治医师到广东省广州市参加全国中医药学会中医痛症分会工作会议及学术会议，交流了《肝病痛症的中医治疗》一文，并参加讲课和义诊。

11月，唐仕勇教授在贵州省贵定县召开的全国苗药学术研讨会上发表《进一步开发苗药的思路与对策》一文。

二、充分发挥中医药优势，为防治“非典”作贡献

上半年，我国部分地区发生“非典”疫情。省中医药学会高度重视，制定了多项措施，并动员广大中医药工作者，在抗击“非典”斗争中认真落实。积极发挥桥梁纽带作用，组织学术交流活动，研讨防治方案。加强科普宣传，指导群众科学防治。6月，副会长刘尚义教授在省中医药管理局举办的“全省中医药防治‘非典’培训班”上，作了“温病学术发展述要和SARS辨证论治参考”的讲座，受到大家欢迎。

为防止“非典”在贵州的发生，在中医药管理局的组织下，刘尚义教授等拟定了贵州省预防“非典”的中药处方。

三、面向基层，面向农村，大力开展科技下乡活动

在省科协的领导下，学会组织专家冒着严寒赴玉屏开展卫生下乡活动。学会的专家自筹经费，节假日期间深入惠水县等边远山区为群众义诊，提供咨询，举办讲座，培训基层中医药人才。开展慰问捐赠活动，表达关爱感激之情。

四、召开常务理事扩大会，传达第四次全国会员代表大会精神

9月20日～21日，中华中医药学会第四次会员代表大会在北京隆重召开，贵州省有5名代表出席大会，其中1人当选为常务理事，5人当选为理事。会上有9人被评为“先进会员”、“先进学会干部”，受到总会表彰。会后，贵州省中医药学会及时召开常务理事扩大会，传达了会议有关精神，总结了学会2003年的工作，并研究部署了2004年的工作任务。

五、筹备换届工作

12月12日，学会成立并召开换届工作筹委会，经过与会人员充分酝酿，决定于2004年上半年召开全体会员代表大会，选举产生新一届理事会、常务理事会、名誉会长、副会长、秘书长等。

21. 云南省

【云南省中医药学会】

会　　长：詹文涛

副 会 长：吴生元、孟　如

李庆生、朱兆云
杨万泽
秘 书 长：杨万泽（兼）
副秘书长：葛元靖（常务）、詹文国、秦国政
地　　址：云南省昆明市光华街 120 号
邮　　编：650021
电　　话：(0871) 3613387

2003 年工作概况

云南省中医药学会 2003 年紧紧围绕政府的工作，组织行业类继续医学教育活动。全年共抽调人员参加省卫生厅防治 SARS 诊疗及专家组工作 10 人次。全年举办中医药类继续医学教育项目班 4 个，学术交流会 4 次；举办专题讲座 10 次。2003 年被云南省民政厅评为“云南省优秀社会团体”。2003 年被中华中医药学会评为“全国先进中医药学会”。2003 年云南省科协评为目标管理优秀学会一等奖。2003 年还被云南省科协评为“云南省 6 月科普大行动”先进集体。

【云南省中西医结合学会】

会　　长：郭永章
副 会 长：陈小遵、陆家龙、赵永祥、李树清、李南高
秘 书 长：葛元靖
副秘书长：何莉平、刘春昱、吕林
地　　址：云南省昆明市光华街 120 号
邮　　编：650021
电　　话：(0871) 3613387

2003 年工作概况

2003 年云南省中西医结合学会紧紧围绕政府卫生工作方针调动全省中西医结合人员，举办继续教育项目 3 个，举办专科学术讲座 10 次，学术交流会 2 次。在云南省科协 2003 年学会目标管理评比中被评为“2003 年度目标管理优秀学会二等奖”。在抗击 SARS 中，组织呼吸专业委员会专家为省里提出了中西医结合防治 SARS 的建议，为防治 SARS 做出了突出的贡献，受到省卫生厅、民政厅、省科协的表彰。

【云南省针灸学会】

会　　长：詹文涛
副 会 长：管床惠、黄禾生、郑进、马碧辉
秘 书 长：冯琼华
副秘书长：林忆平、李锦鸣
曹少鸣
地　　址：云南省昆明市官话街 120 号
邮　　编：650021
电　　话：(0871) 3613387

2003 年工作概况

云南省针灸学会积极围绕省卫生厅的工作开展活动。2003 年 8 月在昆明市举办（主办）了全国西南地区第 6 次针灸学术交流会议，合办了 3 次全省的针灸相关学术会议，完成了省科协下达的组织科普工作队的工作，完成了学术专题讲座 12 次，被云南省科协评为“2003 年度目标管理优秀学会二等奖”。

积极与国外进行学术交流，先后与美国加州执业针灸医师会、美国夏威夷州针灸中医师公会建立了姐妹学术关系，进行互访及学术交流。

22. 陕西省

【陕西省中医药学会】

会　　长：杨世兴
副 会 长：范　兵、金志甲、乔宝璋、张立成、杨　震、杨培君、乔成林、张德兴
秘 书 长：张德兴（兼）
地　　址：陕西省西安市西华门 2 号
邮　　编：710003
电　　话：(029) 87250672

【陕西省中西医结合学会】

会　　长：刘强国
副 会 长：魏少阳、刘勤社
王静怡、何志茂
王学仁、赵步长
董协良
秘 书 长：张德兴
地　　址：陕西省西安市西华门 2 号
邮　　编：710003
电　　话：(029) 87250672

【陕西省针灸学会】

会　　长：苏荣彪
副 会 长：刘少明、周志杰、吴锡强、贾成文、王长海、张文军
秘 书 长：张德兴
地　　址：陕西省西安市西华门 2 号
邮　　编：710003
电　　话：(029) 87250672

2003 年工作概况

2003 年，陕西省中医药学会、中西医结合学会、针灸学会召开全省性学术会议 5 次，征集交流论文 200 多篇，参会人员 250 多人；举办全省各种类型学习班 7 期，参加学习的有 500 多人；陕西省中医药学会主办的《陕西中医》杂志出版 12 期，发行 10900 多册；编印《学会工作通讯》、《陕西针灸通讯》500 多册，各种学术会议论文集 300 多册；先后推荐 30 多人担任了全国性学会理事或专业委员会委员等职务，发展会员 60 多人；有 12 篇学术论文为陕西省第八届自然科学优秀学术论文，5 项科研成果参加了中华中医药学会科学技术奖评选。2003 年陕西省中医药学会被中华中医药学会评为全国先进学会，被陕西省科协评为省级先进学会、全省防治“非典”先进学会。

23. 甘肃省

【甘肃省中医药学会】

会　　长：侯志民
副 会 长：王自立、伊达伟、张士卿、赵健雄、贾　斌、翟衍庆
秘 书 长：翟衍庆（兼）
副秘书长：赵文鼎、李应寿、何天有
地　　址：甘肃省兰州市畅家巷 57 号（省卫生厅内）
邮　　编：730030
电　　话：(0931) 8822028

2003 年工作概况

2003 年甘肃省中医药学会在省科协、省卫生厅、省民政厅的领导

和中华中医药学会的关心支持下，以邓小平理论和“三个代表”重要思想为指导，认真贯彻党的卫生工作方针和中医药政策，以提高中医药学术水平为目标，充分发挥学会的人才优势和桥梁纽带作用，在组织建设、学术交流、科普宣传、“非典”防治等方面都取得了一定的成绩。

按照学会章程，积极发展和重新登记学会会员，学会队伍建设进一步加强。截止到年底，重新登记并发放会员证197人。

做好各专业委员会的登记和换届工作，加强专业委员会建设。根据国务院《社会团体分支机构、代表机构管理办法》，按照省民政厅的统一部署，开展了学会各专业委员会的复查、登记和各专业委员会主要负责人的备案工作，共确定并上报省民政厅19个专业委员会。甘肃省中医药学会配合中华中医药学会部分专业委员会进行了换届改选，共推荐中华中医药学会各专业委员会候选人员21人。

继续采取多种形式，广泛深入地开展学术交流活动，促进全省中医药学术的蓬勃发展。7月13日~15日，该会与省针灸学会在天水市共同召开了“甘肃省中医药学会、甘肃省针灸学会2003年学术交流会”；9月中旬，该会与省中医院共同举办了“二十一世纪全省中医医院中药现代化研究展望暨新制剂开发研讨学习班”；9月28日~30日，该会与庆阳市中医学会、庆阳市卫生局、庆城县人民政府共同举办了“全省岐伯中医药学术研讨会”。

该会与甘肃中医学院附属医院联合举办了肾脏病的中西医结合治疗动态及研究新进展学习班，聘请全国肾病中心教授、博士生导师王钢等知名专家授课。

组织开展了2003年度“甘肃省皇甫谧中医药科技奖”（该奖由甘肃省中医药学会设立）的评审工作。2003年度甘肃省皇甫谧中医药科技奖的参评项目共有45项，经甘肃省皇甫谧中医药科技奖评审委员会认真评审，并广泛征询意见，共评出一等奖1项，二等奖9项，三等奖14项。

【甘肃省针灸学会】

会　　长：马明非
副 会 长：金安德、梁水源、解秀莲、刘世忠
秘 书 长：林佩冲
地　　址：甘肃省兰州市嘉峪关西路438号
邮　　编：730020
电　　话：（0931）8492189

24. 青海省

【青海省藏医学会】

会　　长：艾措千
副 会 长：桑　杰
秘 书 长：星全章
副秘书长：昂青才旦、李先加
地　　址：青海省西宁市南山东路97号
邮　　编：810007
电　　话：（0971）8147376

2003年工作概况

2003年学会进一步开展了广泛的学术宣传及对外交流活动。共接待美国、日本、印度等国外来访学术团体10个共180人次，接待港、澳地区来访学术团体3个共106人次，接待国内机关、民间团体、医院、学校等来访各团体34个共计1300多人次。外派出国学术团体2个共5人次，先后向来自不同国家和地区的多批国内外学者宣传了该省藏医药学的发展情况及学术工作情况，有力地推动了该省藏医药学的学术工作。

2003年1月19日青海省藏医学会第四届理事会第四次常务理事会扩大会议在青海省藏医院召开，学会理事长艾措千、常务理事桑杰、完德才让、多杰、秘书长星全章、副秘书长昂青才旦、李先加等参加了会议，学会秘书长昂青才旦汇报了学会2002年的工作情况，并对2003年度学会要开展的各项工作做了布置。

在突如其来的传染性非典型肺炎疫情面前，坚持卫生厅提出的“堵住源头不输入；一旦输入不扩散；医务人员不感染；及时救治不死亡”的目标，利用板报、专栏、电子屏幕、简报、信息、新闻媒体等进行宣传；坚持突出藏医药特色防“非典”，多次组织专家从藏医学角度进行探讨和研究，并对有效预防传染性非典型肺炎研制了仁松、仁松格瓦、德白、劳交玛（内服）、青鹏胶囊（内服）等藏药制剂处方，有3个处方获得省药检局批准文号。

加大了藏医药学的普及力度。来自西藏、四川、甘肃等地区和该省的高层次专家举办了8次学术讲座及报告会，参加听讲的有570人次。

2003年2月学会组织考察了四川和甘肃的各级藏医院、曼巴扎仓、藏医药研究所、制药厂，并交流了藏医药发展状况，掌握各地的藏医药发展信息；邀请部分著名藏医为青海省藏医学会特邀会员，搜集他们的相关材料，为建立专家库打基础；询问教材编写情况；搜集和调查藏医古籍文献及民间特殊诊疗方法。

2003年藏蒙医执业医师实践技能考试的考试前培训和考试在藏医学会的统一部署下，于2003年8月18~19日在省藏医院开展，106名考生参加考试。考试分数经专家评定后上报有关部门。

整顿会员组织，对全省会员进行了初步统计，并填写青海省藏医学会会员登记表与申请表，建立了青海省藏医学会会员档案。

10月21~22日在西宁召开主题为“科学技术发展，中藏药产业化，资源持续利用”的2003年“青海科技论坛”，交流论文共23篇，其中常务理事桑杰和副秘书长昂青才旦的论文获二等奖，多杰和端智在论坛上进行多媒体主题讲座。

办理学会发票的有关手续，完成财务和工作年度检查。

【青海省中医学会】

会　　长：刘红星
副 会 长：胡国栋、赵德跃、王炼、王晓勤、邓尔禄、郭建国、唐桂波、文绍

敦、韩　文

秘 书 长：邓尔禄（兼）

副秘书长：顾　群、何兰玉、杨国利、马　正

地　　址：青海省西宁市南川西路69号

邮　　编：810012

电　　话：（0971）6253443

2003 年工作概况

加强学会组织建设，建立健全分支机构。调整、充实了所属8个二级分科学会，使一批有学术造诣、年轻的、热爱学会工作的同志担任了二级分科学会的学科带头人，增加了学会活力。

继续进行会员重新登记和换证工作。截至目前会员数为288人。

积极开展学术活动和继续医学教育。举办《全省中西医结合治疗糖尿病》、《全省中西医结合治疗心律失常》学习班2期，参加学员70余人。举办“非典”防治学习班2期，参加医护人员140余人。举办全省中医护理知识培训班1期，参加人员34人。

为全面贯彻全省农村牧区卫生工作会议精神，提高乡村中医药人员的业务水平和整体素质，中医学会于2003年4月1日~6月13日在西宁成人卫生中等专业学校（湟中卫校）举办了青海省第一期乡村中医培训班，参加学员35人。

召开全省针灸按摩学术研讨会。针灸分会、推拿按摩分会于10月23日在西宁联合举办“2003年全省针灸按摩学术研讨会”，会期2天，参加会议正式代表29人，列席代表55人。会议收到论文20篇，大会重点发言10篇。

开展多种形式的面向农村的活动，积极参与“三下乡”活动，直接为农牧民服务。组织中医中西医结合专家赴互助县、大通县下乡义诊2次，治患者700余人，参加医务人员35人。

遵照省卫生厅的统一部署，配合中心工作，组织中青年专家上街进行疾病预防和健康宣传等义诊咨询服务活动4次，共诊治患者600余人。

推荐中华中医药学会第四届理事会候选人，刘红星当选为常务理事，邓尔禄、郭建国、文绍毅当选为理事。

积极组织中医药专家学习、宣传、贯彻《中华人民共和国中医药条例》。

12月24日~25日在青海省中医院召开了“2003年全省中医学术研讨会”。本次大会共收到论文74篇，参加人数105人。刘红星会长到会讲话，3位专家进行了学术讲座，24位专家宣读论文。

充分发挥中医药优势，为防治“非典”作出突出贡献。针对突如其来的“非典”疫情，中医学会高度重视，及时制定了多项措施，依据该省高原特点制定了青海地区“非典”中医药防治方案，率先在省内开展了中药防治工作。4月中旬开始在省中医院向社会不同人群提供防“非典”中药汤剂、软包装、瓶装等不同剂型的中药，近半月时间，共抓中草药12万多剂，中药制剂3万多瓶，软包装6千多袋。疫情发生后，学会中医药专家不顾个人安危、亲临发热门诊坐诊，深入留观隔离病房指导诊治，24小时电话畅通，随叫随到，夜以继日，废寝忘食地奋战在抗击“非典”第一线，为青海人民身体健康提供了保障。4月下旬，中医学会会长、首席专家刘红星，副会长兼秘书长、首席专家邓尔禄在青海电视台《五味人生》栏目中介绍了中医药预防“非典”知识，指导群众合理用药及预防“非典”的注意事项，受到广泛欢迎。在抗击“非典”的战斗中，中医学会有3名同志由于成绩突出，被省卫生厅、人事厅、中藏医管理局评为“全省卫生系统抗击‘非典’先进个人”，受到表彰。

25．宁夏回族自治区

【宁夏中西医结合学会】

会　　长：李玉幸

副 会 长：蒋和定、马浩亮、刘定汉、赵　峰

秘 书 长：王忠和

地　　址：宁夏回族自治区银川市解放西街101号

邮　　编：750001

电　　话：（0951）5022124

2003 年工作概况

一、重视机构建设，健全学会制度

建立和完善了学会日常办事机构和各专业委员会，完善《宁夏中西医结合学会章程》，建立健全学会工作制度，保证学会工作的程序化、制度化，促进了学会工作的健康发展。吸纳会员，壮大队伍，扩大影响。积极动员吸纳热爱中西医结合事业的专家及中青年医务工作者加入学会组织、使学会会员从最初的150人发展到350多人，同时积极帮助各市、县成立中西医结合分支机构，指导制定相应工作制度，壮大中西医结合学会队伍。

二、发挥主渠道作用，积极开展学会交流

与自治区中医药管理局联合举办了“中药剂型改革与中医现代化学会研讨会”。研讨会上邀请广东一方制药有限公司董事长、广东省第二中医院院长、广东省中医研究所所长、著名专家涂瑶生作了“中药饮片剂型改革与中医现代化”高层学术报告。与自治区卫生厅中医药管理局、宁夏医学院中医系联合举办的“全国中医儿科学术研讨会及二届五次理事会”。与中华医学会宁夏分会肾病专业学会、自治区中医医院联合举办了“全区中西医结合肾脏病学习班”。

三、开展义诊咨询服务，加强科普宣传活动

2003年，突如其来的“非典”灾难席卷华夏大地，全区医疗系统的广大中西医结合工作者，不畏艰苦，不怕牺牲，积极投身到抗击“非典”的战役中，加班加点，为群众发放、煎制预防中药，并广泛开展了非典型肺炎防治知识的宣传教育活动。各中医机构及综合医院中医科、乡镇卫生院共为群众调剂代煎中药100余万付。中医院派出医疗队25支175人次，发放宣传材料8.3万余份。自治区卫生厅中医药管理局、中西医结合学会协助自治区

农工民主党区委编印中医药防治“非典”手册。

2003年9月28日在《中华人民共和国中医药条例》即将实施和《宁夏回族自治区发展中医条例》实施1周年之际，自治区中西医结合学会会员积极响应自治区卫生厅的号召，会同全区中医系统医务人员统一开展大型宣传义诊咨询活动，共发放宣传资料50000余份，宣传画6000余张，接待义诊咨询群众4000余人次。通过宣传活动，扩大了中医药在群众中的影响，受到广大群众的欢迎，同时也扩大了学会的影响，增强了中医系统广大职工的自信心和凝聚力。

积极开展卫生下乡活动，进行咨询服务，解答群众对防病治病知识的需求。据统计一年来共组织各种卫生下乡活动10余次，接待咨询人群达1000余人次，免费义诊2000余人次。组织专家教授到基层开展业务联合、科技协作活动，进行讲学和坐诊，提高基层卫生技术人员的业务素质，推动中西医结合事业的发展。

四、按时完成学会协会交办的工作

协助完成宁夏中西医结合技术人员、2002年度国务院政府特殊津贴人员、2003年度自治区人民政府特殊津贴人员、新世纪“313人才工程”人选的选拔推荐工作。根据中国科协《关于推进所属全国性学会改革的意见》和《关于规范全国性学会个人会员登记号的通知》等文件的要求，完成本会个人会员号编码登记工作。认真及时完成了中国中西医结合学会和宁夏科协交办的各项工作。学会引进市场观念、与企业优势互补，既克服了经费困难，又发挥了学会人才优势，促进了学会工作发展。

【宁夏中医药学会】

会　　长：常　青
副 会 长：蒋和定、赵子强、卢化平
副秘书长：陈卫川、高如宏
地　　址：宁夏回族自治区西夏区北京东路68号宁夏中医研究院内
邮　　编：750021
电　　话：(0951) 2024646

2003年工作概况

一、认真学习党的十六届三中全会精神，积极推进中医药科技进步

首先，团体会员单位自治区中医研究院广大会员刻苦钻研业务技术，不断开展新技术、新方法，引进新成果。2003年申报立项自治区科研课题2项，自治区卫生厅科研课题3项，开展新技术15项，总结新成果6项；其次，积极引导使用中药配方颗粒剂；第三，积极拓展学科领域，突出优势学科，如脾胃病、肾病、肝病、糖尿病、腰椎间盘突出症等的治疗在区内外享有盛誉；第四，将中医传统诊断方法与现代高精医学设备有机结合，推动了中医药现代化的发展。

二、充分发挥中医药优势，积极参与传染性非典型肺炎防治工作

一是成立专家技术组和技术攻关组，开展防治工作，积极参与5位“非典”患者的中医药治疗；二是采取多种形式宣传“非典”防治知识。“非典”期间共举办“非典”讲座16场次，技术培训10场次、科普展览2次，参加人次3000余人；三是制定并启动《传染性非典型肺炎防治预案》和《突发公共卫生事件应急预案》，使中医药防治“非典”工作有章可循；四是严格执行自治区中草药最高限价，贴钱为群众发放预防中药，“非典”期间共发放中药45万余剂，代煎中药30万余剂；五是举办“非典”防治等讲座共6次。

三、全心全意为科技进步服务，广泛开展科普宣传和科技咨询

一年来，共举办各类专题科普讲座22次，听讲人数1600余人次，举办中医药科普展览4次，制作展板20块，参观620多人次；举办SARS技术培训16场次，发放宣传资料2000余份；开展《中华人民共和国中医药条例》实施和《宁夏回族自治区发展中医条例》颁布实施1周年宣传义诊活动1场次；组织外出赴港澳访问考察团1个，出访人员4人。编发中医药发展专题报道3种，发行1万余份，报道中医药、回族医药专题新闻5份，编著回族医药专著2部，编辑学术论文集1部，论文126篇，免费培训贫困地区医疗专业技术人员1人。

四、注重队伍建设，组织建设得到进一步稳固和加强

一方面协调相关部门进行积极而有益的人事制度改革，另一方面积极吸纳会员，使会员队伍得到稳固和加强。有多名学会常务理事、理事等分别在中华中医药学会第四届理事会中任职。学会设专业学术机构6个，常设工作组织机构5个，集体会员单位16个，会员670人。

五、加快人才培养，促进中医药学术水平进一步提高

一是举办“非典”专题培训班，培养各级人员，参与和指导中医治疗工作；二是配合宁夏医学院开展的中医、中药学本专科教育工作，广泛动员中医药人员参加培训学习；三是积极组织专业技术人员参加中药配方颗粒与中医现代化专题讲座，积极推行中药配方颗粒临床应用技术，极大地满足了不同服务人群的需要。

【宁夏针灸学会】

2003年工作概况

召开常务理事会议，研究学会发展问题。学会第三届理事会成员改选经自治区卫生厅党组审批通过确定。完成自治区科协年度学会统计报表的填写与上报工作。完成科协优秀论文的评选工作。

26. 新疆维吾尔自治区

【新疆针灸学会】

会　　长：买买提明·沙比尔（退休）
副 会 长：张泳南、申旭德（退休）、徐占英（退休）、霍迎春（退休）
秘 书 长：张泳南
副秘书长：宋晓平
地　　址：新疆医科大学中医学院

邮　　编：830054

2003年度工作概况

一、政治理论学习

2003年学会认真贯彻党的“十六大”精神，加快推进社会主义现代化建设，以经济建设为中心，解放思想，与时俱进，开拓创新，注重时效。在这一年中，学会工作人员积极参加科协举办的各类会议，将会议的精神及时传达给学会会员。并且认真学习党的路线、方针、政策，依靠广大会员的力量热情工作，开创了学会发展的新局面，保证了本年度工作任务的顺利完成。

二、组织建设

为搞好学会组织建设，学会积极吸纳新会员，特别是吸纳年富力强的针灸工作者参加到新疆针灸学会的管理工作中来，使学会组织不断壮大，学会的管理工作不断得到加强，保持学会旺盛的生命力。

根据总会的要求，学会进一步完善会员登记制度和发证工作，让全疆的针灸专业技术人员都有机会成为针灸学会的一员，为学会的逐步壮大创造了条件。截至目前自治区针灸学会共发展新会员10人，使学会补充了新鲜血液。另外，学会还加强了对会员资料的管理，以便在适当的时候将其输入电脑，逐步实现计算机管理。

2003年10月7日新疆针灸学会召开了常务理事会，到会常务理事们经认真讨论后，推选出参加全国针灸学会第四次代表大会及理事会候选人名单。根据中国针灸学会理事候选人条件，学会选出了全国针灸学会理事候选人3人，参会代表2人，此举为学会的改选做好了人事方面的准备。

三、加强学术交流，组织学术会议

2003年8月8日～14日，在乌鲁木齐食品大厦召开了由中国针灸学会主办，新疆维吾尔自治区针灸学会、新疆医科大学中医学院针推系协办的“中国针灸学会全国中青年发展论坛会”、“全国针灸推拿教育研讨会”、“全国针灸学会秘书长工作会议”。共有来自24个省、自治区、直辖市，6个计划单列市和7个分会的代表共120余人次，以及自治区卫生厅、民政厅、科协、针灸学会、新疆医科大学等的有关领导出席了会议。会议共收到论文100余篇，经专家审核，共有60余篇收入论文集。

四、科普与培训

“非典”期间，学会视疫情为命令，视疫区为战场，积极工作，努力奉献，大力宣传防治“非典”工作，为新疆的防治“非典”工作做出了应有的贡献。

2003年7月中旬，为了提高广大群众对针灸临床的认识，更有利地开展针灸临床工作，针灸学会推选会员带领中医学院针灸班学生20余人开展了义务针灸临床推广和普及工作，受到了当地群众的热烈欢迎。

【新疆维吾尔自治区民族医药学会】

会　　长：哈木拉提·吾甫尔
副 会 长：阿义顶、吐尔洪·艾买尔、阿尔甫·买提尼亚孜、艾海提·阿不力孜、巴图孟克、茹鲜古丽·莎比尔、肖开提、阿不都热依木·卡地尔、斯拉甫·艾白
秘 书 长：伊河山·伊明
副秘书长：亚尔买买提、阿米娜·阿巴斯
地　　址：新疆维吾尔自治区乌鲁木齐市延安路6号附1号
邮　　编：830001
电　　话：（0991）2562589

2003年工作概况

一、加强对外学术交流，提高维吾尔医药知名度

成功的筹办了“2003国际维吾尔医药学术会议”。本次会议是一次高层次、高规模的国际学术会议，对推动维吾尔医药的发展具有重大意义。为成功举办本次会议，学会派出一批骨干专为本次国际会议服务。学会还承担了此次会议学术委员会主席、学术秘书，举办维吾尔医药成就展，编辑出版论文集，分管了大量会议事宜。组织学会人员编著了汉、维、英3种文字的论文集，为会议的成功举办发挥了重要作用。

二、积极开展继续教育

为提高民族医药医务人员的论文写作水平，保证“2003国际维吾尔医药学术会议”论文的质量，举办了全区维吾尔医学论文写作学习班，组织专家讲课，参加学习的人数达74名，为征集高质量的国际会议交流论文奠定了良好的基础。

三、积极为防止“非典”

在防治“非典”过程中，学会在卫生厅倡导下，组织维吾尔医专家专题讨论，查阅维医古籍文献，根据维吾尔医防病治病的独特理论和经验，制定出《新疆维吾尔自治区非典型肺炎维吾尔医防病治病的独特理论和经验》，制定出《新疆维吾尔自治区非典型肺炎维吾尔医药防治技术方案》，提出了维吾尔药预防“非典”的基本原则和5个维吾尔药处方，为防止“非典”作出了贡献。

为向社会广泛宣传有关防治“非典”的基本知识，学会组织维医专家用维语开展了3次防“非典”宣传活动，发放了宣传资料。

四、加强编辑出版工作，努力提高学术刊物质量

学会学术刊物工作有了较大进步，从2003年开始《维吾尔医药》杂志由季刊出版改为双月刊。其发行量稳步增长，在编辑出版、丰富杂志内容、提高印刷质量等方面有了较大进步。2003年荣获“新疆优秀科技期刊”、“新疆一级科技期刊”等称号，为交流学术思想、探讨理论观点、宣传维吾尔医药提供了强有力的平台。

五、深入基层，加强指导，掌握信息

学会为进一步了解各分会工作开展情况，组织有关人员深入基层进行调查、讲学和义诊活动。学会秘书长伊河山同志带领《维吾尔医药》编辑部和学会人员前往南疆，督促个分会工作，征求对学会刊物出版工作的意见，为强化基层工作起到了良好的推进作用。

六、强化维吾尔医药科研工作，加快维医现代化进程

为加强维吾尔医药科技水平，学会专家通过多种途径积极争取科研项目和经费，以自治区维吾尔医研究所为龙头开展了一系列应用研究和基础研究工作，并有一部分科研成果有效转化，为维药生产企业增加了活力，增加了经济效益，加快了维药生产现代化进程。2003年共获得国家级资助项目3项，自治区级资助项目1项。

【新疆维吾尔自治区中西医结合学会】

代理会长：张震环
副 会 长：火树华、周云霄、洪秀芳、张泳南、李全智
秘 书 长：李全智
副秘书长：宋鸿奎、杨春年、赵新建
地　　址：新疆维吾尔自治区乌鲁木齐市黄河路53号自治区中医医院内
邮　　编：830000
传　　真：(0991) 5848747
电子信箱：kjk123@sohu.com

2003年工作概况

积极组织会员参加了各单位的预防"非典"工作。学会火树华研究员等参与拟定的预防"非典"系列处方发挥了积极作用。

学会李全智教授等参加的自治区"扶正颗粒的研制"已取得阶段性成果。

学会会员与自治区中医医院其他同仁举办继续教育学习班2期，学员达131人。

学会张震环主任医师以其主编的《临床科研统计方法》一书为主要教材举办讲座2期，乌鲁木齐市及周围县市210余名医护人员、进修生、实习医生参加了听讲。

学会李全智教授主持的"中医药干预糖尿病血管并发症的研究"课题作为自治区重大科研项目（含攻关）批准立项，获资助32万元。

学会与新疆中医药学会、针灸学会、自治区中医院共同举办了"世界传统医药日"纪念和义诊宣传工作。

学会副会长兼秘书长李全智教授被选为新疆医师协会副会长。

积极参加了总会举办的多项学术活动，推荐刘远新主任医师等人分别担任了急救医学、眼科等专业委员会新一届理事。

【新疆中医药学会】

名誉会长：张绚邦
会　　长：金洪元
副 会 长：沈宝藩、李兴培、王多让、牟全胜、周铭心、耿　直、卢　勇
秘 书 长：牟全胜
副秘书长：王　杰、张永平、龚昊、王北疆、柯　岗
地　　址：新疆维吾尔自治区乌鲁木齐市龙泉街66号
邮　　编：830004
电　　话：(0991) 8561035

2003年工作概况

一、组织工作

2003年度共召开会长办公会议4次，主要研究商讨年内的学会工作计划，审核讨论六届理事会理事候选人名单、常务理事候选人名单，研究安排第六次会员代表大会前期筹备工作，调整各工作委员会和各专业委员会人员等本会重大决策事宜。

根据中华中医药学会"推荐四届全国理事、常务理事和资深理事的通知"的要求，学会经充分讨论，推荐周铭心、牟全胜、卢勇3人为中华中医药学会四届理事候选人，推荐周铭心为常务理事候选人，推荐金洪元为资深理事。在9月召开的中华中医药学会全国会员代表大会上，学会推荐的理事、常务理事和资深理事候选人均当选。

根据中华中医药学会"推荐2003年中华中医药学会科学技术奖"的通知要求，学会组织专家对各地区、各单位所报科技项目进行了初审，根据名额要求推荐了自治区中医院、乌鲁木齐市中医院和阿克苏市中医院3家中医院的3项科技项目参加全国评选。此项活动对该区中医药科研事业具有促进作用。

根据中华中医药学会关于"评选先进学会、先进会员、先进专兼职干部"的通知要求，学会推荐了新疆中医药学会、米泉市中医药学会、伊犁州中医药学会和阿克苏市中医药学会为全国先进学会；推荐了牟全胜等3位同志为学会先进专兼职干部，胡小灵等5位同志为先进会员。在中华中医药学会第四次全国会员代表大会上，学会以及由学会推荐的地市级中医药学会均被评为先进学会，并颁发了奖状；由学会推荐的个人亦均获表彰并颁发了荣誉证书。学会周铭心、牟全胜、卢勇参加了此次代表大会。

二、积极参与"非典"防治工作

针对我国一些地区发生非典型肺炎疫情，为做好防治工作，根据卫生厅、科技厅的部署，学会办组织医药卫生界的各主要学会于4月27日在人民广场进行大型以"非典"预防、治疗和卫生保健等为主要内容的宣传咨询活动。学会积极配合并组织了王杰等4位中医、中西医结合专家参加了这次活动，咨询者累计达130余人次。

防治"非典"是中华民族在新时期的一场特殊战役，生产与储备防治"非典"药品是这场战役中的重要一环。鉴于此，结合新疆地域和民族特点，学会与新疆药学会、民族医药学会联合召开专家会议，论证并向自治区"非典"防治领导小组推荐了具有国家准字号、且由该区制药生产企业生产的防"非典"药品和消毒卫生材料：一枝蒿冲剂、克拉霉素胶囊、祖卡木冲剂、卫生手巾纸等。这一建议得到了重视并被采纳。这是学会与兄弟学会一道，为进一步做好该区"非典"防治工作所做出的努力。

为了积极配合"非典"防治工作，学会在所主办的期刊《新疆中医药》杂志上临时开辟了"'非典'防治专栏"，刊登了数篇中医药、维吾尔医药有关防治"非典"的理论探讨文章，《新疆中医药》杂志为该区的防非工作做出了贡献。

三、编辑出版工作

2003年，《新疆中医药》杂志已按时出版5期，发稿300余篇，共计70余万字。同时，学会与新疆药

学会合作共同编辑出版《新疆中医药》2003年增刊1期，共载文70余篇，计21万余字。

27. 大连市

【大连市中医药学会】

会　　长：李春梅

副 会 长：王保民、姜松鹤、谢平、刘效家、张洪恩

秘 书 长：姜松鹤

副秘书长：原所贤、解建国、孟庆刚

地　　址：辽宁省大连市中山区解放路321号

邮　　编：116013

电　　话：(0411) 2681738-2014

2003年工作概况

2003年，大连市中医药学会获全国先进中医药学会称号；著名老中医谷铭三、李寿山被聘为中华中医药学会终身理事，获最高成就奖。大连市人民政府学术专著资助出版评审委员会共同召开了名老中医谷铭三、付魁选、孙传珍学术著作出版首发式。举办市级继续医学教育项目班《中药不良反应研究新进展》，全市300余名专业人员接受了培训。组织申报2003年中华中医药学会科学进步奖1项，获三等奖。针刀医学专业委员会举办了成立10周年纪念活动暨学术活动，来自全国各地的20余位专家和80余位会员参加了会议。选派3名专家赴庄河市中医院，举办专科专病新进展讲座，80余人参加了学习。组织专家举办了2次义诊活动，共为200余人次社区居民进行了咨询和治疗服务。

28. 宁波市

【宁波市中医药学会】

会　　长：王　晖

秘 书 长：沈树恩

地　　址：浙江省宁波市孝闻巷64号

邮　　编：315010

电　　话：(0574) 87282470

2003年工作概况

2003年3～4月起，全国出现"非典"疫情后，学会立即行动起来，积极组织参与"非典"的防治工作，学会组织专家拟出"非典"预防方药，中医专家通过新闻媒体指导群众正确防范。4月20日晚，针对部分群众恐慌心理及部分中药货源紧缺问题，市中医药学会连夜举行专题会议，就中医药防治非典型肺炎进行座谈讨论，专家提出：大力做好预防工作，严防疫源输入，坚持早发现、早报告、早隔离、早治疗；"非典"治疗应解毒扶正为主，辨证施治，做好预防宣教；强调预防性服药也应在医生指导下，因时因地因人而异，辨证施治；并针对紧俏中药短缺提出替代方案。

学会于3月底推荐"东莨菪碱戒毒的临床和实验研究"、"中华三环疗法免疫辨证肝病诊疗新技术"2个项目参加2003年中华中医药学会科学技术奖的评审。3月28日，在宁波市妇儿医院举行第十二次中医药学术沙龙，主题为《子宫内膜异位症的中西医诊治》，全市50多名妇产科医生和中医师参加。9月24日～26日与宁波市中西医结合学会、针灸学会在慈溪市联合举办"2003年学术年会暨继续教育专题讲座"，会议传达了全国第四次中医药学会代表大会精神，会议充分发扬团结协作精神，学术气氛浓郁，宁波市卫生局等相关领导到会祝贺。12月4日，在宁波市第二医院举行第13次中医药学术沙龙，主题为《肿瘤治疗进展》，全市50多名中西医医务人员参加。学会还举办中医继续教育学习班2期。

9月20日参加科协组织的"首届中国浙江科普节（宁波片）"活动，学会派出中医专家参加义诊，并获组织奖。10月23日，市中医药学会应天台县卫生局和县中医院邀请，组织5位中医专家前往交流，并为山区群众义诊，受到群众好评。

8月，市中医药学会被市民间社团管理局评为全市综合能力建设优秀社团。9月20日～21日，举办中华中医药学会第四次全国会员代表大会，市中医药学会王晖会长和沈树恩秘书长参加了大会。会上宁波市中医药学会被评为先进学会，王晖会长当选为理事，全国名老中医钟一棠被授予终身理事并获成就奖，沈树恩秘书长被评为先进学会干部。10月23日，市中医药学会参加宁波市科协在象山县召开的"学会改革与发展经验交流会"，学会《立足本职，当好助手》一文被选入资料汇编。11月5日，宁波市卫生局、市中医药学会举行学习贯彻《中华人民共和国中医药条例》座谈会，卫生局领导、学会常务理事、全国和省名中医、全市中医医院院长及新闻记者等20余人参加会议，会上大家就贯彻《中华人民共和国中医药条例》讲认识、谈体会、提建议，会议气氛十分热烈。

参与《宁波市中医事业发展规划（2003～2010年)》制定出台。

2003年学术年会暨学术交流大会审稿会议后，确定86篇论文全文发表，14篇论文发表摘要，9篇论文列题，并汇编成册。全年出刊《宁波市中医药动态》6期。

承担卫生行政部门交办的职称评审考核，宁波市中医重点学科、专科评审，全国名老中医学术经验继承工作考核，优秀论文和科技奖评选推荐。

【宁波市中西医结合学会】

会　　长：杨国栋

秘 书 长：缪正秋

地　　址：浙江省宁波市西北街42号

邮　　编：315010

电　　话：(0574) 87282446

2003年工作概况

2003年4～5月间，宁波市出现"非典"疑似病例以后，学会立即行动起来，积极组织参与"非典"的防治工作。5月5日，在会长杨国栋的主持下，召开"中西医结合治疗'非典'"的专题研讨会，21名中、西医专家参加了讨论，认为在目前没有抗SARS特效药的情况下，中医中药辨证施治是较为有效的方法。杨国栋会长、周文华副会长还专程赴北京到抗击"非典"第一线，与专家和医务人员共同研讨"非典"防治，《健康报》、《光明日报》、《医

学论坛报》等报刊作了相关报道。副会长传染病专家缪正秋深入农村、社区，为防治“非典”作科普宣传，对基层医务人员进行“非典”防治知识培训，参加宁波市科协举办的“告别陋习、远离‘非典’”广场活动，在“东方热线”网站上回答市民提出的“非典”防治问题，并先后15次参加宁波市卫生局组织的可疑“非典”病人会诊工作。学会编撰的《宁波市中西医结合通讯》第3期刊出传染性非典型肺炎防治专辑。

学会会长、中国中西医结合学会微循环专业委员会委员杨国栋，2003年12月8日～13日在宁波主持召开“莨菪类药治疗急性肺损伤专题讨论会”和第二届“海洛因依赖机制与防治”国家级继续教育培训班兼全国中西医结合戒毒学术研讨会。9月24日～26日与宁波市中医药学会、针灸学会在慈溪市联合举办“2003年学术年会暨继续教育专题讲座”，会议传达了全国第四次中医药学会代表大会精神，会议充分发扬团结协作精神，学术气氛浓郁，宁波市卫生局等相关领导到会祝贺。学会肛肠专业委员会3月22日、7月18日2次举办“便秘和痔的内外科治疗”和“PPH在内痔治疗中应用技术”等学术交流。

学会肝病专业委员会，12次深入社区、学校、机关宣讲“肝病防治”知识，在宁波电台进行肝病讲座及咨询2次。响应“相约健康社区行”活动，1月3日学会与市肝病医院组织专家赴宁海县为基层医务人员及职工举办科普讲座，内容包括“21世纪传染病与寄生虫病面临的新问题”、“脂肪肝防治”、“艾滋病防治”等。9月20日参加科协组织的“首届中国浙江科普节”活动，学会派出代表，就“肝病防治”、“毒品危害”开展宣教，并分发资料300余份。参与“科学养生保健丛书”编写，编写《老年实用保健》一书，已于2003年6月正式出版。

2003年1月10日召开第十三次常务理事会，总结讨论2002年工作总结和2003年工作要点，增补理事并聘请《宁波市中西医结合通讯》副主编，向省中西医结合学会推荐专业委员会成员5名，发展新会员8名。7月31日在市保黎医院召开三届九次理事扩大会，23名理事和代表出席，总结上半年工作，部署下半年工作，杨国栋会长传达了赴京参加抗击“非典”研讨活动的情况，缪正秋副会长传达了市科协召开的学会秘书长会议精神。9月4日召开第十四次常务理事会，根据专家意见推荐5篇论文参加2001～2002年度宁波市自然科学优秀论文评选，其中获二等奖1篇，优秀奖1篇。全年出刊《宁波市中西医结合通讯》5期，其中非典型肺炎专辑1期，肝病专辑1期。

【宁波市针灸学会】

会　　长：施永正
秘 书 长：王序海
地　　址：浙江省宁波市孝闻巷64号
邮　　编：315010
电　　话：(0574) 87242199－2030

2003年工作概况

积极发展新会员，做好会员档案管理工作，对会员进行登记，建立会员技术档案。全年召开理事会2次，常务理事会3次。

9月24日～26日与宁波市中医药学会、中西医结合学会在慈溪市联合举办“2003年学术年会暨继续教育专题讲座”，交流论文26篇，参加代表37人，邀请专家进行学术讲座。

世界传统医药日时，学会与市中医药学会组织大型义诊，多名针灸专家参加，受到群众欢迎。组织扶贫义诊，4名会员不辞辛苦，上山区、下海岛，为贫困地区群众咨询、治病。

3月～9月，会员张奕医生赴宁波市友好城市德国亚琛，进行为期半年的交流、讲学、治病，受到好评。

29. 青岛市

【青岛市中医药学会】

会　　长：胡义瑛
副 会 长：郭正文、谢旭善
秘 书 长：赵国磊
副秘书长：汪运富、唐　明
地　　址：山东省青岛市闽江路7号
邮　　编：266071
电　　话：(0532) 5912536

2003年工作概况

该会大力加强组织建设，为召开第七届会员代表大会做了大量的先期筹备工作，完成了第七届学会理事候选人和各专业委员会委员候选人遴选推荐工作，推荐了理事候选人和专业委员会委员候选人，完成了组织、学术、咨询、科普工作委员会的筹建；调整了部分专业委员会。努力繁荣中医药学术，开展“名师论坛”系列学术活动11次，召开了2次“全市中医护理工作会议”，选派部分中医、中西医结合专家赴海南参加“全国院感工作会议”，成功承办了“全国中西医结合肿瘤防治研讨班”、“全国中医医院院感管理培训班”，受到上级领导的好评。积极配合政府开展中医药防非工作，开展了养生保健防治“非典”的大型咨询活动，组织专家出台了《青岛市非典型肺炎中医药防治技术方案（试行）》，而且向广大市民推荐了用于一般健康人群预防“非典”的中药处方——养肺汤，组织开通了2部“非典”中医药预防咨询热线，提出了“市民防非30字要诀”，组织召开了“中医药防治‘非典’学术研讨会”。发挥政府中介作用，在调研的基础上制定了《青岛市农村中医药工作行动计划(2003～2005)》，举办了“庆三八妇女节，大型义诊宣传活动”；组织专家对新建中医、中西医结合医院进行了评审验收；对2003年度中医（中西医结合）科研课题进行了立项评审，并在课题申报以前对有关单位人员进行了指导和培训；组织专家编写了《青岛市居民养生保健指南》，受到人民群众的广泛欢迎；组织专家开展了第2周期综合（专科）医院示范中医科评审工作，对全市中医（中西医结合）医院的医疗质量进行了检查，并汇总折算成质量指数由卫生部门向社会公示；为配合《中华人民共和国中医药条例》的颁布实施，组织学会会员进行了《中华人民共和国中医药条例》相关知识统一考试，并派人参加了《中华人民共和国中医药条例》的全省知识竞赛，以优异的成绩闯入决赛，并在决赛中夺得三等奖。

30. 深圳市

【深圳市中医药学会】

会　　长：肖劲夫
副会长兼秘书长：杨卓欣
常务副秘书长：黄剑虹
地　　址：广东省深圳市福田区福华路1号市中医院内
邮　　编：518033
电　　话：（0755）83334009－2346

【深圳市针灸学会】

会　　长：杨卓欣
秘 书 长：于海波
副秘书长：皮　敏
地　　址：广东省深圳市福田区福华路1号深圳市中医院内
邮　　编：518033
电　　话：（0755）83334009

【深圳市中西医结合学会】

会　　长：陈如山
秘 书 长：孟庆春
常务副秘书长：吴正治
地　　址：广东省深圳市笋岗西路3002号
邮　　编：518035
电　　话：（0755）83617283

【中华中医药学会深圳分会、康复推拿医学专业委员会】

秘 书 长：邱建文
主任委员：骆仲达
地　　址：广东省深圳市福田区景田北路6001号（5楼）
邮　　编：518034
电　　话：（0755）83548583

【中国人才研究会骨伤人才分会深圳骨伤人才学术委员会】

主任委员：黄明臣
秘 书 长：赵中意
秘 书 长：李香枝（兼）
地　　址：广东省深圳市罗湖区金塘街40号
邮　　编：518010
电　　话：（0755）82247153

31. 厦门市

【厦门市中医药学会】

会　　长：卢太坤
常务副会长：杨叔禹
副 会 长：杜锦海、张泽民、林钦钦
副会长兼秘书长：孙　健
副秘书长：张瑞良

2003年工作概况

一、组织工作

建立健全理事会、常务理事会会议制度，2003年召开理事会1次，常务理事会2次，对学会工作进行总结并制定下一步计划，并对重大事宜进行讨论，如2003年中华中医药学会的理事推荐及评选先进学会干部优秀会员等，由于学会理事会领导班子成员的工作变动，学会召开常务理事会，及时调整了领导班子，使学会的各项工作能够顺利进行。2003年发展会员18名，目前学会拥有会员196人，均为国家级会员。

二、学术活动

经常性学术活动，2003年共举办11场学术讲座，并邀请湖南省中医研究院潘敏裘院长为该市医务人员作《中医药治疗肿瘤新进展》的专题学术报告会，对于参加学术活动的会员按规定授予继续教育学分。与福建省中医药学会、龙岩市中医药学会联合举办“山海”中医药学术研讨会，学会会员积极撰写论文30多篇参加交流，卢太坤会长亲自带队参加会议。

积极做好厦门市科协年会医科分会场工作，学会共推荐20多篇论文参加交流，其中杨叔禹副会长《关于中西医结合防治糖尿病的思考》、吴耀南主任《活血化瘀法治疗老年脾胃病近况》选入科协年会论文汇编并参加主会场的大会发言。与厦门中医培训交流中心联合举办国家级继续医学教育项目，如《中西医结合治疗糖尿病新进展学习班》、《中西医结合治疗肝病新进展学习班》。

三、科普工作

在2003年的抗击“非典”工作中，学会专门召开常务理事会认真学习党中央、国务院有关抗“非典”的方针及部署和国务院副总理兼卫生部部长吴仪同志在《与部分在京知名中医药专家座谈的重要讲话》，并印发会议纪要转发吴仪的讲话发至全体会员，要求全体会员认真学习吴仪讲话，动员广大中医药工作者在抗击“非典”中做出贡献。学会还组织专家到农村向农民宣传防治“非典”的科普知识，受到广大农民群众的欢迎。积极参加市科协组织的科技宣传周活动及科技“三下乡”活动。发动会员撰写中医药科普文章，在厦门日报、厦门晚报发表20多篇，这些内容有中药使用与服用、中医美容、肝病防治、中医养生等。

四、受卫生行政部门委托，承担执业中医师的考务工作，2003年共有143人参加考核，其中师承人员73人

五、组织会员学习《中华人民共和国中医药条例》

在2003年10月1日《中华人民共和国中医药条例》实施前，学会配合市卫生局中医处积极做好《中华人民共和国中医药条例》的学习宣传工作，向每位会员发放《中华人民共和国中医药条例》小册子，与市中西医结合学会、针灸学会联合召开学习贯彻条例座谈会，并组织专家上街进行义务咨询，掀起学习条例的热潮。

六、关心名老中医

每年的中秋、春节由杨叔禹副局长亲自带队慰问名老中医。2003年该市林庆祥、盛国荣老中医患病期间，学会专门到家里看望慰问他们，去世后学会向他们赠送花圈和慰问金，体现了党和政府对他们的关怀。

七、其他

学会康老被中华中医药学会授予成就奖并被聘为终身理事；杨叔禹副会长当选为中华中医药学会理

事及全国中医药学会糖尿病学会副主任委员；学会被评为全国先进学会；市中医院被评为全国先进会员单位；卢太坤、王宛成、韩峭立、张瑞良被评为先进干部，高树彬、伍德娜、陈少玫、兰启防、林清溪被评为优秀会员。

【厦门市针灸学会】

会　　长：陆　凡

副 会 长：王金英、吴家庆、谢俊杰

副秘书长：钱晓燕、孙丽华、黄建军

2003 年工作概况

一、加强组织建设

理事会成立以来坚持执行理事会制度，定期召开理事会、常务理事会，认真贯彻落实市科协布置的各项工作任务，做好学会自身建设，并根据学会工作实际需要及时做好年初的工作计划总体安排、阶段规划及年度工作总结，为学会的各项工作顺利开展做好保证。在组织建设方面，学会根据市针灸队伍人员的变化情况，及时做好老会员重新登记和新会员的发展工作，根据学会章程，认真审核发展对象，不断补充新生力量，发展了一批新会员。

二、开展学术活动

开展学术交流是学会工作的主要任务，学会努力开展形式多样的学术活动，除邀请该市针灸专家黄建军、张水生、程绍鲁、王朝霞等同志在学术交流会上传达全国针灸会议精神、交流学习心得和临床经验外，还邀请了省内针灸专家、省针灸学会会长吴炳煌教授做针灸专题报告；介绍并组织会员参加了在厦门举办的《全国中风高级研讨班》、《现代针灸提高班》和在泉州举办的《省针灸科学研究及课题申报培训班》；同时还协助省针灸学会、中国针灸学会在厦门主办了《全国针灸临床研讨班》，使广大会员有机会聆听来自全国的针灸名家介绍国内外针灸动态及针灸临床经验，开阔了眼界，增长了专业知识。

近年来，学会积极鼓励会员撰写论文，总结教学、科研及临床经验，不断提高会员的专业技术水平。据不完全统计，2001 年以来，学会会员在省级、国家级刊物上发表论文近百篇。程绍鲁、周然宓、张水生、钱小燕、郭尧杰等同志的 5 篇论文荣获厦门市科协自然科学优秀论文三等奖；王彦晖教授编著的《中医湿病学》荣获 2002 年全国中医药优秀学术著作奖；黄建军教授等开发的网上课程《中国针灸学》课件在全国提交的 1558 件参赛作品中，荣获 2003 年第七届全国多媒体教育软件大奖赛一等奖。

三、增进对外交流

厦门大学海外教育学院中医系的老师们，长期以来活跃在培训海外学员的第一线，他们多次派人到印尼、美国、马来西亚和香港等地讲授针灸医学，为传播中华传统文化，推广中医和针灸教育做出了不懈的努力。市中医院、一七四医院等医院的针灸科多年来也配合厦门大学海外教育学院，努力做好海外学员的临床带教工作。中医院针灸科也多次接待来自台湾、香港、美国、马来西亚的针灸工作者来厦交流学习。2003 年 9 月，王彦晖、周然宓老师出席在印尼召开的第七届亚细安中医药学术交流会进行学术交流。全体会员为弘扬针灸医学，扩大该市针灸学术界对外影响作出了不懈的努力。

四、开展科普宣传和送医药下乡

学会配合市科协组织的科技宣传活动，开展科普宣传，普及科学知识，推广卫生教育，为提高市民素质做出了努力。学会 4 次组织部分理事、会员到公园南门进行义诊咨询、出版科普宣传栏，宣传针灸医学和医疗卫生知识，让市民进一步了解、体会针灸医学，增长卫生保健常识；2 次组织全体理事配合市科协的科技下乡活动，到同安新圩镇开展医疗咨询、送医送药工作，共免费诊治村民 300 余人次，受到当地群众的热烈欢迎和好评。

五、募集善款，为学会开展各项活动创造条件

由于学会为非赢利性学术团体，行政经费有限。为了更好地弘扬针灸医学，造福一方，学会积极寻求社会支持，向海外企业界慈善人士募集善款，用于聘请外地专家来厦门讲学，筹办学术会议，购买送医送药所需药品等。如香港慈善家温金海先生慷慨解囊，2002 年～2003 年间，先后捐资 10 万元，为学会的各项工作得以顺利开展打下了良好的基础；一些马来西亚、香港、台湾、新加坡人士也先后捐资 3 万多元，支持学会的义诊和送医送药活动，并亲临现场考察。

【厦门市中西医结合学会】

会　　长：董亦明

副 会 长：陈治卿、兰启防、何其昌、杨叔禹、黄跃东

秘 书 长：陈国源

副秘书长：梁　萌

2003 年工作概况

一、学会组织管理工作

2003 年初始，学会召开全体理事会议，确定了当年工作要点，部署了 2003 年工作计划，使 2003 年工作有序地开展。

2003 年学会召开 1 次全体理事会，2 次常务理事会，刊出《中西医结合工作简报》3 期。会议主要检查、落实阶段性工作完成情况，总结经验，布置下一阶段工作，及时完成了学会各项任务。

为加强学会工作，充分发挥中西医结合骨干力量在各医疗单位的领导作用，2003 年学会召开常务理事，增补了 2 名副会长，3 名常务理事，促进了学会工作的开展。

筹备学术年会工作。为了办好中西医结合学术年会，学会收集会员论文，落实会员登记工作，现上报学术论文 49 篇。

宣传《中华人民共和国中医药条例》工作。《中华人民共和国中医药条例》是中西医结合学会的一件大事，学会参加了市卫生局和市学会办公室举办的《中华人民共和国中医药条例》座谈会和《中华人民共和国中医药条例》宣传与义诊工作。这次活动鼓励了中西医结合工作者为中西医结合事业奋斗的信心。

二、科普工作

2003年市科协举办的“抗‘非典’科技周活动”，学会积极响应，举办了宣传专刊，组织了“抗击‘非典’义诊活动”。有8位中西医结合专家参加，接受群众健康防病咨询、诊病260人次，受到社会的欢迎。

2003年中西医结合学会全体会员在各个医疗单位积极响应市委、市政府“抗击‘非典’”的号召，坚持守岗位，发挥了临床中西医结合骨干的作用。同时，在市科协和市卫生局学会办公室的组织下，学会同市医学会一起参加“抗击‘非典’，科技下乡活动”3次，参加专家10多人次，举办“防治‘非典’讲座”2次，听课400多人次，受到农村、学校的欢迎，收到了较好效果。姜燕、陈国良、陈国源同志荣获了市科协授予的“厦门市防治‘非典’优秀科技工作者”的光荣称号。

2003年学会会员以各种形式开展科普宣传工作，王长荣、陈国源等同志分别在《厦门晚报》、《上海中医药报》、《鹭江银潮杂志》等发表科普文章10多篇，计2万多字。同时学会接受社区科普讲座4次，听课近1000人次。学会有1名会员被授予“厦门市科协系统科普工作先进个人”。

三、学术活动

2003年学会开展中西医结合学术讲座11次，讲课者认真准备，学术专题均突出了专病中西医结合进展，知识前沿性强，指导临床实用效果好。学术活动4次在市中医院，7次在湖里中西医结合医院，听课者2000多人次，反应良好。

2003年市科协系统举办全市学术年会，学会参与学会会场组织工作和会议学术交流，会员以各医疗单位专科专题和中西医结合专题两种形式参与，入编学术论文10多篇。2003年“海峡两岸中西医结合学术研讨会”召开，学会积极组织学术论文参加，共同促进了两岸中西医结合学术往来。

四、科研工作

2003年学会会员在全国和省一级期刊发表学术论文31篇，参加全国中西医结合学术研讨会10人次，兰启防副会长有2项科研课题在市级立项。

（二）香港、澳门特别行政区和台湾省中医药

【香港将首次在公立医院开设中医门诊】 香港特区政府医院管理局拟在雅丽氏何妙龄那打素医院、仁济医院、东华医院开设3处中医药门诊，首家中医门诊年底前启用。这是香港首次在公立医院开设中医药门诊。基于香港缺乏有经验的中医主诊医师，医管局将聘请内地高水平医师，详细计划正在制定中。

“非典”疫情暴发时，中医药在防治“非典”中起到了重要作用。广东中医专家亲临香港，帮助香港医疗界战胜“非典”，使港人认识到传统中医药的治疗作用。为此，特区医管局积极实施中医药诊所计划，包括鼓励发展中医药基础研究、循证为本的研究活动等。另外，香港计划在2005年前，再开设15处中医药门诊。

【香港举办首届“中医药全球大会”】 以“扩大同业共识，促进强强合作”为宗旨的首届“中医药全球大会”于9月12日～13日在香港会议展览中心举行，来自中国、莫桑比克、越南、柬埔寨、老挝、缅甸、菲律宾、泰国、印尼、南非、加拿大等国家和地区的卫生官员、非洲传统医学联盟组织主席以及工作在世界各地的40余个社团组织首脑、中医药代表800余人出席了大会。

这次非官方的会议是世界大城市医药团体首脑协会会长古广祥先生策划组织，由中华中医药学会、香港中国医药学会、世界大城市医药团体首脑协会、泰国卫生部泰中医学交流中心、南非卫生部综合健康委员会、世界东西医学联盟（USA）、美国世界传统医学会、加拿大执业中医师公会、全欧洲中医药学会联合会、澳洲全国中医针灸学联合会等共同举办的。莫桑比克共和国总统、毛里求斯共和国总统、泰国副总理、纳米比亚、老挝、菲律宾卫生部长、南非共和国社会发展部部长，以及中国卫生部副部长朱庆生、香港特首董建华、澳门特首何厚铧等专门为大会发来了贺词。

随着知识经济与科学技术的迅猛发展，中医药学的国际地位也越来越高。越南、老挝、柬埔寨、非洲从业人员公会等的代表在会上分别介绍了中医药及传统医药在这些国家和地区的情况，美国世界传统医学会会长罗志长就美国加州中医针灸立法概况、英国中医注册学会会长梅万方就中医药立法在中医全球化中的策略地位、澳洲全国中医师学会联合会会长林子强就中医立法在欧洲、墨西哥中国传统医药研究院院长张大千就2002年墨西哥政府中医政策的变化及对拉美一些国家的影响、中国民族医药学会会长诸国本就中国民族医学是当代卫生资源的重要组成部分、广东中医药学会会长张孝娟就中医心理学、天津中医学院第一附属医院院长、中国工程院院士石学敏就以针灸治疗为中心的中风诊疗体系等作了精彩的报告。

这次大会包括学术交流与商务合作两大部分。学术论坛设首脑论坛、专家论坛、SARS论坛、医院管理论坛、特色疗法论坛等。

第二届“中医药全球大会”将于2年后举行。（张东风）

【四川与香港签订1.5亿美元中医药合作项目】 2003年四川与香港签订了17项中医药合作项目，内容涉及中医药合作研究、技术转让和产品销售等方面，总金额达1.53亿美元。

在香港举办的“四川·香港合作发展周”上，四川省设置的“国家中药现代化科技产业（四川）基地建设成效展”，向香港企业展示了传统中医药文化、中药现代化科技产业园、药材生产体系、中医药研究

开发体系、中药制药体系和配套服务体系等方面的成果，并推出了中医药合作项目 94 个，总投资额为 2.3 亿美元。

【台湾生物科技公司开发珍贵中药材】 台湾地区永丰余生技公司利用5年时间，在海峡两岸以组织培养法培养珍贵中草药霍山石斛，取得丰硕成果。该公司计划年底推出首批石斛保健产品，2004 年起在祖国大陆批量生产，并投放市场。

霍山石斛原产大陆，具有清肝明目功效，与冬虫夏草、天山雪莲并列为中国 9 大仙草。因产量稀少，大陆 1987 年将之列为国家濒危植物，禁止野生霍山石斛交易。

永丰余累积上百种杂交新品种，开发可取得最大有效成分收益量的品种，进行大量温室繁殖，并营建了完整的研发平台。永丰余开发出的霍山石斛已获大陆认证，成为第一家获得霍山石斛认证的企业。

永丰余认为，利用霍山石斛进行中草药保健食品和中药眼科新药研发具有极大的发展潜力。

（印高乐）

【台湾中医药概况】 中国医药学是中华民族之医，海峡两岸的中医药学同出一源，中医药界的交流不断深入，但台湾中医药学又有其独有的特色。

一、中医师的产生

台湾中医师的产生有两条途径：一是私立台湾“中国医药学院”培养的正规本科毕业生，一是通过中医师特种考试合格而获得行医执照的。目前，基本形成了老、中、青三代，中西医一元化的互动互促格局。老一代的中医师多是国民党迁台前后赴台的行医人员。中青代中医师是目前中医舞台的主要力量，多受到良好的中西医教育，其中，相当一部分人毕业后赴美国、日本留学，带回了许多新思路。但总体情况是供小于求，分布不均，城多乡少。

二、台湾的中医师考试有三种

一是“中医师检定考试”（简称“检考”），另一种是“特种考试中医师考试”（简称“特考”），第三种是“中医检核考试”。检考是特考的前期，参考人员基本不受条件限制，只要年满 22 岁，按照公布的必读书籍自修即可参加（不限学历，男女均可）。通过检考可在台湾参加中医业务，但没有行医执照。通过检考，或已具备检核考试资格者，可进一步参加特考笔试，特考非常严格，近 2 年通过率不足 2%。特考笔试合格后，还要经过 1 年半的临床医学训练，成绩优良方可领到中医师考试及格证书。检核考试的报考资格是医学院中医学系毕业，或医学系毕业并修习中医一定学分，或华侨在侨居地执行中医师业务达到一定年限、声望卓著者，考试通过即发给中医师执业证书。依据台湾专门职业及技术人员考试法第十三条的规定，2001 年 ~ 2005 年，连续 5 年办理新案考试及旧案部分科目不及格者补考，2006 ~ 2008 年仅办理旧案部分不及格者补考，2009 年停办中医师检定考试。伴随这三类考试，产生了一系列中医辅考机构，遍及全省，如著名的志光、金榜、学儒补习班，在台北、中坜、新竹、台中、高雄、嘉义、台南、宜蓝、台东、花莲等地都有办班。它们定期出版刊物，提供相关咨询及各考试科目准备要领。辅导形式有面授、书面函授、录音函授等。

三、中医药人员的在职教育

医师在职教育始于 1977 年，由卫生署与私立台湾“中国医药学院”及“中国文化大学”合办“中医师现代医学进修班”，截至 1993 年底共举办了 17 期，受训人员近千名。主要是通过 3 ~ 5 个月的学习，接受现代基础医学教育，了解现代医药的新观念、新知识、新技能，使用现代医学仪器提高医疗技术。1987 年，《中医师进修法案》颁布，在职中医师的培训被列入规划。该法案规定：60 岁以下的执业中医师将利用双休日进修，累计 430 学时，其中，现代基础医学课程 220 学时，中医药课程 210 学时。药师在职培训始于 1981 年，目前台湾领有执照的中药商已有 7000 多人，他们的进修课程有中药概论、本草、中药方剂学、中药炮制、生药学。

台湾“中国医药学院”是一所中西合璧学院，在台中市北区，1988 年建立第二校区（云林县北港妈祖纪念医院）。设有日间部 10 个系，夜间部 1 个系。分别是医学系、药学系、公共卫生学系、牙医学系、医事技术学系、学士后中医学系、营养学系、护理学系、复健学系、药学系（夜间部）。硕、博士研究所 7 个，其中 5 个招收硕士生（1975 年开办硕士班），4 个招收博士生（1988 年开办博士班）。大学师生比例 1：17。该院创办最早的系是中医系，1972 年起，学制由原来的 6 年改为 7 年，必修学分 359 分，其特点是中西医教育并重，注重基础。在校学习 5 年后，还要临床训练 2 年，除学习相当数量的中医科目外，还要学习教育部颁布的全部西医课程。学生毕业后获取中医师执照后还可参加西医检核考试。目前，75%的毕业生取得双执照。学士后中医学系学制 5 年，毕业后只能报考中医师执照。药学系学制 5 年，必修学分 184 分。研究所硕士班学制 2 ~ 4 年，博士班 2 年。

附属医院 2 所，其中台中附属医院设病床 550 张，北港附属医院 1985 年启用，床位 450 张。图书馆馆舍 1659m^2，藏书 6 万多册，期刊近千种，包括大陆一些中医药图书、期刊合订本。

近年来，台湾与大陆的中医药文化交流不断深入，有越来越多的台湾留学生在大陆获得中医药硕士甚至博士学位，他们必将为两岸中医药的发展作出新的贡献。

（邵文彬 朱丽红）

【香港成立专家小组统筹中医药治疗“非典”】 香港特区政府卫生福利及食物局局长杨永强 5 月 28 日宣布，香港医院管理局已成立中医治疗“非典”专家小组，共同商讨中医药治疗“非典”事宜。

中医治疗“非典”专家小组成员包括香港本地和内地的中医药专

家，以及医管局和卫生署的其他专家。截至5月24日，特区政府共收到298份有关治疗“非典”的中医药疗法建议书。

中医治疗“非典”专家小组已制定预防和治疗“非典”的研究和治疗方案，医管局管辖下的医院采用这些方案治疗相关的“非典”病人。除了治疗“非典”病人外，专家小组也为医管局一线医护人员提供预防感染的中药。

其中，广东省中医院的2名中医药专家林琳教授和杨志敏教授于5月初到港，就采用中医药治疗“非典”病人提供专家意见。她们曾在广州采用中西医药结合疗法治疗“非典”病人，抵港后，她们一直与香港3间开办中医药课程的大学中医药专家紧密合作，制订有关采用中西医药结合治疗“非典”的方案。

同时，特区卫生署的港口卫生处负责执行《检疫及防疫条例》的有关条文，以防止传染病在香港蔓延。这一条例也实行《国际卫生规则》的措施，防止瘟疫、霍乱及黄热病等疫病传入香港。

（罗　政　卢志扬）

【香港对中药实施规范化管理，中药商发牌制度开始实施】　香港中医药管理委员会（下称管委会）5月5日开始实施中药商发牌制度，凡经营中药材零售、中药材批发、中成药制造或中成药批发等业务的人士，必须向管委会管辖的中药组申领牌照。符合过渡性领牌的中药商须于2003年7月15日或以前递交申请。

管委会主席谢志伟博士说：“中药商发牌制度是将中药行业纳入规范化管理的一个里程碑，通过发牌制度可以确保中药行业的执业水平，从而保障市民健康。”谢博士表示管委会及中药组在2002年完成了中药规定管理的附属法例草拟工作。《中药规例》中与中药商发牌制度有关的条文、《中药业（监管）规例》及《中医药（收费）规例》于2003年4月30日生效。在实施中药商发牌制度大约半年后，开始推行中成药的注册制度。

卫生署助理署长梁挺雄医生说：“任何中药商如果在2000年1月3日起经营有关的中药业务，则符合过渡性领牌的资格。过渡性牌照的申请期为2003年5月5日～7月15日，逾期递交的申请将不会被接纳。不符合过渡性领牌资格的中药商，亦应在该申请期内递交申请，以便中药组处理及尽快发出牌照。在首次发牌工作完成时，未领有牌照者，不可经营有关中药业务。”中药组还制订了4份执业指引，包括中药材零售商执业指引、中药材批发商执业指引、中成药制造商执业指引及中成药批发商执业指引，就营业处所、贮存场地、设备设施以及人员资历等方面，向业界提供详细指引。

领有牌照的中药商，除须符合相应的规定外，还要遵守执业指引，以确保中药行业的水平。如果牌照持有人违反法规、发牌条件或执业指引，中药组可根据《中药业（监管）规例》，考虑将牌照暂时吊销、撤销等。

【香港发展中医药的现状与展望】

香港仅有七百万人口，自身的中医药资源与市场非常有限，加之长达150年之久以西方文化为主导的影响，使中医药长期处于被排斥的境地。近年来的情况开始变化，政府提出了要努力把香港发展成为国际中医药中心的目标，受到了中医药界、商界以及社会各界的广泛关注与支持。

一、发展现状、不足与优势

近年来，香港中医药的发展和进步是显著的，主要体现在以下方面：

第一、在《基本法》的基础上，确立了香港中医药的法律地位。立法会于1999年通过的《中医药条例》，对香港中医药的发展提供了法律保障和依据。

第二、香港中医师注册制度、中药产品登记制度等正在稳步地推行，其他相应的各种中医药规管措施也在不断制定之中。这一工作将大大提升中医药的社会公信力，同时将使广大市民享有更为优质的中医医疗与保健服务。

第三、以香港浸会大学于1998年开办本港首个由政府资助的五年全日制中医学学士学位/生物医学理学士（荣誉）双学位课程为标志，香港的中医药人才培养纳入了正规的高等教育体系，使长期以来师传弟子的传统中医教育方式开始向现代的高等教育方式转变，结束了香港无中医药高等教育的历史。1999年香港中文大学也开办了全日制中医学士学位课程。2001年9月，香港浸会大学又开办了本港首个四年全日制中药学士学位课程。上述课程的开办，为香港高级中医药人才的培训以及中医药的长期、稳定地发展奠定了基础。除此之外，香港大学、香港浸会大学、香港中文大学等也开办了兼读制或/和日间制中医药人才培训各类课程，使香港中医药教育呈现着前所未有的发展局面。中医药教育的宗旨旨在为香港培养新一代的中医师、中药师及中医药科技人才，同时为现有中医药从业人员提供持续教育机会，提升业界的专业水准。在课程设计上，除了充分地吸纳中国内地中医药的教育经验之外，还充分地考虑了香港的法律和医疗体制的特点，以及人文环境等情况，使其人才培养适应香港未来社会和广大市民的需求。

第四、中医药研究与科技水平正在不断提升。近年来，中医药在竞争香港研究资助局、大学教育资助委员会、创新科技署等高层次科学基金项目的能力明显加强，资助项目的数量和资助金额大幅上升。一批具有较高学术价值或/和开发应用前景的研究课题正在进行之中。更为重要的是，由香港赛马会出资5亿港元设立的香港中医药研究院已经成立，这将有力地促进香港中医药的应用研究和产品开发。

第五、中医医疗与保健服务模式正在由传统的单一个体执业向多样性方向转变。近年来，一些初具规模的中医医疗机构相继开办，其设施与环境有所改善，中医医疗与保健的社会公信力和医疗市场竞争力也得到加强。一些大学应中医药教育和研究的需要，也开办一些中医诊所或研究中心。更为主要的是，中医门诊服务将逐步进入香港的公立医院系统。在2001年政府的施政报告中，明确提出要在2005年之前在公立医院开设18个中医诊所，这是逐步把中医药正式纳入香港公立医疗与保健系统的重要一步。

第六、中医药发展引起了社会的广泛关注，许多有识之士采用多种方式支持和推动香港中医药的发展，包括捐资中医药教育、投资开发中医药产品和建立生产与经营企业、开办中医医疗与保健机构等等，使中医药的发展已经成为社会各界共同参与的行动。

香港中医药的发展，仍然存在着许多的不足。首先，发展中医药起步晚，人才较缺乏。目前，尽管中医业界拥有数千人的队伍，但由于长期以个体执业经营，缺乏持续教育的社会途径，令其队伍的素质参差不齐。而近年来大学开办的中医药教育和研究机构规模也很小，从事中医药教育与研究的经验也比较缺乏。因此从总体上讲，中医药教育与科技水平与本港西医界和内地中医药界相比都有很大的差距。第二，中医药教育、研究、科技产业等设施不足，与发展成为国际中医药中心目标所应具备的条件不相适应。第三，中医医疗与保健尚未被纳入香港的公共医疗保健和医疗保险体系，特别是至今尚无中医部和中医医院，严重制约着中医临床医疗和研究水平的发挥，难以为广大市民提供更全面的医疗和保健服务，同时也严重影响着中医学生的临床培训。第四，发展中医药的意义和作用尚未在学界、医疗卫生界以及政府等社会各界形成广泛的共识，中医药学科及其教育、研究与医疗的特点和规律尚未被广泛地深刻认识和理解，歧视与偏见仍很严重。第五，商界对中医药产品及其健康产业开发的投资力度很弱，存在着短视行为。

但香港中医药的发展也日益显露出自己的优势。首先，香港乃东西方文化交融之地，东西方文化的长期洗礼使香港社会具有充分利用东西方文化和文明的成果对中医药进行管理、研究与发展的文化基础和知识源泉，这一优势是中国内地和其他国家所不能比的。其次，香港具有发展中医药的各方面资源储备，包括基础科技、信息、多学科科技人才、资金等，若能充分利用这些资源，将会形成发展中医药的强劲动力。第三，香港社会的人文渊源、地理环境、生活习惯等，具备了较好的认识和接受使用中医药的民众基础，为发展中医药提供了适宜的土壤。据调查，香港约有60%的市民曾经就诊中医。在香港提供门诊服务的医疗机构中，约10%为中医诊所，但这些中医诊所在未享有任何政府资源的情况下，却承担了约22%的总门诊医疗服务量。第四，香港的法律体制和管理制度等方面具有较强的国际公信力，故使中医药的管理经验和研究成果容易受到国际社会的关注或接受，比较容易与国际接轨。第五，香港学界治学严谨，商界注重市场分析，学界与商界若能紧紧携手，将大大促进中医药科技成果的产生及其转化应用，同时服务于香港经济发展。第六，香港崇尚学术自由，尊重知识，尊重人才，具有较好的学术环境，并且具有吸引与培训优秀人才的条件和有效机制，这将为香港发展中医药提供不竭的智力支持。第七，发展中医药已经成为香港政府和社会共同关注的焦点之一，中医药界若能把握这一时机，加强自己的实力并取得成效，将会赢得社会各界的更大支持。

二、发展潜力与期望

香港发展中医药仍处于初期阶段，尚有大量的事情要做。学界、业界及社会各界和市民要有韧性、毅力和耐心，切忌浮夸和急躁，要先将基础性工作做好，这样才能保证持续地发展。要打好基础，主要有以下几方面：

完善中医药立法保障和管理制度，让中医药的发展在完整的法制轨道上持续、健康地运行。具体来说，立法会和政府部门要在现行的中医注册制度的基础上，加快实行中药注册制度和中药制成品审评制度，确保中医药从业和发展的法制化和规范化，全面提升业界的法律地位和专业水准，进一步增强中医药的社会公信力。

建立系统优质的中医临床医疗规范指引，促进中医医疗与保健系统快速而健康地发展，适应中医服务由单一个体执业模式向多样化服务模式的转变及中医注册制度的实施。这一工作必须在认真调查研究，并广泛征询中医药业界、学界和社会各界人士意见的基础上进行，令其指引既符合中医药的特点，又与香港医疗体制及其背景相适应，这样既能促进业界专业水准提升，又能保护和促进中医医疗与保健体系的建立和发展，并将其逐步纳入香港社会公共医疗保健和医疗保险系统。与此同时，政府和社会要募集资源发展公立中医医疗机构，包括在公立医院开设中医门诊部、中医治疗住院服务和逐步建立中医院。必须指出，香港要发展成为国际中医药中心，单靠开设中医诊所和在公立医院设立中医门诊服务是很不够的，门诊治疗不能为某些需要住院的患者提供系统的中医治疗，也不能提供适应中医、中药高等教育所必需的临床实习条件。此外，就中医研究来说，没有住院部很难进行中医治疗的系统观察和分析，要开展高水平的中医循证医学研究更无可能。因此，无论从为广大市民提供优质服务角度来讲，或是为适应中医临床教学和研究的要求，都必须尽快在公立医院建立中医住院部，从更长远来讲，应建立具有香港特点的以提供中医治疗服务为主、西医辅助配合的中医院。但是，这一工作的重要性和紧迫性尚未被完全认识。建立中医住院治疗部或中医院是香港中医药能否持续发展以及能否成为国际中医药中心的关键，要用长远的眼光去看待，要把它作为一个重大策略去研究并寻求相关问题的解决办法。

加强中药监管，建立中药材及其中药产品的登记、注册和监管制度，尤其要尽快制定《香港常用中药材质量标准》。这一工作不仅能有效地监控伪劣中药材，而且能提升中医药的服务素质，增强广大市民对中药的信心，同时促进香港的中药材出口，甚至为中国内地和其他国家对中药材的生产、经营、贸易和临床使用等提供参考标准。此外，要尽快建立香港中药新产品评审制度和指引以及中药制成品的生产和管理规范，尽快受理本港中药新药和保健品的申报和审评，为发展香港中药工业提供产品来源和法律保障。尤为值得一提的是，香港赛马会中药研究院有限公司（Institute of Chinese Medicine，ICM）已经成立，预计很快将有中医药应用研究项目（包括中药新药和保健品开发）通过ICM的资助进行研究与开发。若香港没有自己的中药新产品受理和评审制度，将只能向中国内地和国外有关机构申请，这将会制约香港中医药产业化的发展，故需政府有关部门予以重视。

建立健全中医药教育体系，为香港中医药的持续发展提供人才资源和智力支持。就一个国家来说，综合国力的竞争关键在于经济的竞争，而经济竞争的背后在于科技的竞争，科技竞争的背后在于教育的竞争。归根到底，关键在于教育。中医药要发展成为现代科学技术的一部分，要以高质素的专业水准纳入香港公共医疗与保健体系，为广大市民提供高素质的医疗与保健服务，关键仍然是教育。因此，中医药教育的地位丝毫不能动摇，政府和社会有识之士要以战略家的眼光支持本地化中医药教育的发展。而就教育本身来说，要充分考虑本港的特点，不能照搬中国内地或国际一些机构中医教育的模式，只能借鉴其成功经验为香港之所用。在现阶段，首先要完善其学科结构和人才培训的层次结构，建立完整的全日制中医药学位课程体系，按照中医药的学科特点及香港注册中医师和未来注册中药师的基本要求设计课程，同时让学生了解现代医学及其相关学科的基本知识，并认识香港的医疗体制。在全日制教育的同时，要建立与香港公立医疗保健体系和医疗保险制度的要求相适应的持续教育机制，为现有以及未来注册中医药从业人员提供持续教育机会，不断提升专业水准，同时促进中医专科的发展。目前，香港中医师与中国内地的中医师相比，其最大的差别之一是前者只能单纯使用中医药治疗手段、方法与药物，后者则能中西医并用。由于这一差别使得中医人才培训的方式与要求有所不同。香港的中医师尚无中西医药并用的许可，并且中药给药途径只能口服，这对充分发挥中西医相互配合的优势、发挥中药的疗效及开展中药剂型的改革是不利的。但从另一方面讲，这也将促使中医师和中医学生不断寻求提升自己中医诊疗水平的方法和途径，多读中医的书籍，多思考中医的临证问题，多钻研中医的学术，从长远来讲，有可能在香港训练一批高水平的中医临床家。

在多学科参与的前提下，努力探索建立适合中医药学科特点的中医药研究的方法论及其科技体系。中医药科技要发展成为现代科技的一部分，就要遵循现代科技的基本原则，这一点是毋庸置疑的。然而，中医药学是一个复杂的科学体系，其研究的方法与理论，也有明显的个性特点，故不能把复杂科学的研究简单化，更不能简单地照搬某些学科（包括西医学和现代药学）的研究方法与理论。至于如何研究与评价，其方法论本身也是非常复杂的，没有简单的答案。正因为如此，香港要尽快建立自己的中医药专家队伍，包括中医学、中药学、现代医学及生物学、化学等多学科专家组成的队伍。在香港研究资助局、创新科技署设立的研究基金内，对中医药研究与开发项目的评审，要设立专门的中医药学科评审组，而不能由其他学科组所代替。在这一方面，中国内地国家科技部、国家自然科学基金委员会的做法值得香港借鉴。在中医药研究领域方面，要突出重点，不能搞全面出击。政府和有关基金会要在充分咨询有关专家意见的基础上，制定相应的指引和规划，使其研究和开发有目标、有计划、有重点地逐步进行。

（刘　良）

【香港计划向内地输出医疗及卫生服务】　香港医疗及卫生服务在世界上声名卓著，而且这种医疗及卫生服务具有很大的输出潜力，尤其是可向内地市场输出医疗服务。这是香港贸易发展局和香港大学医疗及卫生规划研究网络合办的“输出香港医疗及卫生服务研讨会”上得出的结论。

研讨会探讨了香港医疗及卫生服务的输出潜力，并重点讨论向内地市场输出医疗服务的前景。参加研讨会的包括香港医疗及卫生服务界的知名人士、政府官员、业界领袖和私营医疗及卫生服务机构的主管。

香港贸易发展局副总裁林天福说，包括广东省在内的一些内地省市，已开始接受境外卫生服务机构提供服务的申请。内地正向世界各地寻求专业服务，这种趋势有助香港医疗服务界进军内地市场。香港的医疗服务结合东西方特点，还有在海外受训的医生，这些条件有助香港成为进军内地医疗服务市场的基地。而贸易发展局作为推广香港服务业的机构，会与两地业界及政府有关部门合作，宣传香港医疗及卫生服务的优势，协助香港业界输出服务。

输出医疗及卫生服务是一门增长迅速的行业，目前世界各地正探讨输出医疗及卫生服务的前景。亚洲区内国家和地区如印度、马来西亚、新加坡、泰国等，对此均抱有浓厚兴趣。（丛亚平）

【香港浸会大学利用中医药抵抗非典型肺炎】　香港浸会大学中医药学院成立了抗非典型肺炎小组，并在浸会大学的中医药大楼开设非典型肺炎的中医门诊所，为公众提供防治药方；学院同时开通2条电话热线，免费解答公众疑难。

香港浸会大学中医药学院院长刘良认为，康复后的非典型肺炎患者体质虚弱，中药有助他们尽快恢复工作能力。然而，现时中医药未能被香港的公共医院用作主流医药医治非典型肺炎，其原因是医管局现时没有一个让中医药与西医药结合治疗的机制。他希望中医药最终能被纳入香港医院管理局的医疗系统，与西药结合使用。 （卢志扬）

【香港浸会大学授予肖培根荣誉理学博士学位】 香港浸会大学授予中国医科院药用植物研究所研究员、工程院院士肖培根荣誉理学博士学位。

肖培根在中药科研、教学以及推动中药现代化、国际化方面作出了突出贡献，主编了《中药志》、《新编中药志》、《中华本草图录》、《新华本草纲要》等大型中英文中药专著。他提出的“药用植物亲缘学”和中草药资源的“三级开发理论”，为药用植物的进一步研究与开发奠定了基础。近年来，他为中药的现代化、国际化倾注了大量心血。他多次去美、英、日等国家对当地草药进行研究，取得了显著的成绩。他十分关注香港中药的发展，对香港浸会大学中医药学院的工作曾多次给予指导与协助，受到该院好评。2003年，他荣获全国“杰出专业技术人才”称号，受到党和国家领导人的亲切接见。 （晓 舟）

【香港立法会决定额外拨款3800万港元订立中药标准】 香港立法会财务委员会通过法案，决定额外拨款3800多万港元，以订立香港的中药标准。这笔拨款将用作4年的员工薪酬、购买药材样本、植物标本及各种设备的费用，以及各项会议所需费用等开支。加上较早前立法会已经拨出的800万港元，香港订立中药标准的整个计划将耗资4600多万港元。该计划的第一步是在3年内为60种药材订立香港的中药标准，包括当归、人参、三七、甘草、何首乌、黄连、银杏叶、穿心莲、麻黄、西洋参、夏枯草、葛根等。

立法会委托香港中文大学及香港浸会大学对8种药材进行研究和化验工作，有关工作将在2003年最后一个季度完成，2004年初将会公布这8种药材的香港中药材标准。

香港特区政府计划为200种香港常用的药材订立中药标准，包括统一常用药材的名称、为药材加工方法订立标准、确定有疗效药材的来源以及以客观方法区别药材，以保障公众健康。

【香港医学博物馆筹建草药园】 为给中西医药融合提供理想的研究空间，香港医学博物馆筹建草药园，2003年7月初正式开幕。建设该草药园的目的是：汇集中西草药，建立完整的资料库，展示草药的特点和效用；集合中外学者、专家的智慧，交流草药学的知识；以中西草药园为专题进行学术讨论，推动和提升中医学研究；推广中西药学，提高公众对医学的认识；提供美好的休息和游乐环境，改善生活质素。草药园将按草药的特性规划物种，分大功园（主要显示草药功能）、芳香园、观赏园、姜之园（姜类草本）、成方园（草药搭配方药的例子）、生肖园（用生肖命名的草药）、辨真园和意洋园（西方草药、毒性草药）等区。 （印高乐）

【台湾治疗艾滋病中药进入临床试验阶段】 台湾科苗生物科技公司经过12年研发出治疗艾滋病的中药配方，在德国和英国艾滋病研究中心试验后获得认可。2003年获台湾卫生署核准，并经台北荣民总医院同意，将利用该药在半年内对60位艾滋病毒感染者进行临床试验。该公司表示，如果在6个月内完成临床试验，验证治疗成效，即可上市。

目前治疗艾滋病仍以三合一鸡尾酒疗法为主，但有副作用。新研发的药品由龙葵等5种中草药中提取特殊成分制成口服药剂，副作用低于鸡尾酒疗法，治疗时可降低药物对正常细胞的损害，保护免疫系统。新研发的中药在德国艾滋病中心完成的动物试验及人体外淋巴球试验显示，使用该药第3天可抑制98%的艾滋病毒生长的能力，第4天可以100%抑制病毒复制，且对人体无毒。目前国际艾滋病治疗权威何大一已同意加入临床试验。

【香港中西医结合助“非典”患者全面康复】 不少“非典”康复者在出院后出现气喘、全身乏力、工作能力受到影响及心理困扰等后遗症，对此香港医管局从2003年4月底开始在黄大仙医院推行“SARS胸肺康复康培训计划”，其中约70%的人采用中西医结合方法，效果良好。

该计划分为4部分：一期为引导期，主要让病人填写甄别问卷，以作身心恢复评估；二期为训练期，为康复者安排为期7天的住院训练，其中至少两晚要留院，出院2周后进行电话随访及出院4周后安排复诊及评核；三期为巩固期，康复者出院1个月及3个月后回院复诊及评核；四期为保健保持期，康复者出院半年及1年后回院复诊及评核。

该计划先以问卷方式收集出院后康复者的情况，调查发现当中有126名康复者需要进行培训计划（大部分为黄大仙医院的病者），其中72%表示工作能力受到影响，67%在发力时出现气喘，近60%感到全身乏力。

香港医管局高级临床心理学专家认为，大部分康复者在进行短期心理辅导后都可恢复正常，只有不足5%的康复者需转介心理医生继续治疗。

【中医药发展国际基金会在香港成立】 一个集合中国内地、香港、澳门、台湾以及国际中医药专业力量组成的“中医药发展国际基金会”在香港正式成立。著名美籍华人陈香梅女士担任基金会主席。

中医药发展国际基金会是一个非牟利团体，得到了国家中医药管理局、香港特区和澳门特区政府的大力支持，其宗旨在于汇聚各方力量，共同推动中医药学的发展，推动中医药向标准化、国际化、现代化迈进，使中医药走向世界、造福人类。

基金会的具体任务有10项：投资中药新药的研究；资助中医药学术经验的继承和基础理论的研究；资助中医药标准化、现代化的研究；设立“中医药养生康复学院”；建立中医院和中医临床实习基地；促进中医药学术的国际交流；推动中医药普及、宣传教育；推动中医药国际化人才的培养；设立中医药发展奖励基金；设立中医药顾问服务机构。

国家中医药管理局副局长李振吉、中央人民政府驻港联络办公室副主任王凤超、香港特区政府卫生福利及食物局局长杨永强、澳门特区政府社会文化司司长崔世安等出席了基金会成立典礼。

【香港实施中成药注册制度】 香港正式实施《中成药注册制度》。根据新制度，目前在香港出售的约1万种中成药，必须在2004年6月30日之前，向中医药管理委员会中药组递交注册申请及相关安全证明资料，禁售药物条文出台后，未注册的中成药将不能在香港销售，违反者将会受到最高额10万港元的罚款及2年监禁。

由于香港特区政府需要1年半～2年时间审核，因此禁售中成药物条文未能同时生效。不过，禁售条文未生效前，若发现药物使用有危害市民健康问题，仍可以《公众卫生及市政条例》依据禁止出售。

根据新制度，1999年3月1日之前已在香港出售的中成药，只要证明在这个日期前已在港出售，便可以获得注册。但在这个日期后出售的中成药，属于新药，相对风险较高，销售或制造商必须在递交注册申请的同时，递交证明药品成分安全性的相关文件，经审批后才可获得注册。

中药组和卫生署为业界举办简介会，介绍中成药注册要求细则、申请程序及申请人须提交的文件及资料。市民也可通过自动电话系统或登入中医药管理委员会网页查询。

（三）国外中医药

【中医药在澳洲的发展】 中医药在澳洲的应用可追溯到淘金时代，然而真正的发展是近30年的事情。这主要是由于澳洲政府放弃白澳政策，推广多元文化，吸纳华裔、亚裔移民，从而刺激对中医药需求的增加。尤其是80年代后期，由于澳洲政府进一步推出教育输出，吸纳投资移民，使亚、华裔移民急速增加，促进了中医药市场规模的扩大。然而，中医药长期处于“一根银针一把药”的境况，执业人员从质量到数量而言都处于较低水平。这一状况直到80年代初期才开始改观。

中医业内有识之士、新到埠的中医专业人员、澳洲政府的日益开明的政策及中国政府机构所给予的支持是促成澳洲目前中医药业繁荣的四大因素。

一、中医立法

澳洲对中医概念性的了解是最近的事。在过去相当长的一段时间里，澳洲的卫生保健行业人员只知道针灸，却不知道针灸是中医的一部分，或有些人士有意地将针灸从中医脱离开来，更其名为医学针灸、日本针灸、印度针灸等。直至1995年澳洲维省卫生部成立中医评审委员会，这一争执仍继续了相当一段时间。在多位对中医有全面了解的人士的努力下，针灸才回到中医这个家庭里，并成为业已通过的《澳大利亚维州中医法案》一部分。

中医评审委员会成立后，专家委员会和顾问委员会即告成立。经过为期1年的努力，完成了澳洲及西方国家有史以来第一部对澳洲中医现状的调查，并出版了《迈向更为安全之选择：澳洲中医行业调查报告》。报告指出了日益繁荣的中医业的喜与忧，并建议政府对中医行业进行立法管理。

在1996年11月18日的发行该报告的仪式上，当时的卫生部长决定成立卫生部长中医顾问委员会。委员会针对报告结论，撰写了《澳洲中医立法之方案选择》报告书，强烈要求州政府及时采取措施，以确保公众安全及接受有效治疗。报告受到澳洲卫生部长顾问委员会的支持，于1998年8月6日发行，宣布中医立法程序开始。

经过1998年及1999年之努力，克服了来自西医界之巨大阻力，《中医注册草案》于1999年6月维州国会一读、二读通过。但由于1999年下半年维州政府交替，此法案被搁置至2000年3月才开始重回到州政府的立法议程上。

该法案2003年4月6日重读通过，原定需要数周的辩论，实际上在国会内只数小时即获下院绝大多数支持通过，旋即于5月3日在上院通过，并于5月16日由总督签署生效。这一法案将对中医从业人员包括中药、针灸及中药配发进行管理，并成立专门委员会对中医药业人员的不法行为进行调查，对中医药广告实行管理，修订药品、毒品及限制使用药品法（1981），并对公共卫生相关法案进行修订。中医注册法案于2002年12月1日开始实施。

其他相关法案也同样对中医执业有较大影响，比如药品毒品条例列出14种中药为处方药品，其他9种中药为禁用药品。此外，濒危动植物品管理也与澳洲中医行业发展有较大的关系，CITIES出版的名单上有相当一部分与中药有关。1999年3月，RMIT大学（澳洲皇家墨尔本理工大学）中医部与联邦环境部共同举办了“传统医学与野生物保护研讨会”，并在此基础上编辑出版了专门小册子，有23种药品与中药应用有关。

这一系列法案将为中医在法律管理范围内正常发展提供基础。

二、高等教育

在高等中医教育方面，澳洲有4所政府资助大学及9所私人学院提供中医课程。课程内容、结构差异甚大。课时数由50学时～3800学时不等。以RMIT大学中医双学士学位课程最长，最全面。

澳洲现有的中医从业人员中，只有10%～20%有本科学历，这一现状的改善可通过进修教育而取得。大部分人员已积累多年临床经验，可通过进一步理论学习及临床进修而提高。但令人担忧的是，这一部分中医师大部分缺乏足够之基本西医知识，这与中国的中医发展现状差异甚大。

4所政府大学的中医课程差异也甚大。这些课程主要不同在于西医课的分量及临床培训两方面。绝大多数不强调中西医结合的重要性。只有RMIT大学强调其教育方针为强调中西医相结合及临床技能培训。课程的中西医比例约为65%和35%，所有毕业生必须到中国南京中医药大学进行为期1年之毕业实习及最后临床考核。其他院校也与中国的中医药院校有不同程度之合作，但到中国实习都不是必修内容。师资方面，RMIT大学的中医科目主讲老师均为中医学士学位或以上之中国专业人员，多数来自北京中医药大学、广州中医药大学及南京中医药大学。此外，科目主讲老师要求在中国有5年以上医院工作经验。在现有的14位中医科目主讲老师中，有博士学位者4位，硕士学位者5位，其余均持有中医学士学位。教材方面，RMIT大学的中医科目均以中国高等医药院校教材（上海科技出版社）第五版教材为主，自行翻译成英文，并作适当内容调整。教学方法方面，比较接近西方之体系，以培养解决问题能力为中心的教学方法为主。

三、临床及行业发展

在澳洲，中医目前从业人员约1500~2000人，此外其他行业执业针灸者约有2500~3000人。1996年出版的报告指出，澳洲每年约有280万人次接受中医诊疗，这一状况在过去几年中又有更进一步的发展。1992~1996年间，中药进口量几乎每年增加一番。

中医从业人员平均年龄约44岁，男性占60%，约有28%的中医师同时执业中药及针灸，其他大多数执业针灸。中医专业团体有23个之多，但缺乏有代表性的权威组织，会员人数从40~764人不等，超过四成人员已加入多个学会。接受中医治疗者包括幼儿至老年，以女性为多（60%），50%以上接受过高等教育，80%为英语背景人士。病种也甚广，但以肌肉、骨骼、神经系统及免疫系统病变为多。平均每个病人接受1个疗程约花费670澳元。

在过去几年中，中医执业人员的数量、质量均有明显改善。这主要由于新移民的增加及当地培训的毕业生加入中医药行业之故。

四、科研

中医科研活动在澳洲规模较小，主要由4所大学的学者进行，获得政府科研经费的项目甚少。经费一般来自大学内部、中医药业及一些私人科研机构支持。RMIT大学的校内科研经费已支持资助了多项中医课题。

科研题目以临床科研为主。尤其是RMIT大学及悉尼大学，主要研究范围包括花粉症、长期失眠、紧张性头痛、胃肠激惹综合征、慢性肝炎等。科研课题必须通过相关机构之科研及伦理道德委员会批准。方法上要求较高，以RCT为主，并已取得一定的成绩。

科研合作方面也日趋活跃，如RMIT大学与广州中医药大学肿瘤研究所在肺癌方面的合作、RMIT大学与中药厂、墨尔本大学及蒙纳斯大学在花粉症方面的合作以及悉尼大学与国内一些院校的科研合作等。但在临床科研方法方面普遍存在一定缺陷。中药科研及针灸科研同样存在类似的问题。

中医在澳洲及其他西方国家的发展正处于一个很关键的阶段。中医药疗效及安全性是关切之焦点。澳洲政府的辅助医学评审委员会正致力为中医药的疗效及安全性评估设立条例。这主要依赖于中国及其他各国科研人员提供高水平的科研结果，为中医药在中国及国外发展提供科学依据。

Evidence-based Practice（循证医学）是一个日益受重视之评定标准，中医全球化要求中医在科研方面与世界其他各国达成较为一致的标准。世界卫生组织也为此作出了不懈的努力，这也将促进中医药科研的国际化。

五、国际交流

国际交流包括课程、科研等方面。课程合作较为普遍，科研合作较少。课程合作以RMIT大学与中国南京中医药大学的合作为最。两校经过多年的筹备，共同设计、运作中国内地之外第一个中医双学士学位课程。此外RMIT大学与香港浸会大学中医药学院的合作也是另一成功的例子，将中医课程发展带到国际范围并使之融入了西方教育体系。尽管中国传统及现有的中医课程设计有其独特的优势，但也需与其他各国的教育体系融合，取长补短。没有任何一个体系是完美的，吸收其他不同地区的经验也有利于促进中医教育在国外的普及。比如香港浸会大学中医药学院的现有中医专业文凭课程，运用较新的设计，即ICCD课程设计，既节省了学时，又培养学生的动手能力。对一个课程的评价，既要考虑传统课程结构特点，也必须考虑效益及毕业生的执业水准。澳洲中医教育及科研委员会也正在为中医教育及执业标准提供建议，并希望能与中医注册委员会共同合作，确立一个既保证质量又切实可行的教育及执业标准。

【美国的中医教育】 中医进入美国的初期阶段是20世纪70年代。这个时期美国的中医教育多局限于诊所里的师带徒形式。到80年代，美国开始出现了小规模的中医学院，此后，中医学院的数量和规模迅速发展。90年代，在中医学院全面发展的基础上，中医教育开始走进了著名医学院的课堂，走进了西医医院和大的医疗中心，并且越来越多地被列入西医师继续教育的课程。1996年，美国国立卫生研究院（NIH）在全国的替代医学研究中心设立了中医博士后项目。由此美国的中医教育形成了目前的如下4种形式：中医学院、医学院里的中医教育、西医师的中医继续教育课程、NIH中医博士后项目。

一、美国的中医学院

从上世纪80年代初开始出现小规模的中医学院后，美国的中医学院迅速地发展起来，目前已成为培养美国中医、针灸师的主要途径。据不完全统计，从80年代至今短短的20多年里，美国已有80所中医学院，而且其数量还在增加。这些中医学院的名称各不相同，有的叫college或institute，有的叫school，有的称为中医学院或针灸学院，有的称为东方医学院。这些中医学院总共每年有大约2000名毕业生。学院的规模大小不一，较大者如新英格兰针灸学院（New England School of Acupuncture）、太平洋中医学院（Pacific Institute of Chinese Medicine）、美洲中医学院（American College of Traditional Chinese Medicine）等，各校的学生数在400～500名左右，主要集中在加州、麻州和纽约地区；中等规模的学生数在200～300名左右，主要分布在中部、西部和南部。小规模的学生数则有30～100名不等，遍布美国各州。

一般中医学院的学制为3年，3年中要修完2000～3000个学时的理论课程（包括中医和现代医学）和完成500～800个学时的临床实践。一般中医学院均有供学生临床训练的基地，部分学院还可安排学生到中国的中医院作短期的临床实习以接触更多的病例。3年下来，平均费用大约需25000美元。中医部分的教材大都是由中国高等中医院校统编教材翻译过来的。近年美国也开始出现一些较好的英文教材可供选用。现代医学部分的教材则选用美国医学院所用的教材。中医部分的教师主要来自中国，近年来不少中医学院也聘请美国中医学院的毕业生充实师资。现代医学部分的教师则来自美国的医学院或医院。绝大部分的教师均为业余或兼职教师，一般用英文教学，极少部分用中英文双语教学。学生上课时间也非常灵活，可选择全日、傍晚或周末上课，修满所需学分即可毕业。

中医学院开设的课程主要有：中医基础理论、中医诊断学、中医经络学、腧穴学、针灸治疗学、针刺技术、中医推拿、中药学、方剂学、气功、太极等，以及现代医学的解剖、生理、生化、病理、药理、体格检查、实验室检查、心电图、超声技术、放射学等。这些课程有的设为必修课，有的设为选修课。

中医学院学生的入学资格一般要求是有2年的大学学历，或高中毕业并已修完一定学分的现代医学课程，托福考试成绩在500分以上。学生入学前的情况各不相同，大部分是以前从事其他行业而后又学中医，并非人人都有医学背景。从学习的动机来说，有的学生是为了从事中医行业，有的则纯粹是出于兴趣。除了期末考试外，中医学院还举行一次毕业考试，毕业考试包括基础理论和临床操作两部分，有的学院允许学生撰写毕业论文代替毕业考试。学生毕业后必须通过全国针灸和东方医学委员会（NCCAOM）的资格鉴定考试或州针灸师资格考试后，才可向所在州申请执照、开业行医。但是，并非所有中医学院的毕业生都有资格参加NCCAOM的执照考试。目前美国有1个全国性的评估组织，负责评估美国中医学院的中医教学质量，该组织名为"全国针灸及中医院校资格鉴定委员会"，它按照14项基本要求评定各中医学院颁发的中医文凭。到目前为止，该组织只承认全美约80所中医学院中的30所中医学院颁发的中医文凭，亦即只有这30所中医学院的毕业生有资格参加NCCAOM的执照考试。

这些遍布美国各州的中医学院，在美国普及和发展中医的过程中发挥了重要作用，它们已成为美国中医、针灸师的最主要来源。

二、美国医学院的中医教育

从上世纪90年代开始，美国的著名大学如哈佛大学、耶鲁大学、斯坦福大学、康奈尔大学、加州大学等的医学院相继开设了中医课程，中医教育迅速走进全美的医学院课堂。哈佛大学医学院于1993年开设替代医学课程，刚开始作为选修课，随后改为必修课。1997年，美国公共卫生协会（APHA）和美国医学院协会（AAMC）相继专门成立了替代医学特别工作小组，鼓励所有医学院的学生了解并学习替代医学知识。根据哈佛大学医学院替代医学研究中心1998年对美国125所医学院中的117所作的调查，117所医学院中的75所（占64%）有提供必修课或选修课的替代医学课程，其中31%的课程由家庭医学系提供，14%的课程由医学系或内科学系提供。教学课程主要包括中医的针灸和中药疗法以及西方的替代医学如脊椎按摩（chiropractic）和同类疗法（homeopathy）等。教学的形式主要有讲座、从业者演示及病人现场诊治等。中医课程在医学院里的开设为中医在美国主流社会的普及和让美国的西医医生了解中医发挥了重要作用，并在很大程度上避免了西医对中医的排斥，从而帮助了中医在美国的发展。

三、美国西医师继续教育的中医课程

90年代开始，中医课程被越来越多地纳入美国各地主办的西医继续教育课程，并几乎成为其中必不可少的一部分和抢手的热门课程。近几年来，哈佛大学医学院替代医学中心举办的包括针灸、中药、推拿，以及同类疗法、脊椎按摩等的替代医学继续教育课程已在美国产生巨大的影响力。这个课程每期一般4～5天，学费大约800美元。每期都吸引全美各地大量的西医师前来参加。近年来，美国的一些知名大学如哈佛大学和加州大学专为西医师开设医疗针灸课程（Medical Acupuncture Course for Physicians）。一般每期为6～9个月，上课时间为300小时，学生毕业后可在其临床上使用针灸疗法。

四、美国NIH的中医博士后项目

1996年，美国国立卫生研究院NIH设立了替代医学博士后项目，这些项目于每年的4月、8月和11月接受申请，鼓励美国医生进行高水平的替代医学研究。针灸和中药在这些项目中占很大比重。这些项

目的主要执行机构集中在NCCAOM的国家替代医学研究中心，参与者绝大部分是持有美国西医执照的医生。哈佛大学医学院替代医学中心每年招收2～3名替代医学博士后，进行中医及其他替代医学研究，在美国产生很大的影响。（张群豪）

【美国的中医执照考试】 目前美国各州对处方中药并未正式立法，仅对针灸有较完整的立法。

一、美国针灸执照的规定

美国各州均有各自的法律，因而各州针对针灸执照的规定也有不同。但大致有如下几项必备要求：

1. 通过针灸专业考试：自1985年起，全国针灸和东方医学委员会（NCCAOM）每年进行2～3次针灸师资格认定考试，美国目前有34个州承认NCCAOM的考试，作为申请各州针灸执照的必备条件之一。而有少数州如加州则自行命题考试。

2. 通过洁针训练和考试：1991年开始，每个执照申请者均必须经过洁针训练和考试。

3. 接受正规中医针灸教育。（见下文）

4. 签署遵守职业道德保证书，并有2名推荐人。

二、参加NCCAOM针灸考试资格

要申请参加美国NCCAOM针灸考试，首先要有参加NCCAOM针灸考试的资格，资格规定参加者须已接受正规针灸教育。正规全日制中医针灸学院毕业，教育学时不少于1725小时，至少已完成1000小时的培训和500小时的临床实习，完成学业，获得毕业证书。中国教育部属下正规中医学院的临床专业本科毕业生以及美国全国针灸及中医院校资格鉴定委员会承认的30所中医学院的毕业生，均可按此项规定获得考试资格。从2001年开始，接受正规针灸教育已成为美国唯一可获得针灸考试资格的途径。

学徒。由各州认可的专业中医导师教授理论和实践课总计不少于4000小时，总时间至少3年，不超过6年。在此学徒训练期间，每年至少诊治100个不同的病人，诊治次数至少500次以上。

专业针灸实践。每年至少要诊治100个不同的病人，做过至少500次的针灸治疗，至少要有4年的记录并提供证明。

若以上3项单项均不合要求，还可以3项综合，总计综合评分达40分以上即可。

三、执照考试

获得针灸执照必须同时通过NCCAOM针灸考试和洁针考试。

（一）NCCAOM针灸考试。

1985年3月，NCCAOM开始进行针灸考试，1989年考试内容增加了穴位定位（在活人身上点穴位），1991年洁针考试开始实施。目前针灸考试分为理论考试和穴位定位2部分：

1. 理论考试：考试时间为5小时，总共要完成200个选择题。主要内容为中医基础理论、中医诊断学、经络学、腧穴学、针灸治疗学。深度基本上以中国中医高等教育统编教材为限，包含许多具体病例分析。

2. 穴位定位：1989年刚开始实行时，考试方法是在人体模特身上点认15个穴位，时间15分钟。1999年改为在计算机图谱上进行，2000年开始又改为在纸质彩色图谱上进行。

考试可以任选英文、中文或韩文进行。若用非英文进行考试，尚需考托福，托福要求550分以上。近年来，为了提高针灸师的整体素质，不断有些州相继要求只有用英文进行考试者方可申请执照。在麻州中医学会的大力推动下，麻州政府医学委员会于2000年开始立法实行英文考试制度。

（二）洁针考试。

首先必须阅读《针灸师洁针技术》（Clean Needle Technique - Manual for Acupuncturists），然后参加一个为期半天的洁针理论课程和训练。考试先完成20道选择题（理论部分），通过理论考试后，再考实践操作，在考官面前完成无菌条件下的扎针过程。2项均通过即可获得洁针证书。

通过针灸考试和洁针考试后，即可按照前述美国针灸执照的规定向所在州政府医学委员会申请针灸执照，开业行医。目前虽然美国各州对中药和东方按摩未开始立法，但1995年NCCAOM开始实行中药资格考试，1997年NCCAOM增加了东方按摩资格考试项目，相信这方面的立法会很快产生。（张群豪）

【美国出巨资支持中医药研究】 美国国家卫生研究所下属的补充替代医学中心公布了一系列新的研究项目，一些中医药领域的项目也获得了来自联邦政府的大笔科研经费。

哈佛大学马萨诸塞州总医院布鲁斯·罗森博士领导的研究小组，一直致力于以核磁共振和基因手段研究针灸对人脑的作用，该小组最近获得了联邦政府590万美元的资助。新英格兰针灸学校彼德·韦恩博士领导的研究小组也得到了200万美元的研究经费，以用于针灸疗效和安全性的研究。据熟悉国家卫生研究所科研经费发放程序的人士介绍，这是美国历史上针灸和中医学校的研究项目得到政府资助最多的一次。补充替代医学中心同时还公布了10个补充替代医学研究领域的国际合作研究项目，其中有5个是中医药研究项目，4个与中国内地和香港有直接合作关系。

美国国家卫生研究所是美国最大的科研基金审核与发放机构。近年来，该所下属的补充替代医学中心主管的经费逐年增加，2003年已达1.2亿美元。虽然美国的补充替代医学包括40多种不同的医疗方法，但中国传统医学、中医的针灸和中药一直在该中心资助的项目中占有重要地位和较大比例。

美国中医药专业学会理事长、补充替代医学中心科研项目评委李永明博士说，美国联邦政府如此大力资助中医药项目研究在历史上尚属罕见，这表明美国医学界对中医药研究更加重视，中医药以其实用性强、使用范围广等特点，在补充替代医学中独树一帜。而中医药研究项目得到像美国国家卫生研究所这样具有高度信誉的机构资助后，出成果的机会大大增加，其学术和社会效益有可能在今后 5～10 年内显现。

【中医药在日本】　日本是传统医药的一大消费市场。自 1976 年开始，210 种汉方制剂逐步被纳入日本的国民健康保险体系，随之日本的药用植物栽培业、汉方制药产业得到了迅速的发展，成为中国之外生产天然药物制剂的另一大国。

一、汉方药与中医药

在中日两国间，中医药学与日本的汉方医药学常被混为一谈。实际上，日本的汉方医药学是日本化了的中医药学，两者相互关系亦可以喻之为同源异流、同根异枝。

汉方药的历史沿革 。日本目前使用的汉方药以《伤寒论》处方的制剂为主。四世纪中期，中医药经由朝鲜传入日本；到遣唐使时，中国医学已开始直接传输到日本，这一流派后来被称之为“古方派”。据日本史料记载，日本的室町时代即中国的金元时期，医学界正值以补法为主的李东垣、朱丹溪学说盛行时期。日本人田代三喜从中国留学后回国，对李、朱学说的传播起到了重要作用。此后其弟子曲直濑道三将其发展，这一流派后来被称为“后世方”的汉方流派。该学派的特点以滋养强壮为主，多使用具有延年强壮功效的上品中药。尽管金元四大家中尚有“攻邪派”代表人物刘完素、张子和，但他们的理论并未能对日本的汉方学界产生相应的影响，以至在今天，日本在生产及临床上广泛应用的汉方制剂，大多数是偏于滋补、和解的温和性处方。

日本的传统医药教育。日本从明治政府颁布废止汉方医学的法律起，传统医药偏居一隅，处于自生自灭的局面。至 1972 年，几乎所有大学都没有正规的传统医学教育。目前已有部分大学如东京女子医科大学、富山医科药科大学和北陆大学等将汉方医学教育纳入了教学大纲中。此外，约半数以上的药科大学以不同形式开设传统医药学讲座。但日本的传统医药学教育与中国不同，目的不是培养专门的中医人才，只是为了使一部分在籍的医学、药学学生和正在临床运用或想运用汉方药的医师或药剂师能在适当范围内正确运用传统医药学疗法。实际上日本的传统医药学教育可以理解为现代医学的补充教育。日本迄今尚没有一所正规的培养汉方药或中医药人才的大学。

汉方药的临床。目前在日本，临床上有 80%左右的医师在不同程度上使用着汉方药，一些大学的附属医院开设有汉方门诊。但其中 95%以上的医生仅使用以颗粒剂为主的汉方制剂，这种治疗方式被称为“颗粒剂汉方”。临床医师们一般只凭厂家提供的处方解说手册作为药物指南。汉方颗粒剂虽方便携带和服用，但毕竟种类有限，且不利于辨证加减。因此，在日本“小柴胡汤事件”的出现也就不足为奇了。在激进的振兴汉方医学与汉方现代化、科学化的口号中，日本汉方表面上确实表现出一片繁荣，但随着时间的推移，在其发展过程中存在的重药用、轻理论、一切以西医诊断为是非标准、向西医学一边倒等弊端所带来的问题逐渐显露。没有正确的中医理论作指导，应用上必然会出现偏差。

二、中日生药品种差异

中日两国某些生药虽然药相同，但品种有异。

中日生药品种的同名异物。中日生药品种同名异物者很多，在常用大宗品种中便有川芎、当归、厚朴、黄连、辛夷、木通等均属同名异物。

中日生药品种的同物异名。日本的文字源于中国，生药汉字名称上的不同，为中日生药品种差异上的一种特有现象。如何首乌日文记为蔓毒痛；鱼腥草日文记为十药；北沙参日文记为滨防风；儿茶日文记为阿仙药；紫草日文记为紫根；丁香日文记为丁子；土茯苓日文记为山归来等。除此之外，还有学名上的异名问题。

基原与药用部位差异。与中日生药品种差异相并存，因中日间对某些生药药性的认识不同，有时同一植物双方以不同的部位入药，如中国用 Artemisia capillaries Thunb 的幼苗作茵陈，有的地区用其全草作青蒿，日本则用其果穗作茵陈蒿等。在日本，中国的一些传统中药炮制品难于被理解接受，如鲜地、生地与熟地等。还有些生药在中日两国用途不同，如阴行草的全草在我国北方称为刘寄奴，用于清热利湿、活血化瘀，而日本则用其根作漏芦，用于清热解毒，消肿排脓。中国使用的生药在数量上远远超过日本，与此同时就出现很多在中国为多源而在日本为单一来源的生药，如紫草等。不过日本也有一些独特的民间药，如水冬瓜、麻栎等。中日间生药品种的差异是客观存在的，在评价品种优劣时，应以实验数据讲道理，用临床疗效做定论。在此方面，应尽可能将两国生药在平行条件下进行对比实验研究，从而达到客观评价的目的。总之，对那些已纳入中医药体系应用的日本生药品种，应吸收并为己所用。对日本的民间药，也可学习借鉴，使之成为开发利用我国天然药物资源的他山之石。

三、日本药用植物栽培

随着药用植物使用量的增加，从日本政府到民间，对中药的栽培都愈发重视，并进行了较大的投入。

日本药用植物的应用现状。日本自 1976 年 9 月有部分汉方浸出物的制剂开始正式作为医疗用药使用以来，生药的需求量急剧增加。1974 年使用生药的总量为 7094 吨，至 20 年后的 1994 年增加了 7.4 倍，为 52817 吨。其中的生药 75%以上从中国、韩国及其他邻国进口。1996 年日本药局方第 13 版收录生药 130 种，1989 年日本药局方外生药规格录有生药 83 种，这既是日本法定的常用生药，也是他们研究与栽培的重点。目前在日本国内流通的生药共有 390 种，其中植物来源的有 361 种，占 92.6%；全日本现在共栽培有生药 70 种。

日本药用植物的栽培现状。日本国土狭窄，地价昂贵，生产成本高，一般进口生药的价格远比日本国内栽培便宜。但外国的资源毕竟是他人之物，且并非取之不竭，一旦出现非常情况时将如何面对，这对日本生药界来说是一个严峻课题。随着生药的需求量增长，这种危机意识越来越强。为指导促进药用植物栽培业的发展，日本厚生省成立了专门的药用植物栽培指导委员会。农林水产省也制定了相应的开拓山地种植药用植物的奖励政策。可以说日本政府采取的倾斜扶植政策是引发药用植物栽培热到来的原因之一。日本生药的生产目前仍以重点品种为主，一些地域性强的品种如甘草等，只是限于试验范围，不会大规模推广。当归、黄连、厚朴、柴胡、川芎等中日两国用药同名异物者，随着药用植物栽培业的发展逐渐满足日本国内需要的同时，中国的相应品种将不再被列入选用范围。如1998年公布的日本药局方第13版补充文件中，已经将中国产的当归删除。与此同时，一些以这些品种为原料的中成药之进口也会有所涉及。日本是从中国进口生药最多的国家，同时又是与中国许多地区地理及气候条件近似、生药栽培品种相似的国家，其药用植物栽培业的发展经验，尤其是在科技投入、机械化精耕细作、计划性、合同性方面值得我们注意与借鉴。

四、日本汉方药生产

日本的汉方药业在医药产业中的地位 。据统计，1976年以前，日本汉方药的年产值不足100亿日元，1978年猛增至200亿日元，至汉方药最高年产值的1992年，产值突破1800亿日元，但这在日本医药品总产值的60000亿日元中，尚未超过3%。

日本汉方药制剂的4个特点。第一，剂型集中。目前日本生产的适用于医疗保险制度的汉方制剂主要有147种。这些剂型主要有：颗粒剂、散剂、片剂、丸剂、胶囊等7种类型，以颗粒剂为主。第二，品种集中。目前由不同厂家生产的汉方制剂，尽管方名相同，但在药味、药量上有所差异，共计有903个品种。1993年日本曾就上述品种中的89个进行了生产统计，其中又以以下“七汤二散一丸”10种制剂的产量最多，产值最高，即小柴胡汤、柴胡桂枝汤、柴朴汤、补中益气汤、加味逍遥散、八味地黄丸、小青龙汤、六君子汤、麦门冬汤、当归芍药散。以上10种汉方药制剂的产值占89种主要制剂值的62.6%，占全部汉方制剂的51.05%。第三，厂家集中。1995年，日本在册的汉方药生产及贸易销售的厂家共计有82家，其中从事汉方药制剂生产的厂家有42家，其中又以津村、钟纺药品、大杉制药、帝国汉方、本草、小太郎汉方制药、藤本制药、万有制药、松浦药业、仁丹德尔夫等10家生产厂为主。这10家的销售额，占日本全部汉方制剂的97.8%。第四，产业现代化。“综合就是创造”是日本近代科学技术发明的特点之一。如1958年日本人成功开发“方便面”产品一样，在将现代先进技术导入汉方药的产业制造方面，日本又先行了一步。在中药大规模生产的一些具体环节，如清洗、粉碎、物料运输、干燥、混合蒸煮、浓缩、过滤、成型、无菌包装等方面，将其他产业成熟的先进技术导入，使日本传统医药制造企业得到了迅速发展。

汉方药业的发展与政府调控。在日本，汉方制剂与医疗保险的关系，可以说是政府对汉方药产业进行调控的手段之一，是一种政府行为。1976年以前，日本汉方药制剂年产值不足100亿日元。而汉方药制剂进入国家医疗保险后不久的1978年，年产值便超过了200亿日元。另一方面，日本汉方药产业在1983年和1993年两度产值下降，其直接原因就是在这两年，汉方药制剂险遭从医疗保险范围中被排除的厄运。1996年底，汉方药制剂再度面临从医疗保险范围被排除的危机。随着日本泡沫经济的破灭，日本政府已难于支撑连年膨胀的医疗保险费用的支出，在进行的医疗保险制度改革中，汉方药的部分或全体并同一些西药，今后将被划为非处方用药（OTC）。可以预计，汉方医疗一旦脱离了医疗保障体系，寻求汉方医药治疗的患者与学习并运用汉方的医药工作者必将减少，汉方药产业也必将出现萎缩，进一步还会影响到中国中药原料的对日出口。日本既是天然药物制品的生产大国，更是天然药物的消费大国。同时也应注意到，日本国内市场相对饱和，必然会向国际市场进发，成为中国中药出口的主要竞争对手。随着美国FDA对中药制品的开放，中国中药制品进入国际市场将逐步增加，与此同时，日本的汉方制药企业也在向国际市场跃进。香港工业署发布的中药产业未来10年发展大纲，也已引起日本医药业的极大关注。

五、日本的中成药及保健品市场

在日本，除当地厂家生产的汉方药制剂之外，由中国内地直接生产、输入或经日方重新包装销售的产品也已占领一席之地。

日本中成药市场的一般情况。中成药在日本最早出现于60年代，目前在日本市场上可见的有片剂、丸剂、蜜丸、水蜜丸、胶囊剂、颗粒剂等多种剂型，约100多个品种。从中国进口的中成药属一般用药类，药房可出售，但需自费。现日本天然药物的市场销售总额不足2000亿日元，其中从中国进口的中成药所占比例仅在3%左右。日本现有药店约6万家，但经营从中国进口中成药的药店不过千余户。所以，中国中成药销售在日本市场上还处在起步阶段。目前中成药（天然药物制品）进入日本市场主要有3条途径：以药品形式、以化妆品形式、以保健食品的形式。中成药以药品形式在日本销售已有近40多年的历史，早期多以补益药为主，当时的申报手续也比较简单。在向日本输入中成药之前，首先要向厚生省提出申请，将药品的技术指针、质量标准及检测方法一一列出。药品如果属于日本厚生省药局方中所规定的210种汉方药之内，则较易被批准。如属新增的品种则需进行药理及临床复核实验，审查期少则10个月，多则几年，费用上千万日元。一经获准，质量方面则要按申报标准严格把关执行。

抓好重点品种及前瞻性产品的开发。中国国内现有中成药上千种，在面向国际药品市场时，应瞄准目标，定向开发。目前在日本市场上的中成药大致分为：（1）补益性药物，如三鞭丸、人参鹿茸丸、海马补肾丸、十全大补丸、首乌延寿片等；（2）治疗常见病的药物，如华佗膏、天津感冒片、鼻渊丸、槐角丸、麻杏止咳片等；（3）特色强、日本国内无同类药品者，如冠元颗粒等。此外，在健康保健饮料方面，首推中国进口的乌龙茶、杜仲茶和新近上市的灵芝茶、西洋参茶等。目前针对发达国家常见的所谓“富人病”，如糖尿病、痛风、骨质疏松症、高脂血症、肥胖症、老年性痴呆等的有效新药，也是很有市场前景的。目前日本市场上的中成药从经营品种上看，以保健型、补益型为主，治疗性药物只占少数。中成药全部是自费药。其竞争对手是已经进入医疗保险范围的日本制药公司生产的汉方制剂。中药新药的对日输出是在没有日本国家政策扶持和几乎没有群众基础的情况下进行的，遇到的是双重屏障，竞争难度之大可想而知。选择开发的产品除要求高质量外还应具有独特性，冠元颗粒在日本一炮打响，除有赖其高起点、高质量、高技术含量外，独特性是其得以立身的重要因素。日本目前的210种汉方剂中，在活血化瘀方面尚无该药的类似处方，正是这一市场的空白区域，为冠元颗粒的输入提供了成功的可能。扬长避短，独辟蹊径，有利于中药在国际市场竞争中出奇制胜。

日本对药品采取的是审查制，对健康保健品采取的是登记制。在日本，90年代以来，健康保健品的增长速度为14%。1996年之后，每年产值都在300亿日元以上，即使在东南亚经济风暴之时，仍保持强势增长。根据最近几年对日本健康保健品的调查可以预测，日本在抗疲劳、抗衰老等健康保健食品方面都存在着广阔的发展空间。

（赵中振）

【阿联酋的中医现状和发展】 阿联酋的中医是随着中国的改革开放和阿联酋的迅速崛起而逐渐发展的。

目前阿联酋对中医和世界各国的其他民族医学基本上是认可的，也就是说只要能够得到阿联酋的行医执照，就可以在这里合法行医。要得到行医执照，首先要进行西医业务的考试，考试的内容是以英国和美国的医学执照考试教材为蓝本进行的。考试通过后，接着进行英语口试（英语是这里的通用语言），通过后就能申请参加各科不同内容的笔试。需要从事中医职业的就参加中医试卷考试，国家聘请了2位中国人负责出题和阅卷。合格后即可得到中医行医执照。在中国已有行医资格的医师只要验证在中国的学历证明、职称证明和行医许可证就能自动得到这里行医执照。行医执照是1年期的，到期后需再办理有关的手续。

在首都阿布扎比和迪拜，现在各有1所半官方的中医诊所，规模都比较大。阿布扎比的中医诊所名称是“阿布扎比草药研究中心”，聘请的是南京的2名医师，主要从事中医和针灸的治疗，加上辅助科室和其他人员约有40多人。迪拜诊所名称是“迪拜草药和治疗中心”，目前有3位中国医师，都来自北京，主要从事针灸和中医治疗。诊所里除了中国医师之外，还有印度医师、阿拉伯草药医师以及西医医师，加上其他辅助科室和勤杂人员一共是26人。其余的中医诊所相对来说比较小，大多是个人或少数几人从事医疗活动。在迪拜大约有5家中医诊所，相比阿联酋其他城市来说是最多的。除了在中医诊所从事医疗活动的中国医师之外，还有在英国或美国诊所从事中医活动的中国医师，但在西方诊所里他们不属于一线科室，而是属于辅助科室，就像理疗科、放射科一样。

能获得行医执照的中国医师人数目前不太多，全国估计不足30人。还有些人虽然没有行医执照，但是在中国城内开一个小诊所，在中国城的大营业执照下从事医疗活动。

由于中医发展时间不长，中医治疗的收费目前还没有一个公认的标准，在阿布扎比的“草药治疗中心”挂号费每人是20迪汉姆（1个迪汉姆约合2港元），取药收费为有医疗证的1次30迪汉姆，没有医疗证的1次70迪汉姆。“迪拜草药和治疗中心”初诊挂号费200迪汉姆，针刺收费1次30分钟以内为150迪汉姆，30分钟以上为200迪汉姆，灸法1次150迪汉姆，其他疗法也各有一定的收费标准。

阿联酋的中国医生目前已有一些集体活动，正在为组织中医（针灸）学会作努力，但是阿联酋规定一定要具有正式行医执照30人以上的群体才能成立学会，所以目前还有一定困难。

由于中药的检查和检疫原因，直接从中国进口还有些困难，比较正规的途径是从英国进口中成药。

除此之外，在迪拜还将建设一个“迪拜医疗健康中心”（DHCC），能为顾客和患者提供世界一流的医疗和保健服务，填补欧洲和东南亚的空白。其中心占地420万平方英尺，投资18亿美元。2004年将有部分设施投入使用，将于2006年基本建成。中心由3大部分组成，一部分是大学及医院；一部分是医疗，包括门诊部、私人医院、诊疗中心、康复中心、器官移植中心、医疗设备中心；还有一部分是保健中心，这其中就包括各民族医学。中医一定会成为这里将要开展的民族医学中的主流医学。

【马来西亚传统医学发展情况】

一、背景

马来西亚的传统医学是由印度、中国的商人和移民带来的，但是从未取代马来西亚的本土医学体系。另一方面，由印度人、阿拉伯人带来的伊斯兰医学导致了传统医学体系的较大改变，其中也有朝鲜人的传统治疗方法。

马来西亚医学体系的多样性反映了马来人、华人、印度人和土人等多种文化遗产。除了对抗医学之外，马来西亚的主要医学体系包括阿育吠陀（AYURVEDA）、悉达（SIDDHA）、尤那尼（UNANI）、中医药学以及其他的传统医学，如传统医学人员提供的治疗方法、灵魂医学（SPIRITUALISTS）、正骨医学、传统接生法及其他的在家庭中应用的医药疗法。被认可的医学还包括顺势疗法、自然疗法、反射疗法、芳香疗法、指压疗法等。

传统的马来医学可以追溯到印度尼西亚。这种医学实践主要在农村地区的马来人当中流行，主要依靠传统经验和观察，以口头和书面的形式一代一代流传下来。传统的治疗方法包括对水念咒语并让病人饮下该水、内服或外用草药、赠送护身符、用菩提花或圣水进行特别的沐浴等。实际应用中一般都超过1种以上的方法，由1名以上的传统医师到场。

可以确信中医药是由工作在锡矿的中国移民带到马来西亚的。这些移民带来了草药，也带来了其他的疗法例如针灸。中医师拥有较高的社会地位，被称为“SINSEH”，目前，传统中医药也在城市应用。

悉达、阿育吠陀和尤那尼等所有的传统印度医学体系都在马来西亚被应用，这些医学体系中大部分的药物来源于植物、矿物和动物。草药和草药产品从印度进口，其剂型主要有片剂、油剂、药膏、金属和矿物质的混合物以及草药粉。

二、统计数据

1996年第二次国家卫生和发病率调查发现，2.3%的抽样人群看过传统、补充或替代医学医生，3.8%的人利用西医和传统中医两种医学，尽管尚无统计数字，但是传统医学主要由传统医学提供者提供，而对抗疗法医生除提供对抗疗法外，也提供补充和替代医学。在马来西亚，传统、补充与替代医学产品的年销售量估计在10亿马币，而西药市场大约在9亿马币。马来西亚全国大约有12名脊柱指压疗法师。

三、法规情况

马来西亚政府正式承认和采纳的医学体系是对抗医学。1971年医学法第34条第1款包括了下述较宽的一般豁免内容。

基于法规定第2款的有关内容，法规规定不得影响任何人，以任何名义、头衔、称号或描述去诱导别人相信其具有根据现代科学方法实施医疗或手术的资格，依据马来西亚、中国、印度及其他土著医学方法实施治疗，有收取合理的相关费用的权力。

第2款内容同时限制对抗疗法的治疗师治疗眼病。

除此之外，在马来西亚，没有其他的法律影响传统医学。但是，有许多传统医学产品及其销售的法律规定，如1952年的毒药法、1952年的药品销售法、1956年的销售广告法、1984年的药品和化妆品管理规定等。1992年始，传统医学产品需要登记。

药品管理局负责药品的登记工作，也负责药品的质量与安全。要求每个传统医药厂需通过GMP，进口需通过GSP检验，顺势疗法的产品需在国家药理和药品管理委员会注册。

过去，政府在传统医学的实施中采取了中立的立场，但是随着人们认可了传统医学、补充和替代医学在目前和未来对卫生保健的贡献，政府正在考虑将传统中医学引入到正规的卫生体系中。马来西亚卫生部成立了由各界人士参加的补充医学混合委员会，为卫生部长制定国家管理传统中医药学的政策、战略，提供建议和参考。

正在拟议中的国家传统医学政策鼓励建立传统医学医师的自我管理组织，提倡该组织建立一套传统医学成员的认证系统，以保证行医人员的质量为正规的注册体系所认可和接受。还要求该组织建立正式的包括培训在内的医疗实践标准，定期对成员进行知识和技能的更新培训。马来西亚卫生部在家庭保健司初级卫生保健处内设立了传统中医组，负责管理、监督及实施卫生部政策，加强国内和国际的合作。

在马来西亚没有脊柱指压治疗师的法律。

四、教育与培训

最近，传统中医药的有关组织向那些在得到认可的大学中接受培训的传统治疗师们签署了批准行医的证书，该证书为商业资格证书。

顺势疗法将作为新设立的生物医学系中的一门学科被引进到大学。

五、保险覆盖

目前，在马来西亚尚无国家或私人的医疗保险含有传统中医疗法。

【斯里兰卡的传统医药概况】

一、政府对传统医药的管理

斯里兰卡传统医药的概念包括印度传统医药和斯里兰卡传统医药。由于斯里兰卡和印度的历史和地理联系，使得印度传统医药在斯里兰卡的影响和认知度很高。斯里兰卡也有自己传统的草药和治疗方法。斯里兰卡于1961年颁布了第31号法令，即“印度草医学/传统医药法”，对传统医药的生产、医疗、科研作出了具体规定。斯里兰卡对传统医药的管理分中央和地方二级管理，即斯里兰卡卫生部印度草医/传统医药司和地方传统医药委员会（目前在8个省设有地方传统医药委员会）。目前，由中央传统医药司管辖的传统医药医院有3个，分设在科伦坡、纳威那和贾夫那；地方8个省传统医药委员会共设有47个传统医学医院和800个诊疗所。斯里兰卡全国共有16000名注册传统医学医生。

此外，斯里兰卡还重视传统医药的教育、生产和科研。目前，斯里兰卡在3所大学里设有传统医学专业，学制一般为5年。斯里兰卡有一个直属于卫生部的传统医药研究所和173个印度草药/传统医药生产厂。

二、中医药在斯里兰卡的发展概况

中国与斯里兰卡交流历史悠远。在长期的友好交流中，特别是上世纪50、60年代以来，中医、中药在斯里兰卡的影响不断加强。斯里兰卡将中医药纳入传统医学下归口管理，承认中国中医院校的学历和医生在华的行医资格。经斯里兰卡医药委员会（属于卫生部印度草医/传统医药司）审批并在有关部门注册后，中医可以在斯里兰卡行医。目前中国人通过不同渠道在斯里兰卡首都科伦坡开业的中医诊所大约有十余家，多以针灸、推拿按摩为主。诊治项目多为减肥、腰腿疼痛、颈椎病、头疼和保健等。就诊人员除华人、华侨外，也有部分当地人。目前，有斯里兰卡学生赴华学习中医、中药。学成回国后的斯里兰卡学生有的已利用所学的知识在临床中进行综合治疗，对中医、中药的传播起到了促进作用。中药原料或成药的进口与印药的进口一样，须获取斯里兰卡印度草医/传统医药司签发的进口许可证。按斯里兰卡有关投资规定，中药可以在得到斯里兰卡卫生部和投资局审批后在斯里兰卡建厂生产，但投资额不得低于5万美元。目前尚未有中国公司在斯里兰卡投资进行中药生产。斯里兰卡民众一般对中医，特别是对针灸治疗和疗效比较认同，对中药有一定的认知度，但由于中药价格普遍高于印度药和斯里兰卡药，所以中药在斯里兰卡尚不普及。

【加拿大中医药法规及管理概况】

加拿大是一个典型的多元化国家，许多国家与民族的传统文化在加拿大同时并存。加拿大传统医药主要包括传统草药、传统中医药、印度草药和传统印第安人草药，分别在各自的族群中使用。

一、中医药法规及管理体制

根据加拿大联邦政府和地方政府的职能分工，药物管理归联邦政府，医疗管理归地方政府。中医疗法除在加拿大BC省、魁北克省和阿尔伯塔省外，其他各省和地区均未立法。BC省从1996年开始允许针灸师从业，同时成立了中医针灸管理局。1999年底，BC省中医针灸管理局开始核发注册针灸师牌照。2000年12月通过了《中医执业和针灸法规》，并于2003年4月生效。该法规规定，传统中医执业人士依据中医服务种类和学历高低，申请获得注册针灸师、注册中药师、注册中医师和高级中医师4种执业证书。2003年将有300余人获注册中药师、注册中医师和高级中医师牌照。BC省将成为北美唯一颁发除注册针灸师之外的其他合格中医牌照的地区。

关于包括中药在内的自然健康产品的管理问题，从法律的角度来看，根据加拿大《食品和药品法》，这些产品不是食品就应算作药品，而对这两大不同类别的管理是不同的。作为自然健康产品重要组成部分的中药在加拿大始终处于一种尴尬的境地。按规定，中药应该受《食品和药品法》的管制。一般来说，中草药归属食品类管理，而中成药归属药品类管理。由于中药的药理、用药方式和药品成分等方面与西药有着显著差异，《食品和药品法》根本不具备中药的针对性，加卫生部发现很难用西药的标准来检测和衡量中药。因此长期以来，中药由于无法取得注册而不能以药品的名义进口及在加拿大市场销售。加拿大的经销商倒是希望能继续以食品的名义进口并销售中药，尤其是中草药，因进口手续比较简单，只需将进口样品送加拿大食品检验署做安全性试验，成本也比较低。但从形势发展来看这种现状维持不了多久，因为即使不把中药当成药品，至少也会把中药纳入自然健康产品管理。

1997年10月加拿大联邦卫生部长请众院卫生常设委员会对自然健康产品做全面的公共回顾，1998年11月该委员会完成对讨论（回顾）的审议，形成“自然健康产品——一片新视野”的研究报告，提出了53条建议。建议的宗旨是在《食品和药品法》的管辖下，采纳“自然产品法规”（与《食品和药品法》等并行），涵盖对自然产品加工、包装、标签、储存、进口、分销及销售等一系列的要求，对自然健康产品实行规范化管理。1999年3月，加拿大卫生部宣布接受该委员会提出的53条建议，决定包括传统草药、中成药、维他命和矿物质等在内的产品列为“自然健康产品”，建立起一套单独的管理自然健康产品的法规，成立了“自然健康产品办公室（ONHP）”，即现在的“自然健康产品处”（NHPD）。加拿大卫生部长为ONHP任命了一个17人的过渡工作小组，帮助成立该办公室和起草法规框架。1999年6月，过渡工作小组开始起草法规框架，在经过两个公众咨询阶段后，于2001年12月以公告的形式正式公布自然健康产品的法规提案，2003年提交议会讨论通过。

加拿大有关部门认为，自然健康产品法规的出台并不意味着包含中药在内的自然健康产品可取得处方药的地位，更难有机会列入加拿大医疗保险范围之内。但是，自然健康产品法规的制订和实施必将进一步增强消费者对自然健康产品安全性和疗效的信心，也会创造一个愈来愈合乎实际的法规环境，并最终形成对自然健康产品长期而稳定的需求，消费者、执业者和产业均将从中获益。

二、对中药进口和销售的有关规定

加拿大联邦政府对中药的进口并没有一套单独的程序，在“自然健康产品法规”生效前，中药还按照《食品和药品法》及其法规的有关规定进口。基本上是中草药按照食品来进口，其管制相对松一些。对中成药的进口，加拿大联邦政府要求在《食品和药品法》管制下按药品来管理。目前已获批准注册的自然健康产品大部分是参照传统草药。在“自然健康产品法规”颁布之前，加拿大政府对中成药进口的要求主要看其对公众健康、对环境是否是安全的，再经卫生部健康产品和食品局（HPFB）检验处检验，发出放行通知后即可正式进口销售。

【中医药在瑞士发展情况】

一、中医药进入瑞士医院

中医药要进入市场，也必须适应市场，着力于市场宣传，例如赫斯兰登集团2002年就在电车上为其

2家苏黎世中医中心做广告。2003年9月1日，措里克贝格医院开设中医研究院，有4位中国医生提供针灸、汤药、按摩、理疗、食疗、气功和太极等服务。华裔出身的该院负责人最关心两件事，因为这里的中医中心最大的问题是语言问题，他打算配备2名有经验的专业翻译以确保中国医生与病人之间的沟通。第二件事是对在中医中心工作的瑞士医生进行中医方面的培训。他将与北京中医药大学合作为专业医生提供3年的硕士培训。

二、瑞士新卫生法的有关规定

据瑞士医学科学院2001年民意测验结果显示，58%的居民希望提供可选择的医疗，卫生局的一项测验结果也大致如此。苏黎世州在居民的压力下，1994年在大学开设了自然疗法讲座，此后这个一直超负荷的自然疗法小系还接收大学医院的病人。2002年以来，该大学还提供中医的基础培训。瑞士新的卫生法规定，传统医学门诊的提供者不再需要批准，居民应自己了解治疗的质量。

三、中医在瑞士的发展趋势

1995年以来，中医中心如雨后春笋般在瑞士发展起来。瑞士最成功的是赫斯兰登集团，它在瑞士经营12家中医中心，目前在苏黎世有3家。如果医务人员已得到瑞士针灸和中医医生社团联合会的资格证书从业的，医疗保险机构从基本保险中进行支付。中国医生及不属于医疗的其他医生必须通过附加保险结算。

【中药在瑞士市场前景看好】

一、市场容量

瑞士是一个仅有700万人口的小国，人口数量虽少，但医疗卫生和社会保险体系非常发达，作为一个高工资、高福利的国家，瑞士在医药卫生方面的开支相对较高，且20年来一直持续上升。

瑞士人口老龄化严重（65岁以上人口占总人口的15%），从整个社会的情况来看，多数老年人生活优裕富足，因此，除一般的治疗型药外，对各类保健型药物有着长期稳定的需求。

瑞士本身是一个医药生产大国，拥有世界领先的医药化学技术和诺华、罗氏等著名医药化工生产企业，药品种类相对集中于特定领域，如抗病毒药、呼吸系统疾病药物、头孢类抗生素、皮肤病药、骨科病药、心血管病药等，这些药品生产企业的主要导向是出口。据统计，瑞士十大化工医药企业的产品总量中仅3%供应瑞士市场，其他均出口到世界各大洲。而瑞士市场上外国进口药占据着很大比例，主要是美国和欧洲产品。

二、市场前景

瑞士药品市场容量不大，竞争可谓激烈。传统中药品种即使在瑞士成功注册，也必须先期作出市场预测。

随着东西文化、科学交流的增多，中药的疗效已开始为越来越多的西方人所认同。例如在瑞士，人们对人参已不感陌生，包括制药业巨子罗氏公司在内的数家瑞士制药企业均已研制生产出人参胶囊，市场销售情况良好。

早在1969年，瑞士就创办了“瑞士针灸及中医协会”，该协会由瑞士一批对中国传统医学感兴趣的医药界人士发起和组织，目的在于研究和推广中国医术、针灸等。另外，在瑞士的数家药店中，已有中药在长期销售。

三、产品价格

瑞士物价总水平高，药品亦不例外，相同品质同类西药的售价通常比中国市场上高出数倍。所以，中国药品一旦进入瑞士市场，将可望获得充足的利润空间，同时也有助于提高中国对瑞出口产品的附加值。

辽宁中医学院附属医院

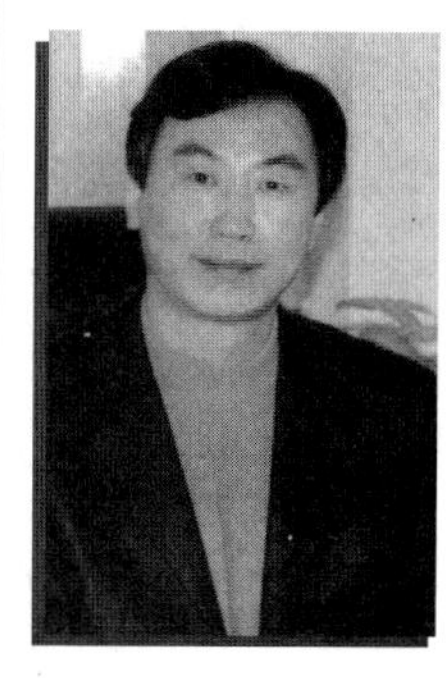
杨志林

辽宁中医学院附属医院即辽宁省中医院，是一所集医疗、教学、科研于一体的大型省级综合性医院。医院创建于1956年，现占地面积5.4万平方米，总建筑面积8.3万平方米，固定资产2.27亿元人民币，医疗设备总值1亿元人民币，日均门诊量3000人次，编制床位1138张。医院实行院系合一，现有教职工1879人，专业技术人员1508人，正高职称79人，副高职称198人；博士生导师11人，硕士生导师78人。1993年医院晋升为三级甲等中医院和全国示范中医医院。2004年被评为全国首批百姓放心示范医院。同年，医院在沈阳市南部成立辽宁省中西医结合医院，开辟了中西医院结合新的领域。

医院设一级医疗科室20个，二级医疗科室14个，医技科室3个。国家中医药管理局局级重点学科1个——儿科，局级重点专科3个——急症医疗中心、儿科、消化科。省重点学科1个——中西医结合临床。省级中医、中西医结合重点专科11个。重点专病49个。博士后流动站1个、博士点2个——中医内科、中西医结合临床。硕士点覆盖率100%。医院中标各级课题90项，国家科技部8项，其中有国家科技部"863"计划重大项目1项，国家自然基金1项，国家科技攻关项目3项，国家新药基金项目2项，科技部条件建设项目1项；卫生部、教育部、国家中医药管理局课题10项。

近几年来，医院已先后与世界30多个国家和地区建立友好联系，接收了大批国外临床研修生，还派出专家赴泰国、科威特、马来西亚、澳大利亚、美国、韩国等国家开设中医专家门诊，促进中医走出国门，服务全人类。

医院医疗设备先进，技术力量雄厚。医院为方便患者就诊坚持实行三百六十五天无休息日。我院全体职工将秉承："继承、求实、创新、仁爱"的宗旨，"以病人为中心、以培养人才为宗旨、以临床研究为先导"的工作方针，以温馨、优雅、舒适的环境，诚心、爱心、耐心的服务，以高超的医疗技术为患者解除病痛，期待赢得广大患者的信赖与支持。

辽宁中医学院

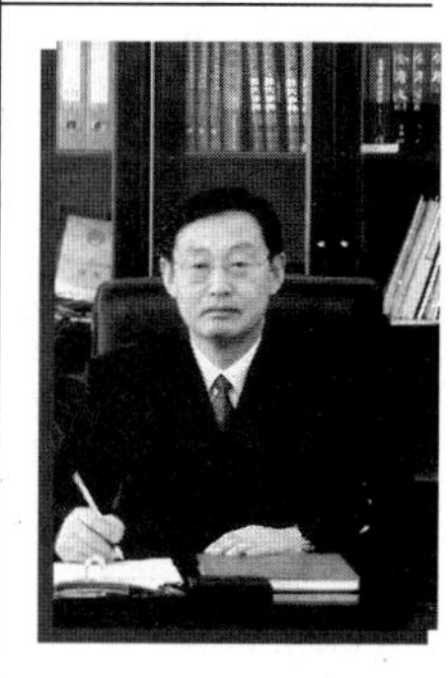
马　骥　　院长

辽宁中医学院创建于1958年，座落在风景秀丽、环境优美的沈阳市北陵附近，是辽宁省唯一一所培养中医、中药、针灸、中西医结合临床和高级护理人才以及为中医药行业服务的高级专门人才的高等教育院校。学校占地面积800亩，建筑面积31万平方米，仪器设备总值12229.1万元；拥有1000M主干、100M到桌面的校园网络系统；图书馆藏书70万册，电子图书2.3万册；学校拥有3所集教学、医疗、科研于一体的直属附属医院，总建筑面积107226平方米，1800张床位，其中2所为全国三级甲等中医院。在校生规模已超万人，设有基础医学院、第一临床学院、第二临床学院、药学院、针灸推拿学院、护理学院、杏林学院、经济管理学院、信息工程学院、职业技术学院、继续教育学院、国际教育学院等12个二级学院；设置10个本科专业，拥有1个中医学博士后流动站，3个学科的教授评审权，6个博士学位授权学科，17个硕士学位授权学科，4个国家局级重点学科，3个省级重点学科，2个国家级重点实验室，5个国家中医药管理局科研三级实验室，17个国家中医药管理局科研二级实验室，6个省级重点实验室，1所研究院，6个研究所，1个图书馆、1个医史博物馆、1个中药标本馆、1个解剖标本馆。

经过近50年的建设，辽宁中医学院已发展成为一所以中医药教育为主，多学科门类协调发展的普通高等院校，是辽宁省中医药人才培养、中药研发、科学研究、中医治疗、师资培训和继续教育的综合性基地，也是科技部确定的国家十五重大科技专项暨"863计划"重大项目——中药新药临床试验关键技术与平台研究的建设单位，教育部确定的招收华侨、港澳台学生的院校和首批有条件接受外国留学生的高等院校之一，国家食品药品监督管理局指定的国家药品临床研究基地，国家中医药管理局确定的全国中医药文献检索查新分中心，国家中医药人员外语培训四大中心之一。

单位名称：辽宁中医学院

理事姓名：马 骥　　现任职务：院 长

地　　址：沈阳市皇姑区崇山东路79号　　邮　　编：110032

电　　话：024-31207108　　传　　真：024-31207133

网　　址：www.lnutcm.edu.cn　　电子信箱：office@lnutcm.edu.cn

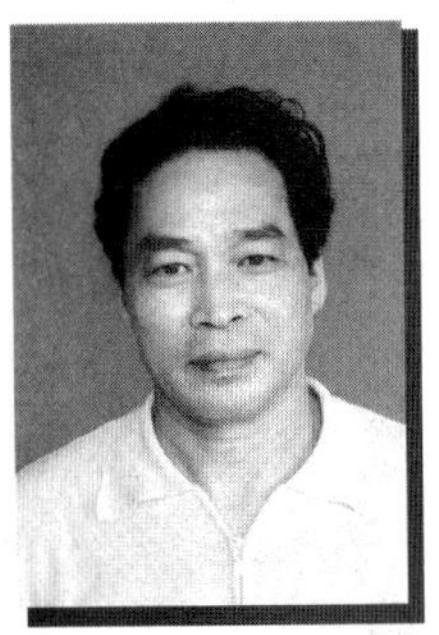

许志福　院长

福建省人民医院

福建省人民医院创建于1954年，占地面积5公顷，建筑面积57134平方米，开设9个病区，500张病床，是一所中医特色深厚、中西医结合优势突出，集医疗、教学、科研为一体的三级甲等综合性中医院，为福建中医学院第一临床医学院。

医院临床科室齐全，技术力量雄厚，医疗设备先进，服务功能完善。拥有副主任、副教授以上高级职称近百人，有60多位学科带头人在国家级、省级担任主要职务。设有全国中西医结合眼底病重点专病、全国针灸临床研究中心福建分中心、福建省蛇伤救治中心、中医肛肠病、心脑血管病、肾病、糖尿病等国家级及省级重点专科、专病；有肾病、心脑血管病、眼耳鼻喉科等国家二级中医药科研实验室。拥有11个临床教研室和11个临床研究室、2个博士专业、5个硕士专业和3个硕士授权点。拥有MRI、多排双螺旋CT、彩色多普勒超声诊断仪、系列内窥镜、电子胃镜、电子肠镜、腹腔镜、关节腔镜、大型全自动生化分析仪、全自动免疫分析仪、特定蛋白检测系统、血液透析机、最新型惠普多参数系列监护仪、大型X光机等先进仪器设备。

医院始终坚持“以质量为核心”、“以病人为中心”，狠抓医疗质量、服务态度和医德医风建设，在社会上享有较高的信誉。近十年来荣获省部级科技成果奖数十项，多次荣获省部级“精神文明单位”荣誉称号。

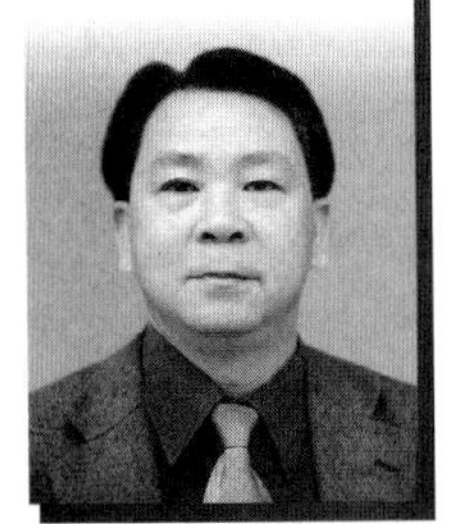

莫兆钦　董事长

广西源安堂药业有限公司

广西源安堂药业有限公司是一个具有年生产能力10亿元规模的现代化制药企业，是全国质量管理先进单位、广西百名优秀纳税人，连续6年获得重合同守信用企业、广西工业百强企业；董事长莫兆钦曾先后获得全国乡镇企业家、广西劳动模范、广西十大杰出青年、广西优秀企业家等称号。

目前公司拥有员工800人，大专以上专业技术人员200人。公司占地面积38000平方米，建筑面积45000平方米。2003年，公司投入近2000万元用于生产设备更新、生产环境改造，并在2004年通过了国家药品GMP认证。

公司所在地广西桂平中沙，四周群山环抱，野生中草药资源丰富。根据市场需求，利用当地资源优势并结合公司研发实力，相继开发了6个具有自主知识产权的中药品种：肤阴洁复方黄松洗液、肤阴洁复方黄松湿巾、银胡感冒散、肠胃散、朱虎化瘀酊、复方岗松洗液。经公司十多年的品牌培育，源安堂、肤阴洁分别被评为广西著名商标，肤阴洁复方黄松洗液、肤阴洁复方黄松湿巾被评为中国公认名牌产品。2002～2003年度，肤阴洁获得中国药店店员推荐率最高品牌。肤阴洁复方黄松洗液在全国的妇科洗液市场占领先地位，单一品种年销售额超1.5亿元。2004年，经权威机构评估，源安堂品牌价值9.93亿元。

广西源安堂药业有限公司依靠质量、品牌、实力、诚信与业界合作伙伴的支持，在外用、妇科用药制药领域得到迅速发展，十年打造了完善的国内销售网络。目前公司在全国31个城市设有办事机构，产品畅销全国各地，行销东南亚部分国家与地区。

源安堂人将秉承“真正办企业、真心做好药、真诚取信誉、真情献人间”的企业文化，奉行“源远流长、安民济世、堂堂正正、造福人类”的企业经营理念，继续以市场为导向，提升研发能力，实施中药现代化，与中药界全体同仁一道，为弘扬祖国中医药文化、人类健康事业做出更大的贡献！

广东省江门中医药学校

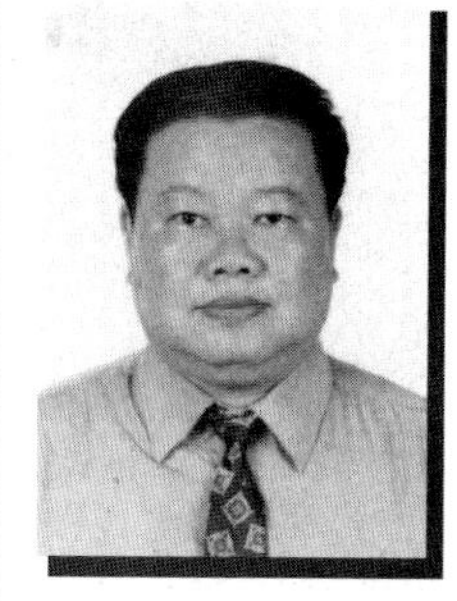

容振勤
党总支书记、校长

【创办历程】学校创办于1984年，原名江门卫校，1992年经江门市人民政府批准更名为江门中医药学校。办学20多年来，经过艰苦创业及不懈努力，不断改善办学条件，规范专业设置，优化教育资源，提高办学水平，逐步发展成为具有多专业、多方向、多层次的综合性职业卫生学校。于1998年通过了广东省普通中等专业学校办学水平评估，2001年通过了广东省中等职业学校9个专业的专业设置认定评估，2003年通过了广东省重点中等职业技术学校评估。

【基本情况】学校是五邑地区规模最大的一所全日制省级重点中等卫生职业学校，隶属于江门市人民政府，由江门市卫生局主管。学校毗邻圭峰山旅游风景区，校园环境优美，景色宜人。占地面积113亩，建筑面积42588平方米。学校设有护理、中医护理、美容护理、助产、妇幼保健、药剂、中药、中药营销、中医、中西医结合等10多个专业。目前共有55个教学班，在校学生4821人，其中大专生1512人。

【设施建设】学校现有计算机428台，建立了校园网及电子阅览室，配备20套电子阅览设备，5间多媒体专业课室，成立了远程教育网络中心，图书馆藏书15.7万册。学校现有教学楼、门诊综合楼、实验楼、公寓式学生宿舍、图书馆、食堂、标准运动场等设施。另有计算机中心、多媒体教学系统、语音教学系统、电子阅览设备等现代化教学设施，有设施完备、功能齐全的专业实验室23间，拥有2所三级甲等、5所二级甲等教学实习医院。

【师资队伍】学校现有教职工130人，专任教师92人，本科以上学历90人，研究生学历2人，高级职称28人，中级职称32人，双师型教师35人，在读研究生6人，一批教学骨干常年活跃于国家及省、地方级各学科专业学术团体。学校实习基地有一批稳固的、临床经验丰富的实习带教队伍，为产教结合提供了有力保障。

【办学特色】学校坚持以培养实用型基层医疗卫生专业技术人才为目标，以为大众健康提供全方位的、高质量的医疗卫生服务为宗旨，秉承团结、奋进、求实、创新的办学理念，体现“多元化、多层次、多形式，为基层医疗卫生行业培养实用型专业人才”的办学特色，不断完善学校设施的建设与发展，促进教学手段的改革与创新，为基层医疗卫生事业及经济社会发展服务，大力发展中等职业教育。积极推动学校向多学科、多层次发展，开展与高等院校联合办学的形式，培养复合型卫生职业技术人才。

【学校成果】建校20年来，学校的办学条件不断改善，办学水平不断提高，在多方面取得了丰硕的成果。学校现是全国教育网络系统示范单位、创建国家园林城市先进单位、地市级文明单位、综合治理先进单位，多次获得江门市先进基层党组织称号。该校的中药专业是省重点建设专业。学校教学成绩斐然，先后有18名教师被评为市级以上优秀教师、优秀班主任及优秀德育工作者。近10年来撰写论文200多篇，其中公开发表100多篇，省级立项课题4项。

【未来展望】学校以建设中医药强省为契机，坚持以就业为导向，以全面素质教育为基础，以能力培养为本位的育人理念，培养实用型医药卫生技术人才，进一步完善教育教学结构，理顺办学体制，提高办学层次，扩大办学规模，促进办学模式多样化，进一步完善现代化教学手段，争取年内通过“国家级重点学校”评估，并力争早日建成高层次中医药专科院校。

校　长：容振勤　　副校长：周有祥　王喜德
地　址：广东省江门市龙湾路4路　　邮　编：529000
电　话：0750—3568600　　传　真：0750—3526345
网　址：www.jmzyy.com　　E-mail:jmzyy@jmzyy.com

利辛县中医院

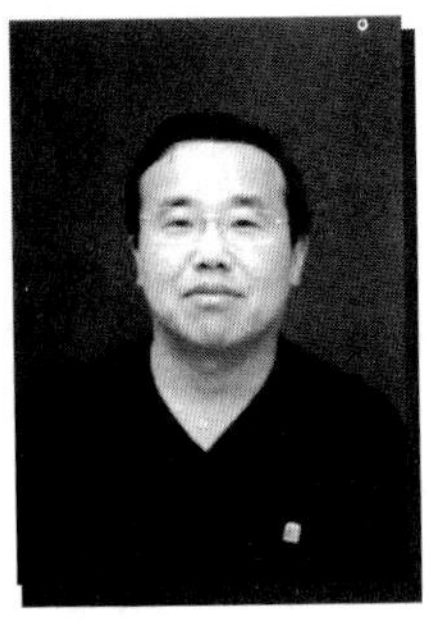
董月灵　院长

利辛县中医院是一家全民所有制，经省卫生厅、省中医管理局批准的综合性非营利性二级甲等中医院，是市级文明单位，是利辛县法医鉴定技术指导中心和交通事故定点医院。新建使用的病房大楼环境优美，功能设施齐全，均为宾馆式标准设置，配有空调、有线电视、外线电话、卫生间、洗澡设备及病人呼叫系统。医院拥有西门子CT、美国GE彩超、德国产爱克发CR、日立7020全自动生化分析仪、先进的X光机及进口影像设备、进口麻醉剂、呼吸机、电脑全自动煎药机、美国顺康前列腺电切汽化镜和腹腔镜、五官科内窥镜、三维电脑牵引复位床等先进的医疗设备。医院始终坚持“以病人为中心，以质量为核心”的服务理念。医院在2004年收入达1000万元。

其特色专科有：泌尿外科与安徽医科大学附院联合，引进前列腺电切汽化镜，不开刀腔内治疗前列腺增大（肥大）、膀胱肿瘤等。骨伤科与蚌埠医学院附院联合开展断指（肢）再植术。脑外科与安徽医科大学附院脑外科联合，主刀治疗各种脑外伤、脑肿瘤等。普外科引进美国产腹腔镜，并长年有专家坐诊，微创治疗胆结石、胆囊炎。肝病科与中国中医研究院肝病研究所联合，主治各种肝炎、肝硬化等。五官科与省立医院联合，开展耳、鼻、喉内窥镜手术。气管炎专科与河南濮阳气管炎哮喘病研究所联合，治疗久治不愈的气管炎、哮喘病。肛肠科是我县唯一指派到全国培训基地学习的医院科室。不孕症专科治疗各种原因引起的不孕症。乳腺病专科引进进口乳腺诊断治疗仪，并用中医中药治疗各种乳腺病。

服务电话：0558-8805600　　急救电话：0558-8811111

董月灵院长简介

1990年7月毕业于安徽中医学院临床专业，研究生学历，毕业后分配到利辛县中医院工作，曾任副院长等职务。2002年10月调任利辛县卫生局任业务副局长，2003年5月兼任利辛县中医院院长。他精于业务，善于管理，勇于改革，大胆创新，与时俱进，特别是兼任中医院院长后，坚持突出中医特色，坚持科学化管理，不断加强医院内涵建设，在探索中前进，走快速发展效益型之路，使医院发生了质的变化。他正努力把利辛县中医院建设成为当地的中西医结合医疗中心。

常州市中西医结合医院

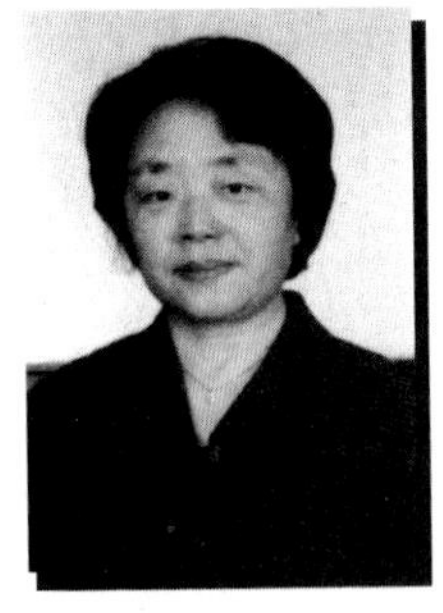
曹菊萍
党总支书记、院长

常州市中西医结合医院于1996年10月通过国家二级甲等中西医结合医院评审，系南京中医药大学实习医院，是常州市中西医结合学会挂靠单位。

全院设病床200张；中、高级职称120余人，常年聘请客座教授30余人；临床科室28个，专科门诊18个，眼科、耳鼻喉科、骨伤科、烧伤科、泌尿科、整型美容科已形成特色优势。设有胃病、糖尿病、哮喘、腰椎间盘突出症、眼底病、过敏性鼻炎、痛经等专病门诊。

眼科系江苏省中医重点临床专科、省中西医结合眼科研究中心、常州市眼科诊疗中心和重点临床学科建设单位，省中西医结合学会眼科专业委员会所在地，服务范围覆盖本省及鲁、浙、皖、赣等周边地区。耳鼻喉科被批准为省重点临床专科建设单位和市中医重点临床专科。

医院获得江苏省文明单位、常州市文明单位标兵、常州市先进集体、常州市卫生系统先进集体、常州市十佳医院等殊荣。

地　址：江苏省常州市兰陵路5号　　邮　编：213001

电　话：0519-6660899　　传　真：0519-6652409

电子信箱：czghyy@yahoo.com.cn

陕西省中医学校

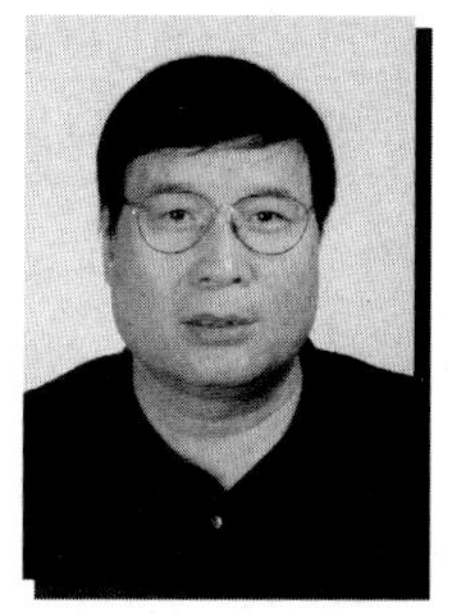
李玉柯　校长

我校创建于1965年，是一所培养多层次医、药、护人才的综合性医药学校，办学实力和规模居全国同类学校前列。校园占地面积120亩，在校学生5000余名，教职工500余名，其中高、中级职称210人。分设中专和大专部。开设临床医学、高级护理、中医医疗、中药、针灸推拿等西医、中医两类共15个专业。图书馆藏书15万余册。有一流实验室30个。计算机中心有微机500余台。学校附属医院并称渭南市中医医院。建校以来，已为国家培养合格医务人才万余名，毕业生中有10余人先后成为国家重点医科大学博士、硕士研究生或教授。我校1978年曾获"全国科学大会奖"。近年来，大力加强硬件和软件建设，不断增强办学实力，在教学质量、办学条件等方面均有了很大提高和发展，知名度和社会影响日益扩大。2004年6月，在《三秦都市报》举办的"我心目中的陕西名校"评选活动中，我校被评为中专类"十大名校"之一，且位居榜首。

为充分发挥教学资源优势，我校积极拓宽办学路子，努力开创高等职业教育新局面。近年来，先后与延安大学、第四军医大学、陕西中医学院、北京中医药大学、西安培华学院、中国医科大学等高等院校联办了大专和本科教育；并经省教育厅批准，开办了五年制高职教育，初中毕业入学，大专学历毕业。

李玉柯同志介绍

基本情况：李玉柯，男，1947年11月25日出生，汉族，陕西临潼人，健康教育副主任技师(副高)。1970年9月参加工作。现任渭南市政协副主席、陕西省中医学校校长。

个人荣誉：1997年被中共渭南市委、市政府授予"最佳卫生管理工作者"称号，并当选为省九届人大代表。1999年6月，作为陕西省中等学校的唯一代表出席了第三次全国教育工作会议。2002年5月，受邀出任中央人民广播电台"教育新概念"专家顾问团顾问。2003年2月，被中共陕西省委、陕西省人民政府授予"精神文明建设先进工作者"荣誉称号；4月，被陕西省教育厅等三部委评为"职业教育先进工作者"；8月，被中共渭南市委、市政府评为"有突出贡献专业技术拔尖人才"。

论文著作：论文《与时俱进，开拓创新，开创毕业生就业工作新局面》发表于国家级刊物2004年第14期《卫生职业教育》杂志；论文《设置好专业是发展和巩固农村职业中学的关键》，2003年被中国管理科学研究院人文科学研究所评为中国理论创新优秀学术成果一等奖；论文《发展高等职业教育切莫坐失良机》收入中央文献出版社1999年12月出版的《中国现代管理科学研究文库》一书，并获中国管理科学学院四川分院2002年学术交流优秀论文一等奖；担任全国中等中医药教材建设指导委员会委员、陕西人民出版社出版的《新世纪健康宝典》一书主编。《陕西日报》对个人在省九届人大上的专题发言"积极实施人才战略，加快渭南高等教育发展步伐"作了摘要报道，《渭南日报》刊发了全文，人民日报社将其收入《学习与实践》大型读本。

重要贡献：

一、突出学校精神教育，加强思想政治工作。

二、用"改革"统一全校师生的思想，创造性地坚持运用独具特色的"量化管理"制度强化学校管理工作，建立了充满生机和活力的激励机制和管理体制。

三、以"做圣洁白衣天使，迎接新世纪挑战"为主题，全面推进素质教育。

(一)重视德育，培养圣洁白衣天使。

深入开展多种形式的爱国主义教育，突出奉献精神教育，着力抓好学习后进学生的转化工作，全面探索养成教育新机制。

(二)开展"大练兵、大比武"活动，培养胜任新世纪挑战的一代天使

四、在学校建设中，坚持两个文明建设并重，大刀阔斧改善办学条件，千方百计优化育人环境。

2003年被省委宣传部等四部委评为"陕西学习雷锋、专愿服务先进集体"。

1998年学校被省政府授予"省级文明校园"称号；1999年被中央文明委命名为"国家级文明单位"，被中央教科所德育中心评为"国家德育实验先进学校"；2000年被教育部确定为"国家级重点中专"；2001年，被国家中医药管理局确定为"全国重点中医学校"；2002年被教育部确定为"国家重点建设示范职业学校"；2003年被省教育厅等三部委评为"职业教育先进集体"。学校附属医院于2001年被省卫生厅确定为"省级示范中医医院"建设单位，校团委于同年被团省委授予"陕西省五四红旗团委"荣誉称号。

新疆医科大学中医学院

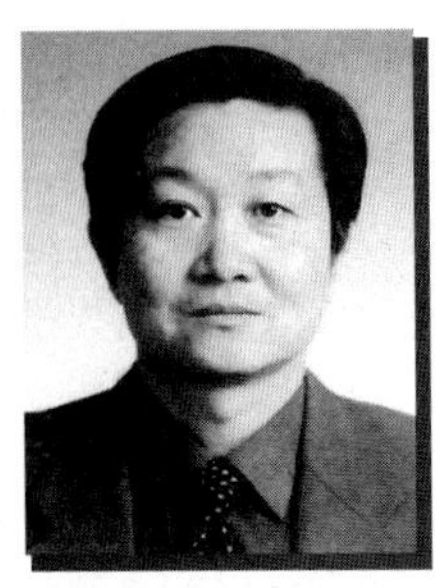

周铭心
副校长、院长

新疆医科大学中医学院位于天山北麓，素有亚洲中心和西陲明珠之称的乌鲁木齐市，迄今为自治区唯一从事中医药高等教育的学府。其前身可上溯至20世纪40年代“三区”革命时期原苏联援办的伊力阿哈买提江卫生学校。1950年迁至乌鲁木齐市，遂更名为乌鲁木齐卫生学校，1956年迁于现址。1961年改制为新疆中医学校。1978年始招收本科生。1986年11月成立新疆中医学院。1988年始开办成人本专科教育。1994年始与上海中医药大学联合招收研究生。1998年与原新疆医学院合并成为新疆医科大学中医学院。

现学院内设学院办公室、纪检监察办公室、教学科研办公室、中医系、针推骨伤系、中药系和待批的中西医结合系7个正处级机构；5个硕士学位授予点，并积极筹划联合招收博士研究生和申报自己的博士点；17个教研室，13个实验室和1个有近千种（含部分维吾尔民族药）药物的中药标本馆；有中医、中药、针灸、骨伤、肛肠、中西医结合等本科专业和专业方向，并新增中西医结合七年制本硕连读专业。近年新建校舍面积11000余平方米，实验室约1000平方米。学院本部教职员工80余人，专兼职教师116人，其中正、副教授60人，讲师35人，初级职称近20人，享受国家特殊津贴优秀专家5人，硕士研究生导师45人。在校硕士研究生和留学生约70余人，本专科生1000余人。多年来学院坚持教书育人宗旨，弘扬民族精神，倡导科学思维，实施素质教育，把人文理念灌注于中医学教育全过程，为边疆培养各类高级中医药人才5000余人，其中少数民族约1000余人。他们遍布天山南北，已成为“留得住、信得过、用得上”的专家教授、中高级干部和学术带头人。陶亮、王力等已成为企业家，维吾尔族女医生祖丽培叶等已成为全国和全区的先进标兵。学院太极拳、剑等传统体育项目曾在全国大学生运动会和全国高等中医药院校运动会上夺金捧银，成绩喜人。同时，学院凭借特有的地域优势和改革开放的东风，先后接待了美、日、法、俄等30多个国家、地区政要学者的来访、诊疗，也有数十位专家学者组团出访进行讲学诊疗和学术交流，并受到有关国家总统等政要的接见和赞许，扩大了中医在周边国家的影响和知名度。

电话：0991—4360780　　传真：0991—4363841 / 4360780

周铭心简历

周铭心，男，56岁，山东省安丘县人。现任新疆医科大学副校长兼中医学院院长、中医内科主任医师、中医方剂学教授、博士生导师。1975年毕业于北京中医学院；1975年3月～1978年10月，在新疆和田地区人民医院中医科任中医师；1978年10月～1981年4月，在中国中医研究院攻读研究生；1981年4月～1993年4月，在原新疆医学院一附院中医科先后任住院医师、主治医师、讲师、副主任医师；1993年4月～1998年6月，在原新疆中医学院先后任副主任医师、副教授、主任医师，兼任基础部副主任、主任、副院长；1998年6月两院合并成立新疆医科大学后，任新疆医科大学副校长兼中医学院院长、主任医师、教授至今。在社会工作中，兼任中华中医药学会第四届常务理事，中国中医药高等教育学会常务理事，中华中医药学会方剂专业委员会常务委员，中国中医药学会内科疑难病症专业委员会委员和新疆中医药学会副会长以及中国中医基础医学杂志、中国医药学报、中国中医药学刊、中华中西医杂志、新疆中医药等期刊编委会委员，新疆医科大学学报汉文主编等职。

他从事中医医疗、科研、教学28年。在中医基础理论、临床诊疗方面做出有益探索，取得一定成绩。主要贡献有：创制干支万年历和万年子午流注取穴卡，开创中医时间医学学科；提出“旁治法”和“西北多燥”的辨证论治思想；探索并实施方药计量、辨证论治计量、文献计量等中医计量学研究；提出沙漠燥证概念并进行对该症的证治研究。现正主持国家自然科学基金项目西北燥证研究，并主持中医方剂临床运用影响因素研究、中医文献计量学研究、中医方剂计量学研究等。

发表学术论文70余篇，撰写专著和主编、参编著作10余部。主要著述：《中医时间医学》、《运气学说的研究与考察》、《中医脾病临床实践》；主要学术论文：《五十营探疑》、《干支万年历》、《旁治法初探》、《不同诊治策略的评价》、《傅青主女科方药特色浅探与作者考识》、《张绚邦教授治疗过敏性疾病方药特色分析》、《西北多燥说》、《暑咳证治》、《内经南北证问题解析》、《中医学期刊论文语句字数分析》、《方剂计量学研究指标体系概论》等。在其研究中，有2项研究获自治区科技进步奖，1项获自治区发明奖。

安徽中医学院

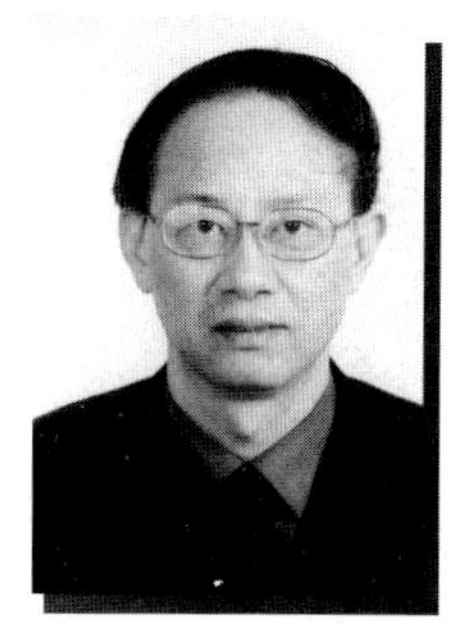

王　键
法人代表、副院长

安徽中医学院是安徽省唯一培养高级中医中药和中西医结合人才的高等学校。学院创建于1959年，是国内创校较早的高等中医药院校之一，占地总面积252062平方米，校舍面积189547平方米。学校主要任务是培养高层次、创新型中医药人才和管理人才。建校以来，向全国和10多个国家和地区输送了数万名各类中医药人才，是安徽省乃至全国中医药高等教育、科学研究、社会服务和国际交流的重要基地。

学校现有中医临床学院、针灸骨伤临床学院、中西医结合临床学院、药学院、护理学院、医药经济管理学院、医药信息工程学院和公共基础部、社会科学部、成人教育学院等10个教学院系部，2所省级附属中医院，9个中医药研究机构和80余家省内外临床实践教学基地。职业技术学院、国际教育交流学院正在筹建之中。

学校致力于构建面向新世纪的高层次、应用型中医药人才培养体系。现有本专科专业（方向）33个，基本形成以中医中药学科为主体，医、药、针、推、护、管、工、贸等多学科协调发展的学科专业体系。现有全日制本专科生7500人，硕士生236人， 国外留学生60多人，各类继续教育学生近3000人。学校现有教职工864人（不含两所附院）。其中教师450人，教授及其他正高级专业技术职称人员55人，副教授及其他副高专业技术职称人员171人，博士生导师（联合培养）5人，硕士生导师77人，省级学科带头人4人，省级骨干教师20人，享受政府津贴27人。

中医呼吸内科为国家中医药管理局重点学科。有中医内科、针灸推拿、中西医结合临床3个省级重点学科。现代中药重点实验室为安徽省高校省级重点实验室。有中医基础理论等16个硕士点。有4个博士生联合培养基地。中医内科、中药药理、中医诊断、药用植物、中药学和推拿学等6门重点课程列入省级重点课程建设计划。 中医学、中药学专业为省级教学改革示范专业。新安医学文化馆、中药标本中心、药用植物园、名医堂、古籍陈列部等每年接待外宾数千人次。

学校具有较强的基础理论与临床医学科研力量。“九五”以来，承担国家级科研项目12项、国家中医药管理局项目12项，其他省部级科研项目57项。获省级以上科研奖励8项。《安徽中医学院学报》面向国内外发行，2002年学报的总被引频次在全国中医院校学报中居第六位。

学校对外交流与合作局面喜人。与境外缔结的友好姊妹学校（单位）有13所。1996年，学校获准招收国外留学生。2001年，开始招收硕士学位国外留学生。2002～2004年共选拔了33名学生赴韩国韩瑞大学留学。

当前，全校上下，进一步解放思想，抓住机遇，开拓进取，扎实工作。到“十五”末，我们将迎来一个崭新的中医药大学。

学校地址：安徽省合肥市梅山路103号（校本部）、安徽省合肥市史河路45号（西校区）
网　　址：www.ahtcm.edu.cn
电　　话：0551-5169009
传　　真：0551-2819950

陕西省安康市中医医院

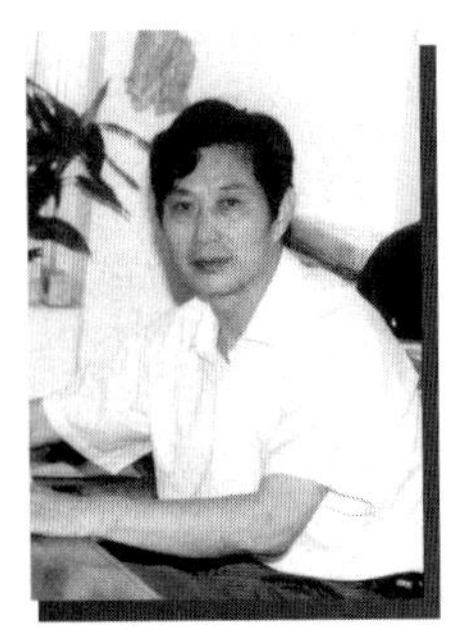

李书章
院长、党委副书记

陕西省安康市中医医院是三级乙等中医院，是市中医、西医、中西医结合医疗、教学、科研中心。现有职工446人，其中正、副主任医师54人（教授13人），享受国务院政府津贴2人，主治医师160余人。医院专业学科齐全，技术力量雄厚，开设病床400张，设有内、外、妇、儿、骨伤、针灸、肿瘤、肛肠、皮肤、眼、耳鼻喉、口腔、理疗、麻醉、急诊等临床科室和40个专科、专病。近几年来，医院坚持“突出特色，发挥优势、科技兴院、滚动发展” 的发展思路，解放思想，深化改革，两个文明一起抓，两个效益一起要，促进了医院的建设和发展，并先后被卫生部、国家中医药管理局评为三级乙等中医院，被省委、省政府，市委、市政府评为“创佳评优”最佳单位，是省、市“文明单位”，省“文明窗口示范单位”、“省级示范中医院”、“省级先进中医院”、“百姓放心医院”。院党委被省、市委评为“城市先进基层党组织”。

医院重视人才培养，加强对外交流、学习，加快学科带头人的培养，开展新技术、新项目，如心包剥离，心脏瓣膜置换，肺叶切除，全肾、全结肠切除，自体骨移植，前列腺气化电切除，脑膜瘤摘除，颈、胸、腹三切口胃代食道，人工晶体植入，义眼座植入，挂线治疗尾骨骨折脱位，微创颅内血肿清除，食管、气管痔支架施放，羊膜移植重建眼表等，在省、市都具先进水平。医院坚持发挥中医优势，突出中医特色，走中医药现代化的道路，开展肝病、皮肤病、肾病、心病、脑病、糖尿病、肿瘤的中西医结合治疗，不断开展中药新药的临床研究。自制银硼吸入液、止晕茶、肝复胶囊、氯水盐等百余种制剂，在临床收到良好效果，受到患者欢迎。医院专科专病特色突出，其中肝病、中风、腹腔镜手术、康复治疗、皮肤科、骨伤科、痔瘘科、妇科、胸外、眼科、口腔科、耳鼻喉等方面的诊治效果处于市内领先水平。肛肠科成为市级专科，眼科成为全市的复明中心，骨伤科成为全市骨伤诊治中心，并于2002年被确定为省级重点中医建设专科， 目前医院基本形成了“院有专科、科有专病”的新格局。医院同时不忘加强综合实力，2004年申请国家项目1项，省级项目1项，来增强医院的发展后劲。

着力打造“服务品牌”，建立了“以病人为中心， 以医疗为主导， 以护理为基础”的服务模式，从病人需要着手，简化病人就诊手续，提倡人性化服务，创造良好的就医环境。先后投资购置了螺旋CT、彩超、遥控X光机、电子胃镜、腹腔镜、体外循环灌注机、进口肠疗机、红外线乳腺治疗仪、精液基因测定仪、全自动生化分析仪、血球计数仪、血气分析仪、酶标仪、眼科AB超、牙科压片机、心电监护仪等中、高档设备，设备总值是3年前的20倍，提高了医院诊断水平和综合实力。目前，医院投资4000万元修建住院楼，2005年8月将交付使用，建成后将为广大人民群众提供优质高效现代化的就医环境。

院长简介

李书章，男，生于1951年6月，湖北省均县人，1976年毕业于陕西中医学院医疗系，现任陕西省安康市中医医院院长、党委副书记、中医内科主任医师、陕西中医学院安康附属医院教授、陕西省中医研究院客座研究员、陕西省国际医学交流促进会第二届理事、陕西省中医药学会第四届内科专业委员会委员、第一届脾胃病专业委员会委员、第二届肝病专业委员会委员、陕西省青年中医联合会第一届理事、陕西省安康市中医学会会长、安康市中华医学会副会长、内科专业委员会副主任委员、安康市医学会医疗事故技术鉴定委员会副主任委员。

20余年来一直从事内科医疗工作，并先后在西安、上海、北京等地进修学习多次，能运用中医、中西医结合方法治疗消化系统、泌尿系统疾病。在治疗肝病方面有自己的特长，医院制剂“肝复胶囊”应用于临床十余年，治疗慢性肝病患者300余例，取得较理想的疗效。曾发表《肝复胶囊治疗慢性肝病300例临床分析》、《小柴胡汤加减治疗消化系统疾病临床举隅》等文章。能熟练操作上消化道内窥镜检查、治疗及结肠内窥镜检查、治疗。

杭州市余杭区中医院

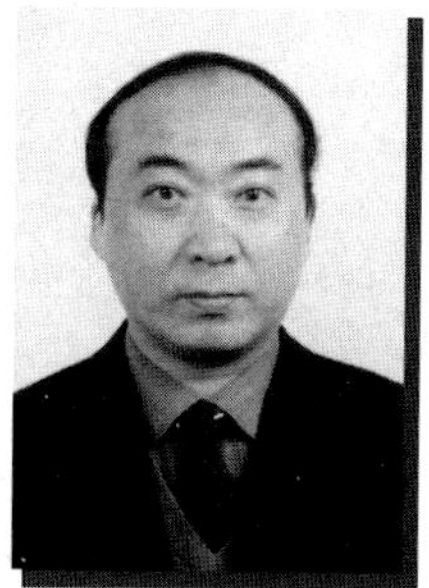

王建敏　院长

我院是一所有着50多年历史的二级甲等全国示范中医医院。地处浙江省杭州市余杭区古运河畔的塘栖古镇，距离杭州市中心20公里，与长江三角洲内的上海、南京、苏州等大城市接壤，交通十分便利。医院承担着本地区30多万人口的医疗、急救、预防、保健及康复任务，同时，也吸引了众多外埠病人前来就诊。医院核定床位250张，在职职工317名，近3年来平均业务增长为30%。拥有西门子螺旋CT、彩色多普勒B超机、CR成像系统、电子胃镜、全自动生化分析仪、化学发光仪等先进的医疗设备，固定资产达4700余万元。近几年来，医院积极走中西医结合之路，始终贯彻"科教兴院，科技强院"的方针，不断拓展服务领域，深化服务内涵，赢得了群众的认可和信赖，已成为具有一定规模、服务功能齐全和享有较高声誉的综合性中医医院。

地　址：浙江省杭州市余杭区塘栖镇北小河街78号　　邮　编：311106
电　话：0571—86375968　　传　真：0571—86372126
网　址：www.hzyhzyy.com　　电子信箱：zyyzsy@sina.com.cn

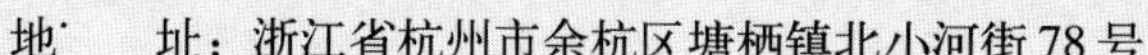

曲阜中医药学校

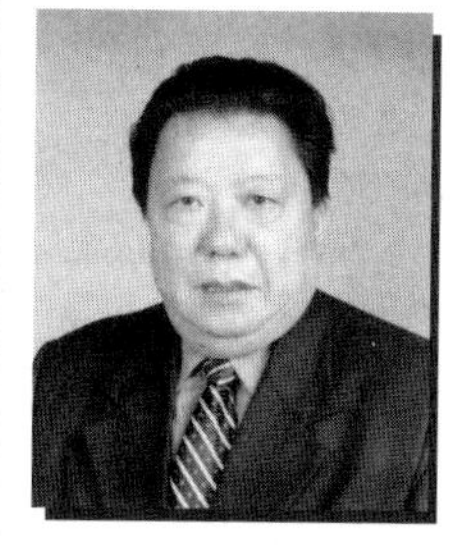

马金生　校长

曲阜中医药学校是一所国家级重点中专，座落在大教育家、思想家孔子的故乡——曲阜。其地理位置优越、人文教育丰富、校园洁静优美。学校占地73亩，建筑面积4.8万平方米。学校立足农村、社区基层卫生事业，着眼高新技术，坚持"团结拼搏、锐意改革、务实创新、依法治校、突出特色、争创一流"的办学思想，以"一切为了学生、为了一切学生"为办学理念，按照"高起点、重实用"的原则，建设基础专业，创建名牌专业。率先开办了中医骨伤专业，填补了省中专教育的空白。中医护理、中药、针灸推拿列为省重点建设专业。建校以来累计培养各类毕业生近万人，大批毕业生已成为单位业务骨干或在领导岗位上担当重任。

学校现有教职工150名，其中专职教师110名，有高级讲师38名，讲师52名，近40名教师在省内外学会任学术职务，论文论著、教材、新闻媒体报道等成果颇丰，享有较高声誉。

教学设施先进，一应俱全。社会网、校园网、电教中心通过有线传输覆盖全校；各种先进教学仪器设备，构成了先进的现代教育网络。学校建有高标准的语音室、微机室、电教室、图书室、多媒体室和针推、生化、中药鉴定等28个实验室。采用多媒体教学、注重临床实践，学校拥有济宁市劳动保障局设立的技能鉴定点和省内46所一流的教学实习医院以及万亩中医药种植基地，附属医院形成规模，给教学、学生实习带来新的生机。

学校招生立足全省、面向全国，设有针灸推拿、中医护理、中医骨伤、中药、中药制剂、中医康复和中西医结合等重点专业。在办好普通中专班的同时，挂靠山东中医药大学、湖南中医学院，设立曲阜成人教育函授站；与山东中西医结合大学、山东力明科技职业学院联合办学，在我校设立分校（院），开办专科（对口高职）教育。另外，梁山等县市挂靠我校开办职业中专、计生班、乡医培训班。学校形成了"上挂横联下辐射"，多层次、多渠道、多形式的办学格局。目前在校中专生已达2200余人，函授生1200余人，学校发展形成规模。

学校突出质量立校，注重素质教育，积极为社会培养需求人才。以"入校学做人，出校做能人，在校练就绝技，毕业施展才华"为育人宗旨，充分利用曲阜独特的地理人文优势，重视德育，突出儒学的"仁"、"德"教育，创新能力本位观，既要使学生学知识，练绝技；又要学会生存，学会做人。"出口畅，生源旺"，学校十分重视职业指导，就业安置工作，与深圳、上海、鞍山、临沂、日照等大中城市签订用人协议50余份，每年就业率达95%以上，毕业生满意率达90%以上，家长满意率达85%。

学校先后于2000年被评为省部级重点中专，2002年被国家中医药管理局列为重点示范学校，2003年底被国家教育部命名为国家级重点中专。近年来学校获得省级"卫生先进单位"等荣誉称号。连续6年保持济宁、曲阜两级市委、市政府授予的"遵纪守法光荣校"和"文明单位"称号。

山西中医学院

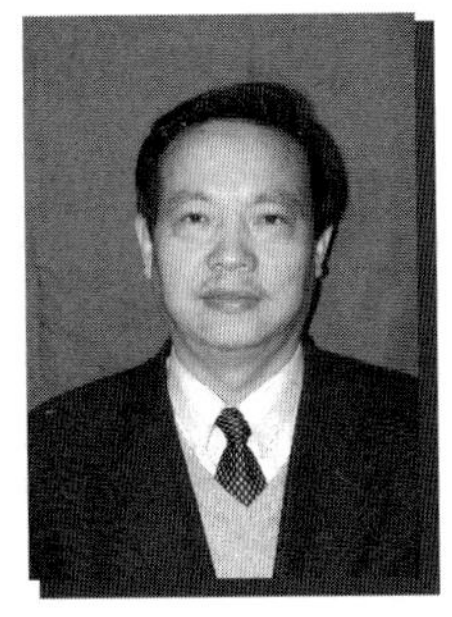

陶功定　院长

山西中医学院是山西省唯一一所培养高级中医、针灸、推拿、中药及中医护理人才的高等学府，是山西省中医药教学、科研、医疗中心。学院1982年开始筹建，1989年正式挂牌成立，1999年通过原国家教委合格评估。学院位于风景秀丽、环境优美的太原市汾河西畔，占地面积20万平方米，建筑面积14万平方米。

学院现有研究生、本科生、留学生等各类全日制在校生7000余人。专职教师中半数以上具有副高以上职称，有博士生导师、硕士生导师15人。学院设有国际教育中心、研究生部等15个教学单位。学院有多所附属医院，其中第一附属医院（山西省中医药研究院）是硕士授予单位，是山西省唯一的三级甲等中医院；第二附属医院以“专科专病”为特色，在脉管炎、中风等方面形成了较强的优势；第三附属医院（山西省针灸研究所）以新九针疗法享誉全国。学院图书馆藏书近60万册，是山西省中医药信息中心。近期，又顺利地接收了太原铁路中心医院和结核病院为附属医院，办学实力进一步增强。

学院科研力量雄厚。近年来，共在省级以上期刊发表科研论文600余篇，出版论著近200部，组织编写了31部《中医药成人教育教材》，填补了国内空白。中标省级以上课题97项，其中6项课题获国家中医药管理局立项，3项课题获国家自然科学基金立项，取得科研经费450万元。今年，又中标国家“十五”科技攻关重大项目1项，标志着学院科研工作取得了突破性进展。

学院招生范围遍及全国24个省市、应届毕业生考研率连续5年居全省前列。建院15年来，已为社会培养了数千名高级中药人才，为山西省及至全国的中医药事业做出了积极的贡献。

地　　址：山西省太原市晋祠路一段169号　　邮　　编：030024
电　　话：0351—2272220　　传　　真：0351—6042276
网　　址：www.sxtcm.com　　电子信箱：scytgd@126.com

四川省乐山市中医院

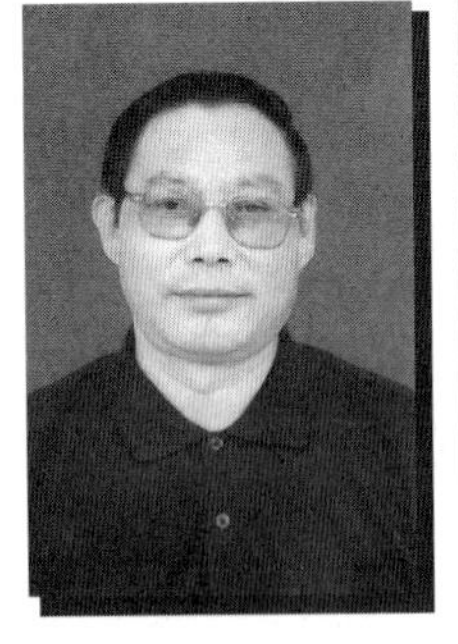

陈文兴　院长

乐山市中医院地处全国著名旅游文化名城乐山市(市中区柏杨路)，与西南部最大城市广场“新世纪广场”毗邻，是一家以中西医结合治疗为主的二级甲等中医院，全市中医医、教、研中心，成都中医药大学实习基地。

医院占地面积21978平方米,建筑面积16769平方米。全院设病床200张，住院部由肝病科（内一科）、综合内科（内二科）、外妇科、心脑血管病防治专科、骨伤科、肾病科（血液净化室）等组成。门诊部设专科、诊室16个，设医技科室5个。医院拥有现代化的手术室、制剂室。配有日本东芝螺旋CT、全自动X光机、C型臂X光机、进口血透机、电子胃镜、腹腔镜、电子阴道镜、电子宫腔镜、射频治疗仪、B型超声诊断仪、全自动生化分析仪、电解质分析仪、麦登脑血管血液动力学分析仪、PCR、心电监护仪、脑电地形图、经颅多普勒、病理切片机、手术显微镜等现代化诊断、治疗设备，最新引进四川大学华西医院远程会诊、教学系统。拥有主任医师1名，副主任医（技）师18名，主治（管）医、药、护、技师73名。肝病专科是四川省重点肝病专科，脾胃专科由享受国务院特殊津贴的主任医师汤一新教授主持。

近年来，在市委、市政府和省、市卫生行政部门的领导下，在院长陈文兴的带领下，医院坚持以病人为中心、以医疗质量为根本，以比较低廉的价格，为病人提供优质的服务，实现了社会效益、经济效益的双跨越。医院先后被评为“讲文明树新风示范窗口先进单位”、市“人才开发先进单位”、市“科学技术进步特等奖”。

地址：四川省乐山市市中区柏杨中路131号
急救咨询电话：0833-2429283　　投诉电话：0833-2441183

贵州省遵义中医学校

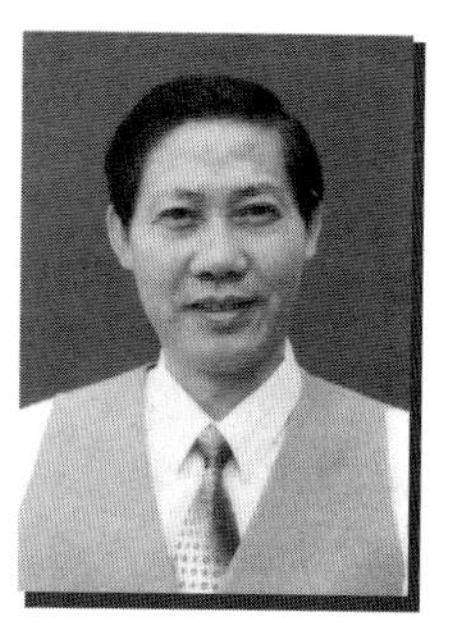

赵伟光　校长

一般情况

贵州省遵义中医学校创建于1986年，是全省唯一的一所中等中医药学校，拥有遵义市园林式单位、贵州省绿化模范单位、贵州省德育工作先进学校和贵州省国家第三职业技能鉴定站等殊荣，2005年被评为国家级重点中等职业学校。

校园占地面积88004.4m²（132亩），建筑总面积5万m²。拥有实验室28个，其中有国家中医药科研（Ⅱ级）实验室——中药生药学实验室1个，实验设备总价值420万元，实验开出率90%以上。有计算机300台，建有校内局域网和学校网站。

开设有护理、中药、中药制药、药用动植物生产、中药营销、针灸、针灸推拿、中医、中西医结合等9个中职专业，并先后与遵义医学院、贵阳中医学院、北京中医药大学联合举办了11个高职高专和远程医学教育的专科、专生本及本科专业。已培养各级各类中医药人才近6000人，现有在校生1800人。

图书馆藏书6万余册。建有数字图书馆1个，有数字图书3万册。订阅期刊杂志430种，其中现刊245种，图书借阅实行微机管理。

师资队伍情况

学校现有教师96人，其中高级讲师27人，讲师27人。大学本科以上学历占89%，其中有博士后1人。双师型教师23人，占专业课教师的51%。

实习实训基地情况

28个实验室可保证1800学生的教学实训。为了加强实践教学，我校建立了成都中医药大学附属医院、重庆中医研究院附属医院、云南省中医医院、昆明市中医院、四川省药物研究所、重庆北碚市中医院等省外定点实习基地和我省9个地、州、市的县级以上医院以及四川省药物栽培基地、贵阳中药厂、六枝大华药业有限公司、贵州家诚药业有限责任公司、贵州的确神药业有限公司、白花药业、万才药业、万胜药业、寰宇药业、瑞和药业以及遵义、道真、绥阳、余庆4个县的GAP百亩中药材种植栽培示范基地等近40个实训实习基地，可充分保证学生的实习实训。

学术科研情况

1.论文论著。

国家级刊物发表论文22篇，省部级刊物280余篇。编写专科医师系列丛书8本，其中《皮肤性病学》、《内科学》、《药用植物栽培学》已由贵州科技出版社出版，《乡村中医师手册》、《临床常用腧穴针灸意外预防手册》已由人民军医出版社出版。组织编写《简明实用中医分科词典丛书》——《简明实用中医基础理论词典》、《简明实用中医内科词典》、《简明实用中医儿科词典》、《简明实用针灸推拿词典》等由贵州科技出版社出版。

2. 教材编写。

20余人参编全国规划教材15门，其中主编2人，副主编2人，主审1人；1人开发全国规划教材教学大纲。29人参编全省通用新世纪中西医结合专业大专系列教材14门，其中主编4人，副主编7人，中医古籍出版社出版。主编、参编省内通用及校本教材、教参等30余门次。

3. 科研工作。

"常用中草药植株标本保鲜液的研究"项目取得了突破性进展，2002年获贵州省优秀科技教育人才专项资金30万元资助；"紫背天葵的引种驯化栽培研究"项目被省科技厅立项，获首批科研启动资金4万元；"民族药飞蛾七的药效学实验研究"项目被市科技局立项，获研究经费2万元；2004年申报的"遵义市民族民间医药人员现状调查及单验方的收集整理"项目被遵义市科技局立项，获研究经费5万元。

产学研结合情况

在抓好教学、科研的同时，在市政府指导下，把中药产业发展摆上了重要位置。市政府批准成立了遵义市中药产业发展技术指导中心，赵伟光校长任中心主任。该中心主要为政府发展中药产业献计献策，提供技术指导与咨询，加强技术人才培养。前期做了大量的调研工作，并分别在赤水、正安、道真、遵义、绥阳和余庆等县建立了石斛、白及、洛龙党参、杜仲、金银花和吴茱萸100亩中药材GAP种植栽培示范基地。

成立了遵义市中医药学会、遵义市中医药研究所、遵义中医特色专科医院，并申办了遵义市山山中药饮片公司。遵义市中医药学会的成立，团结了全市中医药专家。中医药研究所的创建，吸纳了众多具有丰富临床经验的中医药专家坐诊，在疑难杂症的诊治、研究方面取得了较好效果。指导中心组织了遵义市名老中医药专家评定工作，共评出在全市中医药界德高望重的名老中医药专家15名，开创了全省先河。

医教研并重情况

在抓好教学、科研基础上，学校努力创建教学医院。2000年，经市卫生局批准成立了遵义中医学校附属门诊部，为教师创建了更多临床实践机会，为学生提供了见习场所。2003年7月，用"肺长安"药酒对湄潭县西河乡21名矽肺病患者临床观察治疗，收到了较好的效果，引起了社会的广泛关注，得到了市委、市政府和医学专家们的充分肯定。经遵义市卫生局批准，"遵义中医特色专科医院"（遵义中医学校附属医院）已正式成立挂牌，2004年又为遵义市50名矽肺病患者减轻了病痛，从而使学校在真正意义上实现了医、教、研并重的愿望。

就业形势

我校医、药、护各类专业总体就业情况良好，学生就业率达90%以上，针灸推拿、中药制药专业学生供不应求。

1996年以来，我校在深圳、珠海、东莞、肇庆等沿海及内陆经济发达地区开辟了学生就业窗口，先后派送学生近千人，用人单位反映良好。整个就业工作呈现良好发展势头。

柳州市中医院

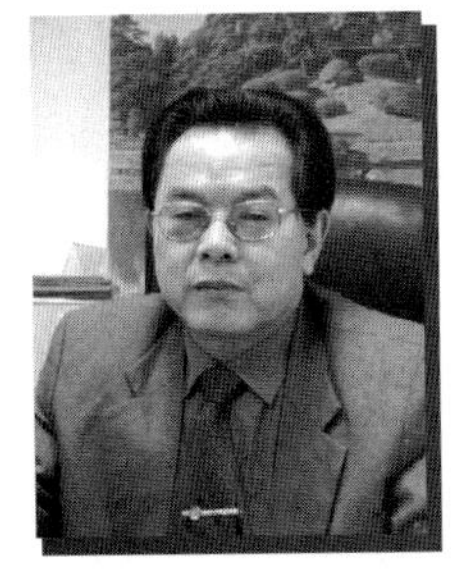
陈良细　院长

创建于1956年的柳州市中医院，是广西中医学院第三附属医院、广西中医学院第三临床医学院，是一所集中西医临床医疗、科研、教学于一体的综合性三级甲等中医院。

医院座落于市中心，背靠风景如画的柳侯公园，面临绚丽多彩的中心广场。门诊宽敞明亮，配置中央空调，病房宾馆式管理，就医环境温馨宜人。医院开设床位750张，年门诊量近43万人次，住院病人10000多人次，手术3000多台，业务收入1.2亿元。现有员工583人，正高职称34人，副高职称62人，中级职称217人，其中广西名老中医4人，广西名中医3人。有1个国家级重点专科，2个省级中医重点专科，1个省级中西医结合重点专科。完成科研20余项，在研课题30项。每年接收进修生、实习生100余人。

经历了近50年风雨洗礼的柳州市中医院，拥有如美国GE 1.5T核磁共振、CT、大型数字血管减影X光机、高频X光机、CR、全自动生化仪、心脏彩超、术中B超、监护仪、呼吸机、血液透析机、中子刀、高能超声聚焦热疗机及用于开展各种微创手术的腔镜、超声刀、等离子刀等各种先进设备，总价值近亿元。有了现代化的发展平台，中医院的专家们率先在全国地市级中医院开展了肝脏、肾脏、角膜等器官移植，并结合中医药开展了器官抗体慢性排异治疗工作。人工肝脏、心脏介入技术已成熟，外科的腹腔镜、骨科关节镜、腰椎间盘镜技术在区内已达到领先水平。历年来医院获得了全国示范中医院、卫生部先进集体、大西南优质服务明星单位、全国百佳医院、全国百姓放心医院等一系列荣誉称号，通过了ISO9001国际质量管理认证。

陈良细——柳州市中医院院长、主任医师、教授、硕士生导师。毕业于湖北医科大学，曾在武汉军医学校、解放军158医院、柳州市人民医院任医师、科主任、业务副院长。先后在同济医科大学、北京心血管研究中心进修学习长达5年。曾任国际心血管学会会员，中国心脏保健学会会员，《美国中华内科》、《现代医学临床与理论》等6种医学杂志编委或特约编委，柳州市技术拔尖人才。现任柳州市心血管学会主任委员，是柳州市著名心血管专家。曾获全军科技进步奖4项，市及自治区科技进步奖5项，发表学术论文103篇，对心血管疾病介入治疗（冠状动脉球囊扩张等）有很深的造诣。从事心血管病临床、教学、科研20多年，在心肌梗死、各种恶性心律失常、高血压病急诊、急性肺水肿、心源性休克、各种类型心肌病、急性冠状动脉不全综合征等心脑血管疾病的救治方面，具有丰富的临床经验，对心脑血管系统的疑难顽症治疗具有较好的方法。他从事心血管疾病临床工作以来，开展各种新技术、新项目达30项，率先在广西中医界开展心脏冠状动脉造影等一系列高难度手术，揭开了中医院新的一页。

地址：广西柳州市解放北路32号　邮编：545001
电话：0772—2821022　　传真：0772—2850533

成都中医药大学

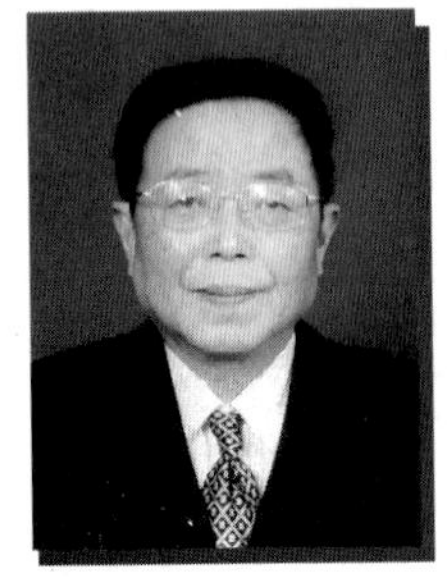
李祖伦
大学教授
博士生导师

成都中医药大学李祖伦教授简介

李祖伦，成都中医药大学教授，博士生导师，1993年获国务院政府津贴。国家级重点学科中药学主要学术带头人之一，国家中医药管理局重点学科临床中药学学科带头人，四川省学术技术带头人。长期从事中药理论和川产道地药材研究，在中药学学科建设思路上继承凌一揆教授的学术思想，提出了“系统中药学”的学科建设模式，推动了成都中医药大学中药学一级学科的建设和发展。已培养博士研究生10余名。主持和参与了国家级、部省级科研项目20余项，发表学术论文20余篇，获部省级二等奖1项，三等奖4项。目前担任国务院学位委员会中医药学科评议组成员、国家人事部博士后管理委员会专家组成员、全国高等中药教育研究会副理事长、四川省药学会副理事长。

天津中医学院

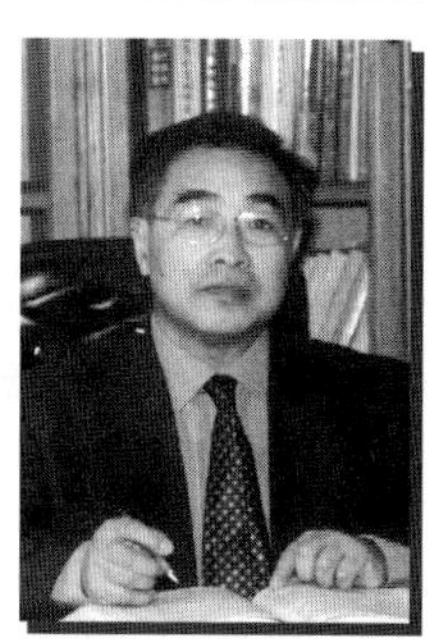
张伯礼　院长

天津中医学院始建于1958年。1992年经国家教委批准，成立中国传统医药国际学院。现有在校各级各类学生6000余人，留学学历生500余人。学院现占地面积19万平方米，总建筑面积约17万平方米。目前又新规划土地1000亩，进行新校区建设。

学院设有医学、理学、文学、管理4个学科门类，拥有10个本科专业，17个硕士点，12个博士点，1个一级学科博士学位授权点，1个博士后科研流动站；1个国家级重点学科，8个省部级重点学科；7个省部级重点实验室；建有5个二级学院和10个系部；3所附属医院，10所教学医院，1个预防医学教学基地，5个省部级科研医疗中心，2个国家药品临床研究基地，1个研究所，1个制剂中心和制药厂。教学科研仪器设备总值1.5亿元。全院教职工3100余人，博硕士生导师180人，副高级以上职称人员400余人，工程院院士1人，有突出贡献专家3人，授衔专家9人，国务院特殊津贴专家36人。

图书馆藏书50余万册。出版有《天津中医学院学报》、《天津中医药》等学术刊物。经过46年的发展建设，学院已经成为以中医药学为主，医、理、文、管多学科协调发展，立足天津、面向全国、辐射世界，居全国同类院校先进水平，在国际有较高知名度，教学、科研、国际教育并重，对外开放的教学研究型高等中医药院校。

2005年1月

张伯礼院长

张伯礼，天津中医学院院长、教授、研究员、博士生导师。任中国中医药学会副会长、中华中医药学会内科分会主任委员。

他主要从事心脑血管病和中医药现代化基础研究，在中风、冠心病、高粘滞血症、血管性痴呆等方面进行了较系统深入研究。他为973项目首席科学家，科技部“创新药物和中药现代化”重大专项组成员，目前主持着国家十五重大重点攻关项目《冠心病中药二级预防》的循证医学研究，参加中医药现代化顶层设计，主持或参加起草了《中医现代化科技发展战略》、《中药现代化发展纲要》、《中医基础研究纲要》、《中医临床研究纲要》等文件。

多年来承担国家重大基础研究、攻关课题及863项目共30余项，获国家科技进步奖3项、发明奖1项、省部级科技一、二等奖18项，发表论文180余篇，培养博士、硕士研究生100余名，2名博士研究生的论文获全国优秀博士论文荣誉。他曾荣获全国卫生系统先进工作者，全国科技先进工作者，全国杰出专业技术人才，人事部、卫生部突出贡献专家，天津市特等劳动模范等20余项光荣称号。

浙江省临安市中医院

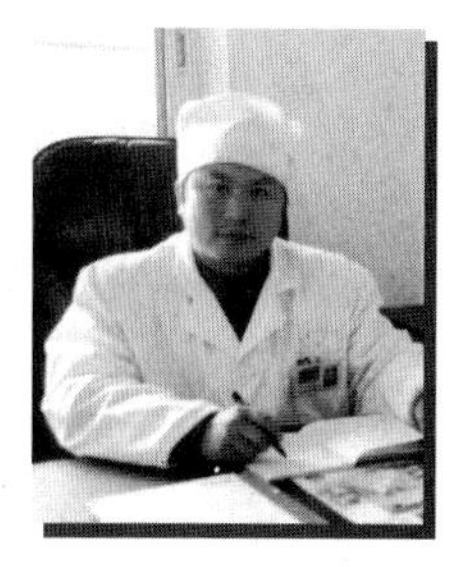
柳杨　院长

临安市中医院创建于1986年，是一所环境优美、设施齐全、技术力量雄厚的现代化综合性中医院。系当地中医药科研、医疗、教学中心，浙江中医学院成教教学医院，临安市肿瘤防治中心，临安市糖尿病强化治疗中心，省、市文明单位，杭州市绿色医院，是临安市唯一通过ISO9001: 2000认证的医院。

医院坚持以“大专科、小综合”为办院方针，走特色之路，创特色品牌，拥有20余名市级老中医、专家及中青年业务骨干，人才梯队建设卓有成效。骨伤科、针灸科、肿瘤专科、糖尿病专科是医院品牌科室，并有糖尿病和高血压2个俱乐部，在全市拥有较强的辐射力和较高的知名度。拥有核磁共振、CT、CR、全自动生化分析仪、彩色B超、发光免疫、去脂设备及多种进口监护仪等高档诊疗仪器。

医院以人文精神为办院理念，先后被评为“临安市模范集体”、“满意单位”、“最佳形象医院”、“市卫生系统先进单位”等荣誉称号。

地　址：浙江省临安市锦城街道城中街8#　　邮　编：311300
电　话：0571—63723593　　传　真：0571—63732558
网　址：www.LAZYY.com　　电子信箱：LAZYY@LAZYY.com

西安市中医医院

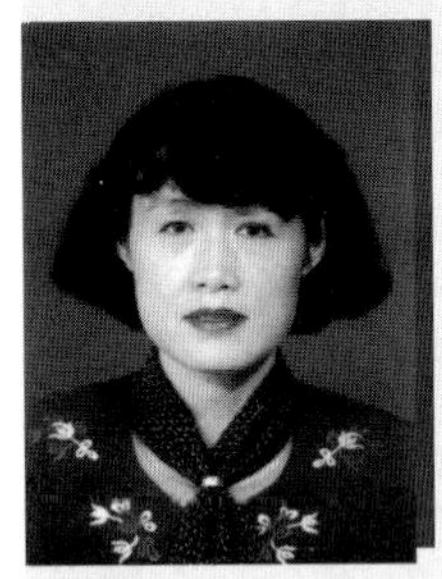
王静怡
院长、党委副书记

西安市中医医院始建于1955年，是全国中医医院中的“老字号”，现为三级甲等中医医院，国家示范中医医院、省市医保定点医院。医院位于西安市最繁华的东大街与解放路交会之处，占地约35000平方米，现总建筑面积50000平方米，资产总值近亿元。拥有德国西门子螺旋CT机、C型臂、DWL－TCD、美国惠普彩色B超、多功能心电监护系统、伟康呼吸机、瑞典金宝血液净化机、日本全自动生化分析仪等大型设备。医院现有卫生技术人员500人，其中高级职称者70余人，有30余人分别担任全国、省、市级各专业学术委员会的重要职务。医院设病床420张，设有肝病、神经科、肛肠科、心血管科、消化、呼吸、肾病、内分泌、老年病、肿瘤、小儿科、普外、骨伤、皮肤疮疡、针灸、按摩等临床及功能检查科40余个，各具中医、中西医结合特色。其中肝病、神经科、肛肠科、心血管科、消化等科室为省、市级重点专科。

医院在长期的发展中，积累了数代人留存下来的验方、效方数百个。近年来经努力发掘，已自制成丸、片、颗粒、胶囊、口服液、注射液、合剂、软膏剂等14个剂型、200余个品种的制剂，其中如生脉注射剂、铁箍散软膏、疏肝理脾丸、快胃舒肝片、枣安胶囊、肝毒清等疗效卓著，享誉省内外。医院按GMP要求设计的3000平方米制剂楼，设备先进，工艺完备，制剂质量优良。

医院系陕西中医学院西安附属医院，近年来连续荣获国家、省、市级科研成果20余项，出版专著20余部，获全国、省、市级医学专著、论文奖50余项。医院现已成为西安乃至西北地区中医医、教、研的重要基地。2004年被卫生局设定为“西安市中医药专业技术培训基地”。医院的院训是“德诚、业精、继承、创新”，并于2002年被授予“全国文明行业先进单位”。

王静怡个人简历

王静怡，女，1951年7月26日生于杭州市，医学硕士，主任医师，留学归国人员。现任三甲医院、国家示范中医院－西安市中医医院院长、党委副书记，西安市重点建设中医专科——神经内科学术带头人，陕西省有突出贡献专家。

主要业务简历

1976年陕西中医学院医疗系毕业。

1982年陕西中医学院研究生部毕业。

1982年至今，西安市中医医院医师、主治医师、副主任医师、主任医师，神经内科主任，业务副院长。

1987年中国科学院心理所函授大学医学心理学专业毕业。

1986年10月～1987年10月第四军医大学唐都医院神经内科进修。

1990年7月～1990年9月北京中医学院东直门医院神经内科进修。

1993年9月～1993年12月为陕西省卫生厅医学代表团成员，在日本群马县多野综合病院循环器科进修脑血管病。

1994年10月～1995年10月日本京都大学医学部核医学科访问学者。

专业特长

中西医结合诊治神经系统疾病，特别对急性脑血管病、神经衰弱、慢性硬膜外血肿、硬膜下血肿、眩晕、头痛等病症有较深入的研究。临床科研药品有镇眩饮胶囊、防葛解痛片、参芪片、枣安胶囊、柔筋止颤片、镇肝通腑胶囊、补阳通栓片、芎芋止痛片等。

主要社会兼职

西安市第十届政协委员，中华医药学会医院管理学会常委、内科脑病专业委员会委员，中国灾害防御协会救援医学委员会委员，陕西省中医药学会常务理事，脑病专业委员会副主任委员，中华医学会陕西省神经科学会常委、西安市副主任委员，西安市中西医结合学会理事长。

获得荣誉

一、医院

1. 陕西省精神文明标兵单位

2. 陕西省卫生厅行风建设先进单位

3. 陕西省卫生厅创佳评优最佳单位

4. 全国创建文明行业工作先进单位

二、神经内科

1. 全国妇联、省妇联“巾帼文明岗”单位

2. 陕西省团委“新长征突击队”单位

3. 西安市团委“青年文明号”单位

三、个人

1. 科研课题“涤痰化瘀法治疗缺血性脑血管病的临床与实验研究”（排名第一）获1999年度陕西省中医药科技进步一等奖，国家中医药科技进步三等奖。

2. 科研课题“系列中药辨证、分时段治疗神经衰弱的临床及实验研究”（排名第一）获2000年度市卫生系统科技进步一等奖，西安市科技进步二等奖（待公布）。

3. 4篇论文分获陕西省自然科学优秀论文二、三、四等奖。

4. 1997年获省卫生厅“创佳评差最佳个人”称号。

5. 2001年获“陕西省有突出贡献专家”称号。

6. 2004年被评为全国卫生系统先进个人。

四、主要论著

著作1部，任副主编：

1. 《医学心理学》（25万字）陕西人民出版社．1998；
书号ISBN 7-224-04799-6/B.113

论文22篇：

1. 医学模式的转变和中医医院的建设．中国医院管理杂志.1985；7：12

2. 390例内科老年住院病例证候调查分析．浙江中医杂志.1987；2：76

3. 辨证治疗椎－基底动脉缺血性眩晕25例分析．陕西中医学院学报.1990；2：30

4. 论“三张”对中风病诊治的贡献——暨对中西汇通派的反思．陕西中医学院学报.1991；1：13（获陕西省自然科学优秀论文四等奖）

5. 309例痰湿及痰湿挟瘀证血液流变学观察．中国中医药学报.1993；4：54/第七届国际东洋医学会学术大会论文集.1992；510（获陕西省青年中医药优秀论文一等奖）

6. 清热通腑法治疗中风病的体会．全国中风病学术会议论文集.1992:116

7. 72例脑电地形图与脑电图、CT比较分析．陕西医学杂志.1995；（24）3：178

8. 椎－基底动脉缺血性眩晕的脑电地形图及眼震电图的观察．中华物理医学杂志.1995；（17）2：90

9. 用^{123}I－IMP示踪法观察中药镇眩饮对脑缺血大鼠的血流改善作用中医杂志.1996；（37）12：742（获陕西省自然科学优秀论文二等奖）

10. One-Day Protocol for Cerebral Perfusion Reserve with Acetazolamide J Nucl Med.1996；37：2057-2061

11. Observation on The effects Of Chinese Medicine Zhenxuanyin for Improving Cerebral blood Flow in Rats with cerebral Ischemia J Trad Chi Med.1997；17（4）：243 246

12. 用^{123}I－IMP示踪法观察丹参对大鼠脑血流量的影响．1997年4月世界华人神经科学术会议发表（昆明）/中国医院药学杂志．1998；18（5）：209

13. 镇眩饮对椎动脉缺血及正常大鼠脑血流量的影响.中国中西医结合杂志．1998/基础理论研究特辑：60
/1997年10月世界中西医结合大会发表（北京）

14. 镇眩饮治疗大鼠脑缺血的实验研究.陕西中医学院学报1998；（21）3：30
/97′首届世界中医药科技大会发表（悉尼）

15. 镇眩饮治疗椎－基底动脉缺血性眩晕32例.陕西中医．1998；（19）9：405

16. 镇眩饮对脑血管病患者脑血流状态的影响.中西医结合实用临床急救．1999；6（4）：189（获陕西省自然科学优秀论文三等奖）/1998年10月第二届国际临床神经病学学术研讨会发表（成都）

17. 降纤酶双盲对照治疗急性脑梗死109例.蛇志1999；（11）4：26（获陕西省自然科学优秀论文三等奖）

18. Observation of the Effects of Zhenxuanyin on CBF Of Rats with Vertebroarterial Ischemia and CBF of Healthy Rats.J XIAN Med Univ 1999；11（2）：43

19. 中药治愈巨大硬膜下、外血肿1例报告.中国中西医临床急救杂志．2000；（7）3：189

20. 心理测验和神经衰弱辨证分型关系探讨.2000年北京国际传统医药大会发表/中医杂志．2001；42（5）：127

21. 辨证、分时段治疗神经衰弱345例.陕西中医学院学报．2001；24（1）：18

22. 逍遥散的药理研究.2001年国际中医药临床科研学术大会发表

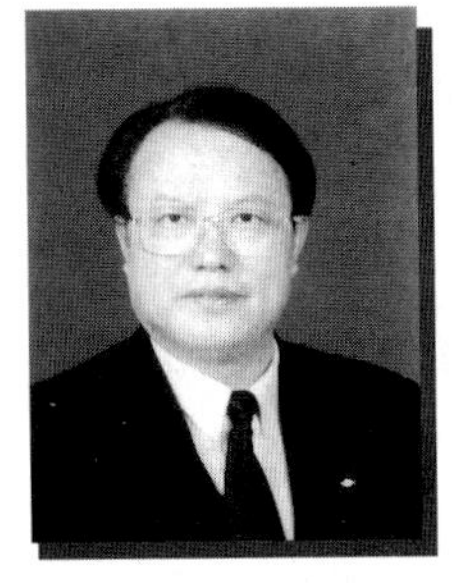

蔡光先

党委书记、院长

湖南省中医药研究院

湖南省中医药研究院座落于长沙市风景秀丽的岳麓山下。该院成立于1957年3月，是集科研、医疗、教学、开发、生产、信息服务于一体的综合性中医药科研机构，系湖南省政府直属的计划、财政单列的正厅级科研事业单位，在全国科研院所两次综合考核评估中名列前茅。该院现为国家中医药管理局科研基地、国家药品监督管理局药品临床研究基地、中国中医药文献检索中心湖南分中心、湖南省中医药科研中心，拥有湖南省中药新药研究与开发重点实验室和湖南省中药超微工程技术研究中心，是国务院首批批准有硕士学位授予权的科研单位。下设附属医院、临床研究所、中药研究所、中医基础研究所、文献信息研究所、湖南省中医药科技发展总公司、湖南国华制药有限公司等机构。全院职工600多人，其中高级职称专业技术人员150余人，享受政府特殊津贴专家20余名，国家级有突出贡献专家3名，省优秀中青年专家6名，博士生导师3名。建院以来，该院承担各级各类课题近500余项，其中国家级课题20多项，省、部级课题80多项。有200多项科技成果获得国家、部、省、厅级奖励，研制开发中药新药和保健品100余个，有多项成果获国家专利。由院党委书记兼院长蔡光先主持的湖南省“十五”科技发展重大项目《中药超微饮片的研制与开发》获湖南省科技进步奖一等奖。

单位名称：湖南省中医药研究院

地　　址：湖南省长沙市麓山路58号　　　邮　　编：410006

电　　话：0731-8854064　　　传　　真：0731-8615312

网　　址：www.hntcm.hunah.gov.cn　　　电子信箱：D219wigt@public.cs.hn.cn

北京市崇文区医学会健安医院

健安医院是以中医特色治疗多种肿瘤及疑难病、常见病的综合性非营利性医院，座落于北京千年文化遗址天坛公园南门。医院医疗环境幽雅舒适，设备完善，科室齐全，医疗技术独特精湛，医疗队伍实力雄厚，临床经验丰富。曾被市精神文明委员会授予“规范化服务达标先进单位”，中国保健科技学会、国际传统医药保健研究会理事单位，并于2003年被中国保健科技学会、国际传统医药保健研究会指定为“中医特色诊疗基地”。

该院院长—谢继增教授从事医疗工作40余年，积累了丰富的临床实践经验。特别是1974年被军区任命为肿瘤科研小组组长以来，在防癌治癌方面积累形成了一整套独特的诊断治疗方法，用纯中药制剂治癌和防癌取得了较好的效果，特别是他研制的“七贝肺安”、“通淋消症”制剂对肺癌和膀胱癌的治疗取得了良好的效果，该药已获得国家专利产品和临床制剂的许可，经香港卫生署批准正式上市，畅销欧盟、北美、中东、东南亚等国家。

该院治疗各类疑难病，主要包括：以治疗肺癌、膀胱癌为主的各种良、恶性肿瘤，及治疗心血管疾病、白癜风、牛皮癣、鱼鳞病、糖尿病、风湿类疾病、哮喘病、肾病、前列腺炎、气管炎、不育不孕症、口腔疾病及24小时的急诊服务。中医治疗心脏病也是该院的重点攻关项目，主要治疗冠心病、风心病、心肌病以及由此引起的一系列心血管疾病。研制开发的纯中药制剂“参芪益心丸”用于治疗心血管系统疾病取得了很好的治疗效果，并已获得临床制剂的许可。

健安医院自建院以来，诊治来自全国各地的众多患者，同时还诊治了来自美国、加拿大、日本、澳大利亚、丹麦、新加坡、韩国、德国等国家的患者。医院在区卫生局领导下视病人如亲人，提倡和践行向贫困人员、孤寡老人提供免费就医及献爱心活动，医院以优质完善的医疗服务，合理的收费标准，向患者提供良好的医疗服务，赢得了广大患者的赞誉。

健安医院宗旨是保证向来院就诊的患者提供全方位的、优质的医疗服务！

地　　址：北京市崇文区永内东街东里12号　　　邮　　编：100050

电　　话：86-010-67055376/67025447　　　传　　真：86-010-67055447/67011391

网　　址：www.jahospital.com　　　电子邮件：ja@jahospital.com

天津市长征医院

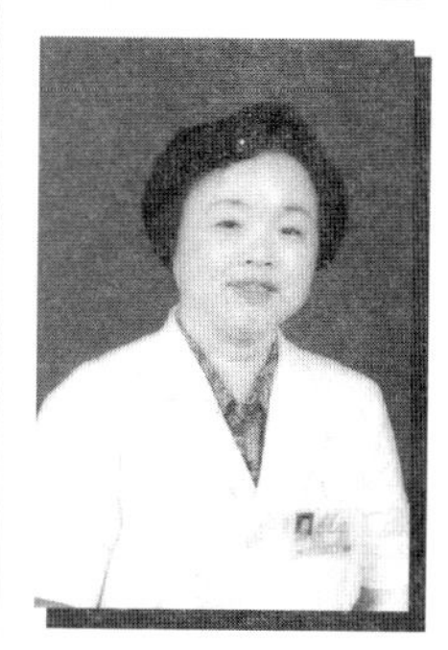

张玉环
党委书记、院长

长征医院位于天津市和平区。她的前身是美以美会创建的妇婴医院，已有百年历史。1984年，长征医院定为以皮肤病防治为重点科室的市级综合医院；1986年成立中西医结合皮肤病研究所；1999年被卫生部确认为化妆品皮肤病诊断机构，增名为中西医结合皮肤病专科医院，并被评为三级甲等医院。2002年被国家中医药管理局确定为全国中西医结合皮肤病诊疗基地建设单位，2003年被卫生部认定为化妆品人体安全性及功效性检验机构。

医院医技科室齐备、职能科室健全，附设中西医结合皮肤病研究所，还拥有符合GPP标准的7000平方米中西药制剂厂。医院总面积11000平方米，病床200张。设有中西医结合皮肤内科、中西医结合皮肤外科、性传播疾病诊疗中心、中西医结合皮肤治疗科、急诊科、真菌科、变态反应性皮肤病科等一级临床科室。皮肤内科下设：结缔组织性皮肤病专科、红斑皮炎类皮肤病专科、色素性皮肤病专科、大疱性皮肤病专科、皮肤附属器疾病专科；皮肤外科下设：皮肤肿瘤专科、瘢痕专科、医学美容专科、疼痛专科；性传播疾病诊疗中心下设：男性病专科、女性外阴瘙痒；增设了医学美容中心、激光治疗中心以满足患者的需求。

自1997年开始，长征医院驶入了发展的快车道。几年来，长征医院的门诊量逐年增长，由1997年的28万人次、1999年的36万人次增长到2001年的42.6万人次，2003年门诊量达50万人次。患者综合满意率1998年95.6%，1999年93.4%，2000年95.2%，2003年达到98.6%，至今保持较高水平。长征医院在赢得患者认可的同时，也得到了一系列的荣誉和奖励：1998年获天津市中西医结合先进集体；2000年被中国社会调查认定为社会公认满意单位；2000年获中国中西医结合先进单位；2000年被中国社会调查评为“百优示范医院”；2001年获天津市百万职工技术创新活动先进集体；2001年被中国社会调查评为“3·15”信誉单位；1998年12月和2001年3月，两次获天津市文明达标单位；连续两届被评为天津市“物价”、“计量”双信最佳单位；通过中华医院管理学会百姓放心医院第一、第二主题。良好的社会效益为医院带来良好的经济效益。近几年，长征医院每年上一个台阶，现人均创收22万元。2001年，医院自筹基金建成7000平方米中西药制剂室，年产值3000万元，已连续5年在全国院内制剂名列前茅。

在中西医结合皮肤病学科建设方面，长征医院已形成了学科人才梯队，设立了8个学科，其中4个学科在全国学术领域占有一定位置。2003年4月，天津市性传播疾病诊疗中心在长征医院挂牌，其检测中心被卫生局评为性病二级实验室，艾滋病初筛实验室通过天津市卫生局认证。长期承担天津医科大学的皮肤病教学任务，先后举办六期中西医结合皮肤病学习班，先后培养全国各地进修人员300余人。2003年天津市中西医结合学会男科专业委员会挂靠长征医院。2004年中国中西医结合学会变态反应专业委员会成立并挂靠长征医院。《中西医结合皮肤性病学杂志》的创刊，更加显示了长征医院在全国中西医结合皮肤病学界的领先地位。

经过长期的医疗实践，长征医院创造出一系列行之有效的治疗方法，共研制出中药制剂56种，西药制剂70多种，并将中医传统的挑背、拔罐、封脐、划耳等治疗方法引入皮肤病的治疗。目前，院领导正率领全院职工，继续加强学科建设和人才培养，扩大医院和本学科在国际、国内的学术交流与合作，力争在三至五年内把长征医院建成具有国内领先水平的全国中西医结合皮肤病诊疗中心。

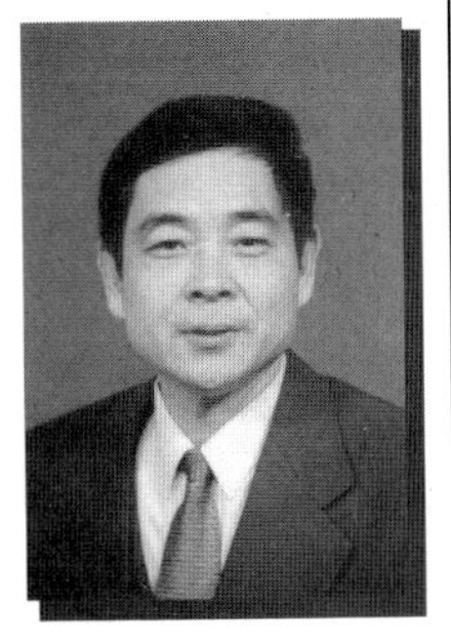

尚志云
党委书记、校长

河南省焦作市中医药学校

河南省焦作市中医药学校是一所全日制普通中等专业学校、省部级重点中专、省级文明单位。学校座落于全国优秀旅游城市——河南省焦作市。这里有韩愈、李商隐故居及竹林七贤隐居地等古迹，有举世闻名的世界地质公园——云台山，自然风光优美，文化底蕴深厚。学校位于市区中心地段，环境幽雅。师资力量雄厚，教学管理严谨。图书馆藏书14万册。学校有19个标准实验室、多媒体双向教学系统、语音室、电子阅览室等现代化的教学与管理手段，为学生提供了良好的学习场所。在保留普通中专中西医结合、护理、中医骨伤、中医美容、针灸推拿、中药等基础专业外，近几年与有关高校联合开办“3+2”分段制专科教育，开设有中西医结合、高级护理、中药、针灸推拿等专业。从2002年起与北京中医药大学联合举办现代远程教育，开展中医学、针灸学、中药学、护理学等专业的专科、本科、专升本教育。建校30多年来，全校师生在传统医学领域里辛勤耕耘，已为社会输送了大批合格的中医药医护人才，成为河南省中等中医药教育的重要基地。学校先后荣获河南省省级文明单位、河南省卫生系统先进单位、河南省中医工作先进集体等荣誉称号。

地　　址：河南省焦作市学生路中医药学校街　　邮　　编：454000
电　　话：0391—2924225　　传　　真：0391—2924602
网　　址：www.jzzyy.com　　电子信箱：Hn-jiaozuo@ibucm.com

尚志云简介

尚志云，男，汉族，中共党员，讲师，1950年8月出生，大专学历，现任焦作市中医药学校党委书记、校长。

作为学校党委书记、校长，尚志云同志在工作中始终严格要求自己，不断提高政治思想素质和理论水平，在各项工作中贯彻执行党的路线、方针和政策，坚持正确的办学方向。不仅具有较高的政治素质，而且具有强烈的事业心和使命感。1996年8月，他担任校党委书记、校长后，以科学的发展观为指导，以发展为第一要务，带领全校教职工深化改革，开拓创新，完成了创建全国中等中医药教育首批达标学校、省级重点中专、省级文明单位的艰巨任务。积极深化办学体制改革，形成了普通中专、“3+2”分段制专科和现代远程本科、专科、专升本多层次、多形式、多渠道办学的良好格局。在工作中，他坚持以学生为中心的办学指导思想，突出教学中心地位，强化学校内部管理，注重内涵建设与外延发展并重，走科研兴校之路，营造良好的育人氛围，成绩斐然。学校先后荣获省级文明单位、省级重点中专、河南省卫生系统先进集体、省中医工作先进集体等荣誉称号。

广州中医药大学

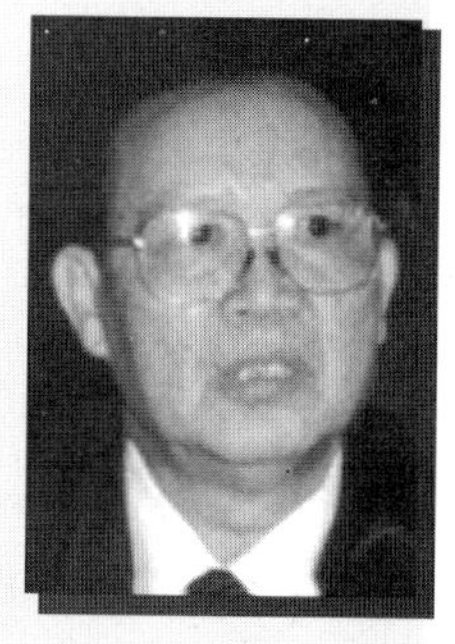
冯新送　校长

广州中医药大学于1956年创办，是新中国最早兴建的中医药高等学府之一，原直属卫生部、国家中医药管理局领导，1995年2月由广州中医学院更为现名。1997年学校正式跨入国家“211工程”重点学科建设高校行列。2000年转为中央和地方共建、以广东省管理为主。2002年学校接受并通过了教育部本科教学工作水平专家组的评估；2003年学校“九五”、“211工程”建设项目以优秀的成果通过了广东省人民政府和国家中医药管理局联合组成的专家组评审。2004年学校正式列入广东省“211工程”学校。

现任党委书记黄朝阳，校长冯新送。

学校位于广州市三元里，占地面积327亩；位于番禺区广州大学城。我校新校区占地面积近1000亩，2004年9月进住首批学生3000人。校本部现有职工1025人。学校图书馆藏书77万册。

学校下设基础医学院、第一临床医学院、第二临床医学院、第三临床医学院（筹）、中药学院、针灸推拿学院、经济与管理学院、国际学院、护理学院、职业技术学院、继续教育学院、人文社科学院、信息技术学院、体育部等教学单位；与广东省中医药局合办的“广东省中医药职业学院”也设在我校。与学校实行统一领导管理体制的广州中医药研究院下设中医基础理论研究所、中药研究所、针灸推拿研究所、第一临床研究所、第二临床研究所、骨伤科研究所、热带医学研究所、脾胃研究所、临床药理研究所、生物医学研究所、医学教育研究室、邓铁涛研究所等。下设第一附属医院、第二附属医院（广东省中医院）、第三附属医院（骨伤科医院）、附属粤海医院4所直属附属医院和深圳市中医院、中山市中医院、佛山市中医院、广州市中医院4所非直属附属医院以及合办的广州中医药大学祈福医院。学校有教学医院23间，实习医院22间，中药实习基地13个。

学校拥有中医学、中西医结合、中药学3个一级学科博士学位授予权；共有博士点15个，硕士点18个，是首批被批准为临床医学专业学位（博士、硕士）和非医学专业本科毕业生攻读中医学研究生的试点单位之一。已经建立了中医学、中西医结合、中药学3个博士后科研流动站。现有中医学、针灸推拿学、中药学、制药工程学、护理学、公共事业管理、国际经济与贸易、计算机科学与技术、药学、中西医结合临床医学、药物制剂、应用心理学、英语（医药方向）等13个本科专业，其中中医学开办了3个方向的七年制本科教育；中医学、中药学是广东省名牌专业。学校还有中医骨伤、中医美容、针灸推拿、中药制剂、高级护理、医学检验等高等职业技术教育专业，此外开展成人教育和各层次的对外教育。从2003年起，我校由原来的单一医学学科门类增加到医学、工学、管理学、理学和经济学5个学科门类。

目前学校拥有中医临床基础、中医内科学、中医骨伤科学、中医妇科学4个国家重点学科；中医内科学、中医临床基础、中西医结合基础、中医骨伤科学、中药学、中医妇科学、针灸推拿学、中医基础理论等8个广东省重点学科；中医临床基础、中医妇科学、中医内科消化学科、中医内科心血管学科、中医内科脑病学科、中药制药学以及中医外科皮肤学科等7个国家中医药管理局重点学科。建成国家工程技术中心（合作）1个，新增部、省级重点实验室（研究室、基地、中心）22个（含合作3个），全国中医重点专科8个及省级中医重点专科9个等技术平台，其中国家级重点学科中医内科学设立了“长江学者奖励计划”特聘教授岗位。建成了基础医学、中药学、临床教学等5个综合性教学实验室和临床教学综合实验室。新增世界卫生组织项目2项，国家级课题44项，省部级课题218项；共获国家科技进步奖5项(二等奖3项，含合作1项；三等奖2项，含合作1项)，省部级科技进步奖36项。有《新中医》、《广州中医药大学学报》、《中药新药与临床药理》3个中文核心期刊和统计源期刊。

我校从1974年开始招收外国留学生，至今已有五大洲113个国家和地区的进修生和研究生来我校学习。目前，我校与世界50多个国家和地区建立了合作关系。近年来，学校不断扩大对外办学的层次，使博士、硕士学位学历教育的比重逐年增加。我校还开办中医、中药、针灸培训班。设有中国广州国际中医药培训中心、广州中医药界海外促进会（原穗港澳中医药界联谊会）、广州仲景中医药奖励基金。此外，中国国家中医药考试中心、中国国际针灸考试中心广州考点也设在我校。

校长简介

校长冯新送，男，1944年8月出生，广东惠东人。

1969年8月毕业于我校，在骨伤科教研组任教，1975年9月起，先后任年级副主任、党总支副书记、南雄分院革委会副主任，1984年7月任中医系办公室主任，1986年3月任总务处副处长，1987年11月任广东省卫生厅中医处副处长兼省中研所副所长，1990年7月任广东省中医药管理局副局长兼省中研所所长、省第二中医院院长，1996年1月任我校副校长，2001年12月任我校校长。

1970年2月加入中国共产党，1998年12月被评为主任医师，2001年7月转评为教授，是我校博士生导师。

大冶市中医医院

大冶市中医医院是一所设施配套、功能健全、中医特色突出的国家二级甲等中医医院、国家爱婴医院、湖北省示范中医医院，是湖北中医学院、湖北省卫生学校等大中专医药院校的临床教学医院，是黄石市、大冶市职工基本医疗保险、农村合作医疗定点医院。

医院现有职工316人，其中专业技术人员264人，占83.5%；高级职称32人，中级职称卫技人员150人；兼职教授2人，副教授9人，讲师9人；湖北省知名中医1人，本地区名老中医6人。拥有中医、西医、中西医结合三支技术力量。

医院占地面积5.8万平方米，建筑面积5.6万平方米。拥有C2000全身CT、彩色经颅多普勒、进口B超、阿洛卡彩超、日本产12导联心电图机、日本产18导联长程心电图机及运动测试系统、全电脑CCU监护系统、多参数监护仪、日本产欧林巴斯电子胃镜、电子结肠镜、直肠镜、膀胱镜、电子数码阴道镜、ESWL体外震波碎石机、移动式C臂X光机、500mA数字遥控X线摄影装置、三维电脑全自动骨科牵引床、美国产贝克曼CX4全自动生化分析仪、酶标仪、全能麻醉机、全自动电子煎药系统等万元以上设备60余台套。医院固定资产总值2800万元。

全院编制床位210张。住院部设有内科、传染科、骨伤专科、颈肩腰腿痛专科、外科、妇产科等6大病区和4间标准手术室。门诊部开设有一级科室15个，含急诊科、消化内科、心脑血管内科、儿科、普外科、泌外科、骨伤科、颈肩腿痛科、妇产科、口腔科、眼耳鼻喉科、皮肤科、针灸理疗科、法医门诊。二级科室7个，有肝病专科、肠道门诊、老年病科、痔瘘科、结石专科、中风专科、整形外科。检验、病理、功能检查、内窥镜室、放射、药剂等医技科室齐全。

去年门诊量8万人次，住院4000人次，中医药治疗各种疑难重症病人2000例次。年完成普外、颅脑、胸外、泌外、骨伤、整形、妇产、肛肠等手术1200余台次。

全院职工坚持"病人第一，生命至上"的理念，发扬"敬业、奉献、自强、创新"的精神，"一切为了病人"，竭诚为社会、为民众服务。

基本建设方面：2002年投资1000万元，新建一幢6700平方米的门诊大楼，改建一幢1500平方米的医技楼，于2003年9月竣工投入使用。2004年又筹措300万元资金，改造装修两栋住院楼，使大部分病室配有卫生间和空调，少数病室配有电视机和沙发。通过几年的建设，医院就医环境大为改善。

业务建设方面：医院始终坚持"二甲"标准，实行自分制考核，明确职责，与效益工资挂钩，奖惩兑现。主要医疗质量指标达到国家二甲中医院标准。甲级病历率90%，诊断符合率95%，危重病人抢救成功率90%，治愈好转率97%。护理工作注重护理人员业务素质培训，开展整体护理，护理技术合格率90%，护理文书合格率95.1%以上。医院注重药品质量，在招标主渠道采购药品，药品合格率100%。2004年检验科在省卫生厅"检验科标准化建设"检查验收中一举达标。

专科建设方面：医院始终把专科建设作为业务建设的重要方略。骨伤科是黄石市重点临床专科，肝病专科、中风专科、结石专科、痔瘘专科列入大冶市重点临床专科建设单位。

科教工作方面：两年来，医院共投资30余万元，先后选送20多名医务人员到省内外"三甲"教学医院进修、学习，院内举办各类业务培训班20期，撰写学术论文300余篇，有100余篇在省级以上杂志上发表和学术会议上交流。由该校主持完成《石淋止痛剂治疗肾绞痛临床与实验研究》、《伤科正骨胶囊治疗骨折的临床研究》和《耳穴治疗妇科疑难杂症》等省、市课题，成果达国内先进水平，获大冶市科技进步二等奖。每年引进医疗新技术、新项目10余项。

行风建设：医院从2003年开始实行了病人选择医生制度，2004年认真贯彻落实国家卫生部《关于加强卫生行业行风建设的意见》（卫办发[2004]130号）文件中的"八不准"和省监察厅、卫生厅《关于印发〈关于医务活动中违规收受"回扣"和"红包"的处理意见〉的通知》等文件。及时地转发了上级关于行风建设的有关文件，要求各科室认真组织学习。强调把行风建设与医疗业务工作紧密结合，加强制度建设，实行综合治理。建立完善了《医德医风综合考证办法》、《医务人员考核奖惩制度》、《病人选择医生制度》和《院务公开制度》，临床科室经济核算、医德医风满意率测评等一系列制度。实行了医务人员向科室承诺、科室向医院承诺、医院向社会承诺的三级承诺制。同时聘请社会各界人士共21人为行风监督员，经常与他们保护联系，互通信息，增进了解，以便更好地为患者服务。进一步强化了对医务人员的监督和约束，解决"冷、硬、顶、推、拖"问题，有效防范和遏制了不正之风的发生，社会对乱收费、大处方、滥检查和药品回扣等问题的投诉明显减少。

为了规范医疗服务和收费行为，该院彻底清理了服务项目收费标准，严格执行了《全国医疗服务价格项目规范》和《湖北省医疗服务收费标准》，在门诊大厅电子显示屏、住院收费和各临床科室，群众的服务价格和药品价格。并在门诊部、住院部设立意见箱，接受群众的投诉和举报。不准各科室分解收费、超标准收费和自立项目收费，由财务科物价管理员每天抽查各科收费执行情况。同时对前几年群众反应的服务价格透明不高问题，进了及时的纠正和整改，建立了医院财务收费管理网络，病人可以随时在各临床科室或收费处查询费用情况，也可以随时打印费用清单，让患者明白，还医院清白，群众满意度不断提高，病人投诉事件越来越少。

该院积极参加药品集中招标采购，降低了药品价格，两年来直接让利给患者198.6万元。该院还与大冶市总工会联合实行了"健康绿卡"优惠服务，实行28项手术价格封顶，几年来共为贫困农民和特困职工减免医疗费用190余人次，义诊病人6300多人次，减免金额60余万元，受到上级领导的肯定和市民的赞扬。

党总支书记、院长：熊明定

副书记、副院长：周英栋

副书记、卫校校长：罗祖富

副院长：曹祥欢

医院地址：湖北省大冶市建设路6号

邮　　编：435100

联系电话：0714-8712263

传　　真：0714-8726125

电子邮箱：hbdyzyy@120un.com.cn

医院网址：www.dyszyy.com

湖南省常德市第一中医院

一、医院基本情况

常德市第一医院始建于1953年，是全省建立最早的中医院之一，现已发展成为集医疗、科研、教学于一体的中西医结合综合性中医院，全国首批示范中医院，常德市120急救中心，湖南中医学院附属常德医院。

医院占地3万平方米，医疗建筑面积2.3万平方米。设置病床358张。有干部职工378人，其中高中级医疗技术人员169名。设内科、普外科、胸心外科、神经外科、骨伤科、妇科、产科、儿科、乳腺专科、泌尿腔镜外科、肛肠科、五官科、口腔科、皮肤科、针灸按摩科、麻醉科等临床科室和核磁共振、CT、放射、超声、检验、病理、内窥镜、心脑电图等医技科室以及急救中心、创伤骨科治疗中心、微创腔镜外科中心、神经外科治疗中心、颈肩腰腿痛治疗中心。

能开展颅脑、心脏、胸腔、骨科、妇产、泌尿、五官及各类微创腔镜外科手术和各科常见病、多发病、急危重症、疑难疾病诊治与抢救。创伤骨科、胸心科、妇科、产科、神经外科、乳腺专科、泌尿腔镜外科及麻醉科均由本市医学界学科带头人主持工作。

医院现有固定资产9000万元，其中医疗设备3000万元。目前有核磁共振、螺旋CT、CR、进口彩超、500mA电视数字X光机、大型全自动生化仪、C型臂X光机、血透仪、体外循环心肺机、腹腔镜、宫腔镜、电子阴道镜、阴道B超、血气分析仪、电子胃镜、电子肠镜、双极管等离子前列腺气化电切镜、多功能麻醉机、呼吸机、手术显微镜、经颅多普勒、红外线乳腺扫描、高压氧舱、电视膀胱镜、输尿管镜、激光碎石机等各种先进高精医疗设备。

医院环境优美、门诊病房舒适，病房配有中央空调、中心给氧、吸痰、电视、电话、专用卫生间等。

二、医院发展特点

(一)以中医为本、加强专科建设。

我院以弘扬祖国传统医学为已任，在注重突出中医特色基础上，狠抓重点专科建设，积极开展新技术、新项目，不断提高医疗技术水平，逐步形成了自己的名优品牌。如本院骨伤科经过50年发展，成为本市创伤骨科治疗中心，现有正副主任医师7人。该科辖2个病区，设创伤、脊柱、四肢显微外科、外固定支架及骨病肿瘤6个组，在中西医结合治疗各类骨折、骨病及颈胸高位截瘫、腰椎间盘脱出等方面居省市领先水平，传统敷药“治伤散”、“跌打追风膏药”及针刺拔罐等疗法治疗新旧软组织挫伤独具特色。

本院传统重点专科还有肛肠科、针灸按摩科。

肛肠科（原痔瘘科）建于1953年，是全省最早开展大肠肛门疾病治疗的特色专科。曾受湖南省卫生厅委托，为全国举办了肛肠培训班4期，已为省内外数万名患者解除疾苦，经验丰富，享有盛誉。该科采用传统治疗手段，结合现代诊疗技术和仪器，中西并用对大肠肛门疾病进行全方位治疗，还运用中药膏、丹、散剂治疗肛周各种疾病。

针灸按摩科建于1969年，该科运用中医经络理论，采用传统针刺、推拿、药灸、火罐、穴位等疗法并结合现代治疗仪器，对内、外、妇、儿、美容等各科多种疾患进行治疗，独具特色。

(二)中西医结合、实施科技兴院。

医院在继承和发扬传统诊疗特色的基础上，走中西医结合之路，大力发展适宜新技术、新项目，如：骨伤科率先在本市开展颈椎前后路手术、双膝关节同时置换术及交锁钉治疗干段骨折，填补了全省空白，还开展“先天性髋关节脱位的骨盆接骨手术”；胸心外科开展心脏直视手术、食道癌根治术、纵隔肿瘤切除术、肛肠科开展直肠癌根治术；妇产科开展腹腔镜妇产手术；神经外科开展脑肿瘤、脑脊髓肿瘤、脑溢血、脑外伤等外科治疗；泌尿腔镜外科开展前列腺气化电切等手术；五官科开展准分子激光治疗近、远视，超声乳化白内障复明手术等等。

近几年，医院的“混合式骨外固定器在多发伤骨折早期的临床应用”、“治伤散修复肌肉损伤的临床与实验研究”、“降粘健脑丸治疗高粘血症的临床与研究”、“泪道保留插管治疗泪道阻塞临床研究”、“转移外口切开引流术治疗复杂性肛瘘的临床研究”、“盆炎灵治疗妇科炎症的临床研究”等10余项科研课题获省市科研进步奖；有200余篇论文在国家级刊物上发表。

医院遵循“崇病人至上、重职业道德、靠科技兴院、以质量为本”，一切以病人为中心的服务理念，相继被评为全市“群众满意医院”、“百姓放心医院”、“消费者信得过单位”称号。

地　　址：湖南省常德市滨湖中路
邮　　编：415000
法人代表：樊方桂
医院电话：0736-7709383
医院网址：www.cd120.com.cn

云南省富源县中医院

云南省富源县中医院位于地处滇、桂、黔“金三角”开发区和攀西六盘水综合开发叠加区素有“八宝之乡”的富源县县城金城北路中段。

富源县中医院成立于1986年12月12日，是一所承担富源县68万人口及贵州盘县20万人口的中医、中西医结合医疗、预防、保健、康复、教学及科研等工作的县级中医医院，是云南省、曲靖市的中医药教学实习基地之一，承担着云南中医学院、曲靖市卫生学校等医学院校的中医药临床带教任务。

富源县中医院占地面积8000多平方米，分工作区及职工住宅区。建筑面积7000多平方米，有业务用房5700平方米。医院现有在职职工71名，卫生技术人员59名，其中高级职称1人，初级职称45人，有本科及专科学历者35人，其中有1名享受曲靖市政府特殊津贴。

医院目前设有内科、外科、急诊科、综合科、门诊部、妇产科、针推科、骨伤科、眼科、肛肠科、中医骨伤科等临床科室。

建院以来，特别是1998年新一届院领导班子上任后，富源县中医院坚持和发扬中医药特色，同时加强现代医学诊疗手段，走中西医结合的发展之路，使该院在治疗心脑血管病、糖尿病、泌尿系结石病、老年病、消化系统疾病及内科系统疑难病症、白内障、前列腺疾病及各种男科病、皮肤病、妇科、儿科常见病等方面，均有丰富的经验和独特的疗效。为广大患者提供了及时有效、安全便捷、周到热情、价格合理、技术精湛的医疗服务。

目前，医院拥有美国安捷伦InagepointHx彩色多普勒、德国ETM·ETB电子内窥镜、日本光电12导联心电图机、法国21参数血球记数仪、程控500mAX光机、自动洗片机、脑电地形图机、麻醉机、体外震波碎石机、自动煎药包装机、高频电子等先进医疗设备。

从富源县中医院建院以来，在各级政府领导的关心支持下，医院迅速发展壮大，特别是从1998年后，富源县中医院进入一个新的发展时期，医院全体职工将继续发扬“团结协作，开拓进取，创新求实，与时俱进”的医院精神，为中医药事业的发展和人民的卫生保健做出新的贡献。

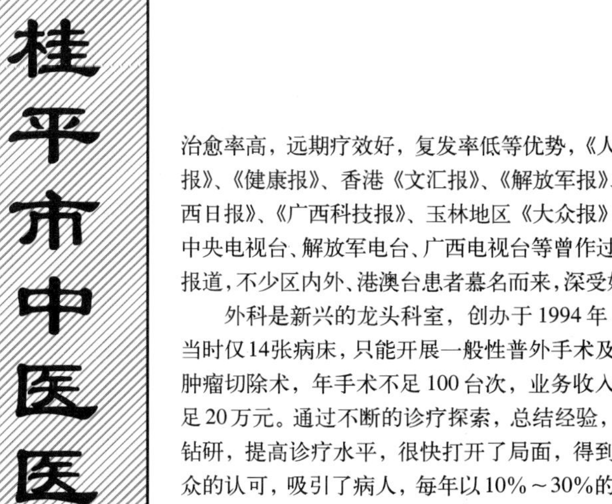

我院是165万人口县级大市的中医医疗、科研、教学、预防保健中心，也是桂平市红十字会医院，座落在风景秀丽的有国家级旅游风景名胜区的旅游城市——广西桂平市区内。医院创建于1979年，经过25年的努力，有了很大的发展，取得了优异的成绩，从一所乡镇卫生院到目前已具相当规模，在区内外颇具影响力。1995年被评为首批“全国示范中医医院”、“二级甲等中医院”，1996年、1997年分别被评为“爱婴医院”、“广西十佳医院”。目前，该院是广西最大的县（市）级中医院之一及桂平市骨伤急救治疗中心，是广西高等医学院校教学医院。全院占地面积近20亩，建筑面积24700m²；现有职工360多人，其中专业技术人员280多人，中级以上职称176人，副高职称12人；床位196张，年住院人数4000人次；分设内科、儿科、外科、骨伤、妇产、急诊、肛肠、五官、口腔、皮肤、男性科、不孕不育症科、针灸推拿、预防保健、手术麻醉、功能检查、放射、CT、药剂等科，还有高血压病、糖尿病、小针刀、碎石、甲亢等特色治疗中心以及临床研究室1个。拥有大批先进医疗设备，大型医疗设备总价值达2000多万元，如美国GE公司生产的全身CT机、进口彩色B超仪、全自动生化分析仪、呼吸机、心电监护仪、救护车、细菌培养室、高血压病分型诊疗系统、荧光电子显微镜、移动X光机、C臂X光机、高频高压X光机、进口电子胃镜、数码电子阴道镜等。常规开展颅脑、脊柱、髋关节置换、甲状腺、肾外、肝胆外科、生殖、泌尿外科、乳腺、各种骨折内固定、植骨、植皮及妇产科剖宫产术、宫外孕、肿瘤摘除、子宫切除等手术。近年有十多项科研项目分别获省级、地（厅）级、市级科技成果奖。其中《慢性骨髓炎辨证分型综合治疗的研究》项目，先后获原玉林地区科技进步一等奖、自治区科技进步三等奖。每年有50多篇论文分别在国家级、省级杂志发表或在国内、国际学术会议交流。在人民卫生出版社、中国医药科技出版社、科学技术文献出版社等国家正规出版社先后共主编或参与编辑出版《骨髓炎》、《实用骨髓炎诊疗学》、《颈椎病中医新疗法》、《老年骨折疾病康复》、《骨科临床康复学》、《老年骨内科学》、《当代中国骨科临床与康复》7部医学专著，每年接收大批区内同级医院，如荔蒲县中医院、阳塑县中医院、平乐县中医院、蒙山县中医院等以及乡镇卫生院医务人员来院进修，并接纳医学院校的毕业实习生来院实习。

医院坚持走中医现代化道路，坚持中西医相结合，在不断更新、购进先进设备的同时，加大人才培养力度。近年已有10多人分别去北京中日友好医院、北京协和医院、广州南方医院、珠江医院、四川华西医科大学附院、广东省中医院、中国中医研究院西苑医院等国内知名医院进修，业务发展以每年10%～12%左右的速度递增，2004年业务收入1～9月达1530万元，全年预期超过2000万元。

骨伤科是医院的重点专科，分2个病区共有90张病床，是全区同级综合性医院中规模最大的外科，采用小夹板外固定为主治疗四肢骨折，具有独特优势，同时中西医相结合，常规开展了椎间盘摘除术、四肢骨折带锁髓内钉、钢板及钢丝张力带内固定术、椎弓根螺钉固定术、颈椎手术、全髋关节置换术、膝关节置换术，取得了显著的疗效，在医疗、科研等方面享誉区内外，特别是骨髓炎、颈椎病治疗的研究取得较好成效，具有治愈率高，远期疗效好，复发率低等优势，《人民日报》、《健康报》、香港《文汇报》、《解放军报》、《广西日报》、《广西科技报》、玉林地区《大众报》以及中央电视台、解放军电台、广西电视台等曾作过专题报道，不少区内外、港澳台患者慕名而来，深受好评。

外科是新兴的龙头科室，创办于1994年1月，当时仅14张病床，只能开展一般性普外手术及体表肿瘤切除术，年手术不足100台次，业务收入也不足20万元。通过不断的诊疗探索，总结经验，刻苦钻研，提高诊疗水平，很快打开了局面，得到了群众的认可，吸引了病人，每年以10%～30%的速度递增。特别是近几年，全科医生到广东珠江医院、南方医院以及区内的广西医科大学附属医院、区人民医院进修回来后，全体医务人员个个年富力强，有抱负，工作热情高涨，勇于创新，把学到的先进技术大胆应用到临床中，开展新的手术，扩大治疗病种，业务发展突飞猛进，已常规开展了普外以及肝胆外科、颅脑外科、生殖泌尿外科等高难度手术，现在病床已开放41张，年手术人数增到了400台次，业务收入超过200万元，比1994年增长了10倍。建科仅仅十年，便已成为我院龙头科室之一，在群众中已享有较高的声誉，创造了令人刮目相看的辉煌成就。

内科是本院的基础临床科，拥有病床26张，全部医生均已分别到中国中医研究院、广东省中医院以及区内的广西区人民医院、广西医科大学附属医院进修，整体诊疗技术有了较大提高，并拥有进口电子胃镜、彩色多普勒等先进大型检测仪器设备，采用中医药为主，结合中西医结合方法治疗内科各种疑难杂症，特别是对中风病、高血压病、胃脘痛等疾病疗效显著，具有独特优势，深受病员的好评。

妇产科是我院的重要临床科室，有病床32张，布局合理，温馨家庭产休室是桂平市内最豪华的。除开展无痛分娩外，常规开展了剖宫产、子宫及卵巢切除术等，同时采用中医药、中西医结合方法治疗不孕不育、月经不调等症，疗效显著，还在市内独家引进电子阴道镜以及生物修复技术治疗宫颈炎、盆腔炎等妇科疾病，均获显著疗效。

急诊科是我院窗口科室，是市骨伤急救中心，先后获得市“青年文明号”、“巾帼文明示范岗”称号。拥有3台救护车、一间ICU病房，有进口多功能呼吸机、心电监护仪、心电除颤仪、自动洗胃机等先进抢救设备，五机八包齐全，24小时值班，在接到呼叫信号后5分钟内出车，大部分医护人员均经过广西医科大学附属医院或区人民医院培养，运用中西医结合方法抢救各种急危重疾病、突发事件、意外伤害和食物、农药中毒等，成功率高。

目前，我院8000多平方米的现代化综合住院大楼已投入使用，大楼内有两部现代化进口电梯，病房内有彩电、电话、卫生间，并有冷热水供应到病房，部分病房还有空调。就医环境得到了根本的改变，在地级桂平市属一流水平。同时卫生部、国家中医药管理局批准我市为全国中医工作先进县（市）创建单位，这将对我院的发展及振兴全市的中医事业是一个很大的促进。我院作为全市中医的龙头，承担着创建工作的主导作用，因此抓住这个契机，坚持一切以病人为中心，全面做好中医医疗、科研及人才培养工作，积极探索中医诊疗新技术，为全面振兴中医事业、创造出更大成绩而努力奋斗。

广东省阳春市中医院

广东省阳春市中医院创建于1958年。近年来，医院始终坚持科技兴院战略，在竞争中求生存，在改革中求发展，在开拓中求创新，在奉献中求信誉，使医院实现跨越式发展。目前已发展成为以特色中医为主，中西医结合，集医疗、教学、科研、康复于一体的综合医院。医院相继成为“二级甲等医院”、“爱婴医院”。

医院建筑面积16000平方米，固定资产总值2812万元。全院职工210人，卫技人员157人，高级职称12人，中级职称31人，开放床位250张。开设内、外、妇、五官、骨伤、肛肠、康复、肿瘤介入等10多个临床科室；CT、胃镜、B超、检验、放射、动态心电等10个医技科室；胃肠病、肛肠、腰腿痛、糖尿病、颈椎病、眩晕失眠、胃病、哮喘等10余个中医特色专科门诊。医院拥有全身螺旋CT、进口彩超、黑白B超、C臂X线机、全自动生化分析仪、碎石机、呼吸机、麻醉机、血液透析机、动态心电图、500mA遥控X光机、心电监护除颤仪等一大批现代化诊疗设备。

医院充分发挥中医、中西医结合诊疗专科特色，康复科采用熏蒸、推拿、按摩、小刀针、艾灸、针挑、针灸、中药外敷为一体，治疗颇具优势，在阳春及周边地区享有盛誉。在治疗心脑血管疾病、骨伤、急性中毒、急诊急救、中医药治疗急慢性疾病及颈椎病、腰椎间盘突出、类风湿等方面有丰富的临床经验。近年来获国家级科研立项1项，省级科研成果1项，地市科研立项4项。在省级以上刊物发表论文26篇，地市级刊物发表论文35篇。其中《针挑配合按摩治疗神经根型颈椎病的临床研究》2001年被国家中医药管理局列为中医临床适宜诊疗技术研究和整理项目。

院长：项　华

地址：广东省阳春市市区拥军路2号

邮编：529600

电话：0662-7741486

传真：0662-7733510

鼎力改革强管理　特色兴院促发展

——湖北省利川市民族中医院改革发展纪实

利川市属中国西部边区贫困县级市，位于湖北西南边陲，东有“玉笔朝天”，南有“八宝炼丹”，西有“万里长城”，北有“卧龙吞江”等美景，有避暑山庄齐岳山风景区，有国家级文物保护单位大水井古建筑群，省级文物保护单位鱼木寨，更有世界第一杉——水杉王，是民歌《龙船调》的故乡。这里自然资源丰富，物华天宝，适应各种植物生长，特别是鸡爪黄连、杜仲、厚朴、贝母等药材因质优而享誉海内外，素有“华中天然药库”之美誉，利川市民族中医院位于利川城区解放东路151号。

一、医院的基本情况

该院始建于1956年，1979年由集体所有制单位转为全民所有制单位，沧海桑田，岁月更替，经过几代人的不懈努力，医院不断发展壮大，现已发展成为一所占地面积13500平方米，房屋建筑面积9192平方米，编制床位105张，职工总数202人，科室设置齐全，医疗设备先进，中医专科特色突出，技术力量雄厚，群众信誉高，社会效益好，综合实力强，集医疗、教学、科研、预防、保健于一体的二级甲等中医医院。

二、医院近几年所取得的成绩

在各级政府及卫生行政主管部门的正确领导下，在各部门及社会各界的大力支持下，全院职工奋起拼搏，从1997年起先后被评为“二级甲等中医医院”、“爱婴医院”、“湖北省文明中医医院”、“湖北省放心药房”、“湖北省消费者满意单位”、“湖北省药品质量信得过单位”。据湖北省卫生厅2002年对全省82家中医医院和中西医结合医院的统计，该院总的业务收入位居第15位，人均业务收入居第8位，住院人次居第15位，门诊人次居第20位。2004年5月该院更是被评为“全国首届医德、医术、信誉百姓三满意示范单位”、“湖北省发展先进单位”。何本红院长被评为“全国百佳优秀医院院长”。几年来医院的发展突飞猛进，一年一个台阶。2001年该院的业务收入是630万，2002年业务收入968万元，2003年1320万元，2004年上半年的业务收入903.762万元，平均涨幅达40%；住院人数2001年2453人次；2002年2916人次，2003年3656人次，2004年上半年出院达2223人次，平均年增长人次达500余人；2004年上半年门诊量已达7万余人次。

三、医院的管理经验

该院能够在短短的几年时间内迅速发展，靠的是内强管理，外树形象，狠抓医疗质量的提高和服务态度的改善，走专科特色之路，充分发挥职工的主观能动性。具体就是：成功地实施了“134”战略决策，即紧围一个中心，强化三种意识，实施四大工程。

（一）紧紧围绕一个中心。

医院的所有工作都紧紧围绕“以病人为中心”来开展。一个单位的工作必须抓住中心，只有抓住了中心，事业才可能发展，如果避重就轻，舍本求末，抓不住中心，事业不会发展，就会滑坡。医院是治病救人的场所，它是为病人服务的，工作的中心就是病人，病人是医院的顾客、上帝，是医院一切工作的中心，他们紧紧围绕病人这个中心，坚持以“病人的需求就是我们的追求”为宗旨，努力开展了医院的各项工作。

（二）强化三种意识。

1. 纪律意识：纪律是执行路线的保证，是制胜的法宝，只有增强了组织纪律性，事业才会无往而不胜。一个军队要有严明的纪律作保证，一个单位同样需要纪律作保证，事业才会不断发展，因此他们强化纪律意识，并自觉地遵守党纪国法、院规院纪，进一步完善规章制度，同时要求科室负责人坚持原则，大胆管理，勤于管理，对违章违纪者严惩不怠，绝不姑息迁就或包庇隐瞒，按照各级文件精神纠正医德、医风，狠杀行业不正之风。

2. 服务意识：病人是医院的顾客、上帝，他们发扬救死扶伤的崇高品德，杜绝那种“当老爷医生，高高在上”的做法，树立一切为病人服务的服务意识，大力开展了“四转”服务。

(1) 医护围着病人转：对待病人做到“四心”：接待热心、回答耐心、治疗精心、护理细心。要真正关心、体贴病人，急病人所急，想病人所想，真正视病人为亲人。

(2) 后勤围着前勤转：辅检、药剂围着临床转，后勤要为前勤服务好，一切物资要搞好下收下送，解决前勤的困难，解除临床人员的后顾之忧，让他们腾出精力和时间为病人服务。

(3) 医疗围着特色转：抓好专科建设，该院心血管、胃病、肝病、针推、骨伤、中医妇科等特色专科方面办出了自己的特色，做到了“人无我有、人有我有、人专我精”，靠特色立院，科技兴院。

(4) 领导围着质量转：质量是单位生存与发展的命脉，院科两级领导把质量关放在重要位置，长期开展医疗质量、医疗安全教育活动，学习各种法律法规，努力提高医疗质量、护理质量、药品质量等，靠质量求生存，靠质量促发展。

3. 主人翁意识：医院的发展需要每一位职工的努力，大家靠医院，医院靠大家，该院要求全体职工树立起一种“医院兴衰，人人有责”、“院兴我荣、院衰我耻”的荣辱思想，以建设医院、发展医院为己任，把医院的事、科室的事当作自己的事来做，以院为家，群策群力，共同为医院的建设勾划蓝图，添砖加瓦。

（三）实施四大工程。

1. 形象工程。

一个单位的存在，形象非常重要，良好的社会形象也是单位的一笔无形资产。在许多地方人们说起中医院都不屑一顾，许多人都不了解中医院。该院为了树立在社会上的形象，改变人们对中医陈旧的印象，他们实施了形象工程。

(1) 彻底改变院容院貌。

几年前该院的房屋陈旧，墙壁斑驳，地面凸凹不平，环境用脏、乱、差形容并不为过。近几年，他们拿出近200万元对全院环境、房屋进行了彻底整改，整改后的医院虽然与全国各大型综合医院和发达地区医院相比仍有天壤之别，但与以前相比却不可同日而语，焕然一新，环境秀丽，令人赏心悦目，给病人提供了舒适的住院环境。

(2) 添置医疗设备。

医疗设备是一个医院制胜的法宝，是第一生产力，是医院腾飞的翅膀，是医生的眼睛。没有先进的设备，就等于医院腾飞没有翅膀，等于医生看病缺乏一双锐利的眼睛，就会一叶障目，无法对疾病作出正确的诊断。该院以前几乎没有什么先进的设备，那时在社会上流传得最多的一句话就是中医院服务态度虽好，设备却太差，近几年该院先后筹资近千万元添置了CT、彩超、C臂X光机、电视腹腔镜、全自动生化分析仪、胃镜、脑超、中药煎药机、血液灌流机、麻醉呼吸机、血球计数仪、体外震波碎石机、心电监护仪以及手术室配套设备等先进医疗设备，既增强了医院的实力，又扩大了社会影响力。

(3) 加强对外宣传。

该院的职工以前有一种“酒香不怕巷子深、坐堂行医不出门”的传统保守思想，闭关自守，不喜欢对外开放，不喜欢宣传自己，不喜欢走出去交往。近几年该院通过电视、报纸、网络，积极开展各种活动，采取多种措施宣传自己，他们自办了院报《杏林园》，和地方电视台联合创办了《健康之旅》栏目，向当地人民展示了医院的业务水平，职工的精神风貌，使更多的人民群众了解了中医院，虽然还没能做到家喻户晓，妇孺皆知，但也做到了街头巷尾有人谈起他们，偏僻乡村有人知道他们，病了有人想到他们，遇到解决不了的顽症乡村医生愿意介绍、护送病人到他们那里救治。该院在社会上树起了一个崭新的形象。

2. 素质工程。

市场经济的竞争归根到底是人才的竞争。古人曰：“物用不足国非贫，人才不竞之谓贫，延天下之人才，物耻足以振之。”谁拥有人才谁就是赢家，就能在日趋激烈的市场竞争中立于不败之地，成为时代的弄潮儿。

3. 专科工程。

中医院要想在竞争激烈的医疗市场中占有一席之地而不被淘汰，就必须要办出自己的特色，“科技兴院、专科强院”是该院的办院宗旨。多年来医院一直致力于专科建设。经过几年的努力，心血管专科、胃病专科、肝病专科、骨伤专科、针推专科、中医妇科、风湿专科、脑病专科、皮肤科等都初具规模，各具特色。在人才方面形成了梯队，既有德高望重、经验丰富的老专家，又有到各大医院专科进修学成归来的新秀；在设备上添置了必备的、先进的专科设备；在用药上都有通过长期临床摸索总结出来的有较好临床疗效的自制专科用药。与湖北省中医院国家肝病治疗中心、河北医科大学等单位成立了协作单位，同时积极引进新技术、新项目，如内科引进的血液滤过、血液灌流技术对治疗各种中毒、肾功衰竭、腹水回吸收等有很好疗效。针灸科在湖北省率先引进“骶裂孔前间隙法胶原酶椎间盘突出溶解术”治疗椎间盘突出具有痛苦小、不开刀、疗效快的特点；神经内科引进的“颅内血肿微创清除技术”治疗高血压性脑出血、外伤性颅内血肿、新生儿颅内血肿疗效好。对于新技术、新项目，不论大小，他们的观点是“江河不择细流、泰山不让土壤”，项目只要新、只要实用，他们便采取拿来主义，为己所用。新技术的不断引进增强了该院专科的实力，吸引了众多的患者。现在该院基本形成了院有专科、科有专病、病有专药，人才有梯队、技术有特色。2004年5月该院的胃病、针推、骨伤、肝病、心血管5个专科也已被评为湖北省恩施州首批重点中医特色专科。

4. 名医工程。

一个名医可以带动一个科，推动一个医院；一个名医既可为医院创造有形资产，又可为医院创造无形资产，是医院的一笔巨大的财富。我院努力创造各种有利条件，采取有效的激励机制，不惜一切代价开发医院的人才资源，在全院树立起了塑造名医、尊重名医、学习名医、保护名医、关心名医的名医意识。通过宣传橱窗、报纸、电视等各种途径宣传医院的一代名医和中青年医疗骨干，提高医院人才的知名度。同时大力培养一批理论功底扎实，临床经验丰富，勤于学习，有进取心和创业精神的中青年专科医生，使他们脱颖而出，成为一代年青的名医。

（四）强化安全责任意识。

医院狠抓医疗、护理规范化管理，强化安全意识，成立以业务院长为组长的安全责任领导小组，组织全体医护人员学习《医疗规范手册》、《医疗事故处理条例》、《护理差错常见原因及防范措施》等管理规范、条例，使每一位医护人员从思想上认识到医疗安全的重要性，树立责任感，实行三级医护质量控制制度，狠抓薄弱环节，树立零缺陷意识，加强门诊、住院病人的病历规范书写。长期开展医疗质量、医疗安全教育活动，各科室举办医疗安全大讨论，各临床工作人员写出了安全防范措施及认识的书面材料。把急救抢险工作作为重中之重来抓，在院内进行急救知识培训和考试，严格按照考核标准，每月定期检查，平时不定期抽查，进行质量控制，不合要求的严格按照奖惩制度执行。进一步改善服务态度，提高服务质量，加强入院、出院的环节管理，热情接待新病人，做好入院介绍，加强医（护）患沟通，为出院病人做好出院指导，有效地遏制了医疗事故的发生。树立疾病自我防患意识，积极开展社区医疗服务、健康保健宣教工作，迈出了从治疗疾病到预防疾病的现代医学概念步伐。

一份耕耘，一份收获。该院通过“134工程”的实施，院容院貌焕然一新，两个效益稳步递增，医院呈现出欣欣向荣、蒸蒸日上之势。“问渠哪得清如许，惟有源头活水来”，这些成绩的取得是全院职工顽强拼搏的结果，更与各级主管部门的正确领导分不开。中医药事业的发展依然是任重而道远，前进的道路虽然曲折，但前途是光明的，在今后的工作中，他们将找出不足，扬长避短，把握时代的脉搏，紧跟时代的步伐，与时俱进，不断发展，以现在的成绩作为新的起点，站在新的高度，百尺竿头，更进一步，湖北省利川市民族中医院这朵杏林之花将开得更加灿烂，更加鲜艳。

南粤中医之葩

——广东省湛江中医学校

湛江中医学校座落于中国大陆最南端的美丽滨海城市——广东省湛江市，地处湛江市麻章城区瑞平路，是一座绿树成荫，环境优美的花园式校园。

她的前身是湛江市卫生学校，创办于1965年。1985年经广东省人民政府批准易名为湛江市卫生成人中等职业学校。1988年3月经广东省人民政府批准，成立湛江中医学校。2002年评定为省级重点中等职业学校。2004年通过国家级重点中等职业学校评估，隶属广东省中医药管理局及湛江市卫生局。

学校占地总面积125.98亩，建筑面积46208平方米；教学建筑面积40314平方米。图书馆藏书11.8442万册。有教学大楼、图书实验综合楼、实训中心大楼、学生公寓式宿舍楼和宽敞舒适学生饭堂楼，设文化学科、医学基础学科、临床、中医、护理等实验室30多个，有满足教学需要的多媒体教室、专业课室、语音室等，实验设备仪器齐全、功能先进。学校有附属医院、口腔门诊部。

学校行政管理机构健全合理。设有办公室、教务科、学生科、团委、实习科、保卫科、教研室、总务科、财务科。教务科下设：政文教研组、体育理化教研组、基础教研组、临床教研组、中医教研组、护理教研组、口腔教研组、电教中心、实验中心。学校实行校长负责制、全员聘任制。

学校现有教职工113人，其中专任教师83人。专任教师中本科学历占77%，专科学历占12%，具有高级职称人数占28%，中级职称人数占24%，具有“双师型”教师占50%。学校积极组织教师学习新的教育理论，更新观念，改变教学模式，树立终身教育、综合教育、创新教育的现代教育新理念，全面实施目标教学、素质教学，形成了以大纲为依据，以教学为中心，以学生为主体的教学模式。学校经常组织教师参加各种学习，定期开展教研活动，组织公开教学、专题讲座、论文著作评奖、教学方法研讨等活动，提高教师的素质和水平，形成了一支教学经验丰富，业务素质高的教师队伍。

学校坚持持续、稳定、发展的原则，面向当地经济，主动适应社会发展的需要，及时调整办学思路，不断增设面向新兴产业和现代服务业的新专业。对办学的形式、教学模式、教学内容和教学方法进行了大胆改革，增加专业适应性，加快了办学体制改革的步伐。近几年，我校逐步形成了以全日制中专教育为主，集普通中专、成人中专、成人大专的多层次、多形式的办学机制。普通中专开设中医医疗、中医骨伤、中医护理、中医康复、针灸推拿、妇幼卫生、口腔医学、护理、中医护理等专业，现有在校生2400多人。学校的专业设置与市场需求和劳动力就业紧密结合，特色鲜明，毕业生就业率达95%以上，为社会输送了各种不同卫生专业技术人才10000多人，遍布全省的医疗卫生单位，不少人已成为医疗卫生骨干，普遍受到用人单位的欢迎。学校在办好中专的基础上，与广州中医药大学、广东医学院联合开办成人大专班，有口腔医学（中西医结合）、中医医疗（中西医结合）、临床医学专业大专班，近千名学生。通过与普通高校联合办学，进一步促进了我校的办学水平，取得了良好的社会效益。

学校校风优良，校纪严明。坚持以德治校，提倡爱岗敬业，爱校奉献精神。对学生进行“爱岗敬业，诚实守信，办事公道，服务群众，奉献社会”的职业道德教育，营造良好的社会德育氛围，结合学生特点，积极开展第二课堂活动和各种文娱体育活动，在娱乐中陶冶学生的情操。学校正气浓浓，催人奋进，近年来一批优秀师生加入中国共产党。一批教职员工被评为优秀教师、优秀共产党员、先进教育工作者。学校被市委市政府授予“文明单位”，学校党总支连续八年被评为市直或市卫生战线先进党总支；学校团委连续十多年被评为市直先进基层团委；2001年、2002年被市团委授予“五四红旗团委”称号。

现在，湛江中医学校全体教职员工正以饱满的热情，奋发向上的拼搏精神，努力开拓进取，不断加强学校的硬件建设和完善学校的内部建设，深化教学改革，强化学生管理，为把学校做大做强做优，向更高的层次迈进，为发展祖国的中医事业，培养更多合格的卫生技术人才而努力奋斗！

湛江中医学校将会在湛江这座美丽的城市中放出绚丽的光彩！

地　　址：广东省湛江市麻章区瑞平路
邮政编码：524094
网　　址：www.zjzhongyischool.com

重庆市万州区中医院

重庆市万州区中医院，又名万州区骨科医院，是三峡库区规模最大、设备齐全、技术水平高、医疗服务辐射范围广的国家二级甲等中医院和重庆市级示范中医院。

我院位于重庆万州渝东经济开发区，占地面积27.6亩，固定资产2591.6万元，医疗设备801.9万元，业务收入1742.74万元。我院设有1个住院部，4个门诊部，开放病床200张，临床科室18个，重庆市重点中医专科2个（含创建科室），中医特色专科专病科室10个，医技科室5个，社区服务中心1个（创建）。医院现有在职职工279人，卫技人员239人，其中高级职称10人，中级职称63人。医疗服务辐射周边及邻近省20多个区县，承担26所基层乡镇医院业务指导任务，系重庆医科大学、万县中医药学校、万州卫校等6所医学院校毕业生实习基地。近年来，我院自筹资金购置美国GE公司CT、C型臂X线机、日本彩超、西班牙自动生化分析仪、丹麦肌电图仪、骨密度仪、韩国自动煎药机、三维腰椎牵引床、电子胃镜等医疗设备，建立信息管理网络，这些医疗硬件的投入和应用，大大拓宽了诊断治疗领域，使我院诊疗技术水平发生了一个飞跃。

我院骨科是重庆市级重点中医专科，设置骨创伤科、关节外科、脊柱外科、中医正骨科4个二级科室，病床150张，长期与西南医院骨科协作，聘请该科教授驻院指导。在运用传统方法治疗骨伤、筋伤基础上，不断引进现代医学技术，在中西医结合的道路上不断发展壮大，开展的人工关节假体置换与翻修、脊柱畸形矫正、颈腰椎手术达到或接近国内先进水平，成为三峡库区著名的医疗品牌。近几年先后派出20人次分赴天津、重庆、苏州、成都、北京等地著名医院进修学习，使我院骨科诊疗水平有了很大的发展，形成了较好的专业技术梯队和合理的人才结构。同时，医院十分重视祖国传统医学的继承发扬，组建了中医正骨科，研制系列骨伤中药制剂，采用手法复位、小夹板固定等方法治疗骨折骨伤，疗效好，疗程短，群众反映良好。

我院针灸科系重庆市重点中医专科创建项目，设有针灸、推拿、理疗3个专业组，腰椎牵引、中药薰蒸、减肥、小针刀、针灸、推拿、理疗7个治疗室，并设有住院病床，正在筹建药浴体疗室。将传统医学针灸推拿疗法结合现代科技运用于临床治疗，具有起点高、进展快、效益好的特点，亦为万州区医疗名牌。

此外，我院还建立了中医内科、中医儿科、肿瘤科、疮疡外科、耳鼻喉科、眼科、妇科、肛肠科、疼痛科等具有鲜明中医特色的专科专病科室，诊断准确，疗效显著，深受病员欢迎。我院的中药饮片严格依照规范加工炮制，饮片质量在万州区首屈一指。

近年来，我院医护人员认真学习邓小平理论，践行“三个代表”重要思想，在上级有关部门的领导下，遵循“中医药为基础，大骨科为龙头，小专科有特色”的办院方针，坚持“更新观念，规范管理，科技兴院，质量第一”的科学管理理念，努力做到精神文明、政治文明和物质文明协调发展，与时俱进，开拓创新，不仅实现了移民搬迁平稳过渡，而且在医院管理、行风建设、素质培养、学术水平、医院形象等方面取得了很大的发展。

首先，我们继续健全医疗质量管理质控体系，完善并贯彻执行医疗质量管理制度，狠抓医疗综合管理工作，加强了以岗位责任制、三级查房制、病历书写规范、医院管理控制为重点的质控管理；加强对医护人员的执业管理，进一步规范医护人员的医疗行为，不断提高医疗服务水平。同时，加强督察力度，实行院长－职能科室－临床科室三级监管制，把质量的好坏、效益的高低与工资分配和奖金发放挂钩。

其次，把科学技术作为医院可持续发展的动力。近几年，医院十分重视新方法、新技术、新材料的引进，开展新技术、新项目50多项，如脊柱侧弯矫正术、全髋置换及翻修术、颈前路旋转推进式颈椎椎体切除植骨钢板内固定术、醒脑开窍治疗中风后遗症、小针刀疗法、腰椎间盘脱出症的非手术疗法等。医院重视人才引进和培养，加快推动医院人才战略工程，认真搞好在职培训和医学继续教育工作，每年均进行中医基础理论、基础技能方面的培训考核，逐步形成了一支结构合理、梯队适宜的专业技术队伍，配合医院购置的先进医疗设备，拓宽诊断治疗领域，使我院的诊疗技术水平跃上了一个新的平台。

第三，树立人文医学理念，充分体现人文关怀。近年我院挤出资金近100万元，加强病区管理，增添各种便民措施，改善就医环境，开展整体护理，为病人提供优质服务。

第四，把搞好医院管理、加强内涵建设与创建国家“二甲”中医院和重庆市级示范中医院活动有机地结合起来，不断地自查自纠，深化医院管理，扎实工作，一年上一个台阶，使医院迈上了发展的快车道，实现了医院发展的两次跨越，取得的成绩令人鼓舞，先后成为国家二级甲等综合性中医院、重庆市级示范中医院、全国骨伤科医院学术委员会理事单位、重庆市绿色通道快速抢救机制定点单位、重庆市工伤保险定点医疗单位、万州区医疗保险定点医疗单位，获得万州区医疗护理质量竞赛活动第一名、消费者满意单位、放心药房、物价计量双信单位、区级文明单位、脊柱外科重庆市星级护理站、卫生工作先进单位等光荣称号。

第五，加强行风建设，净化医疗行为。狠抓廉洁行医，严禁收受红包，上半年在全国卫生行业开展了“纠正医疗服务和医药购销中的不正之风”的整风运动，医院成立了纠风领导小组，制定了《医院纠风十不准》等规定，使每个医务人员都受到触及灵魂的教育，从意识上认识到拒绝红包、回扣是医务人员的道德行为，收受红包、回扣是违法行为，在医疗活动中，严格执行医院制定的《关于严禁在医药购销和医疗服务中收受回扣、红包的若干规定》，杜绝了以医谋私、以技术谋利、向病人索取任何财物的现象发生。

继2002年成功创建国家二级甲等中医院、2003年成功创建重庆市级示范中医院，实现了万州区中医院跨越式发展后，全院员工决心戒骄戒躁，百尺竿头，更进一步，认真实践邓小平理论与“三个代表”的重要思想，以人为本，与时俱进，求真务实，开拓创新，坚持“以新的观念顺应新的发展，以新的举措冲刺新的目标，以新的作风创造新的环境、以新的步伐实现新的跨越”的指导思想，实施“三名工程”（建名院、创名科、树名医），坚持走质量效益型为主的发展道路，力争在2005年前创建重庆市级重点针灸科、创建重庆市级放心药房；2010年前创建全国示范中医院、创建国家三级乙等中医院、创建国家级重点中医骨科；把万州区中医院建设成为三峡库区一流的现代化中医院！

江苏省中医药研究院

江苏省中医药研究院是江苏省唯一从事中医药研究的省级公益类科研机构，被国家中医药管理局列为首批重点加强的省级中医药科研院所，其附属医院——江苏省中西医结合医院被确定为国家重点建设的中西医结合医院。2004年，在国家中医药管理局、省卫生厅、省中医药管理局及省科技厅领导的关怀和大力支持下，以建设国家重点中西医结合医院为契机，经过院领导班子和全体职工的共同努力，各项工作均取得了长足的发展，社会效益和经济效益显著提升，全年收入首次突破亿元，较2002年同比增长约30%。

一、科技平台建设

（一）江苏省现代中药制剂工程技术研究中心。

以我院为依托建设的江苏省现代中药制剂工程技术研究中心是江苏省科技厅"三药"工程现代中药的重要创新基地，下辖中药资源、中药化学、中药制剂、中药分析、中药药理毒理、中药药代动力学等研究室，以及符合SPF级标准的实验动物中心，拥有中药新药研制所需的现代仪器设备逾千万元。今年通过了省科技厅组织的运行绩效评估，并被评为优秀，获滚动资金50万元，另获省"三药"平台设施建设经费150万元。

其建筑面积达5700m²符合GMP标准的工艺优化与中试放大楼已于11月顺利封顶，并完成了30多台套500余万元制剂设备的招标工作。

（二）江苏省天然药物研究与创建实验室。

依托我院建设的江苏省卫生厅"135工程"项目，为天然药物的应用性研究和自主知识产权新产品研究开发创建平台。本着边建设边发展的指导思想，各学科联合攻关，在水蛭、羚羊角等的基础性研究取得可喜成绩，建设目标通过省卫生厅的年度考核。

（三）国家专利产业化（江苏中医药）试点基地是国家知识产权局批准的国内唯一中医药专利信息平台。继续完善平台建设和专利数据研发中心江苏工作站的内涵建设，获得32.5万元的项目资助。

（四）国家药物试验机构 在长期接受省药品监督局中药新药临床评价工作的基础上，正式申报了10个学科的国家药物试验机构，并顺利通过国家FDA专家组现场考核与评审。

（五）由省科技厅专项支持的"药物代谢及临床药学研究室"在建设中，人才、设备等条件已初具规模。

二、科技项目与取得成果

全年申报各级各类纵向课题43项，已中标10余项，其中国家科技攻关1项，国家中医药管理局2项，以及省、市、厅局各级各类基础性研究课题10余项，获223.5万元的经费资助。签订横向项目9项，经费支持193.2万元。

申请发明专利5项，获发明专利3项；联合转化成果1项，获合同转让经费130万元，到帐经费计85万元。

获2004年度江苏省科技进步三等奖；获得2004年度江苏省卫生厅新技术引进二等奖。在各级各类刊物共发表论文100余篇。

完成芪芝振元胶囊、雪域金刚胶囊、癃闭通泰胶囊等多个国家中药新药的临床前研究，并顺利通过省专家评审并上报国家药品监督管理局新药审评中心。

三、科技临床基地——江苏省中西医结合医院

一年来，我院以国家重点中西医结合医院的建设为契机，紧紧围绕建设目标，脚踏实地，开拓进取，致力构建临床硬软件基础平台，全面提升临床综合实力。

全年门诊量较2002年同期上升了28.5%。门诊收入较2002年同期增长了24.8%。住院人次上升21%，住院收入较2002年同期增长32.5%。平均住院日为13.5天，床位周转次数为18次，床位使用率85.6%，门诊诊断与出院诊断符合率为99.4%，入出院诊断符合率达99.6%，治愈好转率达93.6%。

2004年，重点专科主要在提高质量、深化改革和内部管理上下工夫，注重特色的累积效应，加强了骨伤科、消化科、肾科的规模建设，骨伤科增设1个病区，床位数增加至80张，消化科扩建成独立病区。

心血管科：在保持已有中西医结合特色优势的基础上，积极开展各种诊疗技术，尤其在心血管介入方面，开展了急性心肌梗死急诊PTCA+支架术、经桡动脉PTCA＋支架术、冠状动脉分叉病变PTCA＋支架术等新技术；同时加强保障平台建设，完成了CCU中心的扩建，提供更好的急救环境和设施。

妇产科：注重新技术的引进、吸收和创新，在宫颈疾病的规范化诊治、微创手术、无痛诊治等方面取得了社会好评。积极开展腹直肌前鞘悬吊防治子宫及阴道残端脱垂、改良子宫切除手术方式。通过了省爱婴医院复评，今年出生新生儿已达600人，无1例新生儿有严重产科并发症，无1例医疗差错事故，全年门急诊及出入院人次居全院首位。

骨科：注重中西医结合在退行性骨关节病诊疗、缩短多发性骨折、复合伤病程等方面的特色和优势，赢得了患者和社会的赞誉，进一步提高抢救复合伤的能力，成功救治多发性脊柱骨折、完全性脊髓损伤截瘫合并血气胸、创伤性湿肺等患者。

消化科：采用中西医结合特色优势治疗消化性溃疡，提高了溃疡愈合质量，降低了复发率，并充分利用中医药优势治疗胃—食管返流病、功能性消化不良、肠易激综合症等胃肠动力异常性疾病，显著提高了临床疗效。注重业务创新，运用贲门支架置入治疗贲门头缓弛症，APC治疗胃肠道息肉、消化道出血、疣状胃炎均获得了成功，其无痛内镜检查技术得到社会普遍认可和欢迎，获省厅新技术引进二等奖。

肾科：随着学科带头人的引进，建立了十余种具中西医结合特色优势的单病种诊疗规范，结合现代医学检验手段，大大提高了诊治水平，尤其在早中期肾衰的中西医结合治疗方面优势突出。目前肾科血液净化中心设备规模已扩展至十余台，透析结合中医疗法治疗获得患者好评。除常规开展动静脉内瘘球囊取栓术等外，还引进了具国内领先水平的DSA下经皮动静脉内瘘血管狭窄球囊扩张术。

全院各科室2004年共引进、开展新技术、新项目50余项，其中5项已达国内先进水平。微创诊疗技术在我院多学科领域的广泛开展，满足了患者更高层次的医疗需求，使我院各项诊疗水平又上了一个新的台阶。

四、教学工作

我院作为南京中医药大学、南京医科大学教学医院，并承担江苏大学等高等院校的研究生培养和本科生实习工作，50余人被聘为研究生导师和兼职教授，通过"教学相长"有力地促进了科研和临床工作，提高了带教热情，增强了带教意识，推动了素质建设。

五、人才队伍建设与科技医疗设备投入

我院重视人才的培养和高学历人才的引进，不断优化人才梯队结构，创造人才发展的良好环境。今年引进和接收具有高级职称和硕、博士学历的学科带头人和技术骨干22人，接收本科生15人，聘用大中专生35人。同时，选送了22名进行在职学习和委托培养，其中攻读博士学位5名，攻读硕士学位13名，4名在读研究生课程班。

今年新购置科研和诊疗设备逾1800万元，比2002年同比增加15%，购置重点主要是放射科、检验科、功能科、手术室、血液净化中心、工程技术中心中试基地、药物代谢及临床药学研究室等。

同时加强了对万元以上临床固定资产的效益统计工作，对设备的使用率、创收能力等进行客观的评价。

通讯地址：江苏省南京市红山路十字街100号　联系人：王性云、李红玲
联系电话：025—85637831　传真：025—85502829　E-mail:jsnjlhl@sina.com

广东省阳江市中西医结合医院

座落于广东省阳江市区西北部风景秀丽的漠阳江畔的阳江市中西医结合医院是在卫生改革大潮中诞生的，建院以来医院不断深化卫生改革，积极推动各项工作，使医院蓬勃发展，现已发展成为集临床、教学、科研和预防保健为一体的二级甲等综合性公立医院，是广东省第二家中西医结合医院、省文明中医医院、市综合目标管理优秀单位、市城镇职工医疗保险定点单位、市急救定点单位。

医院设有市区建设路总院和城东分院，开设病床200张，设有内、外、妇、儿、急诊、眼、耳鼻咽喉、口腔、肛肠、康复、麻醉、皮肤、预防保健、药剂、放射、检验、病理等20多临床医技科室；医院拥有德国西门子螺旋CT、美国彩超、800mA带电视X光机、经颅多普勒、多功能全自动心电监护仪、进口血透机、呼吸机、全自动生化仪和多种进口内窥镜等先进设备。

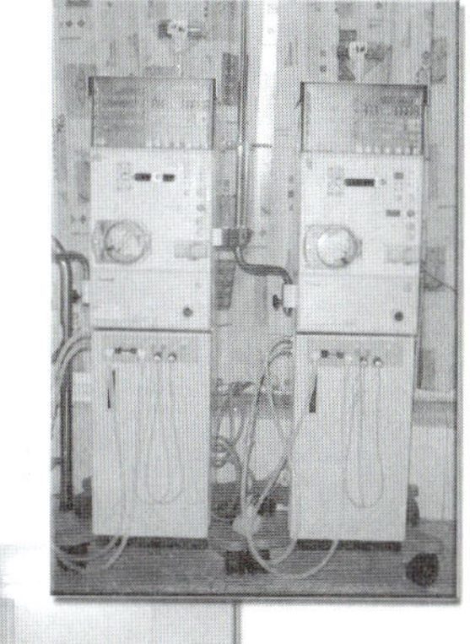

建院之初，院领导班子思路明确，坚持从改革取动力、向管理要效益，提出了不断提高医院整体综合实力，促进医院可持续发展的办院思路，制定了高科技、高质量、强特色、低消耗的办院目标；推行了"亲切、精心、快捷、团结、奉献"的院风；实施优选疗法、优质服务、优美环境、优惠收费的服务宗旨。在医疗服务方面，医院狠抓医疗服务质量，加强行风建设，全面实施以病人为中心的优质服务；在医疗卫生改革方面，于1999年11月率先在全市卫生系统实行双向选择，高职低聘、低职高聘、绩效工资等人事和分配制度改革，有力地调动各方面的积极因素，同时，还率先实施"病人选择医生"、"住院一日清单"、"单病种限额收费"、"扶贫门诊"、"医疗服务收费公示制"等卫生改革新举措；深化卫生改革全面调动医院各方面的积极性，为医院的发展奠定了坚实的基础。

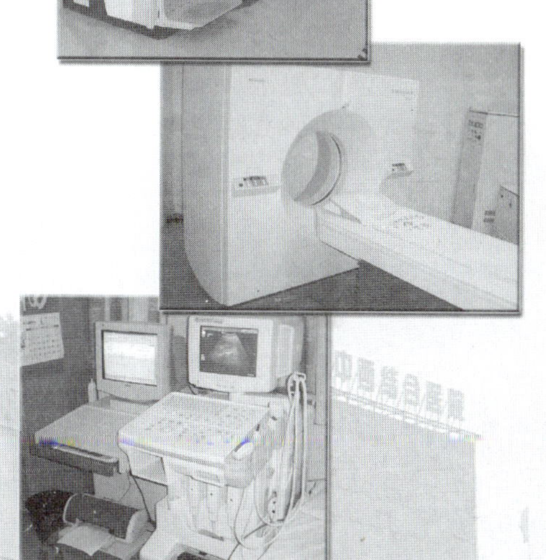

在人才、科技兴院方面，紧密围绕急诊医学、微创外科、介入治疗、器官移植、基因工程五大医学高新科技发展；实行大专科、小综合的策略，并根据专科建设需要引进人才、设备、技术。比如，先后与广州医学院第一附属医院技术合作开设泌尿窥镜外科；聘请原中山大学附属二院急诊科专家来我院加强急诊工作；与广州手外科研究所技术合作开设手外科；从国内引进专家并投入巨资加强ICU建设；与中山眼科医院合作成立眼科中心、配镜中心；与省口腔医院合作成立口腔诊疗中心；发挥中西医结合的优势成立儿科中心和肛肠痔瘘专科等，肝病诊疗中心是全国中西医结合肝病防治研究中心、全国中西医结合肝病防治协作网、全国中西医结合肝病防治"星河工程"广东省肝病临床、科研、教学基地，中西结合疗效显著。这些专科均独具特色而深得市内外患者的信任。2003年11月，全国中西医结合治疗肝炎、肝硬化会议在我院召开便是对我院肝病专科建设的支持和肯定。

医院卫生改革给医院注入新的活力，带来了勃勃生机，作为广东省第二家中西医结合医院，在国家、省、市各级领导的关怀下，紧抓机遇，开拓进取，不断提高医院整体综合实力，实现了医院可持续发展。近年来，医院的业务量、经济收入、整体综合实力均处于市内前列，取得良好的社会效益和经济效益；医院连续4年被评为综合目标管理优秀单位，受到市卫生局的表彰；2002年被省中医药管理局评为"省文明中医医院"。医院将在全面加强医院建设的基础上，着重加强中西医结合学科的建设，努力培养中西医结合优秀人才，全面提高各临床科室的中西医结合诊疗水平，使医院成为中西医结合特色突出、专科优势明显、临床疗效显著、管理科学规范、深受人民群众欢迎的现代化医院。

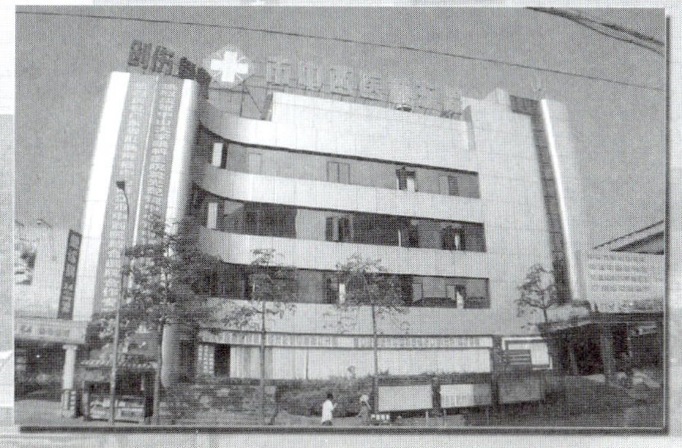

医院院风：亲切 精心 快捷 团结 奉献

服务宗旨：优选疗法 优良疗效 优质服务 优美环境 优惠收费

办院目标：高科技 高质量 强特色 低消耗

总院地址：广东省阳江市建设路109号（乔士桥边）

电话：急诊：0662—3161122 办公：0662—3161439

城东分院地址：广东省阳江市环城东路98号之一

电话：急诊：0662—3280333 办公：0662—3238050

儿科中心：广东省阳江市环城东路118号

电话：0662—3229623

医院网址：www.yjzxy.com

山东省中医药研究院

山东省中医药研究院由原山东省中医药研究所和山东省针灸科学研究所于2003年1月18日合并组建而成，隶属于山东省卫生厅，是集科研、临床、开发于一体的全额事业单位。全院占地面积40多亩，建筑面积2万多平方米；现有在职职工142人，其中专业技术人员占80%以上，高、中级技术人员88人，省厅级拔尖人才及享受国务院特殊津贴者16人，国家新药审评委员2人。

我院是省科技厅一类科研院所，拥有中药制剂、中药药理2个国家级三级实验室及省级医药卫生重点学科，1个省科技厅重点实验室（山东省药物载体工程重点实验室），1个省医药卫生重点实验室（中药质量标准规范化研究重点实验室）及符合GMP要求的山东省中药研究开发试验基地。另外还下设山东省中医药研究院附属医院、山东省针灸医院2个临床基地和山东省中医药科技开发交流中心、中医药信息中心和中心实验室。学科设置包括：中药制剂、中药药理、中药化学、中药炮制、中药资源，以及脑血管病中医康复、椎间盘综合治疗、糖尿病、针灸减肥、临床心理干预等。

在科研方面，我院曾取得过辉煌的成就，在70年代“青蒿素”研制工作中贡献突出，为青蒿素生产工艺专利持有法人，并获全国科技大会奖，创造了较大的社会效益和经济效益。“七五”以来承担各级计划课题180多项，获奖80余项，承担企业委托科研项目300多项，取得新药证书10余项，转让新药成果20多项。目前全院有包括国家十五攻关项目在内的在研课题40余项，

我院自上世纪80年代初就开始进行中药新药的开发研究，曾取得过多项科研成果，经过20多年的积累，已形成了一支集中药制剂、质量标准、药理、毒理等学科的、综合性的中药新药临床科研开发队伍，具有较强的中药开发能力。建院以来，又专门成立了科技开发交流中心，负责中医药科技成果转化、开发和信息服务。既独立研制开发高水平的中药新药，又面向中药生产企业提供从选题到实验室研究、试验以及申报资料整理等系统的新药研究咨询服务。

山东省中医药科技开发交流中心作为中介机构，负责全省中医药科技成果开发、转让和信息服务。广泛联合中医药科研机构与生产企业，组建中医药企业沙龙，充分利用研究院的科研平台和信息平台，加强信息沟通与技术合作，提高中医药科技成果的转化率，以此带动我省中医药产业的快速发展。主要做法有：

1. 参与中医药科技成果推广计划；

2. 筹集并管理"中医药科技开发基金"；

3. 资助有开发前景的科技幼苗；

4. 组建中医药企业沙龙，加强信息沟通；

5. 组织研究适合我省企业的中药新成果，并实现转化；

6. 举办各种交流会、展示会、发布会、洽谈会以及促销活动；

7. 开展技术咨询、技术培训和技术服务；

8. 培养中医药科技、管理人才，开拓中医药人才市场；

9. 开展中医药国际合作与交流。

我院高度重视中医药信息资源的开发和利用，设有从事信息工作的专门机构——信息中心，具备了丰富的信息资源和初具规模的网络平台。中心现有藏书4万余册，各类专业性期刊杂志230余种，有的为我省仅存的中医药权威杂志；电子图书方面，拥有“中国医院图书馆”中文期刊检索系统，收录了1994年至今的两千余种专业医药类期刊全文；建有“山东中医药信息网www.sintcm.com.cn”网站，欢迎中医药医、教、研及其他企事业单位积极参与网上信息沟通。我们力争立足山东、辐射华东乃至国内外，为社会各界提供优质的信息服务。同时，我院还可充分利用科技交流平台，为社会各界提供信息化服务。

今后，我院将进一步加强科技平台建设和人才培养，努力提高科研和临床医疗水平，加强与中医药企事业单位的交流与合作，共同为中医药事业的发展贡献力量。

武汉市中医医院

武汉市中医医院始建于1955年，1978年恢复重建，是湖北武汉地区最早的中医综合性医疗机构，并在汉阳玫瑰园和汉口台北路设有2个分院，下设有武汉市中医药研究所，为湖北中医学院附属国医医院，是一所集医疗、科研、教学、康复、预防、保健于一体的全国三级甲等中医医院、湖北省知名中医医院、武汉市文明品牌医院。

医院开设有急诊、内、外、妇、儿、中风、针灸、骨伤、肛肠、皮肤、眼科、耳鼻喉科、口腔、按摩、美容科15个临床科室以及药剂科、功能科、检验科、放射科等医技科室，并开设按摩美容保健治疗中心、疑难病名老中医专家门诊，拥有一批现代化医疗设备，如：CT、彩超、800mAX光机、腹腔镜、大型生化仪等，提高了医院的诊疗水平。

武汉市中医医院台北分院成立于1986年，位于汉口台北路128号，交通便利，历经发展已成为武汉地区颇具影响的中医医疗与保健服务的医疗机构，系武汉市城镇职工基本医疗保险定点医疗机构。台北分院以中医治疗为特色，设有急诊室、按摩理疗科、五官科、妇科、儿科、中医美容室、注射室、换药室、B超心电图室、检验室、 中草药房、西药房，中成药房、煎药室、制剂室等16个科室。可为患者提供多功能与多层次的医疗和保健服务，并开设有自动化袋装煎药机代煎中药、传统中药制剂(膏、丸、胶囊等)加工制作、中医药物熏蒸治疗、家庭病床上门服务、健康体检等多种特色服务。

武汉市中医医院汉阳二桥分院于1986年创建，1989年被武汉市政府指定为武汉与日本大分市医学交流基地，又名为武汉中日友好诊疗院。分院现为武汉市医保定点医院，设有内、外、妇、儿、口腔、五官、针灸、骨伤、康复、瘰疬、肛肠、专家门诊、社区保健、放射科、B超室、化验室、药剂科等主要临床科室，开设床位30张，提供24小时医疗服务。在市政府的大力支持下，改善了就医环境，引进了更强的技术力量和设备，开设了全新的手术室、康复治疗中心，儿科物理治疗中心。

地址：武汉市江岸区黎黄陂路49号　　邮编：430014　　电话：027–82831403

网址：www.whtcm.com　　E–mail：root@whtcm.com　　传真：027–82835626

二桥分院：汉阳区玫瑰园路87号　　电话：027–84872325 / 84878963 / 84860634 / 84876779

台北路分院：江岸区台北路128号　　电话：027–85779241

消化内科：肝胆专科、胃肠专科和糖尿病专科，由国家级专家、著名老中医章真如及湖北省知名中医郑翔为科学带头人。该科继承创新，应用现代诊疗技术与中医药传统方法，治疗消化系统疾病及糖尿病，自创中成药“消石利胆丸”、“消糖止渴丸”誉名省内，全国邮购。该科多项科研成果获市内成果奖，其肝胆专科为市重点专(学)科。

该科配有进口电子胃镜、肝治疗仪、腹水电脑回输系统、糖尿病治疗仪、血糖快速检测仪器、胰岛素泵、心电监护仪、血氧治疗仪等。

心血管内科：系重点专科，有主任医师2名，硕士2名，配有先进的监护设备。市管专家杜家经教授融多年临床经验，创制的新方“营心宁”疗效显著。在科主任杨祥坤主任医师的带领下，突出中医特色，中西医并举，融古汇今，在冠心病、肺心病、高血压、高血脂症、心瓣膜病和慢性充血性心力衰竭等领域，开展了基础和临床治疗研究，积累了丰富的临床经验，能较快缓解临床症状，提高生活质量。

科室配有先进的中央及床边监护仪，遥测监护除颤仪、彩色多谱超声诊断仪、24小时动态心电图、24小时动态血压记录仪等仪器设备。

中风专科：以传统中医治疗为特色，结合现代医学先进手段，主要从事中风病的预防、治疗、康复训练，并对脑萎缩、痴呆、帕金森氏病等相关疾病进行教研及临床科研。

本科以国家级师承制导师万远铁教授为科学带头人，有主任医师1名、副主任医师5人、主治医师4人，对中风等脑系疾病在急性期采用中西医结合治疗，恢复期采用中医针灸、药浴、理疗、体疗、康复训练等方法，并对部分脑出血患者采用颅内血肿微创引流术，大大提高了疗效，减少患者的致残率，提高了患者的生存质量，是在武汉及周边地区有较高知名度的特色专科。

针灸科：应用针刺、艾灸、中药熏洗、牵引、按摩等综合方法，治疗各型颈椎病、腰椎间盘突出、肩周炎、坐骨神经痛、见效快、痛苦小、费用低。

关节腔冲洗治疗膝关节炎可明显缓解疼痛、消除肿胀、改善关节功能。

针刺、艾灸等中西医结合治疗能迅速改善类风湿关节炎及骨关节炎的疼痛，缓解病情，防止关节变形，提高生活质量。

针灸、理疗是中风康复及面瘫的主要治疗方法，疗效好、见效快。

骨科：拥有3个病区，100张病床。坚持中医为主，中西医结合治疗各种骨科疾病。对一般性骨折、脱位采用中医手法复位、小夹板固定或石膏固定；对于较复杂的骨折可采用手法复位结合各种骨牵引或选用合适的外固定器具、支架进行治疗，方法简便、安全可靠；严重的骨折可进行各种手术、内固定等配合术后中药治疗，以及功能锻炼，配制的内服接骨膏、外敷截血散更是誉响三镇。

综合治疗骨髓炎、骨质疏松症、骨质增生症等骨病，对于颈椎病、腰椎病、腰腿痛可在牵引复位的同时，配合按摩、针灸、理疗等综合治疗，疗效显著。

引进现代医学的微创手术、运用小针刀、牵引、激光等方法治疗股骨头坏死，改善股骨头的血循环障碍，首创牙基质植入手术治疗股骨头坏死，修复股骨头囊性区获得成功。

肛肠科：现有医师7名，专业经验在15年以上，是武汉地区及湖北省肛肠专业的重要力量。“枯脱油注射治疗内痔”、“痔康宝熏洗治疗肛门疾病”等数项科研成果已通过鉴定并在临床上应用。治疗范围：内痔、外痔及混合痔、肛裂、肛周脓肿、肛瘘、肛周炎、非特异性肠炎、大肠肿瘤及肛门疣，采用中医结合方式，吻合器的使用更显微创优势。

外科：历经几代人的艰苦奋斗和数十年的发展，现已成为中医特色明显、中西疗法兼备的科室。科室开设有乳腺病、男性病、血管病、瘰疬病、胆道疾病等专科，采用中医辨证论治，中西医结合治疗，普外科手术由具有丰富临床经验的医师操作，腹腔镜手术使中西医结合更上一层楼。

瘰疬专科：由世代祖传的林世家族医师坐诊，对不同阶段的瘰疬采用不同的方法，其家传秘方“瘰疬膏”疗效显著，受到广泛赞誉。

杏林奇葩

记辽宁省血栓病中西医结合医疗中心

辽宁省血栓病中西医结合医疗中心创建于1998年12月，是在改革开放不断深入的形势下诞生的，走的是一条遵循市场经济规律、自力更生、跨越式发展的道路。她由一所名不见经传的中医院发展成为具有中医和血栓病专科两大特色、医教研相结合的现代化医院，不但跻身全国示范中医院先进行列，更一跃成为全国中医血栓病医疗中心。

“治疗血栓病，请到苏家屯”，十几年来医院专科特色和神奇疗效在广大患者口中不断流传，形成巨大的磁吸效应，先后接待了全国20个省、200个县市近30万血栓病患者，影响到美国、韩国、俄罗斯、马来西亚、台湾、香港等国家和地区。医院独家研制的国家专利产品——蝮龙抗栓丸，从A型发展到B型，又发展成为胶囊，始终受到血栓病患者的青睐，成为首选药品，2001年11月，蝮龙抗栓丸B型在比利时首都布鲁塞尔荣获第五十届世界发明博览会尤里卡金奖，为中医药走出国门写下最浓重的一笔。

创业篇

辽宁省血栓病中西医结合医疗中心占地21000平方米，建筑面积25000平方米，开设床位338张，固定资产9000万元，医疗设备总值4000万元，年门诊量近27万人次，日均门诊量近1000人次，年住院量近6000人次，职工总数566人。

1994年医院连夺二级甲等中医院、全国示范中医院、辽宁省血栓病中西医结合医疗中心3块牌子，奠定了总的发展框架。

1998年10年院庆，医院被国家中医药管理局批准为全国中医血栓病医疗中心，步入高水平的历史发展阶段。

2002年3月，在二期全国重点专科评审中，面对全国260家单位的激烈竞争，医院再次脱颖而出，取得总分第1名的好成绩。

2002年9月，在国家三级实验室检查验收中，医院中药蛋白分离实验室在东北三省34家参评单位中再拔头筹。

“发展才是硬道理”，作为市场经济的产物，辽宁省血栓病中西医结合医疗中心打下极深的市场经济烙印，自力更生的创业精神和以患者需求为导向的经营理念始终贯穿于发展全过程。1990年初，国家提出“杏林计划”，要创建一百家全国示范中医院，作为建院不到3年的年轻医院，软硬件与示范中医院标准有着巨大的差距，但医院抢抓机遇，在各级主管部门强有力的支持下，被国家中医药管理局批准为全国唯一一家示范中医院自建单位。经过3年艰苦奋斗，终于在1994年通过验收，首批挂上了示范中医院的牌子。

没有机遇学会准备，有了机遇勇于抢抓。机遇不等人，机遇永远只留给有准备的人。有了创建示范中医院的基础，有着独具特色的血栓病专科治疗经验，医院“马不停蹄”，再踏征程，1995年通过了辽宁省卫生厅专家组验收，挂上了辽宁省血栓病中西医结合医疗中心的牌子，成为省内第一家中医专科专病医疗中心。1998年10年院庆，医院正式挂上了全国中医血栓病医疗中心的牌子，成为全国中医治疗血栓病的排头兵。从此，医院从创业阶段迈进了高水平的历史征程。

逆水行舟，不进则退。在市场经济的海洋中必须不断进取、不断调整发展方向才能立于不败之地。2004年6月8日，医院与北京天坛医院结为技术合作医院，在神经外科、介入神经放射科等方面进行了广泛合作。医院引进国际先进的数字减影系统，率先在东北地区开展脑介入手术，为医院再上新台阶奠定了坚实基础。

1995年以来，医院自筹3000多万元先后购进了美国GE公司开放式永磁型磁共振、德国西门子全血螺旋CT、日本岛津公司制造的数字减影系统、美国ATL公司HDI-3000型彩色超声多普勒、美国GE公司X光机、日本全自动血脂分离系统、瑞典AKTA蛋白纯化系统、800mAX光机等先进的科研、诊断、治疗设备，2004年新建的急诊绿通道、检验中心及介入神经放射科和神经外科病房，使医院从科室布局到医疗设备都达到了新的水平。

科研篇

“科技是第一生产力”。评价一个国家的发展潜力，要看它的科学技术专利；评价一个企业的发展后劲，要看它的产品研发潜力。在医疗卫生行业中，越来越多的有识之士认识到，在市场经济条件下，医院要保持生机与活力，必须坚持科技兴院。

1990年，辽宁省血栓病中西医结合医疗中心经政府批准，成立了沈阳血栓病研究所，他们克服人才、资金困难，于当年就生产出自己的高质量的抗栓酶。1995年起，他们把目光移到了降纤酶的研究上，经过2年的艰苦实验，在4所大学和研究所的帮助下，1996年采用瑞典蛋白纯化分析仪成功地做了提取。2000年，国家中医药管理局在全国开展三级实验室建设，医院投入300余万元改造中药蛋白分离实验室，实验室总面积400m²，工作面积270m²，为独立、封闭式实验室，温度、湿度、噪音控制、洁净度全部达到GMP标准。2002年，一举通过国家专家组验收，标志着医院科研水平进入国内先进行列。2003年医院成为辽宁省医药生物技术研究基地，迈入了生物医学的新领域。2004年医院制剂室按照国家GPP标准进行了改建，一个规范、标准、设备齐全的制剂室为医院科研注入了新的生机。医院研发的新药通栓保脑胶囊、蝮龙抗栓胶囊已用于临床收到良好效果。目前，医院已逐步形成科研、临床紧密结合，良性互动的局面。

医院重视科研，鼓励科研，每年召开论文年会，对优秀论文进行表彰奖励。现在医院已完成的国家、省部级课题7项，正在承担的国家级课题4项，“十五”攻关重大课题1项，省部级课题4项，国际协作课题1项。近3年来，医院共发表国际学术会议论文37篇，国内、省部级以上学术论文151篇，著作10部。1997年医院牵头成立辽宁省血栓病专业学术委员会，出版了内部学术刊物——《血栓研究·信息交流》。

随着医院科研水平不断提高，医院影响力不断扩大。1997年，医院与韩国汉城东绪病院成为友好医院，制订了长期合作计划。1998年医院组织召开首届国际中医药治疗血栓病学术研讨会，十几个国家和地区近200余名代表参加了会议。1999年医院开通自己的网站——中国血栓病研究网。医院多次接待国际友人及专业人士的来访与技术交流。2001年，医院在澳大利亚试办了中医门诊，为中医药走出国门做出有益的尝试。

2004年与马来西亚合作投资建成了沈阳克达药业有限公司，马来西亚卫生部长拿督蔡细历出席了合作签字仪式，进一步开拓了医院科研和药品开发的市场。

科研推动创新，创新带来活力。14年来，通过不断探索，医院在专科专病治疗上形成介入疗法、药物疗法、康复疗法、微创疗法等十种疗法，通过临床实践收到良好效益。

建院以来，通过科技创新，医院治疗手段不断丰富，技术水平不断提高，专科建设水平得到广泛认可。1993年6月2日，国家卫生部张文康部长到院视察，欣然题词：“辽宁杏林春色浓，奇葩一枝苏家屯，艰苦创业堪庆贺，莫忘来日有重任”。2001年5月，国家卫生部佘靖副部长到院视察，鼓励医院要：“做深、做细、做精、做强”，要在全国示范中医院中当好表率。

文化篇

一进入辽宁省血栓病中西医结合医疗中心，迎面而来的是一种浓重的文化气息。“厚德载物、以德治院”的宣传栏，宽敞明亮的医生办公室、护士站，装修考究、设施现代化的特需病房、重症监护室，规范、庄重的学术报告厅，图书室、阅览室，还有闪烁着传统文化精神的壁画、雕塑和文化长廊，甚至洗衣房、食堂等后勤服务部门，都体现着一种人性化管理，以及凝结于细微处的文化内涵。

人是需要有一点精神的，这精神有的来自欲望，有的来自情感，有的来自境界。辽宁省血栓病中西医结合医疗中心营造的是一种境界，培养的是一种团队精神。

医院制订了院策：希望在于团结，发展在于人才，活力在于特色，后劲在于科研，管理在于科学，关键在于干部。医院长年聘请先进模范人物作世界观、人生观、价值观报告，净化了职工的心灵。每年开展有益于职工身心健康的文体活动，青年节，老年节，三·八妇女节、五·一劳动节、五·一二护士节、七·一党的生日轰轰烈烈地开展文化活动。每年医院为55周岁以上男职工、50周岁以上的女职工过生日。医院组织退休职工到张家界旅游，免费为老同志体检，每晚为上夜班的医护人员及执勤人员免费送晚餐，每年除夕夜医院领导为住院患者免费送上热乎乎的年夜饺子，每逢八月十五都免费为患者送去月饼，这些极具人情味的做法，充满着人文关怀和人本管理的先进理念。从1997年9月22日起，每月第一个星期一和节假日上班后的第一天举行升国旗仪式。每天清晨，机关后勤人员提前15分钟到院做早操，增强了凝聚力和团队精神。

“十年树木，百年树人。”好的文化环境必然造就优秀的人才。建院以来，医院投入500余万元选派骨干到中国医科大学、北京301医院、北京天坛医院、上海瑞金医院、山东中医药大学、长春白求恩医科大学等进修学习或出国研修。从1998年起，医院每年选送5名青年骨干到中国医科大学和辽宁中医学院攻读硕士学位。2003年医院建立了硕士生培训点。现全院有硕士生17名，硕士生在读13名，博士生在读3名，医院力争在2005年培养30名硕士，5名博士。

制度是文化的载体。1993年，医院制定了《管理手册》，1996年制定了《奖惩规定细则》，职工人手一册。作为基本管理制度，医院先后修改再版3次。每周医院出示《好人好事简报》、《卫生简报》、《质控简报》3个简报，每月制订工作月程，每季聘请先进人物来院做报告，每半年召开社会监督员会议，医院还设立了举报电话和院长接待日，10名职能科长轮流值日，行使“值日院长”职责。好的制度既提高效率，又产生动力，关键在于它必须建立在人本思想上。在辽宁省血栓病中西医结合医疗中心，提倡什么，反对什么，鼓励什么，摒弃什么，在全体干部职工心中都有了一个统一的标准。

管理是一种文化，是一种艺术，更是一门科学。文化管理是文化对人的培育和塑造，行为的规范、设施的规范、操作的规范、管理的规范就是一种文化。为加强管理，医院还聘请了1名经济顾问、1名法律顾问和1名精神文明建设顾问，为我院提供经济、法律和精神文明建设方面的咨询、指导，使全院职工逐步树立起依法办院，依照经济规律办院和以德治院的观念。

坚持两手抓，两手都要硬，使医院两个文明建设取得丰硕的成果。建院以来，年门诊量、年住院量、年总收入、医疗设备总值、固定资产呈阶梯状增长。医院连续11年荣获沈阳市卫生系统白求恩杯；连续6年荣获沈阳市文明单位标兵，并先后获得沈阳市“五一”先进集体、沈阳市十佳文明服务示范医院、辽宁省绿化先进单位、辽宁省卫生特等模范单位等称号；1999年医院又获得辽宁省十佳单位、省文明单位标兵、全国卫生系统先进集体；2000年荣获全国卫生系统文化建设先进集体称号；院长池明宇同志荣获全国劳动模范及全国百佳院长光荣称号。医院为省、市、区医保定点医院，并授予辽宁省先进医保医疗机构。

2002年10月，医院被中央文明委授予全国文明建设先进工作单位光荣称号，这标志着医院文化建设进入崭新的高度，推动医院与时俱进，不断迈向更高的境界。

“沧海横流，方显英雄本色”，我们有理由相信辽宁省血栓病中西结合医疗中心这朵杏林奇葩，必将在新时期两个文明建设中绽放出更加绚烂的色彩。

突出特色　继承创新　打造龙头品牌医院

山东文登整骨医院

一、基本情况

医院创建于1958年，至今有46年的历史。现占地面积87480m²，总建筑面积80000余m²（含正在建设的45000m²病房大楼），其中门诊13000m²，病房65000m²（含新病房大楼），教学用房560m²；在编职工529人，专业技术人员420人，其中高级职称54人，中级职称183人；享受国务院特殊津贴专家8人，全国有突出贡献中青年医学专家2人，全国名中医带徒3人，山东省突出贡献中青年专家1人，山东省名中医4人，省地级科技拔尖人才11人。有滑环螺旋CT、核磁共振机、数字X光机、彩色多普勒仪、骨密度仪、全自动生化分析仪等万元以上医疗设备300余台件，总值近5000万元。

临床设有四肢骨伤科、骨伤整复科、脊柱脊髓科、骨关节科、手显微外科、小儿骨科、筋伤科、康复科等19个临床专业科室，医技科室、职能科室16个。设病床500张，其中骨伤科病床444张。年门诊量近20万人次，住院病人8980人次，手术病人5898人次，医疗范围辐射全国20多个省市和周边国家和地区。业务总收入自2000年以来以18%以上的速度递增，2003年达8996万元，比1999年翻一番还多，今年可超过亿元。医院于1995年被国家中医药管理局确定为"全国中医骨伤专科医疗中心"，2001年4月被确定为"全国重点学科建设单位"，2003年3月被确定为"组织工程（骨伤）实验室"，骨伤科被山东省卫生厅确定为"特色专科A级"，2004年被国家卫生部、人事部授予"全国卫生系统先进集体"称号。

二、培养创新人才

建院46年来，医院各届领导都非常重视中医学术经验的继承发展工作。我院中医骨伤科创始人孙竹庭老先生带出了全国有名的中医骨伤专家朱惠芳主任医师。朱惠芳主任医师又被确定为第一批全国老中医药学术继承指导老师，把自己几十年临床积累的精华传授予黄相杰、杨茂清医师；目前，黄相杰、杨茂清医师已成为学科带头人、硕士生导师，带教硕士研究生3名。2002年12月，全国第三批老中医专家学术带徒，我院朱惠芳、孙文学、王菊芬榜上有名，共带教5名青年医师，使中医专业人才不断壮大，中医这一中华瑰宝在我院得到继承发扬。

三、突出中医特色，拓展治疗方法

在中医治疗上，我们主动抓住中医药在临床治疗中的优势，我们在"正骨八法"的基础上结合现代解剖学和生物力学的理论，创造出"正骨十二法"，使中医闭合治疗骨折脱位的范围和治愈率大大提高，手法复位成功率达到95%以上，减少了病人的痛苦，提高了临床治愈率，且并发症少，功能恢复好，充分发挥了中医"动静结合"治疗骨伤的优点，同时大大降低了医疗费用。

在中药应用上，我们总结老中医药专家的经验，挖掘民间秘方，开发出了不同剂型的中成药，如自制骨伤系列药，包括早期、中期、后期的消肿止痛丹、接骨药、活血通络擦剂等不同剂型30多个品种，深受患者欢迎，具有很好的临床疗效和社会效益。

四、坚持科技创新，促进临床疗效再提高

我们把学术发展，科技兴院摆在重要位置，通过科技进步推动科技创新，给予优惠政策鼓励科技创新，用科学管理保证科技创新的发展。一是加大智力投资，平均每年用于智力投资的经费达60万元。2004年，与山东中医药大学联合举办研究生课程进修班，有效地提高了各类医技人员的业务素质。二是制定科技奖励办法，如科研立项课题的一切启动经费均由医院支付；公开发表学术论文的版面费由医院全部报销；科研成果获奖者，医院按省级1:1、国家级1:2给予奖励，体现科研人员的劳动价值。三是保障科研经费的投入，医院每年都拿出业务收入结余的3%~5%作为科研经费。1997年以来，医院投资300余万，建起组织工程骨伤实验室（三级），其（主要实施技术为：①成人骨髓基质细胞体外培养及成骨转化技术；②同种异体松质海绵体的制备技术；③生物力学测定技术，为加大基础研究力度提供了重要平台。四是提供信息服务，迅速准确地提供国内外本专业的科研动态及最新医疗技术信息，以开阔眼界，启发思维。

通过以上扎实有效地工作，极大地调动了广大医技人员科技创新的积极性，使医院的学术气氛浓厚，形成了强势的科研之风，科研成绩显著。例如，"经皮穿针内固定治疗陈旧性肩锁关节脱位"，解决了陈旧性肩锁关节脱位复位差、畸形愈合、影响关节功能等问题，获山东省科技进步一等奖、国家中医药管理局中医药科技进步三等奖，并被山东省科委列为重点科技成果推广项目。"充气式弹性脊柱固定牵引器治疗胸腰椎骨折"具有缓慢复位、无痛苦、不影响功能锻炼等优点，获山东省科技进步二等奖、国家中医药管理局中医药科技进步二等奖，并被卫生部列为十年百项推广项目。"单钉－沟槽柱翼钢板治疗腰椎滑脱症的基础与临床研究"、"WDFC治疗颈椎失稳的基础与临床应用研究"较好地解决了脊柱脊髓方面的疑难病症，获山东省科技进步二等奖、国家中医药管理局中医药科技进步三等奖。

2001年4月，国家中医药管理局评审的29个奖项中，我院获得了3项，其中"手部大范围多元组织毁损急诊修复与功能重建的研究"获得一等奖。2000年以来，获省级以上科研成果9项，占全院获奖总数的31%，"中西医结合早期治疗手部大范围多元组织毁损的研究"获2004年度国家科技进步二等奖（公示期），获国家中医药科技进步一等奖1项，国家中医药科技进步三等奖2项，山东省科技进步二等奖6项。这些科研成果有利地促进了临床疗效水平的再提高。

在国内外公开刊物发表专业论文600余篇，专著4部。图文并茂的《特色骨伤科学》，由人民卫生出版社在2004年年底以前出版发行。

五、加强教学工作，推动医院快速发展

1991年以来，我们先后承担了山东中医药大学、北京骨伤针灸学院、莱阳中医药学校等6所院校的教学任务，2001年起又成为安徽中医学院、泰山医学院的教学医院，并成为硕士研究生培养基地，每年接受实习医师、实习护士100余人，2002年12月被确定成为山东中医药大学附属医院。同时，带教中国中医研究院、上海中医药大学、安徽中医学院、山东中医药大学、泰山医学院、江西中医学院、苏州医学院、山东大学医学院等博士、硕士研究生20余名。近几年来，为全国20多个省、市、自治区各级各类医院培养骨伤科进修医师600余名，既完成了教学任务，更促进了我院医务人员整体素质的不断提高，推动了医院的快速发展。

六、深化改革，建立充满生机的管理制度

2004年4月通过ISO9001质量管理体系认证。在人事分配制度上我们实行了改革尝试。一是在中层干部的提拔上，让医德好、医术精的同志通过竞争上岗走到重要领导岗位；二是实行聘用制。

近几年共投入3000余万元，购进核磁共振机、CR、彩超等万元以上设备200余台件。为进一步扩大办院规模，医院自筹资金于2002年9月28日动工建设一幢设有800张床位，建筑面积4.5万m²的病房大楼，预计2005年春节前可竣工投入使用。新病房大楼的使用，必将为我院驶入发展的快车道打下夯实的基础。

2004年4月，中国人才研究会骨伤人才分会、全国高等中医院骨伤教育研究会、世界骨伤专家协会、世界杰出人才学会授予我院"世纪骨伤医学先进单位"荣誉称号。

2004年4月，我院被中华医院管理学会推荐为首批全国"绿色医疗环境，百姓放心医院"。

2004年5月11日，我院被人事部、卫生部、国家中医药管理局评为"全国卫生系统先进集体"（国人部[2004]15号文）。

2004年6月，我院被山东省社会保险事业局授予定点医疗机构先进单位。

2004年6月，我院被威海市委授予"先进基层党组织"荣誉称号。

2004年7月，我院经中华医院管理学会审核批准成为"全国首批百姓放心示范医院"。

2004年10月，我院被省消费者协会、省工商行政管理局等单位授予"山东省第五届消费者满意单位"。

2004年11月，我院被中国农业银行山东省分行评为"AAA级信用企业"，有效期2004年6月~2005年5月。

2004年12月，威海市总工会、威海市劳动和社会保障局授予我院"威海市职工创新示范岗"荣誉称号。

2004年12月，威海市审计局、威海市内部审计师协会授予我院"2004年威海市审计工作先进单位"。

维吾尔医药学接班人的摇篮

——新疆维吾尔医学高等专科学校

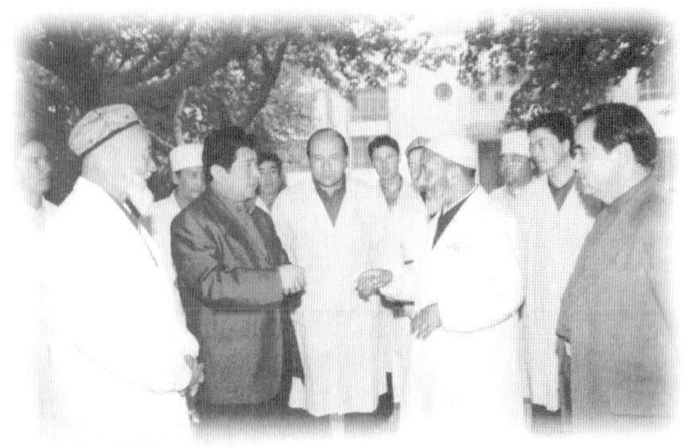

新疆维吾尔医学高等专科学校是继承、挖掘、提高和弘扬维吾尔医药学，培养维吾尔医药学高素质人才为办学目标的全国唯一的维吾尔医药学高等学府。1984年9月经自治区人民政府批准，1985年开始筹建，1987年起招生，1989年国家教委正式批准成立。校址在我国西部边陲新疆和田市，学校的成立实现了维吾尔医药学教育从师带徒方式向正规化的现代教育方式的转变，在维吾尔医药学发展史上谱写了新的篇章。

建校以来，学校在上级党委、政府和业务主管部门的关怀指导下，认真贯彻落实党的教育方针，以提高教学质量和办学效益为出发点，积极推进素质教育，为培养维吾尔医药学高素质专门人才，促进维吾尔医药学事业的发展做出了突出贡献。

目前学校的占地面积67266平方米，校舍建筑面积31510平方米，建设有1座教学楼、2座实验楼、1座图书馆、4座学生宿舍、5座教职工宿舍、直属医院、药厂等配套设施，已建设成布局合理、功能齐全、环境优美、特色鲜明的花园式校园。

学校现设有维吾尔医疗系、维吾尔药学系、医学基础部和成人教育部等4个教学中层机构，下设维医基础教研室、维医外科教研室、维医内科教研室、维医皮肤科教研室、维医成药学教研室、解剖教研室等17个教研室。开设维吾尔医学、维吾尔药学、维医护理学等3个专业，并根据社会需求，新增了维医内科学、维医妇科学、维医药剂学3个专业方向，已形成普通专科、成人专科、成人本科等层次，全脱产、业余等形式的办学格式。截至2004年，学校共招收了18届2779名学生，已有1337人毕业走向社会，在全疆各地维吾尔医药、教学、科研、药品生产机构工作。学校现有来自全疆各地的维吾尔、哈萨克、柯尔克孜、塔塔尔、塔吉克、乌孜别克等各民族组成的1700余名学生。

学校一贯重视教师队伍的科学配备和培养，通过分批送教师出国留学、到国内知名医药院校进修、攻读研究生及师带徒、在岗培训等形式，提高了专业水平和整体素质，形成了一支业务素质好、学术水平高、结构合理的教师队伍。现有教职工134名，其中教师70余人，具有高级职称的教师11人，中级48人。

学校教学、科研设施较完备。学校有维医药剂实验中心、化学实验中心等7个实验中心，配置了各种类型的仪器设备3000多台（件），优化了各实验室的实验条件。学校建立有4个多媒体教室，有120台计算机的3座网络机房，同时各科室均配有计算机，建立了校园网。通过充分利用现代化教学设备和教学手段，开展多样化的电化教育和多媒体教学，不断提高了教学质量。

学校高度重视学生实践能力的培养。学校医疗专业实训基地是学校附属医院和1个直属医院。学校附属医院有150个床位，150余名医护人员，是功能科室齐全，医疗水平较高的特色医院。学校直属医院有80个床位，学校维吾尔医学系和医学基础部有医师资格的43名教师在该医院参加医疗工作。医院是以维吾尔医为主，中医、西医相结合的综合型医院，设有肝病专科和哮喘病专科。附属医院和直属医院作为学校临床教学基地，在提高学生实践能力和综合素质方面发挥了重要作用。学校下设一个药厂，即新疆新维制药厂，主要生产"爱维心口服液"等4种维吾尔药品；直属医院建有1个制剂室，生产161种维吾尔医常用药品；建立了维吾尔药材种植基地，形成了教学、科研、生产为一体的科技产业实体。学生在制药厂、直属医院制剂室和药材种植基地参加药材栽培、制药实践，提高实际动手能力。

学校图书馆藏书9万多册，其中维吾尔医药学专业书籍和参考书4万多册，收集维吾尔医古籍文献47部。学校组织人员对维吾尔医药学古籍文献进行系统研究、整理，为继承和弘扬维吾尔医药学宝贵财富做出了贡献。

学校在完成各层次教学任务的同时，大力开展科研工作。学校目前承担国家重点学科项目——维吾尔医内科学心血管方向科研项目，2个国家自然科学基金科研项目和国家新药研究基金科研项目。与江西中医学院、中国科学院药物研究所、新疆维吾尔医研究所等部门横向合作，开展维吾尔医新药开发、剂型改造、药材种植技术的研究工作，不断推出了一批高水平的科研成果。编辑出版《新疆维吾尔医学高等专科学校学报》，为维吾尔医药学最新科研成果、科研信息的交流提供了平台。

为促进学校办学水平的提高，学校实行开放式、走出去、请进来的办学理念，对外交流日益扩大，先后与江西中医学院、新疆医科大学建立了友好协作关系，派出多批青年教师进修攻读学位，开展科研合作，使学校的学科建设、科研能力得到了全方位的提升。

学校高度重视就业指导工作，积极拓宽就业渠道。学校多次派调研组，到自治区各地维吾尔医院、药厂、药材种植基地和药材市场进行调查，征求意见，掌握社会需求，调整了办学思路，根据社会需求，对教学内容、教学方法进行改进，注重基础和实践能力的培养，强化素质教育。每年组织毕业生推荐工作，对自谋创业的学生提供业务指导，提高了学生的就业率。

目前，新疆维吾尔医学高等专科学校正朝着现代化、开放型、办学实力强、特色优势明显的维吾尔医药学应用型人才培养基地的奋斗目标迈进。

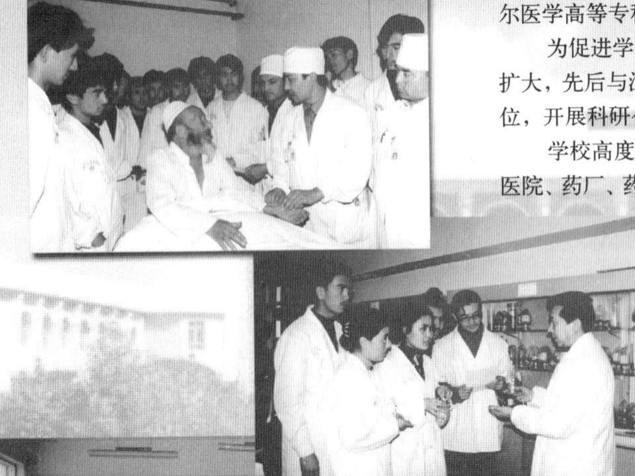

校　址：新疆和田市北京西路62号

邮　编：848000

联系电话：0903-2058376 / 2058800

重庆市药物种植研究所

我所位于国家级自然保护区、国家级风景名胜区南川市金佛山北麓。从1937年开始对治疟特效药“常山”进行野生变家种研究，建立中药材栽培研究的专业机构，至今60余年，已发展成为科研人员结构较为合理、技术力量较为雄厚、学科设置较为齐全、设备较为完善的国内中药栽培研究基地。重庆成为直辖市后，我所由重庆市科委和重庆市卫生局双重管理。目前，我所是全国唯一有建制的从事药用植物种植和药用动物养殖研究的专业科研机构。

我所现有在职职工139人，退休职工97人。有专业技术人员63人，职员6人，工勤人员68人。其中具有高级职称人员13人、中级职称15人、初级职称36人，有国务院特殊津贴专家2人，重庆市学术技术带头人1人，硕士研究生5人。

我所现有专业技术人员63人，有国务院特殊津贴专家、有重庆市学术技术带头人、有年富力强的中青年专家，有被植物界誉为巴蜀“活植物”、中科院植物研究所特邀研究员、世界自然保护联盟（IUCN）中国专家组成员、中国植物学会植物园分会理事、中国植物学会蕨类植物分类理事、国家林业局植物资源专家组成员刘正宇同志。他们本着对中医药事业的执着追求，不辞辛劳，勤奋工作，潜心研究，献身于我国的中医药事业。正因为我所有这样一批扎根山区，无私奉献的科研及科技开发队伍，才使重庆市药物种植研究所的中药栽培研究事业得以不断发展，取得较大成就，为我国的中医药事业作出了较大的贡献。

我所长期坚持为中药材生产服务的科研方向，运用传统和现代科学的方法，开展我国传统中草药的基础理论研究；药用动植物资源调查研究；道地动植物药野生变家种、家养研究；药用动植物的病虫害防治研究；药用植物优良品种选育研究；中药材GAP规范化生产技术研究；中药生药的质量与标准化研究；中药的生产与开发等研究工作。现建有栽培、资源、品种选育、土壤农化、药化、植物生理生化、图书信息等研究室和药用植物标本园。

中药资源研究室：从事资源调查、种质资源保存、资源开发利用等研究。先后对四川、重庆等区域性药用动植物进行了资源普查；开展了青蒿、金荞麦、骨碎补、四季青、紫菀等品种的全国性资源调查。

中药栽培研究室：开展野生变家种、引种及高产栽培技术研究。完成了川贝母、天麻、半夏等30多个品种的家种技术研究；肉桂、云木香、砂仁等25个品种引种技术研究；川芎、黄连、麦冬、补骨脂、贝母、山茱萸等中药材高产栽培技术研究。目前正开展中药材（GAP）规范化栽培技术的研究。

品种选育研究室：优良品种选育。选育出黄连、青蒿、川芎、金银花、薏苡仁、栀子、附子、麦冬等10多种良种，并建立了良种资源库。

药用动物养殖研究：药用动物家养驯化、疾病防治技术研究。先后完成了林麝人工养殖及活麝取香、梅花鹿、蛇类、乌龟、斑蝥、水蛭等药用动物养殖技术研究。

药用菌类研究室：开展药用菌种资源保存与种植技术研究。现已建立起灵芝、猴头等70多个品种的种质资源库，完成了灵芝、猴头、茯苓等品种的种植技术研究。已形成初具规模的药用菌类研究开发中心。

中药土壤、生理生化研究室：开展中药材生物学特性、营养生理、土壤生态、土著居民土壤重金属及施肥技术研究。先后完成了黄连、川芎、白芷、麦冬等品种的生物学特性研究，其中川芎、麦冬、白芷、补骨脂等品种的配方施肥技术已投入使用。

中药化学研究室：开展中药化学、药物栽培与中药成分变化关系的研究，加强对药材种植的质量控制研究。

生物技术研究室：应用现代生物技术，开展中药材的组织培养、基因工程育种及人工快速繁殖研究，先后对20余个中药材品种进行培养，并培育出试管苗，投入生产应用。

医药图书信息研究室：开展中医药专业图书信息的收集、整理、研究。有专业书刊5万余、Internet网及200余种中药材品种科技档案。

我所的药用植物园，创建于1947年。现占地40亩，建有乔木、灌木、藤本、草本、高山植物、阴生植物、水土植物、南方及热带植物温室等8区，保存、收集有全国各地药用植物品种3000余种，标本室收藏有15万份蜡叶标本、1000余种生药标本，是目前我国建立最早、规模最大、保存药用植物品种最多、管理最完善、科研价值较高的药用植物园。建园50多年来，对上千种常用中草药进行了野生变家种、良种选育、繁殖技术、收获加工方法等的研究，向全国各地教学、科研单位提供了1000余种中草药种子、种苗与数万份蜡叶标本及数百种生药样品，是重庆医科大学中医药学院和重庆邮电学院中药专业科研教学实习基地，每年接待大中专教学实习人员和国内外药用植物研究人员。

我所参股的重庆天晓制药有限公司是在重庆市药物种植研究所下属的原重庆市药物研究所制药厂的基础上引进民营资本改制组建，已于2004年5月通过国家GMP认证。我所下属的重庆天绿药物资源科技开发公司发挥我所技术与人才优势，开展中药资源开发、技术服务和成果转化，开办了有一定规模的药用动物养殖场和中药材快速繁育中心，从事中药材种苗和药用动物的研究、养殖、副产品加工经营等。

在各级上级主管部门的领导和关心下，经过全所科研人员和干部职工的艰苦奋斗，我所在中药栽培、中药资源和药用动物养殖等研究领域作了大量的细致的研究工作，取得了一批具有较高学术水平的科研成果，使我所在全国中药栽培和植物资源调查等方面享有较高声誉。1985年以来，我所共承担厅局级以上研究项目100余项，共获得各级各类成果奖123项（次），其中国家级成果奖2项（次）、省部级成果奖35项（次）。其中《天麻野生变家种研究》获国家科学大会奖，《山茱萸提高产量研究》获国家科技进步三等奖，《黄连生物学特性研究》、《斑蝥生物学特性研究》、《川芎高产高效综合栽培技术研究》获国家中医药科技进步二、三等奖。重庆成为直辖市以后，我所先后承担国家部委和重庆市科委、重庆市卫生局项目40余项，如国家中医药管理局重点项目《骨碎补生物学特性及人工抚育研究》，国家经贸委《武当玉兰（辛夷）植株矮化及早产栽培技术研究推广应用》、《中药材优质种源快繁技术研究》，市科委重点项目《中药材优质种源繁育及基地建设研究》、《白术GAP规范化生产技术研究》、《牡丹GAP规范化生产技术研究》等。我所与国内外一些公司企业和国内的有关部门开展了广泛的项目合作及人员交流。多年来，我所科研人员在国内外各种学术刊物上公开发表科研论文400余篇。主编和参编《中国药用植物栽培学》、《中国黄连栽培学》、《四川中药材栽培技术》、《药用植物实用种植技术》、《药用动物养殖与加工》、《天麻栽培技术》、《药用植物良种引种指导》、《砂仁草果无公害高效栽培与加工》、《麦冬高产栽培技术》、《黄连桔梗无公害高效栽培与加工》、《川贝母川芎无公害高效栽培与加工》、《西红花白芷无公害高效栽培与加工》等专著20余部。这些科研成果丰富了中药栽培研究理论，推动了我国中医药研究事业的发展。

在社会各界的关心和大力支持下，重庆市药物种植研究所全体职工将不懈努力，争取为祖国中医药事业作出更大的贡献。

地址：重庆市南川三泉镇　邮编：408435　联系人：张继强、蒲盛才、李品明
联系电话：023-71480004 / 71480053 / 71480160　传真：023-71480004

广东省中医药学会

单位简介

广东省中医药学会成立于1956年，原名中华中医药学会广东分会，1988年11月在广东省民政厅登记为法人社团。1992年更名为广东省中医药学会。本会现为第六届理事会，理事169人，常务理事43人。名誉会长：邓铁涛；会长：张孝娟；副会长：冯新送、吕玉波、邝日建、吕志平、麦奇杰、金世明；秘书长：金世明（兼）；副秘书长：周岱翰、施少斌、刘佩弘；法定代表人：金世明。现有个人会员7365人，团体会员27个，下设38个专业委员会。

学会地址：广州市淘金北路77号（麓湖阁南塔）404室

电话：020-83600105/83600103；传真：020-83600103

电子信箱：gdzyyxh@163.com

工作综述

2004年，广东省中医药学会在广东省科协、省民政厅、省卫生厅、省中医药局的领导下，认真贯彻执行党和国家的卫生工作方针、政策，通过深化学会改革，在学术交流、医学继续教育、人才培养、科学普及、对外民间学术交往、学会自身建设等方面均取得了较好的成绩。2004年，再次被广东省科学技术协会评为“先进学会”。自1992年以来，广东省中医药学会已经连续13年被广东省科协授予“先进学会”称号。

一、积极开展中西医结合防治急性传染病的学术研究，成功召开“中西医结合防治传染病（热病）学术研讨会”

广东省中医药学会在2003年抗击SARS的战斗中表现突出，被中国科协授予“中国科协防治非典型肺炎先进学会”，被中华中医药学会评为全国“先进中医药学会”。在荣誉面前，广东省中医药学会认识到：表彰与反思，反思比表彰更重要；经验与教训，教训比经验更重要。面对流行性感冒随时可能肆虐，类似SARS的各种新的非典型急性传染病随时可能再度出现，以及艾滋病病例急剧增加等情况，该学会牢记SARS给人类敲响的警钟，以“人类健康需要传统医药”、“人类防治急性传染病需要中医药”、“中医药工作者肩负着防治急性传染病的光荣职责”的共识，从2004年1月1日始，就将中医、中西医结合防治急性传染病的学术研究列为学会的重点工作。基于这种认识，经过近9个月的认真筹备，由广东省中医药学会热病专业委员会和香港中西医结合学会主办，广东省中医药学会、香港医院管理局等单位协办的“中西医结合防治传染病（热病）学术研讨会”于2004年9月18～19日在香港医院管理局学术会议厅成功召开。国家中医药管理局副局长房书亭，香港医院管理局行政总裁何兆炜，广东省卫生厅副厅长、省中医药局局长彭炜，香港卫生署防护中心总监梁柏贤，中国科学院院士、中国中西医结合学会会长陈可冀，广东省政协科教文卫委员会副主任、广东省中医药学会会长张孝娟，香港中西医结合学会会长高永文与近400名来自广东、北京、上海、吉林、四川、台湾等省、市及香港、澳门特别行政区的代表出席了会议。全国著名中医学家邓铁涛、任继学教授及在传染病防治工作中有丰富经验的24位专家到会作专题演讲。此次会议收到学术论文109篇，计53万字，编辑成论文集500册。会议报告和交流了中医、中西医结合防治非典型肺炎、流行性感冒、流行性脑炎、传染性肝炎、恶性疟疾、登革热、艾滋病等传染性疾病的研究现状、治疗思路、临床经验及中医理论的继承和发掘等，是对近年来内地与香港中医、中西医结合防治传染病的临床及实验研究、中医热病理论探讨的全面总结。为内地与港澳联手深入开展中医、中西医结合防治传染性疾病的学术研究搭建起一个新的合作平台。

二、寄希望于21世纪的青年中医，成功举办“邓铁涛学术思想国际研讨会”

广东省中医药学会名誉会长邓铁涛教授十分重视青年中医的培养，曾多次强调：20世纪80年代已重新站在腾飞起点的中医药学，正需要一大批有真才实学的青年中医作振兴中医的先锋。由广州中医药大学、广东省中医药局、广东省中医药学会共同举办的“邓铁涛学术思想国际研讨会”于2004年11月18～20日在广州举行。卫生部副部长兼国家中医药管理局局长佘靖发来贺信。广东省人民政府副省长许德立、国家中医药管理局副局长吴刚、广东省政协副主席姚志彬、陈蔚文与来自12个国家和地区的近300名代表出席会议。“寄希望于21世纪的青年中医”是此次国际研讨会的重要议题，故大会组织了众多的国内外青年中医出席会议。由邓中光、郑洪、陈安琳编写，人民卫生出版社出版的《邓铁涛寄语青年中医》一书在本次国际研讨会上深受青年中医的青睐。邓铁涛教授语重心长的教诲使青年中医深受启迪。广东省中医药学会决定以此为新的起点，大力推进青年中医的培养工作。

三、联系实际开展中医心理学研究，成功召开“关注青年学生心理健康问题专家座谈会”

2004年3月25日，广东省中医药学会中医心理学专业委员会与广东省高等学校思想政治工作研究会心理健康教育与咨询专业委员会、广东省心理卫生协会心理咨询专业委员会在广东科学馆联合召开了“关于青年学生心理健康专家座谈会”，以云南大学马家爵事件为线索，分析讨论当代青年学生中存在的心理问题及其社会原因，研究如何加强和改进中小学生和大学生的心理健康教育工作，引起全社会对学生心理问题的关注。广东省中医药学会张孝娟会长主持会议。广东省人大、省政协、省科协、省教育厅、省卫生厅、省中医药局有关负责人出席会议。中国青年报以显著的版面给予报道，南方日报、广州日报、南方都市报等媒体也从不同的角度对本次座谈会给予报道与肯定。

四、开创学会工作新局面，成功召开广东省中医药学会第六次全省会员代表大会

广东省中医药学会第六次全省会员代表大会于2004年11月17日在广州召开。广东省人大副主任李兰芳、省政协副主席陈蔚文、省科协副主席汤世华、省卫生厅党组书记、副厅长黄小玲、省卫生厅副厅长、省中医药局局长彭炜、中华中医药学会秘书长李俊德与来自全省21个地市的250多名代表出席会议。北京、重庆、江苏、湖南、湖北、广西、云南、河北、山东、安徽、成都等14个省市中医药学会分别发来贺信、贺辞。广东省中医药学会会长张孝娟教授代表第五届理事会作了题为“团结务实，改革创新，开创中医药学会工作新局面”的工作报告。会议讨论并通过了《广东省中医药学会章程（修改草案）》、《1999～2003年财务报告》和第五届理事会工作报告。大会授予护理等17个专业委员会为“先进专业委员会”，授予区伟雄等68位会员为“先进会员”，授予于汇泉等29位专兼职干部为“先进专兼职干部”。大会还对多年来对广东省中医药学术发展和学会工作做出突出贡献的邓铁涛等31位专家颁发特别贡献奖，并聘为该学会终身理事。

代表大会选举产生了第六届理事会、常务理事会及会长、副会长、秘书长。第六届理事会由169人组成（本次大会选举通过147人，保留名额22人），其中女性理事37人，占25%；50岁以下81人，占55%，50-59岁50人，占34%人，60-63岁16人，占11%；拥有高级职称者占94%（其中正高职称者85人，占58%）。这些数字显示，新一届理事会人才荟萃，结构合理，为该会的可持续发展奠定了坚实的基础。

大事记

1．2004年7月1日《学会》杂志社通知，在中国科协与《学会》杂志社主办的全国“省级学会之星”评价活动中，广东省中医药学会连续3年（2001～2003）评为“学会之星”，而获“学会之星三连冠”称号。

2．2004年7月6～7日，由国际中医药学会（澳门）主办，广东省中医药学会协办的“中医循证医学专家论坛”在澳门召开。来自北京、上海、广东、四川、重庆、澳门、香港、台湾及美国、加拿大、澳大利亚的38名专家学者出席会议，就中医药循证医学研究现状及中医药疗效评价体系等若干问题进行了认真的研讨。

3．广东省中医药学会呼吸病专业委员会副主任委员、广东省中医院呼吸科主任林琳教授2004年9月荣获全国妇联、中国科协、中国联合国教科文组织全国委员会等单位设立的“首届中国青年女科学家奖”，是全国4位获奖者之一。

4．由广东省中医药学会热病专业委员会和香港中西医结合学会主办，广东省中医药学会、香港医院管理局等单位协办的“中西医结合防治传染病（热病）学术研讨会”于2004年9月18～19日在香港成功召开。

5．广东省中医药学会第六次全省会员代表大会于2004年11月17日在广州召开。250名会员代表出席会议，代表大会选举产生了以邓铁涛为名誉会长，张孝娟为会长，冯新送、吕玉波、邝日建、吕志平、麦奇杰、金世明为副会长，金世明兼秘书长的第六届理事会。

6．“2004年度广东省中医急症、中医热病、中西医结合急救学术交流会”于2004年12月10～12日在广东省东莞市举行。502名代表出席会议，对深入开展中医、中西医结合防治急性传染病进行了广泛的学术交流与研讨。大会同期举行了广东省中医药学会急诊医学专业委员会成立10周年庆典活动，表扬了一批在学术上和学会工作中有显著成绩的个人与集体。

7．广东省中医药学会中医心理学专业委员会成立3周年暨学术研讨会于2004年12月12日在深圳市召开，会议在认真总结3年工作的基础上对今后广东省中医心理学的各项学术研究工作进行了认真的部署。

8．广东省中医药学会推荐的2004年“中华中医药学会科学技术奖”项目中，有3个项目获奖，其中刘茂才、黄培新、梁伟雄、黄燕等15人的“高血压性中、大量脑出血中西医结合综合救治方案的研究”被评为一等奖。

9．2004年，广东省中医药学会围绕学科建设和科技发展的主要趋向、社会热点问题，组织开展了多种形式的学术交流活动。召开脑病、呼吸病、急诊、内科、护理、肛肠、眼科、肾病、骨伤科、男性学、中医心理学、风湿病、消化病、皮肤病、医院器械管理等全省性学术会议15个，举办中医药继续教育项目23项，其中国家级11项，省级12项。这些学术交流会和学习班共征集论文与讲义稿1755篇，编辑论文集和讲义28本，计518万字6500册，有4135人次会员参加了学术交流与继教班学习。

河南中医学院第三附属医院

河南中医学院第三附属医院位于郑州市金水路东段，周边环境优美，景色宜人。医院名医荟萃、专家云集，拥有教授、主任医师73人，其中全国名老中医药专家12人，国家有突出贡献的专家、博士生导师7人，省管专家、硕士生导师35人，副教授、副主任医（药、技、护）师75人。在老专家的带教下，一批中青年专家脱颖而出，50岁以下的博士有8人，硕士15人，主任医师8人，副主任医师37人，他们已成为医院发展的中流砥柱，在专科专病建设方面正发挥着越来越重要的作用。

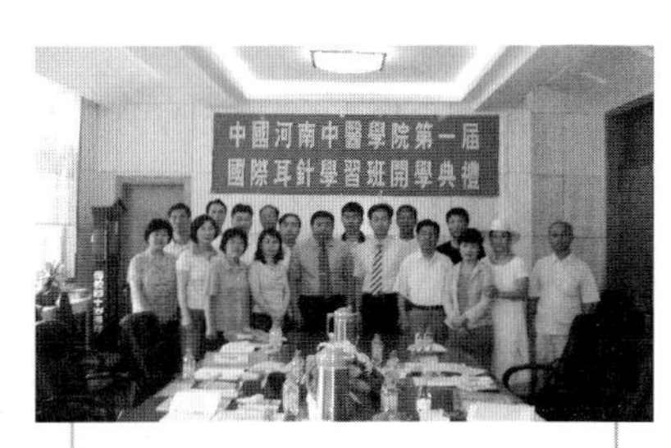

医院开设有20个临床科室，26个专家诊室，开设有脊柱关节病、消化肿瘤、心脑血管等病区。脊柱关节病专科系河南省重点专科，该科紧紧追踪椎间盘突出研究的国际前缘，积极开展科学研究，承担国家中医药管理局椎间盘突出科研课题2项，承担河南省椎间盘突出攻关课题3项，承办了全国第四期“三维正脊技术”培训班及学术交流会。该科将保守、介入、微创三者融为一体，在全国首家把针灸、推拿、中医内科、骨科、介入科、神经内科等专家组织在一起制定整体治疗方案，因病制宜、特色鲜明、疗效显著，这种系列化、菜单式的治疗体系，受到社会各界广泛赞誉。

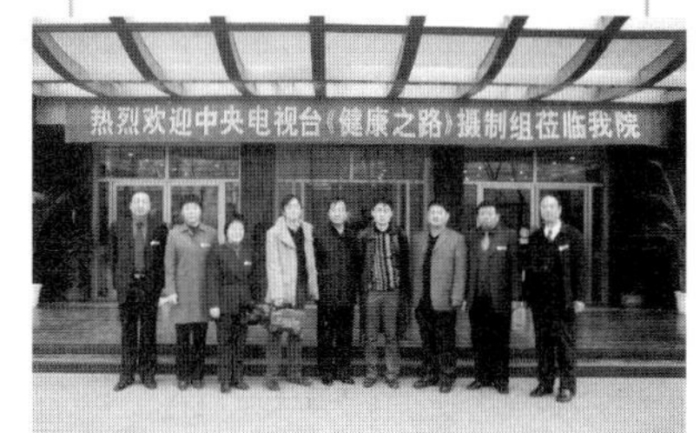

医院承担了各级科研课题30多项，仅2001年以来部级科研课题达10项之多。在国际和国家级各类学术刊物发表论文200余篇，出版专著34部，参编全国规划教材4部，全国协编教材4部。

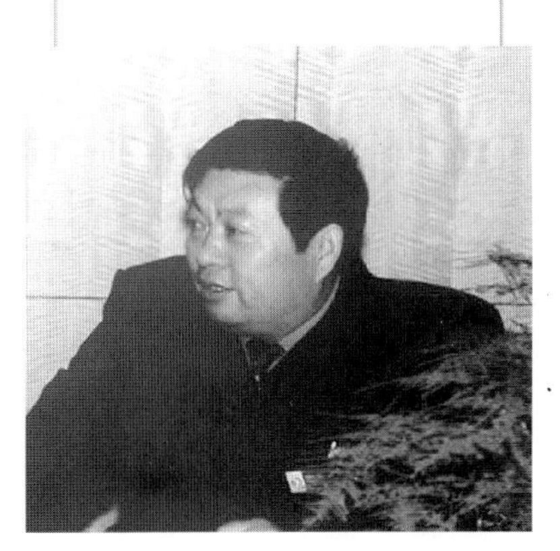

近几年来，医院经常接待来访的各国医学同行和专家，部分专家学者也多次被派往韩国、英国、瑞士、意大利、波兰、赞比亚、埃塞俄比亚、沙特阿拉伯、香港等国家和地区进行教学、医疗等学术交流，取得了圆满成功。医院坚持“院有专科、科有特色、人有特长”的发展目标，狠抓专科专病建设，不断拓展服务半径。随着医疗服务空间的不断扩大，争取在几年内把三附院建成拥有600张床位，融医疗、教学、科研、康复、保健、预防等综合功能为一体，设备先进、环境优美、管理一流、服务上星的现代化三级甲等中西医结合医院。

潇湘杏林　独领风骚

——腾飞的湖南中医学院第一附属医院

湖南长沙，东塘南侧，座落着一所大型现代化综合性中医医院——湖南中医学院第一附属医院。该院创建于1963年，经过不懈努力，医院事业不断发展，现已成为一所以医疗为中心，医、教、研三位一体，协调发展的湖南省首家三级甲等中医院和全国省级示范中医院，成为湖南省中医医、教、研中心和龙头。

医院占地110.6亩，建筑面积14万平方米，在职职工944人，其中高级职称专业技术人员153人，包括享受政府特殊津贴专家4人，博士生导师8人，湖南省名中医7人。

专业齐全、功能完备：医院现开设23个临床科室和8个医技科室，编制病床650张，能满足各类患者就医需求。医院坚持中医为主、中西医结合的业务发展格局，坚持两条腿走路的方针，特别注重引进现代科学技术发展中医。中医是医院的强项，各科都有自己的特色优势，西医也有较大发展。目前能开展各种普外、神外、胸外、妇产、骨伤、眼科、耳鼻喉、口腔手术，腔镜手术、介入治疗也有较快发展，其中微创穿刺粉碎治疗脑出血、白内障超声乳化显微手术、准分子激光治疗近视等技术居省内先进水平。

特色明显、优势突出：医院目前有1个国家级重点学科——眼科；2个国家级重点中医专科——眼底病专科和肝病专科；3个省级重点学科——中医内科、中医外科、中医五官科；2个省级重点专科——针灸瘫病专科、耳鼻喉科。中医学9个学科拥有博士学位授予权，湖南中医学院博士后科研流动站也以该院作为主要临床基地。同时，医院也是国家药品临床研究基地。这些重点学科和专科，以其高超的学术水平和特色优势跻身省内乃至国内同行先进行列，享有崇高声誉。该院曾成功治愈日本患者牟田口裕之先生视网膜色素变性症，轰动日本，被日本《读卖新闻》誉为"奇迹之光"，其后，美国、日本、加拿大等国患者纷至沓来。

环境优美、设备先进：医院现代化门诊楼，装修一新的住院楼、医技楼、制剂楼以及气势恢宏的中医药培训大楼浑然一体，楼内设施完备，电梯、空调、电视、电话、中央供氧等一应俱全。院内绿树成荫、环境幽雅，"花园式单位"的院容环境为广大病友提供了舒适的治疗康复条件。医院不断引进先进医疗检测设备，现配备有美国飞利浦MX-8000型超高档多层螺旋CT、飞利浦彩色B超、法国产C臂X光机、日本产1000mA电视X光机以及全自动生化分析仪、电子胃肠镜、化学发光免疫检测仪、腔镜等大型设备300多台件。美国GE公司1.5TMRI、飞利浦DSA等大型现代化设备亦即将投入临床。医院医疗设备总值达6000余万元，逐步实现诊疗手段的现代化。

强化管理、文明服务：医院坚持"强化管理、完善形象、狠抓质量、提高效益"的工作思路，坚持以病人为中心开展文明优质服务，提出"中医附一、病人第一"的服务理念，要求全院职工转变观念，提出"病人不方便的地方就是我们需要改进的地方"，推出一系列人性化服务举措，加强医患沟通，较好地树立了品牌医院的社会形象。近几年，医院先后获得"全省卫生系统行风建设先进单位"、"百姓放心医院"、"诚信经营单位"、"消费者信得过单位"、"省级文明医院"光荣称号。

今年以来，新一届领导班子通过认真学习邓小平理论和"三个代表"重要思想，坚决贯彻科学的发展观，努力发扬中医药的特色优势，大力实施品牌战略，狠抓名院、名科、名医、名术、名药建设，医院改革发展事业必将取得新的更大成绩。

【国家级重点中医专科介绍】

国家眼底病中医医疗中心

该院眼科于1999年6月通过国家中医药管理局验收，成为"国家眼底病中医医疗中心"(以下简称"中心")，是湖南省眼底病中医药治疗研究中心、湖南省视网膜色素变性治疗研究中心，同时也是全国中医眼科、中西医结合眼科学会副主任委员单位，湖南省中医眼科、中西医结合眼科学会挂靠单位，拥有博士、硕士学位授予权。该中心技术力量雄厚，专科设备齐全，运用中医综合疗法治疗眼底病历史悠久，疗效显著，享誉海内外。

中心在职医护人员40名，其中教授5名，副教授10名，主治医师、主管护师8名；博士导师2名，硕士导师6名，博士3名，硕士3名。中心设备齐全，拥有价值近1200万元的高新诊疗设备。在眼底病、青光眼、白内障、角膜病、眼视光学等的诊疗及研究方面在国内外有较大的影响，病人来自全国各地以及美国、日本等10多个国家和地区。

中心从事眼底病的研究20余年，每年诊治眼底病患者1万余人次。中心采取"突出重点、带动其他"的方法，重点研究眼底退行性病变、眼底出血、眼底炎症等眼底病，近15年来诊治视网膜色素变性患者2万余人次，收治了来自日本、西班牙、印度尼西亚、台湾、香港及澳门等国家和地区的患者近300人，诊治国内患者遍及30多个省、市、自治区，有效率达80%以上。研制了治疗眼底病的眼明丸、益气明目丸、滋阴明目丸、散血明目片、舒肝明目丸等中成药。在国家中医药管理局组织专家对眼底病中心进行验收评审时，专家组评论认为"眼底病中心在国内外有较大影响，床位多，形成了在中医理论指导下用中医药治疗眼底病的独特方法，疗效好，研制了多种疑难眼底病系列方剂，社区外及国外病人多，已经建成国家眼底病医疗中心。"

经过多年临床实践，中心研制了治疗青光眼术后患者的"复明片"、治疗青少年近视的"近视复明丸"、治疗远视眼的"远视复明丸"、治疗斜视的"正斜丸"以及"鱼腥草滴眼液"、"ACD滴眼液"等，取得了良好的疗效，在患者中产生了较大的影响。

中心还承担了湖南中医学院中医五官专业、中西医结合专业等7个专业的眼科教学任务，培养了15届30多名硕士、博士研究生。在实验室建设、教学档案建设、教材建设、教学模拟医院构建等方面成绩突出，曾获省级教学成果二等奖1项，学院教学成果奖6项，并被评为省级优秀教研室。

联系电话：0731-5600447 / 5600423

国内首家国家肝病中医医疗中心

该院肝病中心是国内最早建立的省内最大的中西医结合传染病科，在慢性乙型肝炎、肝硬化和重型肝炎的诊治方面，具有国内先进水平。该中心同时是国家中医药管理局肝病重点专科、国家药品(肝病)临床研究基地、湖南省肝病中医药研究中心、湖南中医学院细胞生物与分子技术实验室、湖南省规模最大的肝病实验室。

一、主要科研方向与水平

1．慢性乙型肝炎及抗肝纤维化研究是中心主要的研究方向。承担国家级项目4项，省、部、厅级项目20余项，获成果6项，研制国家中药新药2个。研究水平国内领先。

2．肝脏的中药毒副作用和合理用药研究主要研究活血化瘀药治疗慢性肝病的治疗作用、副作用比较。承担部、厅级项目8项，研究水平国内领先。

3．肝脏健康检查及肝病预后评估目前已开展抗病毒疗效预测及慢性乙肝发展为肝硬化、肝癌和肝硬化上消化道出血危险性评估等3项研究。

4．酒精性肝炎及脂肪肝的中医药治疗属国内先进水平。

二、开展的主要技术项目

中心目前开展的主要检测及治疗项目有：各型肝炎病毒学指标、结核、HIV、性传染病等病原学检测；细胞免疫功能检查；PCR技术；基因芯片技术；B超导引肝活检、经颈静脉肝活检、肝组织免疫组化及图像分析；肝细胞膜、线粒体、微粒体分离与其功能检测；肝细胞、枯否细胞、储脂细胞培养及功能测定；血清肝纤维化指标检测；染色体及癌变易感性分析；肝癌细胞2115株培养及功能测定；体外药物离子导入治疗慢性肝病；人工肝治疗重型肝炎；中西医结合治疗重型肝炎；免疫辨证抗乙肝病毒治疗；肝病中药新药研发等。

联系电话：0731-5600453 / 5600324 / 5600458

地址：湖南省长沙市韶山中路95号
邮编：410007
电话：0731-5600708
传真：0731-5600709
网址：hnzyfy.21hospital.com
E-mail：hnzyfy@21hospital.com

突出中医特色 集中西医之长 全面发展眼科

中国中医研究院眼科医院院长　　胡世兴教授

中国中医研究院眼科医院是一所集科研、医疗、教学和保健为一体的具有中医、中西医结合特色的非营利性眼病专科医院，是北京市基本医疗保险定点医院。该院1986年卫生部批准新建。2002年11月，新建医疗综合楼启用，医院以崭新的面貌步入了发展的快速轨道。医院占地50余亩，建筑面积20000余平方米，病床170张，环境优美，设备先进。

目前，医院已经形成并正在建设多个三级学科，如：免疫炎症变性、白内障、角膜病、青光眼、玻璃体、视网膜病、视神经病、弱视斜视和视光学等。各学科抓住本领域学术发展的关键问题，进一步提高医疗技术，完成科研教学任务及保健任务。

医院自2000年成为国家中医药管理局重点学科建设单位，全面承担着中医、西医、中西医结合眼科的科研、医疗和教学任务。医院还是中华中医学会和中国中西医结合学会等6个眼科专业委员会的挂靠单位，同时主办《中国中医眼科》杂志。

医院的硬件设施在国内外堪称一流，拥有最先进的玻切机、多焦电生理仪、眼科激光、OCT、UBM等设备。上述条件，为眼病患者的治疗提供了基本保障。医院的奋斗目标是“立足于北京，面向国内外”。

面临着机遇和挑战，我们要着重抓好几件事：

一、突出中医特色，保持和巩固中医眼科在国内的领先地位

在唐由之、高培质、高健生、庄曾渊、沙凤桐等一批在国内外有着相当影响的知名专家的努力下，眼科医院在国内中医眼科界居领先地位，在国外也有相当的影响，每年有数万名国内外眼科疑难病患者慕名而来。因此，中医特色对医院的发展起着至关重要的作用，我们不仅要突出中医眼科，还要加强充实、巩固和发展中医眼科。

前几任院长提出的“中医要领先，西医不滞后”的办院方针我们还要继续贯彻。要在自己的传统优势专科项目上下大功夫，在继承的基础上，力争有所提升、有所突破、有所发展，确保中医眼科在某些疑难病症上的领先地位。

二、总结经验，汲取精华，寻求新的发展亮点

祖国医学是一个伟大的宝库，其中蕴藏着许多瑰宝。为了能研制出更有效的药物，更深入地研究眼科疾病，我们已与美国、台湾、中科院和参与人类基因组研究的华大公司等国内外科研单位和企业合作，开展眼科中药研究和开发，以及对一些疾病的遗传和分子生物学的研究。

三、充实西医队伍，中西医结合，更好地为患者服务

祖国医学博大精深，在诸多眼科疑难杂症方面“大显身手”。但是在不少情况下，眼科疾病的西医治疗，不仅是需要，而且是必要的。为使医院全面发展，我们在原有西医的基础上，已经并正在从全国各地，甚至海外引进有关专业的高级人才，充实西医队伍，走中医、西医、中西医结合治疗之路，集百家之长，更好地为患者服务。

四、加强科研意识，提高科研水平

“科研是为了光明而美好的未来”(Research is for Tomorow)，这在知识、信息和科技时代更为突出。我们必须认识到科研意识的重要性、必要性和紧迫性，如果缺少科研意识，就会缺少相应的敏感思维和工作计划。如果只孜孜于临床，满足于疗效，却没有对自己经手的病例进行积累和总结，那么就拿不出具有说服力的研究成果，这将限制中医眼科学术的发展、限制与国际眼科界的交流以及中医眼科品牌的确立。为此，我们将加大力度，鼓励大家申请科研基金，使科研水平迈上一个新台阶。

五、加快人才的培养，健全人才引进机制

目前医院金字塔式的人才梯队已基本形成。我们拥有一批国内外知名的权威专家，以名誉院长唐由之教授为首的专家组曾为毛泽东主席、金日成首相、宾努亲王、印尼总统瓦西德等做眼病治疗保健，并收治了来自日本、德国、美国、马来西亚、香港、台湾等国家和地区的大量患者，收到了很好的疗效。医院的一批中青年技术骨干也已成长起来，经过20多年的努力，基本形成了自己的特色，同时青年医师在治疗疑难病症方面也能发挥一定的作用。我们医院已经形成了良好的发展平台。

在人才培养上，我们强调要在中青年医师中培养像名誉院长唐由之教授那样的大师级人物，并创造条件加速这一批人的成长。同时尽可能创造条件引进一些西医眼科的高级人才，从而建设一支全面的精干的高水平的科研临床人才队伍。我们也希望能够通过扩大硕士生、博士生的招生规模，包括增加博士后研究、进修生等方式，培养更多的中医眼科人才，扩大眼科医院这一品牌的影响。

六、进一步加强服务意识，提高服务质量

医院注重加强服务意识，不断提高医护人员的技术水平，定期对医护人员进行医德医风教育和礼仪讲座，为病人提供优质、舒心的服务。要求做到规范服务，恪尽职守，语言文明，态度诚恳，着装整洁，挂牌上岗，明码标价，合理收费，要求职工把患者当成自己的亲人，在努力提高业务水平、解除患者病痛的同时，也要营造出宽松温馨的就医环境，让患者能够感受到春天般的温暖。

我们将在以传统的方法进行研究的同时组织系统的临床总结，用现代科学方法把中医眼科确有疗效的成果总结出来，再通过学术论文及国际交流等形式向世界展示神奇的中医眼科，相信中医眼科学，了解眼科医院的特点和实力。

我们将努力营造更好的发展环境，同时充分发挥经济杠杆的作用，吸纳更多的投资，引进更多的拔尖人才，为眼病患者提供更优质服务，把眼科医院这块金字招牌做大做强。

保定市糖尿病医院

保定市中医院

保定市糖尿病医院/市中医院是保定市唯一国有正规的以糖尿病诊治为专科特色的综合性中西医结合医院，连续7年被市卫生局权威认定为全市唯一的糖尿病重点专科，同时被确定为河北省重点中医专科。该院也是世界中医药学会联合会糖尿病专业委员会会员单位、全国针灸临床研究中心保定分中心、河北医科大学保定教学医院、河北省职工医学院保定教学医院、二星级窗口单位和保定市医疗保险定点医院，荣获全国十佳糖尿病专科医院、消费者信得过单位等荣誉称号。在市卫生局、统计局通过入户、电话、现场调查等方式随机对保定市13家医院的服务态度、医疗技术、就医环境及收费等方面的专项调查中，该院综合满意率名列全市第一。医院全体医护人员以精湛的技术和热情的服务为广患者解除了痛苦。

该院设有糖尿病综合门诊、糖尿病心脑血管病、糖尿病胃肠病、糖尿病神经病变、糖尿病肝病、糖尿病肾病、糖尿病眼病、糖尿病足病、糖尿病性性功能障碍、糖尿病口腔病等专科诊室，以及急诊科、外科、儿科、肝病科、特诊科、口腔科、自然疗法中心(开设按摩室、理疗室、针灸室、药浴室、中药熏蒸、牵引室、高级病房、健康活动室等)，充分发挥中医药优势，运用按摩、推拿、药浴、足疗、火罐、中药熏蒸、耳穴贴压、药敷、刮痧、药膳、药茶等安全、无创、无痛苦的自然疗法，治疗头晕、失眠、乏力、健忘、肥胖等亚健康症状及脂肪肝、酒精肝、糖尿病、心脑血管疾病、呼吸及消化系统疾病、肿瘤、脊柱相关性疾病等形成了绿色防治体系、中西医结合生殖健康中心（独家引进了具有国际领先水平的精液质量分析系统、阴茎勃起监测系统、全自动精液采集系统、性功能障碍治疗仪、阴茎勃起多参数分析仪等诊疗设备，采用中西医结合方法治疗前列腺炎、前列腺增生、阳痿、早泄、遗精、阴茎短小、尿道炎、精囊腺炎、附睾炎、湿疣、不孕不育、性传播感染、乳腺卵巢囊肿、药流后遗症、顽固性瘙痒等有效率达89%以上)。中心的资深专家以精湛的医术为广大患者带来了福音，打造出该院名牌科室。

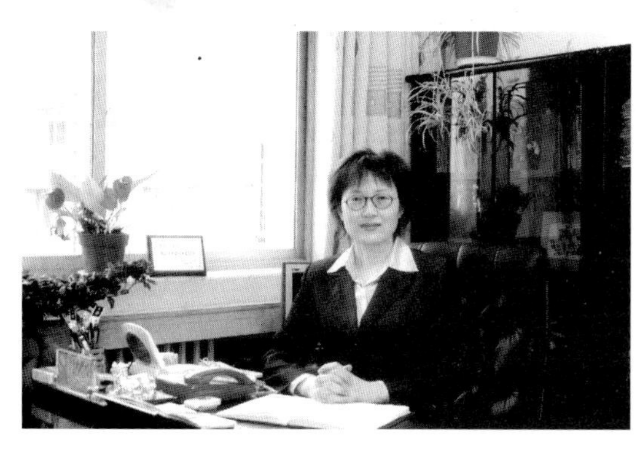

他们在保定市率先引进了世界上最高水准的美国产24小时动态血糖监测仪、最新型美国产508C胰岛素泵和韩国产预防、治疗糖尿病下肢血管神经病变的间歇式梯度压力治疗仪等先进设备，填补了保定市多项空白。医院还拥有多种国际、国内先进的各种大型、先进设备。

保定市糖尿病医院/市中医院实施了以改革促发展、以特色求生存、以名科创名院、中西医并重的战略思想，糖尿病诊治水平居省内领先。医院研制开发津源、津溢、糖复康和肾泰等治疗糖尿病并发症的系列制剂，以质量好、疗效高、价格低而深受患者欢迎。开展了国内领先的糖尿病检测和治疗项目，糖尿病实验室通过国家二级实验室验收；在早期诊断糖尿病肾病、下肢动脉病变、视网膜病变、周围神经病变等方面居市内领先水平。他们还承担了“十五”国家科技攻关项目；建成了符合国家GMP认证的制剂室，制剂扩展到5个剂型21个品种，自制的14种制剂被列入保定市医保报销药品范围内。

该院充分发掘祖国传统医学潜力，发挥中西结合优势，将糖尿病的预防、保健、治疗有机结合起来，形成自身优势的同时还聘请了京津石地区著名专家，在医院成立了全国糖尿病知名专家保定会诊中心。一方面满足保定特诊患者的需求，一方面全力打造糖尿病品牌，进一步培养专科技术人才，强化医院专科特色。

他们还引进、开展了国内外新技术，打造了一支荟萃一流的中西医糖尿病专家和一大批中青年技术骨干为中心的学术梯队，承担了保定市城市社区居民的糖尿病普查工作，全民性糖尿病普查工作在保定市的历史上尚属首次，被列入2004年该市卫生工作十件大事之一。该院以优质高效的服务树立了形象，深受广大市民的欢迎。

医院实行无假日门诊，对糖尿病康复俱乐部成员实行免费测血糖、免费体验、住院减免等优惠，常年免费为患者监测静脉血糖，免费为门诊验血的患者提供早餐，还选派大专以上学历、经过严格系统的糖尿病健康教育培训的护理人员开设了护理门诊，免费为门诊和出院后复诊的糖尿病患者解答各种疑问，为患者制定营养食谱、运动配方、健康处方，通过图文并茂的形式教给患者自我治疗和预防的知识，提高了广大糖尿病患者的生活质量，受到广大患者的高度评价，因此获得了良好的社会效益。

为了满足全市患者的需求，他们还在保定高新技术开发区兴办了科室设备齐全、设备精良、技术力量雄厚的分院，为医院发展开辟了新的空间。

院　　长：张会琴

地　　址：河北省保定市天威东路（刘守庙西侧）

乘车路线：市内乘3路、301路、311路汽车刘守庙站下车即到。

电　　话：0312-5084764/5084784

分院地址：河北省保定市高开区向阳北路北口100米路西。

乘车路线：市内乘17、107、306、309路车市总工会下车即到；乘102路车茗畅园下车西行300米即到；乘11、303、307路车向阳路口下车北行500米即到。

电　　话：0312-3167963

江西省中医药研究院

江西省中医药研究院为从事中医药、中西医结合的应用研究、技术开发及应用基础研究的独立科研机构，隶属于江西省卫生厅。原为江西省中医药研究所，始建于1958年3月，1988年经省政府批准将江西省中西医结合研究所并入，两所合并后定编为185人。2003年11月改名为江西省中医药研究院。

研究院地处南昌市风景秀丽的青山湖畔文教路，占地面积14亩。内设办公室（含党务、行政）、科技科、财务科、总务科等职能管理科室，业务部门有江西中西医结合医院、中医临床研究所、中西医结合研究所、中药研究所、基础医学研究所、信息情报研究所、《实用中西医结合临床》杂志编辑部、中医药科技成果开发推广中心等；此外，依托和挂靠研究院的还有国家中医药管理局中医药情报检索中心南昌分中心、江西省中药质量标准工程技术研究中心、江西省中医药学会、江西省中西医结合学会。

2003年末，研究院职工总数为134人。在职职工114人，其中专业技术人员89人，高级职称专业技术人员有36人，占专业技术人员的40.45%。硕士研究生5人，在读硕士研究生4人。

研究院以应用研究为主，主要研究方向为：中医、中西医结合临床研究、中药质量标准研究、中药新药及健康相关产品的开发研究、细胞免疫生物技术的研究与开发、中医药情报文献研究等。2003年研究院实行“一手抓创新研究，一手抓科技创收，两创并重”的战略，面向社会、面向生产、面向临床需求，开展科技创新研究与科技开发。在运行机制上实行“按完成目标任务情况对活工资部分进行浮动，承担政府科研计划发放课题津贴，开发创收自主管理比例提成，结余归已，上不封顶，下不保低”的新分配方案，进一步落实了国家提出的“按岗定酬，按任务定酬，按业绩定酬”的精神，取得了明显成效，极大地调动了科技人员的积极性，也增强了广大职工的凝聚力，研究与开发均出现喜人的局面。研究院积极承接有关企业、机构的委托进行新药开发、中药品种保护、产品仿制、健康相关产品等研究与开发工作，与16家省内外医药生产企业、研发机构等签订委托研发合同。在研发工作中，科技人员认真履行合同，保证研究质量，为委托方按时提交完整、规范的技术资料与研究报告，从而不断提高研究院在医药行业中的知名度与信誉。全院的综合实力得到进一步的加强，科技人员的收入亦同步得到大幅度提高。2003年，研究院科技人员在《中国新药杂志》、《中国现代应用药学杂志》、《中国康复理论与实践》等专业刊物上发表研究论文26篇。

2003年，研究院共承担省厅级以上各级纵向科研计划20项，其中国家中医药管理局科研基金1项，省重大科技招标项目1项、省社会发展重点科技计划项目3项、省工业重点科技计划项目2项、省卫生厅重大科技计划项目1项、省卫生厅跨世纪带头人培养计划项目1项、省卫生厅中医药科研计划11项。部分重点科研项目的主要研究进展如下：

复方烧伤宁治疗深Ⅱ度及小面积Ⅲ度烧伤的临床新方法的研究 为国家中医药管理局科研基金项目。2003年继续按项目计划进行临床试验，在三家合作医院的共同努力，已完成100多例烧伤病例的临床观察研究，可望在2004年底完成研究计划。此外，还将复方烧伤宁油剂改良为“护创宝”软膏剂，改变剂型后，药效不变，使用更方便，并作为“消毒药剂”申报，获江西省卫生厅批准，以方便广大群众居家使用，对一般的烧烫伤、皮肤破损，患者可以自己涂抹，具有消炎止痛、促进创面愈合作用。

超临界CO_2萃取技术在医药食品工业的应用 为江西省2002年重大科技专项招标项目。通过采用超临界CO_2萃取技术应用于中药热可平注射液和鱼腥草注射液，改革传统的生产工艺，并对其提取物的化学成分变化进行定性、定量比较分析，对药剂学、制剂的稳定性、制剂的药理学变化进行系统、深入研究，从而总结出超临界CO_2萃取用于含挥发油药物有效成分的提取工艺条件及其主要技术参数，使应用新技术后的中药制剂有效成分含量提高，药理作用加强，提高其临床的有效性，使该项目研究达国内同类研究领先水平。在江西省科技厅组织的2003年度省重大科技攻关项目执行情况检查中，项目的研究计划执行情况得到专家和领导的高度评价。

人参、黄芪抗缺氧诱导的培养原代神经细胞调亡研究 为江西省重点社会发展科技计划项目，该项目成功建立了SD大鼠胚胎皮质原代神经细胞培养方法，研究了人参、黄芪等中药抗缺氧诱导的神经细胞凋亡作用及其机理，为补气中药治疗脑中风提供了现代药理学依据。

金边瑞香系列产品的研究及产业化开发 为江西省重点工业科技计划。该项目采用超临界萃取技术对大余县的观赏植物“金边瑞香”进行日用、药用等综合研究开发，完成对金边瑞香香水、金边瑞香牙膏、金边瑞香香皂、金边瑞香滴鼻剂等产品的研发，提高金边瑞香的综合利用价值。其中“金边瑞香鲜花香水及生产方法”2003年获国家发明专利（专利号：ZL01 1 35914.5）。

主要业务机构情况：

江西省中药质量标准工程技术研究中心 依托研究院建设的江西省中药质量标准工程技术研究中心自2002年11月经江西省科技厅批准组建以来，以应用现代科学技术对中药材、中成药（重点为江西省道地药材、名优中成药）质量标准进行研究及质量评价，对中药标准对照品制备技术进行研究，加强中药质量标准研究成果转化的中间环节，为江西省中药制药企业提供中药质量标准研究及质量检测技术平台为宗旨。2003年在条件建设上投资48万余元购置了气相色谱仪、超临界CO_2萃取仪、喷雾干燥仪、电子天平、循环烘箱等万元以上设备6件；投资6万元改造建设了使用面积为224m²的中药研究中试车间。承担纵向科研计划8项，其中省部级4项；受省内外16家制药企业委托，承担32个中药品种的新药开发、中药品种保护、产品仿制等技术开发与研究工作，已初步形成立足本省，辐射广东等周边省份的中药质量标准研究技术平台。

国家中医药管理局文献检索中心南昌分中心 1999年经国家中医药管理局考核、批准，原江西省中医药研究所科技信息部成为国家中医药管理局文献检索中心的17个分中心之一，该中心又称中国中医药文献检索中心南昌分中心。其主要工作内容为负责国家中医药管理局、江西省卫生厅中医、中西医结合科研项目的立项查新，面向社会提供医药科技咨询服务等。2003年参加了中国中医研究院主持的科技部中央级科研院所基础性项目“中医药科技信息数据库”的研究，参加了其中中药实验数据库等7个子库及系统的相关工作。在2003年度课题实施中，因工作突出获得课题实施先进单位一等奖。

江西中西医结合医院 为江西省中医药研究院附属医院，拥有多名国内及省内知名的名中医及中西医结合专家。医院坚持"文明行医，病人至上"的宗旨，坚持走中西医结合，发展专科治病特色的道路，开设有内科、外科、妇科、儿科、肿瘤专科、肝病专科、皮肤性病专科、针灸推拿科、骨伤科、肛肠科、口腔科、五官科、乳腺科等临床科室。以肝病专科、肿瘤专科为重点，积极开展临床、科研、教学活动。医院为江西省卫生厅批准的江西省中医肝病研究治疗中心建设单位，经过十余年的潜心研究，总结出一系列采用中西医结合方法治疗各种肝病的特色有效方法。其中三转促阴联合特色疗法可以有效降低病毒复制，部分病人达到转阴的效果。肿瘤专科采用中西医结合三蠲促凋法等疗法治疗中晚期癌症，可以抑制肿瘤，延长生存期，提高生活质量，良好的效果得到广大肿瘤患者的好评。江西省癌症康复俱乐部设在医院，为癌症病友提供康复指导、医疗咨询等服务。同时，医院还设立全科医生科，积极开展社区卫生服务工作，为社区居民提供及时准确、全方位的医疗卫生服务。

《实用中西医结合临床》杂志 由江西省卫生厅主管，江西省中医药研究院、江西省中西医结合学会主办的《实用中西医结合临床》杂志系公开出版发行的综合性中西医学术期刊（ISSN1671-4040，36-1251/R），为《中国核心期刊（遴选）数据库》、《中国学术期刊（光盘版）》、《中国期刊网》全文数据库入选期刊，获《CAJ-CD规范》执行优秀期刊奖。该刊以弘扬中西医结合学术、贴近临床、注重实用、鼓励创新、中西医并重为宗旨，自2001年12月创刊以来，树立品牌意识，坚持质量第一，在同行中的影响不断扩大，现稿源丰富，刊发的论文已由2002年省内作者为主发展到2003年省外作者稿件占80%以上，发行量为省内医学类期刊首位。2003年出版6期正刊，另出版增刊1期，共发表论文672篇。

法定代表人：熊墨年

单位地址：江西省南昌市文教路221号　　邮政编码：330077

业务联系电话：0791-8511741　　传　真：0791-8511921

成都中医药大学药学院

成都中医药大学药学院(原成都中医药大学药学系)成立于1959年，是全国最早成立的药学院（系）之一。药学院于1959年首创我国第一个中药学本科专业；1989年被批准为全国唯一的中药学国家级重点学科；2001年再次被批准为国家级重点学科；是我国第一批获得硕士学位授予权和第一个获得博士学位授予权的单位；1995年接纳国内第一位中药学博士后科研人员；1996年批准为全国唯一的国家理科基础科学研究与教学人才培养基地中药基础基地；1998年国家在药学院设立唯一的“长江学者奖励计划”中药学特聘教授岗位。

药学院现有教职工92人。其中：专任教师70人，教授（研究员）21人，副教授（副研究员）24人，讲师13人，助教8人（其中5位为研究生），平均年龄42.5岁；教师中有国家教学名师1人（万德光教授），全国优秀教师1人（沈映君教授），国务院学位委员会中医药学科评议组成员1人（李祖伦教授），国家政府特殊津贴6人，四川省学术和技术带头人3人，四川省有突出贡献的中青年专家2人，四川省卫生厅学术和技术带头人3人，四川省学术和技术带头人后备人选6人，成都市有突出贡献的中青年专家1人；博士生导师13人；教师中有博士21人，硕士26人，其中45岁以下教师中博士19人（博士后5人），占中青年教师数的40%。

药学院现有中药学一级学科授位点和中药学博士后流动站，中药学、药理学、药剂学、生药学、药物化学、药物分析6个硕士授位点；本科开设有中药学及中草药栽培与鉴定方向、药学、制药工程、药物制剂、市场营销、中医营养与食疗学、植物保护——药用植物方向等专业和专业方向。药学院现有在校生2178人，其中本科生1979人，硕士生140人，博士生59人，博士后在站人员有6人。药学院在办学规模扩大的同时不断提高办学质量，注重规模和质量的和谐发展，在由高等学校与科研院学位与研究生教育评估所组织的2002～2004年全国一级学科评估中，药学院中药学科排名第二，其中在人才培养方面排名第一，获满分100分。

近五年，药学院承担课题数目、课题经费逐年增加。目前承担在研课题130项，其中“863计划”、“十五”攻关、国家自然科学基金等国家级课题22项。同时承担企业横向课题49项，合同经费达2826万。

药学院同时注重科研平台建设，建有教育部重点实验室——中药材标准化实验室、财政部“中央与地方共建基础实验室”——生药学实验室、国家中医药管理局科研三级实验室、四川省高校重点实验室等多个重点实验室。

甘肃中医学院

一、概况

甘肃中医学院是1978年经国务院批准成立的省属本科院校，具有硕士学位授予权、开展同等学历人员申请硕士学位和专业学位、培养留学生资格。学院现有各类在校学生总数5610人，其中研究生157人，普通高等教育本专科学生4521人，生源来自全国21个省市区。现有职工442名，其中教师236名。教师中正教授级30名，副教授级68名。

学院现开设针灸推拿、中医骨伤、中医临床基础、中医内科学、中医儿科学、中西医结合临床等11个硕士学位专业及中医学、中西医临床医学、医学影像学、临床医学、中医学（中医骨伤方向）、针灸推拿学、中药学、中药栽培与鉴定、药物制剂、公共事业管理、护理学、藏医学等12个本科专业（或方向）以及8个专科专业。2002年起与南京中医药大学联合培养中医儿科学博士研究生。学院坚持以甘肃道地药材、敦煌中医药文献、西部常见病及疑难病的中医药防治等研究为重点，先后承担国家、省部级及其他科研课题228项，出版学术专著211部，获得厅局级以上科技进步奖55项。中医儿科学等11个学科为国家中医药管理局中医药重点学科协作建设单位。

学院始终坚持“教学工作是全院中心工作”的理念，不断推动教学改革，提高教学质量。重新审订了本科各专业的教学大纲。制定了专业发展规划、课程建设规划和精品课程规划实施细则。加强了后期实践教学，拓展了实习基地，现有附属医院2所，非直属附医院4所，教实习医院50余所，实习药厂7个，实习床位15495张。

开展保健按摩师职业技能培训和鉴定工作。2004年共培训和鉴定293人，获得了较好的经济效益和社会效益。

中国医学史馆、中药标本馆、敦煌医学馆荣获国家教学成果二等奖，并与人体标本馆一同被国家科技部、中宣部、教育部、中国科协确定为全国青少年科技教育基地。

二、直属附属医院

直属附属医院占地面积17000多平方米，总建筑面积40000多平方米，设病床400张，全院职工330余人，其中高级职称62人，中级职称86人，甘肃省中青年学术技术带头人5人。医院设有12个临床科室，5个医技科室。中西医结合呼吸科、中西医结合心肾科为甘肃省重点中医药专科。医院配置有飞利浦螺旋CT、德国产全自动生化分析仪、奥林巴斯肠镜等先进的医疗设备，建成了符合国家GPP标准的制剂室。

三、省级实验室

现有中药免疫与分子生物学实验室、中药药理毒理实验室、生物化学实验室、中药生物实验室、中药化学实验室5个省级重点实验室。

四、重点学科

中药生药学学科为国家中医药管理局西部重点学科，硕士培养点。学科主要研究方向：(1)中药的品种考证研究，研究其道地性以及品种演变历史；(2)鉴别中药的真伪优劣，保证临床用药安全；(3)研究和制订中药的质量标准；(4)优良品种的繁育及道地药材种质研究。学科近年来先后获得省级教学成果奖4项，科技进步奖5项，共承担省、厅级科研项目10项；参与完成的国家规划教材及著作共6部，并承担了中草药栽培与鉴定专业8部创新教材中4部主要教材的主编。

中医儿科学学科为甘肃省教育厅重点学科，硕士培养点。学科主要研究方向：(1)小儿精神、神经疾病的中医研究；(2)小儿内分泌失调疾病的中医研究；(3)小儿热病和脾胃疾病的中医研究。学科近年来先后完成和承担国家级、省部级、地厅级科研课题20余项，获得科技进步奖5项；发表学术论文100余篇；出版学术著作8部，开创了我省中医儿科学有所未有的新局面，在小儿精神神经疾病的研究方面已跻身于国内先进行列，成为西部地区中医儿科学领域的一枝奇葩。

中西医结合临床学科为甘肃省教育厅重点学科，硕士培养点。学科主要研究方向：(1)中西医结合防治恶性肿瘤的研究；(2)中西医结合治疗糖尿病及心脑血管疾病的研究；(3)中西医结合治疗慢性心脏病的研究。学科近来先后获得各级科技进步奖10项，承担过省、厅级科研项目30余项，已完成的主要科研项目10余项；参与完成的国家规划教材及著作共12部；发表学术论文80余篇。

中医骨伤科学学科为甘肃省教育厅重点学科，硕士培养点。学科主要研究方向：(1)中医药治疗骨关节病的研究；(2)敦煌医药学治疗骨伤科疾病的研究；(3)中医骨伤科外用药与外固定器械的研究。学科近年来先后共发表论文50篇，出版学术专著5部；获各级科研奖励7项，获得专利2项，承担过省、厅级科研项目20余项，已完成的主要科研项目10余项。

中医内科学学科为甘肃中医学院院级重点学科，硕士培养点。学科主要研究方向：(1)痰瘀学说的理论与应用研究；(2)心脑疾病的中医药防治；(3)中医药防治肿瘤研究。学科近年来先后共发表论文100余篇；出版学术专著10余部；获厅局级科研奖励4项，已完成科研项目8项，目前承担科研项目10余项。

中医临床基础学科为甘肃中医学院院级重点学科，硕士培养点。学科主要研究方向：(1)中医临床基础辨证论治体系及其规律的研究；(2)中医临床基础经典方的临床应用研究；(3)中医临床基础治则治法及方药配伍规律的研究；(4)中医临床基础原著及其学术思想和经验的研究。中医学科近年来先后共发表论文90篇，学术交流10篇；出版学术专著13部；获国家级奖励1项，省部级奖励6项，教育厅级奖励4项，其他科研奖6项。科技成果转让2项，目前承担科研项目18项。

针灸推拿学学科为甘肃中医学院院级重点学科，硕士培养点。学科主要研究方向：(1)传统针刺手法的实验与临床研究；(2)针灸防治免疫性疾病的临床与机理研究；(3)皇甫谧及敦煌针灸文献与应用研究；(4)推拿手法治疗结缔组织疾病的临床与实验研究。学科近年来先后发表学术论文100余篇，出版或参编医学著作14部。完成科研课题10余项，其中获厅局级以上科研、教学奖近10项。转让或被采用的科研成果2项。目前承担的各级科研课题10余项。

五、科研实验中心

学院科研实验中心是学院科学研究的平台，该中心现有分析仪器及基础研究设备66台（套），临床医疗仪器及实验室基础设备23台（套），已接待各类实验人员427人次。建成SPE级动物室，引进SPF级SD大鼠、Wistar大鼠和昆明种小鼠。SPF动物实验室已成功的培育出SPF级SD大鼠、Wistar大鼠和昆明种小鼠，已为院内数项科研课题提供了该标准实验用动物。

六、办学指导思想

学院的办学指导思想是：以邓小平理论和“三个代表”重要思想为指导，全面贯彻党的教育方针，坚持有中国特色社会主义的办学方向，以人才培养为根本，以教学为中心，以学科建设为龙头，以科研开发和医疗服务为支撑，以队伍建设和科学管理为保证，发挥优势，突出特色，深化改革，加快发展，全面提高办学质量和办学效益，不断开创甘肃中医学院各项工作的新局面。

七、办学定位

学院的办学定位是：立足甘肃，服务社会，突出特色，争创一流。经过几年的努力，到2010年，把甘肃中医学院建设成为具有鲜明特色的西北高水平中医药大学。

地　　址：甘肃省兰州市城关区定西东路35号

邮　　编：730000

网　　址：www.gszy.edu.cn

电子信箱：www.yb@gszy.edu.cn

办 公 室：0931-8619329

学 生 处：0931-8627215

继续教育学院：0931-8632315

研究生处：0931-8762800

肇庆市德庆县中医院

德庆县中医院位于粤西地区西江河畔德城镇康城大道，是全县中医医疗、教学、科研的中心，是一所科室完善，设备齐全，拥有雄厚的中、西医科技力量，集中医医疗、教学、科研、预防保健、康复和急救于一体的二级中医医院，并通过爱婴医院评审，近几年多次被肇庆市卫生局和县人民政府评为文明单位。医院床位编制100张，医务人员150人，高、中级专业技术人员30人。住院部设有内科、儿科、骨外科、妇产科病区。临床科室设有急诊、内科、外科、骨伤科、儿科、妇产科、口腔科、五官科、针灸康复科等科室。具有中医特色的专科专病门诊设有老年病、肝病、胃肠道病、颈肩腰腿痛症、痔瘘、皮肤病、心脑血管病专科。配备有500mA X光机、日本日立B超、彩色经颅多普勒、体外震波碎石机、半自动生化分析仪、血球计数仪、心电监护仪、呼吸机、除颤监护仪、电子阴道镜、血液黏度检测仪、心脑血管治疗仪等大批先进诊疗设备。我院一贯秉承"病人至上、质量第一"的服务宗旨，坚持"科技兴医"，狠抓人才培养，走可持续发展之路。近年来，医院的基础设施不断完善，综合技术水平和竞争能力得到不断提高，业务收入连年增长，逐步成为本地区具有自身特色、优势和影响力的中医医院。

院长：徐炎光　　地址：广东省肇庆市德庆县德城镇康城大道4号

邮编：526600　　电话：0758-7765408　　传真：0758-7765408

盘县中医院

单位名称：盘县中医院

地　　址：贵州省六盘水市盘县城关交通路114号

电　　话：0858-3221158

传　　真：0858-3221158

法人代表：王　飞

经营与服务范围：设内科、外科、妇产科、儿科、骨科、预防保健科、综合科等临床科室，配置放射、检验、B超等辅助科室。

前进中的尤溪县中医医院

尤溪县中医医院是一所中医特色浓厚、西医科室健全、中西医结合优势突出的县级综合性中医院，于1999年被国家中医药管理局授予二级甲等中医医院，是城镇职工医疗保险、人寿医疗保险、道路交通事故伤员施救定点医疗机构之一。

医院地处城东三角场朱熹塑像东侧，占地近1000平方米，建筑面积6000平方米；现有卫生技术人员128人，其中高中级职称45人；开放病床100张；设有4个病区和1个门诊部；医院设有13个临床科室和16个专病专科，烧伤科、精神科填补我县空白，骨伤科和哮喘病专科列入市级中医重点建设专科；医技辅助科室齐全，拥有日立7020全自动生化分析仪、荷兰飞利浦彩色B超、北京万东500mA X光机、体外震波碎石机、欧林巴斯纤维胃镜、日本光电血球计数仪和病理切片机、包埋机等一批先进的医疗设备，总值达700多万元。

医院外科能开展普外、泌尿系统、甲状腺切除等手术，骨伤科能开展全髋关节置换术、椎弓根钉内固定术、腰椎间盘突出髓核摘除术、白内障人工晶体植入术、眼球摘除术、烧伤微粒皮移植术、异种皮覆盖术和妇产科疾病等高难度手术。

医院坚持以中医为主、中西医结合为办院方向，以创建全国农村中医工作先进县为契机，大力宣传中医、弘扬中医、发展中医，"以病人为中心，提高优质服务"为宗旨，力争把医院建设成为功能健全、人才齐备、技术精湛、设备先进、特色明显、优势突出、服务配套、声誉良好的现代化中医医院。

河南省新密市中医院

河南省新密市中医院艰苦创业、奋力拼搏，取得医院各项建设的辉煌成就。该院占地面积2万余平方米，总建筑面积4万余平方米，职工500余人，成为集医疗、急救、教学、科研、预防保健、社区卫生服务于一体的现代化综合性中医医院。

该院是新密市120急救中心依托医院、市交通事故救治中心、市矿山抢险救护中心、市核磁共振及CT诊断中心、市职工医疗保险定点医院。

医院设有内一（呼吸、消化、内分泌、血液）、内二（心血管、脑血管）、内三（儿科）、外一（胸心、泌尿）、外二（骨伤科）、外三（脑外科）、外四（脊柱科）、外五（烧伤整形科）、外六（普外、肿瘤）、妇产科、五官科、肛肠科十二个病区，年收治住院患者万余人次。

门诊设有中医内科、西医内科、中西医结合内科、外科、骨科、烧伤整形科、妇产科、儿科、神经内科、消化呼吸、内分泌、肝胆病、糖尿病、心肾病、乳腺病、皮肤病、肛肠病、震颤、中风等50多个专病专科及专家门诊，年门诊量10万余人次。

医院拥有全省县（市）级医院首台美国GE开放型核磁共振、日本1秒螺旋CT、美国GE公司C形臂X线机、彩超、B超、电子胃镜、胃肠遥控、双通道彩色经颅多普勒、体外碎石机、全自动生化分析仪等一大批医疗设备及配套的急诊急救设备和功能齐全的检测、检验系统。

科学管理、人才优势、设备齐全、项目精尖为河南省新密市中医院插上了腾飞的翅膀。一批批中医特色突出、中西医结合的医疗项目在临床工作中显示出该院与众不同的独特魅力，增添着无穷的发展后劲。

该院开展的介入治疗术、机械通气治疗肺心病并呼吸衰竭、心脏起搏器安装术、溶栓治疗脑梗塞、骨水泥加固骨质术、膝关节置换术、肾脏移植术、开胸心肺修补术、异种及异体皮移植术、断肢（指）再植术等一系列高科技特色医疗项目，影响市内外，有些填补省内空白。

如今河南省新密市中医院现代化的设施和多功能装备让患者来院倍感省时、省力和舒心，成为新密市卫生行业的标兵和广大患者心目中的放心医院。

该院坚持以人为本的服务观念，强化服务意识，规范服务行为，培养敬业理念，建立起了文明行医、热忱服务、全面提高医疗服务质量的运行体系。全院实现了微机化管理，药品、卫材、物品公开招标采购。各种收费标准公示于众，实施一日清单制、人员竞争上岗、工作量化考核。他们坚持上山下乡为群众义诊，病房开展温馨化服务，广泛征求患者意见，定期召开院外监督员会议。

医院先后被授予全国示范中医院、全国二级甲等中医院、全国爱婴医院、全国明明白白消费十佳放心医院、河南省文明单位、河南省职业道德建设先进单位、物价信得过单位等称号。院长冯国辰同志先后被河南省、郑州市授予“五一劳动奖章”和“十佳职工”等荣誉称号。

单位名称：河南省新密市中医院　　法人代表：冯国辰

地　　址：河南省新密市密新北路2号

传　　真：0371-9822996　　邮　　编：452370

电　　话：0371-9879799　　急救电话：120

健康咨询电话：0371-3166666

中国国情网网址：WWW.CHINA-NS.COM

贵州省　三穗县中医院

名称：贵州省三穗县中医院

地址：贵州省三穗县八弓镇富民路

邮编：556500

电话：0855-4522999 / 4522231 / 4526674

传真：0855-4526674

法人代表：杨远清

服务内容：中西医结合诊疗各科常见病、疑难杂症。特色专科有骨科专科、肝病专科、肾病专科、皮肤病专科等。并广泛收集研究民族民间秘方验方。

武鸣县人民中医院

该院始建于1954年，前身为武鸣县城厢中医联合诊所，1963年改为集体所有制，更名县中医院，1979年5月转入全民所有制事业单位，更名为武鸣县人民中医院，是一所集中西医临床、教学、中医科研、养生、保健、康复于一体的综合性中医院。

医院占地面积12482m²，总建筑面积14000m²，分有3个服务基地，第一门诊部和留医部在县城西部，第二门诊部在旧城中（原老字号诊所），第三门诊部在城南，为口腔科服务点。现有职工136人，其中卫技人员128人，高级职称7人，中级职称53人，开设病床90张，设有中西医结合内科、外科、妇科、儿科、骨伤、针灸推拿、眼科、耳鼻喉、肛肠、皮肤、防保、药科、放射、检验和功能科，还有肝胆病、脾胃病、肾病、面瘫、痛证等特色专病专科。急诊科设观察床6张，留医部开设病床90张，有中西医结合儿科、肝科、普外、骨科、妇科等病区。

医院主要设备有：进口全身CT机、B超、X光机、多功能麻醉机、体外震波碎石机、血液透析机、脑中风治疗仪、脑电地形图机、心电16导同步分析系统、半自动生化仪、全自动血球计数仪、多参数监护仪、数码阴道镜、红外光谱治疗仪、盆腔炎治疗仪、多功能微波治疗仪、纤维胃镜，新近配置医院信息管理系统（12个工作站）和医保计算机管理系统，设备价值400万元，医院固定资产总值约1200万元。

医院已能开展颅脑、颈部、脊椎、腹部、泌尿、肛肠的常见手术，普通肿瘤手术，前列腺电切术，气压弹道碎石术，髋、膝关节置换术等70多项普通和较高难度手术。

医院先后被评为二级甲等中医医院、市文明单位。2001年12月，武鸣县通过全国农村中医工作先进县的评审验收，中医院达到作为龙头医院的建设标准。

地　　址：广西武鸣县城厢镇五海路6号

法人代表：潘源浩

电话、传真：0771—6226473

重庆市涪陵区中医院

重庆市涪陵区中医院始建于20世纪70年代，是涪陵区唯一一所二级甲等综合性中医院，重庆市示范中医院建设单位，是涪陵区医疗保险、工伤事故定点医疗单位，是第三军医大学大坪医院创伤中心涪陵分部，重庆市120急救网络医院，是成都中医药大学、重庆医科大学中医学院、重庆市第三卫校、万县中医学校教学基地。现有在岗职工266人，高级职称22人，中级职称83人。设有1个住院部、2个门诊部及1个社区服务站，床位编制210张。拥有高档螺旋CT、意大利百胜彩色B超、万东程控500mAX线机、NHC—35C型臂高频X线机等总值达1000余万元的先进医疗设备。医院以骨伤科、中风偏瘫科为特色科室，骨外科能开展钢丝内固定取出术、膝关节髌骨包块切除术、掌骨骨折复位钢丝捆绑内固定及股骨、粗隆下段粉碎性骨折髓内针内固定术、全髋关节置换等骨外科手术；外科能开展腹腔镜各种手术及肝癌肝右叶切除术、脾切除等大中型手术。该院中药饮片质量优良，实行的中药饮片单剂量小包装开创了渝东南片区中药饮片小包装之先河。医院以“特色、诚信、环境、品牌”为办院宗旨，立足发展、锐意改革、强化管理、突出特色、完善功能，多渠道培养人才。近两年来，在全国及省级以上刊物发表学术论文200余篇，通过了3项科研项目成果鉴定。多年来医院一直保持市（区）级精神文明、计划生育、爱国卫生、社会治安综合治理及“非典”防治工作先进单位。目前医院按照重庆市中医发展规划，正努力建设成为渝东南片区中医医、教、研中心。

院　　长：郭　川

单位地址：重庆市涪陵区广场路64号

邮政编码：408000

院　　办：023—72222943

黑龙江省哈尔滨市呼兰区中医医院

该院是呼兰区建院较早的一所中医医疗机构，现为国家二级甲等中医医院，哈尔滨医科大学协作医院。医院有房屋8748平方米，门诊部设有急症科、胃病专科、肿瘤专科、糖尿病专科，肝病专科、胆病专科、结石专科、肾病专科、皮肤性病专科、风湿及类风湿专科、心脑血管专科、针灸按摩科、儿科、中医妇科、计划生育科、理疗科等，均由名老中医及专家全天出诊。

住院处设有内科、外科、脑外科、泌尿外科、肛肠科、骨科、妇科、神经内科、康复科、儿科等。

医院现有核磁共振、高压氧舱、双排螺旋CT、碎石机、JZS50型移动式手术C型臂X线机、胃镜、数字遥控X线机、数字彩色多普勒超声诊断仪、经颅多普勒、全自动血球仪、彩色脑地形图仪、全自动生化仪、多功能心电仪、心频仪、血流变仪、放免仪、多参数监护仪等，千元以上设备70多台件，真正达到了设备先进、齐全的二甲医院标准。

2000年该院被评为市级安全文明单位；2001年被评为卫生系统先进单位标兵、省级安全文明单位、哈尔滨市劳动模范大会先进集体，2002年被评为“九五”期间市卫生科教工作先进集体、青年文明号；2003年被评为区级扶贫助残先进集体、市文明标兵单位。

重庆市荣昌县中医院

重庆市荣昌县红十字会创伤急救专科医院

荣昌县中医院位于昌元镇西大街101号，是一所全民所有制国家二级乙等综合性医院，为医疗保险、工伤保险、交通事故医疗定点医院和爱婴医院。交通方便，环境舒适优美，是较理想的诊疗场所。新建门诊大楼和住院大楼各一幢。拥有中心供氧、寻呼、电视、卫生间、空调等为一体的较为完善的住院设施。为了提高医院的业务技术水平，与第三军医大学大坪医院结为技术协作指导单位；2001年被重庆红十字会确定为“荣昌县红十字会创伤急救专科医院”，同年创建市级“放心药房”并被验收合格，为全县首家获得市级“放心药房”称号的单位。在全院职工的共同努力下，医院连续获“重庆市卫生工作先进集体”、“县级最佳文明单位”及“信得过医院”等荣誉称号。2002年，被重庆市卫生局确定为市级“示范中医院”建设单位。

医院现有在职职工148人，其中各级各类专业技术人员133人，高中级职称37人，技术结构合理，拥有一批年富力强的中青年技术人才，技术力量雄厚，特别以儿科、肝胆肾病科、骨伤科、针灸理疗科、五官科、肛肠科享有盛名，并承担了临床带习、进修等任务，先后为基层医院培养了一大批专业技术人员。医院专业人员注重业务学习，先后在国家、省、市级学术刊物上发表论文50余篇，曾编辑出版了《临证真言》一、二集。

医院开设1个住院部和2个门诊部。住院部设有内科、儿科、妇产科、骨外科几个病区，编制病床180张；门诊部设有中、西医内科、儿科、妇产科、肝胆肾病科、针灸理疗科、皮肤科、骨伤科、疼痛专科、五官科、口腔科、肛肠科、普外科、老年病科；新开设肝炎专科、泌尿专科、体外碎石科和肿瘤科。医技科设有放射科、检验科、B超室、胃镜室、心电图、脑电/脑地形图科、病理检查室。拥有动态心电图机、B超、多极射频肿瘤消融治疗仪、心电图仪、脑电/脑地形图仪（电脑型）、经颅多普勒检查仪、阴道镜、500mA X光机、泪道激光综合治疗机、多功能麻醉机、胃镜及显像系统、膀胱镜、动态心电监护仪、裂隙灯显微镜、电脑电动牵引床、煎药机、打包机、尿液分析仪、血球分析仪、自动DNA基因扩增仪、电解质分析仪、糖尿病治疗仪、新型高档牙科综合治疗机、二氧化碳激光治疗机、笑气无痛人流装置等国内外先进设备。

医院坚持突出中医特色、中西医并重的办院方向，坚持“质量第一、服务第一、病人至上”的服务宗旨，坚持两个文明一起抓，强化医疗质量，开展“以病人为中心”的全程优质服务活动。

荣昌县中医院正准备扩大规模，开通进出口通道，培训专科人才，增添高档设备，开设新的科室，提高医疗质量，全面地促进两个文明建设，更好地为人民的健康服务，为荣昌的经济建设保驾护航。

天津市红桥区中医医院

天津市红桥区中医医院是一所二级甲等中医院，座落在红桥区西于庄城防里大街35号。医院设有门诊部、住院部和专科特色门诊。全院医务人员120人，其中主任医师3人，副主任医师8人，中级专业技术人员占医务人员的30%以上。

住院部设病床120张。门诊科室有：中医内、外、儿、妇，中西医结合科、急症科、针灸理疗科、骨伤按摩科、心理咨询科、皮肤病、脉管病等专科。并在区内设有4个六位一体的示范中医社区服务站，为社区患者服务。为配合临床科室的检查诊断，检验、放射、B超、彩超等功能科装备有各种现代化的检查诊断治疗仪器设备。医院的中药制剂室生产的50余个中成药品种，可为医院临床科室和专科门诊提供专病专药，并列为医疗保险报销范围。红桥区精神病防治康复中心和戒酒康复治疗中心设在本院，可以为精神心理患者和酒精依赖患者提供门诊咨询和住院治疗。

坚持中医中药特色，走中西医结合之路已成为我们的办院方向，“修身敬业、育人正风、弘扬岐黄、医患和衷”是我们的办院宗旨。

法人代表：吴炳忠

电　　话：022—26372058

地　　址：天津市红桥区西于庄城防里大街35号

邮　　编：300132

重庆市奉节县中医院

奉节县中医院建立于1990年，建院十余年来，我院已发展为突出中医特色，集医、教、研为一体的中西医并行发展的县级非营利综合性医院、国家爱婴医院，是全县中医药业务中心和万县卫校、万县中医药学校的实习基地，是全县急救及多家保险公司和全县医疗保险定点医疗机构。

医院占地面积4800平方米，建筑面积16500平方米，业务用房达7800平方米，编制病床180张。医院现有在岗职工71人，其中副高级职称5人，中级职称23人，初级职称25人，卫生专业技术人员占职工总数75%。拥有螺旋CT、500mA X光机、彩超、脑血流图、全自动生化仪、体外震波碎石机等国内外先进大型医疗仪器和设备100余台（件），配备有救护车，免费接诊病人。现设有门诊部2个，住院病区1个和中西医内、外、妇、儿、骨伤、急诊等20余个临床科室及CT、脑电图等10余个医技功能科室。开展了普外科、骨伤科、妇产科等各科手术。

医院先后被授予县文明单位、卫生单位、综合治理达标单位、巾帼文明示范岗、先进党支部、药品质量信得过单位、执行价格法规最佳单位等荣誉称号。

我院新建的6000余平方米住院大楼已于10月1日开业，为满足不同层次患者的需求，设置有宾馆式高级病房和普通病房，为患者提供方便、价廉、优质、高效的医疗服务。

我们的理念是“病人就是上帝”。我们将以诚信服务赢得上帝的满意。

湖南中医药高等专科学校

湖南中医药高等专科学校是经国家教育部批准，在原湖南省中医药学校基础上成立的全日制普通高等专科学校，隶属省卫生厅、教育厅。

学校地处中南交通枢纽——株洲市，交通便利，环境优美。校本部占地242.64亩，建筑面积6.8万平方米，教学仪器设备总值1200余万元；图书馆藏书18万册，各类专业期刊700余种。另有附属医院3家，编制病床1050张，教学医院2家，实习饮片加工厂1家，其他实习医院（厂、公司）70家。学校师资力量雄厚，职称结构合理，近几年已完成和正在进行的科研项目共45项，主编或参编教材47部，主编或参编专著44部，在各级专业期刊上发表论文500余篇。

学校以普通专科教育为主，开办成人专科教育，兼容普通中专。现设临床医学系、药学系、护理系、康复保健系、公共课部、基础医学部、成人教育部等7个系部，开设有中医学、中西医结合临床医学、中医骨伤、针灸推拿、中药学、护理学、康复治疗技术、中药制药技术、药品质量检测技术等9个专科层次的专业及部分中专专业，在校生4000余人，是我国中医药专科教育的重要组成部分。

黑龙江省嫩江县中医院

嫩江县中医院始建于1979年8月，现有在编职工168人，卫生技术人员128人。中共正式党员37人。共开设120张病床，25个临床科室，其中设有肾病专科、中西医结合治疗心脑血管病专科等8个特色专科。并设有医务科等12个行政管理科室。医院建筑面积8618平方米，占地面积1万平方米。现有西门子螺旋CT扫描机、飞利浦－4000数字化彩色超声诊断仪等现代化的医疗设备20多台件，固定资产总值2000多万元。年业务收入700多万元。我院近年来开展和引进了颅内血肿微创碎吸术、腰间盘脱出介入治疗、肿瘤切除术等30多项新技术和疗法。建立了ICU病房，在中医内科、妇科、骨伤、肛肠、非药物治疗中心、心脑血管病、糖尿病、肝胆病、高血压病等中医专科疾病的治疗上，发挥中医药之专长，在人民群众中享有较高信誉，是一所集医疗、教学、科研、保健、急救为一体的具有较强综合实力的二级甲等医院。

1995年初，在县委、县政府及卫生局党委的关怀和支持下，重新组建了以周晓平为首的新一届领导班子。新一届领导班子面对当时中医院房屋简陋、设备陈旧、阻碍医院医疗服务工作正常进行和中医事业发展的局面，院领导班子开拓创新，锐意改革，打破旧的管理模式，引入竞争机制，作出了一系列改革：一是改革工资分配制度；二是加大科技投入，建立适应时代发展需要的人才梯队；三是购置和引进现代化医疗设备，四是加强基础环境建设，营造经济发展宽松环境；五是改革人事制度，实行末位淘汰制；六是强化内涵质量建设，突出中医特色6项重大决策。经过近10年的艰苦奋斗，就地翻建了8168平方米的门诊楼和住院楼，职工年工资人均收入由1995年前的3000元增至现在的1.6万元。嫩江县中医院在困境中崛起，在全省县级中医院固定资产投入的评比中名列前茅，是一个面貌一新、环境优雅、病房宾馆化、庭院公园化、设备现代化、管理科学化、服务优质化、专业技术人才文化高层次化的现代化医院，承担着嫩江县城乡50多万人的以中医药为主的医疗保健任务。

单位名称：黑龙江省嫩江县中医院
法人代表：周晓平
通讯地址：黑龙江省嫩江县中医院
邮　　编：161400
电　　话：0456—7522403
传　　真：0456—7522403

安徽省阜阳卫生学校

安徽省阜阳卫生学校经省人民政府批准，创建于1958年春，校舍占地面积7.7334万平方米，建筑总面积5.5921万平方米。多年来学校不断改善办学条件，加大资金投入，教学设备更新较快，除建有语音室、计算机室、电教室等外，还建有6个专业的近30个实验室；图书馆藏书达10万余册，并新建有教学大楼、学生公寓楼，环境优美。

学校除开设有护理学、助产、中医医疗、医学影像诊断、中西医结合、妇幼卫生等全日制中专外，还开设了临床医疗、护理学、中医医疗等专业的全日制专科。现在，在校学生近3000人。学校每年为全省输送卫生技术人员700余人。

学校始终把师资队伍建设作为头等大事来抓，目前已形成一个中青年骨干教师群体，在242人的教职工中，高级职称51人，中级职称47人。他们精通业务，教书育人，钟情教坛，有30余人参加全国及省有关教材编写，其中11位担任主编、副主编等，每年在省级以上刊物发表学术论文均在30篇以上，先后有4人当选为省、市、区人大代表，3人为市政协常委、委员，有10人被评为省、市级优秀教师。不少教师成为全省中等卫校的学科带头人。学校先后被省教育厅、卫生厅评为教育工作评估合格单位、省级体育卫生工作评估优秀单位、市人民政府文明单位等，被誉为师资队伍建设达标、学术气氛浓厚的学校。

目前学校领导班子敢于改革，勇于创新，进一步搞好学校规划，积极探索适应社会主义市场经济的办学途径。

法人：刘进忠
电话：0558—2567061
传真：0558—2567061
地址：安徽省阜阳市临泉路511号
邮编：236015
网址：www.fywx7061@163.com

仲景故里奇芬葩艳　红杏出墙春满园

前进中的南阳中医药学校

南阳中医药学校的前身是云阳中医药学校，创建于1978年。南阳理工学院张仲景国医学院的前身是张仲景国医大学，创办于1985年。1992年两校合并。1993年元月，国家教委批准成立南阳理工学院，将张仲景国医大学作为国医国药系并入该院。为集中力量办好仲景故里的中医药教育，原南阳行署决定该系仍在原址办学，人、财、物和教学工作由南阳中医药学校负责，从而形成了大、中专两个层次的办学模式。

学校座落在医圣仲景故里南阳市西南隅风景秀丽的卧龙岗上，与驰名中外的名胜古迹武侯祠相毗邻。校园占地面积216亩，建筑面积10万平方米，教学用房面积7万平方米，建有附属医院、药用植物园、饮片加工厂、43个教学实习基地和全国一流的中药标本馆。开设有实验室26个，实验仪器设备价值1800万元。馆藏图书25万册，各类期刊杂志540余种。学校创办的《国医论坛》杂志面向国内外公开发行，是研究仲景学说和中医基础理论的中心论坛。学校附属医院为省二级中医院、市医疗保险定点医院，其专家门诊在全市有着广泛影响。

学校现有教职工407人，专兼职教师229人，其中教授、主任医师7人，副教授、高级讲师58人，中级职称109人，其中全国优秀中医临床人才3人，河南省中医重点人才2人，享受国务院特殊津贴1人，省管专家1人，市级专业技术带头人12人。学校开设有中医医疗、中西医结合、高级护理、中药、中医骨伤等10个专业，在校生总数6000余人，生源遍布全国21个省、区。连续19年举办全日制普通大专，同时还与河南中医学院、湖北中医学院联合举办本科和在职研究生教育。韩国、新西兰、马来西亚中医留学生班即将开办。

建校26年来，特别是两校合并10余年来，学校历届领导班子团结务实，抢抓机遇，与时俱进，带领全校师生艰苦创业，奋力拼搏，学校面貌日新月异，办学条件不断完善，办学规模迅速扩大，教学质量稳步提高，社会影响不断扩大，成为全省乃至全国发展较快的中等专业学校。近年来，学校连年荣获全省统考第一名，被国家中医药管理局命名为“全国重点中医药学校”，被教育部首批命名为“国家级重点中专”，被省委、省政府命名为“省级文明单位”，还先后荣获“省级卫生先进单位”、全省“中医工作先进单位”、市级“先进党委”、“思想政治工作先进单位”、“花园式单位”等20多项荣誉称号。

河南省中医药研究院附属癫痫病医院

河南省中医药研究院附属癫痫病医院是经河南省中医管理局批准设置成立的以治疗脑科疾病为主的中医专科医院，医院设有河南省中医癫痫病医疗中心、小儿多动症、小儿脑瘫、脑萎缩、小儿肌肉病等科室。医院技术力量雄厚，拥有进口全身CT、数字化24小时动态脑电图、小儿感统训练仪等大型先进医疗设备，加之其他完备的常规检验仪器，并由国内外著名的专家坐诊，为科学地诊治患者提供了保障。其中，中医药治疗癫痫具有独特的优势，其治疗水平居国内领先地位，微机库记录接受诊治的病人达20余万例，病人来自全国并辐射到东南亚地区。

前进中的博白县中医院

博白县中医院位于博白县城区中心，占地面积9483平方米，建筑面积13300多平方米。现有职工260多人，卫生技术人员210人，其中高级职称10人，中级职称83人。医院设有内科、外科、骨科、妇产科、儿科、急诊科、针灸科等13个临床科室和15个专病专科诊室。开放病床130张，年门诊量10万人次，年住院病人3000多人次。医院医疗设备先进，主要设备有进口CT、大型X光机等。

博白县中医院坚持"全心全意为人民服务"的办院宗旨，竭诚为广大病人提供高效、优质的服务。获得上级部门和患者的一致好评，医院先后被评为"国家二级甲等中医医院"、"广西壮族自治区示范中医医院"。

地址：广西壮族自治区博白县城人民北路013号　　邮编：537600

电话：0775—8322725　　传真：0775—8322725

院长：何　川　　电话：0775—8328858

天津市北辰区中医医院

天津市北辰区中医医院1989年建成正式开诊，该院座落于天津市北辰区政治、经济、文化中心，占地面积8000多平方米，是一所以中医特色为主、中西医结合的"二级甲等"、"全国示范"中医医院，连续多年被评为市级"文明单位"、"价格、计量信得过单位"、"卫生先进单位"称号，并获得了首届"十佳文明窗口单位"和"明明白白看病百姓放心医院"称号。

医院内部全面运行国际质量管理体系，2004年4月顺利通过德国TUV产品服务公司对该院实施的ISO9001：2000国际质量管理体系认证审核。

医院拥有日本东芝螺旋CT、日本东芝彩色B超、德国DWL彩色经颅多普勒、德国产鲁道夫腹腔镜、鲁夫曼X光机、西门子介入治疗设备、全自动生化分析仪等一大批进口医疗设备。

医院注重中医特色专科建设，先后成立脑血管病、心血管病、肿瘤、糖尿病、腔镜治疗中心，脑血管病专科在"脑中风"的治疗中全面推行"卒中单元"医疗模式，运用腹针、头皮针、亚低温、激光、溶栓、康复等疗法开展个体化治疗。中医儿科、中医骨伤科、泌尿生殖皮肤科、耳鼻喉科、糖尿病、肿瘤专科等开发研制、使用特色中药制剂，发挥中医、中药在治疗上的优势。医院先后成立青光西院和4个社区医疗中心，在运用中医、中药为社区居民提供医疗服务的同时，积极配合《中华人民共和国中医药条例》的实施，宣传中医药知识。

医院实施人才、科技兴院战略。先后引进博士生、硕士生、副高级以上职称的专业技术人员20多名，并加强科研立项工作，"前列腺液白细胞计数及参考值测定"、"心复康丸对冠心病心功能、心室重塑影响的研究"2项科研课题一次性通过市级科技成果的鉴定。

2004年为满足人民日益增长的医疗需求，提升医院整体医疗水平和服务质量，使医院实现可持续性发展，一座建筑面积达20000平方米的智能化、现代化的住院综合楼已破土动工。"关注百姓健康、真诚服务百姓"，北辰中医医院全体员工正在以"爱院、敬业、创新、乐群"的理念，以饱满的热情，向着一流人才、一流设备、一流技术、一流管理的目标阔步前进！

法人代表：陈文慧

联系电话：022—26391338

医院地址：天津市北辰区京津公路集贤道西口

邮政编码：300400

医院网址：www.bczhongyi.com

电子邮件：bczy@bczhongyi.com

南昌市第二中西医结合医院

1. 基本情况：医院创建于1957年，迄今40余年，隶属于东湖区卫生局，是一所以中医特色为主，融中、西医结合为一体的综合性医院；下设1个分院、7个社区卫生服务站，2个门诊部。总院位于子固路106号，分院位于红谷滩新区沙井住宅小区内，7个社区卫生服务站分布在东湖区董家窑街道和豫章街道辖区内。全部医疗用房面积达4930平方米。

2002年通过审核被定为南昌市城镇职工基本医疗保险定点医院；2004年通过结构和功能改革转型为社区卫生服务中心，实行两块牌子对外的六位一体的医疗服务机构。

2. 人员结构：医院现有在职职工66人，其中副高以上专业技术人员7名，中级职称16名，初级职称31名，管理及后勤人员12名。

3. 科室设置：医院设有内科、外科、妇科、儿科、口腔科、皮肤科、中医外科、中医肝病科、中医内科、颈肩腰腿痛科、神经内科、尿床科、增高科、甲亢科、糖尿病科、五官科、眼科、泌尿科、医疗美容科等。医院以中医外科、中医肝病科为特色科室。

4. 有形资产：医院除上述房屋外，拥有医疗设备约130万元，包括日本产阿洛卡B超、300mA及500mA X光机、半自动生化仪、牙病综合治疗器、尿液分析仪、尿八项检测仪、血细胞分析仪等设备。

5. 无形资产：医院建院40多年来，遵循“一切以病人为中心”的办院宗旨，随时为社区居民提供及时、方便、价廉的基本医疗服务。尤其是我院中医外科、肝病科、疑难杂病科等具有40多年历史，蜚声于市内外。由于领导工作得力，医院开业至今未发生一起医疗事故，并连续多年被辖区街道办事处评为社会治安综合治理先进单位、计划生育“三无”先进单位、区级精神文明单位。

法人代表：许秀柏

地　　址：江西省南昌市子固路106号

邮　　编：330008

电　　话：0791—6700113

传　　真：0791—6701205

湖北省麻城市中医院

单位名称：湖北省麻城市中医院　　院长、法人代表：陈永平

联系地址：湖北省麻城市陵园路28号　　邮　　编：438300

电　　话：0713-2912406　　传　　真：0713-2912406

麻城市中医院是一所以中医为主的中西医结合全民所有制中医综合性医院。1995年被国家卫生部授予二级甲等中医医院，是麻城市中医药医教研基地和指导中心。

医院占地面积8146平方米，建筑面积6772平方米，设床位200床，目前已开放100张。现有职工236人，其中专业技术人员176人，高级职称20人，中级职称76人，大专以上学历98人。医院开设有内科、外科、妇产科、儿科、皮肤科、五官科、口腔科、肛肠科、康复科、心脑血管专科、骨伤专科、乳腺病专科。医疗业务以中医为主，中西医结合，学科齐全，专科特色突出，具备了诊疗常见病、多发病、危、急、重症病和疑难病的能力。目前医院坚持开拓进取、求真务实、科技兴院、专科兴医、引进竞争激励机制和滚动发展的思路，各项建设发展逐渐步入快车道。

新疆霍城县中医医院

地　　址：新疆霍城县新荣西路南二巷13号　　邮　　编：835200
电　　话：0999—3022629　　传　　真：0999—3022629
法人代表：侯其伟(院长兼党支部书记)　　电子邮箱：hczyy@xjuit.com

经营与服务内容：霍城县中医医院重视特色科室的发展，本着中医为主、中西结合的原则办院，加强专病建设，开设特色专科，提倡“以人为本”、“以病人为中心”，为患者提供最优质的服务。医院开设有：肝胆病专科、风湿病专科、哮喘病专科、糖尿病专科、心血管病专科、脑血管病专科、椎间盘突出症专科、中风症专科、痔瘘专科、消化道溃疡专科、皮肤病专科、妇女不孕症专科等12个专科。为广大霍城人民提供医疗、预防及保健工作。

开封市第一中医院

开封市第一中医院始建于1959年，目前已发展成为集医疗、教学、预防、康复为一体的豫东地区首家二级甲等综合性中医院。医院占地15亩，建筑面积10523平方米，固定资产1610万元，设备总值900余万元。现有职工448人，在职职工306人，专业技术人员223人，其中高级卫生技术人员31人，中级卫生技术人员84人，初级卫生技术人员108人。医院编制床位273张，实际开放床位200张。医院目前设有1个急救中心，6个病区，4个门诊部，3个市级专业研究所，2个市级专科医院，1个市级防治研究中心。门诊部设有一级科室22个，二级科室18个。医院医技科室齐全，设备先进，拥有美国产2800型螺旋CT、彩色多普勒等先进的诊疗设备60余件，能开展100多种检查项目。近年来，获得省、市科研成果奖13项，发表学术论文1000余篇，出版专著80余部，先后获得河南省卫生系统先进集体、河南省文明中医院、河南省医药科技先进单位、河南省中医工作先进集体、开封市文明医院单位标兵、河南省中医学院先进教学基地等数十项殊荣。近日，该院重点专科糖尿病医院被评为“全国十佳糖尿病专科医院”，全国人大常委会副委员长布赫亲笔题词：“全国十佳，技术领先”。医院探索出了一条在新形势下健康快速发展的道路，出现了科技兴院、品牌带动的良好局面。

河南辉县市中医院

辉县市中医院位于西环路南段，始建于1990年底，现占地24584m^2，建筑面积13326m^2，开放床位160张，固定资产1500余万元，是国家二级甲等中医院、河南省重点中医院、爱婴医院，也是河南中医学院教学实习医院和辉县市多种医疗保险、法医门诊、农村合作医疗的定点医院。同时，辉县市交通事故急救中心、骨伤救治中心、烧伤创疡科技医疗中心及新乡法医临床司法鉴定所、省骨关节病治疗分中心均设在该院。

医院设有临床科室30多个，除内、外、妇、儿、急诊等普通科室外，以骨伤、骨关节病、肛肠、烧伤、针灸理疗、推拿按摩科为重点科室，另设风湿病、肝胆病、脾胃病等中医专病门诊。

医院拥有德国西门子全身CT机、850mAX光机、美国百胜彩超、C型臂X光机、彩色经颅多普勒、欧林巴斯电子胃镜、体外冲击碎石机等精良设备，总价值900万元。拥有职工300名，其中高级职称17名，中级职称54名，中专以上学历者占82%。14年来，全院完成地厅级以上科研成果、专利20余项，发表论文200余篇，参编著作23部，开展新技术项目120余项。

医院曾荣获“全国明白看病百姓放心医院”、“省卫生系统先进集体”、“省级卫生单位”、“新乡市消费者信得过单位”等荣誉称号，并多次被《中国中医药报》、《健康报》、《河南日报》等媒体报道。

地　　址：河南省辉县市西环路南段　　邮　　编：453600　　法人代表：赵士运
电　　话：0373—6291464　　传　　真：0373—6283538
网　　址：www.hnwsy1.com　　电子信箱：hxszyy@120un.com.cn

内蒙古呼伦贝尔蒙医学校

内蒙古呼伦贝尔蒙医学校始建于1976年，是全区乃至全国唯一的一所蒙医药中等专业学校，担负着培养全区12个盟市及全国蒙古语协作八省区蒙医药中等专业技术人才的重任。

学校被自治区人民政府批准为合格中专院校。1998年经自治区人民政府批准，增挂了“内蒙古呼伦贝尔蒙医药成人中专”、“呼伦贝尔蒙医药教育培训中心”的牌子；2001年与内蒙古民族大学联合办学，又增挂“内蒙古民族大学职业技术学院呼伦贝尔分院”的牌子，实行了一校四牌的特色组合。

学校占地面积40600平方米，建筑面积25000平方米，其中教学使用面积6500平方米，有教学楼、宿舍楼、办公楼、礼堂、门诊综合楼、蒙药制剂室、社区服务站、蒙药材开发种植基地等。校内设教务科等13个职能科室。有解剖、生理、病理、微生物、护理、蒙药标本、蒙药方剂、炮制、化学等15个实验室。学校配备相当数量的现代化教学设备，电化教学室配有彩电、VCD、摄像机、投影电视等。多媒体语音教室配备120余台686型奔腾3代多功能计算机。建有功能先进的校园网络，图书馆藏书4万5千多册，各种期刊报纸百余种，教工、学生阅览室可容纳170多人。学校固定资产2500万元，其中教学仪器设备总值达230万元。

学校管理体制为校长责任制，校领导班子年富力强，团结协作，勇于开拓创新。校长宝音，副校长布仁巴雅尔、阿吉拉，党委副书记邱革评。现有教职工168人，高级职称26人，中级职称55人，专任教师大学本科学历99%以上，有80%的教师能用蒙汉两种语言授课。

近年来，学校先后开设了蒙西医结合医士、蒙西药士、护士（蒙授、汉授）、针灸推拿医士、五官医士、西医士、检验医士、中西医结合医士、医学美容医士等专业。现有18个教学班，1200名学生。

1995年学校被自治区教育厅、民委授予“全区民族教育先进集体”称号；1996年被国家中医药管理局认定为全国8所重点达标中专学校中的唯一一所民族医药学校；1997年被国家中医药管理局评为全国中医药学校统计工作先进单位；1998年在全区17所中专卫校办学水平评估中以107.4分的成绩名列第四；1999年被呼盟委、行署评为教育先进集体；同年被呼盟教育局评为教育教学管理优秀单位；2000年被呼盟委、行署评为民族团结进步模范集体。校党委连续多年被评为优秀党委、综合治理优胜单位；2003年被呼伦贝尔市绿化委评为“呼伦贝尔市花园式单位”。现学校正在申报并参加自治区重点中专学校评审工作，呼卫字（2004）66号文件正式批准成立呼伦贝尔蒙医学校附属蒙医医院。如今蒙医学校全体教职员工正在以校长宝音为首的领导班子的带领下，与时俱进，艰苦创业，奋发有为，为边疆少数民族的卫生教育事业的发展作出更大的贡献。

江西省南康市中医院

南康市中医院是省级示范中医院和省中西医结合急症医疗中心，是江西中医学院教学基地、省级文明单位，是本地区技术力量雄厚、仪器设备先进、服务功能完善、规模最大的综合性二级甲等中医院。

我院创建于1983年，是一所以中西医急诊医疗中心为龙头，以中西医结合为方向，集医疗、教学、预防、保健、康复为一体的综合性中医医院。医院占地面积15147平方米，业务用房建筑面积11862平方米，现有在职职工191人，其中卫技人员160人，占职工总数的84%；其中高级职称11人，中级职称68人。

医院设有门诊部、住院部。现有病床120张。临床科室有内、外、妇、儿、急诊、骨伤、五官、口腔、肛肠、皮肤性病、肝病专科、传染科以及颈肩腰腿痛治疗中心（针灸、按摩、推拿、理疗等）、碎石中心、专家门诊、法医门诊等。

医院主要设备有：全身CT机、彩超、HBV—DNA检测仪、体外震波碎石机、十二导联心电图、500mA X光机、B超机、脑电地形图、自动生化分析仪、电子胃镜、全能呼吸机、动态血压心电检测仪、宫腔镜、经颅彩色多普勒、血液流变仪等。

我院“120生命安全绿色通道”正规管理，规范运作，“120”电话24小时专人守候，救护车日夜待命，接到电话后，救护车5分钟内开出，为抢救千千万万病人的生命赢得了宝贵的时间，得到了全社会的高度评价。

南康市中医院的技术力量、管理水平、环境设施、医德医风已闻名遐迩，先进的管理带来了先进的医院文化，医院形成了一种特有的理念、精神和风貌，正以其强大的凝聚力和良好的社会形象呈现蓬勃的生机和活力。

黑龙江省双城市中医院

双城市中医院（原双城县中医院）始建于1979年8月24日，在党的十一届三中全会召开之后，为了发展中医事业成立双城市中医院，在党的路线、方针、政策的指引下，在上级党委的领导下，我院于1996年拆除旧楼980平方米，建成占地面积达800平方米，建筑面积3200平方米，集门诊、住院、辅助机构于一体的综合性办公楼。中医院在卫生局的领导下，几经发展，现已成为我市唯一一家大型中医医疗机构，是我市的龙头医疗单位。

中医院位于老城区中心地带，东临贸易城，南临公安局招待所，西和北分别隔道和大市界、保健站相望，年经济收入1000万元。我院全体医务工作者决心以振兴祖国医药事业为己任，发扬救死扶伤的革命人道主义精神，开拓创新，百折不挠，再创佳绩。

中医院的精神：团结进取　　勤奋务实　　争创一流

中医院的宗旨：病人第一　　服务第一　　患者至上

河南省周口市中医院

河南省周口市中医院是一所集医疗、教学、科研、预防、保健为一体的综合性中医医院。始建于1978年，1981年正式开诊。现有职工580人，其中高级技术职称60人，中级技术职称155人。医院总建筑面积3.5万平方米，设有床位430张，设专科门诊和医技科室47个，病区10个，下设1个附属肝病医院和1个附属电力医院。门诊楼、病房楼、医技楼、制剂中心基础设施完备。附属肝病医院被河南省中医管理局确定为全省唯一重点中医肝病专科。脑血管病专科是河南省脑血管病攻关协作组成员。

医院医疗设备先进，拥有美国GE公司双层螺旋CT、美国原装磁共振仪、美国阿克松彩色电脑声像仪、美国柯达计算机放射成像系统、美国GE公司多功能数字胃肠机、X线摄影系统、日本原装电子胃镜、电子全结肠镜、内镜高频电刀、德国徕卡脑用手术显微镜、德国WOIF气压弹道碎石仪、经颅多普勒、美国贝克曼全自动化学发光免疫分析仪和全自动生化分析仪等一大批先进医疗设备。

周口市中医院是一所医技设备先进、服务体系健全、功能设施完善的市级中医医疗机构。1997年被国家中医药管理局命名为“全国示范中医院”，跨入全国百强行列。2000年被省政府命名为“省级文明单位”，2003年6月被河南省委命名为“全省防治非典型肺炎工作先进基层党组织”，被政府定为非营利性医疗机构和医疗保险、公益医保定点单位，担负着全市人民的医疗、保健、防病、治病任务。

电　　话：0394—8279712　　传　　真：0394—8225258

地　　址：河南省周口市七一西路33号　　邮　　编：466000

法人代表：田留成

惠来县慈云中医院

惠来县慈云中医院由香港慈云阁董事局永远主席林世铿先生偕诸位同仁投资创建，于1992年6月建成开业，是粤东地区颇具规模的综合性中医院、二级甲等中医医院、广东省示范中医医院、爱婴医院、广州中医药大学实习医院。

医务设置主要有门诊部、住院部、制剂室等。设有急诊科、外一科、外二科、内科、儿科、妇产科、骨伤科7病区，开放病床200张，医技功能科室14个。重点专科是中医骨伤科。拥有一批先进医疗设备，如日本岛津4800全身CT机、日本岛津500mA带电视X光机、日本岛津床边X光机、日本阿洛卡630B超、纤维胃镜、结肠镜、心脏监护仪、心脏除颤起搏器、颅脑监护仪、自动计数仪、生化仪等。

院　　址：广东省惠来县惠城镇南门东路99号邮　　编：515200

电　　话：0663－6685879　　传　　真：0663－6616813　　法人代表：黄孝廉

睢县中医院

睢县中医院原名红十字医院，1979年更名为睢县中医院，是一所集医疗、教学、科研、预防、保健为一体的综合性现代化中医院，现为河南中医学院教学实习医院，郑州大学第二附属医院协作医院。

医院位于县城中心，建筑面积16000平方米，占地面积20亩。拥有职工460人，其中副主任医师以上专家22人，主治医师98人，病床220张，日门诊量800余人次。该院科室齐全：设有急诊科、内科、外科、妇科、儿科、骨科、耳鼻喉科、眼科、口腔科、针灸推拿科和肝病、糖尿病、肛肠、结肠炎、结石、乳腺、周围血管病等特色专科。

医院医疗设备齐全，继引进大型美国GEl600C全新全身CT、日本岛津500mAX光机、韩国麦迪逊彩超、美国产全自动生化分析仪、彩色经颅多普勒、日本富士能电子胃镜、日本光电全导联心电图、动态心电图、脑电图后，又投巨资引进了美国GE公司核磁共振成像系统。拥有现代化的手术室3个，功能齐全的救护车4辆。

几年来，睢县中医院推行“以人为本”的服务理念，本着“务实、重德、敬业、创新”的医院新精神，视病人为亲人，对医疗质量常抓不懈，以病人花钱少、疗效好为原则开展各种优质服务，得到了省、市各级领导的充分肯定，并多次莅临该院指导工作，先后获得了“市文明单位标兵”、“市目标管理先进单位”、“全国红旗团支部”、河南省“公民道德进万家活动先进单位”、河南省“先进基层党校”、市级“以病人为中心优质服务先进单位”等称号，并被全国中医治疗疑难病编委会命名为全国“中医治疗疑难病名医名院”。

在目前医疗市场竞争激烈的情况下，该院各项工作快速、稳步、健康发展，年收入达1700万元，固定资产2600万元，社会效益与经济效益名列商丘市各级中医院之首，该院多个龙头科室被定为商丘市重点专科，心血管病科、脑病科技术水平在全市处于领先地位。近年来，正值该院各项工作突飞猛进，经济效益、社会效益不断上升，医院得到了全县乃至周边县市广大人民群众的一致好评，并且先后接待了省内外慕名来院参观的医疗单位有20多家，中国中医药报、河南卫生报等众多报刊和媒体先后多次报道医院事迹。

现在该院全体员工在医院领导班子强有力的带领下，正朝着“一流技术、一流设备、一流服务、一流管理”的现代化中医院迈进!

辽宁省辽阳中医药学校

辽宁省辽阳中医学校始建于1973年，为辽阳市卫生学校。1988年更名为辽宁省辽阳中医药学校，现在是一所面向全省招生培养初级医护人才的全日制普通中等专业学校，是省级示范学校。

学校有教职工129人，教学人员69人，开设护理、中西医结合、口腔工艺技术、中医骨伤、中医（针灸、推拿专业）、中医医疗、中药士等9个专业，在校生1969人，学校占地4万多平方米，建筑面积3万余平方米，图书馆藏书11.7万册，期刊100多种，学校教学设施齐全，有多媒体教室4个，电子阅览室1个，语音室1个，微机室3个，实验室15个，有覆盖全校的校园网，基本实现了教学和管理的现代化。

学校是中华医学会教育分会全国卫生职业教育内科研究会常务理事单位，学校有1人担任全国卫生职业教育内科研究会副会长，1人担任该会常务理事，2人担任该会理事；有1人担任《中华医学教育与临床》编审委员。

学校党政领导，求真务实，真抓实干，带领全校师生，不断深化教学改革，全面实施素质教育，坚持以教学为中心、育人为目的、服务为宗旨、就业为导向、为社会培养高素质的实用型人才的办学理念，努力促进学生健康全面发展。为适应医药教育的发展，学校与大连医科大学、沈阳医学院、辽宁中医学院等高校建立了联合办学关系，形成了以中专为主体，成人教育、培训共同发展的多层次多渠道的办学模式。

地　址：辽宁省辽阳市北哨街30号　　邮　编：111000

电　话：0419 － 3133668　　传　真：0419 － 3133668 / 3130779　　法人代表：许永善

兴宁市中医医院

兴宁市中医医院创建于1958年，是梅州市设备较齐全、技术力量较雄厚的一间综合性中医医院。医院占地面积1.03万平方米，建筑面积1.4万平方米，设有病床140张，分2个病区和3个门诊部，设有急诊、内、外、妇、儿、骨伤、五官、口腔、肛肠、皮肤、理疗、针灸科等12个临床科室，拥有CT、彩色B超、动态心电图仪、高压氧舱、碎石机、全自动生化分析仪等一批大型较先进设备。

全院现有职工230人，其中卫技人员196人，高级职称5人，中级职称29人，省市名中医2人。坚持突出中医特色，走中西医结合道路，加强专科专病和急诊建设，治疗各种急、危、疑、重症，取得了满意疗效。医院重点专科有骨伤科，能开展全髋关节、股骨头置换及大、中型手术；医院还有糖尿病、慢性肾炎、中风偏瘫、慢性结肠炎等专病科，疗效较好。

实施科教兴院战略，积极开展临床科研。医院制剂产品有23种，其中驳骨膏、咽喉炎冲剂、消糖灵，乙肝灵、生脉冲剂、灌肠液6种分别荣获梅州市、兴宁市科技奖；承担省、梅州市科研立项课题2项，为培养中医药人才作出了贡献；每年在省级以上医学专业杂志上发表论文20多篇。

我院近几年来荣获广东省文明中医医院、二级甲等中医医院、省百家文明医院、省“放心药房”建设单位、梅州市文明单位、兴宁市文明医院、省示范中医医院和省农村中医工作先进单位，被确定为广州中医药大学实习医院。

我院的办院宗旨是“病人至上，质量第一”。

云南省思茅市澜沧县中医医院

澜沧县中医院成立于1993年10月3日，是云南省思茅市边三县（澜沧、西盟、孟连）唯一一所二级中医专科医院。现主要开设内科、外科、儿科、妇产科、骨伤科、疑难杂症科、针灸理疗科、肛肠科、口腔科、检验科、放射科、医技科等10余个临床辅助科室，实际开放病床50张，有卫技人员73人，拥有B超、心电图、X光机、电解质分析仪、生化分析仪、血球分类计数仪、血凝纤溶多功能分析仪、电脑射频肛肠治疗机、经颅多普勒血流诊断仪、“敏筛”过敏性检测仪等一批国内外较先进的现代医疗设备。

“创特色、树品牌”是我院的办院方针。近年来，我院因地制宜，突出特色，发挥优势，将祖国医学和现代科学相结合，先后开设了针推理疗科、肛肠科、心血管内科、骨伤科4个特色专科，相应培养了一批具有丰富临床经验的专科人才，医疗技术和服务质量得到了当地及邻县群众的认可和肯定，社会效益与经济效益得到同步发展。

针灸理疗科：建于1998年11月。该科以中西医结合为治疗原则，主要开展针灸、理疗、推拿特色疗法，对治疗风湿性关节炎、腰腿痛、高血压、肩周炎、面瘫、痛风、颈椎病等疾病疗效十分显著。

肛肠科：建于2003年12月。该科主要运用电脑射频肛肠治疗机综合治疗内痔、外痔、混合痔、肛肠息肉、肛乳头瘤、肛裂、肛瘘、湿疣等肛肠疾病，尤对治疗痔疮疗效显著。

骨外科：运用中草药有效治疗骨折、外伤性瘀肿、筋肌肿痛等骨疾病。同时能够开展普外科、骨科、泌尿外科、妇产科的各种常规手术及部分复杂手术。今年，骨科积极探索，成功地开展了腰椎间盘摘除术、骨折外固定支架术。

心血管内科：运用中西医结合，采用活血化瘀特色疗法，能够有效治疗高血压、冠心病、脑梗塞等心脑血管疾病。

经过11年的艰苦奋斗，我院现已建成科室齐全、专科特色明显，具有一定规模和实力，收费合理，服务优质，环境优美，集预防、保健、医疗、教学为一体的中医专科医院。

地　　址：云南省思茅市澜沧县中医医院

咨询电话：0879 － 7233433

北京市平谷区中医医院

平谷区中医院创建于1986年，1996年通过评审成为二级甲等中医院，2001年被选定为北京市医疗保险定点医院，主要以中医为主、中西医结合开展诊疗、教学、科研、预防保健等业务。医院占地46亩，建筑面积16853平方米。

我院现有正式职工182名，其中副主任医师11名，中级职称60名，卫生技术人员占全院职工总数的90%，开放床位200张。我院科室设置齐全，设有临床、医技、职能科室27个；医疗设备先进，自筹和接受上级调拨的大型设备有：美国GE公司的螺旋CT、彩超，日本岛津公司的500mAX光机，飞利浦彩超，意大利的骨科C型臂，德国的西门子呼吸机、移动式拍片机、蛇牌蝮腔镜和膝关节镜，日本奥林巴斯全自动生化分析仪和电子胃肠镜，国产电动液压手术台、眼科AB超、视野计及激光泪道治疗仪等万元以上医疗设备80余台（件），医院实行计算机网络化管理。

我院设施齐全，环境优美，管理科学规范，坚持“以人为本，科技兴院”的办院方针，注重青年人才的培养，积极引进高科技人才，为人才的成长提供良好的工作环境。医院将不断开设新的医疗项目，使这座优美、典雅、壮观、在华北地区建筑规模最大的区级中医院放出夺目的光彩。

北京市石景山区中医医院

北京市石景山区中医院位于石景山区八角北路，交通便利，是一所以中医为主、中西医结合的综合性医院，拥有一支具有较高素质的专业技术队伍。

医院已实现中医二级分科，设有中医内科、中医儿科、中医妇科，中医皮科、内科、外科、妇科、儿科、肛肠科、康复科、理疗科、激光科、眼科、口腔科、耳鼻喉科、针灸、按摩、儿保科等25个临床科室和放射科、功能检查科、检验科等4个医技科室，拥有病床58张。医院配有彩超、激光、电脑中频、光量子等先进辅助检查治疗设备。常年开设中医、心脑血管病、糖尿病专家门诊。医院的中医经络治疗、冬病夏治、肛肠、针灸、按摩、中医皮科等特色门诊独具风格。为方便广大患者就医，医院还引进消化内科、妇科、中医科、心脑血管病及糖尿病等5名主任医师在4个科室出专家门诊，使患者在一级医院也能享受到二级医院专家的水平。

石景山区中医医院是石景山区八角社区卫生服务中心，也是全市示范社区卫生服务中心之一。医院设有社区急救呼叫系统、康复治疗中心、全科诊室等。医院选派具有多年临床经验的医护人员到八角、古城地区的9个社区卫生服务站，为辖区5万多人服务。设立中、西医门诊、打针、输液、针灸、拔罐、理疗、心电图检查、血糖测定、建立家庭病床、送医送药上门、健康教育、血压测量等服务项目，并担负八角地区人群计划免疫、预防接种、儿童保健、传染病和精神病管理等多项工作。医院还开展中医中药进社区活动，请中医专家定期到社区出诊，方便居民，满足广大人民群众对祖国医学的需求。

在今后的工作中，医院力争与全国知名的综合性中医医院建立携手关系，拓展渠道，通过加强技术交流与合作，加快我院中医发展的步伐，把医院建设成为“结构合理、功能齐全、特色鲜明、疗效显著”的二级综合性医院，打造现代化区级中医医院，促进我区医疗事业可持续性发展。

岳阳市中医院

经营与服务内容：医院设有骨伤科、烧伤科、普外科、泌外科、肛肠科、颈肩腰腿痛科、乙肝科、中西医结合内科、肿瘤科、妇产科、耳鼻喉科、口腔科、美容科、血磁科，并开设中医疑难杂症、儿科、肾病、胃病、血液病、风湿病、皮肤病等专家门诊。

地　　址：湖南省岳阳市洞庭北路50号　　邮　　编：414000
电　　话：0730—8319272　　传　　真：0730—8319272
法人代表：向明波　　网　　址：www.83120.net

北京建生药业有限公司

北京建生药业有限公司以“现代鲜中药”研制、生产、医疗、销售为一体，是特色鲜明的新兴制药企业。公司由权威专家组成网络化的科研体系，独创“低温冻融活化与现代生化分离提取”工艺，符合国家GMP标准，拥有成套先进设备，具有“鲜中药”大规模生产加工的花园式、现代化的工厂，充分展现了在“现代鲜中药”这一新领域中所蕴藏的巨大的发展潜力。

目前提供市场的抗癌现代鲜中药有金龙胶囊[国药准字 Z10980041]、金水鲜胶囊[国药准字 B20020662]。

北京建生药业有限公司以“鲜”领先，为保障和促进人类健康作着积极的贡献。

地　　址：北京市密云工业开发区(永全街 8 号)

联系地址：北京市海淀区复兴路甲 36 号百朗园 A2 段 210 室　　邮　　编：100039

电　　话：010-88204941/2/3/4　　传　　真：010-88204940

网　　址：www.jian-sheng.com　　E-mail:sales@jian-sheng.com

法　　人：李建生

注册商标：第 1317740 号、第 1099727 号　　药品生产(经营)许可证号：京 Zz20030159

GMP(GSP)认证范围及编号：胶囊剂、京 F0077　　生产(经营)范围等内容：胶囊剂

江苏省丰县中医医院

汉高故里丰县位于江苏省的西北角，与山东、河南、安徽接壤，毗邻七县。丰县中医院位于县城的东南部，始建于1986年，1987年10月正式开业，是一所迅速崛起的新兴医院。医院建有门诊楼、医技楼、病房楼，是一所集医疗、教学、科研于一体的具有中医特色的县级综合性医院，现有职工212人，其中高级职称15人，中级职称45人。十多年来，丰县中医院艰苦创业，迅速发展。坚持“科技兴院”、“专科专病兴院”的办院方针，发挥中医药优势，采取“人无我有，人有我优”的策略，不断提高中医药在医疗市场上的竞争力，扩大医院的影响。现开设有临床科室18个，特色专科门诊16个，业务医技科室15个，并设有专家门诊，一些专科如针灸、理疗、推拿、不孕不育、中风、痔瘘、骨质增生、泌尿、中医妇科、肝病专科等在我县居于领先地位，负有盛名。目前医院拥有德国西门子CT、彩超、日本阿洛卡B超、日本奥林巴斯电子胃镜、美国GE500mAX光机、德国storz公司电切镜、心电监护仪、体外震波碎石机、血球计数仪、多功能麻醉机、内分泌检测仪、脑电地形图仪等大型先进设备，备有救护车3辆，并开通了急救电话。新的病房大楼建筑面积8000平方米，床位可设置210张，建有宽敞的大厅，现代化的病房，开放式的护士工作站和高标准的手术室、ICU室等，并配备医用电梯、客梯、空调、电视、传呼系统等设施，实现供暖、中央供氧。新的病房大楼的落成，为广大病员和医务工作人员营造出一个宽敞、明亮、温暖、舒适的环境空间，为保障广大群众的身体健康，促进卫生事业的发展，作出了积极的贡献。中医院以其“技术佳、服务好、花钱少”而享誉丰城，被广大患者誉为“患者之家”。丰县中医院也因此多次被省市县评为先进单位、文明中医院。

院　长：戴松堂　　书　记：韩胜民

地　址：江苏省丰县工农南路 47 号　　电　话：0516—4222019

济阳县中医院

名　　称：济阳县中医院　　法　　人：孙金玉

地　　址：山东省济南市济阳县城纬二路 112 号　　邮　　编：251400

电　　话：0531-4215026/ 4211026　　传　　真：0531-4215026

网　　址：www.jyxzyy.com　　E-mail:jyxzyy2003@yahoo.com.cn

经营与服务内容：济阳县中医院作为中华传统医学会理事单位、脊柱病治疗康复基地和山东中医药大学临床教学基地，在专科建设方面成绩斐然，主要有骨伤科、心内科、椎间盘病、神经康复、泌尿外科、显微外科、烧烫伤科、内分泌、糖尿病、肿瘤、痔瘘、颌面创伤、血液净化、颈肩腰腿痛、药物中毒急救、白内障康复、腹腔镜、精神卫生等特色专科。

思茅市民族传统医药研究所

云南省思茅市民族传统医药研究所成立于1970年7月，是省内专门从事民族医药研究的科研机构之一。长期以来，研究所在国家投入少、人员少、设备不足的情况下，抓管理，促效益，发扬自力更生、艰苦奋斗的精神，充分发挥职工的聪明才智，在改革开放的大潮中勇于开拓，敢于创新，多出成果，多创效益，使研究所各方面的工作获得了长足发展，得到了社会各界的好评和赞誉。

在民族医药的发掘、筛选、验证、提高方面，我所研制生产了“灯台叶片”等22种民族药物制剂；编写了4部民族医药书籍，职工撰写发表科研论文180多篇，使我所在民族医药的研究及民族医药古籍文献整理方面处于省内领先水平，先后两次代表云南参加全国民族医药文献整理工作会；“黑节草(铁皮石斛)的人工集约化栽培”等4项科研项目获得省(部)级科技成果奖，15项科研项目获得市(厅)级科技成果奖。我们的工作也引起上级各有关部门的重视，1982年和1988年原卫生部崔月犁部长两次亲临我所视察工作，对我所的各项工作大加赞赏，建议将我所的所名由原来的“中医药研究所”改为现在的“民族传统医药研究所”，返京后，还亲自撰写了《草药山上捧回聚宝盆》的文章，发表于1988年6月4日的《健康报》上；1992年9月24日，国家中医药管理局副局长诸国本同志一行再次亲临我所，对我所职工的辛勤工作给予了表彰。特别地是在生物资源的应用开发和绿色经济产业的建设方面，我所的“灯台叶片”、“防感片”、“传统中药茯苓的引种试种”、“清凉保健茶的研制”、“黑节草(铁皮石斛)的人工集约化栽培”、“黄草(石斛)的规模化栽培”等6项科研成果转化为生产力，引入合作资金及贴息贷款1.3亿元；2003年在思茅市上报省计委的9个发展思茅市生物药业项目中，有5项出自我所的科研成果和在研项目。我所的工作愈来愈多地受到国家及省、市有关部门的重视，有力地证明了思茅市发展天然药物和绿色经济产业是大有作为的；更进一步说明了我所在研究和开发天然药物资源方面所具有的实力。

“云药”是云南省委、省政府继“云烟”之后提出的又一个发展重点。2003年1月，省委书记白恩培也在百忙中亲临我所视察，对我所在发展生物药业(“云药”)方面所做的工作给予了高度评价。白书记充分肯定了我所在生物药业方面所做的贡献，特别是在濒临灭绝的珍贵野生药物石斛的资源保护、人工种植、利用开发等方面所做的工作，为大规模人工种植石斛提供了可靠的技术保障，为思茅市成为国家级的石斛现代化人工种植基地打下基础，为进一步发挥思茅市的资源优势，保护野生植物资源和发展具有思茅特色的地方经济，实现思茅市委、市政府确定的“三个三”的发展思路和“两大一枢纽”的战略目标作了一些有益的尝试，并在发展创建“云药”方面发挥了先锋模范作用。

虽然在过去的岁月中，我们在发展民族医药和发展生物药业方面做了大量的工作，并逐步得到政府和社会各界人士的认可，但这一切都已成为过去，明天仍需我们去努力拼搏。相信我所的明天一定会在上级政府和社会各界人士的大力支持与帮助下再接再厉，使研究所获得更大的发展，成为思茅市生物药业的研究与发展中心，为思茅市的经济繁荣与社会稳定再立新功。

洛阳中西医结合医院

我院是一所具有50年历史、以突出专科特色为主的全民所有制综合医院，是洛阳市社会基本医疗保险定点医院、洛阳市工伤医疗定点医院。

医院拥有医护人员百余人，床位近百张，下设2个社区卫生服务站。医院与我市的几家大医院建立了良好的合作关系，与北京及我市的数十位专家、教授保持密切的合作与交流，聘请他们为我院的客座专家或顾问，定期或不定期到我院坐诊、查房、会诊、讲课、咨询等，并对我院医护人员进行传、帮、带，保证了我院医疗水平的不断提高，也使我院有了强有力的技术后盾。

医院科室齐全，设有内、外、妇、儿、中医、全科医疗、皮肤、肛肠、五官、口腔、男科、美容、康复（按摩、针灸、理疗）等临床科室及检验、超声、心电图、TCD、放射等医技科室，配以精良的医疗设备，可为临床诊断和治疗提供及时、准确、可靠的依据。

“运用传统中医特色，发扬现代西医优势”，我院竭诚为您的健康保驾护航！

地　　址：河南省洛阳市中州中路89号　　邮　　编：471000
电　　话：0379—3493061/2571465/2571466　　传　　真：0379—3493061/3491855
医院负责人：宋焱鑫（院长）　　电子邮箱：www.haoyishengzxy@yahoo.com

靖江市中医院

江苏省靖江中医院创建于1959年。经过40多年的发展，现已成为靖江市中医医疗、科研、教学的中心，是一所颇具规模的二级甲等综合性中医医院，是南京中医药大学及扬州大学教学医院，医院先后被授予泰州市“文明单位”、泰州市“文明卫生行业示范点”、省级“爱婴医院”、“放心药房”等多种称号。

医院地处商业繁荣、人口密集的市中心，占地面积4820平方米，总建筑面积18963.2平方米。主体建筑有门诊楼、病房楼、行政楼等。其中1996年新落成8500平方米的八层病房大楼，具有中央空调、中心供氧、自动传呼系统、电脑联网等现代化设施，功能齐全，整洁明亮，在苏北地区堪称一流。目前我院又新征7亩多土地，正在建设一幢面积约12000平方米的现代化门诊综合楼，预计2005年5月正式投入使用。

医院现有职工366名，其中卫技人员295名，高级职称40人，中级职称74人，中医药人员占全院卫技总人数72.7%。医院设有临床一级科室16个，专科专病门诊25个，医技检查科室10个，年门诊量15万人次，年出院总数3500人左右。

医院坚持内涵建设和科教兴院的战略决策，始终走中医专科专病之路，围绕“院有优势，科有特色，人有专长”的目标，不断开拓创新。现有泰州市重点专科1个，靖江市重点专科5个。大力开发研制中成药60多种。医院常年与上海，南京、苏州、南通等著名医院建立协作关系，每年选送10多名医务人员外出深造。近年来在有计划地更新补充常规仪器设备的基础上，又新增了飞利浦原装螺旋CT、数字胃肠机、熊牌呼吸机、C臂机等医疗设备，为医院可持续性发展增加了强劲动力。

面临新的挑战、新的机遇，全院职工将以崭新的面貌，齐心协力，团结拼搏，务实创新，与时俱进，勇攀现代化医院的高峰。

安徽省淮南市中医院

淮南市中医院是全市唯一一所中医综合性全民所有制医院，隶属淮南市卫生局，是淮南市公费医疗定点单位之一，座落在田家庵区湖滨北路185号，香港街横穿医院门前，交通便利。

近20年来，医院得到迅猛发展，规模不断扩大，医院占地7250平方米，建筑面积7254平方米，其中住院大楼3280平方米，门诊楼2600平方米，开放床位100张，医院设有内科、骨外科、痔瘘科、妇科、皮肤科、糖尿病科、颈肩腰腿痛科、肝病科等22个临床及医技科室，3个专病门诊，技术力量雄厚。全院职工145人，有副高以上职称者12人，中级技术骨干43人，高素质的人才队伍为担负着中心区和周边地区群众医疗保健提供了有力保障。

医院有较完善的诊疗设施，如：日产阿洛卡B超机、经颅多普勒、血流仪、500mAX光机、全自动呼吸机、多功能麻醉机、24小时动态心电分析仪、监护仪、脑电图仪、全自动生化分析仪、血液分析仪、电解质分析仪、多功能牵引床、全自动中药煎药机等较先进的医疗设备。医院还设有颈肩腰腿痛治疗中心、肾病、糖尿病等特色专科专病门诊，医院的糖尿病专病门诊、颈肩腰腿痛治疗中心在全市及周边地区享有盛誉。医院率先在市内成立了社区服务医疗站，家庭病床科，坚持送诊、送医上门，实行全程优质服务。在加强临床工作的同时，注重传统中药加工炮制及制剂的质量和使用；率先在市内开展“放心药房”建设工作。医院还大力加强学科带头人培养，鼓励专业技术人员开展科研及学术交流。近年来完成市级科研项目1项，在省级以上期刊上发表论文200余篇。

医院坚持以中医为主，中西医结合的办院方向，在保证基本医疗服务的同时，增强医院的综合实力和竞争能力，近几年里外科成功开展了1000多例骨外科手术，内科开展了中西医结合诊疗心脑血管疾病，肾病尿毒症晚期治疗及重症黄疸性肝病分析治疗等医疗新技术。

医院十分重视两个文明建设，大力开展道德医风和职业道德建设，在院内实行首诊负责制，开展“争创优质服务窗口，争当优质服务标兵”活动，发放贫困医疗卡，开通绿色急救通道，开展送医送药上门活动，医疗费用主动降价让利于病人，医院先后有多个科室获得“职业道德示范窗口、巾帼文明岗”等荣誉。

如今医院已建设成为集医、教、研一体的综合性中医院，1997年被省中医管理局授予“合格中医院”，近几年医院被市政府多次授予“市级文明单位”称号。

成都百康医药工业药理毒理研究院

成都百康医药工业药理毒理研究院位于四川省成都市武侯区，建有西南地区最大、最系统的实验动物部。采用独立式动物室（楼）设计，建成了小动物繁育室（年生产大鼠1.5万只，小鼠1万只），小动物观察楼（包括大鼠、小鼠观察室和家兔、豚鼠观察室）、Beagle犬观察室、灵长类（如恒河猴）观察室和小动物屏障系统（SPF）观察室。

研究院拥有合理、系统的研究人才，具有开展新药药理学研究和毒理学研究的能力和经历。有系统完善的药理毒理研究功能室，包括血液学检测室、血液生化室、尿液收集及分析测试室、神经药理室、心血管机能室、呼吸机能室、消化机能室、微生物室、细胞培养室、遗传与免疫室、病理学检测室和药物代谢动力学研究室。能开展新药安全性评价：包括急性毒性试验、大鼠和Beagle犬长期毒性试验、一般药理学试验、特殊安全性试验、灵长类动物成瘾性试验、三致试验和生殖毒性试验等；药效学方面已开展过治疗心脑血管疾病、神经系统疾病、消化系统疾病、内分泌系统、呼吸系统疾病、抗菌抗病毒、皮肤和骨科等方面疾病的药理学研究。开展过药物代谢动力学研究。目前正积极开展GLP建设及认证工作。

本企业还建有新药药学研究技术服务平台，能开展新药制剂工艺研究和质控标准研究，拥有制备工艺室、质控研究室、HPLC分析室、GC分析室、UV分析室、高温室、化学配液室、药材库房、卫生学检测室和药学留样室。在新药新产品开发研究，已有一定建树。

电　　话：028—85363545　　传　　真：028—85363545　　联 系 人：杨奎
网　　站：www.baikangchina.com　　电子信箱：qiaozimao@163.net

甘孜藏族自治州藏医院

甘孜藏族自治州藏医院是集藏医医疗、教学、科研、制药为一体的全民所有制综合性民族医医院，甘孜州藏医药业务技术指导中心，四川省藏医药人才培训基地，医院藏医药人才和技术力量雄厚。医院开设的特色专科有：藏医胃病专科、肝胆疾病专科、心脑血管疾病专科、风湿类风湿疾病专科、藏药药浴科。有著名的藏医药专家唐卡、忠登等随时为广大病员提供诊疗和咨询服务。同时长期为外地患者开设藏医药邮购、“邮诊”业务。医院研制生产的治疗胃病的特效藏药有仁青芒觉、佐塔得子玛、智托目嘎、十五味黑药胶囊等；治疗肝胆疾病的特效藏药有二十五味肝病丸、九味牛黄丸、八味蒂达胶囊、二十五味松石丸等；治疗心脑血管疾病的特效藏药有七十味珍珠丸、然纳桑培、五味景天胶囊、三十五味沉香丸、心康宁胶囊、益神养心丸、二十五味余甘子丸等；治疗风湿类风湿疾病的特效藏药有然降多吉胶囊、二十五味驴血丸、桑培罗布等；藏药药浴用五味甘露散等治疗皮肤、关节、呼吸道、风湿等疾病疗效显著。研究开发出适宜高血脂、脂肪肝、肥胖人群的“藏溶之胶囊”，适宜缺氧、疲劳人群的“藏苏之胶囊”，适宜便秘人群的“藏彤之胶囊”3个藏药特殊营养食品，受到了患者肯定和好评。

甘孜藏族自治州藏医院以优良的服务和优质的藏药为各族群众热诚服务，欢迎广大病员前来咨询、就诊。

地　　址：四川省康定县炉城南路23号　　邮　　编：626000
电　　话：0836—2838503　　传　　真：0836—2838503

日照市中医医院

日照市中医医院座落在风景秀丽、气候宜人的黄海之滨，是一所集医疗、科研、教学、康复、预防保健为一体的综合性中医医院。

医院占地60亩，建筑总面积6.6万平方米。设有临床、医技、行政科室48个，规划床位700张，拥有总值6000余万元的先进医疗设备。医院人才梯队合理，技术力量雄厚，开展的部分临床项目达省内或国内中医系统选进水平。

医院环境优美，服务设施齐全，是目前日照市唯一的“宾馆型”、“花园式”医院。

地址：山东省日照市望海路35号　　邮编：276800
电话：0633—8290588 / 8290123　　传真：0633—8290598　　法人代表：仕金让

曲阜市卫生局

多年来，在上级党委、政府正确领导下，曲阜市卫生局带领全市卫生系统广大干部职工，深化改革，开拓进取，扎实工作，全市卫生事业呈现出蒸蒸日上的发展局面，整体卫生工作居济宁市前列，部分重点工作受到了全国和全省的表彰。目前，全市医疗卫生机构和卫生产业单位26个。在职职工2070人，卫生技术人员占73.2%。建成二级甲等医院2处，一级甲等医院9处。全市医院开放病床1147张。市直医疗单位拥有核磁共振、螺旋CT、大型X光机、直线加速器等大型医疗设备，乡镇卫生院普遍装备了B超、X光机、救护车等，全市基本形成了比较完善的三级医疗预防保健网络。1998年以来，全市实施了乡村卫生组织一体化管理，农村卫生服务水平显著提高，先后被评为“全国初级卫生保健工作先进市”、“全国乡村医生教育先进集体”。曲阜中医药学校被评为国家级重点中专学校。曲阜市作为山东省首批新型农村合作医疗试点县（市），2004年度农村人口参合率达到81.07%，受到广大群众的欢迎和拥护。曲阜市中医院与济宁医学院附成功合作，建立了山东省第一家由政府、集体、企业和个人共同出资合作的股份制医院。卫生行业形象明显好转，有4个单位被评为全市最佳服务单位。

地址：山东省曲阜市春秋路8号　　邮编：273100　　法人代表：丰宗灿

电话：0537-4893211　　传真：0537-4893216　　电子信箱：qfdwsj@tom.com

山西省中医药研究院

山西省中医药研究院建于1957年，是国家中医药管理局确定的全国重点科研院所，是国务院学位委员会批准的硕士授予单位，是山西省唯一一所三级甲等中医院。医院设床位450张，日门诊1300人次，在肾病、糖尿病、肝病、消化、肿瘤、创伤骨科等专科独具特色。

地　址：山西省太原市并州西街46号　　邮　编：030012

电　话：0351—4668111　　法人代表：李源增

温州市中西医结合医院

温州市中西医结合医院原名东风医院，座落在城市新中心区，占地60亩，东临绣山公园，北靠锦绣路，是集医疗、教学、科研、预防为一体的三级乙等综合性医院。医院核定床位500张，已开放305张床位，为浙江中学院、温州医学院教学医院。建筑面积5万多平方米、设计床位800张的25层病房大楼已进入前期施工阶段。医院现有职工近500名，其中医技人员占84%。

1999年，医院为适应城市中心东移和医院发展的需要，从老城区整体迁出，经过4年多的建设，已发展成为一所具有中西医结合特色的新型医院。为温州市首批确定的城镇职工基本医疗保险定点机构之一。开设急诊科、ICU、内科、外科、骨伤科、肛肠科、妇产科、儿科、眼科、耳鼻喉科、口腔科、皮肤科以及针灸等科室。其中，骨伤科、妇产科、男科为省、市重点专科。

医院医疗技术力量雄厚，设备先进。拥有高、中级医技人员150多名。同时，聘请了一批省内外著名的医学教授、知名专家担任相关科室的技术顾问。医疗设备有温州市首台干式生化分析仪、关节镜、电子阴道镜、LEEP刀、法国全自动血培养仪、日本超高显微影像检测系统、PCR（临床基因扩增实验室）、CR、美国GE公司制造的全身高速螺旋CT机、ZKXZ-80数字胃肠造影系统、彩色多普勒等。

在人工阴道、生物膜诱导修复神经缺损、中西医结合治疗骨伤、骨病、中西医结合治疗妇科炎症、中西医结合治疗男科疾病等在浙南地区有较大的影响。

作为国营医院，我院始终坚持以“以病人为中心，以质量为核心”，不断提高群众的满意程度，被评为“浙江省重质量守承诺暨公众三满意”单位。

地　址：浙江省温州市锦绣路8号乘3、8、9、25、22、27、36、38、39、42、201路公交车到达医院门口

联系电话：0577-88913745 / 88913862 / 33912020 / 88912694

中国中医研究院西苑医院

在世界最大的皇家园林——颐和园的东侧，有一群绿色屋顶的建筑，这便是中国中医研究院西苑医院。中国中医研究院西苑医院成立于1955年，占地面积6万多平方米，建筑面积8万多平方米，是新中国成立后我国政府建设的第一所大型中医院，是中国中医研究院的第一临床研究所、老年医学研究所、临床药理研究所、全国GCP中心，是一所集医、科、教为一体的大型综合性三级甲等中医院和全国示范中医院，是世界卫生组织传统医学合作中心的一部分，是全国中医血液病、老年病、心血管病3个全国专科专病中心，是全国中西医结合学会呼吸、神经内科、血液病3个专业委员会和《中国中西医结合杂志》的挂靠单位，她是毛泽东主席提出“西医要学习中医”以后全国“西学中班”的发详地。

建院初期，30多位全国各地著名老中医汇集西苑，为弘扬祖国医学和西苑医院的发展打下了坚实基础。医院有陈可冀、李连达、周霭祥、钱振淮、许建中、尚尔寿、付方珍、周建中等享受国家特殊津贴的著名专家。医院设有内、外、妇、儿等48个临床、医技科室，基础医学、临床及药剂等18个研究室；中医专科专病门诊110多个，特色专科16个。现在医院日门诊量2500余人次；有16个病区开放病床546张。内科是西苑医院实力最为雄厚，也是全国大型中医医院中实力最雄厚的单科之一。在对如冠心病、心肌梗塞、脑出血、脑梗塞、再生障碍性贫血、慢性粒细胞性白血病、肺心病、支气管哮喘、糖尿病以及合并症、老年病、消化系统疾病、免疫性疾病、肿瘤、肾病、肝病、痛证等治疗上，有独特的疗效。在治疗胆石症、脉管炎、肛肠病等顽症方面创出了新的经验。骨科在骨科创伤急救、颈椎病、腰椎间盘突出、股骨头坏死等疾病的治疗上独具特色。妇科治疗月经病、不孕症、更年期综合症、子宫内膜异位等以及儿科治疗肾炎、小儿肺炎，针灸治疗中风、面瘫、各种痛症疗效显著。该院拥有先进的心脏和周围血管介入治疗机、CT、16排CT、大型彩超、大型X光机、流式细胞仪、同位扫描仪、血气分析仪、肺功能检测仪等大型设备近300多套。病房设有中心供氧、负压吸引、骨髓移植无菌间、血透室、CCU、ICU等医疗设施。

科研工作是西苑医院的重要组成部分，她是全国中医药基础和临床研究最为活跃、成绩显著的单位之一。近20年来获得各级成果奖130余项，其中部局级以上30余项，已投产的新药品种如固本咳喘片、脑血康、愈三消等有20余种，有50项技术成果被国内外厂家引进，其中胃疡宁转让到日本，产生了很好的社会效益。目前我院承担着国家攻关课题及部、院级课题48项。作为国家新药中药研究基地的GCP中心，于2000年率先通过了国家科技部的验收，我院也是国家规范化中药药理实验室建设单位，在新药研究与开发方面做出了突出的成绩。

医院向来重视人才培养，现有硕士生导师68人、博士生导师10余人，并建立了博士后工作站。近几年已培养出研究生170余人，其中硕士140人、博士生20人，博士后4名，包括外籍研究生15人。现在校研究生46人，其中有博士后2人，博士13人，23人为外籍研究生。医院举办了14期西学中班，为国家培养出中西医结合骨干600余人。西苑医院是北京中医药大学的临床教学和实习基地，也是国际针灸和中医药学历教育的教学基地。

西苑医院从建院起就是国家对外交流的窗口，一批批中医专家出访为外国元首治病，为祖国、为中医赢得了荣誉。40多年来医院共接待来自世界近百个国家和地区的参观访问团千余个，来访人员10000多人次。为外宾治疗4500余人次，派专家外出讲学、考察、参加会议200人次；现每年接收短期外籍学员培训200余人次，扩大了祖国医学在世界上的影响。

改革开放使西苑医院进入了一个新的发展时期，全院职工奉行团结、敬业、求实、创新精神，积极参加国家的医药改革工作，决心为中医事业的发展及广大民众卫生保健做出新的贡献。

地　　址：北京市海淀区西苑操场1号

邮　　编：100091

乘车路线：乘32、375、375支、365支、331、808、801、716、718、708、706、904、320、749、737、817、特6、特5、732、832、355支、725、825、807、320、384、933、运通106、108、114、西苑站下车，904、966、992、725、817支、933支、运通108西苑中医站下车。

电　　话：010-62875599（总机）

五华县中医医院

五华县中医医院位于县城水寨镇华兴南路183号，是县级综合性二级甲等中医院，承担着全县中医医疗、教学、科研和预防保健、计划生育等任务、卫生技术人员中有副高级职称5人，中级职称65人。

医院开放病床100张。临床一级科室有：急诊科、内科、儿科、骨伤科、普外科、泌尿外科、妇产科、口腔科、推拿按摩针灸科、皮肤科、肛肠科等；二级科室有：肝病、风湿病、糖尿病、肾病、男性病、消化病等专科。门诊功能齐全，主要医疗设备有：螺旋CT、B超、彩色多普勒、胃镜、肠镜、500mAX光机、血球分析仪、尿液分析仪、生化分析仪、膀胱镜、体外碎石机、24小时动态心电图、麻醉机、心电监护仪、中心供氧等。医院坚持突出中医特色的办院方向，走中西医结合道路。内科、儿科在治疗肝病、肾病、中风、冠心病、糖尿病、哮喘病和疑难杂症等方面具有特色。外科在开展普外科手术的基础上还开展了脾摘除、前列腺摘除手术；妇产科开展了剖腹产、子宫全摘除等手术。制剂室为了配合临床，通过剂型改革制出丹、膏、丸、散和口服液30余种，使专病有专药，取得了满意的疗效，部分还获得了市、县科技进步奖。

骨伤科是我院重点专科之一，现有专业人员13人，开放病床33张。目前除运用中西医结合治疗各种骨折和各种整形手术外，还开展了髋关节置换术、断指（趾）再植术、肌皮瓣转移植皮术、骨髓炎清除灌注术、神经血管探查物合术、颅脑手术和脊椎手术（开窗减压术、脊椎粉碎性骨折后路内固定术）等较高难度的手术，病床使用率为100%。该科在群众中享有较高的声誉。

内科在5年来，加强中西医结合治疗心肌梗塞和中风后遗症的研究，按中医辨证分型论治采用中药煎服的同时，辨证使用本院中药制剂血脉通、五灵止痛胶囊、心脑康口服液、通络胶囊等成药。经过治疗，患者愈后生活质量能得到明显提高，大大提高了临床治愈率。

坚持中医特色是医院办院方向，“竭诚服务，服务至上”是医院的办院宗旨。医院将以相对低廉的医疗费用，提供较优质的服务，欢迎广大病人前来就诊。

院长：李金文

电话：0753-4452668

地址：五华县水寨镇华兴南路183号

罗田万密斋医院

罗田万密斋医院是以我国明代著名医学家万密斋命名的县级中医医院。1997年国家中医药管理局授予“二级甲等中医医院”，近年来先后被评为省“消费者满意单位”、“AAA”信用等级单位和市级“文明单位”，2003年被省人事厅、省卫生厅授予“全省卫生工作先进集体”。医院占地26000平方米，建筑面积20000平方米，总资产2300万元，净资产1200万元。医院现有职工206人，专业技术人员174人，高级职称21人，中级职称85人，湖北省知名中医专家1名，湖北省有突出贡献的中青年专家1名。院内设有内、外、妇、儿、骨伤、针灸推拿、眼、耳鼻喉、口腔、皮肤、肛肠、美容、心脑血管病、糖尿病、肝病、碎石中心、急诊等临床科室,开设病床120张。具有中西医服务功能，心脑血管病专科、肝病专科、针灸推拿科、眼科为医院特色专科，脑血管病专科被黄冈市卫生局评定为“黄冈市知名中医专科”。医院拥有意大利百胜彩色B超、日本岛津500mAX光机、PCR荧光定量分析仪、血液流变仪、全自动血液分析仪、血液生命平衡治疗仪、碎石机、日本光电12导联心电图机、动态心电图、动态血压监测仪、脑电地形图仪等大型医疗设备30余（台）件。2000年后新建成的住院大楼5000平方米，病房为宾馆式设施，配有中心供氧、中心吸引、中心传呼。新建门诊部3800平方米，更是豪华、壮观。医院三分之二以上为绿化面积，内有花园绿坡、假山瀑布、小桥流水，极具园林风格，实为绿色生态医院。

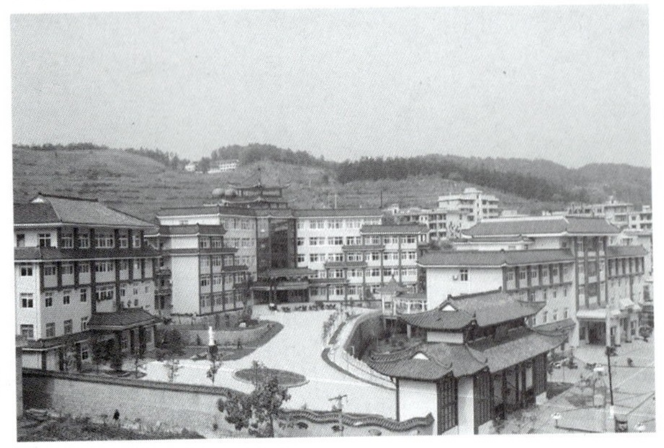

罗田万密斋医院

医院近年来取得科研成果9项，获得省科技进步奖1项，市级科技进步奖1项，县级科技进步奖5项。医院年收治门诊病人80000余人次，住院病人3000余例，各种手术800余台，年业务收入过千万元。

盛开在祖国西北边陲的杏林之花

——新疆昌吉州中医医院

在祖国西北边陲准噶尔盆地南缘的昌吉市，有一处仿古建筑群，古香古色，别具一格，在松柏的拥抱中显得格外美丽、幽静，——它就是新疆昌吉回族自治州中医医院。

昌吉回族自治州中医医院成立于1988年4月14日，它是在自治州党委及政府的关怀和支持下，全部用地方财力建设起来的。它占地33858平方米，总建筑面积21738.9平方米，是以中医为主，西医、中西医结合三支力量齐备，集医疗、教学、科研、保健为一体的“三级乙等”中医医院。医院荟萃了自治州优秀的中医、中西医结合专家和业务骨干， 中医及中西医结合的整体技术水平和实力位居全州之首。多年来，医院一直承担着自治州中医医疗中心和新疆医科大学实习医院的重任。 昌吉州中医医院不仅在中医方面独领风骚，而且在西医方面拥有一批年富力强、技术精湛的优秀专家，其技术实力和业务水平得到社会各界的首肯，得到区、州有关部门的充分肯定，被定为自治区肢体残疾康复、 白内障复明、低视力康复定点医院，新疆医科大学实习医院，国家级重点专科医院，全国示范中医医院。

医院有职能科室12个，临床科室10个，医技科室8个，开设病床242张，职工325人，专业技术人员277人，占职工总数的85%，其中主任、副主任医师32名，主治（管）医、药、护、技师121名，年门诊量12万人次。

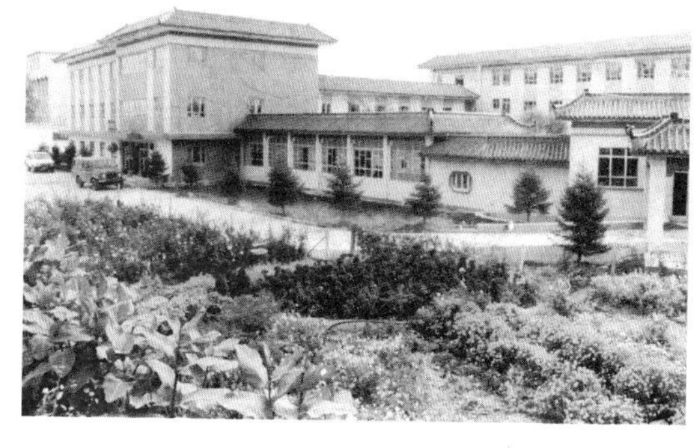

医院现有固定资产3017万元，拥有日本岛津5000TX全身CT机，美国产电视腹腔镜、前列腺激光治疗仪、美国惠普HX彩色多普勒超声诊断仪、白内障超声乳化治疗仪、全自动生化分析仪、潘太克斯电子胃镜、 FX心脏检测工作站、24小时全息动态心电图仪、动态血压监测仪、血液透析机、体外震波碎石机、高压氧舱、C型臂、TAP检测仪、磁极血液平衡治疗仪等各类中高档医疗设备100多台（件），为正确诊断和治疗创造了条件。

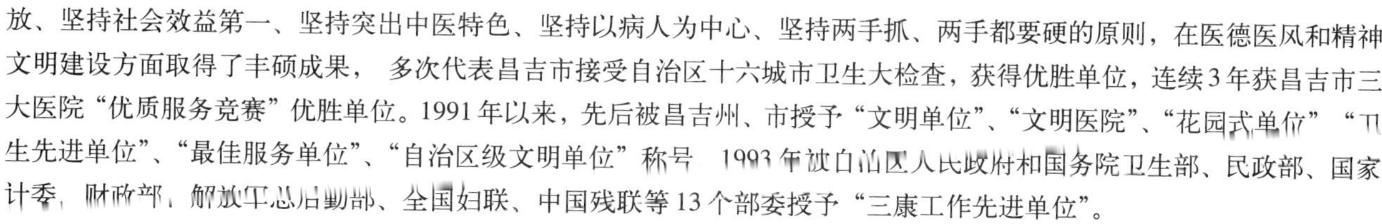

建院十多年来，医院始终坚持社会主义办院方向，坚持改革开放、坚持社会效益第一、坚持突出中医特色、坚持以病人为中心、坚持两手抓、两手都要硬的原则，在医德医风和精神文明建设方面取得了丰硕成果， 多次代表昌吉市接受自治区十六城市卫生大检查，获得优胜单位，连续3年获昌吉市三大医院“优质服务竞赛”优胜单位。1991年以来，先后被昌吉州、市授予“文明单位”、“文明医院”、“花园式单位”“卫生先进单位”、“最佳服务单位”、“自治区级文明单位”称号。1993年被自治区人民政府和国务院卫生部、民政部、国家计委、财政部、解放军总后勤部、全国妇联、中国残联等13个部委授予“三康工作先进单位”。

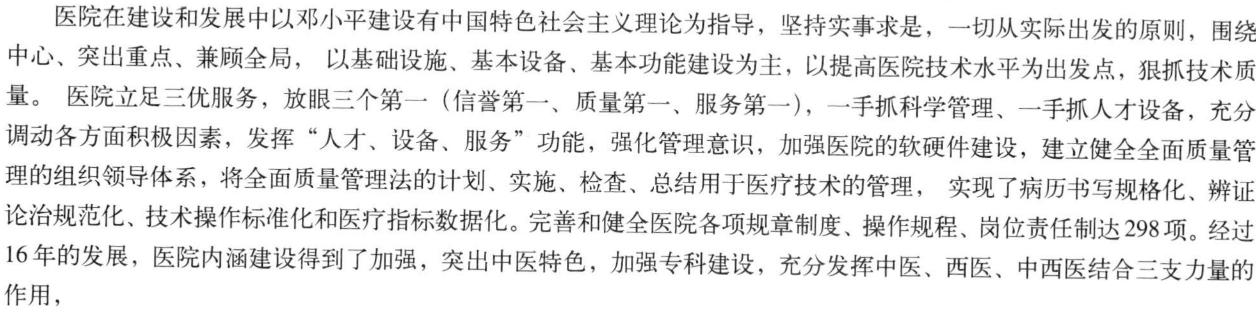

医院在建设和发展中以邓小平建设有中国特色社会主义理论为指导，坚持实事求是，一切从实际出发的原则，围绕中心、突出重点、兼顾全局， 以基础设施、基本设备、基本功能建设为主，以提高医院技术水平为出发点，狠抓技术质量。 医院立足三优服务，放眼三个第一（信誉第一、质量第一、服务第一），一手抓科学管理、一手抓人才设备，充分调动各方面积极因素，发挥“人才、设备、服务”功能，强化管理意识，加强医院的软硬件建设，建立健全全面质量管理的组织领导体系，将全面质量管理法的计划、实施、检查、总结用于医疗技术的管理， 实现了病历书写规格化、辨证论治规范化、技术操作标准化和医疗指标数据化。完善和健全医院各项规章制度、操作规程、岗位责任制达298项。经过16年的发展，医院内涵建设得到了加强，突出中医特色，加强专科建设，充分发挥中医、西医、中西医结合三支力量的作用，

医院做到院有专科、科有专病、人有专长、病有专药。 目前已经形成以国家重点专科针灸科为龙头， 内科为重点，骨伤科、眼科、疼痛科为特色，普外、泌尿肛肠科为骨干的临床科室结构，设立专科专病门诊25个，在中风后遗症、类风湿、肝炎、气管炎、骨伤、糖尿病等专科建设和专病治疗上处于地区领先水平。在自治州率先开展腹腔镜胆囊摘除术、激光前列腺切除术、前列腺电切术、膀胱肿瘤电切术、体外震波碎石、气压弹道碎石、肾透析、心包穿刺术、脑出血碎吸术，始终专家操作，经数年临床验证技术可靠，质量可信。 医院研制的益肝片、活血降脂冲剂、接骨片、功腰丸、愈疡片、喘贴灵、化脂丸等临床疗效显著，多次获得州、区及国家奖励。

中医逢盛世，杏林沐春风。随着市场经济的发展，乘着西部大开发的东风， 盛开在祖国西北边陲的杏林之花——昌吉州中医医院正紧握机遇，深化改革，与时俱进， 以充满活力的英姿再铸新世纪的辉煌。

江西省寻乌县中医院

寻乌县中医院居赣闽粤三省交界处，于1985年12月在原文峰卫生院的基础上创建，位于县城岳家庄大道27号，拥有各类初、中、高专业技术人员56人，现有固定资产330万元，是一所集医疗、教研、预防、保健为一体的综合性医院，医院环境幽雅、科室设置齐全、设备先进、技术力量雄厚，是城镇职工基本医疗保险、人寿医疗保险、太平洋医疗保险定点医院。

目前，医院拥有先进的电子阴道镜、尿道膀胱镜、心电监护仪、BC－3000全自动血液细胞分析仪、麻醉呼吸机、电动骨钻、C形臂X光机、B型体外震波碎石机等大中型医疗设备。我院坚持为病人提供优质服务、以创建群众满意医院为目标，以科技兴院、人才强院为先导，已拥有一批高素质的专业技术人才队伍，能成功开展普外、泌外、肛肠、妇产、骨伤、五官等学科的大中小型手术。通过“内引外联、走出去、请进来”等办法，积累了丰富的临床经验，能运用传统的中医药治疗各种慢性病、疑难病，特别是在泌外、甲状腺、肛肠、妇产、理疗、糖尿病、体外震波碎石、骨科等方面的治疗已形成自己的技术特色和优势，使医院步入健康发展的快车道。

咨询电话：0797-2842410/2847693

重庆市中医院
重庆市中医研究院

重庆市中医院(重庆市中医研究院)是由原重庆市中医院和重庆市中医研究院合并组建而成的我市唯一的三级甲等中医院，是卫生部审定的高等医学教育临床教学实习基地、国家中医药管理局全国中医急症培训中心，承办有国家级杂志《中国中医急症》，是重庆市中医药学会和重庆市针灸学会挂靠单位。

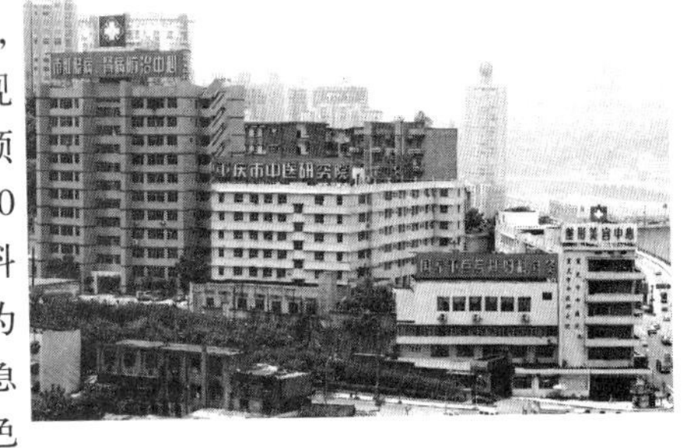

重庆市中医院（重庆市中医研究院）占地约17亩，建筑面积45746平方米，业务用房30214平方米，资产总额7769万余元，医疗设备总值1761万余元。现有在编职工628人，专业技术人员512人，高级专业人员124人，博士1人，硕士4人，在读硕士研究生20余人，享受国务院政府津贴5人，省市级名中医30人，国家级重点专科学科带头人3人，国家级师带徒导师9人。现设临床一级科室20个，二级科室11个，药剂和医技科室11个。针灸科、妇科、脾胃病专科为国家中医管理局批准的部局级重点专科建设单位，肾病科、肛肠科、骨伤科和急诊科是重庆市重点专科和中医急症救治中心，肿瘤科、肝病科等为院内重点特色专科。全院有70余项科研项目获国家、省、市级成果奖，4个科研制剂被批准为国家级新药，6项科研成果转化为市场产品。医院还先后承担完成了国家、省、市级重点课题40余项，协研项目12项，现有在研课题25项，医院制剂200余个品种。

重庆市中医院信息中心是全市最大的中医信息中心，拥有中国生物医学文献、中医药文献、中国中医报刊、全国医药卫生科技成果等14种数据库，专业藏书18084余册，期刊986种，期刊合订本1200多册，为重庆中医药科研查新提供了良好的信息资源。

按照政府规划，合并后的重庆市中医院（重庆市中医研究院）将迁建我市北部城区，拟建设成为西部一流的集中医药临床医疗和科研教学为一体的大型综合性中医院和中医临床科研中心。新中医院总投资3.8亿元人民币，占地149亩，拥有600张病床和完善的配套设施及服务功能。新中医院必将以崭新的姿态、先进的技术、优质的服务，为建设长江中上游医学中心，推动中医事业的发展，全面建设小康社会做出更大的贡献。

院　　长：曾定伦
党委书记：魏小红
副 院 长：魏小红、雷正荣、罗 玲

医院地址：重庆市渝中区一号桥北区路1号
邮　　编：400013
联系电话：023-63513369
传　　真：023-63532807
电子信箱：xxzx168@sina.com.cn

分院地址：重庆市渝中区民族路88号
邮　　编：400011
联系电话：023-63842760
传　　真：023-63842760
网　　址：www.cqzyy.cn

北京市丰盛医院

北京市西城区丰盛医院成立于1960年，是一所以传统中医手法治疗各种伤科疾病为主的集医疗、预防、保健、康复为一体的二级专科医院。

医院地处西城区中心地带，与金融街、全国政协相邻，交通便利。我院建筑面积5000平方米，拥有病床78张，日门诊量800余人次。骨科实行24小时全天候为患者服务，设有普通门诊、主治医师挂牌门诊、专家门诊。我院在辖区内设有4个卫生服务站。医院内设中医骨科、外科、中医皮科、中医内科、针灸科、西医内科、口腔科、五官科、妇科、肾透析室、保健科、社区服务部等。其中中医骨科、中医皮科及心脑血管疾病的防治是我院三大治疗特色科室，尤其是中医骨科闻名京城。

联系电话：010-66013330转239/66067455

北京市海淀区中医医院

北京市海淀区中医医院是北京市首批医疗保险定点机构，医院科室齐全，拥有生化分析仪、动态心电图仪等大批先进诊疗设备。前列腺科具有十几年的历史，采用特制针具和纯中药制剂，治疗前列腺疾病，效果良好。采用中医特色诊疗技术对系统性红斑狼疮、儿童哮喘及骨关节疾病、软组织疾病、中风后遗症等康复治疗，具有良好疗效。医院在抓好专科特色建设的同时，不断拓展社区卫生服务范围。医院坚持以人为本、深入贯彻“病人选医生”活动，采用明码标价和为每位患者打印药费清单的方式，使患者明明白白消费，踏踏实实就医，医院连续几年被评为区精神文明先进单位。海淀区中医医院全体职工愿和您一道共同筑起人生健康的绿色长城！

地　　址：北京市海淀区双榆树西里12号

乘车路线：332、320、323、302、355、716、718、732、832等人民大学站下车，当代商城向东约100米。

热线电话：前列腺科：010-62550279　　儿科：010-62553342-8201

预防保健科：010-62550328　　针灸科：010-62553342-8208

社区卫生服务站：010-62621783　　正骨科：010-62553342-8204

口腔科：010-62553342-820　　院办：010-62564032

浙江省嵊泗县中医院

嵊泗县中医院是我县唯一一家以中医中药为主、中西医结合的县属全民制二级丙等中医院。全院医疗用房面积2000平方米，核定床位60张，实际开放床位20张；现有在编职工60名，主任中医医师1名， 中级职称14名；设有骨伤科、针推科、 中西医结合内科、外科、儿科、肛肠科，中医妇科、口腔科等15个专科门诊。 医技科室有放射科、检验科、B超、心电图、中西药房、手术室和中药煎房等相关科室，拥有500mAX光机、进口小C臂移动性X光机、全自动血球仪、生化分析仪、高频电刀、进口B超、进口全自动牵引床等先进医疗仪器。医院诊疗环境经装修后整洁、舒适。

骨伤科、针推科、肛肠科和中医中药制剂是医院主要优势学科，各科主要应用中药外敷、手法复位、小夹板固定等中医传统方法，并辅以活血化瘀、通经活络止痛等药品内服，治疗外伤性骨折，气滞血瘀型疗效显著。近几年来大力开展四肢关节置换术、脊椎手术、手外科手术等。加强科研与临床相结合，先后推出了 “十全大补膏方”、 “小儿消喘膏方”、 “骨伤汤”、 “骨伤膏”等中药制剂，得到了群众和社会各界肯定。

医院坚持以中医中药为主， 中西医结合并举， 医院坚持以人为本，制度管理和人性化管理相结合；坚持以病人为中心， 以质量为核心，加强医院职工职业道德建设，推出了医院承诺制和多项便民措施，为病员提供一个优质、便捷、价廉、高效的医疗服务。

广州市海珠区石溪中医院

广东省广州市海珠区石溪中医院位于广州工业大南420号，现有在编正式职工121人，其中硕士毕业生1名，高级职称8名，中级职称19名。医院建于1982年12月，占地面积9000多平方米，建筑面积5000多平方米。现有病床100张，管辖瑞宝、海幢两条街道的预防保健工作，医院承担瑞宝社区卫生服务中心和海幢社区卫生服务中心的建设任务。

本院是一间由香港同胞何善衡先生于1982年捐资、政府建制的区级具有中医特色的中西医结合医院，隶属海珠区卫生局领导的医疗机构，分门诊部和住院部两部分。其中，门诊部设有24小时急诊服务、中医儿科、中医各特色专科（包括正骨科、针灸推拿科、腰腿痛专科、瘫痪专科、儿科、妇科、不孕症专科、皮肤科、肛肠痔疮科）、西医（包括儿科、外科、妇科、五官科、口腔科）等临床科室及B超、心电图、脑电图、放射、检验等功能科室。住院部设有儿科病区、托老病区、肿瘤病区及慢性病康复病区。

医院拥有一批较先进的医疗设备，如：彩色B超机、心电监护仪、18导联脑电图机、500mA日本进口X光机、意大利自动生化分析仪、血气分析仪等，为临床各类检查和治疗提供服务。

并设有瑞宝街南洲名苑社区卫生服务站（位于南洲名苑）、瑞宝街南洲花园社区卫生服务站（位于南洲花园内）、金碧门诊部（位于金碧花园内）、瑞宝街瑞宝北约社区卫生服务站（位于东晓南路）、海幢街社区卫生服务中心（位于南华路）、海幢街宝岗直街社区卫生服务站（位于同福路）、海幢街同庆路社区卫生服务站（位于解放南路）、鹭江门诊部（位于鹭江西路）等8个集预防、医疗、保健、康复、健康教育、计划生育技术服务为一体的医疗分点。

我院骨伤科"手法加腰伤膏治疗腰椎间盘突出症"技术2001年8月被广州市卫生局评为广州市"1357"工程特色诊疗技术，2002年～2003年诊治患者2684人次，其中对146例腰椎间盘突出患者采用手法加腰伤膏技术进行治疗，37例腰椎间盘突出患者（对腰伤膏过敏者或不接受者）采用"手法加通烙宝（间盘复原散）药物导入治疗仪"治疗取得特效。

中医杂病专科以中医中药为主，辨证治疗各种中医杂病。

中西结合儿科采用中医药、穴位注射、穴位贴敷、挑针、超短波等方法，中西结合治疗各种儿科疾病。

痛症专科采取腹部微针、推拿、理疗等综合疗法治疗各种痛症。

消化专科以中医经方、验方为主，中西结合治疗溃疡病、肝病等。

糖尿病专科中西结台治疗糖尿病及其并发症。

中医妇科中西结合治疗妇科炎症、性病、不孕症、乳腺病、月经病等。

心脑血管科中西结合治疗冠心病、高血压病、中风等心脑血管疾病。

针灸科近两年来采取耳穴贴药配合推拿、拔罐的方法进行减肥，取得可喜成绩。

本院的养老托老病房及慢性病康复病房能为生活不能自理的老人、慢性病病人提供服务，满足社会托老养老的需要。肿瘤病区收治各种肿瘤晚期病人，旨在使此类患者得到良好的医疗服务和日常生活的照顾。我院将根据实际情况，尽量满足病人对医疗费用的要求。为减轻部分生活困难的患者的医疗费用，我们已经开展了给此类人士发放《优惠卡》的工作，让他们能享受到我院提供的医疗优惠服务。

"以病人为中心"是我们的服务理念，为患者解除病痛是我们的职责，本院注重医院文化建设，从整体上提高医疗质量、医疗水平和工作效率，为广大人民群众提供优质的医疗服务。在医疗活动中我们承诺：以高明的技术、优质的服务、合理的收费服务于群众。

院长：马哲河

党支部书记：刘宇[illegible]

广州市海珠区石溪中医院热线服务电话：020-84331569/84327071

邮政编码：510280

广州市海珠区瑞宝街南洲名苑社区卫生服务站服务电话：020－84051043

广州市海珠区瑞宝街南洲花园社区卫生服务站服务电话：020－84041819

广州市海珠区金碧门诊部服务电话：020－84063252

广州市海珠区瑞宝街瑞宝北约社区卫生服务站服务电话：020－84084482

广州市海珠区海幢街社区卫生服务中心服务电话：020－84444369

广州市海珠区海幢街宝岗直街社区卫生服务站服务电话：020－84444758

广州市海珠区海幢街同庆路社区卫生服务站服务电话：020－84420359

广州市海珠区鹭江门诊部服务电话：020－34450763

辽宁省海城市正骨医院

辽宁省海城市正骨医院是以收治各类骨伤疾患为主的非营利专科医院，建筑面积4.4万平方米，开设病床500余张，是长春中医学院、辽宁中医学院的教学医院和国家中医药管理局“全国中医老年骨折病重点专病”建设单位，是辽宁省交通创伤海城急救中心，承担全市“120”急救任务。

本院“苏氏正骨法”是卫生部“十年百项成果推广计划”之一，独特的苏氏正骨与穿针外固定疗法的完美结合形成了本院的特色和优势，即采用在电视X光下手法整复，再进行穿针外固定，使骨折对位稳定，可早期离床活动，减少合并症的发生，患者乐于接受，尤其采用三针锁针加压器治疗老年股骨颈骨折更显示其优势。医院拥有全身CT、C型臂电视X光机和膝关节镜等先进医疗设备仪器百余台件，以及现代化的层流手术室、ICU和医学康复中心，并聘请北京、沈阳和鞍山等地的专家担任技术顾问。其他内、外、妇、儿等科系也具有一定实力。

单位名称：辽宁省海城市正骨医院

法人代表：苏继承

地　　址：辽宁省海城市中街路26号　　　　邮　　编：114200

电　　话：0412-3207182（总机）　　　　传　　真：0412-3285828

网　　址：www.hczgyy.com　　　　电子信箱：hczgyy@mail.asptt.ln.cn

石家庄市中医院

石家庄市中医院始建于1956年，经过半个世纪的发展建设，现已成为集医疗、教学、科研、预防、保健、康复、急救为一体的具有中医特色的现代化综合性三级甲等中医院，同时也是石家庄市中医集团牵头单位和河北医科大学附属医院。

医院开设病床330张，共有临床科室22个，医技科室12个，省级重点学科2个，市级重点学科3个，专病门诊30余个。全院在职职工500余人，其中具有高级职称医务人员近百人，并拥有一批国家级名老中医、市级名中医和市管专业技术拔尖人才。

医院继承发扬祖国传统医学，突出中医特色，坚持中西医结合，在治疗脑血管病、心血管病、肛肠病、周围血管病、糖尿病、胃病、脾胃病、胆肾结石病、风湿病、皮肤病、前列腺病等方面有独到之处。其中消化病科、肛肠病科为省级重点专科。心血管科、脑血管科、肾内科为市级重点专科。医院独立开展骨科创伤、普外、神经外科等手术，并能完成急、危、重症的抢救。医院注重科技兴院，坚持科研与临床相结合，多年来获省、市级科研成果40余项，同时形成了许多有中医特色并行之有效的治疗方法和制剂，并被评为河北省文明服务三星级医院。

为促进中医现代化发展，医院购进大量的先进医疗设备，建有现代化的制剂大楼，并在省内卫生系统率先实现微机网络化管理。现在，一座建筑面积近30000余平方米的多功能现代化门诊病房大楼正在筹建中，年底前将投入使用。

院长、法人代表：顾庆焕

地　　址：河北省石家庄市中山西路233号　　　　邮　　编：050051

电　　话：0311-7895705　　　　传　　真：0311-7882062

网　　址：www.yzzhongyi.com/www.石家庄市中医院.com

吴旗县中医医院

吴旗县中医医院始建于1986年，是一所以中医、中西医结合为特色的综合性医院。在各级政府及部门的大力支持下，由一个仅有3名医务工作者的门诊迅速发展成为占地千余平方米，拥有先进辅助设施的医疗服务机构。该院坚持“以质量求效益、以效益求发展”的办院方针，具有完善、规范的管理制度，曾多次被评为县、市、省级卫生先进单位、文明单位、五星级文明单位。现有病床30余张，职工30余人，高中级职称8人，拥有一批中西医结合的老专家和造诣较深的中青年技术骨干。医院设有中医、内、外、妇、儿、针灸及理疗等多个业务科室，配有200mA双球双管X光机、原装意大利“百胜”牌260型超声诊断仪、六合多功能治疗仪等诊断、治疗仪器。医院应用中西医结合治疗肝病、肾病、胃病及呼吸系统疾病具有特色，对各种疾病及疑难杂症有独特的见解。

院　　长：李九忠　　　　电　　话：0911-7612069　　　　地　　址：陕西省吴旗镇后街

北京鹤年堂医药有限责任公司

鹤年堂是京城众多的中华老字号之一，距今已近600年的历史了，其老店旧址即在明代丞相严嵩花园门前。店内承传几百年之久的匾额即严嵩手书，颇具古风。历经世纪沧桑，鹤年堂在经营上独具特色，即中药饮片炮制方法精良，聘用有经验之药师，采购地道药材，选其良者，拒用伪品，遵古炮制，药片整洁，质地精细，疗效甚高，其声誉传遍京城。故社会流传有“欲服丸散膏丹到同仁堂，想购汤剂饮片就到鹤年堂”之说，可见载誉之久远。1988年鹤年堂被原国内贸易部命名为“中华老字号”。

鹤年堂秉承中医药文化之精髓，以中医特色门诊为依托，国有企业品质与民营企业灵活经营相结合，视振兴中医药国粹为己任。2002年由中央国有资本、地方国有资本和民营企业资本共同注资，组建了北京鹤年堂医药有限责任公司，基本建立起药品批发、零售连锁、参茸保健品、中药饮片生产加工以及中医药文化产业的经营格局。

本企业被北京市工商局命名为“2003年守信企业”，被消费者协会命名为“消费维权先进单位”。2004年2月通过《中华人民共和国药品经营质量管理规范认证》。

黑龙江省绥滨县中医院

绥滨县中医院创建于1983年，经过20多年的艰苦创业已发展成为集中医医疗、预防、保健和康复为一体的国家二级乙等医院，1998年在原中医院基础上又被定为红十字会医院、医疗保险定点医院、意外伤害定点医院、人寿保险定点医院。医院现有职工98人，其中卫生技术人员82人（副高职称2人、中级职称35人、初级职称45人），有15个临床科室和6个医技科室。

绥滨县中医院注意保持和发展中医特色，走中西医结合道路，形成了许多中医特色突出的治疗专科。医院设有肛肠科、脑瘫科、中医骨伤科、肝病科、结石科、心脑血管专科，其中肛肠科、脑瘫科，骨伤科已发展成为重点中医专科，是我县特色专病的治疗中心，在周围市县享有较高的声誉。

在注重人才培养的同时，医院还不断更新设备，完善功能，先后引进电脑程控300mAX光机、德国西门子B超机、心电工作站、经颅多普勒等多种仪器，提高了医院的诊断水平，增强了竞争实力。

中医院始终坚持以病人为中心的服务宗旨，为了提高中医的知识水平，发展中医国粹，重点培养中医人才，不断发展壮大，大胆创新，锐意改革，内强素质，外塑形象，树立高尚的医德医风，把中医院建设成为具有中医特色的现代化中医院。

如今的中医院中医特色突出，科室齐全，医疗环境幽雅，设备先进，技术一流，正向更高的目标前进。

单位名称：绥滨县中医院　　法人代表：周连福
地　　址：黑龙江省绥滨县振兴大街中段西侧　　邮　　编：156200
电　　话：0468-7863081　　传　　真：0468-7866220

北京中医药大学东直门医院

北京中医药大学东直门医院创建于1958年，是集中医、中西医结合医疗、教学、科研于一体的大型现代化综合性医院。她是全国唯一一所进入国家“211工程”建设的高等中医药院校的附属医院，是率先成为全国示范中医医院的全国三级甲等中医院，也是北京市首批列入医疗保险的定点医院，国家药品监督管理局认定的临床药理基地。在中医院校的附属医院中，她是培养国内外中医药人才时间最早、数量多、层次最高的重要教学基地，也是最早与国外合作，在欧洲建立中医分院的医疗机构。

整个医院配套齐全，设有25个临床科室，10个医技科室，有专科专病门诊92个，日门诊量1600多人次。有设施齐备、舒适明亮的病房，现开放15个病区和EICU、SICU、CCU病房，有574张病床。另外在德国开设的分院设有82张病床。

医院有国家中医药管理局急症中心、中医脑病重点专科、肾病重点专科。中医内科是国家教育部的重点学科。神经内科、内分泌科、呼吸科、血液肿瘤科是国家中医药管理局重点学科。中医外科是北京市重点学科。

“患者至上，服务第一”是医院的办院宗旨，东直门医院全体员工将以饱满的精神、奋发的姿态，发扬“博精、诚信、创新、发展”的医院精神，对每一位前来就诊的患者或寻医问药的顾客提供真诚的、优质的、满意的服务！

河南南阳水针刀风湿疼痛医院
河南南阳水针刀新针法研究院

（原河南南阳水针刀新针法医院）

河南南阳水针刀风湿疼痛医院(原南阳水针刀新针法医院)是南阳市第一家全国性水针刀新针法专科医院，2001年经市政府、市卫生局批准成立的非盈利性医院。成立至今，我院先后与广州、深圳、雷州、武汉、天津、上海等多家风湿疼痛医院合作，吸收引进国内治疗风湿病、骨伤病、疼痛病的新技术、新针法，在治疗风湿骨伤疼痛疾病方面取得了奇特疗效，受到广大患者的好评。1999年中国针灸学会水针刀新针法培训中心成立后，在北京、上海、广州、云南、南阳等医学院成功举办了90多期学习班。南阳风湿疼痛医院利用以下疗法治疗各种疾病。

(一)水针刀新针法。该针法是吴汉卿院长在20余年的临床实践中将传统九针与现代水针相结合的新型超微创注射性松解术。该针法与针灸、外科手术相比无痛苦无创伤，安全准确，见效快，抗复发，治愈率高。主要治疗：骨伤科疾病、风湿性疾病、疼痛性疾病、各种软组织损伤、外伤后遗症。

(二)九病区药磁线平衡三刀法。该疗法是由吴汉卿院长经10余年艰苦探索，在治疗脊柱相关疾病中，根据内脏疾病的反射规律、脊神经分布区域等原理，将背部及胸腹部划分为九大病区及对应区，应用水针注射、针刀松解、留植药磁线与整脊松解四联疗法与吴氏平衡三刀法相结合，在九大病区内治疗脊椎相关的疑难病，取得了突破性进展，填补了国内外医学空白。该疗法方新颖独特，疗效神奇，可治疗如气管炎、哮喘病，慢性咽炎、胃炎、胃十二指肠溃疡、胃下垂、胆囊炎、结肠炎、神经衰弱症、类冠心病、男性病、妇科疑难病、小儿疳积症、遗尿症、癫痫等几十种疑难病。

(三)吴汉卿院长独创的头三刀颅骨外膜分离法治疗脑血管意外后遗症，颈三刀松解法治疗颈椎病，腰三刀管内外冲击分离术治疗腰椎病，髋三刀药氧疗法治疗股骨头坏死症，背三刀三维整脊治疗脊柱炎、驼背，奇神经节整复术治疗疼痛类疾病及内科多种疑难病症，骶后孔分离术治疗腰腿痛、盆腔脏器病变在国内外尚属首例，以其创伤小、疗效确切受到了医学界知名专家的肯定和赞誉及患者的好评。

该院设有疼痛科、骨伤科、风湿科、中西医专家门诊、康复科、放射科、B超室、化验室等，并设有手术室、住院部。

该院由国内知名针刀专家、水九针新针法发明人吴汉卿院长、贾松副院长、宁国珍副主任医师、著名中医专家吴林鹏、针灸专家李传岐、骨伤科专家李海伶、中医专家常建升、新针法医师张洪波、吴兴海、王刚等国内新针法知名专家定期坐诊。水针刀新疗法是由河南南阳九针刀新疗法研究院吴汉卿院长，经20余年的临床探索与潜心研究，根据九针疗法、水针疗法及针刀疗法，汲取各自精华，不断探索，发明研制的一种集水针注射、疼痛阻滞、注射氧气及其他针刀精华为一体的新型注射性超微创松解疗法，将注射药磁、注射氧气、针刀松解溶为一体，一次性治疗安全可靠，疗效显著。吴院长在水针刀疗法基础上，结合针刀临床及三维解剖学，经过不懈努力，进一步总结发明出多能磁性水针刀--九针刀疗法，其中有增强水针刀疗法的电针刀，调节人体动静失衡的双手动静平衡针刀等9种不同功能的针刀疗法，并创立了独特的吴氏三刀法及吴氏双手动静针刀手法，填补了国内外针刀治疗学空白。在长期临床实践中，总结撰写出《大成水针刀疗法》、《针刀超微创三维解剖学》、《九病区药磁线针疗法》等专著17部，已为国家级出版社及世界中医药出版社出版发行。多能磁性水针刀及九针刀刀具已获得国家专利10余项。水针刀新疗法通过省级专家鉴定获得科技成果二等奖3项，并荣获第三届国际爱因斯坦发明博览会"国际金奖"。2002年水针刀疗法由中国针灸学会申报国家中医药管理局，被批准为成人继续再教育项目，授予I类继续教育学分25分。多能磁性水针刀--九针刀新疗法，经20年数万例病人以及60余班近万名国内外学员的临床验证，以其奇特的疗效，赢得了国内著名的专家高度称赞及广大患者的好评!台湾华中医院老院长初月轩博士称赞水针刀疗法为"融会中西新疗法，华夏杏林神刀术"，为了弘扬祖国传统针法精华，本培训中心将长期面向全国招生，举办培训班。

湖南宜章中医医院

宜章中医院为国家二级甲等中医院、省人民医院临床指导医院、中国人寿保险公司定点医院，先后荣获“爱婴医院”，“放心药房”及省卫生厅授予的“医疗质量、服务态度、后勤供应、医疗收费”四满意活动先进单位，市、县文明单位等称号。

我院拥有职工240余人，拥有副主任医师6人，主治医生、主管药护技师30人，开设病床149张，住院科室6个，一级临床科室18个，专病门诊、重点专科4个，医技科室6个。闻名湘南粤北的中医骨伤科，运用祖传手法和现代科技治疗各类骨折和骨病；外一科治疗重症创伤、泌尿系统病闻名全县；装修一新的医保科以其高超的技术，热情周到的服务、高档舒适的病房条件赢得了广大病友及其家属的青睐；内儿科采用微创颅内血肿清除术、颈动脉灌注疗法治疗脑血管疾病，疗效独特，功能恢复快，后遗症少；妇产科以其优越的环境，优良的技术深受妇女的欢迎；眼科是全县白内障复明定点医院；口腔科医师技术优良，服务周到，深受患者的喜爱，就诊病人络绎不绝；糖尿病病科、针灸理疗科、男性性功能障碍科、皮肤痔瘘科、风湿专科均是全县有名的特色科室。同时我院名医荟萃，他们是范和平、李细春、周运桃、黄福善、蒋方平、杨睦恒、吕长林、范花平、黄统均、叶满仝、叶小明、谭运生、李德良、杨爱萍、陈冬艳，谭小平等，还有范卫生、李基国、李靖、欧国顺、朱付良、罗辉、曹奇亮等后起之秀。

医院医疗设备先进，拥有进口全身CT扫描机、磁共振系统、进口彩色B超、500mAX光机、进口电子胃镜、全自动多功能心电图机及心电监护仪、脑电地形仪、母婴监护仪、半自动分析仪、微量元素检测仪、眼科专用裂隙灯、角膜曲率计、白内障超生乳化仪、高级牙科综合治疗机等几百万元的医疗设备，能满足常见病、多发病的检查和治疗需要。我院分别在文明北路、直兴路建有门诊、住院综合大楼，特别是新建的宜兴路综合大楼，集门诊、住院、医技于一体，病房宽敞、舒适、洁净，设有带空调的高档病房，能满足各阶层病人的需要。

我院极力推崇“诚信、仁爱、求精、创新”的中医人精神，全院职工以服务全县人民的身心健康为天职，开设了24小时急诊绿色通道，只需拨打3756120急救电话，医护人员和救护车就能及时到达指定地点。特别是近年来医院为了进一步提高服务质量，以“微笑、疗效、效益”为中心，深入持久地开展“优质服务竞赛”，赢得了病人及其家属的好评。医院还设有病人食堂、职工食堂，可随时提供热饭、热菜和热水。您有什么需要，只要告诉我们的医生和护士，一定会尽量满足您的要求。我们衷心的祝福您早日康复，把平安和健康带回家。

武安市中医院

武安市中医院是一所集医疗、急救、教学、科研、康复为一体的国家二级甲等中医院、爱婴医院、河北省优质服务“百佳医院”，是河北医科大学中医学院教学医院，武安市“120”急救中心、司法医学鉴定中心、肿瘤防治所均设立在该院。医院现有高、中级专业技术人员98名，病床150张。门诊部设急诊科和15个专科专病诊室。住院部设有儿科、妇产科、普外胸外科、骨伤脑外科4个病区，拥有德国西门子双排螺旋全身CT、500mA数码X光机、彩色超声诊断仪、电子胃镜、心电监护仪、经颅多普勒诊断仪、全自动生化分析仪、多功能麻醉机、血液透析机等先进的医疗设备，为来院就诊病人的检查治疗提供了方便。

该院先后被省、市有关部门授予：文明服务“三星级窗口单位”、“青年文明号”、“精神文明建设先进单位”、“防治‘非典’工作先进基层党组织”等荣誉称号。

该院的特色科室：心脑血管科、骨伤科、肾病科、肿瘤科、眼科、皮肤科、妇科。

单位名称：河北省武安市中医院

地　　址：河北省武安市中兴路673号　　　　邮　　编：056300

电　　话：0310-5652560

顺义区中医医院

顺义区中医医院始建于1985年11月26日，目前占地面积17800平方米，建筑面积16700平方米，是顺义区唯一一所综合性中医医院，是全区中医医疗、教学、科研、康复指导中心，1995年被评为二级甲等中医院，1996年被评为全国示范中医医院，1999年被评为全国农村中医工作先进区，是顺义区脑血管病防治中心、顺义区残疾人康复指导中心。

顺义区中医医院将以优美的环境、精湛的医术、优良的设备、合理的收费为广大患者提供热情、优质全方位的医疗服务。

即墨市中医院

即墨市中医院位于即墨市城西部，是一所集医疗保健、科研教学、康复、急救于一体，科室功能齐全，技术力量雄厚的综合性二级甲等医院。

医院西医内、外、妇、儿、五官等科室齐全，技术先进；中医名医荟萃，专科特色突出。近年来，医院相继购置了美国智能化高级全身双螺旋CT、德国西门子SIEMENS（红杉树）及美国实时三维高档彩超、1000mA数字化X线胃肠机、500mA遥控X光机、CR数字影像系统、脑彩超、大型自动生化分析仪、日本奥林巴斯电子胃镜、三维力牵引床、手术显微镜、白内障超声乳化仪、动态心电图、ICU多参数心电监护仪及能检测过敏源治疗过敏性疾病的德国生物共振检测治疗系统等一大批先进医疗设备。拥有全省县市级医院一流的中药制剂室和布局齐全、服务一流的病房大楼。

医院大力实施“科技兴医、科技兴院”战略，先后与北京、上海、济南等地大医院建立了技术协作关系，进行了多层次、全方位合作，开展了一系新技术项目，如脑肿瘤切除术、全肺切除术、胃癌肠癌根治术、乳腺癌根治术、肝脏切除术、超声乳化治疗白内障、喉癌切除术、鼻窦炎、鼻息肉、鼻窦癌手术等，使医院的技术水平得到较大的提高。

医院重视引进和培养人才，狠抓医疗质量，开展人性化优质服务，真正形成了“院有重点、科有特色、人有专长”的新格局。

单位名称：即墨市中医院　　法人代表：周遵珊
地址：即墨市三岱路1281号　　邮编：266200
电话：0532-8555086/8514524　　传真：0532-8515132

滕州市中医医院

滕州市中医医院始建于1958年，经过40余年的发展，现已成为滕州市集中医医疗、教学、科研、预防、保健和康复为一体的现代化综合性医院。经全国和省卫生主管部门评审，滕州市中医医院成为“二级甲等中医医院”、“全省示范中医院”、“爱婴医院”、“全省百佳医院”、“全省中医工作先进集体”、“全国百姓放心示范医院”。

医院建筑面积2万平方米、固定资产达3000万元，拥有核磁共振、螺旋CT、彩超、遥控X光机、C型臂、全自动生化分析仪、奥林巴斯胃（肠）镜、经颅多普勒、体外碎石机等现代化大型仪器设备。新建的病房的大楼宽敞、明亮、舒适、设施先进齐全。

医院现开设床位400张，科室齐全，设有心内科、呼吸内科、中风病科、胃病科、骨伤科、普外科、乳腺、甲状腺科、肛肠科、妇产科等10个病区，另设高标准的手术室、传统疗法科、家庭病房科等科室。其中，中风病科为省重点中医专科，胃病科、骨伤科和心内科为枣庄市重点中医专科。该院现有职工400余人，其中正高级职称4人，副高级职称42人，中级职称103人。

滕州市中医医院已稳健地跨入了发展的快车道，全院职工将以良好的医德医风、优良医疗质量，团结协作，同心同德，努力在鲁南地区建成一座设施先进、服务一流、技术一流、特色突出的现代化大院、名院，为滕州百万人民的健康和促进社会进步做出更大的贡献。

辽宁省中医研究院

辽宁省中医院研究始建于1978年，是国家七大中医药科研基地之一，科研、医疗力量雄厚，集中医药研究、医疗和教学于一体。全院现有建筑面积3万平方米，开设病床320张。医院设有内科系、外科系、急症系、专科系和专家系；围绕专病的诊治设置哮喘病、肾病、心脏病、肝病、风湿、脾胃病、脑瘤等6个临床研究所、18个治疗中心。同时以肝胆结石病专科、心血管病专科、哮喘病专科为重点专科；以脑血管病、糖尿病、肺癌、腰椎间盘脱出、小儿过敏性紫癜、心律失常、面瘫、盆腔肿瘤、崩漏、脑胶质瘤等10个病种为重点专病。院长郭振武教授以传统中医学理论为依据，结合现代实践医学，经过深入、细致的研究，研制出一种新的传统中医疗法——“三九”、“三伏”天中药穴位贴敷治疗，对气管炎、哮喘、小儿肺炎、反复感冒、顽固性咳嗽以及肺气肿、肺心病等有特殊的临床疗效。

我院还积极发展同世界各国医学领域和学术界的友好往来及科技交流，已接受多批韩国、日本、俄罗斯、澳大利亚等国的留学生来我院研修，并就有关的科研项目进行合作，使我院在国际上的知名度逐步提高。现全院职工正以崭新的姿态、过硬的医疗技术迎接入世后的机遇与挑战，以便更好地为广大患者提供优质的服务。

房山区中医医院

房山区中医医院始建于1982年3月，在老院长韩臣子的带领下，始终坚持“自力更生、艰苦创业”的建院方针，经十几年不懈努力，终于建成一所占地3100平方米，建筑面积36000平方米，拥有500多名职工且科室齐全、设备先进的二级甲等中医院和全国示范中医医院。

2000年以来，以刘文宽院长为首的新一届领导班子，率领全院医务人员，克服重重困难，坚定不移地走“科技兴院，人才发展战略”之路，在人事制、分配制度、办院方向、服务模式等多方面进行大胆改革与创新，以突出中医特色为主进行业务内涵建设。目前，全院拥有680名职工，设有13个门诊，7个病区，350张床位和12个业务实力较强的社区服务站，设有燕山、良乡2个分院，综合竞争能力显著增强。

2004年房山区中医医院，创下门诊量59万人次，住院患者8500多例，业务收入9823余万元，固定资产达到11500万元的突出业绩，为振兴中医事业，为房山地区经济发展和人民健康做出了积极贡献，再创下中医医院发展史上的新辉煌。

海门市中医院

海门市中医院是一所具有中医特色的中西医结合的综合性医院。医院占地面积21500m²，建筑面积27000m²。固定资产5300万元，各种医疗设备1800多万元，设有病区10个，病床300张，拥有高、中、初各类卫技人员346人，年业务收入4500万元。

医院门诊部科室齐全，疗效显著。中医脑病专科治疗老年痴呆症、侧索硬化症；中医妇科治疗不孕症；伤骨科治疗骨与关节损伤、腰椎间盘突出症、脑外伤后遗症；中西医结合治疗糖尿病；彩超介入治疗肝肾囊肿、附件囊肿等，均为该院的专科特色。医院住院部功能设施齐全，设备先进，装备高档手术室7间，能开展普外、骨科、肿瘤外科、泌尿外科、肝胆外科、脑外科、妇产科、五官科、肛肠科等各种手术。胆道外科在南通地区率先开展电视腹腔镜胆囊切除术（已成功开展1500例）；泌尿外科开展前列腺气化治疗前列腺疾病和体外冲击波碎石机治疗泌尿系结石等；中西医结合肿瘤外科是南通市级重点中医专科建设单位，引进体内伽玛刀治疗各种肿瘤；中西医结合心血管内科是南通市重点中医专科，开展心脏起搏器安装和冠脉造影等业务，均为该院的特色。另外，医院制剂室能生产30多种由专家研制的中药制剂。

医院自1998年以来一直被评为南通市“十佳医院”。5次被评为南通市先进集体、文明单位；并获江苏省“青年文明号”称号；连续10年获得海门市先进集体、文明单位称号；是海门市政府多次认定的“价格计量信得过”单位。

院　　长：王刚勇

医院地址：江苏省海门市公园路12号

联系电话：0513-2212404

四川省遂宁市中医院

单位名称：四川省遂宁市中医院　　法人代表：沈宁

地　　址：四川省遂宁市和平西路68号　　邮　　编：629000

电　　话：0825-2246191　　传　　真：0825-2246191

电子信箱：snszyy2225120@126.com

经营与服务内容：遂宁市中医院是国家“三级乙等”中医院。是遂宁市中西医结合医疗、科研、教学、康复保健中心。医院占地32.66亩，建筑面积23192.71平方米。编制床位300张。有在职职工314人。其中，主任医师7人，副主任医（药、护、技）师43人，主治医（药、护、技）师112人。卫生技术人员占全院职工总数的86%；有享受国有、省政府特殊津贴优秀专家2名，全国、省名老中医专家指导老师3名和学术继承人5名，省级学术理事或专委会委员26名，省、市名中医6名，遂宁市学术技术带头人3名，医学学科带头人8名，成才中医药大学兼职教授4名、副教授6名、讲师3名。

开设临床一级科室22个，针灸推拿科、骨科、妇产科、眼科为省、市重点专科、消化、肝病、肾病、皮肤泌尿、口腔、心血管、呼吸等特色专病专科门诊43个，医技检查科室12个。拥有螺旋CT、彩超等治疗检查设备100多台（件）。

中国中医研究院广安门医院

中国中医研究院广安门医院（暨中国中医研究院第二临床医药研究所）建于1995年，隶属于中国中医研究院，是国家中医药管理局在京直属医院之一，是一所承担医疗、科研、教学任务，具有专科特色的“三级甲等中医医院”。1994年被评为全国“示范中医医院”。是国家中医药管理局批准的全国中医肿瘤医疗中心和全国中医糖尿病专病及中医肛肠病专科中心的建设单位，国家食品药品监督管理局药品临床研究基地和卫生部西医学习中医教学基地，亦是世界卫生组织传统医学合作中心的一部分，承担着四所中医药大学的临床带教任务。

建院初期，党和政府十分关心中医药事业的发展，从全国各地抽调了一大批著名的中医专家和中西医结合专家充实医院的技术力量。敬爱的周恩来总理还亲自题词“发扬祖医学遗产，为社会主义建设服务”。经过几代广医人的共同努力，广安门医院已经发展成为具有专科特色、技术力量雄厚、设备先进、服务优良、中西医并举，在国内外享有很高声誉的大型综合性中医医院。

目前医院占地面积30045平方米，建筑面积86028平方米，业务用房面积66626平方米。全院现有职工1043人，卫生技术人员927人，其中正副主任医师、教授、研究员153人，有博士、硕士100名。有4位专家荣获“阿尔伯特·爱因斯坦世界科学荣誉证书”，4位专家被评为国家级有突出贡献的专家，38位专家享受政府特殊津贴，17名专家被国家确定为师承制教育导师，有91位硕士研究生导师，27位博士研究生导师，并建有博士后工作站。

医院设有内科、外科、妇科、儿科、肛肠科、肿瘤科、手术麻醉科、急诊抢救中心、泌尿男科、针灸科、耳鼻喉科、心身医学科、口腔科、急诊抢救中心、肝炎肠道门诊和艾滋病门诊等临床科室26个；有药剂、放射、核医学、检验、超声、病理、功能检查、营养科等医技科室8个；有基础研究室（分子生物学研究室、免疫学研究室、中药药理研究室）3个，临床药学研究室及肿瘤、糖尿病、肛肠、眼科、皮肤、泌尿、骨科、艾滋病、护理、老中医经验继承等临床研究室11个，标准清洁级实验动物中心1个。肿瘤研究室和糖尿病研究室为国家中医药管理局重点研究室，其中肿瘤实验室、糖尿病实验室和分子生物学实验室通过了国家中医药管理局中医药三级实验室验收。开放病床609张，日平均门诊量3200~3500人次，并承担着高干、外宾的医疗保健任务，是北京首批医疗保险定点医院。2003-2004年荣获市社会保障局、市财政局医保工作评选一等奖，为医保定点A类医院；亦是物价、计量信得过单位，是宣武区唯一计量达标的中药房和首都文明先进单位。

多年来，广安门医院坚持和发扬祖国医药遗产，博采众长，诚信守法。以中药、针灸、推拿、康复训练等中医传统治疗方法为主，辅之现代化诊疗手段，在治疗恶性肿瘤、风湿、类风湿性关节炎、强直性脊柱炎、心脑血管病、糖尿病、甲亢、肾病、老年病、萎缩性胃炎、胃及十二指肠反流等消化系统疾病及内科系统疑难病症，各种痔瘘、结肠炎、大肠癌等肛肠疾患，白内障、视网膜色素变性、视神经萎缩等眼底疾病，泌尿系结石、前列腺疾病及各种男科疾病，红斑狼疮、银屑病、湿疹等皮肤病，颈椎病、椎间盘脱出及各种软组织损伤，子宫内膜异位症、盆腔炎、子宫肌瘤、儿童抽动秽语综合症等妇科、儿科常见病等方面，均有丰富的经验和独特疗效。为广大患者提供了及时有效、安全便捷、周到热情、价格合理、技术精湛的医疗服务。

医院还装备了先进的医疗和科研仪器设备，包括全身螺旋CT、ECT、200mAX光机、钴^{60}放射治疗机、彩色多普勒超声仪、颅脑和腹部超声仪、纤维支气管镜、胃镜、结肠镜、超声乳化治疗仪、氪激光眼底治疗仪、动态心电图诊断仪、心电监护系统、肺功能检查仪、自动生化分析仪、流式细胞仪、尿流动力测试和体外震波碎石机等。设立了血液透析中心，引进了具有国际先进水平的血液净化设备。

长期以来，医院始终坚持“科教兴国”、“科学技术是第一生产力”的指导思想，为科技工作者开辟了一条科研新路，使医院的科研工作出现了生气勃勃、兴旺发达的局面。每年有20余项国家级课题、30余项省部级课题、50余项其他课题。从1980年到现在，共完成国家科技攻关计划、国家自然基金、国家新药基金及卫生部、国家中医药管理局等各级课题100余项，已获科研成果122项，其中获国家科技进步奖4项、省部级奖35项、研究院级奖88项。“白内障针拨套出术”、“消痔灵注射液治疗晚期内痔及混合痔”、“化瘀尿石汤治疗上尿路结石”等研究成果荣获国家科技进步奖。科研成果转让近35项，获新药证书7项。承担大量的药品临床试验任务，每年为大量新药研制单位提供优质的药品临床试验服务。

医院还研制了一批疗效显著的中药新制剂，已鉴定的有治疗痔疮的消痔灵注射液、治疗糖尿病的降糖甲片，治疗肿瘤的健脾益肾冲剂、胃炎胶囊等。另外医院还研制了一批疗效显著的内部制剂，如治疗糖尿病的降糖通脉宁胶囊、糖微康胶囊，治疗咳嗽哮喘的消喘膏，治疗肿瘤的扶正解毒口服液、肺瘤平膏、西黄解毒胶囊，治疗银屑病的克银，治疗失眠的温胆宁心颗粒，治疗乙肝、肝纤维化的芪术颗粒及软坚消瘤片和前列健胶囊、癃闭消胶囊、牛膝健步颗粒、头痛停滴鼻液，妇科消瘤丸、正骨紫金丸、明目逍遥颗粒、培元益精丸、四黄膏、湿疹膏、止痒洋肤霜等。

广安门医院还是中国中西医结合学会糖尿病专业委员会、中国中西医结合学会肿瘤专业委员会、中国抗癌协会传统医学委员会、中国癌症研究基金会中医药学会、中国中西医结合学会泌尿外科专业委员会、中国中西医结合学会男科专业委员及北京市等多个学术团体的组长单位。

广安门医院是中国卫生事业对外交流的重要窗口之一，每年接待世界上许多国家和地区的外宾来我院学习交流、参观访问和诊治疾病。医院现设有中医、针灸临床国际培训部，已经为世界各国培训了千余名针灸师。目前该中心开设初级班、高级班及各种培训班，接受针灸推拿、中医各科、中药、气功等专业的学员来中心学习。

中国加入世界贸易组织后，医院与国际的交往合作也越来越多，医院每年派专家到各国进行医学交流和医疗合作，为医疗保健事业的进步和医疗学术的发展做出了积极的贡献。医院还与日本早稻田大学共同成立了中日合作传统医学研究所，为传统医学研究的国际合作建立起开放性实验平台；与韩国SK集团合作成立了研究室，共同研发治疗肿瘤的中药新药；与马来西亚同善医院建立了合作性医疗机构，并在国际互联网上建立了自己的主页，创立了《中医之窗》，开通了中国中医远程医疗会诊。

改革开放使广安门医院进入了一个新的发展时期，全院职工将继续发扬“团结、奉献、严谨、创新”的精神，同心协力，团结一致，奋起拼搏，开拓进取，与时俱进，为中医药事业的发展和人民大众的卫生保健做出新的贡献。

单位地址：中国北京宣武区北线阁5号　　邮政编码：100053
咨询电话：010-63013311　　传　　真：010-63014195
电子信箱：gam@gamh.com.cn　　网　　址：www.gamhospital.ac.cn

突出特色，继续前进，再创辉煌

——广西防城港市中医医院简介

广西防城港市中医医院创建于1981年4月1日，是防城港市唯一一所非营利性中医医院。该院勇于开拓，立足高标准、全方位建设医院，坚持实施科技兴院战略，坚持“以病为人为中心”、“以质量求效益”，促进了医院高效健康快速发展。先后通过评审成为广西第一家“二级甲等中医医院”、“全国示范中医医院”、“爱婴医院”、全市唯一一家“广西高等医学院校教学医院”、“防城区红十字会医院”，市、区两级医疗保险定点医院。

目前，该院占地面积18324平方米，建筑面积26936平方米，职工250人，卫生技术人员194人，具有高级职称11人，中级职称65人，固定资产2200多万元。拥有集急诊、门诊、医技、手术、教学、科研、办公为一体的新门诊综合楼和可开设250张标准病床的住院大楼及制剂楼，先后购进全身CT、美国全身彩色B超、日本血液透析机、体外震波碎石机、C臂X光机、腹腔镜、全自动生化分析系统等国内外先进医疗设备，率先在防城港市建立了重症监护病房(ICU)，医疗设备总值达900多万元。

该院开设有3个门诊部，5个住院病区，编制病床150张，设有急诊科、内科、儿科、骨伤科、外科、妇产科、针灸推拿等医技业务科室。蛇伤科、骨伤科、颅脑外科、肾内科、针灸推拿科的诊治技术在全市处于领先地位，科研成果“防城港市蛇伤防治研究”荣获防城港市科技进步奖，科研项目“微创术加活血化瘀法治疗超早期高血压脑出血”通过了成果鉴定，是“防城港市骨折创伤治疗中心”和“防城港市蛇伤防治中心”。

地　　址：广西防城港市防城镇二桥东路

邮　　编：538021

办公电话：077-3252140

急诊电话：077-3261111

盐城市中医院

盐城市中医院是国家三级综合性中医院，是南京中医药大学教学医院，是全市中医医疗、教学、科研的中心，内设盐城中西医结合肿瘤医院。

医院设病床400张，全国名老中医2名，省级名中医6名，市级名中医6名，医院科室齐全，以中西医结合为特色，且专科优势突出。儿科、脾胃科是省级重点临床专科和市“135”工程重点学科，肛肠科、骨伤科、心血管内科、肝胆内科、胸外科、肿瘤科是市级重点医学专科。拥有先进的进口1000mA数字X光机、爱克发CR、西门子高速螺旋CT、血透仪、伽玛刀等大型医疗仪器设备。常规开展普外、胸外、骨外、脑外、妇外、泌尿外科等手术，并运用放疗、化疗、介入、中医中药等综合手段治疗各种肿瘤。我院恪守“患者之上，质量第一，信誉为先，仁爱廉洁”的服务宗旨，以优质的服务为广大患者奉献爱心。

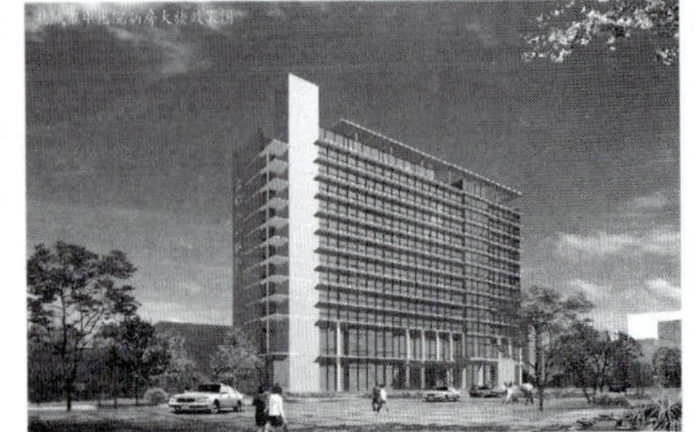

地　　址：江苏省盐城市人民中路53号

法人代表：李志山

电　　话：0515-8323229

传　　真：0515-8323229

天津市津南区中医医院

津南中医医院是一所位于天津市津南区的区属医院。肩负着津南区42万余人口的中西医结合医疗任务。该院成立于2002年6月，拥有高级、副高级医务人员8名，占全院医务人员的十分之一，外聘天津地区知名专家10余名，大大增强了医院的技术实力。该院除拥有大批中医高级人才外，还拥有中西医结合及西医专业的各种高级人才，是该地区中医中西医结合技术力量最强的一所医院。

津南中医院设有中西医内科、中医西外科、中西医妇科、中西医儿科、中西医皮肤科、中西医骨科、针灸科、肛肠科、按摩科、口腔科、五官科、眼科、类风湿专科等。还设有彩超室、B超室、X光、检验科、胃肠镜室、远程心电监护等医技科室。设有病床50余张。有规范的手术室能开展腹腔镜、宫腔镜及各种外科、妇科、骨科手术。该院引进韩国进口的煎药设备数台为患者提供优质的中药煎剂，大大方便了患者用药。该院还接受出诊、输液及其他治疗任务，方便患者就医。

该院的医疗特色：

1. 该院的中医专家门诊独具特色。

本区著名老年病专家苏玉伦主任医师，积30余年临床经验，对老年心脑血管病的治疗有独到之处。在老年痴呆证、肝胆系统、脾胃系统老年病的治疗方面疗效显著。应诊时间每周二、五全天，周三、六上午。

本市著名手诊专家郭子强主任医师天津，从医30余年，在各种疾病的诊断方面独树一帜，诊断检查方法新颖简单，准确率高，治疗疗效好，尤其擅长心脑血管病、中医妇科及各种疑难杂症的诊治。应诊时间每周一、四全天。

本市著名类风湿病专家崔文生主任医师，从医近30年，治疗类风湿病经验丰富，疗效显著。曾先后大量治愈本市及外地类风湿患者。治疗心脑血管病、皮肤瘙痒症、脾胃病、结石也有专长。应诊时间每周一、四全天。

2. 与市长征医院联合协作的皮肤科。

皮肤科由市长征医院专家指导工作，采取中西医结合方法治疗各种皮肤疾病，使用市长征医院研制的各种药品，并开展多种方法治疗皮科疾病，是津南皮肤病患者诊疗的最好选择。

3. 诊疗结合的超声科。

超声科拥有彩色超声检测仪、B超、乳腺检查仪，对肝、胆、胰、胃肠、肾、膀胱、子宫附件、乳腺、甲状腺等各脏器的检查准确率高。尤其是超声心动和各种血管的检查给临床提供了可靠依据。该科引进新技术进行彩超引导下的各种囊肿穿刺治疗，疗效堪佳，免去了患者手术之苦，获得2003年天津市卫生系统填补技术空白证书。

4. 市著名专家会诊指导的妇科

我院妇科在治疗经验丰富的市内专家会诊指导下，开展各种妇科疑难症及手术治疗。该科还引进了微波治疗仪，治疗各种妇科疾病疗效显著，引进了宫腔镜，可开展宫腔内的各种检查和手术，可填补本地区技术空白。另外，该科还开展了无痛人流术，为广大患者带来了佳音。

5. 占领外科前沿阵地的腔镜手术。

我院外科拥有德国进口的腹腔镜设备，在天津著名腔镜专家的带领下开展腔镜手术，能开展胆囊炎、阑尾炎、妇科的卵巢囊肿、宫外孕、浆膜下肌瘤等各种手术。手术微创，恢复快，是目前最先进的妇科、外科手术方式。

6. 各具特色的其他临床科室。

我院内科的专病专治、口腔科镶补牙、五官科的耳科特色、针灸科的康复医疗、骨伤科中西医结合、肛肠科的内外痔治疗仪治疗、减肥科医学监控下的健康减肥等均在相关专家指导下开展工作，取得了显著效果。

7. 医技、药剂科室设备先进、药品全而优。

我院设有X光室，除具有各种影像诊查技术外，还能开展影像下的介入治疗。各种化验项目齐全，尤其皮肤病的化验检查项目独具特色。胃镜、肠镜、动态心电图、中心心电监护站给临床的诊断提供了方便。

我院以中西医结合为特色，紧把中西药质量关，尤其确保中药品种全、质量优，努力实现中药品种质量在津南区的信誉地位。

南通市良春中医药研究所

南通市良春中医药临床研究所创建于1992年，是我国首家由全国著名老中医自办的中医药医疗科研机构，集临床、科技研发、技术培训为一体。

研究所以国务院授予“杰出高级专家”朱良春等著名老中医临床经验为治疗特色，诊治内、妇、儿、皮肤等科，对风湿、脾胃、肝、肾、呼吸系统、心脑血管、肿瘤、顽固性头痛、不孕不育、痤疮等病疗效显著，尤其对风湿病的治疗处于全国领先水平。病员遍及全国除西藏外的各省、市以及美、英、日、澳、法、新、马、泰等国。1996年国务院发展研究中心授予“中华之最”荣誉称号。

全国名老中医朱良春的学术继承人朱琬华主任中医师，原为南通市中医院痹证专科负责人，1991年度南通市中青年技术拔尖人才，她谢绝了国外提供的优厚待遇，辞去公职担任所长，朱良春教授任董事长。

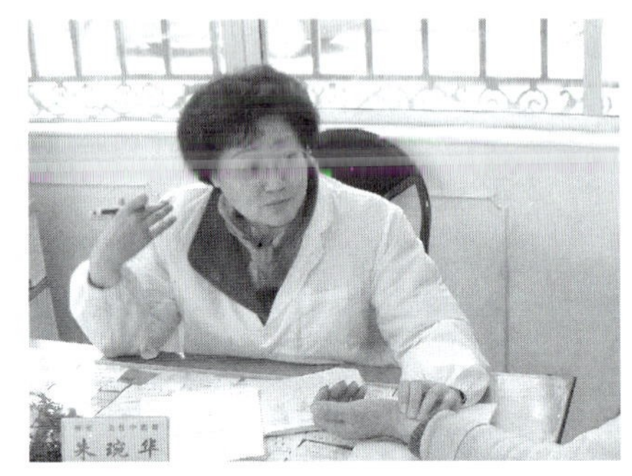

研究所有达GMP要求的制剂房，生产22个疗效显著的中药制剂，其中治疗痛风的痛风冲剂，2003年获市科技进步奖。继研制治疗类风性关节炎、强脊炎、骨质增生的国家级新药“益肾蠲痹丸”后，1995年又改进成“浓缩益肾蠲痹丸”，成为研究所的拳头产品。“益肾蠲痹丸”1990年被国家科中医药管理局列为“八五”科技成果推广项目，2002年国家科技部“十五”重点攻关项目“类风湿关节炎治疗方案研究”将该药列入临床基本用药。2003年“扶正蠲痹Ⅰ、Ⅱ治疗SARS恢复期肺部残留病灶研究”列入当年的市社会科技发展计划。这些具有自主知识产权的医院制剂，为开发国家级新药奠定了基础。

2004年5月18日，占地30亩的南通虫类药工程技术研究中心正式动工，填补国内虫类药研究中心的空白。为满足海内外病员的需求，占地70亩的南通中医专科医院(风湿病、肿瘤、康复治疗)已列入二期规划，预期2006年建成。欢迎志同道合的朋友们前来洽谈合作。

研究所为国家中医药管理局厦门国际培训交流中心的科研教学基地。1997年应无锡市老年病医院、2001年应上海仁济医院浦东分院、上海黄浦区中西医结合之邀开设特色门诊。2003年11月成功承办了中华中医药学会“全国中医内科疑难病辨治提高班”，为继承、弘扬中医药学术做出了应有的贡献。

人物简介

朱琬华，主任中医师，女，1949年生，毕业于南京中医学院，师从我国著名中医学家朱良春，尽得真传。为1991年度南通市中青年技术拔尖人才。现任南通市良春中医药临床研究所所长、江苏省第十届人大代表、南通市名中医、中华中医药学会风湿病分会常委、江苏省中医学会风湿病专业委员会副主任，江苏省中西医结合学会风湿病专业委员会副主任。

主要业绩：1992年辞去公职创办我国首家由全国名老中医自办的中医药临床研究所，1996年国务院发展研究中心授予“中华之最”荣誉称号。擅长中医内科疾病，尤其对类风湿、强直性脊柱炎、红斑狼疮、干燥综合症、硬皮病、骨质增生、痛风、肿瘤有独特疗效。已获4项科研成果：“顽痹从肾论治”获1987年江苏省科技进步奖，“朱良春主任医师痹证诊疗软件”获1988年江苏省科技进步奖，“益肾蠲痹丸治疗顽痹（类风湿关节炎）的临床和实验研究”获国家中医管理局科技进步奖，新药转让两家药厂生产，2003年“痛风冲剂治疗痛风的临床和实验研究”获南通市科技进步奖。近年来承担的课题主要有：科技部“十五”科技重点攻关课题“类风湿性关节炎临床治疗方案的研究”和南通市社会科技发展计划“扶正蠲痹Ⅰ、Ⅱ治疗SARS肺部遗留病灶的研究”。担任4部大型工具书《中西医结合治疗风湿类疾病》、《现代中医内科学》、《实用中医风湿病学》、《中国中西医结合风湿病学》编委，著作有《朱良春用药经验》、《类风湿性关节炎中西医结合应用基础研究》等，并在国内外杂志发表论文50余篇。

地　址：南通市环西路华威园6号楼　　邮　编：226001

电　话：0513-5529628　　传　真：0513-5525155

网　址：www.jszlc.com

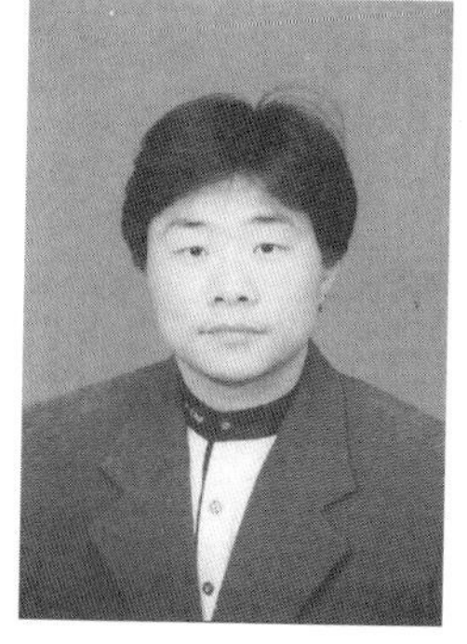

湖北省利川市民族中医院——何本红

何本红，男，中国共产党党员，土家族，现年37岁，中医内科副主任医师，1989年毕业于湖北省中医学院中医系，获学士学位，曾在同济医科大学进修内科。1998年7月～2001年3月任湖北省利川市民族中医院业务副院长，擅长利用中西医结合理论诊疗内、儿科疾病，特别是利用中西医结合方法治疗呼吸系统疾病、急慢性肾病、痛风等疗效显著，有《补中益气汤治疗慢性肾功能衰竭》等10余篇文章发表。2001年3月至今任湖北省利川市民族中医院院长、党总支书记，湖北省恩施州中医学会、中西医结合学会副理事长，湖北民族学院副教授，湖北省中医药学会理事，全国医疗保健促进协会专业委员。

他针对医院存在的一些不良现象制定了整套完整、科学、规范、严谨的管理制度。他严于律己，带领全院职工内强管理、外树形象，实施“134”战略决策（一个中心：以病人为中心；三种意识：纪律意识、服务意识、主人翁意识；四大工程：形象工程、素质工程、专科工程、名医工程），设立合理化建议奖，广大职工纷纷为医院的建设发展出谋献策。推行院长值周、中层干部值班制度，向病人征求意见，从不足之处入手完善制度，改进工作，赢得病人和职工的拥护；打破大锅饭，实行工资绩效制，推行人事制度改革，实行竞争上岗，能者上，庸者下，不拘一格用人才；扩大医院的对外宣传，充分利用新闻媒体、报刊杂志宣传医院，打造医院文化，走出“酒香不怕巷子深”的传统误区；热心公益事业，号召全院职工向贫困住院患者、灾区捐资捐物；积极参加各种公益活动，对贫困边远乡村病人发放就诊优惠卡、开展送医送药、以医扶贫活动，3年来共优惠30余万元；大力支持、扶植乡镇卫生事业的发展，免费接纳乡村医生来院进修学习，与湖北省中医学院、湖北省民族学院联合办班，为乡村卫生院培养人才，提高全市医疗卫生队伍的业务水平；打中医药特色牌，掀起中医药发展的高潮，为创建农村中医药工作先进县起龙头作用。通过3年的发展，利川市民族中医院声誉鹊起，取得了经济效益和社会效益的双丰收。

2001年被湖北省利川市委宣传部评为优秀党员；

2002年被湖北省利川市直机关工委评为优秀党委工作者；

2001年、2002年被湖北省恩施州科技局评为科技先进工作者；

2002年被湖北省恩施州人事局、恩施州档案局评为档案先进工作者；

2004年被评为全国百佳优秀医院院长。

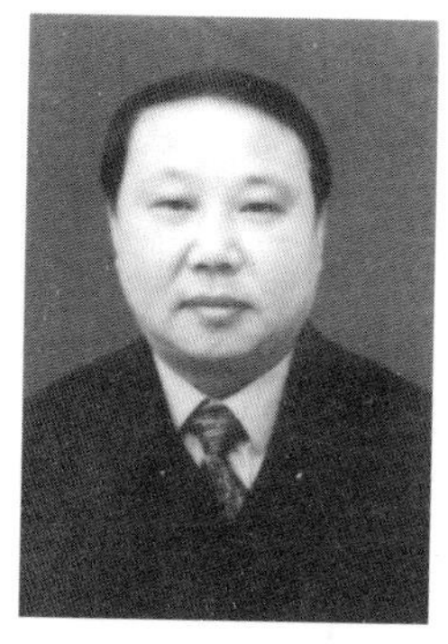

重庆市荣昌县中医院——雷建

雷建，男，汉族，1961年9月出生，现年43岁，主治医师，大专学历，2001年7月加入中国共产党。1982年8月～1984年8月在荣昌县安富区卫生院从事临床外科工作；1984年9月～2001年2月在荣昌县人民医院从事临床麻醉工作；2001年3月～2003年7月任荣昌县广顺镇卫生院院长；2003年8月至今任荣昌县中医院支部书记、院长。

单位名称：重庆市荣昌县中医院

地　　址：重庆市荣昌县昌元镇西大街101号

邮　　编：402460

电　　话：023—46792176

传　　真：023—46792176

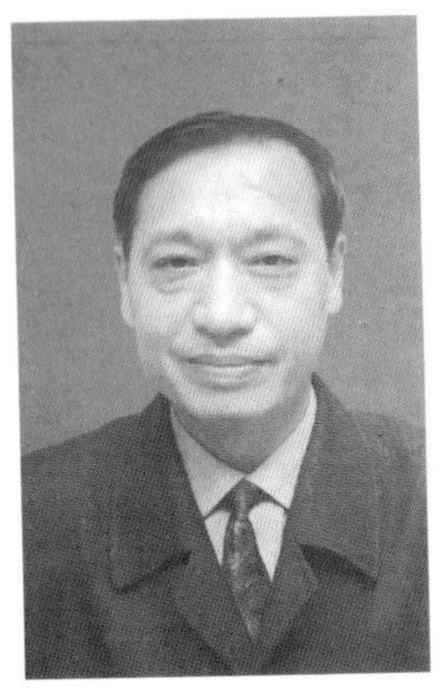

重庆市巴南区中医院——余博寿

余博寿，男，50岁，中共党员，卫生事业管理研究生，现任重庆市巴南区中医院院长。历任重庆市巴南区卫生防疫站副书记、重庆市巴南区药品检验所所长、书记。从事外科临床工作近30年，多次进修学习，具有良好的外科医学理论和熟练的手术操作技术，能全面开展中上腹部外科手术，对外科急、危、重症救治有丰富的临床经验和学术造诣。在重庆市巴南区任院长的4年中，锐意改革，开拓创新，积极进取，将“科学技术是第一生产力”、“以人为本”的邓小平理论贯穿于医院管理的始终，使医院管理更具超前意识和人性化，形成了较系统的医院管理模式。在医院基础设施不尽人意的情况下，带动全院职工努力拼搏，使医院的两个效益一年上一个新台阶。

重庆市巴南区中医院介绍

重庆市巴南区中医院创建于1981年，座落在最年轻的直辖市——重庆，位于长江之滨，占地53亩，床位编制270张。现有医务人员129人，初级职称94人，中级职称29人，高级职称6人。为国家二级医院、爱婴医院、医疗保险定点医院、老干部医疗定点医院、交通事故快速抢救定点医院、重庆医科大学中医药学院和重庆市巴南区卫校教学实习医院。

该院开设有急诊科、消化内科、呼吸内科、心血管内科、神经内科、肾内科、普外科、泌尿外科、妇产科、儿科、口腔科、五官科、肛肠科、针灸推拿科、皮肤科等临床科室。其中，脑外科能独立开展颅脑外伤出血、脑中风出血开颅减压、颅内血肿清除术；普外科能独立开展人工股骨头置换术、全髋关节置换术、颈（胸、腰）椎切开复位固定术、植骨融合内固定术、椎间盘摘除术、甲状腺癌、乳腺癌、胃癌、直肠癌根治术；泌尿外科能独立开展肾癌切除术、膀胱癌切除术、后尿道损伤修补术；针灸推拿科学术带头人为中国临床医学会副理事长、中华中医医学会外治分会委员、重庆市劳动模范。

重庆市巴南区中医院拥有洗胃机、呼吸机、CT、X光机、电子胃镜、心脏除颤器、B超、彩超、经颅彩色多普勒、锥板式R80型血流变检测仪、激光治疗机、体外震波碎石机、微波治疗仪、TY2000-A鼻炎电疗仪等大型医疗设备。多年来一直坚持“一切以病人为中心”的服务理念，树立了良好的医疗服务形象，是集医、教、研为一体的综合性医院。

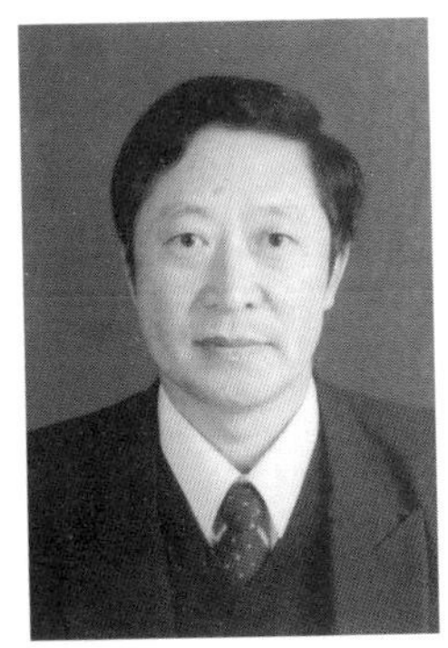

南阳中医药学校——方家选

方家选，男，汉族，1958年10月生，现任南阳中医药学校党委书记、校长。1974年9月参加工作，1986年7月加入中国共产党，河南省委党校行政管理专业研究生班毕业，副主任中医师，现任南阳市人大代表、市人大法制工作委员会委员、市科技拔尖人才、市学术技术带头人、全国中华中医药学会仲景学术分会委员、全国中医药学会理事、河南省名医学术委员会委员、河南省中医骨伤科学术委员会委员，在全市乃至全省中医药界有着广泛的影响。现主持国家级科研项目2项，曾先后荣获地（厅）级以上科研成果奖13项，主编和参编《中西医结合临床新治疗》、《生物水针刀动静治疗学》、《中国风湿病学》等医药学论著6部，并担任全国第五版中医药专业教材的编审，公开发表有较高学术价值的论文30余篇。在长期的工作实践中，方家选同志以振兴中医药教育事业，培养高素质中医药人才为己任，廉洁自律，求真务实，带领全校师生艰苦创业，开拓奋进，在教学、科研、管理工作中，探索出一套行之有效的方法，推动着学校迅猛发展，使学校综合实力跃居全国同类学校前列，呈现出良好的发展态势和广阔的发展前景。

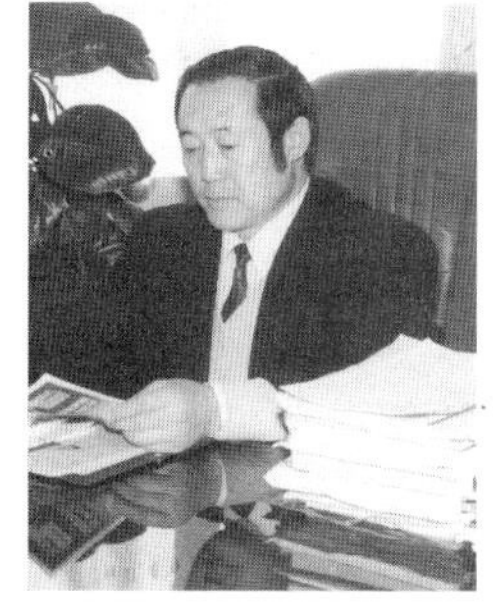

无影灯下写人生

——乌兰察布市中心医院党委书记、院长关克勤同志

关克勤，男，蒙古族，1952年10月出生，中共党员。1968年9月参加工作，1975年10月毕业于内蒙古医学院，于1998年7月任乌兰察布市中心医院党委书记、院长至今。1999年被评为自治区卫生系统先进工作者；2000年5月荣获全国先进工作者称号；2001年荣获自治区卫生科技突出贡献二等奖和自治区级优秀党务工作者称号；2002年被中华医学会评为全国抗击“非典”先进个人和自治区精神文明建设“文明个人”；2004年被评为全国卫生系统行风建设先进工作者。现任《中国医疗》理事、中国名医大会会员、内蒙古医学会理事等职。

他医术高明，医德高尚。从1983年主刀外科手术至今，共做各种大小手术7000多例，有时一天做10台左右，连续手术时间长达十几个小时，成功率100%，无一例事故。先后在《中华外科杂志》等刊物上发表有价值的学术论文18篇。其中，《盔甲样结核性粘连性肠梗阻》一文在《中国普通外科杂志》上发表后，获得“科学技术成果生产力转化评价证书”，于光远还在证书上签名。该论文同时还在意大利召开的“欧洲人螺旋菌研究组第十三届胃、十二指肠幽门螺旋菌国际研讨会”上作学术交流。在技术领域，他还为乌兰察布地区填补了10多项手术空白，如高位胆管癌、胆管间质空肠手术，将胆结石手术由4小时缩短为30分钟，既减轻了病人痛苦，又节省了医疗费用。近年来，他又积极引进高科技微创手术，并每每利用节假日为慕名而来的患者做择期手术，常常一天要做十几例，虽忘我投入，却乐此不疲。仅腹腔镜手术一项就突破1500多例。

“路漫漫其修远兮，吾将上下而求索”，在荣誉和困难面前，他从不自满或怠懈，诚如他自己所言：“乌兰察布大地养育了我们，为了改变家乡的面貌，我们愿在工作中勇做不甘寂寞的人……”，这就是关克勤同志的真实写照。

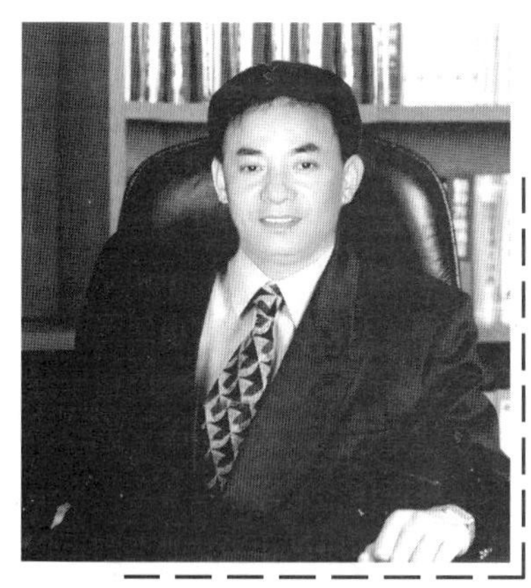

田华 生于中医世家，是中国中医癫痫病专家。现任美国世界健康组织常务理事、美国世界健康有限公司研究员、美国国际医学大学教授、美国北京中医专家诊疗中心教授、中华传统医学会副会长、河南省中医药研究院附属癫痫病医院院长、华仁医院院长、河南省中医药研究院研究员、河南省中医癫痫病医疗中心主任、全国专科疾病癫痫病医疗中心主任、贵州田顺医药保健有限公司董事长、中泰医药有限公司董事长、华仁商贸有限公司董事长、人民日报海外版信息中心专家顾问。

十余年来，他潜心研究，主攻癫痫病的临床和实验研究，成功地研制出了癫痫病的克星——“癫克星” 系列胶囊。该产品达到世界领先水平，曾获得布鲁塞尔尤里卡四十四届研究发明博览会金奖，中国第五、第六届新技术新产品博览会金奖，中国新科技成果专利技术产品博览会金奖，99国家中药重点推荐工程项目特别品牌等。此项科研成果被中央电视台、《人民日报》、《健康报》、《美国世界日报》、《英国皇家报》等国内外数千家大型媒体争相报道。

田华教授不断研究，又成功地研制出癫克星磁帽、癫克宁磁帽、益智多动康复磁帽。该产品采用药疗、磁疗、穴位疗三重疗法，效果显著，深受广大患者好评。

田华教授以“让癫痫患者早日康复”为行医宗旨，在癫痫病治疗及小儿多动症这一医学领域树起一面旗帜，为祖国中医药事业走向世界做出更大贡献。

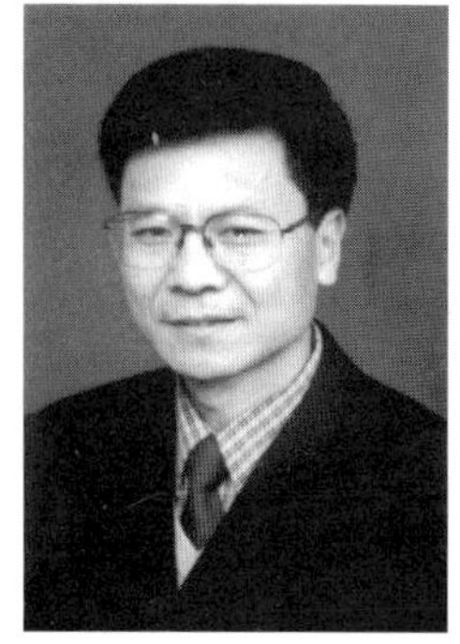

开封市第一中医院——庞国明

庞国明，男，汉族，中共党员。1958年11月出生，河南长垣县人。在读研究生、主任医师、教授、硕士生导师。

现任开封市第一中医院院长、河南省中医学院附属开封医院院长、开封市糖尿病医院院长、开封市糖尿病研究所所长、开封市糖尿病防治研究中心主任。主要学术兼职有：中华中医药学会第四届理事会理事、中国医促会糖尿病研究会常务副会长兼秘书长、中华中医药学会糖尿病专业委员会副主任委员、全国中药外治研究会副主任委员、河南省内病外治学会副主任委员、河南省中医药学会糖尿病专业委员会委员、河南省中医学会理事、开封市中西医结合学会副会长、开封市内分泌暨糖尿病学会副主任委员、开封市中医学会常务理事等职。

先后获得各项荣誉称号数十项：1995年获“中国首届百名杰出青年中医”；1996年获开封市“跨世纪学科带头人”、“开封市五一劳动奖章”；获开封市1997年度“十大优秀青年”、开封市首届、第三届“青年科技奖”；获开封市第四届、第五届“专业技术选拔人才”，河南省中医管理局“112”人才工程培养对象；2001年获“开封市劳动模范”称号；2002年获河南省第五批“省管优秀专家”称号；2003年获河南省首届“优秀院长”荣誉称号；2004年获河南省“劳动模范”称号。

先后发表《糖尿病中医、中西医结合研究进展》等学术论文30余篇；主编《糖尿病诊疗全书》等学术专著60余部；主持研究《糖肾宝治疗糖尿病肾病的临床研究》等10余项科技成果获省市科技进步奖；主持研制的“糖尿病脐腰治疗带”等6项研究获国家新型专利。

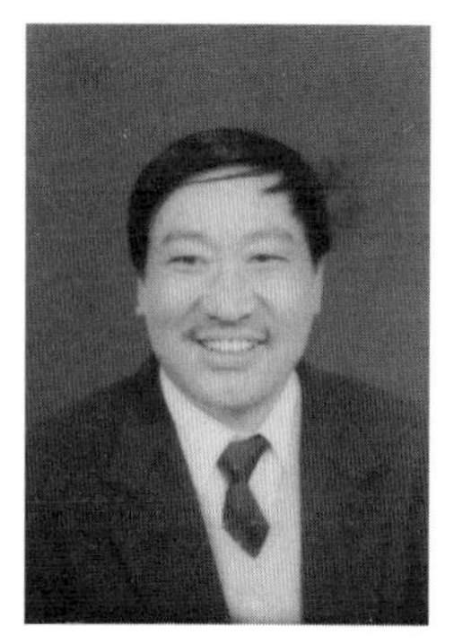

海安针灸推拿学校附属医院——顾友春

位于江苏省海安县城的海安针灸推拿学校附属医院是一所集医疗、教学、科研于一体，以中西医结合为特色的医疗机构。顾友春院长多年从事中医男科学的临床和研究工作。他1982年毕业于南京中医药大学，师从江苏省中医院男科主任徐福松教授，在男性继发性勃起障碍、不育症等方面颇有心得。他注重基础与临床相结合，先后发表了《兴阳起萎散治疗继发性阳痿》、《益肾通关散治疗功能性不射精》、《补肾活血法在男科临床的应用》等论文多篇。省级科研课题《男性感染性不育的规范化研究及中西医结合治疗》基本结题。

地址：江苏省海安县城永安北路66号

邮编：226600

电话：0513—8810759

传真：0513—8810759

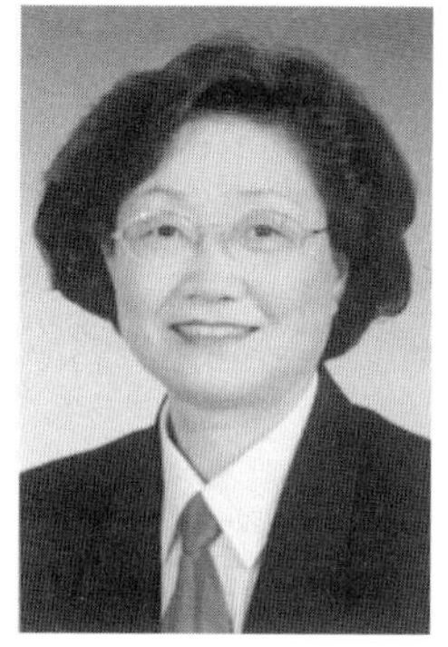

南通大学附属医院——朱建华

朱建华，女，1977年毕业于南京中医学院，现任南通大学临床医学院中医教研室主任、南通大学附院中医科主任、教授、主任中医师。任江苏省中医药学会老年病医学分会副主任委员、南通市中医药学会副理事长、南通市中西医结合学会委员。1994年获国家卫生部、人事部、国家中医药管理局联合颁发的“全国名老中医朱良春主任医师的学术继承人”证书，2002年被省卫生厅誉为江苏省名中医。

她从事中医临床工作近30年，擅长中医内科病的诊治，尤擅长治疗各种老年病及风湿病，积累了较为丰富的临床经验。自参加工作以来，在省级以上医学杂志发表论文40余篇；参加撰写并已出版的著作有10余部，如《实用方剂辞典》、《现代名医医案选析》、《朱良春用药经验》、《常见病常用药》、《新编汤头歌诀》等；参加科研项目10余项，如《益肾蠲痹汤治疗顽痹的临床和实验研究》、《双降散治疗高黏血症的研究》、《中医药防治老年性痴呆症（AD）的研究》、《痛风冲剂治疗痛风性关节炎的研究》等；多次获国家、省、市优秀论文奖、科技进步奖，在抢救、继承、发扬名老中医经验和独特专长方面取得了较优异的成绩。

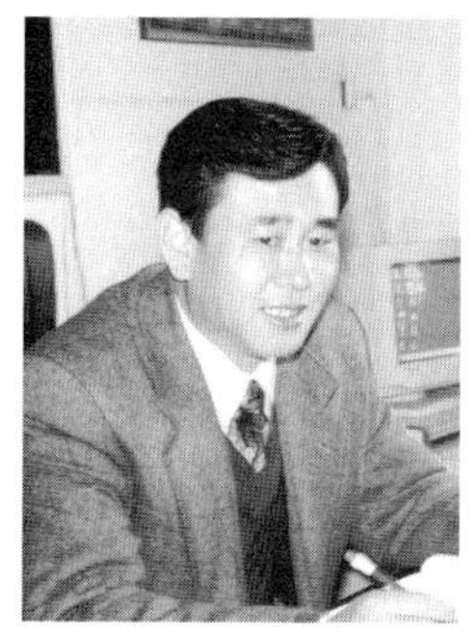

河南辉县市中医院——赵士运

赵士运，男，生于1953年8月，汉族，本科学历。现任辉县市中医院院长、党支部书记、中医内科主任医师，兼任新乡市中医药学会常务理事、辉县市政协委员。

他积极开拓进取，采取“集、捐、借”办法建起了辉县市中医院，为辉县市中医事业的发展做出了突出贡献。坚持科技兴院，从严治院和依法治院，使医院在14年间跻身于国家二级甲等中医院、河南省重点中医院之列，并成为法医、保险、合作医疗等定点医院，河南中医学院教学实习医院以及全市80万人民的中医医疗、保健、科研和康复中心。他积极组织进行科研创新，全院引进大型设备20多台，完成科研成果、专利20余项，发表论文、专著280余篇（部），开展新技术项目120余项；参与获奖成果与专利5项，参编著作4部，撰写论文20余篇。

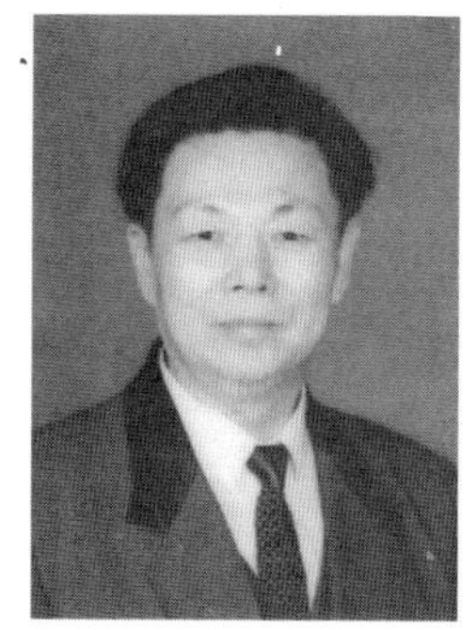

新疆维吾尔自治区中医药学会——金洪元

金洪元，男，回族，生于1936年，江苏省南京市人，1962年毕业于成都中医学院，1967年参加全国中医研究班，亲聆岳美中、方药中、秦伯未、关幼波等中医名家的教诲。1986年任新疆维吾尔自治区中医医院院长，曾先后担任全国中医肾病专业委员会和脾胃病专业委员会委员，新疆维吾尔自治区政协委员，自治区人民政府专家顾问团成员，新疆中医民族医药评审委员会委员，新疆中医药学会会长，是首批至第三批受指派的全国名老中医学术继承导师之一，终身享受政府特殊津贴。现为新疆医科大学教授、主任医师，新疆医科大学附属中医医院首席专家。

金洪元教授致力于中医临床、教学和科研工作40多年，先后发表学术论文20余篇，参与主编在国内外有较大影响的中医专著《现代中医治疗学》、《中医胃肠病学》。曾数次赴法国、德国、荷兰、比利时、俄罗斯、乌克兰、哈萨克斯坦共和国等国家以及香港等地讲学、访问，为弘扬祖国医药学做出较大贡献。

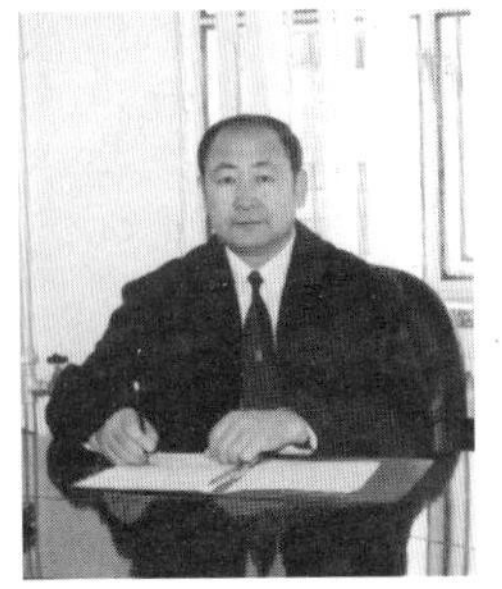

内蒙古呼伦贝尔蒙医学校——宝音

宝音，男，蒙古族，1952年生于吉林，中共党员，现任呼伦贝尔蒙医学校校长、党委书记、主任医师。兼任全国中医药职业技术教育学会第二、三届常务理事，内蒙古自治区蒙医药学会管理学会理事，内蒙古自治区医学中专教育理事会理事，内蒙古呼伦贝尔蒙医学会理事长，内蒙古呼伦贝尔市科学技术学会理事。

他刻苦钻研，精于蒙医药研究，1980年在蒙医院工作期间，《用蒙药治疗再生障碍性贫血20例》获呼盟科技进步三等奖；1986年用蒙药治疗晚期食管癌一文发表在中华医学肿瘤学杂志上并荣获一等奖；1998年撰写的《呼盟地区蒙药材开发利用》获自治区医药卫生科技三等奖；2001年在《卫生职业教育杂志》上发表《深化中等蒙医药教学改革、培养蒙医药使用人才》获优秀论文一等奖；2003年《浅谈呼伦贝尔地区野生蒙药材的驯化研究》获自治区自然科学一等奖。

他带领医院坚持走特色发展之路，1995年被评为盟直机关优秀党员；1998年被评为盟直机关热情支持工会工作的党政领导；1999年被评为重视支持妇联工作最佳支持者；2001年9月被评为全盟优秀教育工作者、优秀校长。

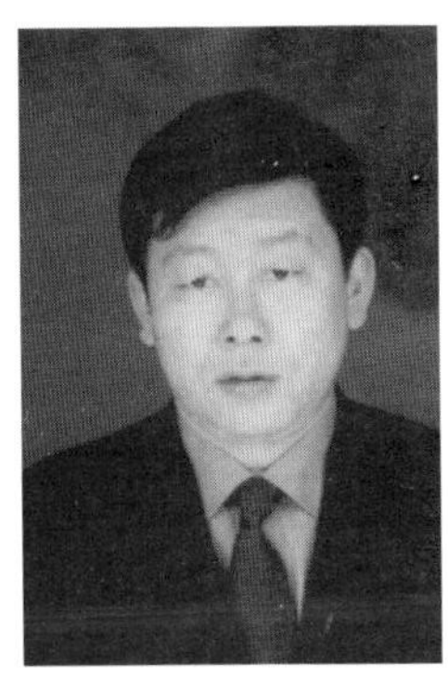

黑龙江省双城市中医院——郭岩龙

郭岩龙，男，汉族，43岁，1996年毕业于哈尔滨医科大学，大专文化，1987年7月入党，主治医师，现任党支部书记、院长。

1999年医疗卫生市场竞争日趋激烈，中医疗法面对现代高科技的挑战，双城市中医院处于“门厅冷落无人进”的状态。此时历史选择了郭岩龙，在医疗市场竞争的风口浪尖上，中医院何去何从是郭岩龙院长面对的重点问题。

顽症需要猛药治，郭岩龙摸准了“脉象”，一剂猛药下的恰到好处，他“以管理促发展，以质量带效益”，实行层级管理，主分结合。坚持突出中医特色和发展专科、专病带动全局发展，坚持百姓医院，坚持名医、名科、品牌战略，树立“患者至上”，追求卓越服务理念，同时教育职工“生于忧患、死于安乐、如履薄冰”的生存危机理念。

没有新思路，就没有新发展，他坚持走精、特、新的专病发展之路，一方面制定特色专科——糖尿病专科、针灸理疗专科、眼病专科、肝病专科、肾病专科等10余个专科相继成立并成为双城市专科的领头燕。另一方面引进技术，经过多年的努力，黑龙江中医药大学、黑龙江省中医研究院、哈尔滨医科大学二院、哈尔滨市五院等都与中医院建立了技术协作。第三，在培养人才上，每年投入十几万元资金，选择10名以上有培养价值的业务骨干到北京和省内各大医院进修学习。第四，在设备投入上，几年来投资1600万元购置了各种医疗设备，同时还清陈欠320万元。经过6年的治理整顿，中医院有了质的飞跃，1999年医院日患者量30余人、年收入300万元、设备总值200余万元，2004年医院日门诊量200余人、年收入1000余万元、设备总值1600万元。6年中，中医院从量到质实现了历史的跨越，成为以中医为主、中西医结合的现代综合医院，它像一艘巨轮扬起了风帆，驶入了制度化、规范化健康发展的航道。

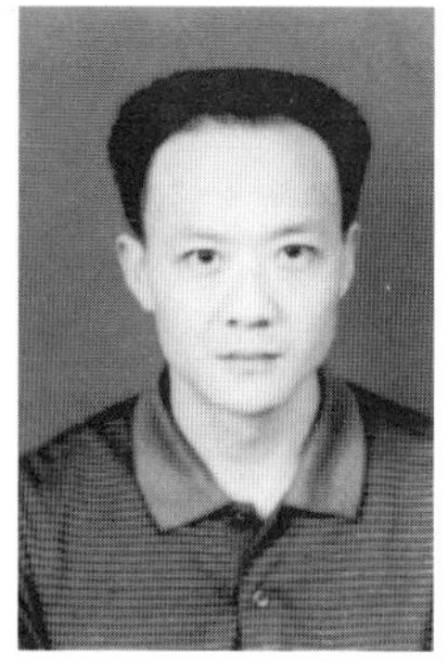

重庆市巫溪县潘可述中医内科诊所——潘可述

潘可述，中医师，巫溪县中医学会理事。他自幼随父学医，于1985年至今从事临床医疗工作，深受患者的好评。十多年来，他博采古今群芳，潜心钻研祖国中医学理论，另辟蹊径，对各科疑难杂症的治疗有独到见解，特别是对心脑血管疾病、风湿和类风湿、消化系统、妇科等疑难杂症的治疗疗效较好。

他善于总结临床经验，撰写发表医学论文数十篇，其中《风湿性心瓣膜病的临床经验》一文获全国第一届“华佗杯”论文大赛一等奖和泰国世界医学研究会主办的21世纪医药医疗新进展论坛大会“金象奖牌”。1995年他被评为中国当代名医并编载于《中国当代名医良药实用辞典》；1999年被收录编入《中国名医一万家》；2000年被中国当代名医特医选编工作委员会评为“世纪名医”，并颁发了名医金牌和荣誉勋章。在2003年5月抗击“非典”时，他根据中医瘟病学理论创新撰写了《浅析“非典”在中医药中的认识及防治》一文，被中华传统医学研究会选用载入了《华夏名医名药经典》中。2003年10月被世界好医师协作网站、当代中国名医特医选编工作委员会推荐录入《东方之子》大型专辑中。

地址：重庆市巫溪县城厢镇环城路160号　　邮编：405800

电话：023—51512068 / 13193232263

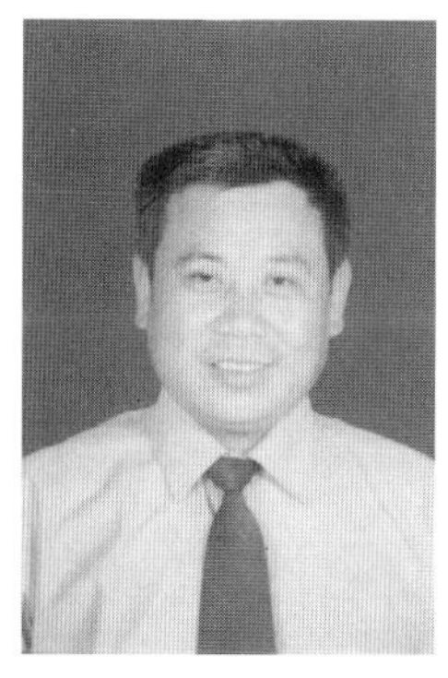

河南省医学会专家门诊部——宋洪宽

宋洪宽，男，1959年生，中共优秀党员，主任医师，中国医促会中医药发展研究会理事，中国中医药研究开发协会会员，北京申亚医药学会研究员，中医肿瘤、肾病专家。毕业后一直从事临床科研工作，于2001年6月在北京与原卫生部长、医学泰斗吕炳奎教授及古巴、越南、拉脱维亚等国际专家学者一起讨论疑难顽症的防治；2003年在中华医魂全国大会上就中医治疗肿瘤、肾病新突破发表重要演讲，并得到国家中医药管理局中医专家一致好评与医界名流的充分肯定、赞扬。他所研制的《细胞更新剂》、《灵参内攻汤》、《神仙双疗拐膏药》及《肾康复胶囊》等药物，得到了国家中医药管理局权威认证，发放认证书，其主编或参编的论著十余部，发表学术论文20余篇，多家新闻媒体都曾经报道。

地址：河南省郑州市建设东路24号中国人民解放军防空兵医院肿瘤科

邮编：450052

电话：0371—7979706 / 6829341

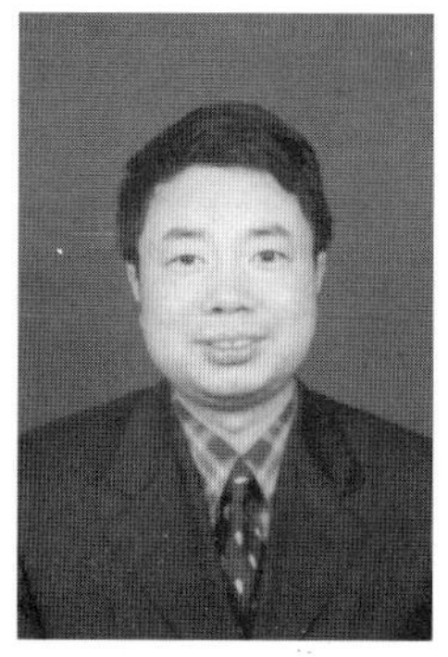

江西省南康市中医院——刘平华

刘平华，男，1963年3月出生，中共党员。1981年赣南医专毕业分配在南康市第一人民医院工作，历任内科主任、医院党支部副书记、副院长；1997年调南康市红会医院任院长、内科副主任医师；2002年2月至今任南康市中医院院长。自参加工作以来在省级刊物发表论文6篇，提倡中西医结合，对血液病、艾滋病、男性病的诊断与治疗有浓厚的兴趣。

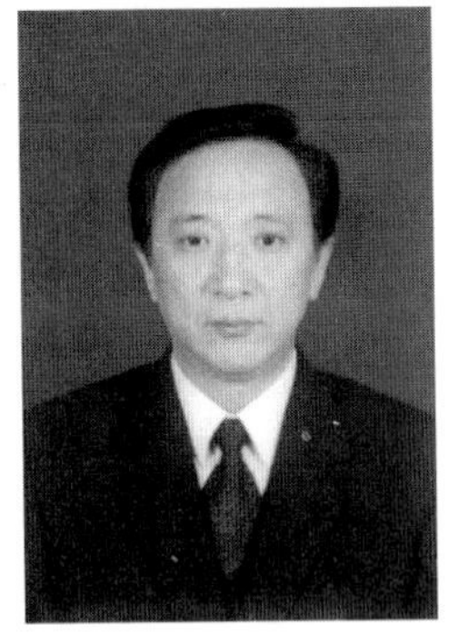

嫩江县中医院——周晓平

周晓平，男，1950年10月出生于江苏省六合县。1976年毕业于黑龙江省佳木斯医学院，毕业后分配到黑龙江省嫩江县人民医院从事儿科、内科、传染科临床医疗工作。1984年任传染科主任、门诊部主任。1987年1月任嫩江县人民医院副院长，主管内科、儿科、传染科、中医科等相关科室的临床医疗工作，同年加入中国共产党。1995年1月任嫩江县中医院院长、总支书记，9月晋升为副主任医师。

他在20多年的临床医疗工作中，刻苦钻研业务，孜孜不倦的学习，积累了丰富的临床经验，尤其是在流行性出血热、心脑血管疾病的诊断、治疗、抢救有较高的技术水平。1982年《流行性出血热的防治研究》获县科技成果一等奖；1987年采用《抗过敏疗法治疗发热期EHF患者疗效观察》荣获黑河市科技进步二等奖；1990年研究的《联合抗过敏疗法治疗流行性出血热》荣获全国医药卫生科技成果展览会铜奖；1990年，《血液黏度计测定心脑血管疾病57例分析》一文荣获县科技成果一等奖；1992年撰写的《急性脑血管疾病时的脑心综合症》论文在东北三省六市第九届神经内外科学术会议上交流发言；1993年对《流行性出血热中晚期发病机理研究》荣获黑龙江省教育委员会科技进步奖；2003年参与研究的《静点疏血通、股动脉注射尿激酶治疗急性动脉粥样硬化血栓性周围血管闭塞》荣获嫩江县科技进步一等奖。他以精湛的医术、良好的职业道德、严谨求实的工作作风赢得了同志们和广大患者的高度赞扬。在嫩江县乃至黑龙江省卫生界是一位较为有影响的医学专家。

在周晓平同志的领导下，嫩江县中医院已成为集医疗、保健、康复、教学、科研、急救于一体的具有较强综合实力的现代化医院，承担着嫩江县城乡50多万人的医疗保健任务。

1996年～1999年，该院连续4年被县卫生局党委评为先进党总支，1996年被嫩江县委评为知识分子"施才华、看创新、比贡献"先进集体，被黑龙江省民事卫生厅授予"三好"医院优胜单位，2001年被黑龙江省人民政府授予"计划生育"先进单位，2002年被黑龙江省中医管理局评为全省农村中医工作先进县，2003年申报国家级农村中医先进县，申报黑河市精神文明单位。

在带领单位获得诸项殊荣的同时，周晓平同志1990年、1995年被嫩江县委、县政府授予优秀拔尖人才；1997年被嫩江县人民政府评为"双文明"建设先进工作者；1997年、1999年、2000年、2001年被嫩江县卫生党委评为模范党务工作者；1999年被黑龙江省中医管理局授予农村中医工作先进个人称号；同年被县政府评为先进卫生工作者；被县委评为优秀共产党员；2001年荣获黑河市"九五"期间卫生下乡支农活动先进个人。2003年被嫩江县委、县政府授予科技兴县先进个人称号。他还被选为黑河市第一、二届人大代表，被聘为"全国疏肝调气法防治糖尿病科研促进会"副理事长，被聘为黑龙江省中医药管理专业委员会委员，并当选为黑河市中医药学会第一届理事会理事。

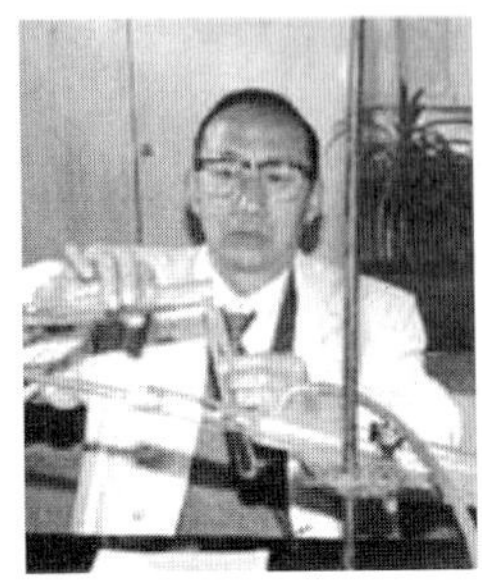

河南省三门峡市肝胆结石病研究所——贺虎亭

河南省三门峡市肝胆结石病研究所所长贺虎亭，中医主任医师，现任中国中西医结合学会急腹症专业委员会委员、全国中医胆石病医疗中心协作网络委员、英国世界传统医学会客座教授。他集30余年临床经验研制出的"贺宝牌"胆石散等系列药品，具有疏肝理气、清肝利胆、溶石、碎石、排石、消炎诸多功能。服用"胆石散"系列药品，解决了胆肾结石病手术取石、体外震波碎石难以避免的手术后结石残留和再生，以及肌体损伤的国内外医学难题。尤其可喜的是，口服"胆石散"系列药品，可使直径达39mm的巨大胆囊结石，经药物作用，逐渐溶碎成微粒状排出体外。中央电视台"东方之子"、《人民日报》、《光明日报》、《健康报》等国内外30余家新闻媒体竞相报道了他的医疗科研事迹。

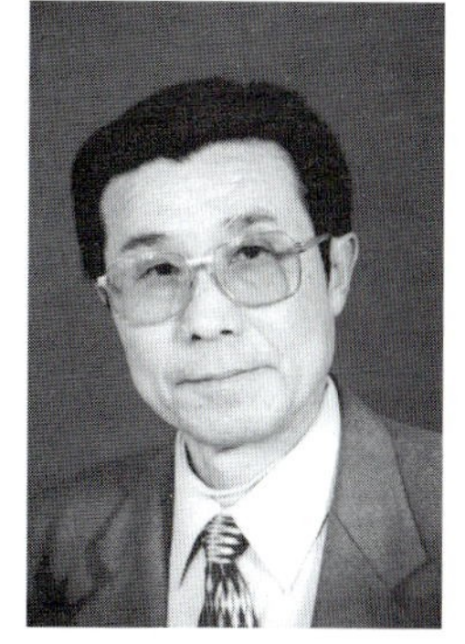

镇江市中西医结合肾脏病研究所——朱辟疆

朱辟疆，男，镇江市人，1942年5月出生，主任医师，江苏省名中西医结合专家(省卫生厅评定)，全国卫生先进工作者。从事中西医结合肾脏病30多年，在省内外病人中享有很高的声誉。他于1983年创建了我国最早的肾脏病专科医院——丹徒县中西医结合肾病医院，后又经批准成立镇江市中西医结合肾脏病研究所，任所长。朱辟疆医师对肾脏病有较深造诣，在治疗方面有独特见解，提倡“西医诊断，中医辨证”。中药组方主张在辨证施治的基础上，结合中药现代药理作用。在国内首先提出对慢性肾功能衰竭采用中西医结合一体化治疗的方案，以延缓慢性肾衰竭进展，推迟进入终末期，改善症状，提高患者生活质量，延长血透间期，减少血透次数。他以经验方研制的中药“肾衰康”对改善早期慢性肾衰竭的肾功能、延缓中期慢性肾衰竭进展在临床和动物实验中均取得明显效果，并已通过鉴定。已发表学术论文103篇，参编(副主编)《肾功能衰竭中西医结合诊治》等大型参考书2部。现任中国中西医结合学会肾脏病专业委员会委员、江苏省中西医结合学会常务理事、肾病专业委员会主任委员，还担任《中国中西医结合肾病杂志》、《中国中西医结合急救杂志》等5家杂志编委。

单位：镇江市中西医结合肾脏病研究所　　电话：0511—5345551 / 5345560

地址：江苏省镇江市丹徒新区谷阳大道　　邮编：212008

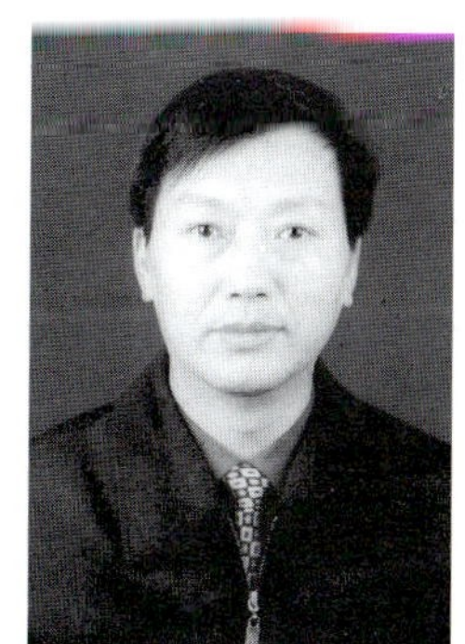

安徽省淮南市中医院——范康

范康，男，1958年5月生，中共党员，本科学历，副主任中医师。任淮南市中医院书记、院长。兼职安徽省中西医结合学会理事、安徽省中医院管理专业委员会常务理事、淮南市中医学会副理事长、淮南市中西医结合学会副理事长。

1982年毕业于安徽中医学院，擅长中医外科及中医男科，对瘙痒性皮肤病及男子性功能障碍、男性不育等病症的治疗尤有心得。从事医院管理多年，有较丰富的管理经验，在管理上强调以人为本，注重发挥专业技术人员的特长。医院业务突出中医专科专病建设，肾病专科是省中医管理局认定的全省20个重点专科之一，糖尿病、皮肤病、肝病门诊是市卫生局认定的3个特色门诊。医院党支部被评为局系统“先进基层党组织”，医院被市委、市政府授予“先进单位”称号，并连续多次被评为“市级文明单位”。

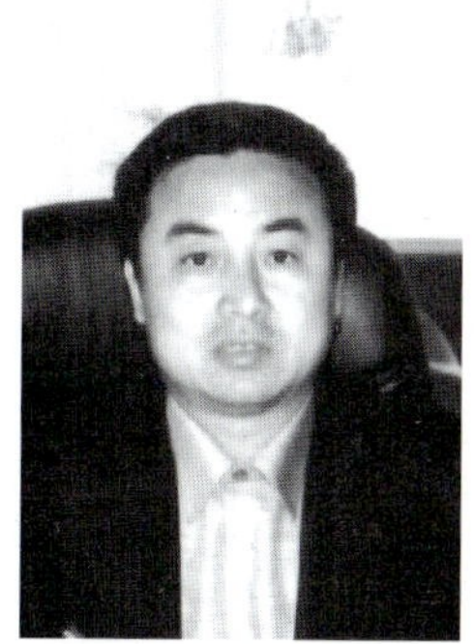

陕西省吴旗县中医医院——李九忠

李九忠，男，现年42岁，陕西省吴旗县人，毕业于陕西中医学院。1978年参加工作，1978～1984年在吴旗县王洼子乡卫生院工作，1958～1988年在吴旗县药检所工作，1988～1998年在吴旗县人民医院工作，1998年至今在吴旗县中医医院任院长职务，中医内科副主任医师职称。参加工作以来，他一直从事中医临床工作，对于肝胆病、肾病及胃肠疾病的中医治疗有独到的见解和造诣。1998年被县政府评为卫生先进工作者，1999年被评为优秀共产党员、精神文明先进工作者，2001年被评为全市创佳评优先进个人。

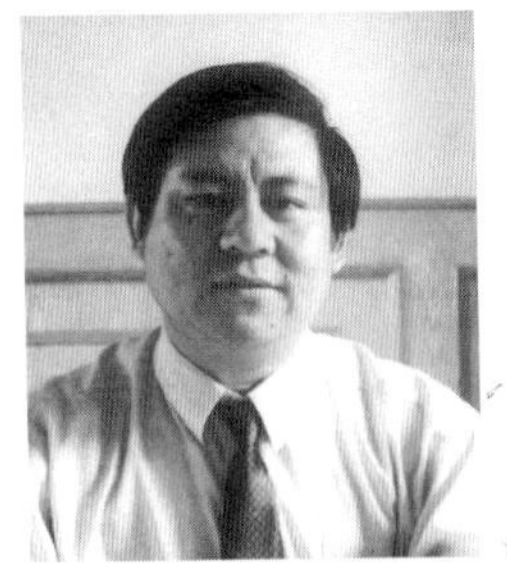

云南省思茅市民族传统医药研究所——冯德强

冯德强，男，1959年5月生，云南省墨江县人。1982年1月毕业于云南中医学院中药系，同年分配到思茅地区民族传统医药研究所工作。现任思茅地区民族传统医药研究所所长、思茅地区医疗单位第一制剂室主任、思茅地区药学会理事长、云南省青年联合会第七届委员。1993年11月破格晋升为副主任药师，1999年9月破格晋升为主任药师。1996年被省政府评为云南省中医药工作先进个人；1998年被思茅地区行署评为“八五”期间发展医疗卫生事业先进工作者；2001年被思茅地区行署评为“九五”期间发展医疗卫生事业先进工作者；2000～2001年度被评为地区科学技术学(协)会先进工作者；1996～2000年连续6年履职考核为优秀；1996年、1997年被思茅地区行署卫生局评为地直卫生单位先进工作者。

冯德强同志长期从事民族传统医药的发掘、整理、筛选、验证及传统医药的剂型改造研究工作。主持或参与的科研项目《黑节草的人工集约化栽培》获部级科技进步三等奖1项；“排草香精的研制”获国家轻工业部、国家经委新产品“金龙奖”，排名第二；获地厅级科技进步奖7项，第一名2项，第二名3项。任主编编写出版书籍一本(《傣族医药研究(档哈雅龙)》，12万字)；参编3部。撰写发表科研论文45篇，其中国家级9篇，省级10篇，地级26篇。参与编写的民族医药书籍《中国药用动物医药文献库(题录分册)》获得第三届世界传统医药突出贡献二等奖；《野生黑节草与家种品种的生药比较》获地区1996～1998年优秀学术论文二等奖，1997年10月在第六届中国民族民间医药学术大会上交流，获三等奖，并收入《论文集摘要》；《复方绞股蓝口服液的研究》获地区1996～1998年优秀学术论文三等奖，1997年10月在第六届民族民间医药学术交流大会上交流，并收入《论文集摘要》；《肝复青治疗慢性乙型肝炎的研究》载入1996年第三届世界传统医药大会论文集；《紫蜂酒的制备及毒性试验》等6篇论文获思茅地区药学会优秀论文奖；《小果排草的鉴定研究》、《思茅傣族医药的研究》等4篇论文分别在“西南四省区天然药中药学术交流会”等交流大会上交流。

特别是在单位科研成果转化为生产力方面，冯德强同志作了大量的工作，对研究所科研成果的转化起到了重要作用：①利用自身科技成果的优势，积极推销本所科研成果，促使成果顺利转化；②在“黑节草人工集约化栽培”项目的转化过程中，与省供电局谈判，共同建立云南枫斗有限责任公司，融资120万元。合作成功后，该项目作为省创新办的首批重点发展项目，获得了3800万元的贴息贷款；③在2000年和2001年两次亲自到南京金陵药业推荐本所的石斛人工栽培技术，经南京金陵药业有关部门的考察验证后，与南京金陵药业等4家单位共同注资组建“云南金陵植物药业股份有限公司”，注册资金3500万元；④积极参与了我所“清凉保健茶”和“传统中药茯苓栽培技术”的推广种植工作，促成了思茅地区保健茶厂和思茅地区传统中药茯苓种植基地的形成，取得了良好的经济效益。

冯德强同志在搞好单位管理工作的同时，在科研工作方面也独当一面。在技术工作方面，冯德强同志主持研制了外用药“镇痛擦剂”及抗癌药“金一胶囊”，作为主要研制者与他人合作生产了治疗痔疮的良药“痔得好口服液’，指导和参与完成了剂型改造品种12个。目前，冯德强同志承担省院校合作项目2项，地区科委科研项目1项。经省卫生厅批准，组建思茅地区医疗单位第一制剂室，解决了30人的就业问题，使单位的固定资产由1988年的37万元增加到2001年的503万元，为单位的发展和科研成果的转化作了大量的工作，为单位带来了显著的社会效益和经济效益。

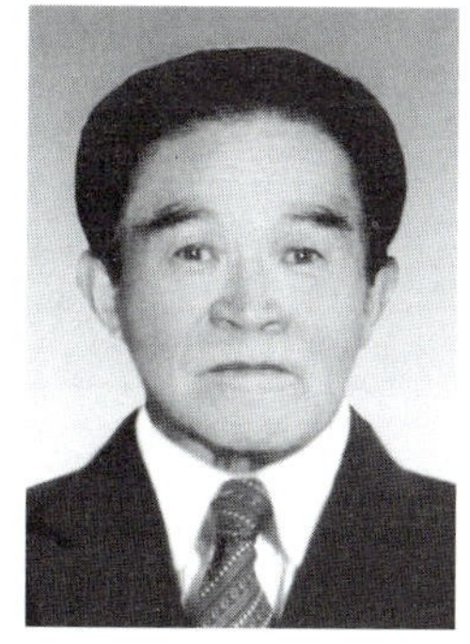

北京朝阳罗有明中医骨伤科医院——罗金殿

一、一般状况

北京朝阳罗有明中医骨伤科医院位于北京市朝阳区高碑店北路。于1985年7月正式对外开诊以来，国内外大量骨伤患者慕名前来求医，每天络绎不绝。院长罗有明有骨科圣手“双桥老太太”之称，如今她年已百岁，已退居二线。其嗣子罗金殿20岁开始独立行医，50余年来，在继承传统中医药骨伤绝技的基础上，又通过系统中西医理论，发展完善了业已成熟的罗氏正骨法。1993年，罗金殿经北京市中医药管理局及专家、教授考评后，定为罗有明老中医学术真传的继承人。

罗金殿，男，1931年生，河南省夏邑县人。他自幼读“私塾”，学习祖传中医药，系罗氏中医家族史的第六代传人。为了提高医学理论水平，1975年起，他曾先后在北京医学院、朝阳医院、垂杨柳医院进修临床医学四年，从1985年起调罗有明中医骨伤科医院任业务副院长、副主任医师、教研室主任，继以传授罗氏正骨法。兼任中国骨伤人才学会副理事长、中国腰椎间盘突出症研究会副理事长、中国药文化研究会现代医药委员会全国委员、理事。

二、治学特点

溯五代，祖传中医。他学习研究中医，遵从罗有明师傅之教，以正骨法、中药为主，所得甚深。70年代，为了提高医技，他进入医学院、医院进修临床医学4年。50余年的医学生涯，细研并有效指导临床实际。他强调，学医必须理论联系实际，注重辨证与有效药物相结合。他在医疗生涯中，无论检测、临床治疗、药研制品、方药等均注重参研时代科技发展，并深究医理循序渐进之展。

三、学术思想与成就

罗氏中医正骨法自成流派。他随罗有明学于伤科研究数十年，融会现代医学见解，发展特色医技，成就较著。

罗氏正骨法

他在手法诊断、手法治疗方面独具特色，认为无论是骨折、骨关节脱臼或软组织损伤，在诊疗整复时，都要掌握稳、准、轻、快和两轻一重、三定点手法，稳妥可靠。

诊疗要诀是：凡正骨者必察其形，询其源，触其位，闻其声，施其法，观其意志，与其疾能，方可疗以筋骨之患。

五言二十七字令：摸接端提拉，扳拔按摩压。顶拢蹬床垫，松解点穴“法”。捺拢复贴“用”，旋转“与”推拿，摇摆挂牵引，分离叩击打。以上去掉代引号的字[illegible]治疗手法，在诊治中，根据不同病情，灵活掌握和运用，才能获得好的疗效。

三兼治：即正骨、正筋、正肌肉。“三兼治”在治疗上完善了手法作用。三者相辅相成，如还纳组织归位，对愈后确保功能，创造了有利条件，同时改变了只管骨折，不顾软组织功能障碍的缺欠。三者同时治疗，能缩短愈合日期和避免后遗症发生。

四、主要著作

罗金殿在全部医学实践中，十分注重积累经验，使其不断升华为理性认识。1993年第五期《中国骨伤》杂志，发表了他和合作者撰写的《正骨手法治疗腰椎间盘脱出症》一文，总结出：“侧扳复位法，手、肘压法，皆由于对患侧力加大，使健侧椎间隙加宽，此时，髓核承受的力是相等的，给髓核还纳创造了有利条件。推力及纤维环弹性还纳力，增加了椎间周围组织的内力，改变和松解了椎后小关节。解除粘连组织，促使髓核归位，纤维环并拢，脱离受压神经根或硬膜囊，同时也矫正了椎间小关节变异和内在不平衡，回旋了棘突偏歪等。除重点在还纳椎间盘的同时兼有行气活血、舒筋解痉、松解粘连、消炎止痛等作用。”他整理了《中医正骨手法治疗60例外伤性截瘫患者的报告》，既是对罗有明经验的总结，也是对攀登现代医学科学顶峰的一种尝试。此文被收进《百家方技精华》一书中。主编的《罗有明正骨法》一书，人民卫生出版社已出版发行，此书获北京市老中医学术继承二等奖。出版《罗氏正骨法》中、英文版一书，这对面向国际传播中医药学起到了积极的推动作用。此书，在首届国际民族科技医药研评展会议上，获论著一等奖。主编了中西医结合治疗骨病系列丛书《腰椎间盘突出症》分册一部，华侨出版社已出版发行。

以上3部书，主要介绍罗氏正骨法渊源、特点、触诊手法、基本治疗手法、要领及功用，以及专题研究，图文并茂。因此，受到医学界及名流学者的关注和好评，被认为有重要的参考和实用价值，对社会是一大贡献。他研究的骨伤、骨痛两种膏剂，疗效极为满意。在95’U.S.A纽约国际传统医药研评会上，均获“新产品金奖”。因此，他被U.S.A纽约中国传统医学院聘为客座教授及U.S.A国际传统医学会常务理事。1997年3月被授予中国人才骨伤人才学会科技杰出人才，1998年8月全国高等中医院校骨伤教育研究会、中国人才研究会骨伤学会，联合对罗金殿教授在医疗、教学、科研、管理工作中取得的杰出成就特授予“当代中国骨伤杰出人才”称号；他曾获北京市劳动模范、中华新闻工作者协会、中直机关先进工作者等荣誉证书。1994年4月他被美国中医药武术大学聘为教授。其传略被《中国当代名人大典》、《中国当代高级专业技术人才大典》、《中国当代著作家大辞典》等多种辞书收录。

他20余年来，参加了多次国内外骨伤学术会议和中西医结合学术交流会议，他本人被选入《当代中国骨伤人才》和《中国当代中医名人志》等书中。1994年6月，在世界传统医学首届“生命力杯”论文大奖赛上，发表了2篇治疗脊柱病的论文，一篇获优秀论文奖，一篇获金杯三等奖。

他在教学和传播正骨经验方面做了大量工作。1990年以来，他在教研室的基础上，筹建了电教中心，将罗氏正骨手法拍成电教片，用汉、英、日三种语言讲授，便于国内、外同道参考使用。同时，他十分重视培养接班人，罗氏正骨第七代传人罗素兰、罗伟、罗勇、罗素霞，她（他）们都经过医学院校的深造，在专业方面均有了长足发展，除罗有明老中医的精心指导外，还有罗金殿的言传身教。

“非典”时期，在上级卫生行政部门的指导下，他带领全体员工，团结一心抗“非典”，做到了组织落实，宣传到位，防护到位，医疗服务到位，带头坐诊。因此，全体员工没有缺勤现象，均表现出临危不惧、大智大勇、无私奉献的高尚品质。

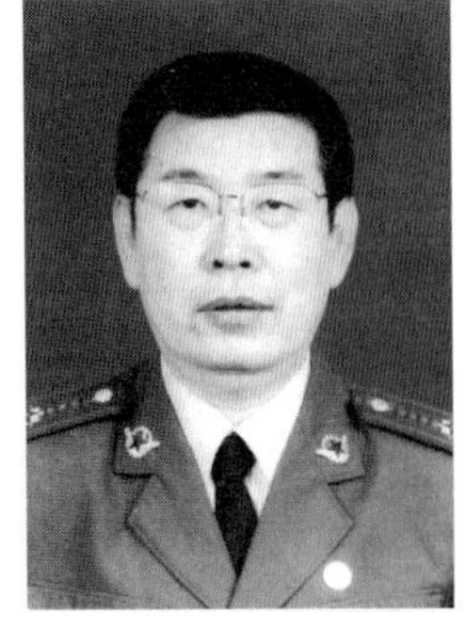

沈阳军区总医院中医科——王长洪

沈阳军区总医院中医科是全国重点中医科，国家中医药管理局中西医结合胃肠病重点专科，以中西医结合治疗胃肠道及胰胆疾病为特色，同时对心脑血管疾病、糖尿病等多种疾病进行综合治疗。科内设有电子胃镜室、电子肠镜室及病理、细菌、胃肠动力学实验室，设备总价值400余万元。科内有博士生1人，硕士生5人，为中医诊断、治疗、科研、疗效判定提供了可靠的保证。其特点是内镜诊断与中医辨证相结合，内镜介入与中药治疗相结合，宏观辨证与微观辨证相结合，诊断明确、辨证准确、疗效可靠。现已开展胃肠镜检查及治疗20000余人次，内镜微波加中药辨证治疗疣状胃炎，乳头小切口加中药治疗胆总管结石、慢性胰腺炎，高频电切加中药治疗消化道息肉，中药治疗反流性食管炎、慢性萎缩性胃炎、糜烂性胃炎、消化道溃疡、溃疡性结肠炎等，已形成诊疗规范，疗效显著。此外，对消化道肿瘤、糖尿病、高血压、高脂血症、冠心病、中风、脂肪肝、感染后低热等常见内科疾病，采用中西医结合治疗也取得显著疗效。科室先后发表国家级论文200篇，编写专著7部，获军队、省内科技进步奖16项。

王长洪，男，生于1944年5月，1968年毕业于第四军医大学医疗系，1979年考取北京中医药大学中国工程院院士董建华教授研究生，获硕士学位，得其真传，是我军著名的中西医结合消化病专家，国家中医师承制导师，全国中西医结合胃肠病重点专科学科带头人。现任沈阳军区总医院中医科主任、全国中医学会常务理事、全国中医内科专业委员会主任委员、全国中西医结合消化专业委员会常委、《中国中西医结合消化杂志》常务编委、中华中医药学会理事。长期从事中西医结合消化专业的临床、教学及科研工作。率先在国内开展了糜烂性胃炎中西医结合治疗的研究，从中医证型、内镜、病理、幽门螺旋杆菌、胃肠动力、胃黏膜屏障等多个层面探讨中西医结合治疗胃肠病的规律，如通降和胃法治疗反流性食管炎；内镜微波凝固加中药清热解毒治疗疣状胃炎；健脾、清热、托毒法治疗胃溃疡；益气、健脾、温中治疗十二指肠溃疡；益气、解毒、通络治疗萎缩性胃炎、肠化、异型增生。近两年在内镜介入加中药治疗胰胆疾病取得突破性进展，如乳头小切口加中药疏肝利胆治疗胆总管结石300余例，治愈率100%；胰管括约肌切开加中药清胰利胆治疗慢性胰腺炎，胆管引流加中药清热解毒治疗化脓性胆管炎等，在中医理论和治法上均有所建树，疗效显著。获军队、省部级科技成果奖14项，发表论文180余篇，参编专著6部。长期从事董建华院士的学术思想及临床经验的研究，其中董建华的通降理论及胃热学说在中医学术界有较大的影响，获辽宁省科技进步二等奖。荣获军队二等功、三等功各1次。2004年被辽宁省卫生厅评为辽宁省名中医。

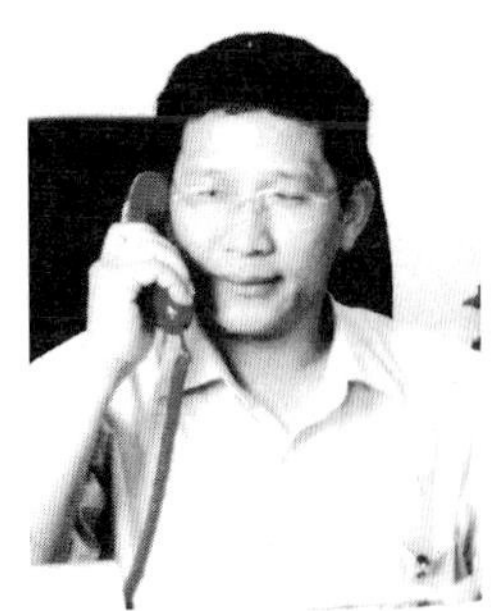

防城港市中医医院——庞卫国

庞卫国同志，男，壮族，1960年2月出生，广西北海市人，广西中医学院中医专业毕业，医学学士，中医主治医师，中共党员，党总支书记，防城港市中医医院院长，防城港市科学技术协会副主席，防城区第二届、第三届政协委员、第三届常委，防城港市第二届、第三届政协委员，防城镇第八届人大代表，中国中西医结合学会广西分会蛇伤专业委员会第三届委员，广西青年中医药专业委员会委员。

庞卫国同志1984年8月毕业分配到广西防城港市中医医院工作至今。1984年起从事蛇伤防治工作，负责的蛇伤科研究课题有2项，其中“防城港市蛇伤防治研究”于1994年11月通过成果鉴定，达到国内先进水平，获得1998年度防城港市科技进步奖。先后在国内外公开发行的医学期刊《蛇志》杂志发表《治疗蛇伤625例临床分析》等多篇蛇伤防治的医学论文。在蛇伤的诊治上独树一帜，对蛇伤防治进行了全面深入的探讨研究。对蛇伤的诊断与治疗，坚持“准、快、稳、重”的四字原则，得到了国内外医学界的肯定。1994年5月～1999年8月任业务副院长，1999年9月起任院长。1995年以来先后获得了“防城港市科技先进工作者”、“防城港市第二批专业技术拔尖人才”、“防城港市优秀共产党员”、“防城港市优秀政协委员”、“广西五一劳动奖章”等称号。在中华爱国工程联合会、人民日报海外版联合举办的“爱我中华大家行活动”中被评为“中华爱国之星”。

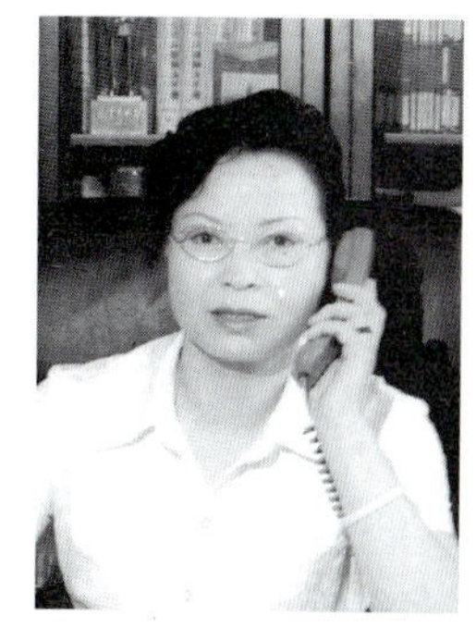

新疆昌吉州中医医院——金明月

金明月，女，汉族，50岁，主任医师，现任新疆昌吉回族自治州中医医院党委副书记、院长，兼任国家级重点专科针灸科学科带头人，昌吉州人大常委，新疆针灸学会常务理事、副秘书长， 昌吉州中医学会会长，针灸专业委员会主任委员。她先后荣获1995年“新疆杰出中青年中医称号”，1994年、1996年昌吉市“最佳优质服务员”，1995年昌吉州“三八红旗手”，1998年昌吉州“五一劳动奖章获得者”，2000年昌吉州“先进工作者”， 自1996年以来连续3年荣获昌吉州“科技拔尖人才”，第三批单项成果突出拔尖人才，第四届优秀拔尖人才。

1993年，她仅以五万元的投入创建了昌吉州中医医院针灸科，经过几年的勤奋工作，将初起的8张床位扩大到现在的40张，人均收入达14万元，被国家中医药管理局评为国家级重点专科。

在长期的临床工作中，她不断总结经验，积极开展科研工作，先后撰写科研论文30余篇，分别发表在国际国内各类学术刊物上，其中获国际针联10周年学术大会优秀论文奖1篇，获国内优秀论文一等奖3篇、二等奖1篇，撰写并出版专著《草山堂医验录》1部。近年来在自治州科研立项4项，其中“穴位贴敷治疗支气管哮喘”获昌吉州科技进步二等奖，“中风病早期针药康复治疗”获昌吉州科技进步三等奖，《草山堂医验录》获昌吉州科技进步三等奖。

2003年，她担任昌吉州中医医院院长后，在加强管理、提高效益的同时，又积极努力在新区划拨了200亩土地，为建设一所现代化中医医院奠定了雄厚的基础。 目前，数百万美元贷款的先进医疗设备即将到位，新的门诊楼、病房楼也将在新区医院建成。

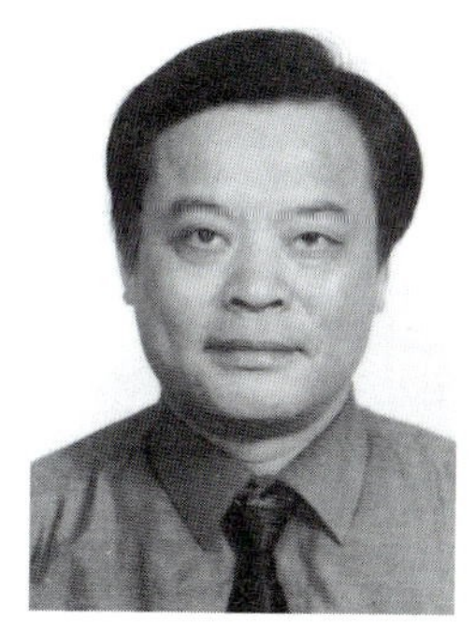

重庆市中医院
重庆市中医研究院——曾定伦

曾定伦，男，1947年12月生，中共党员，大学本科毕业。现任重庆市中医院（重庆市中医研究院）院长、主任中医师。

曾定伦同志长期在中医院从事中医临床诊疗和医院管理工作。先后在北碚区中医院任住院中医师、主治中医师、副主任中医师、内科主任，1984年任医院业务副院长，1988年任院长。1997年调任重庆市中医研究所所长，任主任中医师。2003年9月至今任重庆市中医院（重庆市中医研究院）院长，兼任中华中医药学会理事、中华中医药学会仲景专委会副主任委员、重庆市中医药学会副会长。

该同志锐意改革，担任北碚区中医院院长期间，用几年时间将一个弱小的区级中医院建设成为名列全国前茅的百家示范中医院。调任重庆市中医研究所任所长后，励精图治，仅仅几年时间就将一个老大难单位建设成为全市唯一的三级甲等中医院，经济效益和社会效益显著增加，成为全市卫生系统的先进单位。

他擅长治疗内科杂症，临床和科研成就突出，主研科研课题5项，获科技成果4项，撰写学术论文17篇，参加编写专著2部。2次被评为“全国卫生系统先进个人”，并获重庆市政府授予的促进中医事业发展先进个人称号。

医院地址：重庆市渝中区一号桥北区路1号

门诊时间：周四上午

联系电话：023-63835257

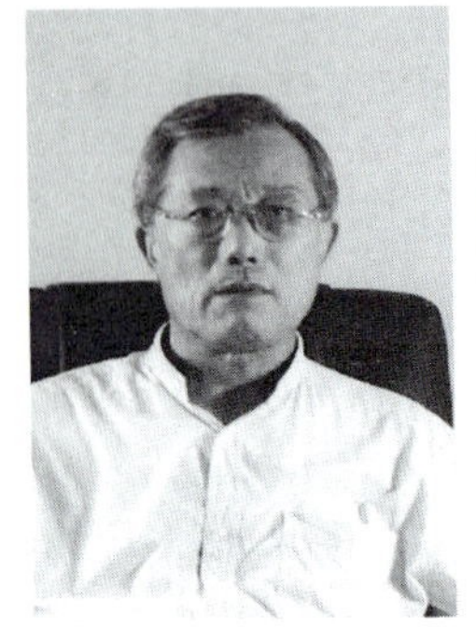

上海四贤堂中医诊所——孙兴大

孙兴大，男，生于1942年，上海市青浦区人。1967年毕业于上海中医药大学医疗系（六年制）。

为解除广大患者的病痛，他平时白天忙于临床门诊，晚上苦读灯下，不为名利所动，不为各种困难环境所迫，孜孜以求，刻苦钻研，主攻泌尿性病难题。功夫不负有心人，他终于以尖锐湿疣治愈率98%和生殖器疱疹治愈率90%的优异成绩造福广大患者。他所写论文《运用中医药治疗生殖器疱疹》、《中药外用祛疣膏治疗总结》相继被大型医学文献收编。2003年，他还被中国治疗疑难病名医名院编委会授予“名医名院”称号，被中国药文化研究会第四届中国药文化论坛组委会评选为“特色名医”，2004年被北京中医疑难病研究会专家技术委员会评选为“健康使者”等光荣称号。面对荣誉，孙医生依然在泌尿性病领域辛勤耕耘，争取为人类的健康事业做出更大贡献，为振兴中华传统医药，使其早日走向世界而努力工作。

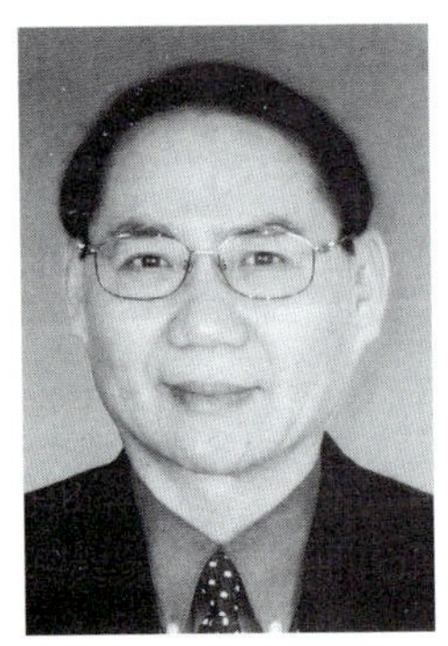

中国中医研究院眼科医院——胡世兴

胡世兴，男，1952年8月出生，1969年3月参加中国人民解放军海军，1970年7月加入中国共产党。1976年广州第一军医大学医疗系毕业，1985年获西安第四军医大学硕士学位，1990年中山医科大学博士研究生毕业并获博士学位，1991年赴英国伦敦大学做博士后研究。1993年受聘于美国哈佛大学医学院，从事眼科工作；1998年12月作为引进人才回国，聘任为眼科学主任医师、教授、博士生导师；时任广州中山医科大学中山眼科中心副主任，兼眼科医院副院长、临床眼科药理室主任、眼科医院二病区主任。2003年7月被聘为北京中国中医研究院眼科学主任医师、教授、博士生导师、眼科医院常务副院长。2003年11月任眼科医院院长。

他还兼任《国际眼科杂志》副主编、《眼科学报/Eye Science》常务副主编、国际眼科药理暨治疗学会理事、美国《眼科药理暨治疗学杂志》编委、中国中西医结合眼科学会副主任及世界中医药学会眼科分会秘书长等职务。

现正承担国家自然科学基金、教育部、美国纽约中华医学会（CMB）、广东省科技厅、卫生厅和国家中医药管理局以及中美合作项目等多项科研课题。

迄今，他在国内外著名杂志上发表论文60余篇，参加编写专著2部，多次参加国际学术会议大会交流及特邀演讲20余次。2002年被选为美国《眼科药理暨治疗学杂志》唯一的中国编委和国际眼科药理暨治疗学学会首席中国理事。

他现正与国内外有关专家一起，在中国中医研究院眼科医院创建“世界眼科中药研发中心”，并针对常见、难治或致盲性眼病的中药治疗学进行研发，旨在进一步弘扬祖国医药，开发应用中医药，降低致盲致残率，促进中国眼科学发展，为人类的光明事业做出更大的贡献。

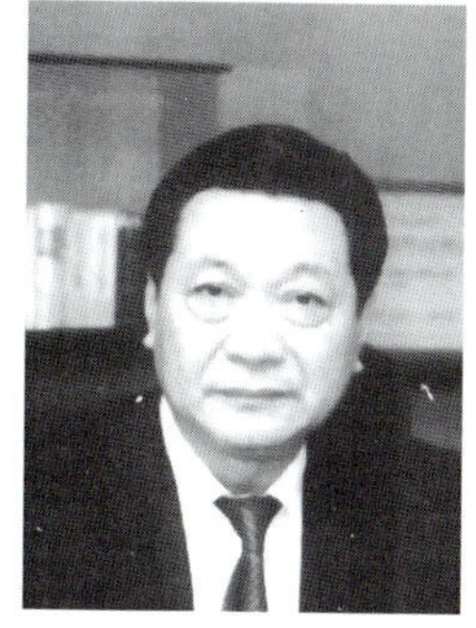

河北中医肝病医院——耿兰书

耿兰书，男，62岁，河北省石家庄市人，汉族。中国农工民主党员，主任医师，任河北中医肝病医院院长、河北中医肝病医院学科带头人、中国肝炎防治基金会理事、世界中医学会理事、世界中西医结合学会理事、香港国际传统医学研究会课题教授、世界医药杂志学术指导委员会委员、河北省中医肝胆病专业委员会副主任委员、第三届新世纪中国改革百名优秀人物、中国国际行业组织研究会高级研究员、2004年中国百名行业创新杰出人物、金像奖获得者。

耿兰书先后创建了石家庄市肝病研治中心、河北中医肝病医院。并使医院成为占地33亩、建筑面积24000平方米、病床300张、拥有副主任以上医师38名、临床医师都是本科以上学历的目前我国最大的现代化中西医结合肝病专科医院。医院被国家中医药管理局批准为“十五”重点肝病专科建设单位及全国中医肝病继续教育培训基地。

耿兰书行医30多年来，先后承担了8项省部级科研课题，创立了3个治疗肝病的特色疗法(治疗病毒性肝炎的“复方同步疗法”；治疗慢性肝炎、肝硬化的“中成药复方疗法”；治疗肝硬化顽固性腹水、胸水、重症肝炎的“中西结合三联法”)；成功的创拟了43种治疗各种肝炎、肝硬化、脾大、门脉高压、胸腹水、脂肪肝、妊娠肝炎、胃病、胆囊炎及各种合并症的特效方药；成功创拟了针对某个病症、体征的72个口服汤药或高位灌肠、低位灌肠汤药协定处方，创建了通过国家认证的现代化制剂室。耿兰书是国家著名的中医肝病专家，曾受卫生部派遣多次到加拿大、韩国、香港、台湾，传授治疗肝硬化、脾肿大、门脉高压、胸腹水的经验及中医特色疗法；曾受美国、泰国、新加坡、日本、法国等十几个国家的邀请，参加了20多次国际研讨会，多次荣获国际金奖及优秀成果奖。在杂志上发表医学论文30多篇，在国内外享有较高声誉。

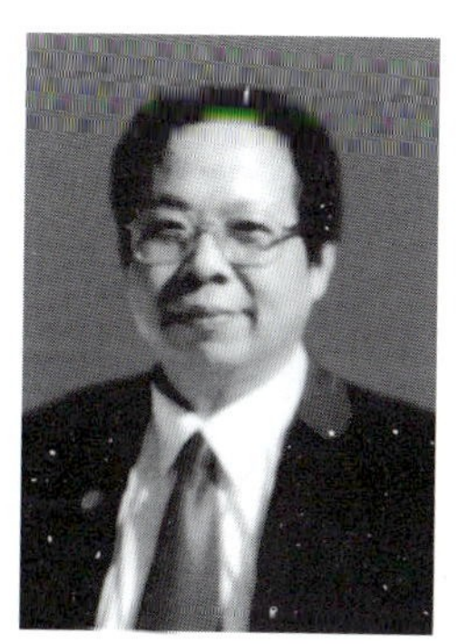

河南南阳水针刀风湿疼痛医院
河南南阳水针刀新针法研究院——吴汉卿

（原河南南阳水针刀新针法医院）

吴汉卿，男，汉族，45岁，本科学历，主任医师，高级医学咨询师，南阳市人。现任中国针灸学会水针刀新针法培训中心主任，河南南阳水针刀新针法研究院院长，南阳市风湿疼痛医院院长，兼任中华临床医学会常务理事。2000年聘为世界中医药学会国际针刀新针法专业委员会副主任委员，兼任《中华痛症杂志》主编、河南省国际人文科学研究中心副教授、中华诗词学会理事、《中华吴氏大统宗谱》副主任、南阳吴氏文化研究常务副会长、南阳吴氏文化研究及吴汉墓复建工程发起人。出版有《吴汉卿诗歌选》。

吴汉卿院长从事临床工作以来，热爱社会主义，拥护中国共产党，积极参与社会公益活动，多次为贫困病人免费义诊，为无数失学儿童捐款，为孤寡老人慷慨解囊。现为“九三学社”预备委员。

吴汉卿院长经过20余年的潜心研究，将传统九针与现代水针有机结合，发明了水针刀新法，获得国家专利17项，获科技成果二等奖3项。该疗法获得了国家级中医药管理局I类再教育推广项目，近年来先后应邀到北京中医研究院、上海中医药大学、广州暨南大学医学院、云南中医学院、深圳卫校等医学院校讲课，学员来自全国各地，包括香港、台湾、马来西亚、新加坡等地，成为全国知名的针刀医学专家，被誉为“中原神刀”。他撰写了《大成水针刀疗法》、《生物水针刀动静治疗学》、《吴氏九病区药线三针法》、《吴氏水针刀三维疗法》、《脊背水针刀疗法》等10余部专著；在国内外报刊杂志上发表了近30篇论文，多次获得国家级优秀论文奖，并在《中华医学精英丛书》中“精英杯”评奖中被评为“先进个人”一等奖、中青年优秀医学专家等；2001年被评为中华大地之光优秀专家。编入新华社出版的《东方之子》一书第二卷、《世界人物辞海》、《世界华人医学大全》、《二十一世纪人才库》、《国魂》、《著名特色专科名医》、《中国世纪医学专家》等丛书。他的事迹多次在河南日报、中国青年报、健康报、中国中医药报等国内外近50种报刊杂志上报道。

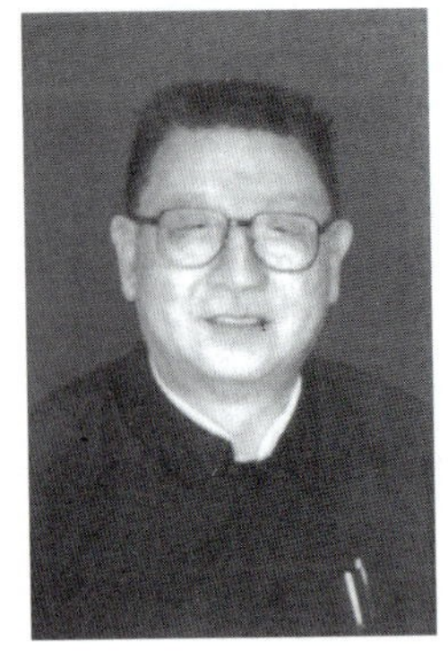

湖北中医学院——李今庸

李今庸,字昨非，1925年生，湖北枣阳人，我国著名的中医药学家。现任湖北中医学院教授，兼任中国中医研究院客座教授、长春中医学院客座教授、中华中医药学会终身理事、李时珍学术研究会名誉主任委员、湖北省中医药学会理事长、湖北省老科技工作者协会副理事长、第一批全国老中医药专家学术经验继承工作指导老师、享受国务院特殊津贴。曾任湖北中医学院内经专业首位硕士研究生导师、湖北省政协常委、湖北省科协常委。被中华中医药学会授予“国医楷模奖”和“中医药学术最高成就奖”。

李今庸教授出身于儒医世家，幼承家学，博古通今，精研歧黄，硕果累累。1954年进入湖北省中医进修学校学习，后在校执教数十载，主讲《金匮要略》、《内经》、《难经》等医学典籍。李教授勤学好思，博闻强识，中医药理论根基深厚，尤谙唐宋以前中医药学经典，探幽发微，多有新见，形成了自己独特的“阅读校勘训诂法”、“归类研究整理法”等行之有效的治学方法。发表论文160余篇；出版《读古医书随笔》、《李今庸临床经验辑要》、《古医书研究》等专著10余部；主编及参编了《内经》选读、《内经讲义》、《新编黄帝内经纲目》、《黄帝内经索引》、《金匮讲义》、《金匮要略讲解》及全国二版教材《金匮要略讲义》等教材。

李今庸教授临床精于辨证，对补泻治法有着很深的研究，在内伤杂病治疗方面形成了自己的独特的风格。临床施治长于内科、妇科疑难重症，如咳喘、鼓胀、水肿、血症、痹症、结石、中风偏瘫、癫狂以及月经不调、白带、崩漏、子宫肌瘤、卵巢囊肿等。他治方法度严谨，主张“方不在大，中病即效；药不在贵，对症则灵”，强调因病用药，有是证用是药，多以小方收效。李教授医德高尚，仁心仁术，无欲无求，临证之时，不分贫富贵贱，一视同仁，精心诊治，不愧为一代精诚大医。

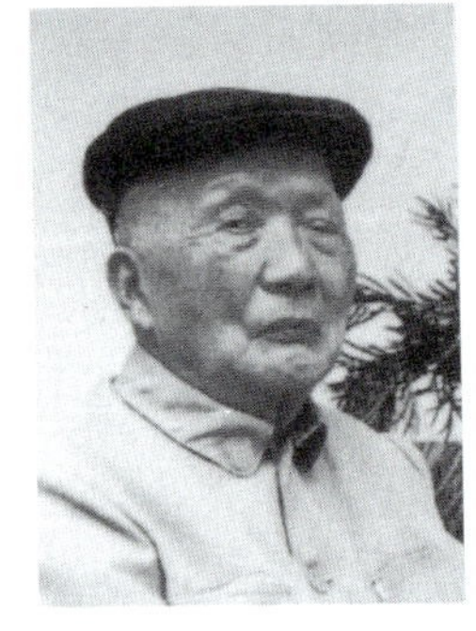

湖北中医学院——李培生

李培生，字佐辅，1914年生，湖北汉阳县人，湖北中医学院教授。李培生教授是我国著名的中医学家，第一批全国老中医药专家学术经验继承工作指导老师，享受国务院特殊津贴。曾被评为全国优秀教师、湖北省教育系统劳动模范，获国务院颁发的“在医疗卫生事业上做出突出贡献”的专家证书。

李培生教授出身于六代中医世家，自幼饱读中医典籍，15岁随父行医，18岁即独自悬壶乡里。后师从上海近代名医恽铁樵先生函授学习，深得其传。李教授从事中医临床70余年，积累了丰富的经验，长于六经辨证与脏腑辨证，善于治疗内科、妇科、儿科疾病，疗效确切，每起沉疴。创制的清化解郁汤、清上定痛汤、疏肝利胆汤、温涩固宫汤、寒凝止崩汤等验方，是治疗内科头部疾病、肝胆病证及妇科出血性病症的常用效方。

李教授治学严谨，中医理论功底深厚，不仅全面研究伤寒论各家的注疏，并结合自身治学方法提出“医理重于文埋，文字平正通达”的伤寒论研究方法，著述盛丰，为中医经典著作《伤寒论》的研究开拓出许多新的领域，其创新性著作填补了中医学术空白，为中医学术的发展作出了贡献。从20世纪30年代至今，李教授发表学术论文80余篇，出版专著多部，其中《柯氏伤寒论翼笺正》、《柯氏伤寒附翼笺正》、《柯氏伤寒论注疏正》3部伤寒学专著医理精深，有很高的学术价值。他从医数十载，在《伤寒论》教学方面作出了较大贡献，多次担任全国高等中医药院校教材及教学参考丛书《伤寒论》的主编，在《伤寒论》之理论与临床研究方面颇有建树，被誉为“当代伤寒学界泰斗”。

李培生教授为人谦和、仁慈，为医博爱、精诚，为师谦虚、严谨。他热爱中医，献身中医，以身垂范。先生尝言：作为学医者，应有悲天怜人之心，立志“普救含灵之苦”。行医治病，不要立奇方以取异，或用假药以惑众，或用参茸补益之药以媚人，或假托仙佛之方以欺愚鲁之辈，高谈怪论，欺世盗名，瞒人骇俗等等，此都为医德所不容，医者应该实事求是，以病患者利益为重。先生从教数十年，桃李满天下，弟子们遵其教诲，多有栋梁之才。

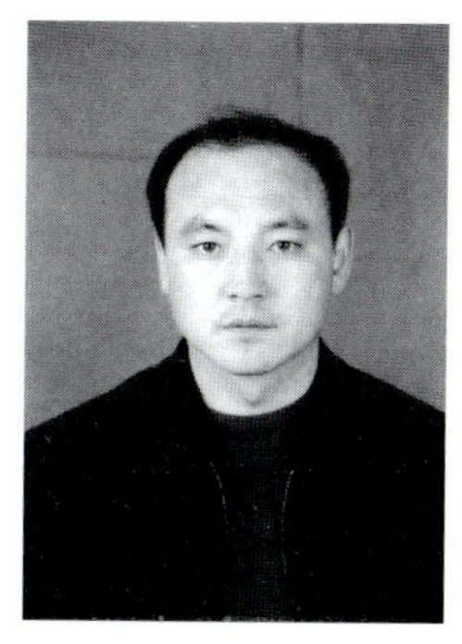

黑龙江省绥滨县中医院——周连福

姓　　名：周连福　　性　　别：男　　出生日期：1964年8月25日

籍　　贯：吉林　　学　　历：本科　　民　　族：汉

政治面貌：党员　　职　　称：副主任医师　　职　　务：院长

单　　位：黑龙江省绥滨省中医院

主要事迹：

周连福同志1986年以优异的成绩毕业于牡丹江医学院，在校加入中国共产党。毕业后抱着为家乡人民解除痛苦的决心，放弃留校的机会，回到家乡黑龙江省绥滨县忠仁乡卫生院工作。经过2年基层的锻炼，于1988年调入县人民医院工作，由于业务突出，工作出色，年仅30岁的他于1994年临危受命任面临倒闭的绥东镇卫生院院长。在绥东镇卫生院，他一边抓管理，一边坚持出诊看病，经过1年的努力，使该院收入增长6倍，医院出现勃勃生机。因此1995年又被组织上调入又一家面临倒闭的医院——绥滨县中医院，受命于危难之中。到任后，他锐意改革，大胆创新，以院为家，把全部精力都用在医院的发展上，深入基层调查研究，找出问题的关键，实行了人事制度竞聘上岗改革，分配制度改革。本着人才立院，科技兴院，特色强院，诚信办院的办院方针，实行了内强责任，外塑形象工程，坚持以帮助病人为中心，全心全意为病人服务，实行“一日清单制”、“医患沟通制”、“收费价格公开制”、“病人选择医生制”，“院务公开制”，提倡“优质服务，在管理上要效益”的经营理念。经过科学管理，不懈努力，使中医院很快走出低谷，并逐渐发展壮大，经济效益实现二次飞跃。1996年上任的第一年翻了一翻，2003年又翻了一翻，医疗设备增加20多件，专科建设，成果显著，科技创新，填补县级多项空白。人才培养整体培训进修两轮。医院变成花园式医院，宾馆式住院处。社会效益成果突出，患者由原来的不信任，到现在的非常信任，患者到中医院就医舒心放心，中医院的信誉度、满意度达到99.5%。经过十年坚持不懈的努力，中医院从小到大，从无到有，从弱到强，取得了中医院建院以来最好的经济效益和社会效益。医院现在正向规范化、现代化中医院前进。

院长：周连福

联系电话：0468-7863081

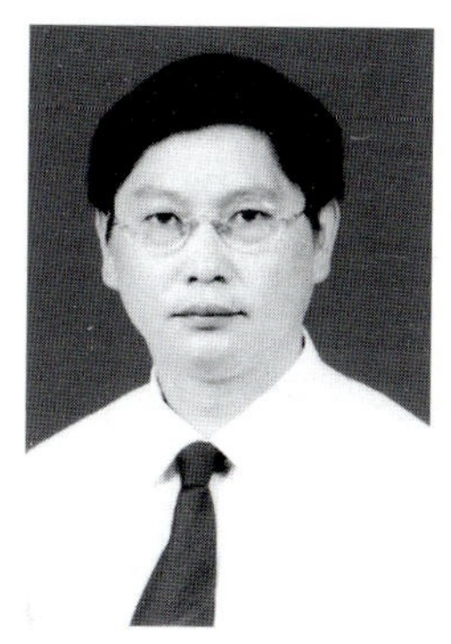

江西省寻乌县中医院院长——陈少波

陈少波，男，副主任外科医师，中共党员，出生于1962年7月，现年42周岁。1988年6月毕业于江西医学院临床外科系。1988年7月毕业分配到县人民医院外科工作，先后担任澄江中心卫生院院长、县人民医院副院长、县皮防所所长、中医院院长、县政协委员等职务。在省内外发表论文若干篇，是赣州市医学会第九届理事、中华医学会江西赣州分会外科专业委员会委员。擅长甲状腺、胃肠手术及对各类疑难病、慢性病的诊疗。真正做到情为民所系、利为民所谋，以高尚的医德赢得了众多患者的尊重。

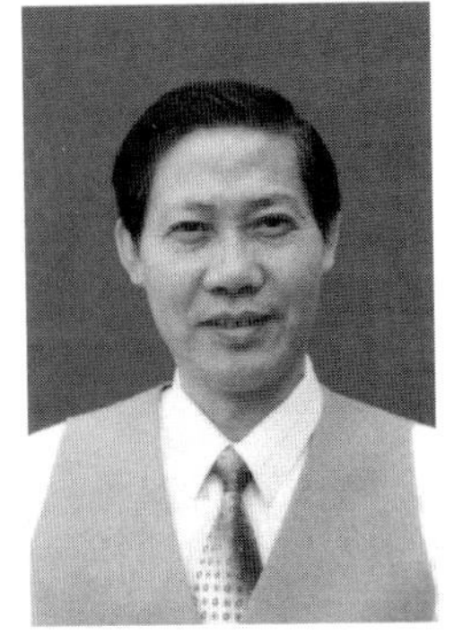

贵州省遵义中医学校——赵伟光

赵伟光校长，贵州省遵义县人，1946年4月17日出生。现任贵州省遵义中医学校校长，全国中等医学教育学会理事，贵州省中等医学教育学会理事，遵义市思想政治工作研究会常务理事，遵义市中医药学会常务副会长，遵义市中药产业发展技术指导中心主任、董事长，贵州省中医心理学会遵义分会副会长。

1961年9月，家境贫寒的赵伟光校长以优异的成绩考入遵义卫校，他刻苦攻读，为后来的学习和工作打下了坚实的基础。毕业以后，由于家庭的影响，他被分配到边远的道真县防疫站。艰苦的环境，没有压垮他，更没能摧毁他坚强的意志，凭着对生活的热爱，对理想的执著，他逐渐成为县里远近闻名的五官科大夫。1977年，他在遵义医学院跟从李成教授进修学习，教授严谨的学术态度给他深刻的影响，从此，他对教育和科研产生了无比的崇敬之情。1983年，他被选举为道真县副县长，主管全县的文卫教育工作，开始与教育结下不解之缘。

1987年，赵伟光调到新建不到1年的遵义中医学校担任校长。当时的中医学校，占地仅5.3亩，固定资产18万元，他以极大的热情投入到工作当中。经过18年的苦心经营，当年的乡村卫校已发展成为一所固定资产4800多万元的省级重点中等职业学校。

赵伟光校长是一个永远走在时代前列的人。从建校伊始，他就意识到人才的重要。10余年来，在他的支持下，学校先后选派了150余人次的教师赴各大学、研究所等多个科研、临床单位进修深造。学成归来的老师，大多成为学校教学、科研、管理等各个方面的带头人、领头羊。

赵伟光校长对祖国医学充满了感情，他强调专业设置突出中医药特色，重视技能型人才培养，学校中药、针灸推拿专业是省、市级示范专业，毕业生供不应求。

他永远有着不同寻常的目光，早在遵义市将中药作为支柱产业之前，他就高瞻远瞩地提出了发展中药产业的思路。现在，已有洛龙党参、杜仲、吴茱萸、金银花4味中药进入省标，并与各县市建立了多个百亩中药材GAP种植栽培示范基地；拥有1个国家中医药科研（Ⅱ级）实验室即中药生药学实验室，建立了遵义山山中药饮片公司、遵义市中医药研究所、遵义中医特色专科医院，学校成为遵义市中药现代化科技产业发展的生力军。

赵伟光校长多次受到省市各级党组织的表彰，先后获得先进工作者、优秀党务工作者、优秀共产党员、优秀教育工作者等光荣称号。

现在年近60岁的赵伟光仍然奋斗在工作第一线，他的激情、他的斗志让他焕发出青春的风采。他和他的职工们正在期冀着新的腾飞、新的创造。

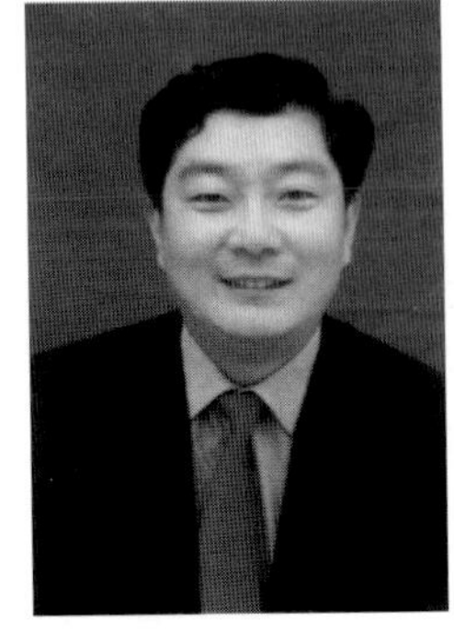

睢县中医院——李富强

李富强同志，男，1964年出生，大专学历，中共党员，现任睢县中医院院长兼党总支书记，口腔科主治医师。先后获“新长征突击手”、“十佳青年”、“市优秀青年”，多次被评为“优秀共产党员”、“卫生系统先进工作者”，2次被评为“优秀驻村工作队员”等荣誉称号。他医术精湛，医德高尚，视病人如亲人，是一位深受人民敬仰的好医生、好院长、好书记，是睢县中医院医疗发展的中流砥柱。他常说，我是农民的儿子，作为院领导，医院的发展、抓好管理是我的责任，作为医生，保护农民的身体健康是我的天职，我的家在医院，我的朋友就是广大病友。

李富强参加工作以来，历任口腔科主任、团总支书记、党支部书记、副院长、党总支书记、院长。

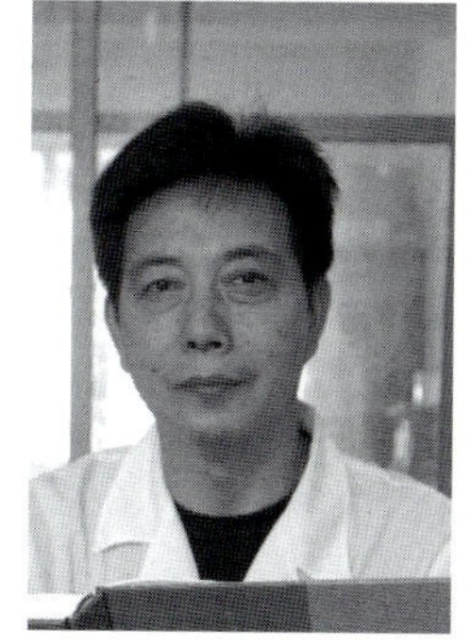

江苏省盐城市中医医院——李志山

李志山，江苏省盐城市中医院院长。1956年出生，中共党员。1982年毕业于南京中医药大学，同年分配到盐城市中医院。从此，在儿科临床上23年如一日，兢兢业业，辛勤工作。1983年，他因敬业、刻苦、勤奋赢得领导和同事们的肯定被选派参加在南京举行的全国儿科进修班。1984年，担任了市中医院的儿科副主任。在儿科工作期间，他坚持以中医为本，中西医结合，组织科室人员对儿科疗法的系统研究和创新。经过科研攻关，不断探索，反复筛选研制成对小儿百日咳、百日咳综合症具有明显疗效的药物制成——痉咳静。他主持的“痉咳静课题研究”1992年获得市第二届青年发明革新优秀成果奖，省首届青年科技成果三等奖，并获国家专利。

小儿病毒性脑炎是儿科后遗症和病死率较高的病种。为了攻克这一难题，提高治愈率，减少后遗症，李志山组织医务人员十几年如一日，在中医中药和中西医结合领域，艰苦探索，组成了“小儿病毒性脑炎临床治疗方法的研究”课题组。2003年12月，该课题通过了省科技厅组织的成果鉴定，得到了来自国内顶尖专家的一致好评。

李志山在医术上精益求精，不懈努力，他不仅成功探索出一套独特的诊治方法，成为省级重点专科的学科带头人，而且不断著书立说，先后撰写并出版《实用中医儿科学》、《中医病历手册》等8部医学专著，发表论文近40篇，获得科技进步奖5项，被授予江苏省首届优秀青年中医，首批省“333”工程培养对象，盐城市有突出贡献中青年科技专家，市科技拔尖人才，并成为全国中医学会儿科专业委员会委员，江苏省名中医。同时，2002年儿科通过省中医药局专家组的评审，被确定为省级重点中医临床专科。去年，儿科又被确定为市“135工程”重点学科。

李志山不仅是一个在省内外颇有声名的临床专家，还是位优秀的院长。自2003年1月，走上市中医院院长的岗位后，医院面貌不断变化。相信在李志山院长团结和带领下，全体干部职工一定能够将盐城市中医院建设成省内一流的中医院，成为盐阜大地上一颗璀璨的明珠。

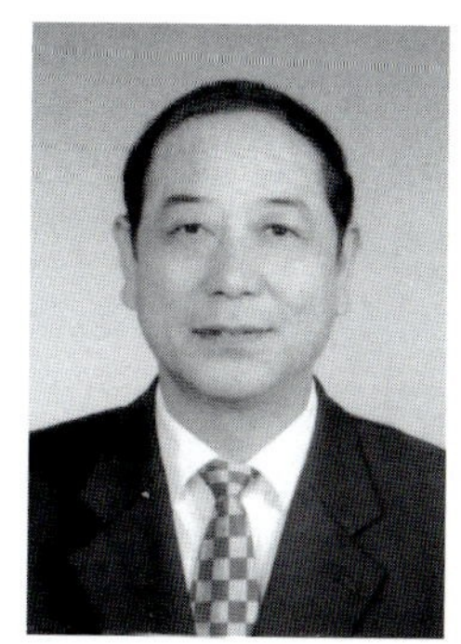

河南省周口市中医院——田留成

田留成同志1965年参加革命工作，1968年入伍，历任助理军医、军医、主治军医、卫生科长等职，1993年转业，任周口市防疫站副站长。1996年7月调任周口市中医院任党委书记。2001年8月任院长、党委书记。

田留成同志到任后，紧密团结班子成员，调整工作思路，查找问题，带领广大职工励精图治、奋发图强，经过几年的努力，使周口市中医院的面貌发生了巨大变化，两个效益显著提高。短短的几年，医院的经济收入增长了3.2倍；诊疗病人也成倍增长；职工工资增长了3倍；基本建设投资达到3000多万元，新建了全省一流的综合制剂大楼以及急诊医技楼等，改造了病房大楼，建立了附属肝病专科医院和附属电力医院，并对院容院貌进行了全方位的改造，新增业务用房面积近7000平方米；先后购置了美国原装磁共振仪、美国阿克松彩色电脑声像仪、美国柯达计算机放射成像系统、美国GE公司多功能数字胃肠机、X线摄影系统、日本原装电子胃镜、电子全结肠镜、内镜高频电刀、德国徕卡脑用手术显微镜、德国WOIF气压弹道碎石仪、经颅多普勒、美国贝克曼全自动化学发光免疫分析仪和全自动生化分析仪等一大批先进医疗设备。1997年医院顺利通过了二级甲等中医院评审，并先后荣获了全国示范中医院、省级文明单位、河南省中医工作先进集体、省级诚信单位、河南省先进基层党组织、河南省双十佳医院等荣誉称号。

田留成同志1997年被周口市直工委授予“优秀党务工作者”称号；1998年被市直工委评为“优秀党员”；2000年被周口市委授予“优秀思想政治工作者”称号；2002年荣获周口市五一劳动奖章；2003年被周口市委授予“全市防治非典型肺炎工作优秀共产党员”称号；2004年被国家人事部、国家卫生部、国家中医药管理局授予“全国卫生系统先进工作者”称号。

江苏省丹阳市区中医院

——苏南古运河畔的杏林明珠

江苏省丹阳市区中医院位于苏南历史名城丹阳市的市中心、名闻遐迩的京杭大运河畔，风景秀丽，环境优美。医院始建于1980年初，经过几代人的不懈努力，尤其是通过等级医院的评审和近几年医院的深化改革，综合实力显著提高，在全省70余所中医医院中位居第7位，现已发展成为丹阳市唯一一所集医疗、预防、保健、科研、教学于一体的二级甲等综合性中医院。医院与江苏省中医院合作成立了江苏省中医院丹阳医疗中心，与上海华山医院结为友好医院，与江苏省人民医院成立了肿瘤联合诊治中心，是南京中医药大学的教学医院，2003年被列为江苏省首批创建中医现代化的试点医院。

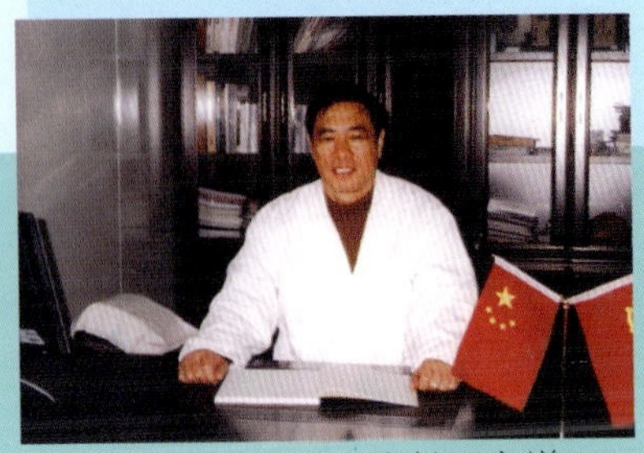

医院党委书记、院长丁家祥

医院占地2万平方米，建筑面积3万平方米，设有床位300张，拥有职工330人，其中高级职称30人，中级职称130人。全院共设有24个临床和医技科室，开设妇产科、眼科、骨科、外科、肿瘤科、康复中心、内科、感染科等8个病区，病区内设有一流的手术室及功能齐全的ICU重症监护病房，新建的十二层病房大楼具备中央空调、集中供氧、中心负压、警报呼叫、背景音乐、电视电话等十大功能，病区实行星级宾馆式的服务和管理。

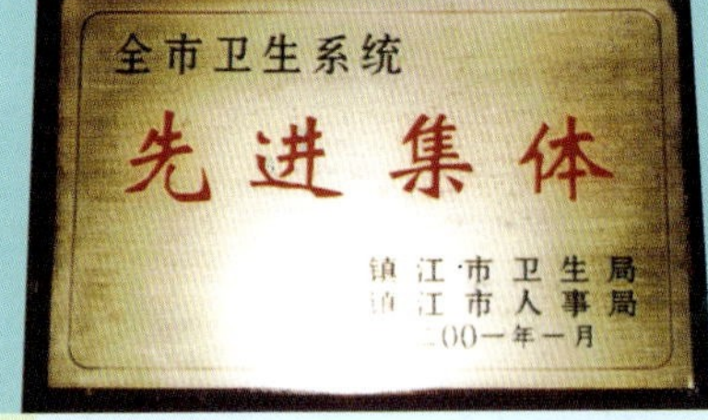

医院拥有固定资产6000余万元，主要现代化诊疗设备有：德国西门子多排螺旋CT、东芝1000mA数字遥控X光机、美国惠普彩色尖端影像系统、彩色电子胃镜、肠镜、意大利产全自动生化分析仪、体外冲击碎石机、德国产腹腔镜、超声乳化仪、泌尿系腔内电切镜及功能完备、模块齐全的医院信息管理系统等。

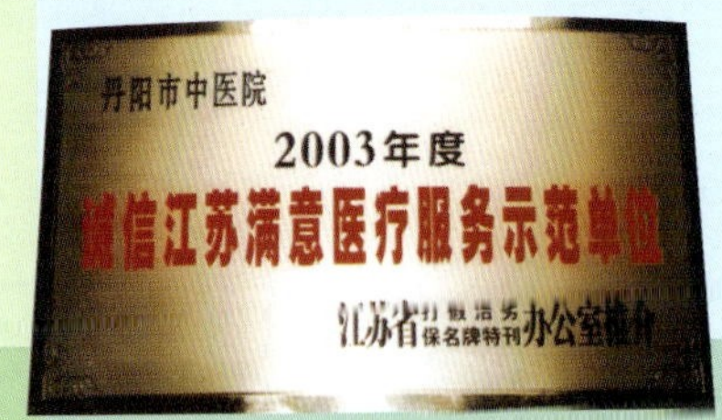

多年来医院坚持科教兴院的战略，加大投入，建名院、创名科、育名医，[illegible]，医德医风文明规范，基本形成了以内科、外科、骨科为支柱，眼科、妇产科、肿瘤科、针灸科、中外科、肛肠科为重点的医疗格局。中医中药的特色和优势使医院的肝病专科、糖尿病专科、脾胃专科、男性科等特色专科在本地区独树一帜，深受病人欢迎。2004年医院实现了跨越式发展，业务总收入突破5000万元，门、急诊病人20万人次，住院病人5000余人次。近几年来，医院先后荣获丹阳市文明单位、镇江市十佳医院、镇江市卫生系统先进集体、江苏省县市级中医院先进集体等光荣称号。

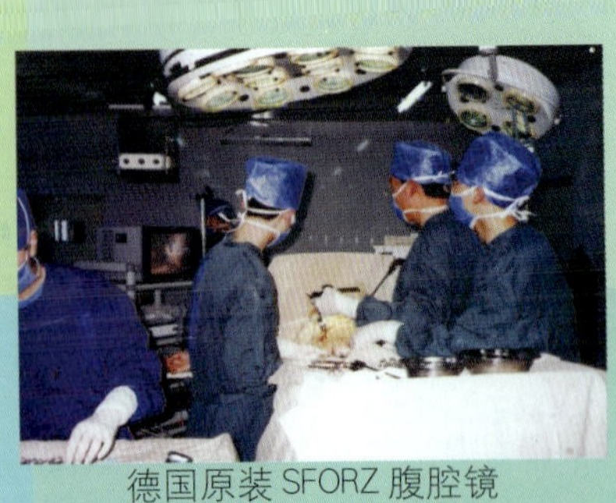

德国原装SFORZ腹腔镜

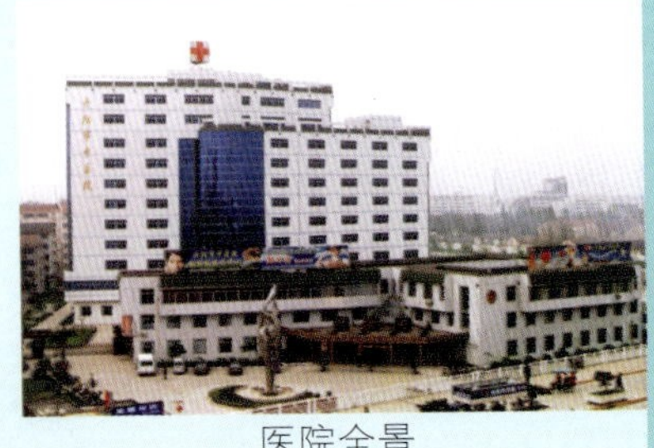

医院全景

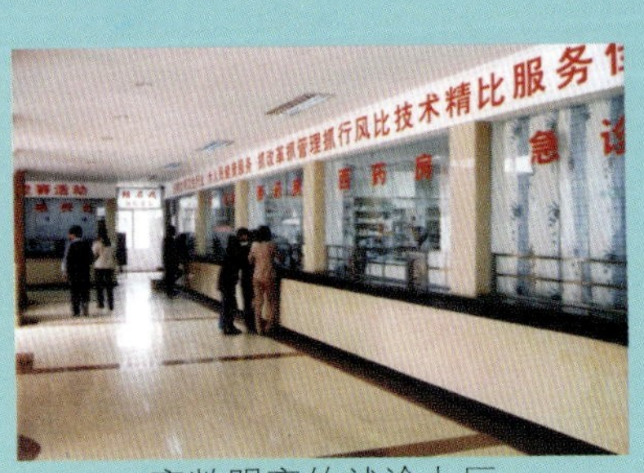

宽敞明亮的就诊大厅

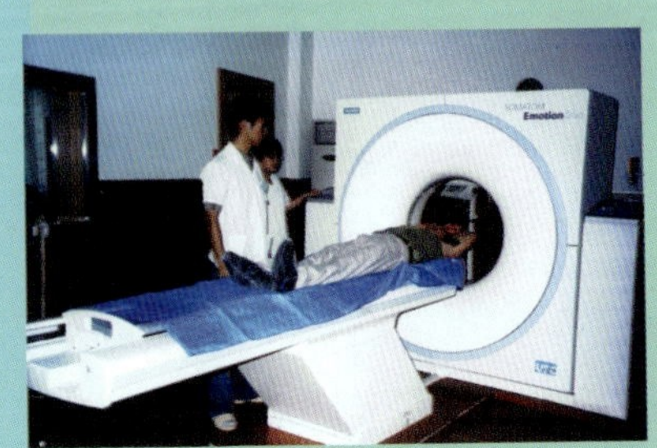

亚秒多排螺旋CT机

国家二级甲等中医院　重庆市示范中医院
全国骨伤科医院学术委员会理事单位
重庆市万州区中医院　骨科医院

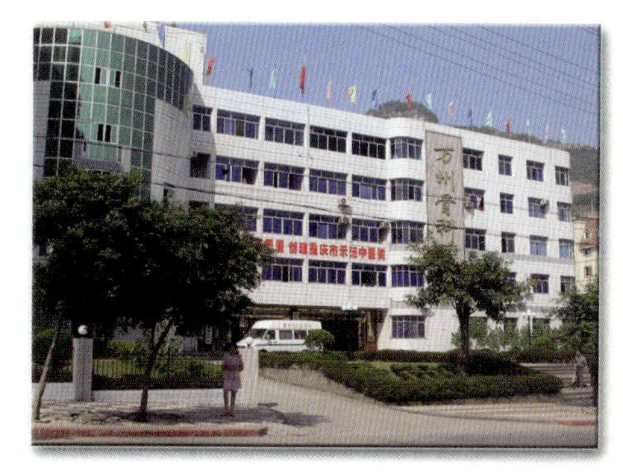

重庆市万州区中医院成立于1981年，现有固定资产2241.2万元，医疗设备728.0万元，设有1个住院部、3个门诊部，编制病床200张。

骨伤科为重庆市市级重点专科，在运用传统方法治疗骨伤、筋伤的基础上，引进现代医学技术，开展的人工假体置换与翻修、脊柱畸形矫正、颈腰椎手术达到或接近国内先进水平，是三峡库区著名的医疗品牌。针灸科亦系重庆市市级重点专科，将传统医学针灸推拿疗法结合现代科技运用于临床治疗各种疾病，疗效显著。中医内科、中医儿科、肿瘤科、疮疡外科、耳鼻喉科、眼科、妇科、肛肠科、疼痛科等具有鲜明中医特色的专科专病科室，深受病员欢迎。

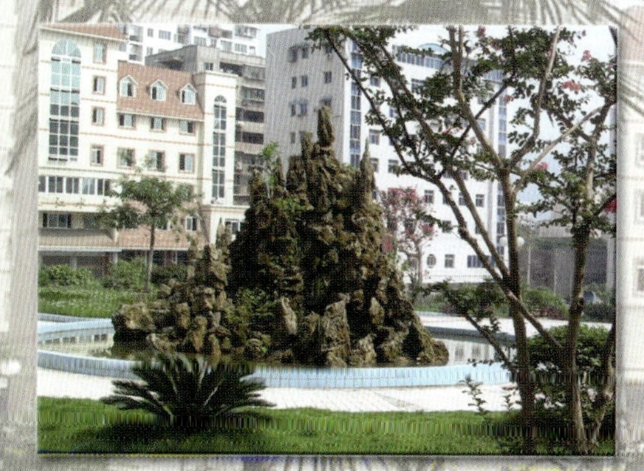

弘扬中医事业，突出中医特色，充分发挥自身的专科优势，使该院充满生机和活力，成为名冠三峡库区的一流中医院。

云南省中医中药研究所

云南省中医中药研究所是云南省唯一的省级中医中药研究机构，现有职工113人，其中，研究员、教授、主任医师13人，副主任医师24人，中级专业职称38人，初级专业职称及以下人员38人。80%的人员具有大学以上学历。所内设有达到国家标准的GLP实验室、通过GMP验证合格的院内制剂室及附属医院，拥有各种先进科研医疗仪器设备。该所主要从事中医中药、民族医药的研究开发；中草药、民族药的鉴定分析；中医药、民族医药信息检索查新；中医、中西医结合的临床诊疗及省、市两级医保等工作；并承担全省社区卫生服务医务人员的中医中药知识培训任务。多年来，在中医证候研究、疾病研究、耳针研究、傣医药研究、纳西族东巴医药研究等科研方面都取得了很大的成绩。在新药研究方面与厂家合作，联合研制了“仙鹤胶囊”、“圣济胃肠灵”、“益肝丸”及功能性食品“安神甜梦宝”等投放市场。

建所20多年来，共完成各种各类科研课题60余项，获厅级以上各类成果奖18项，自主开发或对外协作开发新药20余种，其中《耳穴染色进行疾病诊断》的研究，获国家卫生部科技进步乙等奖。主编《云南中医中药杂志》，国内外公开发行。

云南省中医中药研究所和西双版纳州民族医药研究所、思茅地区民族传统医药研究所联合成立了云南省民族医药研究开发中心，立志在“云药”开发中做出成绩，为云南的经济建设做出贡献。

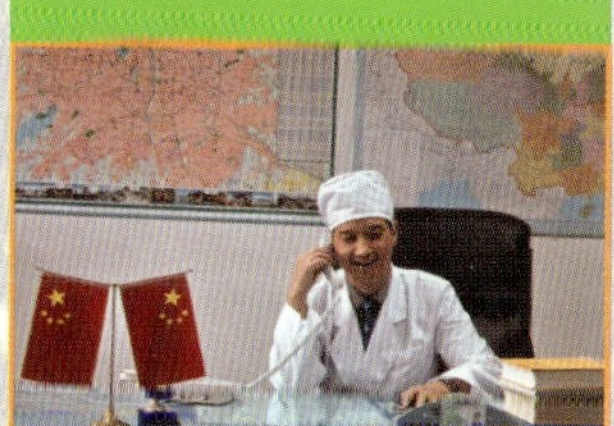

盛星明　副所长

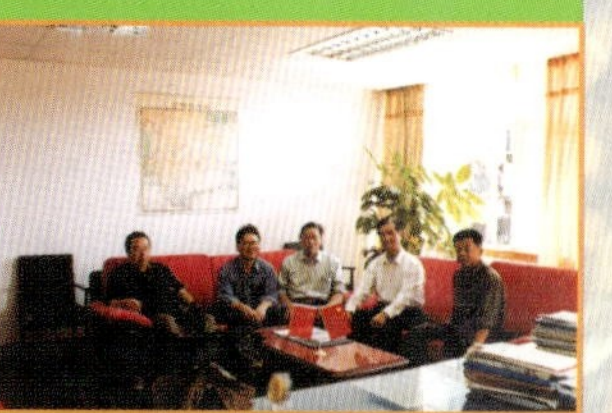

所领导班子

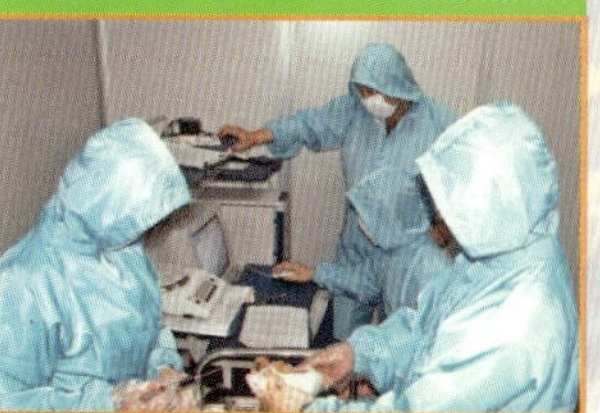

GLP标准实验室

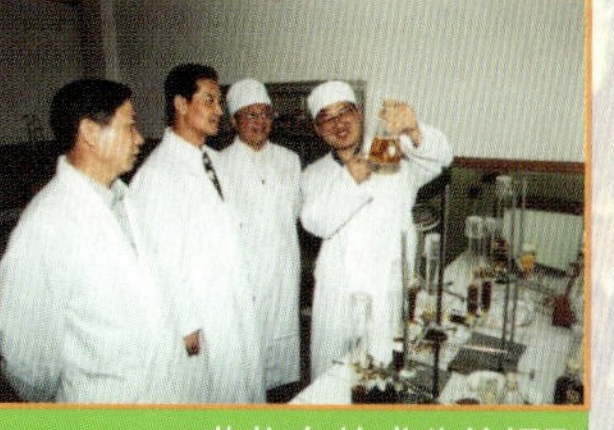

药物有效成分的提取

中山市中医院
广州中医药大学中山附属医院 简介

中山市中医院始建于1957年，经过多年建设，现已发展成为一所颇具规模，集医疗、保健、教学、科研为一体的综合性三级甲等中医院、国家示范中医院、“广东省百家文明医院”。2001年被省委、省政府授予“广东省文明窗口”称号，2003年成为广州中医药大学中山附属医院。医院现有职工770多人，其中高级职称的专家90人，广州中医药大学教授、副教授、讲师45人、硕士研究生导师5人。医院分设4个门诊部和内科、外科、骨科、康复科、妇科、肛肠科、眼科、耳鼻喉科、ICU等13个病区，开放床位600张，年门诊、急诊量约90万人次，年出院病人12000多人次。

医院拥有全身16层螺旋CT、1000mA数字减影X光机、彩色多普勒、准分子激光、各专业内窥镜、全自动生化分析仪等价值八千多万元的医疗设备，配备了国内一流的现代化超净手术室，设备先进的ICU多功能监护系统。为提高医院的综合诊疗水平和高素质的医疗服务提供了有力的保证。

我院坚持“以病人为中心，提供全程优质服务”的宗旨，秉承祖国医学精髓，突出中医特色和优势，加强专科专病建设。其中急诊科是省重点专科，骨伤科和康复科是省重点专科建设单位。中山市中西医结合骨科创伤治疗中心设在我院。医院科室设置完善，专科建设蓬勃发展，医院的整体水平和知名度不断提高，一所拥有一流人才、一流设备、一流管理、一流服务、一流环境的现代化综合性中医医院矗立在中山市市民面前。

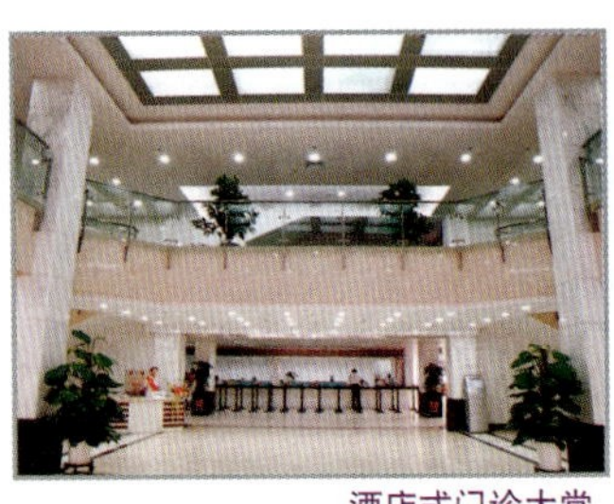
酒店式门诊大堂

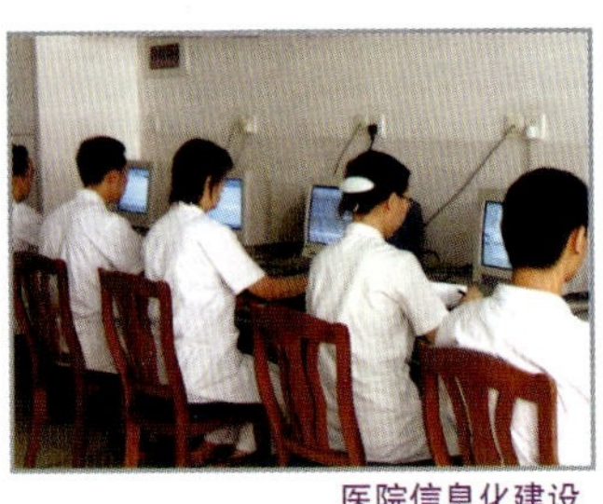
医院信息化建设

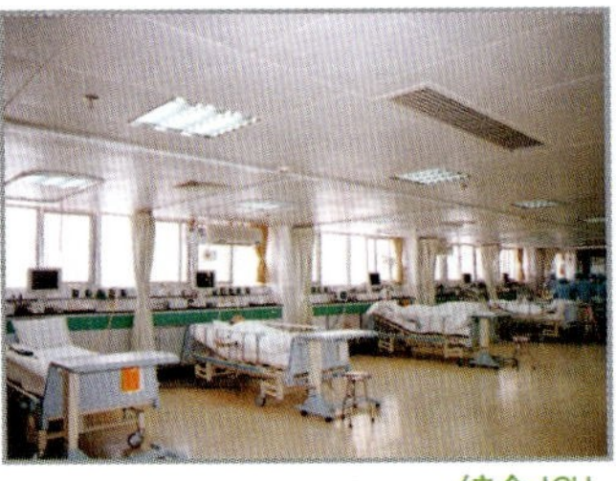
综合ICU

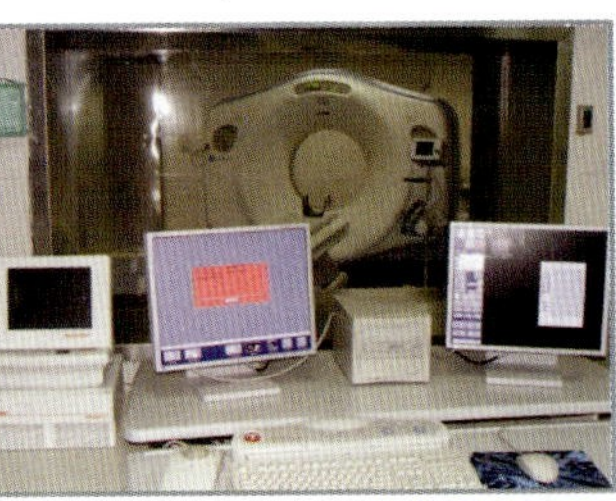
十六层螺旋CT

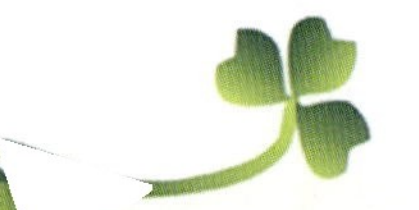

河南中医学院美豫国际中医学院

河南中医学院美豫国际中医学院是于2003年5月22日经河南省人民政府批准、河南省教育厅备案注册的中外合作办学机构，属于河南中医学院的二级学院。学院着重培养专业精、技能强、擅交流的国际型高素质实用人才，目前主要实施大学本、专科学历教育。

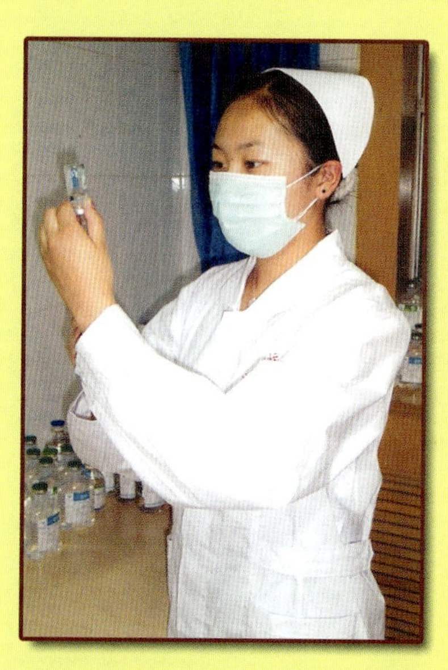

学院接受河南中医学院的领导和管理，共享河南中医学院雄厚的教学资源。教学上重视动手和动口能力的培养，医学专业教育立足于突出中医药特色，将课堂教学、实验教学与临床实习紧密结合，注重学生动手能力的培养；英语教学适应教育国际化的潮流，改革国内现有的教学模式，强化英语听说和应用能力的训练。

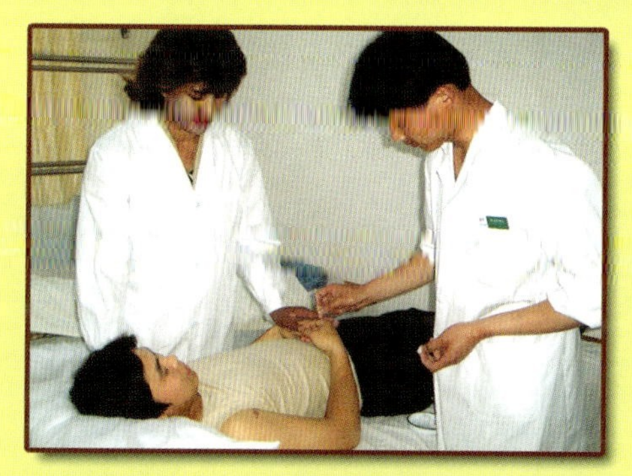

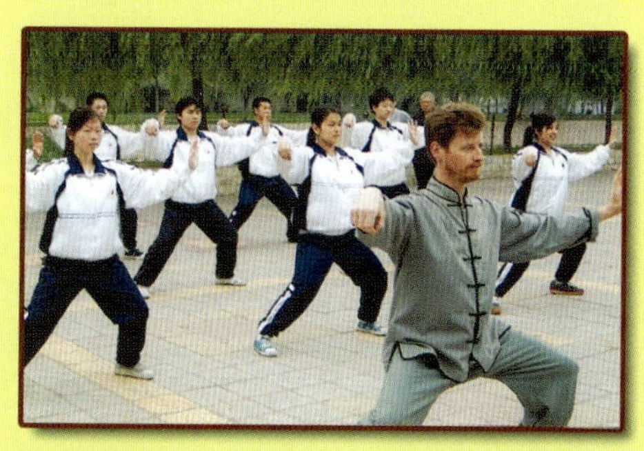

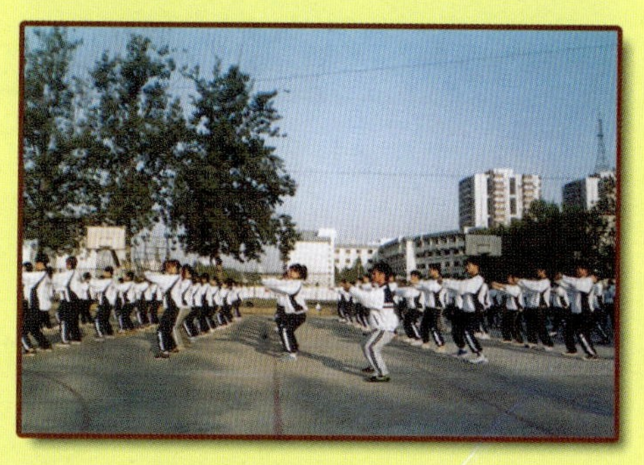

河南中医学院美豫国际中医学院师资力量雄厚，医学专业课教学由河南中医学院承担，知识结构、年龄结构合理。这支教师队伍具有丰富的教学经验和较强的科研能力。全院目前有博士生导师9人，正高级职务94人，副高级职务425人，中级职务714人，国家级有突出贡献的专家16人，省管优秀专家10人。学院自聘英语教师，长期聘请外籍专家、教师，营造英语学习环境，除普通专业英语和公共英语外，大力加强听力和口语训练，为学生提供英语会话环境，将英语应用于学习、生活中，从而提高学生英文的听、说、读、写、译能力，减少语言交流障碍。

河南中医学院下设3所附属医院：第一附属医院是"全国百佳医院"、全国示范中医院、卫生部中药临床药理基地、全国中药制剂剂型改革基地；第二附属医院是综合性省级中医院，也是全国三级甲等中医院；第三附属医院是以针灸推拿为特色，集教学、医疗、科研于一体的临床教学医院，为省级中医院。三所医院是河南省中医医疗中心，也是我院临床教学实习基地。

目前河南中医学院美豫国际中医学院已和许多国家和地区建立广泛的合作关系。随着世界经济的一体化，文化形式的多样化，世界上掀起了学习中医药热潮，河南中医学院美豫国际中医学院抓住机遇，采取积极有效的措施，扩大对外交流，拓宽办学渠道。

前进中的

肇庆市中医院

广东省肇庆市中医院座落在国家级风景旅游城市、历史文化名城肇庆市的主干道端州六路20号，是一所以中医中药和中西医结合为特色的集医疗、科研、教学、保健为一体的地市级综合性中医院，是广东省示范中医院和广东省高等医学院校教学医院。医院占地面积3.7万平方米，建筑面积4.3万平方米。员工有300多人，卫生技术人员占75%以上，其中具高、中级职称的有80多名。设有梁剑波学术研究中心、肛肠疾病研究室，有内、外、妇、儿、五官、口腔、针灸、理疗、皮肤、肛肠、骨伤、急诊等临床科室和药剂、检验、放射、CT、B超、碎石、脑电、心电、内窥镜等医技科室。住院部病床210张。确立了5个重点专科，开设了30多个突出中医中药特色的专科专病门诊。重点专科各具特色。梁剑波学术研究中心是“广东省中医肾病医疗中心”和“肇庆市疑难杂症医疗中心”，尤擅发挥中医药传统优势诊治癫痫、类风湿、红斑狼疮、重症肌无力、哮喘病、中风后遗症、子宫肌瘤、癌症等疑难杂病，并运用中西医结合手段治疗各种肾病，开展了中药皮肤透析、中药结肠透析、中药配合低频血液透析、特制羊肠线穴位埋植、肾脏穿刺活检等新疗法，疗效独特。

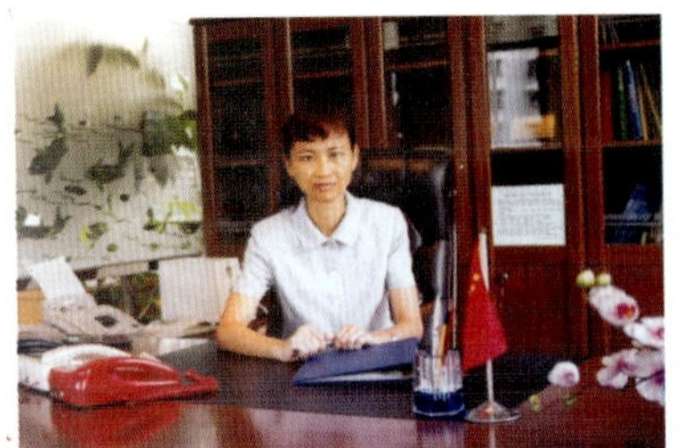
院长、副主任医师黄胜英

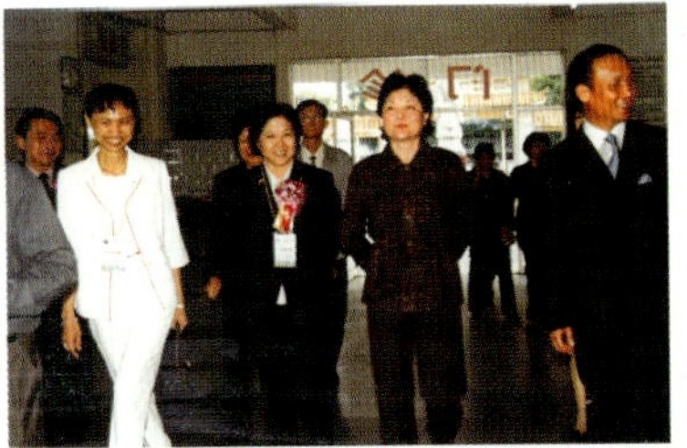
省、市领导到我院视察

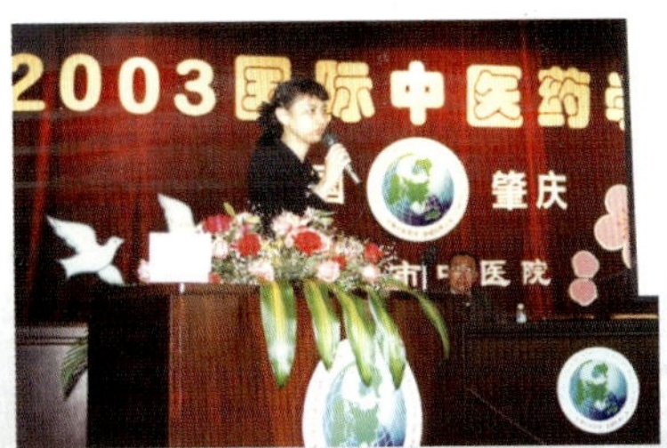

黄胜英院长在国际中医药学论坛上讲话

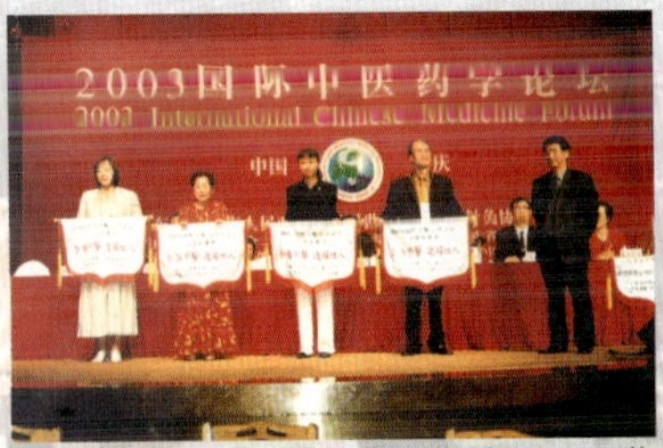

黄胜英院长在国际中医药学论坛上颁奖

骨伤科是广东省中医重点专科建设单位和肇庆市中医重点专科，拥有目前最先进的椎间盘镜等先进医疗设备，以中西医结合的方法诊治各种创伤、骨与关节感染、骨肿瘤等疾病，对腰椎间盘突出症、椎管狭窄症、骨质疏松症进行治疗；脊椎滑脱整复，胸腰椎骨折并截瘫整复，股骨颈骨折闭合整复，人工股骨头、人工全髋置换，骨延长及肢体各类畸形矫形等技术，达到省级先进水平。脑血管专科是广东省中医重点专科建设单位和肇庆市中医重点专科，应用中西医结合方法，辅以血磁、氦氖激光血管内照射、光量子氧透射等手段治疗脑出血、脑梗塞的急性期、康复期和后遗症期，治疗效果显著。对中风的预测、中风的防治、中风相关因素如高血压病、高粘血症、高脂血症等病的防治有独到的临床经验。脾胃专科是肇庆市中医重点专科，配备有日本产富士400电子胃镜及电子结肠镜、C_{14}闪烁呼气检测仪等先进医疗设备，擅于以中医和中西医结合手段诊治上消化道出血、胃十二指肠溃疡、急慢性胃炎、慢性结肠炎、各种肝炎及肝硬化等，治愈了大量的胃肠肝胆等脾胃疾病，在当地享有盛誉。康复科是医院重点专科，以中医针灸、推拿、理疗等方法治疗脑中风后遗症及各种痛症，疗效独特。

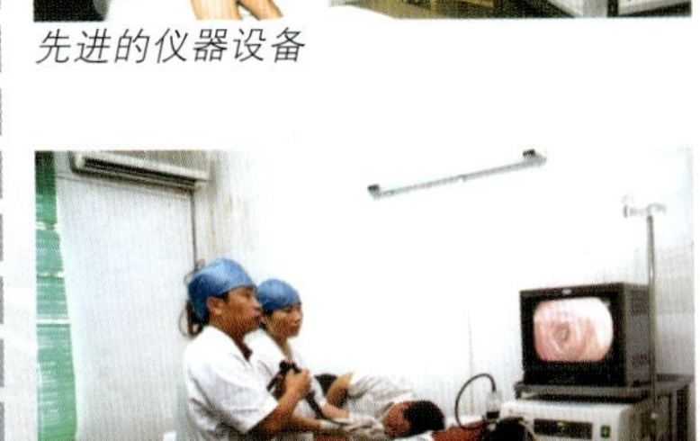
先进的仪器设备

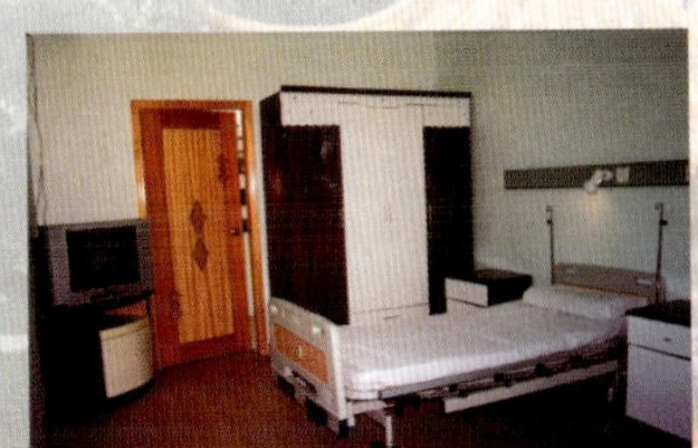
先进的仪器设备

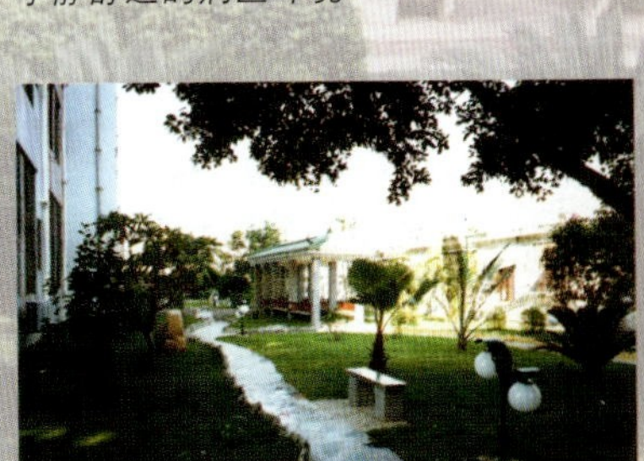
宁静舒适的病区环境

医院还有CT机、带电视的500mA X光机、彩色及黑白B超机、血液透析机、震波碎石机、电子胃镜、纤维内窥镜、椎间盘镜、中央监护系统、肺功能仪、24小时动态心电图、脑电图等先进医疗设备和系列检验设备。与中山大学医学院（原中山医科大学）、广州中医药大学第一附属医院、第一军医大学珠江医院、广州医学院第二附属医院等开展了多项业务共建活动。多年来医院有27项科研成果获省、市中医药科技进步奖；3次被评为广东省“文明中医院”、6次被评为肇庆市“文明单位”和肇庆市“文明中医院”、“卫生系统精神文明和行风建设先进单位”；1995年成为肇庆市首家二级甲等中医院，1998年和2000年分别获得广东省“百家文明医院”、“广东省示范中医院”称号。

优美的院内环境

电话：0758-2829724
传真：0758-2829724

发展中的张家港市中医医院

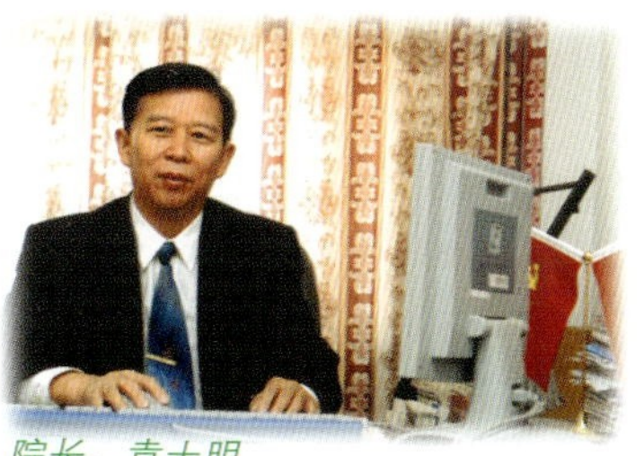

院长：袁士明

张家港市中医医院为全国二级甲等中医医院，南京中医药大学教学医院、国际紧急救援中心网络医院、张家港市红十字中医院、爱婴医院、张家港市台商医疗保健中心、内窥镜诊疗中心，以较高的医疗质量和综合服务能力成为张家港市中医临床、科研、医疗、教学的中心，连续6年被评为“张家港市双文明单位”、“苏州市卫生系统先进集体”。

医院占地面积16000平方米，建筑面积22000平方米，固定资产9000多万元，医疗设备总值5000多万元，现有员工450人，其中卫技人员395人，高级职称28人，中级职称133人。拥有“江苏省名中医”、“苏州市高级专业技术人才”、“张家港市优秀中青年专业技术人才”等一批经验丰富、医技精湛的专家和技术骨干。医院设一级临床科室13个，设二级临床科室4个，医技科室6个，开设社区医疗服务站4个。设中医及中西医特色门诊28个，其中骨伤科、肛肠科、五官科为苏州市重点医疗专科，肾内科为张家港市重点医疗专科。医院的急救中心具有较高的急危重症救治能力，已纳入张家港市“120”急救网络实行联动。

医院拥有一批目前国际先进的医疗设备，有西门子多排螺旋CT、大型飞利浦数字多功能X光机、HD15100SONO-CT彩超、高压氧舱、血透机、全自动生化分析仪、C臂X光机、酶标仪、血球分析仪，并配有电子胃镜、电子肠镜、电子支气管镜、电子喉镜、电子鼻窦镜、椎间盘镜、关节镜、腹腔镜等系列先进腔镜系统，为医院的业务发展建设构筑了发展平台。

医院坚持中西医并重，发扬祖国医学特色，结合运用现代医学先进科技，由临床经验丰富的医师开设骨伤、肛肠、脾胃、肾病、哮喘、糖尿病、妇科、蛇伤、肿瘤、老年病、针推等特色专科。

医院积极引进现代医学的先进手段和方法，在更高的技术平台上发挥中医药的作用，创新医疗技术，丰富治疗手段，形成了鲜明的特色和优势，真正做到了“人无我有、人有我优”，医疗技术水平、急诊救治水平和综合服务能力不断提高。近年来，瞄准“微创、介入、窥镜”三大医学前沿技术，开展了20多项医疗新技术、新项目，医疗技术水平不断提高。先进的微创腔镜技术开展广泛，普外科的腹腔镜囊肿切除术、脑外科的CT立体定位分流术、骨伤科的椎间盘镜下切除术、妇产科的腹腔镜下子宫附件切除术、泌尿外科的前列腺电汽切术、五官科的鼻窦内窥镜和喉镜下手术等。骨科的前后路颈椎手术、胫骨高位截骨术，呼吸内科的经皮穿刺周围型肺癌诊断术、肺部灌洗术，肾内科的血液透析血液净化治疗，消化内科的食道置记忆合金支架术，以及良恶性肿瘤的介入疗法、大肠水疗法、肾病实验室检查等先进医疗技术，临床疗效显著。多项医疗技术填补了本市和苏州市空白，有的已达到省内和国内先进水平，体现了中医院较高的诊断治疗水平，取得了良好的社会声誉。

长期以来，医院推行“以病人为中心”的宗旨和诚信服务理念，坚持以人为本，以诚信赢民心，以服务树形象，以群众满意为目标。改善就医环境，方便就诊程序，增设便民措施，尊重病人知情权，实行“医患沟通制”，开展社区医疗服务，优良的服务受到了社会和群众的一致好评，社会声誉不断提高。杏林奇葩——张家港市中医医院将以更佳的业绩服务于全市的经济建设和人民的健康事业！

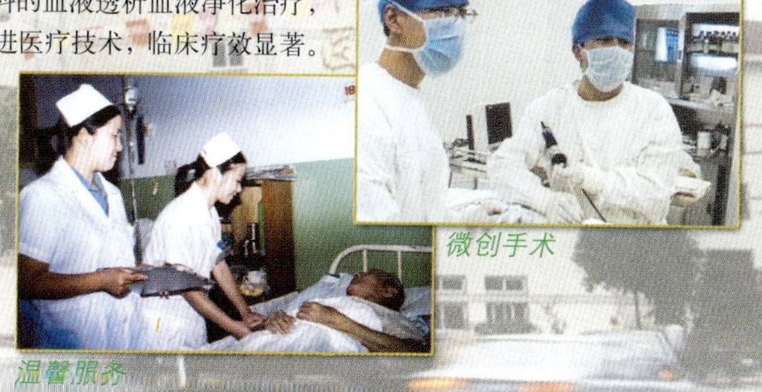

微创手术

温馨服务

普宁中药材专业市场

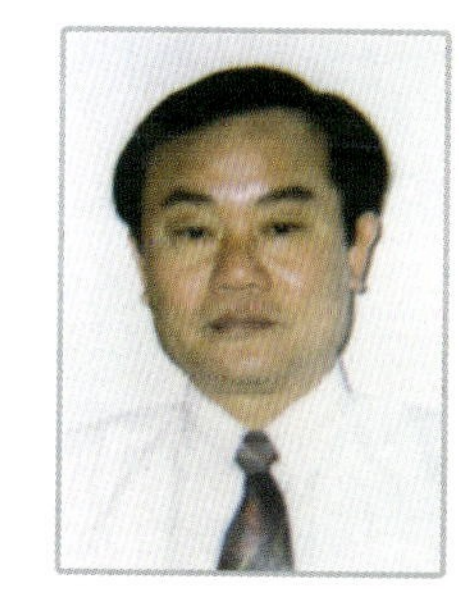

法人代表：陈德丰

普宁中药材专业市场建于1998年10月1日，是国家批准的首批8个国家级中药材专业市场之一。市场建设为传统九宫图式，既有潮汕民居建筑特点，又结合了中国传统文化思想，使人们除感到浓厚市场氛围的同时，还能体会到中国文化的源远流长、博大精深。市场第一期占地64亩，建成门店式铺位410间，多功能综合楼1幢7900平方米，环境优美，配套有电脑信息、电视监控、药物检验、中药鉴别标本室等综合服务机构和现代化设施，功能设施完善。

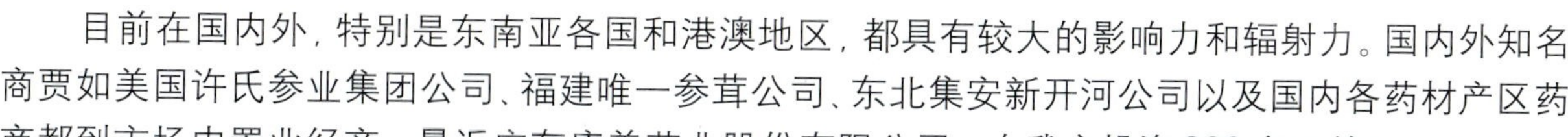

目前在国内外，特别是东南亚各国和港澳地区，都具有较大的影响力和辐射力。国内外知名商贾如美国许氏参业集团公司、福建唯一参茸公司、东北集安新开河公司以及国内各药材产区药商都到市场内置业经商。最近广东康美药业股份有限公司，在我市投资300多万美元，开设国际先进水平的中药饮片加工厂，开展中药饮片新剂型的研究及开发，更进一步推动了中药产业化发展。至目前为止，已有美国、加拿大、日本、南北朝鲜、泰国、澳大利亚、德国、马来西亚、新加坡、香港、澳门、印尼等国家和地区考察团到市场来考察。近来市场经营秩序井然、外地客商接踵而来，市场日趋活跃、繁荣，年销售额已超14亿元。

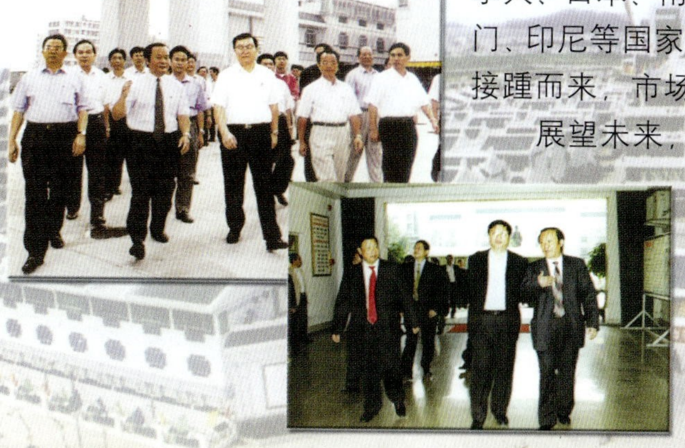

展望未来，我们充满信心。可以预见，普宁中药材专业市场今后对沟通南北交流、调剂余缺、互通有无、活跃中药材市场，以及中药跨出国门、走向世界、扩大知名度、促进中药事业发展，定会做出更大贡献。

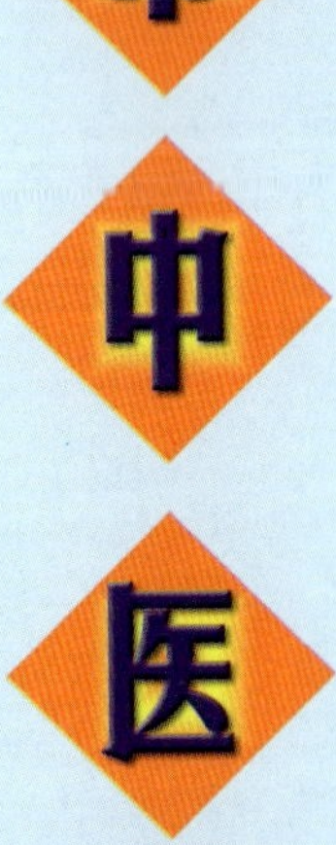

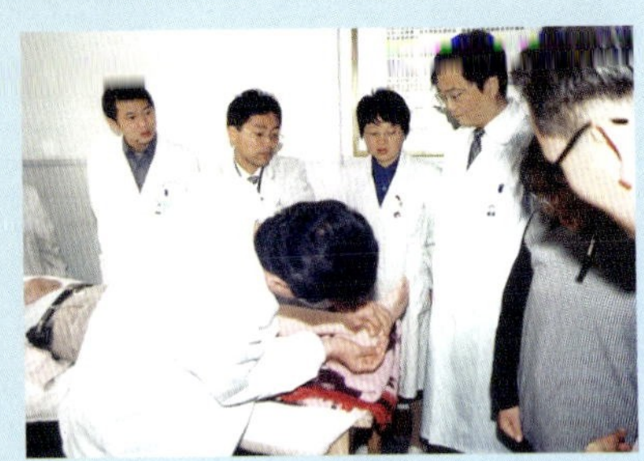
与韩国医学代表团进行学术交流

泰州市中医院位于泰州市区东城河畔，医院环境优美、设备精良、服务周到、技术精湛，是国家三级中医医院、泰州地区最大的现代化中医院；也是卫生部国际紧急救援中心网络医院，南京中医药大学、扬州大学医学院的教学医院，江苏省高校教学实习基地，多次被泰州市委、市政府和省中医药局评为文明单位。日本、美国、澳大利亚、韩国等国家的医学代表团多次来到泰州市中医院参观、访问和学术交流。

医院占地面积23356平方米，建筑面积20284平方米，医疗用房15733平方米。全院现有在职职工624人，正高职称人员11人，副高职称人员79人，中级职称人员204人。其中省名中医2人，市名中医8人。全院共有10个病区，床位400张，涵盖内、外、妇产、儿、骨伤、眼、耳鼻喉、口腔、针灸、肛肠、脑病、康复等十余个临床一级科室。现代化手术室可以同时开展多台手术，满足各科不同的手术需求。

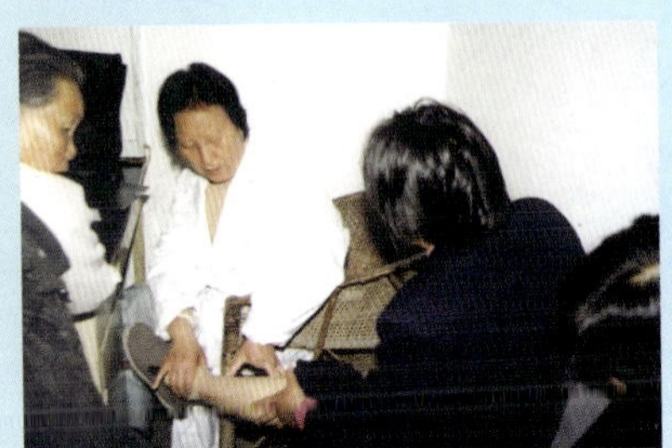
有较大影响的许氏骨科、
市重点特色专科——骨伤科

具有鲜明中医特色和创新的专病专科是泰州市中医院几十年创造和发展起来的品牌。四十多年来，始终坚持以中医为主、中西医结合的办院方向，紧紧围绕“名、优、特、新”做文章，以精湛的医术、独特的疗效赢得了泰州及苏北里下河地区乃至全省广大病员的赞誉与信赖。30多个中医特色专家专科门诊及“癌复康”、“滋泉丸”、“许氏膏药”、“破抗合剂”、“止咳祛痰灵”等近百种院内独特制剂受到省内外患者的青睐。

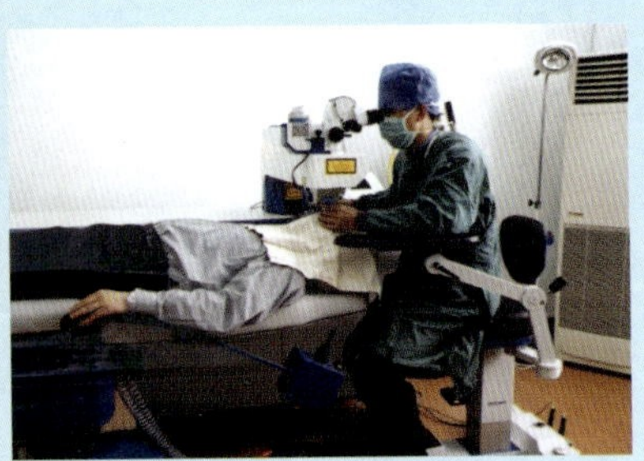
准分子激光治疗近视眼

2001年12月26日，泰州市中医院与泰州市第三人民医院成功合并。3年来，通过资源共享，人才互补，医院的西医和中西医结合的技术和水平得到了加强和提高。眼科中心为省重点专科，骨伤科、妇产科、脑病中心为市重点专科。由外科和肾内科协作完成了建院以来的首例肾移植手术，心内科也能常规开展心内导管射频消融治疗心律失常等较先进的治疗方法，医院的急诊救治能力有了明显的提高。环境面貌得到了很大的改善，医院规模得到了较大的发展，人才设备得到了充分的利用，特色专科也有了明显的加强。到2004年底，固定资产较合并前增长100%，净资产增长47%，出院人次增加36%，业务收入增长了50%。

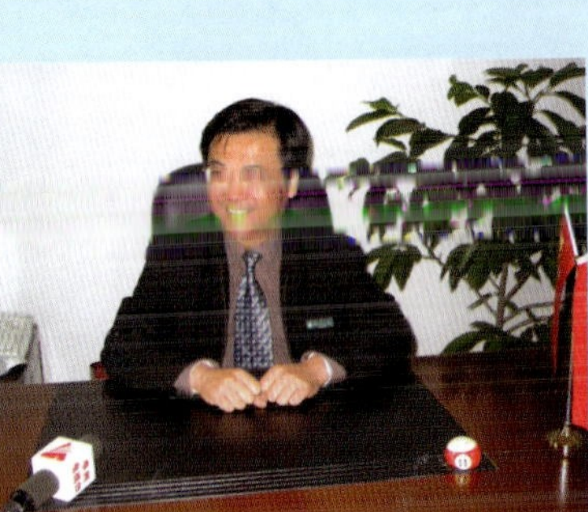
泰州市中医院党委书记、院长陈园桃

2003年10月医院顺利通过省中医药局组织的三级中医院专家评审验收，被国家中医药管理局确定为国家三级中医院，医院工作也步入了良性发展的正常轨道。

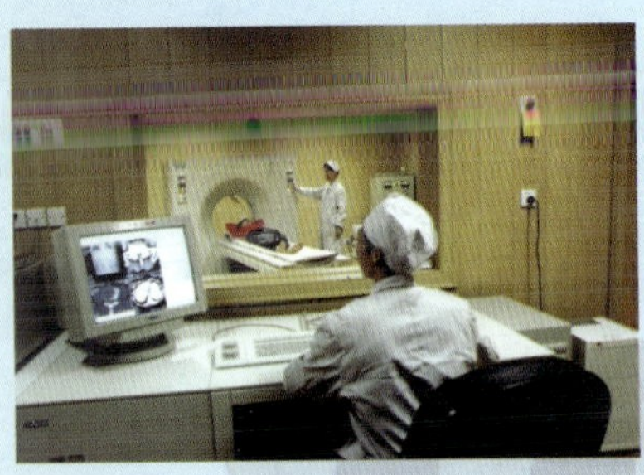
德国西门子螺旋CT

地　　址：江苏省泰州市邑庙街6号（原24号）

联系电话：0523-6611399

传　　真：0523-6222828

网　　址：www.tzzyy.com

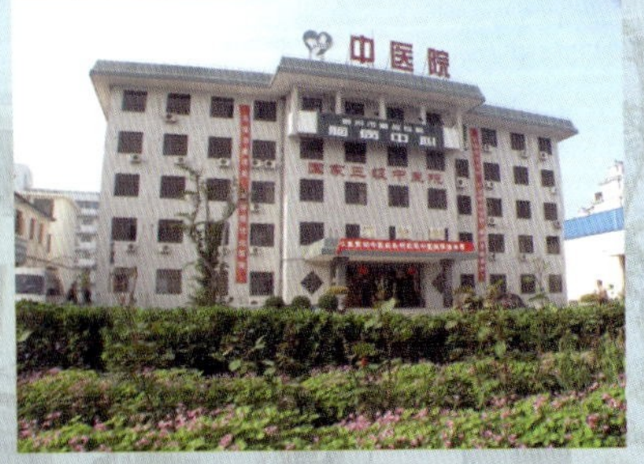

门诊楼

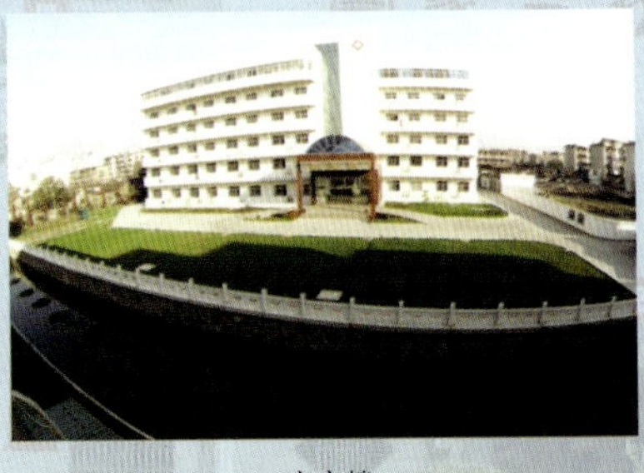
病房楼

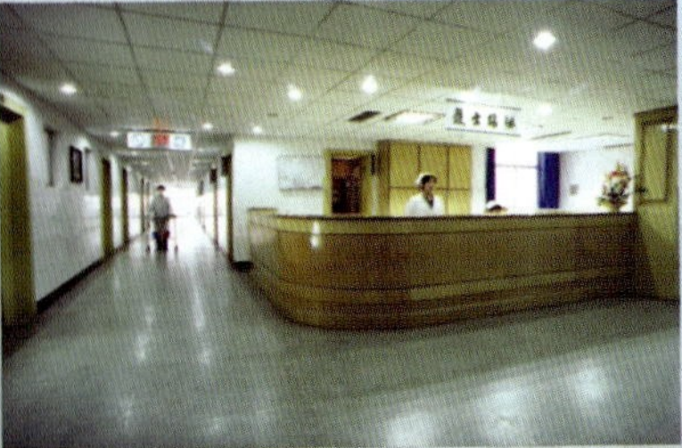
幽雅舒适的病区

和龙市中医院

和龙市中医院座落在吉林省东部边陲，位于与朝鲜民主主义人民共和国一衣带水、隔江相望的和龙市中心大街。

该院始建于1952年，时称中医联合诊所。淋浴着改革开放的春风，和龙县中医院于1982年诞生，1993年和龙撤县设市，改称和龙市中医院。

二十多年来，伴随着改革开放的大潮，中医院历届班子带领队伍，致力于继承发扬凝聚中华民族智慧的中医药学优秀文化，中西医并重，发展中医药。坚持以人为本的办院理念，树立科学的发展观，解放思想，实事求是，开拓创新，与时俱进，用智慧和汗水把和龙中医这块沃土浇灌得芳草萋萋，花团锦簇，硕果累累。医院在激烈的竞争中，强化中医主体意识，建立了以中医药人员为主体的管理体系和技术队伍，健全了以中医人员为主体的管理体系和技术队伍，健全了适应患者需求的中医科室和专病专科。以坚韧不拔的毅力，百折不挠的精神，一步一步走向成熟，走向辉煌。由一个名不见经传的中医联合诊所发展成为集医疗、教学、保健、康复、科研于一体的综合性国家二级中医院，先后被指定为长春中医学院教学医院、和龙市司法损伤医院、和龙市医疗保险医院。和龙市于1999年被纳入全国100个农村中医工作先进创建市，2003年通过了国家验市，获全国百个农村中医工作先进县（市）的殊荣。

在二十多年的发展进程中，得到了各级领导的高度重视和亲切关怀，也得益于全国各大医学院校、名老中医、专家、学者的支持和关爱。随着经济、社会的发展，人民生活水平的不断提高，人们对医疗保健的需求也不断提高，尤其我国入世以后，作为中华民族的瑰宝——中医药学，以其独特的技艺、神奇的疗效，备受世人瞩目、认同和钟爱。为满足国内外患者的需求，该院把执政兴业作为第一要务，解放思想，瞻前思维，抢抓机遇，大手笔动作，筹措资金800万元，于2003年以最佳的选址、最佳的设计、最佳的质量、最低的造价，建起了8120平方米的综合大楼。现在和龙市中医院既美观大方，布局合理，功能完备，又独具中医特色和民族特色，满足了患者及中医事业自身发展的需求，圆了几代中医志士的梦。

和龙市中医院现有职工160人，其中卫生人员113人，中医药人员占76%。医院设有12个中西医结合的一级科室和以中风科为龙头的10个中医专病专科，床位120张，中医药使用率达75%，门诊、住院患者与日俱增，经济效益大幅提高。

为完善中医体系，拓宽中医医疗领域，该院突出中医特色的同时，积极引起先进设备为我所用，加大了医技科室和投入，配备了核磁共振、全身CT、电子胃镜、彩色超声波诊断仪、经颅多普勒检查仪、动态心电图机、心电监护仪、800mA遥控X光机，500mAX光机、200mAX光机、全自动生化分析仪、全自动血球分析仪，血流变综合分析仪、微电脑多功能颈椎治疗仪、三维电脑多功能腰椎间盘突出理疗仪、微电脑中风药熏治疗仪、高氧医用液体治疗仪、皮肤美容激光器等设备，设备投资达1000多万元，提高了诊断准确率和疗效，推动了中医药的现代化建设。

二十多年来，该院采取内引、外联、挂靠、请进来、走出去等办法，多渠道、多元化、多层次、全方位加强队伍建设，队伍的整体素质明显提高。医院先后输送100余人到全国各大医学院校进修、深造。聘请长春中医学院任继学、北京中医药大学王永炎等享誉海内外的中医、专家、学者到医院来坐诊、讲学达80人次。与长春中医学院、中国医科大学、南阳中风病专科医院联手合作，引进了新技术，提高了医疗水平。

该院发挥人才优势，发掘队伍潜能，按照中医特点，设置了中医科室，加强了中医专科专病建设。中风科、肝胆病科在远近及周边国家久负盛名，被确定为省级重点专科。《中风病治疗与护理》学术论文获国家部级奖和吉林省科技进步奖，在中医中韩病学术交流会上受到国内外专家的好评。

该院始终坚持“两手抓、两手都要硬”的工作方针，加强了以医德医风建设为中心的思想政治工作，1982年以来，12次被评为先进单位、民族团结模范单位，受到州、市的表彰和嘉奖。自1986年至今，医院连续17年保持吉林省精神文明单位荣誉称号。

党的十六大、十六届三中、四中全会，为中医药事业开辟了无限广阔的发展空间，和龙市中医院的广大干部、职工，以邓小平理论和“三个代表”重要思想为指针，全面贯彻落实政策“2004年全国中医药工作会议”精神，聚精会神搞建设，一心一意谋发展，在继承和发展中医的伟大事业中，继往开来，奋发有为，与时俱进，以一流的环境、一流的技术、一流的服务，追求卓越，再创辉煌！

和龙市中医院

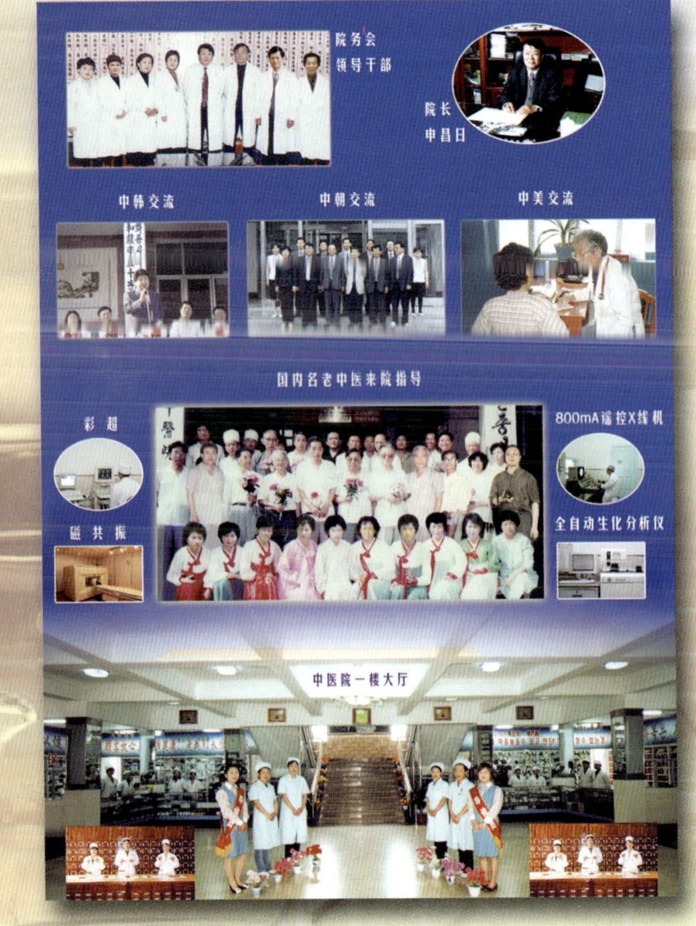

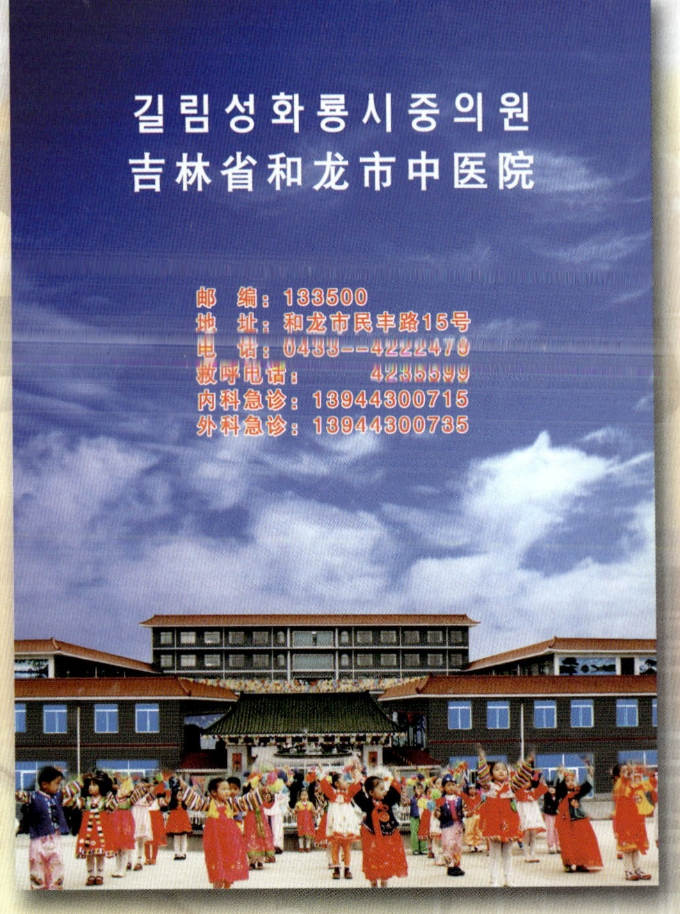

认真落实科学发展观
邹城市卫生事业蓬勃健康发展

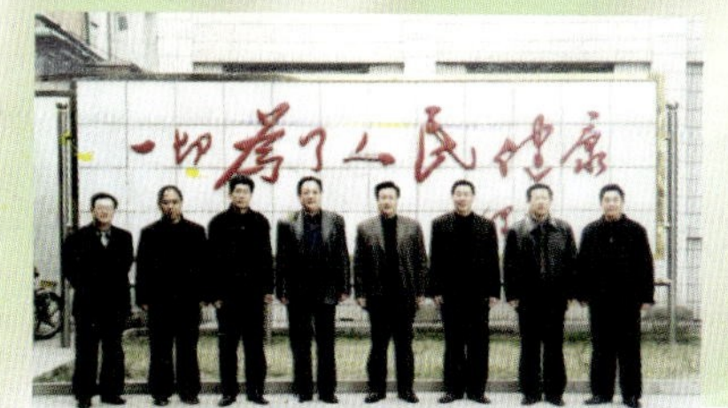

邹城市地处山东省西南部，是中国著名思想家、政治家、教育家孟子的故乡，素有“孔孟桑梓之邦，文化发祥之地”的美誉，是国家级历史文化名城，新兴能源工业城市。全市总面积1613平方公里，现有人口110万，下辖14个镇、3个街道办事处、880个行政村。全市有医疗卫生单位25个，其中市直医疗卫生单位11个，镇卫生院14个。卫生系统有干部职工2276人。村卫生室756个，乡村医生1236人。

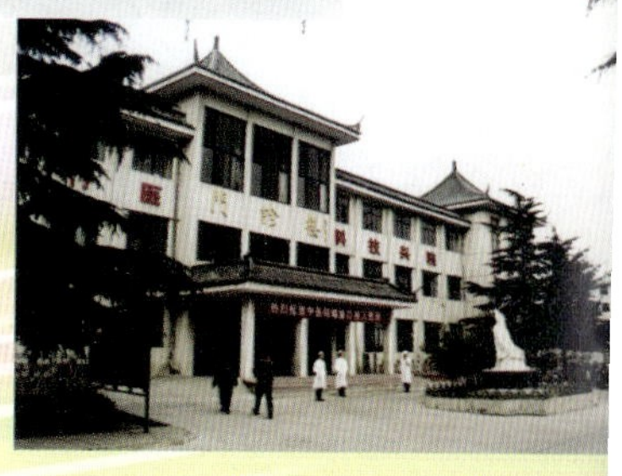

邹城市是晋代医学家王叔和的故乡，是中医发祥地之一。为全面振兴中医药事业，该市切实把发展中医事业摆上了重要议事日程，以创建全省农村中医工作先进县为契机，制定出台了《邹城市创建全省农村中医工作先进县实施意见》和《邹城市2001～2005年农村中医事业发展规划》，并在政策和资金上给予大力扶持。2001～2004年，市、镇财政划拨1100平方米的门诊楼，3200平方米的病房楼，形成了科室齐全、特色明显的教学、培训、科研中心。市人民医院及各镇卫生院均设有中医科。该市在中医药知识培训与普及、中医科普宣传等方面均获得突破进展，取得优异成绩，初步形成了以市中医院为龙头的市、镇、村三级中医预防保健网络，与农村经济和社会发展相协调的中医药技术服务体系，为群众提供比较适宜、价廉、效验的中医药技术服务，让群众得到了真正的实惠。2004年底顺利通过了“全省农村中医工作先进县”检查验收。

邹城市卫生局先后获得全国传染病防治监督、监测管理先进单位，济宁市农村卫生工作先进集体、济宁市卫生行业作风建设先进集体、济宁市防治非典工作集体二等功等荣誉称号；市人民医院荣获山东省农村卫生工作先进集体、济宁市卫生行业作风建设先进单位、济宁市护理工作先进集体；市卫生防疫站荣获全国消灭脊髓灰质炎先进集体、山东省卫生工作先进单位、山东省防治非典工作集体二等功、济宁市防治非典工作先进基层党组织。市卫生防疫站荣获全国消灭脊先进集体、全国传染病防治监测管理先进单位、全省疾病控制工作先进集体；市皮防站荣获全国及全省麻风病防治工作先进集体；市结防所获得全省结核病防治工作先进集体；防治非典期间，市血站3次向北京支援全血1542个单位，得到了卫生部和省市领导的赞扬。

重庆市垫江县中医院

垫江县中医院是一所集中医医疗、教学、科研于一体的国家二级甲等中医院，重庆市直辖后第一家“示范中医院”，重庆市“市级文明单位”，先后获得“人民群众放心(满意)医院”、“行风评议优良单位”、“重庆市卫生系统先进集体”、“重庆市放心药房”、“重庆市诚信文明先进单位”等荣誉称号，是重庆医科大学中医药学院、万县中医学校、重庆市第三卫校的教学实习医院，是垫江县城镇职工医疗保险和大病统筹定点医院，中国人寿保险公司、太平洋保险公司、平安保险公司定点医疗单位。

全院占地面积10亩，业务用房1.8万平方米，开放病床210张，医疗设备总值1600万元。现有职工191人，高级职称20人，中级职称55人，拥有意大利产百胜DU-8彩色多普勒超声诊断仪(彩超)、美国产螺旋CT、核磁共振等大型先进医疗设备。

医院设有门诊部、住院部、医技科、急诊科。门诊部设有内、外、妇、儿、口腔、五官、皮肤、肛肠、骨伤、康复、风湿等一级诊疗科室。住院部设内一科(糖尿病、脾病专科)、内二科(心脑血管专科)、骨伤科、外科、脑外科、妇产科、风湿疼痛专科。骨伤科于2001年11月被评审为“重庆市中医重点专科”、内二科于2002年被列为“重庆市中西医结合心脑血管重点专科”建设单位。医院长期聘用第三军医大学新桥医院骨科教授谷诚、脑外科教授童志恒、重庆医科大学第一附属院心血管内科教授范邦林、妇产科教授李惠清、CT室教授吴景全、四川大学华西生物遗传研究所所长丁显平教授等专家指导医疗、教学、科研工作。外科能开展后颅窝血肿清除，颅内肿瘤切除，食管癌根治，肝叶、胰、十二指肠切除，肝硬化上消化道出血的门脉断流等手术。骨科能开展股骨头骨折可吸收的螺针内固定术、股骨颈骨折带血管蒂肌骨瓣复位内固定术、骨盆骨折重建钢板内固定术、脊柱骨折RE内固定术、脊柱结构(经胸腔或侧前方入路)病灶清除植骨融合术、脊柱骨折侧前方入路植骨内固定术、脊柱滑脱复位内固定术、脊柱脊髓肿瘤摘除术、全髋置换术等手术。麻醉科能开展控制性降压，深静脉、桡动脉穿刺及各种疼痛治疗(无痛胃镜、无痛人流、无痛分娩、星状神经结阻滞)。检验科2003年3月与四川大学华西生物遗传学研究联合建立渝东首家分子医学试验室，能开展遗传病、优生优育等方面的实验室诊断。急诊科通讯设备先进，指挥灵便，应急能力强，24小时全天候值班。

服务宗旨：以满腔热忱的态度，白求恩 精益求精的精神，为广大患者提供优质、高效、便捷、低耗的服务。

地址：重庆市垫江县桂溪镇工农路502号

电话：023-74636999

传真：023-74512338(传真)

网址：www.djzyy.net

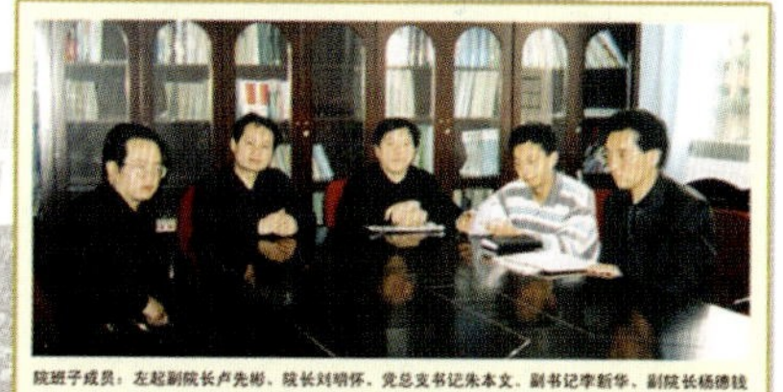

院班子成员：左起副院长卢先彬、院长刘明怀、党总支书记朱本文、副书记李新华、副院长杨德铁

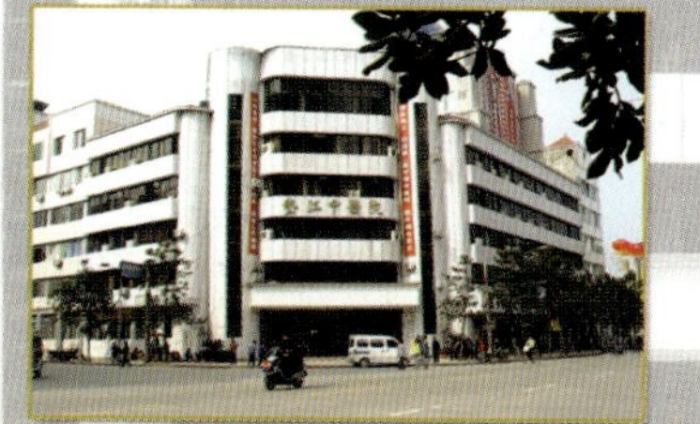

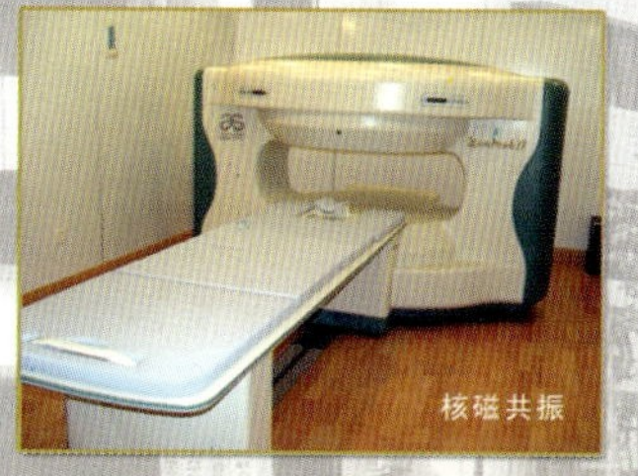

核磁共振

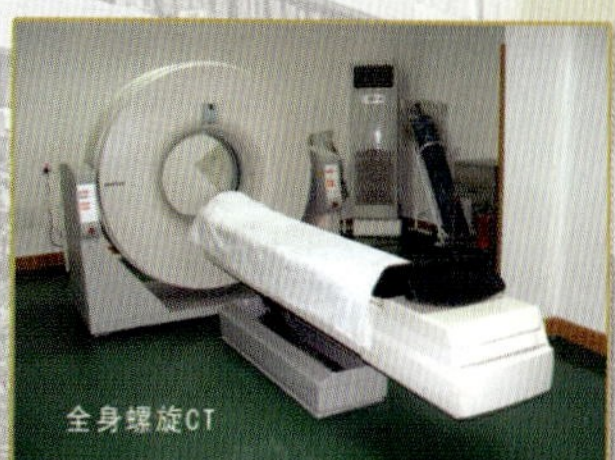

全身螺旋CT

北京市崇文区医学会健安医院

谢继增，1949年6月30日生于河北省安国市一个著名的中医世家。现任北京市崇文区健安医院院长（国际医学博士），中国文化研究会传统医学专业委员会副主席、秘书长，美国传统医药科技大学客座教授，香港国际传统医学研究会驻北京分会副理事长，世界传统医学联盟委员，中国医促会中医药发展研究会专家委员，中国·北京肿瘤骨病研究会理事，国际颈、肩、腰、腿痛专辑编委，《首都医药杂志》编委，《共和国名医专家大典》编委，加拿大世界中医药学会理事，中国保健科技学会国际传统医药保健研究会常务理事，全国民营中医院院长工作委员会全国委员，香港康亿国际药业集团有限公司董事长。

谢继增

谢继增教授少年时代即开始医学基础理论学习。1968年入伍，毕业于北京军区白求恩医学院、河北医学院。曾任中国人民解放军北京军区张家口105医院、267医院、251医院、268医院中医主治医师。1974年军首长遵照周恩来总理对治疗肿瘤的重要批示：“我们一定要战胜癌症”，特任命谢继增同志为军区肿瘤科研小组组长。为了更好的了解和积累治癌防癌的经验，他的足迹踏遍了全国各地，虚心向名老中医和民间老中医以及经过验方、秘方、偏方治疗康复的肿瘤患者请教经验，并大胆地、科学地总结了肿瘤的中医病因病理以及伴随的症状和转移，逐渐形成了一套独特而成熟的诊断治疗方法，特别是对肺癌、白血病、膀胱癌、乳腺癌、脑瘤、消化系肿瘤分别采取不同的辨证论治，取得了显著的效果。经过长期的刻苦钻研和努力，大胆的实践和探索，取得了以中西医结合治疗肿瘤及疑难病症的宝贵经验，并编著了《肺癌患者康复指南》和《健康与亚健康新说》一书。他撰写的《肺丹治疗肺癌3500例》、《三棱针穴位速刺加拔火罐治疗荨麻疹》、《乳结灵治疗乳腺病》、《三消胶囊治疗糖尿病178例临床观察》、《三氧化二砷配合中药治疗白血病375疗效观察》等多篇专业学术论文均获优秀论文奖。《中医治癌，弘扬国粹，造福苍生》一文被载入《中国国情研究报告》一书；《七贝肺安颗粒治疗肺癌临床疗效观察》一文被载入《中国医学论文汇集》一书。特别是2000年11月自拟治疗肺癌新药“七贝肺安颗粒”及治疗膀胱癌新药“通淋消症颗粒”，被北京市药品监督管理局、北京市药品检验所、北京医科大学药研室批准为临床用药，并广泛推广，并获得国家专利产品。其研制的新药“七贝肺安颗粒”、“宁神补脑”、“罗汉川贝”、“正元内丹”、“衡血心丹”经香港卫生署批准正式上市，畅销欧盟、北美、中东、东南亚等国家。

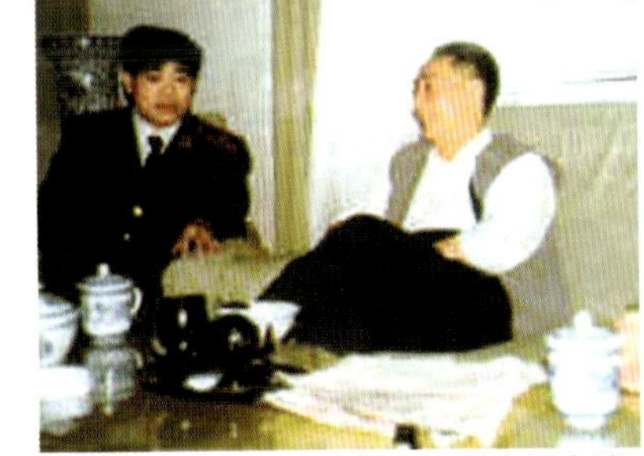

国务院副总理邹家华与谢继增亲切交谈

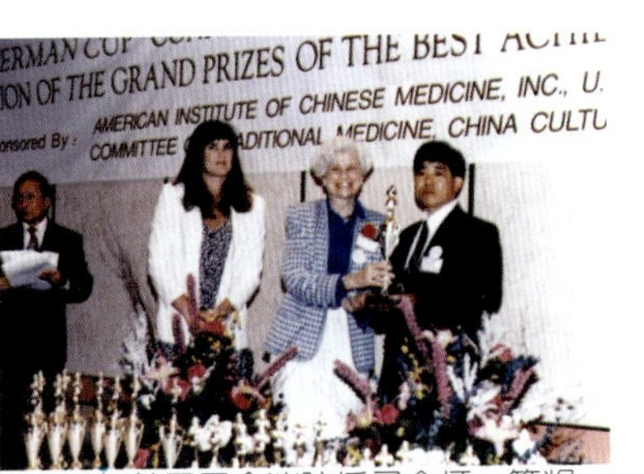

1995年美国国会议院授予金杯一等奖

谢继增教授先后应邀出访了美国、德国、卢森堡、比利时、法国、泰国、日本、韩国、新加坡、斯里兰卡、香港等国家和地区，并进行学术交流和讲学。1995年，他研制的治疗肺癌的纯中药制剂，获世界传统医学金杯一等奖。1996年，他应邀出席在美国举行的世界传统医学大会，荣获金杯一等奖。1997年，应中国保健杂志社邀请参加“中国名医迎香港回归”庆贺活动。同年11月26日，被世界卫生组织授予国际医学博士。1998年6月在韩国《肺丹中成药治疗肺癌》一文被评为一等奖；11月在德国，同一课题被评为科技领先贡献奖。1998年，经美国爱迪生发明中心达尔文研究院、香港科学院国际生物工程研究院、欧共体国际荣誉联合评选委员会联合评定，他被授予国际“达尔文”生物、医学成果博览会国际最高金奖——对人类贡献奖；同年，被世界科学院授予“世界医学成功人士”称号；并荣获第四届世界传统医学大会国际金像奖。2000年5月，中国中医研究院特色医药合作中心、中华高新知识产权参评推选组委会授予谢教授共和国名医专家成就贡献奖、中华名医高新科研成果领先荣誉金奖，同时任命他为国家版《共和国名医专家大典》编委。2001年3月，他被香港国际传统医学研究会特聘为课题教授。2002年12月，在中华传统中医学术成果交流会上荣获“中医世家”荣誉称号。

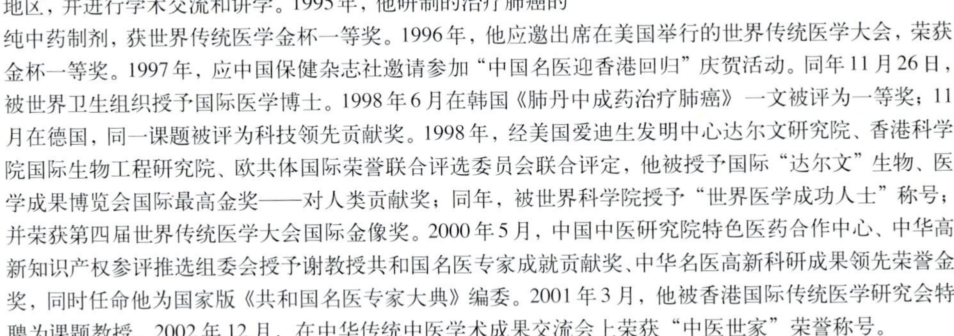

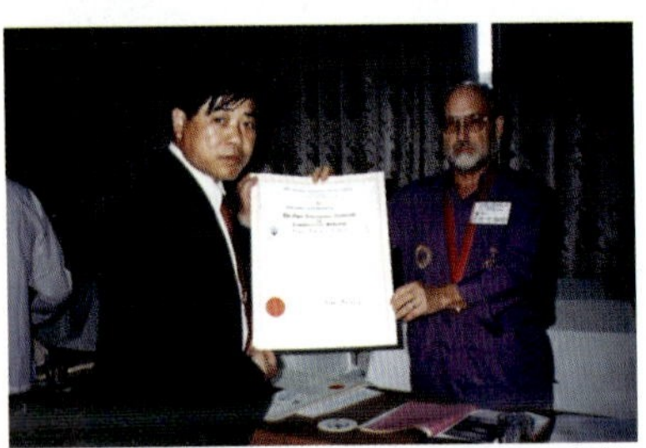

1997年世界卫生组织副主席授予博士学位

经过长期的艰苦奋斗，谢继增教授终于取得了巨大的成功，《人民日报》、《光明日报》、《文汇报》、《作家文摘》、香港《大公报》、《首都医药》、《华北信息报》、《天津青年报》《张家口日报》等争先报道了他的突出成绩。卫生部《卫生天地》栏目组制作的《谢继增访谈录》专题片，进行了多次报道。近日应中国国情研究会的邀请，他接受了“弘扬中医事业，为传统医学做贡献”的专题采访。鉴于谢继增教授对中华文化事业做出的突出贡献，他相继被编入《中国人才辞典》、《中国当代思想宝库》、《共和国专家成就博览》、《共和国名医专家大典》、《中国专家人名辞典》、《中华医药大百科文库·中华名医高新诊疗通鉴》、《中国专家大辞典》《科学中国人·中国专家人才库》、《中华人物辞海》等重要史册。其辉煌的成就引起了国内、外医学界的广泛关注。

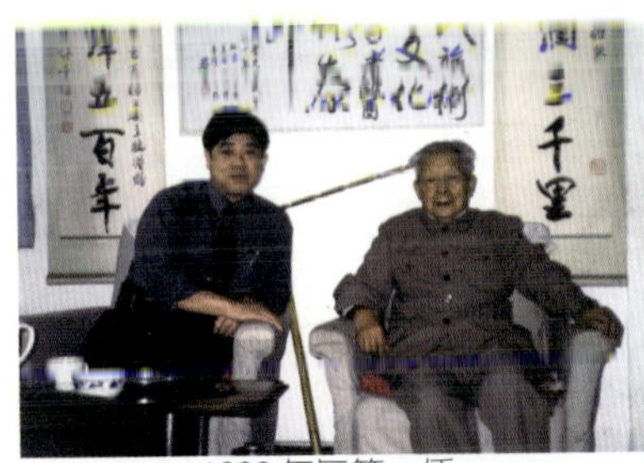

1998年与第一任
国家中医药管理局局长吕炳奎在一起

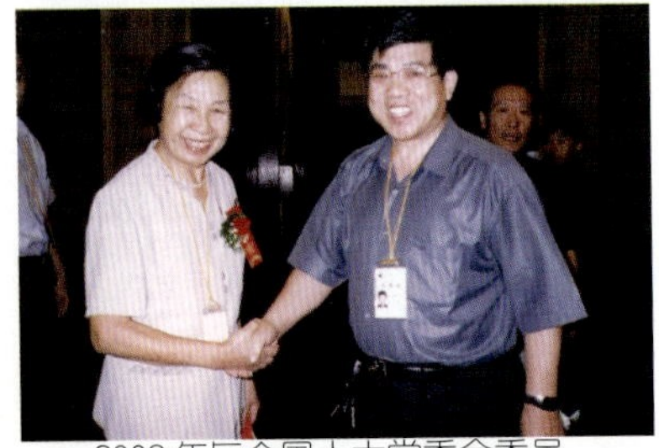

2002年与全国人大常委会委员
胡亚美院士在一起

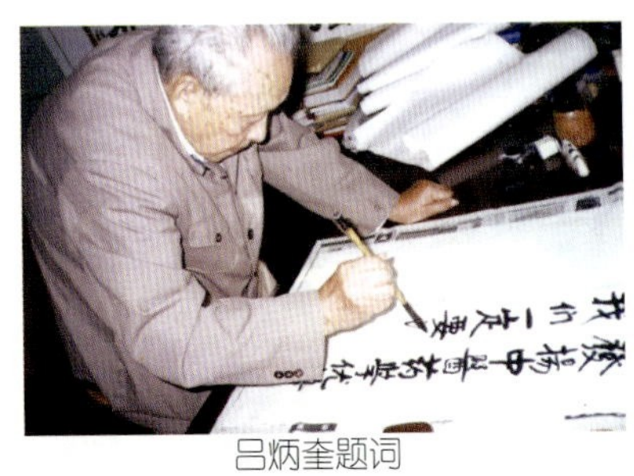

吕炳奎题词

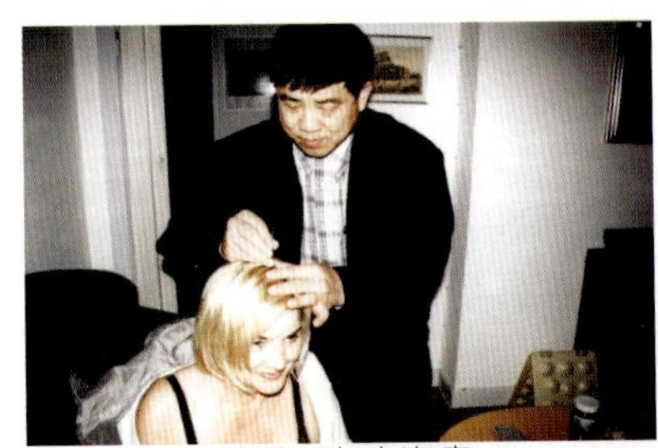

为国际友人治疗

重庆市万县中医药学校

重庆市万县中医药学校位于举世闻名的长江三峡库区腹心、重庆正在建设的第二大城市——万州，原名“四川省万县中医学校”，1997年重庆市直辖后即更改为“重庆市万县中医药学校”。学校成立于1974年12月26日，1992年被国家中医药管理局列为全国首批重点建设达标学校，1998年被重庆市人民政府命名为省部级重点中专学校。国家教育部、卫生部、国家中医药管理局十分重视和关心和学校事业的发展，先后确定中国中医研究院、北京中医药大学等多家单位对口支援学校建设。

学校占地面积70亩，校舍建筑面积5.2万平方米，固定资产6500万元，图书馆藏书13万册。拥有5000平方米实验大楼和3000平方米实训教学中心，建有50多个专业实训室，教学实验设备价值1000多万元。学校建有中药标本馆、模拟教学医院、康复保健中心、现代教育技术中心等，开设有中医学、中药学、骨伤、针推、护理及中西医结合等10多个专业。全国各省市的80多个二甲以上医院和14家药业集团是学校学生临床实践教学基地。中药标本馆是三峡库区最大的中药标本馆，珍藏有2000多种8000多件三峡库区珍稀中药材，其中有的为世界濒危物种。学校内设万州区中药研究所、万州区康业有限公司、附属医院和2个特色专科门诊部。

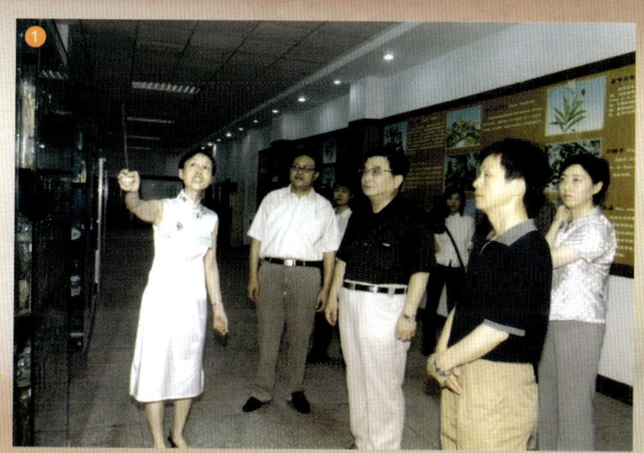

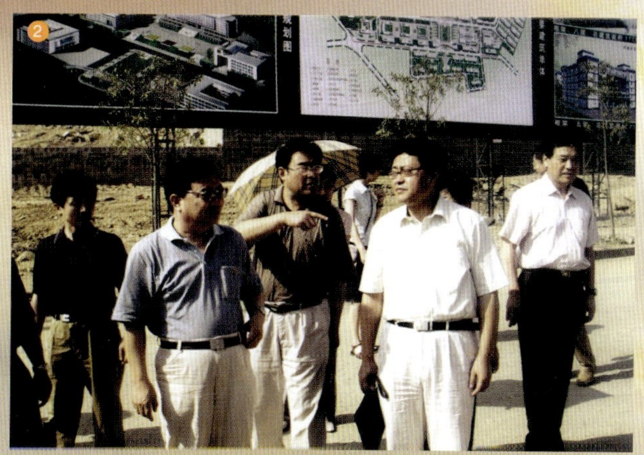

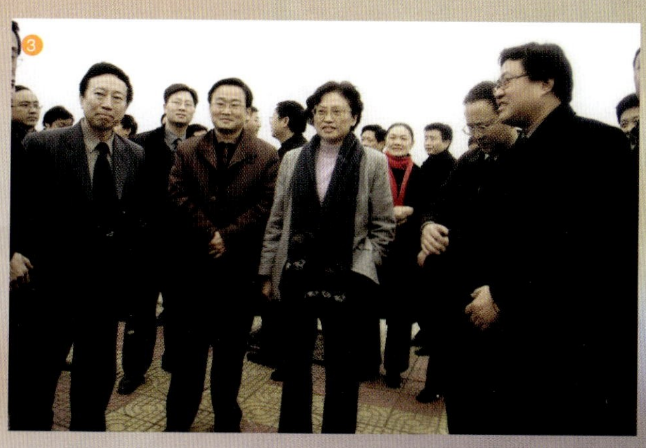

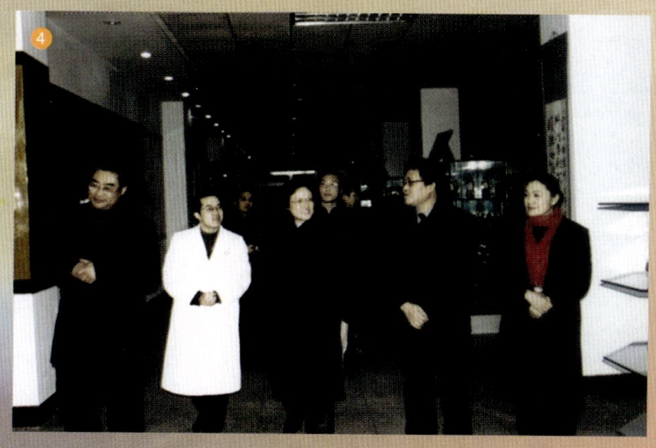

①国家中药管理局房书亭副局长一行视察学校中药标本馆
②房书亭副局长一行视察正在建设中的三峡医药高等专科学校建设工地
③国家教育部副部长吴启迪一行视察三峡医药高等专科学校建设工地
④吴启迪一行视察学校中药标本馆

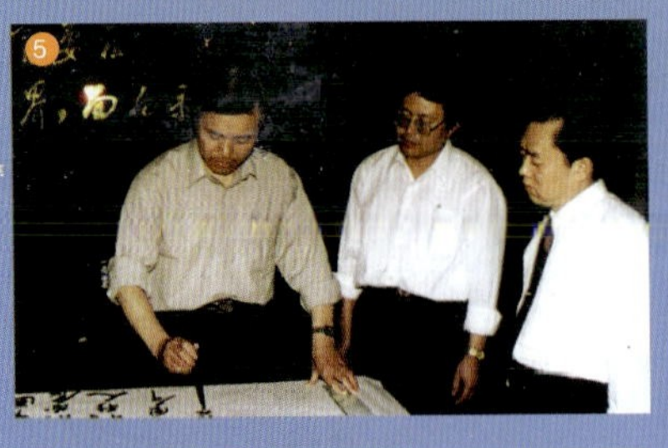

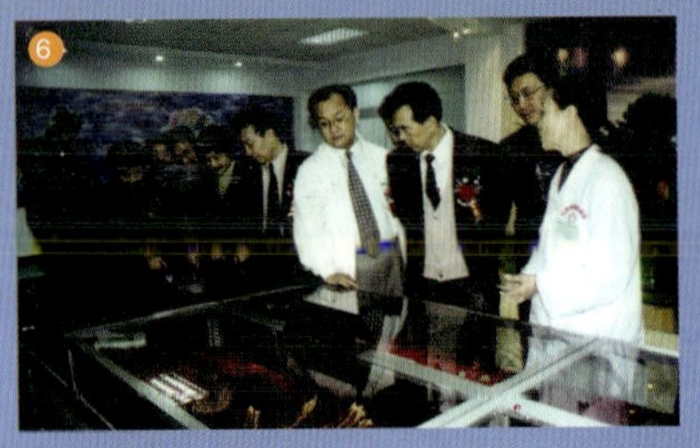

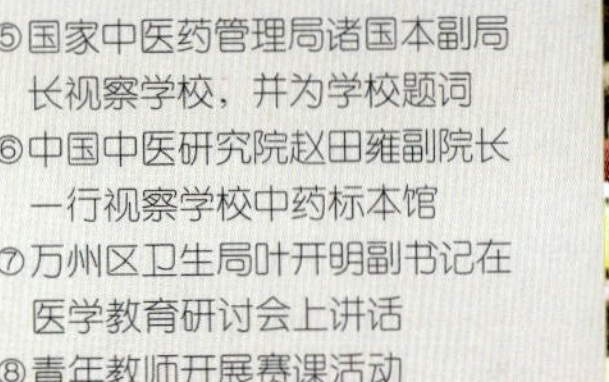

⑤国家中医药管理局诸国本副局长视察学校，并为学校题词
⑥中国中医研究院赵田雍副院长一行视察学校中药标本馆
⑦万州区卫生局叶开明副书记在医学教育研讨会上讲话
⑧青年教师开展赛课活动

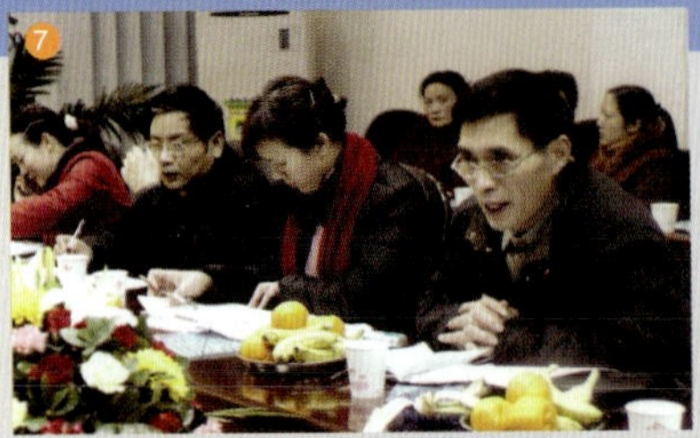

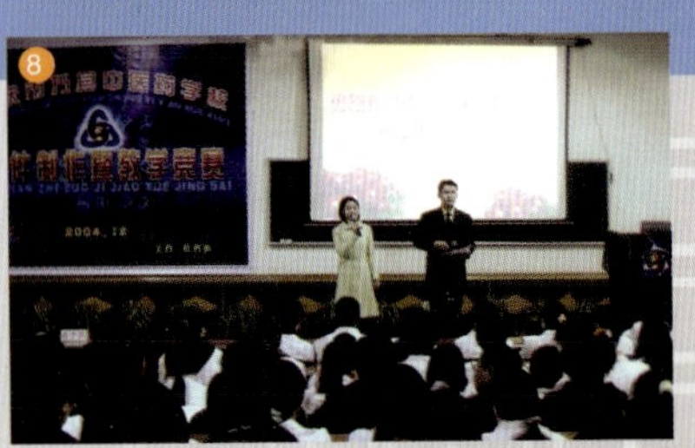

30年来，学校以其鲜明的办学特色，先进的办学理念、务实高效的治校风范、良好的社会信誉服务于人民、服务于社会。在办学水平、教学质量、专业建设、实践教学、产教结合、招生就业、后勤服务、社会化改革等方面走在全国同类学校前列。学校以普通中等职业教育为主体，兼顾高职高专及本科教育，共毕业中专、大专、本科生18896人。学校先后获得省、市、地“科技教育先进单位”、“先进学校”、“文明单位”、“毕业生就业工作先进集体”等60多个荣誉称号。同时，学校团委被团中央确定为“全国五四红旗团委创建单位”，学校中药标本馆被万州区确定为“三峡库区青少年科普教育基地”。学校大力实施“科教兴医，人才强校”战略，在现有300名教职工中，中高级专业技术职称人员占80%，并拥有一大批学有所成、术有专攻、学贯中西的技术骨干。

为适应我国医药卫生改革发展的需要，根据国家医学教育布局调整规划和长江三峡库区区域经济的定位，学校自2002年开始着手规划筹建重庆三峡医药高等专科学校。新校区占地518亩，投资2.5亿元，2005年建成并投入使用。展望未来，重庆三峡医药高等专科学校的建设必将为三峡库区医学教育事业、经济建设和社会发展做出更大的贡献。

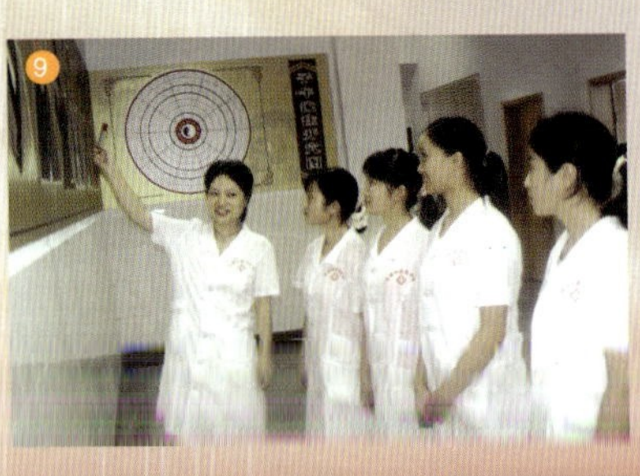

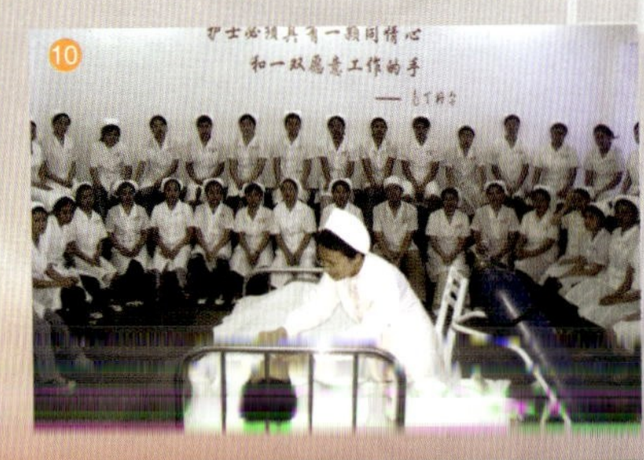

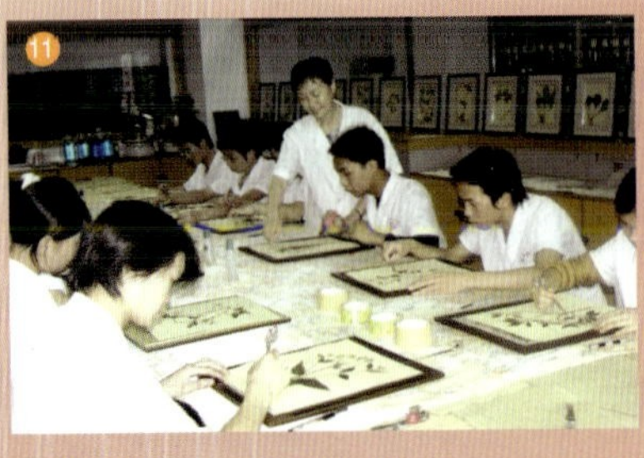

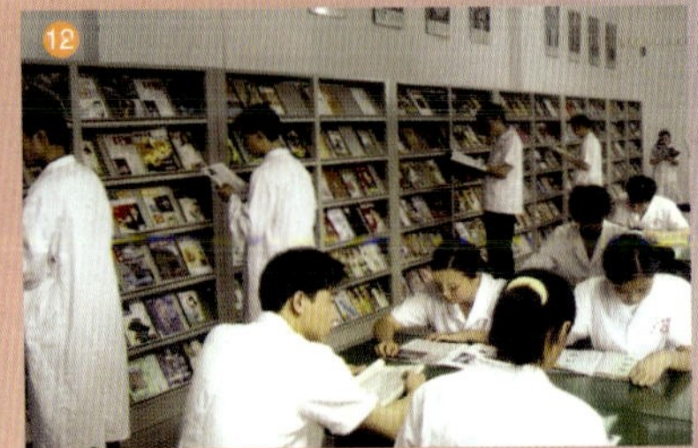

⑨针推专业学生在实训中心听教师讲课
⑩护理专业学生在实训现场学习
⑪中药专业学生第二课堂在教师指导下制作中药标本
⑫学生在图书馆学习钻研

地址：重庆万州区王家坡正街246号
电话：023—58123135
邮编：404000
网址：www.wzzyy.net
法人：余甘霖